Alles über meine
Schwangerschaft Tag für Tag

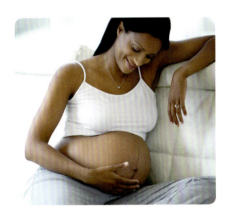

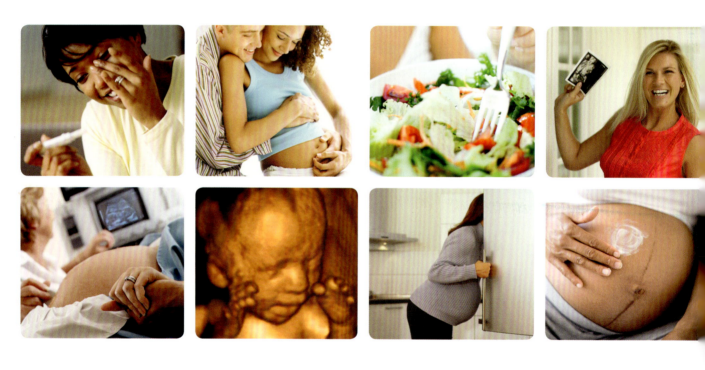

Erleben Sie Ihre Schwangerschaft Tag für Tag mit Ratschlägen von einem Expertenteam und faszinierenden Bildern, auf denen Sie die Entwicklung Ihres Babys mitverfolgen können.

Alles über meine
Schwangerschaft Tag für Tag

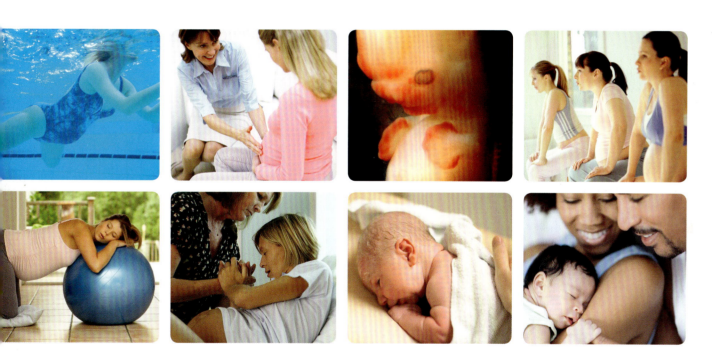

Herausgeberin **Dr. Maggie Blott**, Gynäkologin

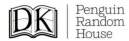

DK London / Delhi

Lektorat
Dawn Bates, Dawn Henderson, Mary-Clare Jerram, Janashree Singha, Madhurika Bhardwaj, Soma B. Chowdhury

Gestaltung und Bildredaktion
Karen Constanti, Marianne Markham, Maxine Pedliham, Ira Sharma, Anukriti Arora, Arunesh Talapatra, Tarun Sharma, Anurag Trivedi, Rajdeep Singh

Herstellung
Robert Dunn, Ché Creasey, Sunil Sharma

Für die deutsche Ausgabe:
Programmleitung Monika Schlitzer
Redaktionsleitung Dr. Kerstin Schlieker
Projektbetreuung Manuela Stern
Herstellungsleitung Dorothee Whittaker
Herstellungskoordination Claudia Rode
Herstellung Jenny Kolbe
Covergestaltung Sophie Schiela

Titel der englischen Originalausgabe:
The Day-by-Day Pregnancy Book

© Dorling Kindersley Limited, London, 2009, 2014, 2018
Ein Unternehmen der Penguin Random House Group
Alle Rechte vorbehalten

© der deutschsprachigen Ausgabe by Dorling Kindersley Verlag GmbH, München, 2010, 2015, 2016, 2020
Alle deutschsprachigen Rechte vorbehalten

Jegliche – auch auszugsweise – Verwertung, Wiedergabe, Vervielfältigung oder Speicherung, ob elektronisch, mechanisch, durch Fotokopie oder Aufzeichnung, bedarf der vorherigen schriftlichen Genehmigung durch den Verlag.

Übersetzung Jeanette Stark-Städele, Feryal Kanbay
Lektorat Marianne Schmidt

Neuausgabe
Übersetzung Anke Wellner-Kempf
Lektorat Julia Niehaus
Satz Roman Bold & Black

ISBN 978-3-8310-3959-3

Druck und Bindung C&C Offset Printing, China

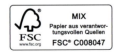

www.dorlingkindersley.de

Hinweis
Die Informationen und Ratschläge in diesem Buch sind von den Autoren und vom Verlag sorgfältig erwogen und geprüft, dennoch kann eine Garantie nicht übernommen werden. Der Verlag ist nicht in der Lage, eine individuelle medizinische Betreuung vorzunehmen. Das Buch kann den Rat und die Behandlung von Arzt oder Hebamme nicht ersetzen. Eine Haftung der Autoren bzw. des Verlags und seiner Beauftragten für Personen-, Sach- und Vermögensschäden ist ausgeschlossen.

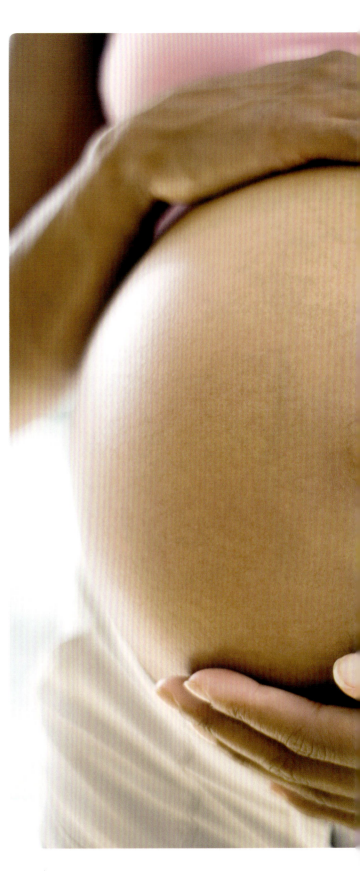

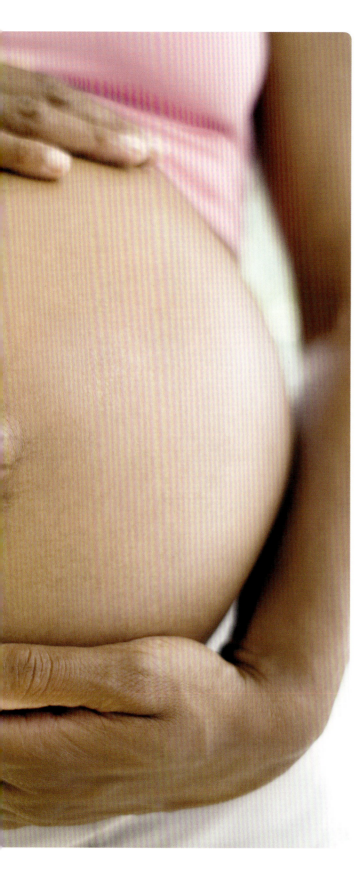

Herausgeberin
Dr. Maggie Blott

Dr. Maggie Blott, Fachärztin für Geburtshilfe und Gynäkologie, ist Chefärztin im Corniche Hospital von Abu Dhabi. Sie war 15 Jahre lang in Großbritannien tätig, u. a. in der Leitung der interdisziplinären Vorsorgeklinik für Hochrisikoschwangerschaften sowie der Entbindungsstation am University College Hospital in London.

Mitautoren

Dr. Carol Cooper Allgemeinmedizinerin, Tutorin an der Imperial College School of Medicine, London

Friedericke Eben Gynäkologin und Fachärztin für Geburtshilfe, Whittington NHS Trust und Portland Hospitals, London

Dr. Katrina Erskine Gynäkologin und Fachärztin für Geburtshilfe, The Homerton Hospital, London

Dr. Laura Goetzl Professorin und stellvertretende Vorsitzende der Forschungsabteilung für Gynäkologie an der Temple University, Philadelphia, Pennsylvania

Dr. Belinda Green Hebamme, University College London Hospitals, NHS Foundation Trust, London

Dr. Deirdre Guerin Anästhesistin und Direktorin der Geburtshilfe, The Portland Hospital for Women and Children, London

Amanda Hutcherson Niedergelassene Hebamme, London

Dr. Philippa Kaye Allgemeinmedizinerin

Dr. Su Laurent Kinderärztin, Barnet Hospital, London

Dr. Andrew Loughney Facharzt für Geburtshilfe, The Royal Victoria Infirmary, Newcastle upon Tyne

Dr. Paul Moran Facharzt für Geburtshilfe, Leiter der Fetalmedizin, Royal Victoria Infirmary, Newcastle upon Tyne

Melinda Nicci Psychologin, Fitnesstrainerin

Catharine Parker-Littler Niedergelassene Hebamme

Dr. Hope Ricciotti Professorin für Geburtshilfe, Gynäkologie und Reproduktionsbiologie, Harvard Medical School, Beth Israel Deaconess Medical Center, Boston, Massachusetts

Dr. Vincent M. Reid Dozent für Entwicklungspsychologie, Durham University

Dr. Salem El-Shawarby Facharzt für Reproduktionsmedizin, Direktor des Kinderwunschzentrums am Corniche Hospital, Abu Dhabi

Dr. Mary Steen Dozentin für Hebammenpraxis und reproduktive Medizin, University of Chester

Karen Sullivan Entwicklungspsychologin, Expertin für Kinderpflege und Autorin

Sally Watkin Autorin zu Schwangerschafts- und Erziehungsthemen

Fiona Wilcock, Tasty Nutrition Ltd., Ernährungsberatung mit Spezialisierung auf Ernährung für Schwangere, Säuglinge und Kleinkinder

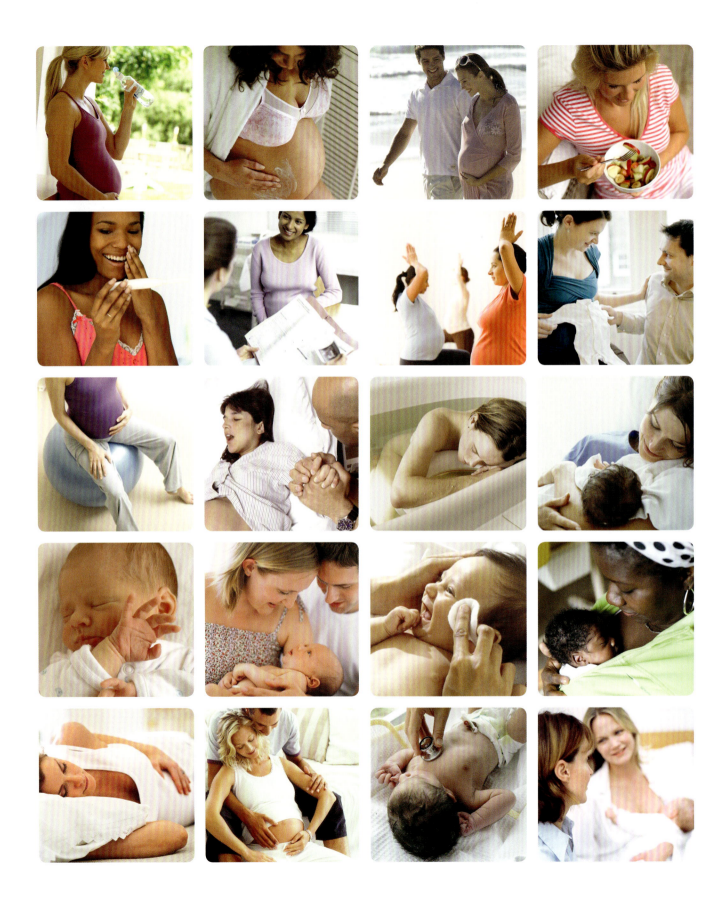

Inhalt

Einführung **9**

Eine gesunde Schwangerschaft

Ernährung für Schwangere **14** Fit bleiben **18** Die sexuelle Beziehung **19** Krankheiten und Medikamente **20** Gefahren im Alltag **24** Haut, Haare und Zähne **26** Reisen in der Schwangerschaft **28**

Schwangerschaft Tag für Tag

Willkommen im ersten Trimester

Die erste Woche **34** Die zweite Woche **42** Empfängnis **50** Die dritte Woche **52** Gene und Vererbung **54** Die vierte Woche **62** Die fünfte Woche **70** Die sechste Woche **78** Familie im Wandel **82** Die siebte Woche **88** Übungen zur Stärkung der Muskulatur **90** Fehlgeburt **94** Die achte Woche **98** Schwangerschaftsvorsorge **102** Die neunte Woche **108** Die Plazenta – Lebenserhaltungssystem **112** Die zehnte Woche **118** Die Vorsorgeuntersuchungen **122** Die elfte Woche **128** Die zwölfte Woche **136** Ultraschalluntersuchungen **138** Tests auf Chromosomenanomalien **142**

Willkommen im zweiten Trimester

Die 13. Woche **150** Pränatale Diagnostik **152** Die 14. Woche **160** Die 15. Woche **168** Die 16. Woche **176** Die 17. Woche **184** Die 18. Woche **192** Sicher trainieren **196** Die 19. Woche **202** Die 20. Woche **210** Die zweite Ultraschalluntersuchung **214** Die 21. Woche **220** Die 22. Woche **228** Die 23. Woche **236** Die 24. Woche **244** Bauchübungen **250** Die 25. Woche **254**

Willkommen im dritten Trimester

Die 26. Woche **264** Die 27. Woche **272** Die 28. Woche **280** Wachstum und Gesundheit des Fötus **284** Die 29. Woche **290** Die 30. Woche **298** Die Geburt planen **302** Die 31. Woche **308** Zwillinge **312** Die 32. Woche **318** Die 33. Woche **326** Die 34. Woche **334** Die 35. Woche **342** Rechte und Hilfen **348** Die 36. Woche **352** Die 37. Woche **360** Die 38. Woche **368** Die 39. Woche **376** Die 40. Woche **384** Übertragenes Baby **393**

Wehen und Geburt

Schmerzlinderung **396** Schmerzen bewältigen **397** Natürliche Schmerzlinderung **398** Schmerzmedikamente **402** 1. Geburtsphase **408** Der Geburtsbeginn **409** Das Fortschreiten der Geburt **412** Überwachung während der Wehen **418** Positionen für die Eröffnungsphase **420** 2. und 3. Geburtsphase **422** Die Geburt Ihres Babys **423** Nach der Geburt **428** Besondere Geburten **430** Frühgeburt **431** Geburtseinleitung **432** Steißlage/Beckenendlage **433** Mehrlingsgeburt **434** Assistierte Geburt **436** Kaiserschnitt **438**

Das Leben mit dem Neugeborenen

Die ersten zwölf Stunden **442** Ihr neues Leben **444** Eingewöhnung **445** Babypflege **446** Erster Ausgang **447** Die Ernährung Ihres Babys **448** Vorsorge: Die U2 **450** Routine **451** Intensivpflege für Babys **452** Schreien **454** Gesund leben **455** Zeit für Sie **456** Baby-Zeit **457** Elterninstinkt **458** Ein Blick zurück **459** Sich nah sein **460** Neue Anfänge **461** Die Nachsorgeuntersuchung **462**

Beschwerden und Komplikationen

Beschwerden in der Schwangerschaft **466** Allgemeine Symptome **466** Hautveränderungen **467** Brustprobleme **467** Verdauungsprobleme **467** Herz- und Kreislaufprobleme **468** Schmerzen **469** Harnwegs- und Vaginalprobleme **471** Komplikationen **472** Schwangerschaftskomplikationen **472** Komplikationen in den Wehen **474** Probleme nach der Geburt **475** Probleme bei der Mutter **475** Angeborene Probleme beim Baby **476** Probleme des Babys nach der Geburt **477**

Glossar **478**
Hilfreiche Adressen **480**
Register **482**
Dank und Bildnachweis **495**

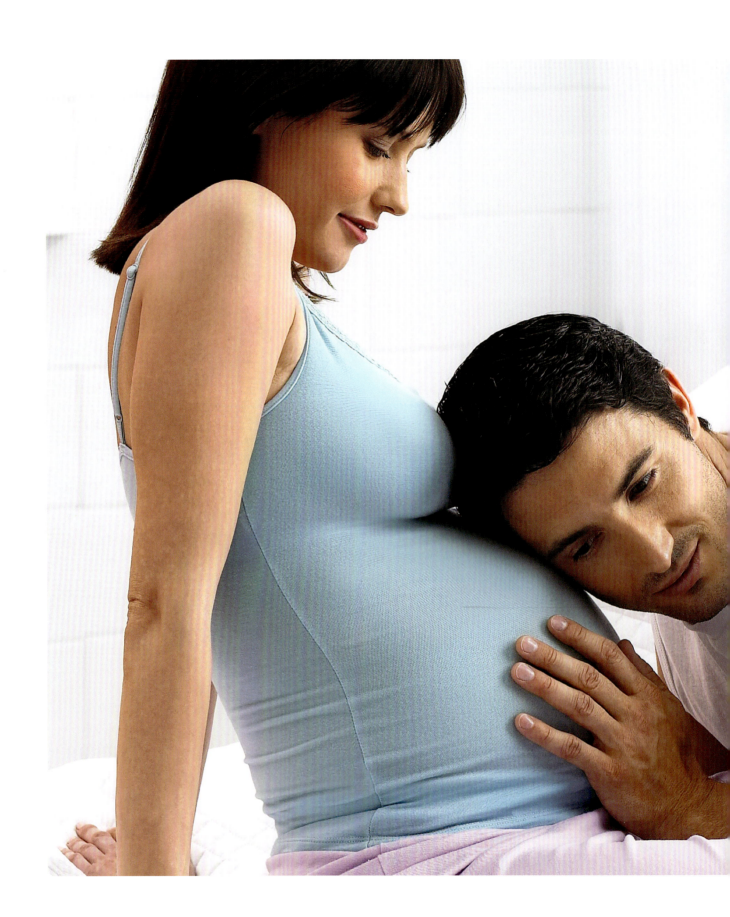

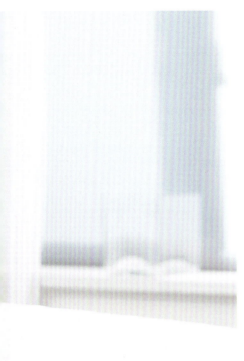
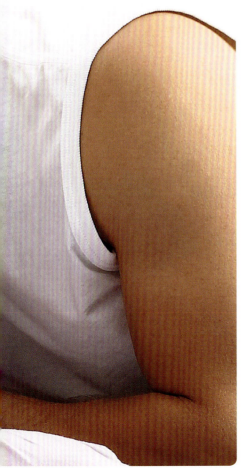

Einführung

Wenn Sie erfahren, dass Sie schwanger sind, werden Sie vermutlich von den unterschiedlichsten Gefühlen überwältigt – Freude darüber, Mutter zu werden, aber auch Ängsten, wie Sie mit Schwangerschaft und Geburt zurechtkommen. Gut informiert zu sein ist eine wichtige Voraussetzung, um während der Schwangerschaft gesund zu bleiben und die sich einstellenden körperlichen und emotionalen Veränderungen zu verstehen.

In früheren Zeiten suchten Frauen in der Schwangerschaft und bei den Geburten, oft Hausgeburten, bei weiblichen Verwandten und Freundinnen in ihren kleinen Gemeinschaften Unterstützung. So waren sie mit Schwangerschaft und Geburt vertraut, bevor sie sie selbst erlebten. Das ist heute selten der Fall. Wenn Frauen schwanger werden, wissen sie kaum, was sie erwartet, und daher ist umfangreicher, auf Erfahrungen basierender Rat so wichtig. Sind werdende Eltern gut informiert, können sie von der Lebensweise über die Vorsorge bis hin zum Aufschreiben eines Geburtsplans für sich die richtigen Entscheidungen treffen.

Dieses Buch vereint das Wissen zahlreicher Experten – Hebammen, Gynäkologen und Kinderärzte –, die Tausende von Frauen in jedem Stadium von Schwangerschaft und Geburt versorgt, Geburten begleitet und danach Mütter und Babys betreut haben. In dieser Neuausgabe werden die umfassenden Informationen über Schwangerschaft, Geburt und die Phase nach der Geburt ergänzt durch aktualisiertes Expertenwissen über die Ernährung in der Schwangerschaft, risikofreien Sport, Fortschritte in der Pränataldiagnostik sowie Ratschläge zur Verbesserung der Fruchtbarkeit bei jenen, die noch auf dem Weg zur Schwangerschaft sind. Dieses praxisorientierte, detaillierte und an einfachen Erklärungen und Ratschlägen reiche Buch bietet alles, was Frauen benötigen, um ihre Schwangerschaft zu planen, sich auf die bevorstehenden Veränderungen einzustellen und einen risikofreien individuellen Geburtsplan zu entwickeln. Auch die oft vernachlässigten zukünftigen Väter erhalten Rat, der sie stärkt und auf ihre neue Rolle vorbereitet.

Meine Hoffnung ist, dass die versammelte Expertise und einmalige Information in *Alles über meine Schwangerschaft Tag für Tag* Ihnen zu einer erfolgreichen Schwangerschaft und einer risikofreien Geburt verhilft und Sie ein gesundes Baby zur Welt bringen.

Margaret J. Blott

Dr. Maggie Blott

Zum Aufbau dieses Buches

Am Beginn dieses Buches stehen Richtlinien für eine gesunde und sichere Schwangerschaft. Diese Tipps zur Lebensweise gelten schon für die Phase vor der Zeugung. Das Herzstück des Ratgebers bildet die tageweise Beschreibung der Schwangerschaft mit detaillierten Erklärungen der körperlichen und emotionalen Veränderungen sowie faszinierenden Darstellungen, wie sich Ihr Baby in der Gebärmutter entwickelt. Im Kapitel »Wehen und Geburt« erfahren Sie alles über die Geburt. Daran schließt sich ein Überblick über die ersten zwei Wochen mit dem Baby an. Das letzte Kapitel befasst sich mit möglichen Problemen und Komplikationen bei Mutter und Baby während Schwangerschaft, Geburt sowie nach der Geburt.

Eine gesunde Schwangerschaft

Dieses Kapitel zeigt Ihnen, wie Sie Ihre Lebensweise optimieren, damit Sie gesund bleiben und Ihrem Baby den bestmöglichen Start ins Leben schenken. Dazu gehören Richtlinien für die Fitness und gesunde Ernährung, die Vermeidung von Umweltgefahren und den Umgang mit Krankheiten. Sie erfahren auch, wie sich die emotionalen und körperlichen Veränderungen in der Schwangerschaft auf Ihre Partnerschaft auswirken können.

Schwangerschaft Tag für Tag

In diesem Teil begleitet Sie das Buch Tag für Tag durch die aufregende Zeit der Empfängnis und Schwangerschaft, an jedem der 280 Tage bis zum Einsetzen der Wehen. Für jeden Tag erfahren Sie, wie sich das Baby entwickelt und welche Veränderungen sich in Ihrem Körper vollziehen.

Die 280 Tage bzw. 40 Wochen der Schwangerschaft sind in drei Trimester unterteilt; jedes umfasst etwa ein Drittel der Schwangerschaft. Diese Trimester sind nicht nur eine Zeiteinheit, sondern stehen für eine jeweils eigene Entwicklungsphase von Baby und Schwangerschaft.

Das erste Trimester Als erstes Trimester (oder Trimenon) gilt in diesem Buch der Zeitraum von der ersten bis zur zwölften Woche (in anderen Büchern manchmal bis zur 14. Woche). Es umfasst auch die Zeit vom Einsetzen der Regelblutung bis zum Augenblick der Empfängnis, etwa in der zweiten Woche. Da der genaue Zeitpunkt der Empfängnis unbekannt ist, wird die Schwangerschaft ab dem Einsetzen der letzten Regelblutung datiert. Diese zwei Wochen sind für den Start des Körpers in eine gesunde Schwangerschaft wichtig. Tag für Tag werden die Veränderungen erklärt, die in der Gebärmutter stattfinden, um sie auf die Empfängnis und die Einnistung der Blastozyste (Keimbläschen) vorzubereiten. Sie bekommen Ernährungsvorschläge und Empfehlungen von Fruchtbarkeitsexperten, wie Sie die Chancen auf eine Empfängnis erhöhen.

Das erste Trimester ist eine Phase außerordentlichen Wachstums, in der sich alle wichtigen Organe Ihres Babys bilden. Es wächst schneller als in jeder anderen Phase des Lebens. Tag für Tag werden die Veränderungen aufgeführt, die sich bei Ihnen und Ihrem Baby vollziehen, und Sie bekommen Tipps, wie Sie die anstrengenden Veränderungen in der Frühschwangerschaft bewältigen. Auch die Gefühle, die Sie erleben, werden ehrlich angesprochen, damit Sie wissen, dass negative Gefühle ebenso normal

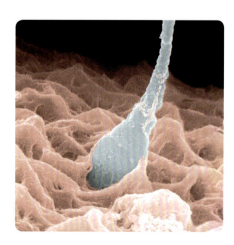
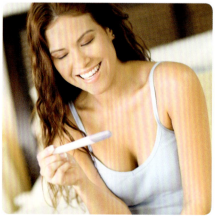
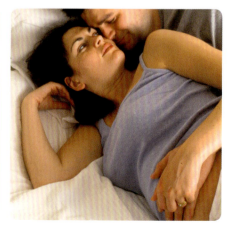

sind wie positive. Mit den praktischen Informationen zur Schwangerschaftsvorsorge können Sie Ihre Schwangerschaft planen und mögliche Geburtsmethoden bedenken.

Das zweite Trimester Es umfasst die 13.–25. Woche. Die Organe reifen und wachsen kontinuierlich. Es ist eine aufregende Zeit, da sich nun langsam Ihre Figur verändert und Sie erste Kindsbewegungen spüren. Es können verschiedene Beschwerden und Symptome auftreten, die meist auf normale schwangerschaftsbedingte Veränderungen zurückzuführen sind, manchmal aber ein Problem anzeigen. Schmerzen im Bauchbereich können z.B. die Folge von gedehnten Bändern oder von Verstopfung sein, möglicherweise aber auch Anzeichen einer Plazentaanomalie. Solche Symptome werden bei den entsprechenden Schwangerschaftsphasen besprochen. Genaue Erklärungen geben Ihnen Sicherheit oder weisen darauf hin, wann es sich um ein ernsteres Problem handeln könnte, das Sie mit Arzt oder Hebamme besprechen sollten.

Das dritte Trimester In der 26.–40. Woche sollte Ihr Baby, falls es zu früh geboren würde, außerhalb der Gebärmutter überleben können. Ihr Körper beginnt, sich auf die Geburt vorzubereiten. Wir beschreiben die Veränderungen und erklären, wozu sie dienen, welche normal sind und wann Sie sich an den Arzt oder die Hebamme wenden sollten. Frauen berichten von ihren Erfahrungen, und es werden häufige Fragen an Ärzte und Hebammen beantwortet. So erhalten Sie einen zuverlässigen Fundus an lebensnahen Informationen. Praktische Informationen zu verschiedensten Bereichen, vom Mutterschutz über die Elternzeit bis zum Sex in der Schwangerschaft, begleiten Sie durch die letzten Wochen der Schwangerschaft.

Wehen und Geburt

Sie kommen mit den Wehen am besten zurecht, wenn Sie die einzelnen Phasen kennen. In diesem Kapitel beschreibt ein Team von Fachleuten detailliert jede Wehenphase. Eine Hebamme erläutert die normale Geburt und die Möglichkeiten natürlicher Schmerzlinderung. Ein Anästhesist informiert über die medizinische Schmerzlinderung und beschreibt die Anwendung sowie die Vor- und Nachteile einer Periduralanästhesie. Über 25 Prozent der Babys werden heute durch Kaiserschnitt entbunden, bei etwa zehn Prozent der Geburten kommen Saugglocke oder Zangen zum Einsatz. Ein Geburtshelfer informiert über schwierige Geburten und beschreibt medizinische Eingriffe, die für die Sicherheit von Mutter und Kind erforderlich sein können.

Das Leben mit dem Neugeborenen

Die ersten Tage der Umstellung auf das Leben mit dem Neugeborenen werden ebenfalls Tag für Tag besprochen. Sie erhalten kinderärztliche Informationen zur Babypflege; eine Hebamme erklärt die emotionale und körperliche Umstellung nach der Geburt, und Sie lernen Ihre neuen Aufgaben in der Versorgung und Ernährung Ihres Babys kennen.

Beschwerden und Komplikationen

Dieses Nachschlagekapitel gibt einen kurzen und präzisen Überblick über mögliche Komplikationen während Schwangerschaft und Geburt sowie über Probleme bei Mutter und Kind nach der Geburt. Medizinisches Wissen wird in klarer, auch für Laien verständlicher Sprache vermittelt. Sie erfahren, welche Symptome unbedenklich sind und wie ernstere Erkrankungen während Schwangerschaft und Geburt sowie nach der Geburt behandelt werden können.

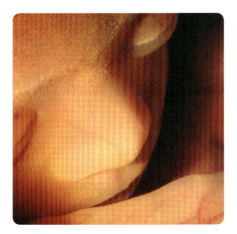
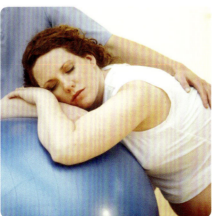
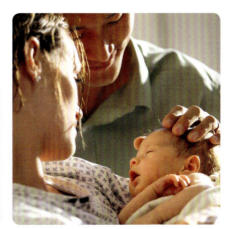

Eine gesunde Schwangerschaft

In der Schwangerschaft mischen sich Ehrfurcht und Aufregung oft mit Sorgen über das eigene Wohlbefinden und das des Babys. Weil wir zunehmend verstehen, wie das Verhalten der schwangeren Mutter kurz- und langfristig die Gesundheit des Babys beeinflusst, können Frauen heute dafür sorgen, dass sich ihre Lebensweise positiv auf ihr Baby auswirkt. Gesunde Ernährung, regelmäßige Bewegung und Vermeiden von Umweltgefahren tragen zum bestmöglichen Start Ihres Babys ins Leben bei.

Ernährung für Schwangere

Mit einer nährstoffreichen, ausgewogenen Kost stärken Sie Ihre eigene und die zukünftige Gesundheit Ihres Babys.

Viele Schwangere finden, dass nun ein guter Zeitpunkt ist, um ihre Ernährung auf den Prüfstand zu stellen und schlechte Essgewohnheiten abzulegen.

Das bedeutet, weder Diät zu halten noch »für zwei« zu essen. Eine ausgewogene Kost, die verschiedene Lebensmittelgruppen berücksichtigt, deckt den zusätzlichen Bedarf Ihres Körpers für das heranwachsende Baby ab, hält Sie gesund und sorgt dafür, dass sich Ihr Baby gut entwickelt.

Gesund essen

Ernähren Sie sich vielseitig, mit Kohlenhydraten, Proteinen, Fetten, Ballaststoffen, Vitaminen und Mineralien. Jede dieser Gruppen nützt Ihrem Körper:

Kohlenhydrate liefern Ihnen und Ihrem Baby Energie (Kalorien). Essen Sie sie möglichst zu jeder Mahlzeit. Stärke- und ballaststoffhaltige Nahrungsmittel sind komplexe Kohlenhydrate (s. S. 92). Kartoffeln, Süßkartoffeln, Weizen, Reis, Hafer, Mais und Hirse enthalten energiereiche Stärke. Die Körner enthalten umso mehr Ballaststoffe, B-Vitamine und Mineralien, je naturbelassener sie sind.

Zucker sind auch Kohlenhydrate. Von Natur aus kommen sie in Obst, Gemüse und Milch vor – alles gesunde Lebensmittel.

Weniger gesund sind nicht natürlich vorkommende Zucker, die als Süßungsmittel zugesetzt wurden. Diese »freien« (nicht in einer Pflanzenzelle gebundenen) Zucker sollten limitiert werden, weil sie eine unnötige Gewichtszunahme verursachen können. Zuckerreiche Lebensmittel enthalten oft auch weniger andere, wichtigere Nährstoffe, insbesondere Vitamine und Mineralien.

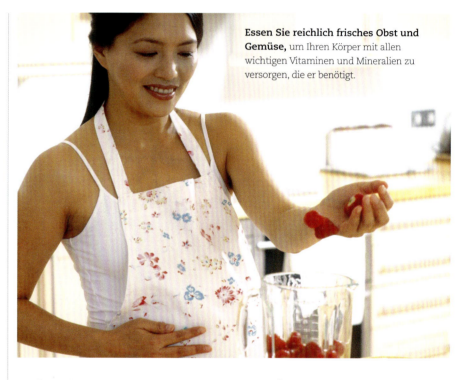

Essen Sie reichlich frisches Obst und Gemüse, um Ihren Körper mit allen wichtigen Vitaminen und Mineralien zu versorgen, die er benötigt.

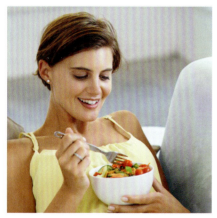

Nahrhafte Kost ist während der Schwangerschaft sehr wichtig. Sie liefert Ihnen Energie und versorgt Ihr Ungeborenes mit allem, was es für eine gesunde Entwicklung braucht.

Proteine werden für die Plazenta, den Zellaufbau im Körper Ihres Babys sowie den Aufbau von Blut und Zellen in Ihrem sich verändernden Körper benötigt. Es gibt viele Proteinquellen. Weil jede eine einzigartige Kombination von Vitaminen und Mineralien bietet, sollten Sie möglichst viel verschiedene proteinreiche Kost essen. Fleisch, Geflügel, Fisch, Meeresfrüchte, Eier, Milch und Käse liefern tierische Proteine, Hülsenfrüchte (Bohnen, Erbsen, Linsen), Fleischalternativen (z. B. Soja), Nüsse und Kerne enthalten pflanzliche Proteine.

Obst und Gemüse sind die Säulen einer gesunden Ernährung. Essen Sie täglich mindestens fünf Portionen à 80 g frisches Obst und Gemüse oder 30 g getrocknete Früchte. Füllen Sie Ihren Teller zu den Mahlzeiten zu einem Drittel oder besser noch zur Hälfte mit Gemüse. Obst und Gemüse liefern essenzielle Phytonährstoffe, die Sie und das Ungeborene mit ihrer antioxidativen Aktivität schützen, Ihr Immunsystem stärken und DNA-Schäden vorbeugen. Es gibt keine Empfehlungen für die Einnahme einzelner Phytonährstoffe, aber wenn Sie verschiedenfarbiges Obst und Gemüse essen, nehmen Sie eine Mischung schützender Substanzen zu sich.

Kalium, ein Mineral, das Natrium (Salz) entgegenwirkt und so gegen Bluthochdruck schützt, ist in täglich fünf Portionen Obst und Gemüse reichlich enthalten. Obst und Gemüse liefern auch Vitamin C, das aber durch starkes Kochen zerstört wird. Essen Sie neben gegartem auch gewaschenes rohes Gemüse.

Obst und Gemüse liefern auch Ballaststoffe, die für Ihr Verdauungssystem wichtig sind und Blutzucker und Appetit unter Kontrolle halten. Folat, die natürliche Form der Folsäure (s. S. 35), findet sich in Spargel, Rosenkohl, Roter Bete, Spinat, lila Sprossenbrokkoli und Mangold. Garen Sie dieses Gemüse durch Dämpfen. Orangefarbenes, rotes und dunkelgrünes Gemüse liefert Carotinoide, deren häufigstes Beta-Carotin ist. Das Antioxidans Beta-Carotin wird auch als Provitamin A bezeichnet und ist in Süßkartoffeln, Karotten, Grünkohl und Spinat oder Mango, Papaya und Cantaloupe-Melonen enthalten.

Milchprodukte liefern Kalzium, Magnesium und Phosphor für den Aufbau von Skelett, Zähnen und Nervensystem Ihres Babys. Milch ist auch eine wichtige Quelle von Riboflavin und Jod (s. S. 80). Milch, Joghurt und Käse mit reduziertem Fettanteil enthalten weniger Kalorien, aber fettarmen Versionen wird beim Entrahmen auch das Vitamin A entzogen.

EMPFEHLUNGEN FÜR IHRE TÄGLICHE ERNÄHRUNG

Ernähren Sie sich vielseitig unter Berücksichtigung der großen Lebensmittelgruppen, und planen Sie Ihre Mahlzeiten im Voraus, damit Sie und Ihr Baby gut versorgt sind. Trinken Sie reichlich und nehmen Sie in den ersten Monaten Folsäure (s. S. 35) sowie eventuell ein Vitamin-D-Präparat (s. S. 79) ein.

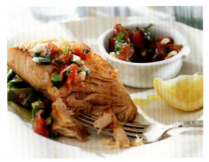

Proteinreiche Kost zweimal täglich mit Eiern, magerem Fleisch, Geflügel, Hülsenfrüchten, Fleischalternativen, Tofu und Nüssen sowie zweimal wöchentlich Fisch (zur Wahl des richtigen Fischs s. S. 96).

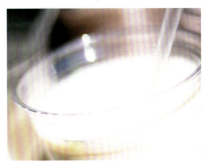

Drei Portionen Milchprodukte täglich. Eine Portion sind 300 ml Milch, 30 g Käse oder 125 g Joghurt. Wählen Sie die fettreduzierte Variante, es sei denn, Sie sind untergewichtig.

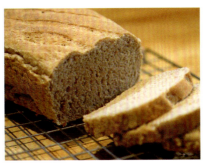

Stärkehaltige Kohlenhydrate wie Vollkornreis, Hafer, Kartoffeln, Vollkornbrot, ungesüßte Frühstückszerealien, Weizenvollkornbrot und Pasta sollten die Grundlage jeder Haupt- und Zwischenmahlzeit sein.

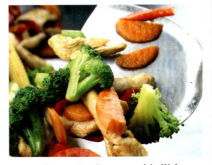

Essen Sie Gemüse in unterschiedlichen Farben, Salate und leicht gegartes Gemüse. Pfannengerührtes mit verschiedenen Arten von Gemüse garantiert eine große Bandbreite von Nährstoffen.

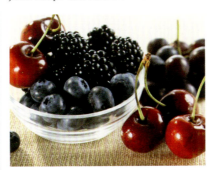

Essen Sie jeden Tag Obst. Es kann frisch oder aus der Konserve sein. Als eine Portion Obst gelten auch 150 ml ungesüßter Saft oder Smoothie.

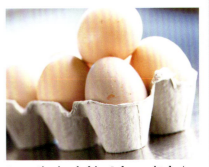

Essen Sie eisenhaltige Lebensmittel wie rotes Fleisch, dunkleres Fleisch vom Geflügel, Eier oder für Vegetarier Hülsenfrüchte und Trockenobst.

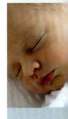

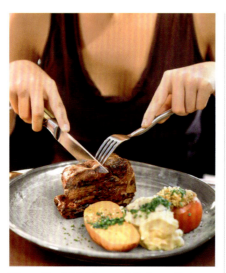

Wenn Sie sich bisher restriktiv ernährt haben, sollten Sie wöchentlich ein bis zwei Portionen mageres rohes Fleisch essen, um Ihre Eisenvorräte aufzufüllen.

Öle und Fette sind ein kleiner, aber wichtiger Teil einer ausgewogenen Ernährung, da sie (nach den Kohlenhydraten) eine sekundäre Kalorienquelle sind und die Vitamine A, D, E und K sowie essenzielle Fettsäuren liefern. Fette und Öle bestehen aus gesättigten und ungesättigten Fettsäuren. Wichtig ist, sich mehr ungesättigte als gesättigte Fettsäuren zuzuführen (s. S. 204). Omega-3-Fettsäuren, vor allem DHA und EPA, sind zentral für die Entwicklung von Gehirn, Augen und Nervensystem des Babys (s. S. 126 und 169).

Trinken Sie viel, um einer Dehydrierung vorzubeugen. Auch bei Übelkeit sollten Sie Wasser in kleinen Schlucken trinken. Sechs bis acht Gläser Wasser täglich werden empfohlen, um hydriert zu bleiben, alternativ auch 150 ml Fruchtsaft oder Fruchtsaftkonzentrat, ein Smoothie, Suppen, Brühen und unbegrenzt viel koffeinfreien Tee und Kaffee. Kohlensäurehaltige Getränke können die Verdauung beeinträchtigen.

Ihr Body-Mass-Index

Durch Ermitteln Ihres Body-Mass-Index (BMI) erfahren Sie, ob Sie ein für Ihre Größe gesundes Gewicht haben oder ob Ihr Gewicht in der Schwangerschaft Probleme bereiten könnte.

Ein BMI von 18,5–24,9 ist normal, 25–29 bedeutet Übergewicht, 30–39 Adipositas und über 39 starke Adipositas. Der BMI berücksichtigt nicht, wo sich das Körperfett befindet oder wie fit Sie sind.

Mit einem BMI unter 18,5 sind Sie untergewichtig, was die Wahrscheinlichkeit für eine Frühgeburt oder ein eingeschränktes Wachstum des Ungeborenen erhöht.

Starkes Übergewicht bedeutet ein erhöhtes Risiko für eine Fehlgeburt, Bluthochdruck, Präeklampsie (s. S. 474) und Schwangerschaftsdiabetes (s. S. 473) sowie für ein großes Baby. Diese Faktoren erhöhen auch die Geburtsrisiken. Sie können die Gewichtszunahme in der Schwangerschaft unter Kontrolle halten, indem Sie sich von Ihrer Hebamme unterstützen lassen, aktiv bleiben und gesund essen.

WIE VIEL KOFFEIN?

Limitieren Sie Ihre tägliche Koffeineinnahme auf unter 200 mg, da ein hoher Koffeinspiegel das Risiko für eine Fehlgeburt oder ein geringes Geburtsgewicht des Babys erhöht. So viel Koffein ist enthalten in:
- 200 ml Instantkaffee: 75 mg
- 200 ml Filterkaffee: 140 mg
- 225 ml Latte macchiato: 75 mg
- 225 ml Milchkaffee: 150 mg
- 200 ml schwarzem Tee: 33–50 mg
- 330 ml regulärer Coca-Cola: 32 mg
- 330 ml Coca-Cola light: 42 mg
- 250 ml Energie-Drink: 80 mg
- 50-g-Riegel-(dunkler)-Schokolade: unter 25 mg
- 50-g-Riegel-Milchschokolade: unter 10 mg

WAS SIE VERMEIDEN SOLLTEN

Vorsichtsmaßnahmen

Handhaben Sie Lebensmittel sehr sorgfältig und achten Sie besonders bei Nahrung, die ein Risiko für Ihr ungeborenes Baby bedeutet, auf die Hygiene (s. auch S. 101 und 104).

Käse ist nahrhaft, essen Sie ihn also weiterhin, nicht aber Sorten aus roher Milch, mit schimmelgereifter Rinde oder weichen Blauschimmelkäse (s. auch S. 114).

Leber und Leberpastete enthalten zu viel Retinol (Vitamin A) und sollten in der Schwangerschaft nicht gegessen werden.

Fisch liefert essenzielle Fettsäuren, manche Arten sind jedoch belastet (s. auch S. 96 und 191).

Rohes und nicht durchgegartes Fleisch birgt ein Toxoplasmose-Risiko (Infektion mit Parasiten) für Ihr Baby. Prüfen Sie beim Einschneiden von Fleisch, ob der herauslaufende Saft hell ist. Essen Sie keine nicht vollständig durchgegarten Burger oder Würste.

Geräuchertes ist nicht gekocht. Daher besteht ein Toxoplasmose-Risiko. Wenn Sie das Fleisch vor dem Verzehr kochen, werden alle Parasiten abgetötet.

Meeresfrüchte sollten von einem vertrauenswürdigen Händler stammen und nicht roh verzehrt werden.

Die Eier hart zu kochen senkt das Risiko einer Salmonellenvergiftung. Fragen Sie bei hausgemachten Soufflés, Mayonnaise oder Eiscreme stets, ob sie rohe Eier enthalten. Eiscreme und Mayonnaise aus dem Handel sind mit hitzebehandelten Eiern zubereitet und können daher in der Schwangerschaft verzehrt werden.

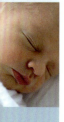

Vitamine und Mineralien

Diese Tabelle zeigt, wofür Sie und Ihr Baby Vitamine und Mineralien benötigen und welches die besten Quellen sind.

VITAMIN	GESUNDHEITLICHER NUTZEN	GUTE QUELLEN	SIEHE AUCH
Vitamin A	Entwicklung von Zellen und Organen, Immunabwehr	Eier, fettreicher Fisch, Käse, Karotten, Spinat	S. 46, 131
Vitamin B1	Unterstützt die Freisetzung von Energie aus der Nahrung für das Baby	Schweinefleisch, Erbsen, Vollkornreis	S. 288
Vitamin B2	Freisetzung von Energie, schützt die DNA, unterstützt die Eisenverwertung	Milch, Geflügel, Rindfleisch	S. 131
Vitamin B3	Freisetzung von Energie, verringert Müdigkeit und das Risiko einer Lippen-Kiefer-Gaumen-Spalte beim Baby	Kartoffeln, Truthahn, Hülsenfrüchte	
Vitamin B6	Entwicklung von Zentralnervensystem und Gehirn, Immunabwehr	Hülsenfrüchte, Weizenkeime, Zerealien	
Folat (Folsäure) (Vitamin B9)	Schützt vor Neuralrohrdefekten	Rosenkohl, Rote Bete, Orangen, Spargel	S. 35
Vitamin B12	Schützt vor Neuralrohrdefekten	Milch, Fleisch, Fisch, Eier	S. 66, 121
Vitamin C	Antioxidans; unterstützt die Effizienz der Plazenta, verbessert die Eisenaufnahme	Tomaten, Paprika, Zitrusfrüchte, Kiwi, Kartoffeln	S. 135, 164
Vitamin D	Entwicklung von Knochen und Zähnen, unterstützt als Hormon die Kalziumaufnahme	Fettfisch, rotes Fleisch, Milchprodukte, Zerealien	S. 40, 79, 332
Vitamin K	Erforderlich für die Blutgerinnung	Grünes Blattgemüse	

MINERAL	GESUNDHEITLICHER NUTZEN	GUTE QUELLEN	SIEHE AUCH
Eisen	Neue Blutzellen, Bildung der Plazenta, Zellen und Organe des Babys	Rotes Fleisch, Geflügel, Bohnen, Tofu, Linsen	S. 84, 126, 154, 191
Kalzium	Entwicklung von Knochen, Muskeln, Zähnen, Herz	Milch, Joghurt, Käse, Tofu	S. 114, 131, 332
Magnesium	Entwicklung von Proteinen einschließlich DNA, bildet Teile der Knochen des Babys	Brot, Kartoffeln, grünes Blattgemüse, Kerne	
Zink	Zellentwicklung, beugt Frühgeburt vor	Rotes Fleisch, Hülsenfrüchte, Zerealien	S. 44
Jod	Zellentwicklung, beugt Frühgeburt vor	Milch, Fisch	S. 80, 131
Selen	Antioxidans, Schutz vor Zellschädigung, trägt zur Vorbeugung gegen Präklampsie bei	Fisch, Linsen, Sonnenblumenkerne, Paranüsse	S. 44, 165
Kupfer	Gehirnentwicklung, Herz, Immunsystem, Zellen	Nüsse, Linsen, Meeresfrüchte	S. 165
Kalium	Flüssigkeitsgleichgewicht in Blut und Lymphsystem, verringert Risiko für Bluthochdruck	Gemüse, Pflaumen, Trockenobst, Bananen, Kartoffeln	

Ernährung für Schwangere

Fit bleiben

Es ist von Vorteil, wenn Sie in der Schwangerschaft fit bleiben; Sie stärken sich so auch für die anstrengende Geburt.

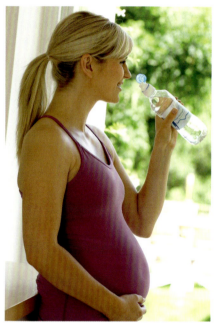

Bleiben Sie gut hydriert und trinken Sie vor, während und nach dem Sport viel Wasser.

Waren Sie vor der Schwangerschaft sportlich aktiv, so können Sie Ihr Sportprogramm, sofern der Arzt zustimmt, im ersten Trimester fortführen. Später werden Sie es anpassen müssen. Haben Sie bislang nicht regelmäßig Sport getrieben, ist nun der ideale Zeitpunkt, eine gesündere Lebensweise zu beginnen. Fangen Sie aber langsam an. Hören Sie auf Ihren Körper, und machen Sie nur, was Ihnen angenehm ist.

Regelmäßige sanfte Bewegung ist besser als unregelmäßige intensive Anstrengungen (von denen in der Schwangerschaft abzuraten ist), da der Körper auf kontinuierliche mäßige Bewegung viel positiver reagiert.

Bewegung und Sport erhöhen den Energiepegel, erhalten ein vorteilhaftes Aussehen und schenken Ihnen Selbstbewusstsein. Bewegung lindert auch Schwangerschaftsbeschwerden wie Übelkeit, Wadenkrämpfe, geschwollene Füße, Krampfadern, Verstopfung, Schlafprobleme und Rückenschmerzen. Muskelkraft und Muskelspannung bleiben erhalten, und der Körper verkraftet leichter die veränderte Körperhaltung. Erfahrungsgemäß sind bei guter Fitness die Wehen kürzer, die Mutter erholt sich nach der Geburt schneller und sieht der Geburt zuversichtlicher entgegen.

Lebensmittel als Brennstoff

Eine nährstoffreiche, ausgewogene Ernährung ist in der Schwangerschaft unverzichtbar. Das gilt umso mehr, wenn Sie in dieser Zeit Sport treiben. Wenn Sie Wasser während des Trainings trinken und sich zur Stärkung Nüsse, Obst oder einen Joghurt mitnehmen, werden Sie nicht der Versuchung erliegen, zu gezuckerten Snacks und Getränken zu greifen.

RICHTIG UND FALSCH

Befolgen Sie diese Hinweise, um in der Schwangerschaft risikofrei Sport zu treiben.

Richtig:
- Mindestens 5–7 Minuten aufwärmen vorher und ein Cool-down nachher.
- Trinken Sie ausreichend Wasser.
- Tragen Sie lockere, bequeme Kleidung.
- Trainieren Sie regelmäßig 3–4-mal pro Woche mindestens 30 Minuten.
- Die Schwangerschaft ist keine Zeit persönlicher Bestleistungen.
- Bauen Sie Kraft langsam auf.
- Machen Sie Beckenbodenübungen (s. S. 69).
- Atmen Sie beim Training bewusst, besonders beim Heben von Gewichten.
- Schonen Sie Ihren Rücken beim Aufstehen aus dem Liegen: auf die Seite rollen und mit Einsatz der Beine aufstehen.
- Verzichten Sie auf Übungen, die Ihnen unangenehm sind oder Sie im Stehen destabilisieren.
- Konzentrieren Sie sich bei jeder Übung auf Ihre Haltung.
- Hören Sie sofort auf und suchen Sie Rat, wenn Schmerzen, insbesondere im Unterleib, eine Vaginalblutung, Schwindelgefühl oder Unwohlsein auftreten.
- Essen Sie häufig kleine Mahlzeiten, damit Sie mit Energie versorgt sind und der Blutzuckerwert nicht abfällt.

Falsch:
- Training bei Hitze oder Feuchtigkeit.
- Ruckartiges oder schwunghaftes Bewegen und Dehnen oder Drehen oder Rotieren des Bauches.
- Heben zu schwerer Gewichte. Geeignete Gewichte sollten Sie problemlos mindestens 10-mal heben können.
- Sportarten mit Sturzgefahr wie Skifahren oder Reiten oder andere Sportarten mit hoher Stoßbelastung.
- Überdehnung: Infolge des Schwangerschaftshormons Relaxin fühlen Sie sich eventuell gelenkiger, als Sie sind.
- Erschöpfung. Verringern Sie Intensität oder Dauer und ruhen Sie sich täglich eine Stunde pro Stunde Sport aus.

Die sexuelle Beziehung

Die Schwangerschaft bringt emotionale und körperliche Veränderungen mit sich, auf die sich beide Partner einstellen müssen.

In einer normalen Schwangerschaft ist Sex unbedenklich; allerdings kann das Verlangen im Laufe der Monate schwanken. Viele Frauen berichten von gleichbleibender oder verstärkter Libido im ersten Trimester. Im zweiten Trimester ist das von Frau zu Frau verschieden, und im dritten lässt die Lust oft nach.

Sex in der Schwangerschaft

Im ersten Trimester schwächen die hormonellen Umstellungen, die Übelkeit, Erbrechen und Müdigkeit verursachen, oft das sexuelle Interesse. Die schwangerschaftsbedingten Veränderungen können das Verlangen aber auch erhöhen, z. B. die verstärkte Durchblutung, die ein Anschwellen von Klitoris und Schamlippen verursacht, sowie die erhöhte Scheidensekretion. Besonders im zweiten Trimester wird die Scheide schnell feucht, ein Orgasmus ist oft besonders intensiv und kann von leichten Kontraktionen begleitet sein, die den Bauch verhärten. Das ist kein Anlass zur Sorge. Viele Frauen stellen fest, dass die sexuelle Lust gegen Ende der Schwangerschaft nachlässt, da der Bauch beim Sex unbequem ist.

Wie sich Ihr Partner fühlt Männer haben unterschiedliche Gefühle zum Thema Sex in der Schwangerschaft. Manche finden die üppigere Gestalt ihrer Partnerin besonders sinnlich, andere fürchten, dem Baby zu schaden. Manche empfinden beides. Solange keine medizinischen Bedenken bestehen (s. rechts), kann man davon ausgehen, dass Sex dem Baby nicht schadet. Es ist im Fruchtwasser und der Gebärmutter gut gepolstert, und der Schleimpfropf schützt den Muttermund vor Infektionen.

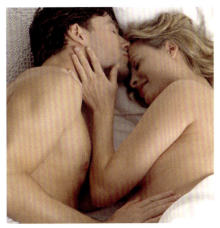

Nehmen Sie die schwangerschaftsbedingten Veränderungen an; das stärkt Ihre Beziehung während der Schwangerschaft und nach der Geburt.

Beratung

Bei manchen Frauen kommt es nach dem Sex zu einer Blutung. Meistens ist sie harmlos und wird durch die erhöhte Durchblutung des Muttermundes in der Schwangerschaft verursacht, der beim Kontakt mit dem Penis etwas bluten kann. In diesem Fall sollte die Blutung schnell aufhören. Da es jedoch auch andere Gründe geben kann, wenden Sie sich bei einer Blutung immer an den Arzt. Über das durch den Babybauch verursachte Unbehagen hinaus haben manche Frauen gegen Ende der Schwangerschaft Schmerzen beim Sex, wenn das Baby weiter ins Becken eintritt. Oder die Kontraktionen während des Orgasmus werden zunehmend unangenehm. Diese Symptome sind selten Grund zur Besorgnis, sollten sicherheitshalber aber dem Arzt mitgeteilt werden. Manchmal ist in der Spätschwangerschaft von Geschlechtsverkehr abzuraten, z. B. wenn Sie schon einmal eine Frühgeburt hatten oder Risikofaktoren dafür bestehen, wie etwa Muttermundschwäche oder Placenta praevia (s. S. 212), oder wenn Fruchtwasser austritt, was Folge eines Blasensprungs sein kann. Bei möglichen Bedenken wenden Sie sich immer an den Arzt oder die Hebamme. Können Sie in der Schwangerschaft Sex genießen, schafft das wichtige Nähe zwischen Ihnen und Ihrem Partner in dieser Zeit des Übergangs. Psychologen haben festgestellt, dass Paare, die in der Schwangerschaft lustvollen Sex haben, nach der Geburt zärtlicher zueinander sind und besser kommunizieren.

> **BITTE BEACHTEN**
>
> ### Intimität
>
> Während der Schwangerschaft können Müdigkeit, Verunsicherung durch die veränderte Figur und Bedenken hinsichtlich des Sex die Beziehung belasten. Nehmen Sie sich Zeit, auf all diese Dinge einzugehen. Wenn Sie im Gespräch bleiben, werden Sie und Ihr Partner diese neue Phase Ihrer Beziehung genießen können.
>
> **Sprechen Sie miteinander über Ihre Gefühle,** und denken Sie daran, dass Sie nicht immer beide das gleiche Interesse an Sex haben müssen.
>
> **Wenn wegen Ihres Bauches manche Positionen unangenehm sind,** probieren Sie auf Ihren Bauch abgestimmte aus, z. B. seitliche Stellungen oder solche, bei denen die Frau oben sitzt.
>
> **Finden Sie andere Wege der Intimität** neben dem Geschlechtsverkehr, wie Berührungen und Massage.

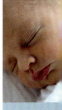

Krankheiten und Medikamente

Sie schützen Ihre Gesundheit und die des Babys, wenn Sie über Krankheiten und Medikamente gut informiert sind.

Liegt bei Ihnen eine Grunderkrankung vor, sollten Sie sich mit Ihrem Arzt beraten, bevor Sie schwanger werden, weil manche dauerhaft eingenommenen Medikamente einige Zeit vor Eintritt der Schwangerschaft umgestellt werden müssen.

Bestehende Krankheiten

Hatten Sie schon vor der Schwangerschaft eine Grunderkrankung, z.B. Bluthochdruck oder Diabetes, gelten Sie als Risikoschwangere und werden sorgfältig überwacht. Nehmen Sie deswegen Medikamente, setzen Sie diese nicht einfach ab, wenn Sie schwanger werden, aber wenden Sie sich möglichst rasch an den Arzt. Vielleicht ist die bestehende Verordnung unbedenklich – oder Sie müssen zu einem anderen Präparat wechseln. Am wichtigsten ist es, die Krankheit während der Schwangerschaft unter Kontrolle zu behalten, um Risiken für Sie und Ihr Baby zu minimieren; normalerweise geht das nicht ohne Medikamente.

Diabetes Wenn Sie als Diabetikerin schwanger werden wollen, müssen Sie sich zuvor beraten lassen. Es gibt in manchen Kliniken Fachabteilungen zur Beratung, wie der Blutzuckerspiegel kontrolliert werden kann und der Diabetes in der Schwangerschaft behandelt wird. Empfehlenswert ist die Einnahme eines Folsäure-Präparats schon drei Monate vor dem Versuch, schwanger zu werden, und in den ersten drei Schwangerschaftsmonaten oft sogar in einer höheren Dosierung als für gesunde Frauen empfohlen. Denn Diabetes erhöht das Risiko, dass ein Baby eine Spina bifida bekommt, wovor wiederum Folsäure schützt. Babys von Diabetikerinnen tragen auch ein größeres Risiko für Probleme bei und nach der Geburt, wie hohes Geburtsgewicht, Atemprobleme, Gelbsucht und niedriger Blutzuckerwert.

Lassen Sie sich, sobald Sie schwanger sind, von einem speziell erfahrenen Frauenarzt in Zusammenarbeit mit einem spezialisierten Internisten (Diabetologen) betreuen. Häufigere Vorsorgeuntersuchungen, zusätzliche Bluttests und möglicherweise zusätzliche Ultraschalluntersuchungen sind erforderlich. Wahrscheinlich benötigen Sie etwa vier Insulin-Injektionen am Tag. Die Dosis steigt meist während der Schwangerschaft beständig bis kurz vor der Geburt. Je besser die Blutzuckerüberwachung, umso weniger wahrscheinlich ist es, dass Sie oder Ihr Baby während der Schwangerschaft Probleme haben. Es besteht ein erhöhtes Risiko für Komplikationen in der Spätschwangerschaft, wie Präeklampsie (s. S. 474) und Totgeburt. Oft wird die Geburt etwa eine Woche vor dem errechneten Geburtstermin eingeleitet (s. S. 432).

Während der Wehen wird der Blutzuckerwert streng überwacht, und Sie bekommen einen Insulin- und Glukosetropf. Auch der Blutzucker des Babys wird nach der Geburt 24 Stunden lang kontrolliert. Nach der Geburt wird Ihre Insulindosis auf die Werte vor der Schwangerschaft reduziert; wenn Sie stillen, eventuell noch stärker.

Epilepsie Wenn Sie an Epilepsie leiden, ist es sehr wichtig, eine mögliche Schwangerschaft im Vorfeld mit Ihrem Arzt zu besprechen, da bestimmte Medikamente für das Baby gefährlich sein können. Andererseits ist es auch wichtig, die Epilepsie zu kontrollieren.

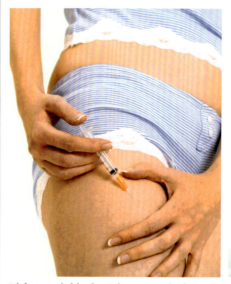 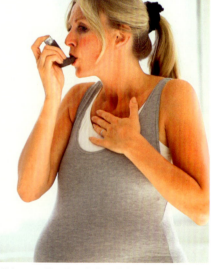

Diabetes wird in der Schwangerschaft durch tägliche Insulingaben behandelt. Da die Haut am Bauch sehr gespannt ist, spritzen Sie vielleicht lieber ins Fettgewebe des Oberschenkels (links).
Nehmen Sie Asthmamedikamente weiterhin, um die Symptome unter Kontrolle zu halten.

Daher wird der Arzt sich bemühen, Sie vor einer Schwangerschaft auf die niedrigstmögliche Dosis einzustellen. In der Schwangerschaft wird bei den Ultraschalluntersuchungen auf Fehlbildungen wie eine Lippen-Gaumen-Spalte geachtet, die unter bestimmten Medikamenten etwas häufiger auftritt. Verschlechtert sich Ihr Zustand in der Schwangerschaft, wenden Sie sich an den Arzt.

Systemischer Lupus erythematodes
Diese Autoimmunerkrankung kann viele Körperteile betreffen, auch Nieren, Gelenke, Haut und Nervensystem. Frauen sind häufiger betroffen, vor allem im gebärfähigen Alter. Bei manchen Frauen bessern sich die Symptome in der Schwangerschaft, bei anderen verschlimmern sie sich. Es ist wichtig, die Krankheit in der Schwangerschaft unter Kontrolle zu halten, da sie das sich entwickelnde Baby beeinträchtigen kann. Es besteht ein erhöhtes Risiko für eine Fehlgeburt, für mangelhaftes Wachstum, Frühgeburt und Totgeburt. Die meisten, aber nicht alle Medikamente für Lupus sind in der Schwangerschaft unbedenklich. Besprechen Sie mit dem Arzt, ob Sie Ihre Medikation umstellen müssen. Etwa ab der 32. Woche wird das Baby genau überwacht, sein Wachstum und sein Befinden kontrolliert. Gibt es Bedenken im Hinblick auf Sie oder das Baby, wird die Geburt früher eingeleitet oder ein Kaiserschnitt durchgeführt.

Bluthochdruck Leiden Sie an behandlungsbedürftigem Bluthochdruck, besprechen Sie mit dem Arzt, ob Ihre Medikamente in einer Schwangerschaft unbedenklich sind. Es ist wichtig, die Medikamente weiter zu nehmen, damit der Blutdruck in der Schwangerschaft normal bleibt, weil Bluthochdruck für Mutter und Baby gefährlich ist. Der Arzt oder die Hebamme kontrolliert den Blutdruck häufig und untersucht den Urin auf Eiweißkörper, weil Bluthochdruck und Eiweiß im Urin Symptome für eine Präeklampsie sind. Eventuell werden zur Kontrolle des kindlichen Wachstums zusätzliche Ultraschalluntersuchungen vorgenommen.

Schilddrüsenprobleme Nehmen Sie wegen einer Schilddrüsenunterfunktion Thyroxintabletten, wird durch einen Bluttest sichergestellt, dass Ihre Schilddrüse gut funktioniert und Sie die richtige Dosis nehmen, da sich der Thyroxinbedarf in der Schwangerschaft manchmal erhöht. Ein Thyroxinmangel hätte negative Auswirkungen auf das Baby. Falls Sie wegen einer Schilddrüsenüberfunktion behandelt werden, lassen Sie den Arzt prüfen, ob Ihr Medikament in der Schwangerschaft unbedenklich ist. Die Schilddrüsenfunktion wird genau überwacht, um zu erkennen, ob die Medikation geändert werden muss.

Darmerkrankungen Bei Frauen mit entzündlichen Darmerkrankungen wie Colitis ulcerosa oder Morbus Crohn bessert sich die Krankheit meist in der Schwangerschaft, auch wenn sie nach der Geburt rückfällig werden. Zwar verursachen Darmerkrankungen in der Schwangerschaft kaum große Probleme, doch es muss sichergestellt werden, dass keine Anämie (Blutarmut) besteht, die Folge mancher Darmerkrankungen sein kann. Durch zusätzliche Ultraschalluntersuchungen wird kontrolliert, ob das Baby erwartungsgemäß wächst.

HÄUFIGE SORGEN

Ich habe Asthma. Kann ich in der Schwangerschaft weiter inhalieren?
Es ist entscheidend wichtig, das Asthma zu behandeln, also benutzen Sie Ihren Inhalator weiter. Die Risiken eines unbehandelten Asthmas sind weit größer als die der Asthmamedikamente. Bei unkontrolliertem Asthma bekommt das Baby möglicherweise nicht genügend Sauerstoff, was zu niedrigem Geburtsgewicht führt und das Risiko für vorzeitige Wehen erhöht (s. S. 431). Meiden Sie auch bei medikamentöser Behandlung mögliche Auslöser eines Asthmaanfalls, wie Haustiere oder Hausstaubmilben. Verwenden Sie Luftfilter, Lufttrockner oder Luftbefeuchter und Schutzbezüge für Kissen und Federbetten. Manchmal bessert eine Schwangerschaft die Schwere des Asthmas. Werden die Beschwerden stärker, wenden Sie sich an Ihren Arzt zur Anpassung der Medikation.

Homöopathie ist eine beliebte Therapieform. Wie wirksam ist sie?
Homöopathie wirkt nach dem Prinzip, Ähnliches mit Ähnlichem zu heilen, um die Selbstheilungskräfte des Körpers anzuregen. Die Wirksamkeit ist umstritten. Wissenschaftler meinen, dass zuverlässige Studien fehlen, die eine Wirksamkeit über einen Placeboeffekt hinaus nachweisen. Auf jeden Fall ist die Homöopathie in der Schwangerschaft unbedenklich und als Heilmittel beliebt. Viele Frauen berichten von guten Ergebnissen in der Schwangerschaft und bei der Geburt. Sie wird bei üblichen Schwangerschaftsbeschwerden eingesetzt, wie Übelkeit und Sodbrennen. Wenden Sie sich an einen geprüften Homöopathen.

Wie ist es mit pflanzlichen Medikamenten und Tees in der Schwangerschaft?
Konsultieren Sie vor der Einnahme pflanzlicher Medikamente einen Arzt oder Heilpraktiker. Zwar gelten diese Medikamente häufig als unbedenklich, manche könnten aber in die Plazenta gelangen und dem Baby schaden. Lesen Sie vor dem Trinken eines Kräutertees das Etikett. Kamillen- und Pfefferminztee sind in begrenzten Mengen unschädlich. Grundsätzlich sollten Schwangere täglich nicht mehr als zwei bis vier Tassen Kräutertee trinken. Himbeerblättertee, der als wehenfördernd gilt, sollte erst in den letzten sechs bis acht Wochen getrunken werden.

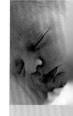

> **BITTE BEACHTEN**
>
> ### Bei Kontakt mit Windpocken oder Röteln
>
> Eine Windpockenerkrankung kann sich auf das Baby auswirken und zu einer Lungenentzündung führen. Ein Erstkontakt mit Röteln in der Frühschwangerschaft kann zur Fehlgeburt oder Fehlbildungen des Fötus führen.
>
> **Wenn Sie Kontakt mit Windpocken hatten,** muss ein Arzt Ihre Immunität prüfen. Sind Sie nicht immun, rät er zu einer Impfung, um Sie vor einer schweren Erkrankung zu schützen.
>
> **Rötelnschutz:** wird zu Beginn der Schwangerschaft kontrolliert. Besteht keine Immunität, seien Sie sehr vorsichtig, nach der Geburt wird geimpft.
>
> **Bei Verdacht auf eine Windpocken- oder Rötelnerkrankung** informieren Sie sofort den Arzt. Gehen Sie aber nicht in die Praxis, wo Sie andere Schwangere anstecken können.

Infektionen

In der Schwangerschaft ist Ihre Immunabwehr etwas reduziert, damit das Baby nicht abgestoßen wird, das ja zur Hälfte vom Vater stammt! Deshalb sind Sie etwas anfälliger für Erkrankungen, z. B. Erkältungen, Husten, Halsentzündungen oder Lebensmittelvergiftung. Eine Erkrankung kann auch länger andauern.

Erkältungen und Husten Die meisten Frauen bekommen irgendwann in der Schwangerschaft einen Husten oder eine Erkältung. Verzichten Sie auf Erkältungsmittel, da manche Inhaltsstoffe in der Schwangerschaft, vor allem in den ersten drei Monaten (s. gegenüber), nicht unbedenklich sind. Ausnahme ist Paracetamol. Inhalieren löst die Verschleimung, heiße Getränke mit Honig lindern Halsschmerzen.

Grippe Trinken Sie viel Wasser, und ruhen Sie viel. Nehmen Sie Paracetamol nur im Notfall zur Beschwerdelinderung. Im ersten Trimester muss hohes Fieber rasch gesenkt werden, da es eine Fehlgeburt verursachen kann. Fragen Sie den Arzt, in welcher Dosierung Paracetamol unbedenklich ist. Waschungen mit lauwarmem Wasser und Zufuhr kühler Luft helfen ebenfalls. Wenden Sie sich an den Arzt, wenn das Fieber nach 24 Stunden weiter besteht. Grippemedikamente werden derzeit nur für Hochrisikogruppen empfohlen, z. B. bei Diabetes, Herzkrankheiten oder Asthma.

Lebensmittelvergiftung und Magenbeschwerden Küchenhygiene ist sehr wichtig (s. S. 104), um eine Lebensmittelvergiftung zu vermeiden. Sollten in der Schwangerschaft eine Vergiftung oder Magenbeschwerden auftreten, trinken Sie viel und wenden sich, wenn diese länger als 24 Stunden andauern, an den Arzt (s. auch Gastroenteritis, S. 468).

Soor Bei dickem weißem Ausfluss und Jucken in oder außerhalb der Vagina ist eine Pilzinfektion (Candidose) wahrscheinlich. Dies ist in der Schwangerschaft häufig und kein Grund zur Sorge, aber da das Jucken sehr stark sein kann, sollten Sie Ihren Arzt aufsuchen. Wird die Diagnose durch Abstrich bestätigt, wird ein lokal aufzutragendes Pilzmittel verschrieben (s. gegenüber). Der Verzehr von Naturjoghurt fördert das bakterielle Gleichgewicht in der Scheide. Unterwäsche aus Baumwolle und Verzicht auf enge Kleidung sind ebenfalls angeraten.

Harnwegsinfektionen Viele Schwangere bekommen eine Blasen- oder Harnwegsinfektion, weil das Hormon Progesteron zur Erschlaffung der Muskeln führt und Bakterien aus der Scheide durch den Harnleiter (der zur Blase führt) aufsteigen, wo sie eine Entzündung verursachen können. Die Symptome können in der Schwangerschaft etwas verändert sein. Sie können die klassischen Anzeichen haben, wie Brennen beim Wasserlassen und häufigen Harndrang, oder diffuse Symptome wie Rückenschmerzen, Schmerzen im Unterbauch, Übelkeit oder Erbrechen. Behandelt wird mit Antibiotika, die in der Schwangerschaft überwiegend unbedenklich sind.

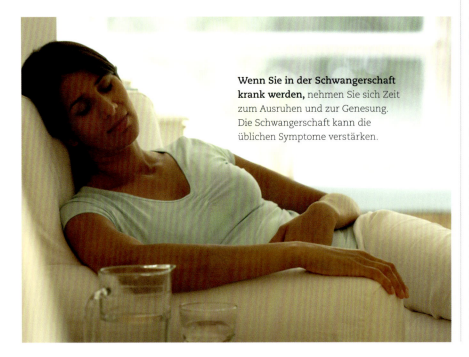

Wenn Sie in der Schwangerschaft krank werden, nehmen Sie sich Zeit zum Ausruhen und zur Genesung. Die Schwangerschaft kann die üblichen Symptome verstärken.

RICHTLINIEN ZUR MEDIKATION

Medikamenteneinnahme in der Schwangerschaft

In den ersten drei Schwangerschaftsmonaten ist Paracetamol das einzige rezeptfreie Medikament, das Sie unbedenklich einnehmen können. Nach dem ersten Trimester gelten auch manche anderen Medikamente als ungefährlich; fragen Sie im Zweifelsfall aber immer Ihren Arzt. Im Folgenden finden Sie Richtlinien für den Umgang mit Medikamenten zur Behandlung üblicher Beschwerden und leichter Erkrankungen in der Schwangerschaft.

Antacida (Säurehemmer) Sodbrennen und Völlegefühl kommen in der Schwangerschaft häufig vor, vor allem im dritten Trimester, wenn das Baby auf den Magen drückt. Die meisten Mittel dagegen sind für Schwangere ungefährlich. Verzichten Sie aber auf Natron, das ins Blut übergehen kann. Fragen Sie den Arzt oder Apotheker nach unbedenklichen Präparaten.

Antibiotika Viele Antibiotika gegen Infektionen sind in der Schwangerschaft ungefährlich. Dazu gehören penicillinhaltige Mittel. Bei einer Penicillinallergie gibt es sichere Alternativen. Nehmen Sie diese Antibiotika nicht in der Schwangerschaft:
- Streptomycin. Es kann beim Fötus die Entwicklung der Ohren beeinträchtigen und zu Taubheit führen.
- Sulfonamide. Sie können beim Neugeborenen Gelbsucht verursachen.
- Tetracycline. Dieser Wirkstoff sollte nicht eingenommen werden, da Tetracycline die Entwicklung von Knochen und Zähnen beeinträchtigen und die Zähne verfärben können.

Antiemetika (Mittel gegen Erbrechen) Wenn Naturheilmittel wie Ingwer oder Pfefferminztee bei schwerer Übelkeit und Erbrechen nicht helfen, kann der Arzt ein antiemetisches Medikament verordnen, das in der Schwangerschaft unbedenklich ist.

Antipilzmittel (Fungizide) Kaufen Sie keine rezeptfreien Mittel gegen Pilzinfektionen, auch nicht zum Einnehmen. Sprechen Sie mit dem Arzt. Er kann eine Creme oder Zäpfchen empfehlen, die in der Schwangerschaft unbedenklich sind.

Erkältungsmittel Mittel gegen Erkältungen und Husten enthalten oft ein ganzes Spektrum an Inhaltsstoffen, wie Koffein, Antihistaminika und Schleimlöser, von denen viele nicht unbedenklich sind. Lesen Sie vor dem Kauf sorgfältig die Packungsbeilage, und fragen Sie den Arzt oder Apotheker. Am besten verzichten Sie auf alle Erkältungsmittel. Inhalieren Sie stattdessen, und nehmen Sie heiße Getränke zu sich. Notfalls können Sie kurzzeitig Paracetamol nehmen.

Diuretika Eine gewisse Schwellung der Hände und Füße ist in der Schwangerschaft normal; das brauchen Sie nicht durch wassertreibende Mittel (auch pflanzlicher Herkunft) zu behandeln. Bei plötzlichem Anschwellen von Gesicht, Händen oder Füßen wenden Sie sich bitte sofort an den Arzt – dies kann Symptom einer Präeklampsie sein (s. S. 474).

Abführmittel Der erste Schritt bei Verstopfung sind Ernährungsmaßnahmen. Essen Sie mehr Ballaststoffe, und trinken Sie viel. Reicht dies nicht, können Sie ein rezeptfreies Mittel nehmen. Wählen Sie Abführmittel mit Quellstoffen und keines, das Senna enthält, weil dies den Darm reizt.

Schmerzmittel Generell sollten Sie in der Schwangerschaft auf jegliche Schmerzmittel verzichten, insbesondere im ersten Trimester. Bevor Sie bei häufigen Beschwerden, wie Kopf- oder Rückenschmerzen, ein Medikament nehmen, probieren Sie Naturheilmittel: Massage oder ein warmes Bad lindert Schmerzen oft wirksam. Reicht das nicht aus, können Sie kurzzeitig Paracetamol nehmen. Verzichten Sie auf Aspirin und entzündungshemmende Mittel wie Ibuprofen in der Schwangerschaft. Das Schmerzmittel Kodein kann bei speziellen Schmerzen unter Umständen kurzzeitig eingesetzt werden, aber nur auf Anraten des Arztes.

Elektrolytlösungen Bei Magen-Darm-Problemen mit lang anhaltendem schwerem Durchfall kann der Arzt eine Elektrolytlösung empfehlen, die in der Schwangerschaft unbedenklich ist.

Kortison-Präparate Bei Ekzemen, die in der Schwangerschaft auftreten oder sich verschlimmern, kann der Arzt Kortison, z. B. ein Hydrokortikoid, verschreiben. Diese Präparate gelten in der Schwangerschaft als ungefährlich, sollten aber nicht großflächig oder langfristig aufgetragen werden. Ihr Arzt wird Sie zum sicheren Gebrauch von Kortison-Salben in der Schwangerschaft beraten.

Kortison-Spray bei Asthma ist unbedenklich. Asthma muss in der Schwangerschaft unbedingt weiter behandelt werden.

Kortison zum Einnehmen kann bei bestimmten Erkrankungen verordnet werden und ist bei Einnahme entsprechend der ärztlichen Verordnung ungefährlich. Anabolika sollten in der Schwangerschaft keinesfalls geschluckt werden.

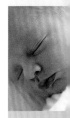

Gefahren im Alltag

Die Schwangerschaft kann durch Ängste überschattet werden. Es ist gut zu wissen, worauf man achten muss.

Nehmen Sie zu Beginn oder schon vor der Schwangerschaft Ihre Lebensweise, Ihre Wohnung und Ihr Arbeitsumfeld unter die Lupe. Was Ihr Wohlbefinden beeinträchtigt, wirkt sich aufs Baby aus, besonders im ersten Trimester. Hüten Sie sich bitte vor Hysterie. Informieren Sie sich über die Fakten, damit Sie Gefahren meiden, aber auch entspannt Ihre Schwangerschaft genießen können.

Ihre Lebensführung
Die Entscheidung für ein Baby gibt Anlass zum Überdenken und gegebenenfalls Verbessern Ihrer Lebensweise.

Alkohol Frauen, die schwanger werden wollen oder sind, sollten vollständig auf Alkohol verzichten, um die Risiken für das Baby zu minimieren.

Wenn Sie ein-, zweimal zu viel getrunken haben, bevor Sie wussten, dass Sie schwanger sind, seien Sie unbesorgt, aber verzichten Sie von nun an völlig auf Alkohol. Viele Frauen beginnen damit bereits vorher, um ihre Fruchtbarkeit zu optimieren.

Regelmäßiger Alkoholkonsum schädigt das Baby. In den ersten drei Monaten erhöht Alkohol das Fehlgeburtsrisiko, starker Alkoholkonsum während der Schwangerschaft kann Ihr Baby langfristig schädigen und das fetale Alkoholsyndrom verursachen.

Rauchen Idealerweise hören Sie vor der Schwangerschaft auf zu rauchen, andernfalls sobald Sie von ihr wissen. Bitten Sie Partner und Freunde, zu Hause bzw. in Ihrem Beisein nicht zu rauchen. Zigarettenrauch behindert die Sauerstoffversorgung des Babys, was niedriges Geburtsgewicht, erhöhte

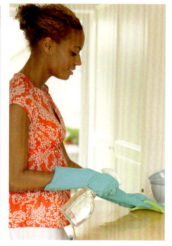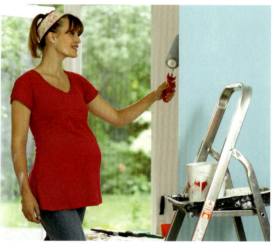

Tragen Sie beim Verwenden von Reinigungsprodukten Gummihandschuhe (links).
Streichen Sie mit ökologisch unbedenklichen Farben, und lüften Sie gut (rechts).

Gefahr einer Totgeburt oder Tod des Babys im ersten Lebensmonat zur Folge haben kann.

Drogen Drogenkonsum schädigt Ihre Gesundheit und birgt Gefahren für den Fötus. Heroin und Kokain schädigen die Schwangere und ihr ungeborenes Kind. Diese Drogen hemmen das fötale Wachstum, beeinträchtigen die Plazentafunktion und können eine Fehlgeburt oder Frühgeburt sowie Gesundheitsprobleme beim Neugeborenen verursachen. Babys von heroinabhängigen Müttern zeigen nach der Geburt Entzugssymptome.

In einer Studie zum Konsum von Ecstasy während der Schwangerschaft zeigte sich eine erhöhte Anzahl an Fehlbildungen, z.B. an den Gliedmaßen. Die genauen Auswirkungen von Amphetaminen und LSD sind noch unklar – am sichersten ist es, wenn Sie darauf verzichten. Rauchen von Marihuana birgt das gleiche Risiko wie Tabakrauch.

Gefahren zu Hause
Die meisten Menschen verwenden täglich zu Hause und im weiteren Wohnumfeld Chemikalien. Neben Körperpflegeprodukten, wie Badeöle, Deodorants und Haarspray, haben wir Dutzende anderer Substanzen zu Hause, wie Reinigungsmittel, Wasch- und Bleichmittel sowie Raumsprays. Werden solche Produkte sachgerecht verwendet, schaden sie kaum in der Schwangerschaft. Winzige Spuren der Substanzen können jedoch ins Blut gelangen, entweder durch die Haut oder die Atmung, und die Plazenta durchqueren. Es gibt zwar keinen klaren Beweis, dass dies schädlich ist, doch sollten Sie das Risiko möglichst gering halten. Tragen Sie bei der Anwendung dieser Produkte Gummihandschuhe, um einen Hautkontakt zu verhindern, und lüften Sie die Räume. Kaufen Sie keine Sprays. Wählen Sie umweltfreundliche Produkte, die weniger Chemikalien enthalten – und wenn möglich verwenden Sie am besten eine natürliche Alternative.

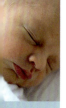

Farben und Renovieren Achten Sie beim Heimwerken unbedingt auf Ihre Sicherheit. Steigen Sie nicht auf Leitern oder auf Tische, weil der Bauch Ihr Gleichgewichtsgefühl verändert. Meiden Sie den Hautkontakt und das Einatmen bei der Verwendung von Ölfarben, Sprühfarben, Abbeizmitteln, Bodenlack und Versiegelungen. Lüften Sie Räume beim Renovieren gründlich. Am besten delegieren Sie solche Arbeiten an Ihren Partner und Freunde.

Haustiere und Infektionen Einige für das Ungeborene schädliche Infektionen können von Haustieren übertragen werden. Toxoplasmose, eine Parasiteninfektion, wird durch Katzenkot übertragen. Sie bewirkt grippeähnliche Symptome, verläuft manchmal aber auch symptomlos. Viele Menschen sind durch eine unbemerkte frühere Infektion immun. Auch wenn es selten vorkommt, so kann ein Erstkontakt in der Schwangerschaft ernste Folgen haben, wie Fehlgeburt oder Fehlbildungen. Andere Haustiere, wie Hunde, Käfigvögel und Schildkröten, sind Überträger der Salmonellenbakterien. Eine Infektion schädigt nicht direkt das Ungeborene, doch die Schwangere kann ernsthaft erkranken.

Beugen Sie durch gründliche Hygiene solchen Infektionen vor. Tragen Sie beim Säubern der Katzentoilette, des Vogelkäfigs oder beim Entsorgen von Hundekot Gummihandschuhe. Waschen Sie anschließend die Hände (und die Handschuhe). Tragen Sie auch bei Gartenarbeiten Handschuhe, da Tiere den Boden verunreinigen können, oder übertragen Sie diese Arbeiten an andere.

Toxoplasmose und Salmonellen werden auch durch den Verzehr von nicht durchgegartem oder rohem Fleisch und Eiern übertragen; achten Sie also auf Küchenhygiene und auf eine sichere Zubereitung.

Gefahren am Arbeitsplatz
Ihr Arbeitgeber ist verpflichtet, Ihnen in der Schwangerschaft einen ungefährlichen Arbeitsplatz zur Verfügung zu stellen. Ihre Rechte sind in den Mutterschutzrichtlinien verankert.

In den letzten Jahren hatten viele Frauen die Sorge, dass die Arbeit am Computerbildschirm dem Ungeborenen schaden könnte. Doch davon (wie von Fotokopierern und Druckern) geht keine Gefahr aus. Bestimmte Arbeitsplätze sind mit einer Gefährdung verbunden. Wenn Sie z. B. im Krankenhaus an Röntgengeräten arbeiten, informieren Sie umgehend Ihren Arbeitgeber über die Schwangerschaft. Er muss Ihnen eine andere Tätigkeit zuweisen.

Bei der Arbeit in Frisiersalons, Kosmetikstudios, Labors und Handwerksbetrieben sind Frauen möglicherweise giftigen Substanzen ausgesetzt. Das Einatmen von Lösungsmitteln in der Trockenreinigung wurde mit Fehlgeburten in Zusammenhang gebracht. Der Arbeitgeber ist in der Pflicht, für einen gefahrlosen Arbeitsplatz zu sorgen.

Bei Tätigkeiten mit stundenlangem Stehen und körperlicher Arbeit bitten Sie um Erleichterungen.

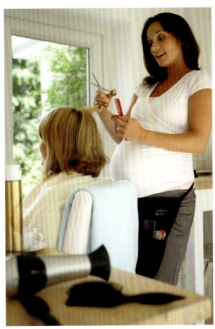

Ihr Arbeitgeber muss dafür sorgen, dass Sie keinerlei Gefahren an Ihrem Arbeitsplatz ausgesetzt sind.

HÄUFIGE SORGEN

Ist die Verwendung eines Handys in der Schwangerschaft unbedenklich? Ich habe gelesen, dass davon Strahlung ausgeht.
Bei Handys handelt es sich um eine »nicht ionisierende« Strahlung. Sie unterscheidet sich von Röntgenstrahlung, die in großer Dosis schädlich ist. Es gibt keinen Nachweis, dass ein Handy für die Schwangere oder ihr Baby eine Gesundheitsgefahr darstellt.

Ich gehe zweimal in der Woche schwimmen und genieße das sehr. Aber könnte das Chlorwasser meinem Baby schaden?
In der Vergangenheit gab es Diskussionen, ob gechlortes Schwimmbadwasser für Schwangere unbedenklich ist. Die meisten Experten gehen heute davon aus, dass es keine Gefahr für die Schwangere und das Ungeborene darstellt. Manchmal verstärkt der Chlorgeruch die morgendliche Übelkeit. In einem Freibad ist das weniger problematisch. Schlucken Sie möglichst kein Wasser, und duschen Sie nach dem Schwimmen. Schwimmen bringt in der Schwangerschaft viele Vorteile. Es besteht nur ein geringes Verletzungsrisiko, während Sie wirksam Herz und Kreislauf trainieren und Ihre Muskelspannung verbessern. Lassen Sie sich nicht von unnötigen Bedenken abhalten.

Kann ich in der Schwangerschaft Nikotinpflaster oder -kaugummi verwenden?
Nikotin verringert die Blutversorgung des Fötus und beeinträchtigt so sein Wachstum, vor allem in der Frühschwangerschaft. Auch wenn Tabakersatzprodukte, wie Pflaster, Kaugummi und Pastillen, weniger Nikotin enthalten als Zigaretten, sollten Sie sie niemals ohne ärztliche Rücksprache benutzen. Lassen Sie sich über ungefährlichere Methoden der Raucherentwöhnung beraten.

Gefahren im Alltag

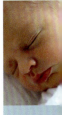

Haut, Haare und Zähne

Die hormonellen Veränderungen wirken sich auf die inneren Abläufe im Körper ebenso aus wie auf Ihr Äußeres.

Viele Frauen sehen in der Schwangerschaft besonders gut aus und fühlen sich super. Auf andere hat die Schwangerschaft den gegenteiligen Effekt. Doch alle Veränderungen sind vorübergehender Natur – bald nach der Geburt werden Sie Ihr altes Selbst wiederfinden.

Haut

Dank der Hormonumstellung, der leichten Wassereinlagerung und der verstärkten Durchblutung kann Ihre Haut rosiger und zarter aussehen. Diese Veränderungen sind für das »blühende Aussehen« einer Schwangeren verantwortlich. Die Haut kann aber auch trockener und fleckiger werden, und Sie müssen sie besonders pflegen.

Oft wird die Haut in der Schwangerschaft etwas dunkler; der Grund ist unbekannt. Eine mögliche Erklärung ist der erhöhte Spiegel an Östrogen und dem Melanozyten stimulierenden Hormon, die die Hautpigmentierung anregen.

Schwangerschaftsstreifen In der Schwangerschaft bekommen viele Frauen Dehnungsstreifen auf Bauch, Brüsten, Hüften oder Beinen. Diese sehen anfangs aus wie pink- oder lilafarbene Linien und können ziemlich jucken. Nach der Geburt verblassen sie zu silberweißen Linien. Vermutlich trägt die Kombination von Schwangerschaftshormonen, Kortison-Produktion und Hautdehnung in der Schwangerschaft zu ihrem Entstehen bei. Bei sehr jungen Frauen, einer starken Gewichtszunahme oder einem sehr großen Baby bilden sie sich am häufigsten. Weniger klar ist, welche Rolle andere Faktoren spielen, wie erbliche oder ethnische Vorbelastung oder Übergewicht vor der Schwangerschaft.

Es gibt viele Cremes, Lotionen und Öle, die vorbeugend wirken sollen, doch bei keiner wurde die Wirksamkeit nachgewiesen. Oft werden Produkte mit Vitamin E als vorbeugend oder reduzierend angepriesen. Studien über solche Produkte erbringen keine eindeutigen Ergebnisse. Im Handel erhältliche Cremes oder Öle sind unbedenklich anzuwenden und können helfen, Schwangerschaftsstreifen zu verringern, indem sie die Elastizität der Haut aufrechterhalten. Doch es gibt keine Garantie für eine vorbeugende Wirkung. Am besten sind eine nicht zu starke Gewichtszunahme sowie regelmäßige Massagen und Wechselduschen zur Anregung der Durchblutung.

Chloasma Darunter versteht man die erhöhte Pigmentierung auf Wangen, Nase und Kinn, die 50–70 Prozent der schwangeren Frauen betrifft. Vorbeugend wirken Sonnenschutzcremes mit hohem Lichtschutzfaktor und der Verzicht auf sensibilisierende Hautpflegeprodukte, deren Inhaltsstoffe die Sonnenempfindlichkeit der Haut erhöhen, wie Chinolin oder Bergamotteöl. Fragen Sie am besten Ihren Apotheker, welche Produkte Sie meiden sollten.

Haare und Nägel

Das Haar bleibt bei Schwangeren länger in der Wachstumsphase, sodass es schnell wächst und dicker wird. Allerdings nehmen auch Gesichts- und Körperbehaarung zu. Nach der Geburt verlieren viele Frauen eine große Anzahl an Haaren, weil die Wachstumsphase stoppt. Innerhalb von sechs Monaten sollte sich das Haarwachstum wieder normalisiert haben.

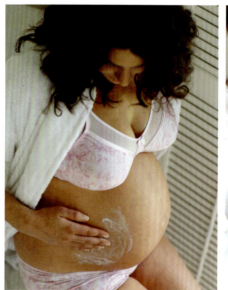 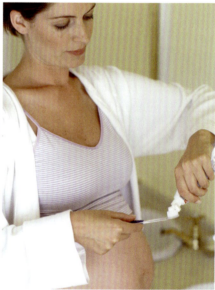

Feuchtigkeitscremes bei trockener, juckender Haut oder zur Vorbeugung von Schwangerschaftsstreifen sind unbedenklich (links). **Sorgfältige Pflege von Zähnen und Zahnfleisch** ist in der Schwangerschaft wichtig, da eine erhöhte Anfälligkeit für Zahnprobleme besteht (rechts).

HÄUFIGE SORGEN

Ich bin in der 18. Woche schwanger und plane einen Strandurlaub. Meine Gesichts- und Körperbehaarung ist stark und sehr unansehnlich. Wie kann ich sie gefahrlos entfernen?
Unbedenklich sind die Wachsmethode, das Rasieren und das Epilieren. Jedoch ist die Haut im Intimbereich während der Schwangerschaft stärker durchblutet und reagiert daher schmerzempfindlicher. Bleichmittel oder Enthaarungscremes sollten Sie lieber vermeiden, da sie in der Schwangerschaft allergische Reaktionen hervorrufen könnten. Haarentfernung durch Laser sollte nicht durchgeführt werden, da die medizinischen Risiken nicht ganz geklärt sind.

Ich behandle meine Akne mit einer Salbe und habe gerade festgestellt, dass ich schwanger bin. Schadet das meinem Baby?
Tretinoin gehört zu einer Medikamentengruppe, die Vitamin A enthält, das mit Geburtsschäden in Verbindung gebracht worden ist. Selbst bei Babys, deren Mütter Tretinoin im 1. Trimester angewandt hatten, zeigten sich in Studien aber nicht häufiger Geburtsschäden. Dennoch raten Ärzte von Tretinonin-Salbe in der Schwangerschaft ab. Ein ähnliches Medikament ist Isotretinoin in Tablettenform. Es kann das Risiko für Geburtsschäden erhöhen und ist daher in der Schwangerschaft zu vermeiden.

Ich bin im 1. Trimester. Kann ich mir zur Hochzeit meiner Schwester Strähnchen ins Haar machen lassen?
Zwar ist unklar, inwieweit Haarfarben im 1. Trimester gefährlich sind, doch ist hier die verwendete Menge an chemischen Substanzen sehr gering, und es ist unwahrscheinlich, dass sie das Baby schädigt. Werden zudem Foliensträhnchen gemacht, besteht kein Hautkontakt.

Muss ich Nagellack vor einem Kaiserschnitt entfernen?
Früher war das so. Einer der Gründe war das »Pulsoximeter«, eine am Finger befestigte Klemme zur Messung des Sauerstoffgehalts im Blut während der Operation. Die Messwerte lagen niedriger, wenn es über Nagellack angebracht wurde. Wird es jedoch seitlich am Finger befestigt, funktioniert es auch bei Nagellack oder langen Nägeln. Daher muss Nagellack nicht mehr entfernt werden.

Die Fingernägel werden oft kräftiger, bei manchen Frauen aber auch weicher und brüchig. In den Nägeln können sich weiße Flecken oder Querrillen bilden, die selten Anlass zur Sorge sind und keineswegs auf einem Vitaminmangel beruhen müssen.

Zähne

Schwangere Frauen sind anfälliger für Karies, Zahnfleischbluten und Parodontose. Schlechte Zahngesundheit kann sich auch auf das Baby auswirken. In Studien konnte ein Zusammenhang zwischen Zahnfleischentzündung und Frühgeburt festgestellt werden. Hat die Mutter nach der Geburt anhaltend Karies, kann sie dem Baby die Bakterien über ihren Speichel übertragen, was später beim Kind Karies verursacht. Daher ist es wichtig, in der Schwangerschaft auf gute Zahnpflege zu achten und regelmäßig zum Zahnarzt zu gehen.

Zahnärztliche Routinebehandlungen und lokale Betäubungsmittel sind in der Schwangerschaft ungefährlich; Amalgamfüllungen sollten in der Schwangerschaft nicht eingesetzt werden. Viele fürchten sich vor dem Röntgen der Zähne in der Schwangerschaft. Obwohl die Strahlenbelastung im Bereich des Uterus als gering eingestuft wird, sollte nur geröntgt werden, wenn es unbedingt notwendig ist – z.B. bei einer Zahnwurzelbehandlung. Der Uterus wird mit einer Bleischürze abgedeckt und geschützt.

WAS IST UNBEDENKLICH?

Kosmetika & Co.

Haar- und Nagelprodukte Shampoo, Festiger, Maniküre- und Pediküreprodukte sind ungefährlich. Ob das Haarefärben während der Schwangerschaft Risiken birgt, ist wissenschaftlich nicht eindeutig geklärt. Von Experten wird es zwar nicht als gefährlich eingestuft, aber auch nicht als völlig unbedenklich gesehen. Wer auf Nummer sicher gehen will, verzichtet lieber darauf.

Piercing Abzuraten ist von Gesichtspiercing, Bauchnabel-, Brustwarzen- oder Genitalpiercing, da ein erhöhtes Infektionsrisiko besteht. Haben Sie ein Bauchnabelpiercing, können Sie den Metallring durch einen biegsamen Kunststoff-Retainer ersetzen. Ein Brustwarzenpiercing kann das Stillen beeinträchtigen. Entfernen Sie es vor der Geburt, damit die Haut abheilen kann. Ein Piercing im Scheidenbereich muss entfernt werden, um Verletzungen bei der Geburt auszuschließen.

Solarium Verzichten Sie wegen der schädlichen UV-Strahlen darauf. Überwärmt sich der Körper, kann das dem Baby schaden. UV-Strahlen können Folsäure zerstören. Bräunungscremes sind unbedenklich, probieren Sie sie aber erst kleinflächig aus wegen möglicher allergischer Reaktionen.

Ganzkörperpackungen Dabei steigt die Körpertemperatur, was für Sie und Ihr Baby gefährlich ist. Eine Überwärmung in den ersten drei Monaten erhöht das Risiko für eine Spina bifida.

Gesichtspflege Kosmetika zur Gesichtspflege gelten als unbedenklich.

Botox Die Sicherheit der Anwendung ist umstritten. In der Schwangerschaft und Stillphase ist daher besondere Vorsicht geboten, in dieser Zeit raten Ärzte von Botox-Behandlungen ab.

Haut, Haare und Zähne

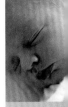

Reisen in der Schwangerschaft

Ihr Babybauch muss Sie nicht von Reiseplänen abhalten – mit etwas zusätzlicher Planung verläuft Ihr Urlaub reibungslos.

> **CHECKLISTE**
>
> ## Kleiner Reiseführer
>
> Denken Sie bei der Reiseplanung an die Besonderheiten in den verschiedenen Schwangerschaftsphasen.
>
> **1. Trimester (1.–12. Woche)**
> ■ Phase des größten Risikos für eine Fehlgeburt und für Entwicklungsprobleme beim Baby. Vermeiden Sie extreme Temperaturen und zu anstrengende Aktivitäten.
> ■ Reiseübelkeit kann die morgendliche Übelkeit verschlimmern.
> ■ Fliegen ist ungefährlich, sofern keine Schwangerschaftskomplikationen bestehen.
> ■ Schließen Sie eine Auslandsreiseversicherung ab.
>
> **2. Trimester (13.–25. Woche)**
> ■ Sie fühlen sich nun wahrscheinlich sehr gut. Das Risiko für Fehlgeburt oder Fehlbildungen ist gering.
> ■ Fliegen ist erlaubt. Vergewissern Sie sich, ob die Fluggesellschaft ein ärztliches Attest über die Unbedenklichkeit verlangt.
> ■ Besprechen Sie den Auslandskrankenschutz mit Ihrer Krankenkasse.
>
> **3. Trimester (26.–40. Woche)**
> ■ Der Babybauch ist gewaltig und das Reisen nun beschwerlich.
> ■ Viele Fluglinien befördern Schwangere nach der 36. Woche nicht mehr, manche schon vorher nicht mehr.
> ■ Erkundigen Sie sich, ob Ihre Krankenversicherung die Kosten einer Geburt im Ausland übernehmen würde, falls es zu einer Frühgeburt käme.

Bei einer normal verlaufenden Schwangerschaft sind auch Fernreisen problemlos möglich. Extreme Hitze, große Höhe und schlechte Unterkunft sind jedoch nicht vertretbar und können sogar die Sicherheit des Babys gefährden.

Die beste Reisezeit

Im ersten Trimester machen morgendliche Übelkeit und Müdigkeit wenig Lust aufs Reisen. Die meisten Frauen fühlen sich im zweiten Trimester am wohlsten. Es gilt auch als die sicherste Zeit zum Verreisen: Das Fehlgeburtsrisiko ist gering, der Energiepegel hoch und der Geburtstermin noch fern. Nach der 28. Woche ist wegen des Babybauches, der Müdigkeit und des nahenden Geburtstermins das eigene Zuhause der beste Aufenthaltsort.

> **REISEPLANUNG**
>
> **Sie haben Ihren Pass oder Ausweis und die Tickets in der Tasche. Packen Sie in der Schwangerschaft auch noch folgende Dinge ein:**
> ■ Ihren Mutterpass und eine Bestätigung vom Arzt, dass das Reisen unbedenklich ist (vor allem nach der 28. Woche).
> ■ Spezielle Dokumente über Ihre Schwangerschaft oder Ihren allgemeinen Gesundheitszustand.
> ■ Eine Liste mit Ärzten und Kliniken am Zielort.
> ■ Mittel gegen Sodbrennen und kleinere Beschwerden, wie Hämorrhoiden. Im Ausland erhalten Sie Ihre gewohnten Präparate oft nicht.

Sorgfältige Planung

Planung ist der Schlüssel zum erholsamen Reisen in der Schwangerschaft. Auch wenn Broschüren locken – denken Sie vor der Buchung sorgfältig nach. Wie kommen Sie dorthin, wie lange dauert die Anreise? Eine langwierige Reise ist anstrengend. Wollen Sie fliegen, informieren Sie sich bei der Fluglinie über die Bestimmungen für Schwangere. Manche Gesellschaften befördern Schwangere nach der 36. Woche nicht, weil die Gefahr einer vorzeitigen Geburt besteht.

Vorsichtsmaßnahmen treffen Erkundigen Sie sich über die medizinischen Einrichtungen vor Ort, falls Sie im Urlaub erkranken. Meiden Sie Länder, in denen ein erhöhtes Krankheitsrisiko besteht. Vorbeugende Impfungen und Malaria-

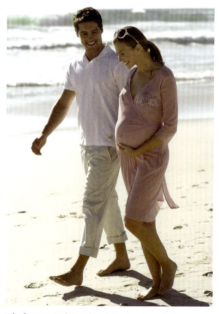

Die beste Reisezeit ist in der Regel das 2. Trimester, wenn die Übelkeit vorüber und der Bauch noch nicht so groß ist.

prophylaxe sind in der Schwangerschaft oder bei Kinderwunsch nicht anzuraten. Bei einer Reise in ein Malariagebiet führen Sie aber besser eine Malariaprophylaxe durch, statt das Risiko einer Infektion einzugehen. Informieren Sie sich im Internet über die Gefahren in Ihrem Reisegebiet sowie über Kliniken vor Ort. Bei einer chronischen Krankheit, wie Diabetes, stellen Sie Ihre ärztliche Versorgung am Reiseziel sicher.

Informieren Sie sich bei Ihrer Krankenkasse über Ihren Versicherungsschutz im Ausland.

Verdauungsprobleme vermeiden

Die Schwangerschaft schwächt das Immunsystem und erhöht die Infektanfälligkeit. Auf Reisen sind Sie anfälliger für einen »verdorbenen Magen« durch infizierte Speisen und unsauberes Wasser.

Nehmen Sie im Zweifelsfall Mineralwasser (die Flasche muss verschlossen sein) zum Zähneputzen und Trinken. Verzichten Sie auf Eiswürfel. Essen Sie keine Salate, Melonenschnitze oder Obst, das Sie nicht schälen können. Es könnte in verkeimtem Wasser gewaschen worden sein. Meiden Sie Imbissbuden und Cafés, wo das Essen stundenlang warm gehalten wird. Suchen Sie nach Restaurants, in denen Speisen frisch zubereitet werden und ein hoher Hygienestandard gilt. Achten Sie peinlich genau auf Hygiene. Haben Sie immer Feuchttücher dabei.

Unterwegs

Reisen Sie mit dem Auto, pausieren Sie regelmäßig, um sich die Beine zu vertreten, etwas zu essen oder zur Toilette zu gehen. Halten Sie im Zug oder im Flugzeug Ihren Kreislauf mit Fuß- und Sprunggelenkübungen in Schwung und gehen Sie immer wieder den Gang auf und ab. Trinken Sie viel Wasser oder Saft und nehmen Sie Trockenfrüchte und Nüsse mit. Etwas Komfort, wie ein Kissen oder eine Sprühflasche mit kühlem Wasser, macht die Reise angenehmer.

> **HÄUFIGE SORGEN**
>
> **Ich bin im fünften Monat schwanger und plane einen Strandurlaub. Kann ich unbedenklich sonnenbaden?**
> Sie können während der Schwangerschaft unbedenklich sonnenbaden, jedoch in Maßen. Überhitzung müssen Sie aber vermeiden, da diese Unwohlsein hervorrufen kann. Allgemein ist es am besten, wenn Sie im Schatten sitzen und ausreichend kühle Getränke zur Verfügung haben, um eine Dehydrierung zu vermeiden. Denken Sie an einen starken Sonnenschutz für Ihre Haut, da diese während der Schwangerschaft empfindlicher ist als sonst.
>
> **Ich habe Angst davor, zu fliegen, weil ich gehört habe, dass in der Schwangerschaft das Thromboserisiko erhöht ist. Stimmt das?**
> Eine Venenthrombose, die Bildung von Blutgerinnseln, wird manchmal durch Bewegungsmangel verursacht, z. B. beim Sitzen im Flugzeug (s. S. 186). Auch wenn das Risiko bei Schwangeren leicht erhöht ist, weil das Blut schneller gerinnt, ist die Gefahr dennoch sehr gering. Tragen Sie zur Vorbeugung spezielle Kompressionsstrümpfe, die die Durchblutung der Füße verbessern, und trinken Sie viel.
>
>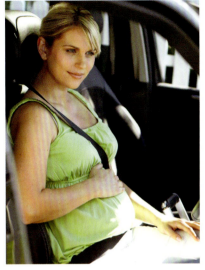
>
> **Der Sicherheitsgurt** wird so geführt, dass er den Bauch nicht einzwängt.
>
> **Sind Autogurte und Airbags in der Schwangerschaft ungefährlich?**
> Bei einem Unfall verhindern beide viel eher eine Verletzung, als dass sie eine verursachen – reisen Sie niemals unangeschnallt. Führen Sie die Gurte über und unter Ihrem Bauch entlang statt quer darüber. Ein aktivierter Airbag verletzt Sie oder Ihr Baby nicht; um den Aufprall zu mindern, stellen Sie Ihren Sitz so weit wie möglich zurück.

Ferienaktivitäten

Auf einige Aktivitäten, wie Wasserski oder Reiten, sollten Sie in der Schwangerschaft verzichten, weil ein Sturz das Baby gefährden kann. Tauchen ist besonders gefährlich, weil sich im Blut Luftblasen bilden können und Sauerstoffmangel auftreten kann. Verzichten Sie auch auf Achterbahnfahrten.

Wenn Sie Sport gewohnt sind, können Sie unbedenklich schwimmen oder wandern – in Maßen. Bergsteigen in praller Sonne erhöht die Körpertemperatur, was in der Schwangerschaft gefährlich ist. Vor allem im ersten Trimester kann extreme Hitze die Entwicklung des Fötus beeinträchtigen. Bei der Mutter besteht die Gefahr von Dehydrierung, die das Risiko einer späteren Frühgeburt erhöht.

Auf Jacuzzi und Sauna sollten Sie verzichten, weil die Hitze Schwindel hervorrufen und das Baby schädigen kann. Eine Aromamassage klingt wohltuend, doch manche Öle sind giftig für das Baby, vor allem in den ersten Monaten. Wenn Sie sich verwöhnen möchten, wählen Sie Wellnessangebote für werdende Mütter, möglichst bei Experten für prä- und postnatale Anwendungen.

In der Schwangerschaft ist die Haut besonders sonnenempfindlich. Schützen Sie sich vor starker Sonneneinstrahlung.

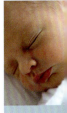

Schwangerschaft Tag für Tag

Die 40 Wochen oder 280 Tage einer Schwangerschaft sind eine Zeit des Wandels, in der sich Ihr Körper ständig an das Leben anpasst, das in Ihnen wächst. Welche körperlichen und emotionalen Veränderungen Sie erleben, lesen Sie in diesem Kapitel. Verlässliche Informationen, Rat und praktische Tipps geben Ihnen Sicherheit. Ultraschallaufnahmen und Grafiken mit faszinierenden Details zeigen Ihnen Tag für Tag, wie sich Ihr Baby entwickelt.

Willkommen im ersten Trimester

| WOCHE | 1 | 2 | 3 | 4 | 5 |

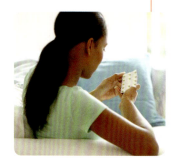

Vor der Empfängnis Die tägliche Einnahme eines Folsäurepräparats vor und zu Beginn der Schwangerschaft schützt Ihr Ungeborenes vor Neuralrohrdefekten.

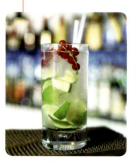

Keinen Alkohol Trinken Sie keinen oder nur wenig Alkohol, wenn Sie schwanger werden wollen. Ziehen Sie alkoholfreie Getränke vor.

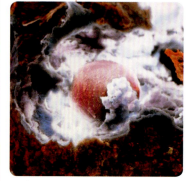

Freisetzung einer Eizelle Beim Eisprung entlässt ein ausgereifter Follikel (Eibläschen) eine reife Eizelle, die bereit ist, im Eileiter vom Sperma des Partners befruchtet zu werden.

Es ist offiziell! Wenn Sie feststellen, dass Sie schwanger sind, ist Ihr Baby bereits ein Embryo. Gehirn, Herz und andere Organe beginnen sich auszubilden.

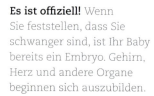
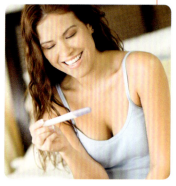

Frühes Wachstum In den ersten Wochen werden die Anlagen für die Organe gebildet sowie das Neuralrohr, aus dem Gehirn und Wirbelsäule entstehen.

Zuerst spüren Sie nur die subtilen körperlichen Veränderungen. Im dritten Monat werden sie sichtbar.

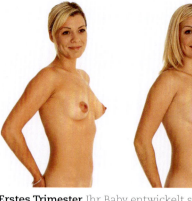

Erstes Trimester Ihr Baby entwickelt sich sehr rasch, und Sie verspüren eine ganze Reihe von Symptomen, aber äußerlich sieht man kaum etwas von Ihrer Schwangerschaft. Am Ende dieses Trimesters werden Sie rundlicher.

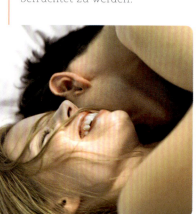

Der Weg zur Empfängnis Regelmäßiger Sex zwei- bis dreimal pro Woche, insbesondere um die Zeit des Eisprungs, erhöht die Wahrscheinlichkeit für eine Schwangerschaft.

Wahrscheinlichkeit, dass Sie eineiige Zwillinge bekommen: 3,5 zu 1000.

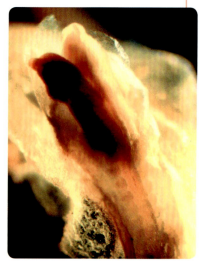

Sie stehen am Beginn einer Lebensphase, in der Ihr Körper tief greifende Veränderungen erfährt.

| 6 | 7 | 8 | 9 | 10 | 11 | 12 |

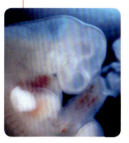

Mit sechs Wochen Knospenartige Gebilde werden erkennbar, aus denen sich die Gliedmaßen entwickeln.

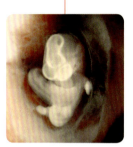

Mit acht Wochen Der Kopf wächst schnell und überdurchschnittlich im Verhältnis zum restlichen Körper.

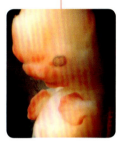

Mit neun Wochen Der Fötus wird immer besser erkennbar. Gesichtszüge entwickeln sich.

Erschöpfung Ein typisches Symptom der Frühschwangerschaft ist das Gefühl völliger Erschöpfung – es ist vermutlich eine Folge der steigenden Hormonspiegel und der großen physiologischen Veränderungen.

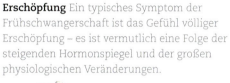

Zahlen Mit sieben Wochen misst Ihr Baby vom Scheitel zum Steiß etwa 1 cm.

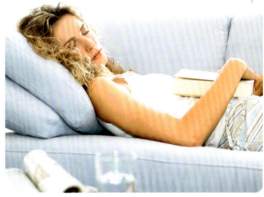

Datierung der Schwangerschaft Zwischen der neunten und der zwölften Woche erfolgt die Erstuntersuchung per Ultraschall. Durch entsprechende Messungen wird das Konzeptionsalter des Babys bestimmt und die Schwangerschaft genauer datiert.

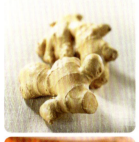

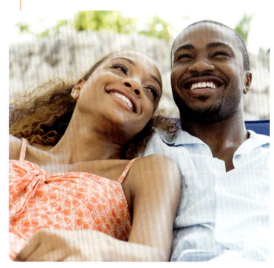

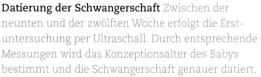

Wohltuende Speisen Übelkeit und Erbrechen erschweren oft die Frühschwangerschaft, besonders morgens. Ingwerhaltige Nahrungsmittel und Kräutertees können die Symptome lindern.

Werdende Eltern Wenn Ihnen klar wird, dass Sie Eltern werden, erhält Ihre Beziehung eine neue Dimension. Sie empfinden ein besonderes Gefühl der Nähe zueinander.

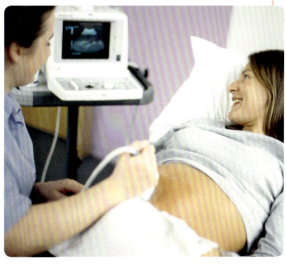

Die erste Woche

JETZT BEGINNT DER 280-TAGE-COUNTDOWN – SELBST WENN SIE NOCH GAR NICHT SCHWANGER SIND.

In dieser Woche ist für Ihren Körper alles beim Alten. Sie haben Ihre Regelblutung und wissen damit, dass Sie nicht schwanger sind. Doch wenn Sie in diesem Menstruationszyklus schwanger werden, gilt der erste Tag der Periode als erster Tag der Schwangerschaft. Überdenken Sie Ihre Lebensweise, und versuchen Sie, die Abläufe in Ihrem Körper genau zu verstehen. Sie werden leichter schwanger, wenn Sie diese Vorgänge genau kennen.

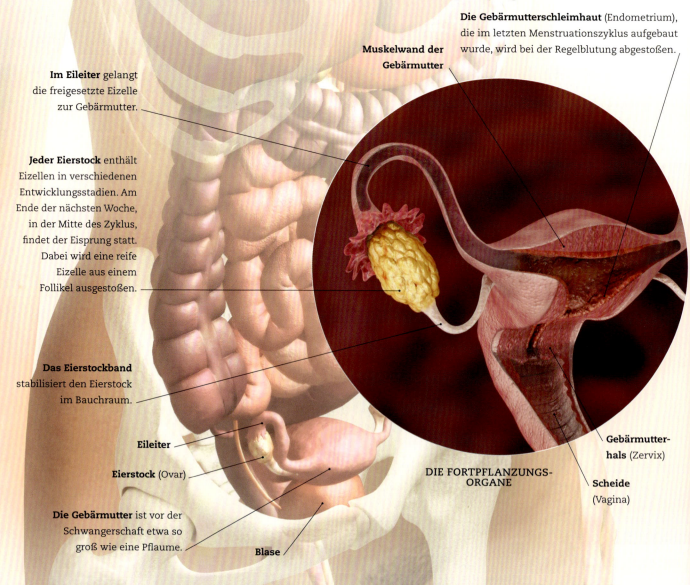

Die Gebärmutterschleimhaut (Endometrium), die im letzten Menstruationszyklus aufgebaut wurde, wird bei der Regelblutung abgestoßen.

Muskelwand der Gebärmutter

Im Eileiter gelangt die freigesetzte Eizelle zur Gebärmutter.

Jeder Eierstock enthält Eizellen in verschiedenen Entwicklungsstadien. Am Ende der nächsten Woche, in der Mitte des Zyklus, findet der Eisprung statt. Dabei wird eine reife Eizelle aus einem Follikel ausgestoßen.

Das Eierstockband stabilisiert den Eierstock im Bauchraum.

Eileiter

Eierstock (Ovar)

Die Gebärmutter ist vor der Schwangerschaft etwa so groß wie eine Pflaume.

Blase

DIE FORTPFLANZUNGSORGANE

Gebärmutterhals (Zervix)

Scheide (Vagina)

Das erste Trimester

1. Tag

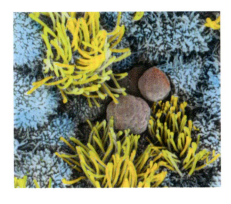

WAS IN IHREM KÖRPER GESCHIEHT

Die Gebärmutterschleimhaut baut sich für eine Schwangerschaft in den ersten zwei Zykluswochen auf. Die Zellen sind hier gelb und blau dargestellt, das Sekret rosafarben. Tritt keine Schwangerschaft ein, wird die Schleimhaut bei der Menstruation abgestoßen.

Dies ist der erste Tag Ihrer Regelblutung in dem Monat, in dem Sie schwanger werden wollen. Notieren Sie sich dieses Datum.

Auch wenn heute offiziell der erste Tag Ihrer Schwangerschaft ist, findet die Empfängnis erst in etwa zwei Wochen statt. Er gilt als »erster Tag«, weil die Schwangerschaft im Falle einer Empfängnis vom ersten Tag der letzten Periode an datiert wird. Es wäre logischer, die Schwangerschaft ab dem Zeitpunkt des Eisprungs oder der Empfängnis zu berechnen, doch die meisten Frauen kennen den Tag ihres Eisprungs bzw. der Empfängnis nicht. Führen Sie am besten einen Menstruationskalender, wenn Sie eine Schwangerschaft planen – auf diese Weise erinnern Sie sich viel leichter an den ersten Tag der letzten Regelblutung.

Obgleich diese Datierung einer Schwangerschaft etwas verwirrend erscheint, ist sie doch auch sehr praktisch und bedeutet, dass Ihr Körper sich von heute an für eine Schwangerschaft rüstet. In etwa 280 Tagen oder neun Monaten werden Sie Ihr Neugeborenes im Arm halten. Genießen Sie diese Zeit!

IM BLICKPUNKT: ERNÄHRUNG

Folsäure einnehmen

Nehmen Sie dieses wichtige Vitamin ab Tag eins, sofern Sie es nicht bereits tun, denn es ist essenziell für die Entwicklung des Babys in der Frühschwangerschaft (s. S. 17). Empfohlen werden täglich 400 μg, aber Frauen mit starkem Übergewicht (s. S. 99), Diabetes oder bereits einem Kind mit Neuralrohrdefekten (s. S. 83) benötigen mehr! Auch bei einer Zwillingsschwangerschaft brauchen Sie eventuell mehr. Essen Sie folatreiche Nahrung, wie grünes Gemüse (Spinat und Salate), Tomaten, Hülsenfrüchte, Nüsse, Weizenkeime, Orangen, Brokkoli, Rosenkohl, Rote Bete und Vollkornprodukte.

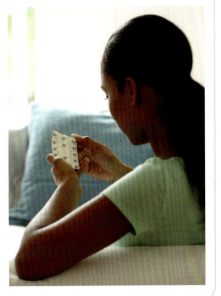

ZUM NACHDENKEN

Ein Baby bekommen

Es gibt keinen perfekten Zeitpunkt, um Eltern zu werden, bedenken Sie:

- Die Lebensumstände, wie Ihre finanzielle Situation und die Größe Ihrer Wohnung, sind wichtig, doch Eltern zu sein bedeutet viel mehr als die materielle Versorgung des Babys.
- Eine solche Entscheidung können nur Sie und Ihr Partner treffen. Handeln Sie nicht unter dem Druck von Angehörigen oder Freunden.
- Sie können sofort schwanger werden – es kann aber auch Monate dauern. Bleiben Sie entspannt, und fixieren Sie sich nicht auf ein Datum.

TATSACHE IST ...

Nur 20 Prozent der Paare, die aktiv ein Kind zeugen wollen, werden bereits im Laufe weniger Monatszyklen schwanger.

Bei 80 Prozent der Paare dauert es bis zu einem Jahr, bis sie schwanger werden. Haben Sie also Geduld und setzen Sie sich nicht unter Druck, wenn es nicht sofort klappen sollte.

Die erste Woche

2. Tag

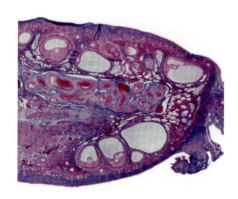

WAS IN IHREM KÖRPER GESCHIEHT

Die Eizellen entwickeln sich bereits, wie auf dieser Abbildung ersichtlich. Die kleinen weißen Gebilde sind unreife Follikel, die Eizellen in verschiedenen Entwicklungsstadien enthalten. Ist ein Follikel ausgereift, wird die Eizelle ausgestoßen.

Sie erhöhen die Chancen der Empfängnis, wenn Sie einen Kalender führen und wissen, was während des Zyklus geschieht.

Der zweite Tag Ihrer Periode ist auch der zweite Tag des Menstruationszyklus, der am ersten Tag der Regelblutung beginnt und am ersten Tag der folgenden Blutung endet. Ein Zyklus umfasst durchschnittlich 28 Tage, doch viele Frauen haben längere oder kürzere Zyklen. Jetzt ist Ihre Blutung vermutlich am stärksten, da das Gewebe und das Blut, aus denen die Gebärmutterschleimhaut besteht, abgestoßen werden. Der Blutverlust während der Menstruation beträgt etwa 30 ml (zwei Esslöffel). Während sich die Schleimhaut löst, ziehen sich die Blutgefäße in der Gebärmutter zusammen, was krampfartige Regelschmerzen verursachen kann. Ist die Blutung vorüber, beginnt in einem Eierstock eine Eizelle in ihrem Follikel zu reifen, um in der Zyklusmitte freigesetzt zu werden – beim Eisprung (s. S. 49). Inzwischen wird die Gebärmutterschleimhaut unter dem Einfluss der Hormone Progesteron und Östrogen wieder aufgebaut. Wird das Ei nicht befruchtet, fallen die Hormonspiegel ab, die Schleimhaut löst sich und der Zyklus beginnt von vorne.

> **TATSACHE IST …**
>
> **Die Periode kann bei Frauen,** die zusammenleben oder -arbeiten, gleichzeitig stattfinden.
>
> Wissenschaftler glauben, dass Pheromone von einer Frau zur anderen ausgesandt werden. Rezeptoren in der Nase erkennen diese Pheromone, und in einem biologischen Prozess passen sich die Menstruationszyklen der beiden Frauen aneinander an.

VERÄNDERUNGEN WÄHREND DES MENSTRUATIONSZYKLUS

Der monatliche Zyklus einer Eizelle, die in einem Eierstock heranwächst, ist links dargestellt. Sie wird etwa am 14. Tag aus dem Follikel ausgestoßen. Auf der unteren Zeichnung sehen Sie die entsprechende Entwicklung der Gebärmutterschleimhaut – Ablösung beim Einsetzen der Menstruation, dann Wiederaufbau als Vorbereitung auf eine befruchtete Eizelle. Der leere Eifollikel (als Gelbkörper bezeichnet) gibt Progesteron ab. Das Hormon unterstützt die Verdickung des Endometriums auf etwa 6 mm in den 28 Tagen des Zyklus, damit dieses eine befruchtete Eizelle aufnehmen kann.

3. Tag

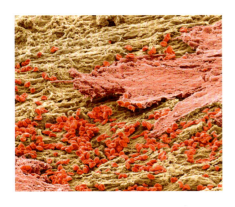

WAS IN IHREM KÖRPER GESCHIEHT

Die Gebärmutterschleimhaut, das Endometrium (rosa), wird während der Menstruation ausgeschieden. Dies geschieht, wenn sich keine befruchtete Eizelle eingenistet hat. Die roten Tupfen sind rote Blutkörperchen, die beim Abbau der Blutgefäße freigesetzt werden.

Achten Sie auf Ihre Lebensweise und auf gesundheitliche Faktoren, die den Menstruationszyklus beeinflussen können.

Vielleicht stellen Sie fest, dass sich der Rhythmus, die Häufigkeit und die Intensität Ihrer Blutungen verändern. Der Zyklus kann durch Stress ebenso beeinflusst werden wie durch Krankheiten, z. B. eine Schilddrüsenüberfunktion. In beiden Fällen kann die Regel schwächer sein. Bei einem unregelmäßigen Zyklus ist es schwer, den Zeitpunkt des Eisprungs zu bestimmen. Unregelmäßige oder ausbleibende Blutungen können bedeuten, dass gar kein Eisprung stattfindet, wie etwa beim polyzystischen Ovarialsyndrom. Wenn Sie wissen, dass das bei Ihnen der Fall ist, weil Sie die Anzeichen des Eisprungs notieren oder Ovulationstests benutzen (s. S. 43), suchen Sie ärztlichen Rat.

Trotz Problemen mit der Periode können Sie leicht und auf natürlichem Wege schwanger werden, doch Krankheitsbilder, die zu langen, unregelmäßigen oder schweren Blutungen führen, mindern die Fruchtbarkeit. Starke Blutungen werden oft von Fibromen bzw. Polypen (s. S. 218) verursacht, die die Fruchtbarkeit beeinträchtigen können. Hoher Blutverlust kann eine Anämie verursachen. Achten Sie dann auf eine erhöhte Eisenzufuhr (s. S. 154).

Endometriose ist eine verbreitete Störung, die Schmerzen bei der Blutung und Beschwerden beim Sex verursacht. Wenn Sie diese Symptome haben, werden Sie eventuell an einen Spezialisten überwiesen. Bei der Endometriose wuchern der Gebärmutterschleimhaut ähnelnde Zellen außerhalb des Uterus, etwa auf Eierstöcken, Eileitern und Beckenwand. Vor allem schwere Endometriose kann operativ behandelt werden, wodurch die Chancen auf eine Empfängnis steigen.

> **FRAGEN SIE EINEN ARZT**
>
> **Soll ich einen Menstruationskalender führen?** Ja, er ist ein wichtiges Element bei der Planung einer Schwangerschaft, weil Sie damit in etwa den Tag des Eisprungs bestimmen können (s. S. 49). So können Sie etwa zur richtigen Zeit Geschlechtsverkehr haben und Ihre Chancen auf Empfängnis erhöhen.
>
> Haben Sie regelmäßig monatlich Ihre Periode, findet wahrscheinlich ein Eisprung statt. Es hilft, die Länge des Zyklus zu notieren, die variieren kann. Vom Eisprung bis zum Beginn der nächsten Periode dauert es etwa 14 Tage. Bei Einsetzen der nächsten Periode können Sie daher ungefähr bestimmen, wann der Eisprung war.

IM BLICKPUNKT: KÜNSTLICHE BEFRUCHTUNG

Stimulation der Eifollikel

Eine künstliche Befruchtung wird erwogen, wenn eine Frau Probleme hat, schwanger zu werden. Zunächst werden die Eierstöcke stimuliert, mehrere Follikel zu bilden. So können mehrere Eizellen außerhalb des Körpers befruchtet werden. Etwa ab Tag 2 des Zyklus bekommen Sie Medikamente zur Stimulation der Eierstöcke. Mit Injektionen (s. rechts) oder manchmal Nasenspray wird der normale Zyklus unterdrückt. Es folgen Injektionen mit einem Follikel stimulierenden (und manchmal luteinisierenden) Hormon. Dann werden die Eizellen entnommen (s. S. 57).

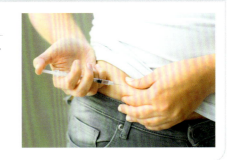

Die erste Woche

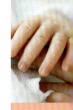

4. Tag

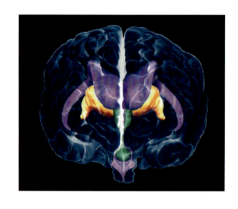

WAS IN IHREM KÖRPER GESCHIEHT

In der Mitte dieser 3-D-Farbsonografie des Gehirns sieht man den Hypothalamus (grün). Als Reaktion auf das Östrogen im Körper sendet er Stoffe aus, die in der Hirnanhangsdrüse (grüner Bereich unten) Hormone freisetzen, welche den Eisprung auslösen.

Viele Frauen fühlen sich manchmal ihren Hormonen ausgeliefert. Es ist hilfreich zu wissen, wie sie im Körper wirken.

Der Hormonaufbau bis zum Eisprung beginnt in der ersten Zykluswoche. Im Gehirn produziert die Hirnanhangsdrüse das Follikel stimulierende Hormon (FSH). Während der Menstruation steigt der FSH-Spiegel an und leitet die Reifung mehrerer Follikel (etwa 15–20 pro Monat) in den Eierstöcken ein. Der Follikel enthält eine Eizelle und produziert Östrogen. Östrogen stimuliert in der Hirnanhangsdrüse die Bildung des luteinisierenden Hormons (LH), welches den Eisprung auslöst (s. S. 49). In dieser Woche ist Ihr Östrogenspiegel niedrig und konstant, er steigt aber im weiteren Zyklus dramatisch an. Der Progesteronspiegel ist während der Periode niedrig. Wenige Tage danach steigt er an und bleibt in der zweiten Zyklushälfte hoch. Unter dem Einfluss des Progesterons entspannen sich die Muskeln im Gebärmutterhals während des Eisprungs und öffnen den Gebärmutterkanal. Die Veränderungen betreffen auch das Vaginalsekret, das flüssiger und für Sperma durchgängiger wird. Das Progesteron führt zur Verdickung der Gebärmutterschleimhaut, die sich so auf die Einnistung der befruchteten Eizelle vorbereitet.

TATSACHE IST …

Männer bekommen auch PMS!

Wissenschaftler bestätigen, dass es ein männliches »prämenstruelles Syndrom« (PMS) gibt. Stimmungsschwankungen, Gereiztheit und verringerte sexuelle Lust bei Männern werden stressbedingt durch fallende Testosteronspiegel verursacht.

FRAGEN SIE EINEN ARZT

Mein Partner hat einen hohen Cholesterinspiegel und ist stark übergewichtig. Beeinträchtigt das unsere Chancen auf Empfängnis?
Diese beiden Diagnosen können, in Kombination mit einer Insulinresistenz, erhöhtem Triglyceridwert und hohem Blutdruck, die Fruchtbarkeit beeinträchtigen. Es ist ratsam, dass Ihr Partner sich von seinem Hausarzt untersuchen lässt, wenn Sie Empfängnisprobleme haben. Er sollte auch seine Ernährung überprüfen. Reichlich komplexe Kohlenhydrate, magere Proteine und viel Obst und Gemüse sind ein guter Lösungsansatz für beide Probleme.

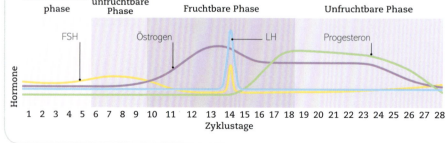

VERÄNDERUNGEN WÄHREND DES MENSTRUATIONSZYKLUS

Vier Hormone sind am Zyklus beteiligt: FSH (Follikel stimulierendes Hormon) regt die Entwicklung des Eifollikels an. Östrogen wird von der Eizelle gebildet mit einem Höchstwert kurz vor dem Eisprung. LH (luteinisierendes Hormon) löst den Eisprung aus, Progesteron die Verdickung der Gebärmutterschleimhaut.

5. Tag

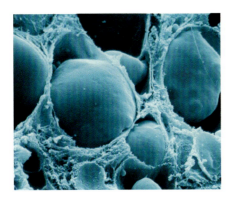

WAS IN IHREM KÖRPER GESCHIEHT

Dieser Querschnitt durch den Eierstock zeigt mehrere Follikel. Dazwischen ist das Bindegewebe sichtbar. Jeden Monat reifen etwa 15–20 Follikel heran, gewöhnlich reift aber nur ein Follikel voll aus und stößt eine Eizelle aus.

Eine Optimierung der Lebensweise ist wichtig, wenn Sie sich ein Kind wünschen – der Verzicht auf Alkohol ist ein guter Anfang.

Auch wenn es bis zum Eisprung noch mehrere Tage dauert, achten Sie schon jetzt bewusst auf Ihre Gesundheit, um die Fruchtbarkeit zu erhöhen. Eine wichtige Maßnahme zur Optimierung der Lebensweise ist der Verzicht auf Alkohol.

Starker Alkoholkonsum senkt die Chancen einer Empfängnis und kann im Falle einer Schwangerschaft das Baby schädigen. Übermäßiger Alkoholkonsum ist mit Sicherheit schädlich. Viele Frauen gehen lieber auf Nummer sicher und verzichten ganz auf Alkohol, sobald sie schwanger werden wollen oder sich in der Frühschwangerschaft befinden. Manche Frauen empfinden infolge der morgendlichen Übelkeit (s. S. 81) auch eine Abneigung gegen Alkohol.

Alkohol wirkt sich ebenso auf die Fruchtbarkeit des Mannes aus – er beeinträchtigt Quantität und Qualität des Spermas. Starker Alkoholkonsum führt manchmal zu Impotenz.

Das Rauchen in den ersten drei Monaten der Schwangerschaft kann die Einnistung der Plazenta in die Gebärmutterschleimhaut und ihr Wachstum stark beeinträchtigen. Rauchen erhöht auch das Risiko einer Fehlgeburt.

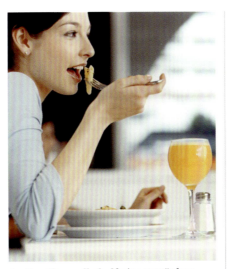

Greifen Sie zu alkoholfreien Getränken, wenn Sie schwanger werden wollen. Alkohol senkt die Chancen auf eine Empfängnis.

TATSACHE IST …

Drogen schädigen das Ungeborene.

Hören Sie spätestens beim Kinderwunsch unbedingt auf, Drogen zu nehmen. Wenn Sie in irgendeiner Weise abhängig sind, wenden Sie sich unverzüglich an einen Arzt oder eine Beratungsstelle. Dort können Sie sich auch an eine Selbsthilfegruppe weitervermitteln lassen.

ZUM NACHDENKEN

Untersuchungen

Bevor Sie versuchen, schwanger zu werden, lassen Sie bei Ihrem Arzt folgende Tests vornehmen:

■ **Röteln:** Lassen Sie durch einen Bluttest feststellen, ob Sie Antikörper gegen Röteln besitzen. Eine Erstinfektion in der Frühschwangerschaft kann zu Fehlbildungen des Babys führen und erhöht das Risiko einer Fehlgeburt. Wenn Sie als Kind gegen Röteln geimpft worden sind, haben Sie vermutlich genügend Antikörper, um Ihr Baby zu schützen. Wenn nicht, wird eine MMR-Impfung (Masern, Mumps, Röteln) empfohlen. Danach sollten Sie mit einer Schwangerschaft drei Monate warten.

■ **Sexuell übertragbare Krankheiten:** Lassen Sie sich beim Frauenarzt auf Infektionen wie Chlamydien, Genitalwarzen und Herpes untersuchen. Vielleicht wollen Sie auch einen HIV-Test durchführen lassen. HIV-positive Frauen können Kinder bekommen, erhalten aber Medikamente, die das Risiko einer Übertragung auf das Kind verringern. Meist wird durch Kaiserschnitt entbunden.

6. Tag

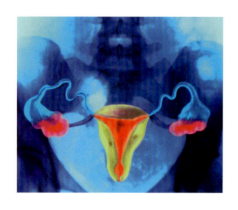

WAS IN IHREM KÖRPER GESCHIEHT

In der Mitte dieser Aufnahme sehen Sie die birnenförmige Gebärmutter (grün). Der rote Bereich stellt die Gebärmutterhöhle dar, die Eileiter an jeder Seite sind blau dargestellt, jeweils mit dem Eierstock am Ende (rot).

Eine ausgewogene Ernährung, auch die Ihres Partners, ist eine wichtige Voraussetzung für Empfängnis und Schwangerschaft.

IM BLICKPUNKT: ERNÄHRUNG

Wichtige Nährstoffe

In Vorbereitung auf die Schwangerschaft müssen Sie eventuell manche Nährstoffvorräte auffüllen. Eisen, Kalzium und die Vitamine A und D etwa werden vom Körper gespeichert, aber wenn Sie Ihre Ernährung aus gesundheitlichen Gründen eingeschränkt haben, können diese Werte zu Beginn der Schwangerschaft niedrig sein. Wählen Sie Alternativen, wenn Sie Milch meiden wollen, und prüfen Sie Ihre Jodquellen (s. S. 80).

Nehmen Sie sich in diesen ersten zwei Zykluswochen vor dem Eisprung Zeit, Ihre tägliche Ernährung zu überprüfen – wenn Sie und Ihr Partner (s. S. 44) einige einfache Umstellungen vornehmen, erhöht das die Chancen auf eine Empfängnis. Bestimmen Sie Ihr Gewicht und Ihren Body-Mass-Index (BMI) (s. S. 16). Liegt er unter 18,5 oder über 30, wirkt sich das nachteilig auf die Fruchtbarkeit aus.

Bei Übergewicht behindert Fettgewebe den Stoffwechsel und den Hormonhaushalt. Möglicherweise findet kein regelmäßiger Eisprung statt. Bei einer Fruchtbarkeitsbehandlung sind die Erfolgsaussichten bei Übergewicht niedriger, weil der Körper weniger auf Medikamente anspricht, die den Eisprung stimulieren. In der Schwangerschaft bedeutet Übergewicht ein erhöhtes Komplikationsrisiko und senkt die Chancen auf eine termingerechte Austragung des Kindes. Untergewicht ist keineswegs gesünder. Die Schwangerschaft fordert die Reserven des weiblichen Körpers, daher sind kleine Fettpolster für Mutter und Kind vorteilhaft. Starkes Untergewicht verhindert den Eisprung, die Periode ist unregelmäßig oder bleibt aus, eine Empfängnis ist unwahrscheinlich. Der BMI bei der Empfängnis ist ein guter Indikator für die erwünschte Gewichtszunahme in der Schwangerschaft (s. S. 99); es lohnt sich also, ihn jetzt zu berechnen.

FIT UND FRUCHTBAR!

Regelmäßige Bewegung erhöht die Chancen auf eine Empfängnis, weil der Körper dadurch optimal arbeitet. Wenn Sie fit sind und gesund leben, können Sie die Menge an Giftstoffen im Körper sowie die Stressbelastung begrenzen, was eine Empfängnis erleichtert. Bewegung reguliert auch den Energiehaushalt und den Blutzuckerspiegel, was zu einem ausgeglichenen hormonellen Zyklus beiträgt – ein Schlüsselfaktor im Fortpflanzungsprozess. Übermäßiger Sport kann Ihren Körper jedoch stressen, den Eisprung behindern und eine Empfängnis erschweren.

Die Richtlinien für Sport in dieser entscheidenden Zeit der Empfängnis lauten: Sportarten wie Walking, Jogging oder Aerobic in mäßiger Intensität fünfmal wöchentlich mindestens 30 Minuten lang. Hören Sie auf Ihren Körper – Sport in Maßen bedeutet ein Training, das dem Körper gut tut. Sie sollten sich danach voller Energie und nicht erschöpft fühlen.

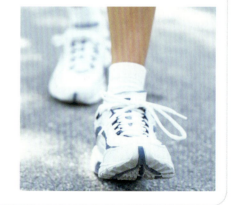

7. Tag

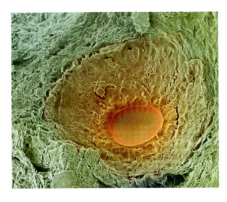

WAS IN IHREM KÖRPER GESCHIEHT

Hier sehen Sie, wie sich eine Eizelle (orange) im Eierstock entwickelt. Sie ist von Follikelzellen umgeben. Bei der Geburt besitzen Mädchen mehrere Millionen Follikel in ihren Eierstöcken.

Wenn Sie ein Baby bekommen möchten, spielt auch Ihr Alter eine Rolle – mit zunehmendem Alter nimmt die Fruchtbarkeit ab.

In etwa einer Woche findet der Eisprung statt. Die Eierstöcke sind mit Follikeln gefüllt – Strukturen, die eine Flüssigkeit enthalten und in denen ein Ei heranreift. Frauen werden mit einem lebenslangen Vorrat von etwa einer Million Eizellen geboren. Die Zahl nimmt jeden Monat ab, neue Eizellen werden nicht gebildet. Um den Beginn der Pubertät sind nur noch 300 000 Eizellen verblieben. Von diesen reifen nur etwa 300–500 im Laufe der geschlechtsfähigen 30–40 Lebensjahre einer Frau heran. Die Empfängnis ist von der Pubertät bis zur Menopause möglich. Ärzte raten Frauen in den Wechseljahren, nach der letzten Periode noch weitere zwei Jahre zu verhüten.

Bei Frauen zwischen 20 und 24 Jahren gilt die Fruchtbarkeit als am höchsten. Die meisten Frauen haben bis Anfang 50 Regelblutungen. Die Fruchtbarkeit nimmt aber ab 30 allmählich ab, und die Rate an Chromosomenanomalien und Fehlgeburten steigt. Gleichwohl werden jedes Jahr Tausende von Babys von Frauen Ende 30 und in den Vierzigern geboren.

Ab 35 Jahren lässt die Fruchtbarkeit stark nach. Das Alter beeinflusst auch die Eizellenqualität. Bei Frauen Anfang 20 haben etwa 17 Prozent der Eizellen eine Chromosomenanomalie; der Anteil steigt auf über 45 Prozent bei Frauen in den Vierzigern. Chromosomenstörungen erhöhen die Wahrscheinlichkeit für eine Behinderung beim Kind, z. B. ein Down-Syndrom (s. S. 476). Ein Bluttest liefert Aussagen über die Eierstockreserve, sodass Sie wissen, wie viel fruchtbare Zeit Sie noch vor sich haben. Während manche herkömmlichen Tests den FSH- (s. S. 38) und den Östrogenspiegel bestimmen, nutzen andere Marker im Blut, wie das Anti-Müller-Hormon (AMH).

Eine Empfängnis hängt aber nicht nur von der Freisetzung einer Eizelle ab. Die Eizelle muss befruchtet werden, sich einnisten, und die Schwangerschaft muss erhalten bleiben.

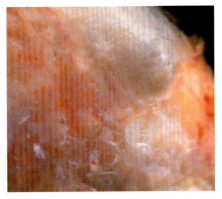

Der sprungbereite Follikel verursacht eine Vorwölbung der Eierstockwand. Sehr wahrscheinlich platzt er in der Zyklusmitte und entlässt eine Eizelle.

MÄNNER: BIOLOGISCHE UHR?

Ein Mann kann zwar lebenslang Sperma bilden, daher würde man nicht vermuten, dass die männliche Fruchtbarkeit eine entscheidende Rolle spielt. Es gibt viele ältere Väter, die das zu beweisen scheinen. Neue französische Forschungen haben jedoch gezeigt, dass Männer über 45 Jahre viel länger brauchen, um ein Kind zu zeugen. Zudem besteht dann ein leicht erhöhtes Fehlgeburtsrisiko, weil das Sperma älterer Männer öfter beschädigtes Erbgut enthält. Ältere Paare können schwanger werden, doch Männer sind mit zunehmendem Alter weniger zeugungsfähig.

TATSACHE IST …

Sperma hat eine lange Reise von 30–40 cm zurückzulegen, um die Eizelle zu erreichen.

Deshalb ist die Natur freigiebig und stößt bei jeder Ejakulation viele Millionen Spermien aus. Im Durchschnitt sind es 1,5–8 ml Samenflüssigkeit, wobei jeder Milliliter mindestens 15 Millionen Spermien enthält.

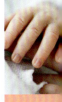

Die zweite Woche

IHR »FRUCHTBARKEITSZEITFENSTER« ÖFFNET SICH.

Gegen Ende dieser Woche ist wahrscheinlich eine der Eizellen in Ihren Eierstöcken voll ausgereift. Wenn das Ei unter dem Einfluss der Hormone aus dem Follikel freigesetzt wird, findet der Eisprung statt. Trifft es auf ein Spermium, können Sie schwanger werden. Genießen Sie nun den Sex mit dem Partner in vollen Zügen – so oft Sie mögen. Denken Sie nicht an Fruchtbarkeit und Kinderkriegen, entspannen Sie sich!

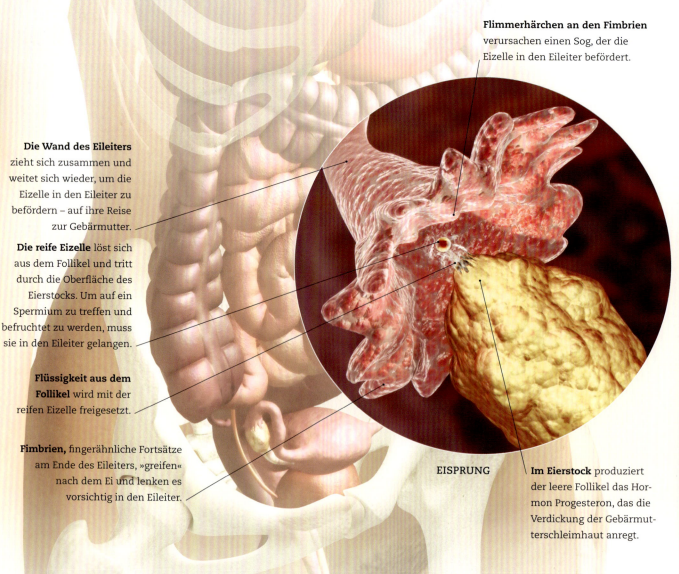

Flimmerhärchen an den Fimbrien verursachen einen Sog, der die Eizelle in den Eileiter befördert.

Die Wand des Eileiters zieht sich zusammen und weitet sich wieder, um die Eizelle in den Eileiter zu befördern – auf ihre Reise zur Gebärmutter.

Die reife Eizelle löst sich aus dem Follikel und tritt durch die Oberfläche des Eierstocks. Um auf ein Spermium zu treffen und befruchtet zu werden, muss sie in den Eileiter gelangen.

Flüssigkeit aus dem Follikel wird mit der reifen Eizelle freigesetzt.

Fimbrien, fingerähnliche Fortsätze am Ende des Eileiters, »greifen« nach dem Ei und lenken es vorsichtig in den Eileiter.

EISPRUNG

Im Eierstock produziert der leere Follikel das Hormon Progesteron, das die Verdickung der Gebärmutterschleimhaut anregt.

8. Tag

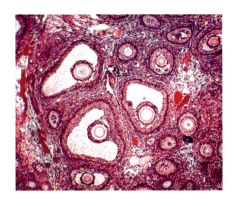

WAS IN IHREM KÖRPER GESCHIEHT

Hier sehen Sie, weiß dargestellt, drei sich entwickelnde Follikel. Der innere Kreis ist jeweils die Eizelle. Von den abgebildeten Follikeln ist sehr wahrscheinlich nur einer beim Eisprung voll ausgereift (s. S. 49) und gibt eine Eizelle frei.

Gegen Ende dieser Woche haben Sie wahrscheinlich einen Eisprung. Es gibt Anzeichen für Ihre besonders fruchtbaren Tage.

Die zweite Woche Ihres Zyklus. Vermutlich haben Sie in wenigen Tagen Ihren Eisprung und sind fruchtbar. Ein Spermium kann bis zu drei Tage in Ihrem Körper lebensfähig bleiben, eine Eizelle ist bis zu 12–24 Stunden nach dem Eisprung lebensfähig. Deshalb liegt das Zeitfenster für die Befruchtung bei sechs Tagen. Da der Eisprung vom 12. bis zum 16. Zyklustag (ungefähr Tag 14 eines 28-Tage-Zyklus) stattfinden kann, geht man von einem Fruchtbarkeitszeitraum von etwa acht Tagen aus. Bei regelmäßiger Periode lässt sich der Eisprung voraussagen. Es gibt auch andere Methoden zur Bestimmung: körperliche Anzeichen (s. Kasten rechts) oder Ovulationstests. Diese weisen im Urin den Anstieg des Hormons LH nach, das den Eisprung auslöst. Befolgen Sie die Herstelleranleitung. Bei positivem Ergebnis sollte der Eisprung in den folgenden 12–36 Stunden stattfinden. Die Zuverlässigkeit liegt bei 99 Prozent, gelegentlich ist das Ergebnis aber falsch positiv oder falsch negativ. Bei negativem Ergebnis wiederholen Sie den Test am folgenden Tag, ist es positiv, müssen Sie diesen Monat nicht mehr testen. Die Tests können nützlich sein, sind aber teuer und kontraproduktiv, wenn der Sex mechanisch wird. Der beste Weg zur Empfängnis ist regelmäßiger Sex.

> **HABEN SIE EINEN EISPRUNG?**
>
> Achten Sie diese Woche auf:
> - **Schmerzen im unteren Bauchbereich,** den sog. Mittelschmerz. Nur manche Frauen spüren ihn.
> - **Basale Körpertemperatur** (die morgendliche Temperatur beim Aufwachen) – sie steigt leicht an.
> - **Zervikalschleim** wird direkt vor dem Eisprung flüssiger, klarer und elastischer, ähnlich wie rohes Eiweiß. Diese Veränderung des Schleims markiert den Beginn der fruchtbaren Phase.

VERÄNDERUNGEN WÄHREND DES MENSTRUATIONSZYKLUS

Die Körpertemperatur ist oben in der Tabelle dargestellt. Sie steigt direkt nach dem Eisprung um 0,5 °C an. Der untere Bereich zeigt den Zervikalschleim, der in den Tagen vor dem Eisprung zunächst feucht und klebrig ist und in der fruchtbarsten Phase flüssiger und elastisch wird.

Wenn sich der Zervikalschleim zwischen den Fingern »spinnen« lässt und Fäden zieht, zeigt das den bevorstehenden Eisprung an.

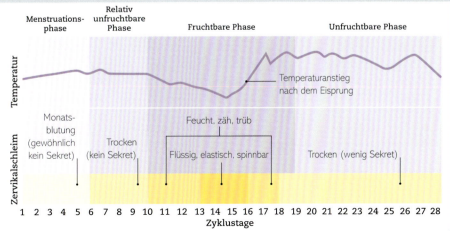

9. Tag

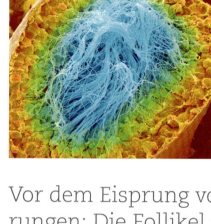

WAS IN IHREM KÖRPER GESCHIEHT

Im Körper Ihres Partners wird ständig Sperma gebildet. Hier sehen Sie die Spermazellen: Sie bestehen aus einem Kopf (grün), der das genetische Material enthält und das Ei befruchtet, und einem Schwanz (blau), der das Spermium vorwärtstreibt.

Vor dem Eisprung vollziehen sich in Ihren Eierstöcken Veränderungen: Die Follikel reifen, um eine Eizelle freizugeben.

In der verbleibenden Zeit bis zum Eisprung, der gegen Ende dieser Woche stattfinden wird, bewegt sich der reifste Follikel an die Oberfläche des Eierstocks, um bald seine kostbare Fracht freizugeben. Während der Periode haben sich etwa 15–20 Follikel in den Eierstöcken entwickelt. Beide Eierstöcke tragen zum Follikelwachstum bei, in der Regel gelangt aber nur in einem von beiden ein Follikel bis zur Eireife. Welcher das ist, entscheidet der Zufall, da die Eierstöcke keinen strikten Wechsel befolgen. Der dominante Follikel wächst, vergrößert sich stark und füllt sich mit Flüssigkeit. Etwa 1 Prozent der Frauen setzt in manchen Monaten mehr als ein Ei frei (s. S. 49). Werden beide Eizellen befruchtet, werden zweieiige Zwillinge gezeugt. Zum Zeitpunkt des Eisprungs hat der reife Follikel etwa 2 cm Durchmesser, die Eizelle ist aber nur unter dem Mikroskop erkennbar. Zur Reifung benötigen die Follikel FSH (Follikel stimulierendes Hormon), das von der Hirnanhangsdrüse (s. S. 38) gebildet wird; ihr anfängliches Wachstum ist von anderen Hormonen und Stoffen abhängig.

IM BLICKPUNKT: VÄTER

Väter: Auch Ihre Ernährung zählt

Da die Spermareifung mehrere Wochen dauert, sollten Sie, wenn Sie Vater werden wollen, mindestens zwei bis drei Monate vor der Zeugung mit einer gesunden Ernährung beginnen. Übergewicht kann Ihre Fruchtbarkeit beeinträchtigen. Treiben Sie Sport und stellen Sie Ihre Ernährung um.
- **Antioxidanzien** wie die Vitamine A, C, E sowie Selen und Zink beugen Schädigungen der Sperma-DNA vor.
- **Selen** unterstützt die Spermaproduktion, verbessert die Spermienbeweglichkeit und schützt vor DNA-Schäden. Essen Sie fettreichen Fisch wie Makrele und Lachs sowie Paranüsse – diese enthalten ungewöhnlich viel Selen.
- **Zink** ist reichlich im Sperma enthalten. Essen Sie Fisch, mageres Fleisch, Meeresfrüchte, Pute, Hähnchen, Eier, Vollkornprodukte, Roggen und Hafer.
- **Essenzielle Fettsäuren** verbessern die Spermienbeweglichkeit. Essen Sie fettreichen Fisch, Nüsse und Kerne.
- **Vorsicht mit Soja,** das viele Isoflavone enthält, Pflanzenstoffe, die Östrogen imitieren. Große Mengen können die Spermienkonzentration verringern.

ÄRZTLICHER RAT

Chronische gesundheitliche Probleme können die Fruchtbarkeit senken. Konsultieren Sie daher Ihren Arzt, wenn Sie schwanger werden möchten. Nehmen Sie regelmäßig Medikamente wegen Diabetes, Asthma, Bluthochdruck, Herzproblemen, tiefer Beinvenenthrombose (s. S. 186), Schilddrüsenerkrankungen, Sichelzellanämie, Epilepsie oder eines anderen Leidens, sprechen Sie vorher mit Ihrem Arzt. Tritt die Schwangerschaft ein, während Sie Medikamente einnehmen, stellen Sie die Behandlung nicht ein, sondern beraten sich umgehend mit Ihrem Arzt.

10. Tag

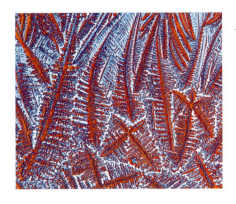

WAS IN IHREM KÖRPER GESCHIEHT

Wenn der Eisprung naht, wird mehr Zervikalschleim gebildet. Hier ist er zu einem Farnkrautmuster auskristallisiert. Um die Zeit des Eisprungs wird dieser Schleim durchsichtig, dünnflüssig und zieht Fäden. So kann das Sperma leichter hindurchgelangen.

Hauptsache gesund!, sagen die meisten Eltern. Doch es gibt Theorien, die behaupten, man könne das Geschlecht beeinflussen.

Schwanger werden bedeutet einfach, in dieser Woche zur richtigen Zeit Sex zu haben. Wollen Sie aber unbedingt ein Mädchen oder einen Jungen, ist für Sie die Theorie mancher Wissenschaftler interessant, laut derer der genaue Zeitpunkt entscheidend ist (s. unten).

Es gibt Hinweise, dass Frauen mit hoher Kalorienzufuhr (vor allem, wenn sie die phallusartigste Frucht essen, die Banane) etwas häufiger einen Jungen bekommen. Frauen, die nicht frühstücken oder wenig Kalorien zu sich nehmen, bekommen eher ein Mädchen. Ein Grund dafür könnte sein, dass die zusätzlichen Kalorien ein für Y-Spermien (Jungen) günstiges Vaginalsekret fördern.

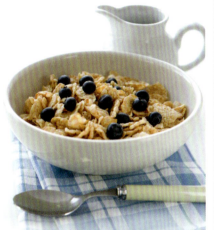

Forschungen haben gezeigt, dass Frauen mit hohem Blutzuckerspiegel, die normal essen und das Frühstück nicht auslassen, eher einen Jungen bekommen.

TATSACHE IST ...

Wenn Sie zwei gleichgeschlechtliche Kinder haben, besteht eine um 75 Prozent höhere Wahrscheinlichkeit, wieder ein Kind dieses Geschlechts zu bekommen.

Die Empfängnis von gleichgeschlechtlichen Kindern kann darauf zurückgehen, dass manche Männer qualitativ besseres X-Sperma, was Mädchen ergibt, oder Y-Sperma (Jungen) bilden.

Paare mit zwei Kindern unterschiedlichen Geschlechts bekommen seltener noch ein drittes Kind.

BABYS ZEUGEN – JUNGEN UND MÄDCHEN

Die Shettles-Methode gründet auf der Tatsache, dass Y-Spermien (Jungen) kleiner, schneller und weniger widerstandfähig sind als X-Spermien (Mädchen) und im sauren Scheidenmilieu weniger lange überleben.

Um einen Jungen zu zeugen, empfiehlt Shettles:
- Haben Sie möglichst während oder kurz vor dem Eisprung Verkehr in einer Stellung, die ein tiefes Eindringen ermöglicht.
- Die Frau sollte einen Orgasmus haben, idealerweise gleichzeitig mit dem Partner, damit die Scheide weniger sauer ist und daher vorteilhaft für Y-Spermien.
- Trinken Sie direkt vor dem Sex ein, zwei Tassen starken Kaffee, um den Y-Spermien einen Kick zu geben.

Die Whelan-Methode besagt dagegen, dass bei Verkehr etwa vier bis sechs Tage vor dem Eisprung eher ein Junge gezeugt wird. Sex rund um den Eisprung begünstigt die Zeugung eines Mädchens. Kurioserweise ist die Whelan-Methode mehr oder weniger das Gegenteil der Shettles-Methode.

Aber was funktioniert? Die gängige medizinische Meinung, gestützt durch Berichte in medizinischen Fachzeitschriften, geht davon aus, dass der Zeitpunkt des Geschlechtsverkehrs wenig oder keinen Einfluss auf das Geschlecht hat. Mögliche Ausnahme ist Sex zwei Tage vor dem Eisprung; dann entwickelt sich etwas öfter ein Mädchen.

Die zweite Woche

11. Tag

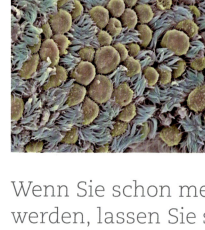

WAS IN IHREM KÖRPER GESCHIEHT

Die Eileiter sind, wie es hier sichtbar ist, mit einer Schleimhaut ausgekleidet. Diese enthält Zellen (braun), die die Oberfläche schützen. Die Flimmerhärchen (blau) bewegen das Ei nach dem Eisprung im Eileiter vorwärts.

Wenn Sie schon mehrere Monate lang probieren, schwanger zu werden, lassen Sie sich nicht entmutigen.

Versuchen Sie schon länger, ein Baby zu bekommen? Nicht schwanger zu werden, wenn man es sich wünscht, kann belastend sein, insbesondere, wenn man in anderen Lebensbereichen Erfolg gewöhnt ist.

Bei der Fortpflanzung ist alles anders. Selbst junge Frauen auf dem Gipfel ihrer Fruchtbarkeit werden in einem Zyklus nur mit 20- bis 30-prozentiger Wahrscheinlichkeit schwanger. Es ist nicht ungewöhnlich, dass man es sechs oder sogar zwölf Monate erfolglos versucht. Etwa 10–15 Prozent der Paare brauchen über ein Jahr, um schwanger zu werden, oder haben Probleme mit der Empfängnis.

Nehmen Sie sich lieber mehr Zeit, etwa 12–18 Monate, sofern Sie nicht besondere Gründe haben, sich über Ihre Fruchtbarkeit oder Ihre Gesundheit Sorgen zu machen – etwa weil Sie über 35 Jahre alt sind, ein Fruchtbarkeitsproblem bekannt ist oder ein gynäkologisches Problem vorliegt. Dann sollten Sie sich nach sechs erfolglosen Monaten an den Arzt wenden. Der erste Schritt ist ein Bluttest bei Ihnen und eine Samenanalyse beim Partner. Auch über 35 können Sie auf natürliche Art schwanger werden, aber Sie müssen etwas proaktiver sein. Falls eine Fruchtbarkeitsbehandlung erforderlich wird, braucht auch diese Zeit.

ERNÄHRUNG

Warum sollte ich kein Vitamin-A-Präparat nehmen? Vitamin A tritt in zwei Formen auf. Das pflanzliche heißt Betacarotin, ist ungefährlich und kommt in orangefarbenem, gelbem, rotem und dunkelgrünem Gemüse und Obst vor. Die tierische Form, Retinol, ist in Eiern, Butter und Fleisch enthalten. Es ist sechsmal wirkungsvoller als Betacarotin. Manche Nahrungsergänzungsmittel enthalten sehr große Mengen Retinol und sollten deshalb vermieden werden.

VERHÜTUNGSMITTEL ABSETZEN

Sie können sofort nach Absetzen der Verhütung schwanger werden.
- **Spirale:** Sie können schwanger werden, wenn Sie ein paar Tage vor Entfernung der Spirale Sex haben, weil Sperma rund drei Tage befruchtungsfähig bleibt.
- **Pille:** Gehen Sie davon aus, dass Sie sofort fruchtbar sind.
- **Hormonimplantat:** Die Fruchtbarkeit kann sofort nach Entnahme des Hormonstäbchens bestehen. Gelegentlich ist die Periode erst nach drei bis neun Monaten wieder regelmäßig.
- **Dreimonatsspritze:** Unregelmäßige Blutungen können monatelang andauern. Möglicherweise werden Sie mehrere Monate lang nicht schwanger. Doch wie auch beim Implantat können Sie bereits schwanger werden, bevor Ihre Periode wieder regelmäßig einsetzt.
- **Hormonspirale:** Sie können schwanger werden, wenn Sie in der Woche vor dem Entfernen Sex haben, da aber die Spirale Progesteron enthält, ist eine Empfängnis weniger wahrscheinlich als bei der normalen Spirale (s. links).

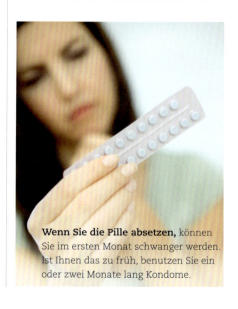

Wenn Sie die Pille absetzen, können Sie im ersten Monat schwanger werden. Ist Ihnen das zu früh, benutzen Sie ein oder zwei Monate lang Kondome.

12. Tag

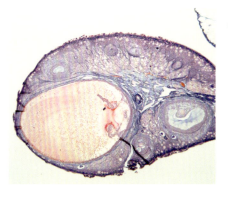

WAS IN IHREM KÖRPER GESCHIEHT

Dieser reife Eifollikel umschließt einen mit Flüssigkeit gefüllten Hohlraum (hellrosa), die Follikelhöhle. In diesem Stadium, kurz vor dem Eisprung, ist ein Follikel größer geworden als die anderen – dieser Follikel wird platzen und eine Eizelle freigeben.

Wenn der Hormonspiegel etwa in dieser Phase des Zyklus ansteigt, dann steigt auch das sexuelle Verlangen.

Der Östrogenspiegel steigt an und erreicht, bei einem 28-Tage-Zyklus, heute seinen Höhepunkt. Das vermehrte Östrogen aus den Follikeln stimuliert die Ausschüttung des Hormons LH (s. S. 38), dessen Anteil 24 Stunden vor dem Eisprung steigt. Die Hirnanhangsdrüse schüttet im späteren Wochenverlauf vermehrt FSH (s. S. 38) aus. Der Progesteronspiegel ist niedrig. Dieses Hormon wird erst gebraucht, wenn sich die Gebärmutterschleimhaut verdicken muss. Ein hoher Anteil würde den Gebärmutterhals sogar spermafeindlich machen: Das Sperma könnte schwerer durch ihn hindurch zur Gebärmutter und den Eileitern gelangen und das Ei befruchten.

Frauen bilden auch das männliche Hormon Testosteron; der höchste Wert ist etwa beim Eisprung erreicht. Es ist verantwortlich für die sexuelle Lust bei beiden Geschlechtern.

FRAGEN SIE EINEN ARZT

Ich hatte vor vier Wochen eine Fehlgeburt. Kann ich sofort wieder versuchen, schwanger zu werden? Generell sollte man einen Menstruationszyklus abwarten. So kann die neue Schwangerschaft auch datiert werden. Ihr Arzt rät Ihnen vielleicht, etwas zu warten, besonders, wenn die Fehlgeburt durch eine Infektion oder ein bekanntes medizinisches Problem verursacht wurde oder sich bereits wiederholt. Dann sollten erst Tests durchgeführt werden. Vielleicht brauchen Sie und Ihr Partner auch Zeit zu trauern. Die meisten Frauen bekommen trotz einer Fehlgeburt ein Baby. Eine schottische Studie ergab kürzlich, dass Frauen, die binnen sechs Monaten wieder schwanger wurden, ein deutlich geringeres Risiko für eine erneute Fehlgeburt hatten.

TATSACHE IST ...

Stress kann die Empfängnisbereitschaft beeinträchtigen.

Es ist nicht überraschend, dass die Natur bei belastenden Lebensumständen eine Empfängnis erschwert. Es könnte sein, dass Stress die Reaktion der Eierstöcke auf den Anstieg des luteinisierenden Hormons in der Zyklusmitte schwächt. Auch Fruchtbarkeitsbehandlungen führen unter Stress seltener zum Erfolg.

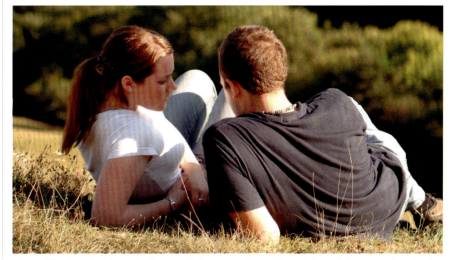

Eine Fehlgeburt ist eine sehr harte Erfahrung und kann die Beziehung belasten. Es ist wichtig, darüber zu sprechen und die Trauer zu bewältigen, bevor man eine neue Schwangerschaft plant.

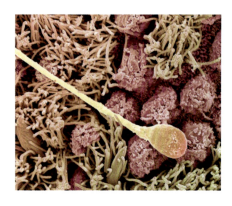

13. Tag

WAS IN IHREM KÖRPER GESCHIEHT

Hier befindet sich die Spermazelle im Eileiter. Da Sperma im weiblichen Körper bis zu drei oder vier Tage lebensfähig ist, können Sie schwanger werden, auch wenn Sie erst in wenigen Tagen einen Eisprung haben.

Nun ist ein optimaler Zeitpunkt für eine Empfängnis. Überlegen Sie aber nicht zu lange, wann Ihr Eisprung sein könnte.

TATSACHE IST …

Ein Orgasmus erhöht die Chancen auf eine Empfängnis stark.

Vielleicht wurde der weibliche Orgasmus von der Natur geschaffen, damit der Samen in den Gebärmutterhals gelangt, denn beim Orgasmus zieht sich die Gebärmutter zusammen. Kommt die Frau vor dem Partner oder gar nicht zum Höhepunkt, nimmt sie weniger Samen auf.

Nutzen Sie die Zeit um den Eisprung, um wieder etwas Spannung und Spontanität in Ihr Sexualleben zu bringen. Bei all den Empfehlungen und Vorschriften, ganz zu schweigen von manchen Ammenmärchen, vergisst man allzu leicht, dass Sex Spaß machen soll. Wenn Sie nur ans Schwangerwerden denken, geht der Spaß verloren. Experimentieren Sie mit Sex in unterschiedlichen Stellungen. Wer sonst wenig abenteuerlustig ist, hat nun eine gute Gelegenheit, ein paar neue Varianten auszuprobieren.

Haben Sie möglichst alle 48–72 Stunden Sex. Eine regelmäßige Ejakulation regt die Bildung von hochwertigem Sperma an. Der Nutzen einer Abstinenz wurde in der Vergangenheit sehr übertrieben. Es stimmt, dass bis zu siebentägige Enthaltsamkeit die Spermienanzahl erhöht, doch Forschungen zeigen, dass Abstinenz ihre Beweglichkeit (Schwimmfähigkeit) beeinträchtigen kann. Je länger die Abstinenz, umso ausgeprägter die Wirkung. Also haben Sie Spaß – und wenn Sie ein Kind zeugen, ist das ein zusätzlicher Bonus!

STELLUNGEN BEIM SEX

Die Stellung beim Sex kann die Empfängnischance beeinflussen. Sexuelle Positionen, die ein möglichst tiefes Eindringen des Penis ermöglichen, z.B. von hinten, sind am aussichtsreichsten, da das Sperma nah am Gebärmutterhals abgegeben wird. Wenn der Mann oben liegt, kann sich die Frau ein Kissen unter ihr Gesäß schieben, um das Becken zu erhöhen und den Weg des Spermas zum Gebärmutterhals zu unterstützen. Bei Stellungen, in denen die Frau oben ist, tritt das Sperma wieder aus.

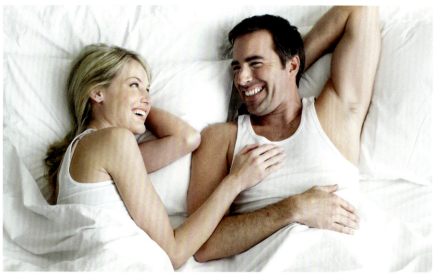

Auch wenn es Ihr Ziel ist, schwanger zu werden, sollten Sie entspannt bleiben und Spaß am Sex haben, damit er nicht zur Pflicht ausartet.

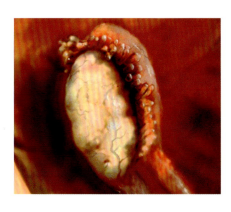

14. Tag

WAS IN IHREM KÖRPER GESCHIEHT

Hier sieht man den Eierstock am Ende des Eileiters. Etwa zu diesem Zeitpunkt des Menstruationszyklus setzt ein oben im Eierstock liegender Follikel eine Eizelle frei; sie wird durch fingerähnliche Fortsätze, die Fimbrien, in den Eileiter transportiert.

Sehr wahrscheinlich findet heute Ihr Eisprung statt. Trifft die Eizelle auf Sperma, sind Sie vielleicht bald schwanger.

Typischerweise erfolgt der Eisprung um den 14. Tag, er kann aber auch früher oder später stattfinden. Dabei wird eine Eizelle aus den Eierstöcken freigegeben (manchmal auch zwei Eizellen, s. Kasten unten). Infolge der Östrogenausschüttung aus den wachsenden Follikeln steigt der Spiegel des Hormons LH an (s. S. 47). Dieser Anstieg löst die nun im Follikel stattfindenden Prozesse aus. LH lässt die Eizelle im Follikel für die Freisetzung und Befruchtung voll ausreifen. Die Eizelle reduziert die Anzahl ihrer Chromosomen (s. S. 54) von 46 auf 23. Der mit Flüssigkeit gefüllte Follikel hat direkt vor dem Eisprung einen Durchmesser von etwa 2 cm. Er befindet sich dicht unter der Oberfläche des Ovars und ähnelt einer Pustel kurz vor dem Platzen. Als Nächstes bildet der Follikel Enzyme, die seine Außenhaut zerstören und die Eizelle zur Oberfläche des Eierstocks entlassen. Sobald die Eizelle ausgestoßen ist, wird sie durch die fingerähnlichen Fortsätze am Ende des Eileiters in den Eileiter transportiert, wo sie hoffentlich befruchtet wird.

TATSACHE IST ...

Wenn Sie schon zweieiige Zwillinge haben, bestehen gute Chancen, nochmals welche zu bekommen.

Zweieiige Zwillinge entstehen, wenn mehr als ein Follikel reift und beide beim Eisprung freigesetzten Eizellen befruchtet werden. Die höhere Wahrscheinlichkeit, mehrmals Zwillinge zu bekommen, geht darauf zurück, dass Frauen, die zweieiige Zwillinge bekommen (ohne Fruchtbarkeitsbehandlung), öfter mehr als eine Eizelle im Zyklus freisetzen. Die Chance für ein zweites Zwillingspaar beträgt 1 zu 3000.

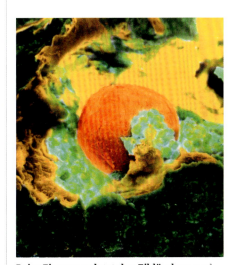

Beim Eisprung platzt das Eibläschen, und die Eizelle tritt durch die Oberfläche des Eierstocks. Manchmal reifen zwei Follikel heran, die beide eine Eizelle entlassen.

IM BLICKPUNKT: BEZIEHUNGEN

Bitte ohne Druck!

Wenn Sie schwanger werden wollen, drehen sich Ihre Gedanken vielleicht vorrangig um den Kinderwunsch. Das kann die Beziehung belasten. Mit dem Ziel »Schwangerschaft« im Kopf wird Sex leicht eine rein technische Angelegenheit. Dann sieht sich das Paar nicht mehr vorrangig als Sexualpartner, sondern als Teil des Babyproduktionsprozesses. Das Vergnügen bleibt dabei auf der Strecke.

Es ist verständlich, wenn der Partner gekränkt ist, weil er den Druck verspürt, Sperma liefern zu müssen. Dieser Stress kann sich negativ auf die Bereitschaft und sogar die Fähigkeit des Mannes zum Sex auswirken. Dann entsteht eine Abwärtsspirale, die eine Zeugung immer unwahrscheinlicher macht und Spannungen auslöst.

Seien Sie liebevoll. Versuchen Sie es miteinander statt gegeneinander. Legen Sie eine Pause ein. Paare werden oft dann schwanger, wenn sie im Urlaub sind. Genießen Sie auch stressfreien Sex außerhalb Ihres »Fruchtbarkeitszeitfensters«.

Die zweite Woche

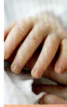

Empfängnis

Die Empfängnis ist ein komplexer Prozess, der die Freisetzung einer oder mehrerer Eizellen aus dem Eierstock, die erfolgreiche Befruchtung durch ein Spermium im Eileiter und die Einnistung in der Gebärmutterschleimhaut umfasst.

Die Freisetzung einer Eizelle

Jede Frau besitzt bei der Geburt ihren gesamten Vorrat an Follikeln, die unreife Eizellen enthalten. Einige davon reifen im Laufe des Lebens heran und werden freigesetzt. Jeden Monat regt das von der Hirnanhangsdrüse ausgeschüttete Follikel stimulierende Hormon (FSH) eine Anzahl von Eibläschen zum Reifen an. Diese Follikel wiederum bilden das Hormon Östrogen, dessen ansteigende Werte die Gebärmutter veranlassen, sich auf die Einnistung einer befruchteten Eizelle vorzubereiten. Wenn die Eizelle reift, steigt der Östrogenspiegel, und die Hirnanhangsdrüse erhält die Botschaft, das luteinisierende Hormon (LH) zu bilden. Jeden Monat wird infolge dieses Anstiegs an LH aus einem Follikel eine reife Eizelle freigesetzt – der Augenblick des Eisprungs.

Sobald die Eizelle den Eierstock verlässt, gelangt sie in den daneben liegenden Eileiter und beginnt ihre Reise durch den Eileiter in die Gebärmutter. Der Eileiter ist nur 10 cm lang. Winzige Flimmerhärchen kleiden ihn aus und »bürsten« die Eizelle gleichsam in Richtung Gebärmutter. Dennoch dauert die Reise fünf Tage oder länger. Im Laufe dieser Reise findet die Befruchtung der Eizelle statt.

Die Reise des Spermas

Beim Sex stößt der Mann massenhaft Spermien in die Scheide aus – etwa 250 Millionen bei jedem Samenerguss. Jedes Spermium hat einen langen Schwanz zur Fortbewegung, damit es den Eileiter

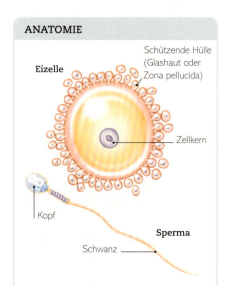

ANATOMIE

Die reife Eizelle hat einen Durchmesser von 0,1 mm und ist von einer schützenden Hülle (Glashaut) umgeben. Das Spermium besteht aus einem Kopf, der das männliche genetische Material enthält, und Enzymen, die die Aufspaltung der äußeren Schutzhülle der Eizelle unterstützen, und einem Schwanz, der das Spermium vorwärtsbewegt.

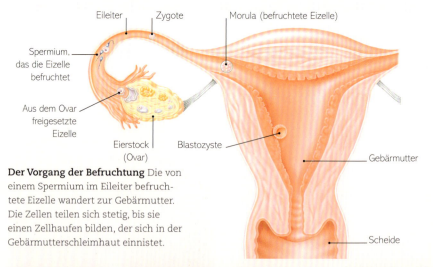

Der Vorgang der Befruchtung Die von einem Spermium im Eileiter befruchtete Eizelle wandert zur Gebärmutter. Die Zellen teilen sich stetig, bis sie einen Zellhaufen bilden, der sich in der Gebärmutterschleimhaut einnistet.

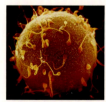

Bei der Befruchtung dringt ein Spermium in die Eizelle ein. Sind beide verschmolzen, bilden sie eine einzige Zelle, die Zygote.

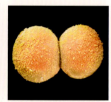

Die Zygote teilt sich in zwei identische Zellen, die sich auf ihrer Reise durch den Eileiter weiter teilen.

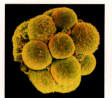

Die Morula – eine Ansammlung von etwa 16 Zellen – ist etwa drei bis vier Tage nach der Befruchtung der Eizelle entstanden.

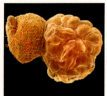

Eine Blastozyste schlüpft aus der Eizelle heraus und bereitet sich auf die Implantation (Einnistung) vor.

hinaufschwimmen kann, wo die Befruchtung der Eizelle stattfindet. Die gesamte Distanz von der Scheide durch die Gebärmutter bis zum Eileiter wird innerhalb von Stunden zurückgelegt. Dennoch kann das Sperma in Scheide und Gebärmutter zwischen 48 und 72 Stunden überleben. Dadurch besteht ein Zeitfenster von etwa zwei bis drei Tagen, in denen eine Befruchtung stattfinden kann.

Nicht alle Spermien schaffen es bis in den Eileiter. Die meisten sterben ab, sickern aus der Scheide oder gehen unterwegs verloren. Rund 300 Spermien, ein winziger Bruchteil der ursprünglichen Menge, erreichen die Eizelle.

Der Augenblick der Befruchtung

Obwohl sich nun viele Spermien um die Eizelle drängen und versuchen, ihre Außenschicht zu durchdringen, wird es nur einem von ihnen gelingen, die Oberfläche zu durchbohren und die Eizelle zu befruchten.

Sobald dies geschehen ist, verdickt sich die äußere Schicht der Eizelle, um das konkurrierende Sperma fernzuhalten, damit jede Eizelle nur von einem Spermium befruchtet werden kann.

Einnistung in der Gebärmutter

Wenn das befruchtete Ei die Gebärmutter erreicht, ist aus der einzelnen Zelle bereits ein Zellhaufen geworden, die Blastozyste. Diese nistet sich anfangs oberflächlich, dann tiefer und dauerhaft in der Gebärmutterschleimhaut ein. Die Zellen produzieren Enzyme, die es der Blastozyste ermöglichen, sich ihren Weg in die Schleimhaut zu bahnen und sich unter der Oberfläche einzunisten.

Künstliche Befruchtung

Haben Sie ein Jahr lang vergeblich versucht, schwanger zu werden, wird Ihr Arzt Tests und eine Fruchtbarkeitsbehandlung vorschlagen. Am häufigsten ist die In-vitro-Fertilisation (IVF). Medikamente regen bei der Frau das Heranreifen mehrerer Eizellen an, die entnommen und in einer Glasschale mit dem Sperma des Partners befruchtet werden. Eine Hormonbehandlung bereitet die Gebärmutter auf die Einpflanzung der befruchteten Eizellen zwei bis fünf Tage später vor. Bei schlechter Spermienqualität wird eine intrazytoplasmatische Spermieninjektion (ICSI) durchgeführt, d.h., eine Samenzelle wird direkt in eine Eizelle eingespritzt und das befruchtete Ei in den Uterus eingepflanzt. Bei einer intrauterinen Insemination (IUI) werden nach Lebensfähigkeit ausgewählte Spermien in die Gebärmutterhöhle gesetzt, sofern die Samenuntersuchung leichte Abnormalität ergab oder Ovulation oder Geschlechtsverkehr problematisch sind.

Vor der Behandlung muss man Sie über alle Risiken, z.B. eine zu geringe oder zu starke Reaktion der Eierstöcke und Mehrlingsschwangerschaft, aufklären.

ZWILLINGE

Die Empfängnis von Zwillingen

Mindestens jede 65. Schwangerschaft ist eine Zwillingsschwangerschaft. Zwillinge entstehen auf zweierlei Weise – entweder als eineiige oder als zweieiige Zwillinge.

Eineiige, also identische Zwillinge entstehen, wenn eine befruchtete Eizelle sich in zwei getrennte Zellen teilt. Dieser Zwillingstyp kommt halb so oft vor wie zweieiige Zwillinge. Eineiige Zwillinge haben die gleichen Gene, das gleiche Geschlecht und sind sich sehr ähnlich (monozygot). Doch infolge winziger Unterschiede in ihrer Umgebung müssen sie nicht in jeder Hinsicht identisch sein.

Auch Drillinge, Vierlinge und andere Mehrlinge können eineiig sein.

Allerdings gibt es hier noch weitere komplexe Kombinationen. Zum Beispiel können sich zwei befruchtete Eizellen jeweils geteilt haben.

Zweieiige Zwillinge entstehen, wenn beim Eisprung zwei Eizellen freigesetzt werden. Jeder Zwilling hat seine Gene von den Eltern, aber sie besitzen nicht die gleiche »Genmischung«. Sie ähneln sich nicht mehr als andere Geschwister und müssen nicht das gleiche Geschlecht haben. Nicht identische Drillinge entstehen, wenn drei Eizellen statt einer freigesetzt und befruchtet werden. Das kann eher vorkommen, wenn der Eisprung bei einer Fruchtbarkeitsbehandlung medikamentös ausgelöst worden ist (s. unten).

Eine befruchtete Eizelle teilt sich in zwei identische Zellen.

Zwei Eizellen werden befruchtet.

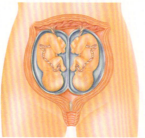 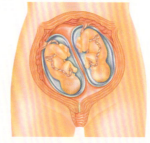

Eineiige Zwillinge entstehen aus der Teilung einer befruchteten Eizelle. Sie teilen sich meist eine Plazenta in der Gebärmutter. Manchmal haben sie auch nur eine Fruchtblase.

Wenn zwei Eizellen gleichzeitig befruchtet werden, entstehen zweieiige Zwillinge, von denen jeder eine eigene Plazenta und eine Fruchtblase hat.

Die dritte Woche

IN DIESER WOCHE GESCHIEHT EIN WUNDER – IHR BABY WIRD GEZEUGT.

Wenn die Eizelle nach dem Eisprung auf ein Spermium getroffen ist, passieren rasch erstaunliche Dinge. Schon vier Tage nach der Befruchtung hat sich die Eizelle in eine Kugel mit 58 Zellen geteilt. Am Ende der Woche hat diese Zellkugel, die Blastozyste, die Gebärmutter erreicht, wo sie sich in der Schleimhaut einnistet. Erst in etwa zwei Wochen wissen Sie, dass Sie schwanger sind. Doch es wirken bereits Hormone, die die Schwangerschaft aufrechterhalten.

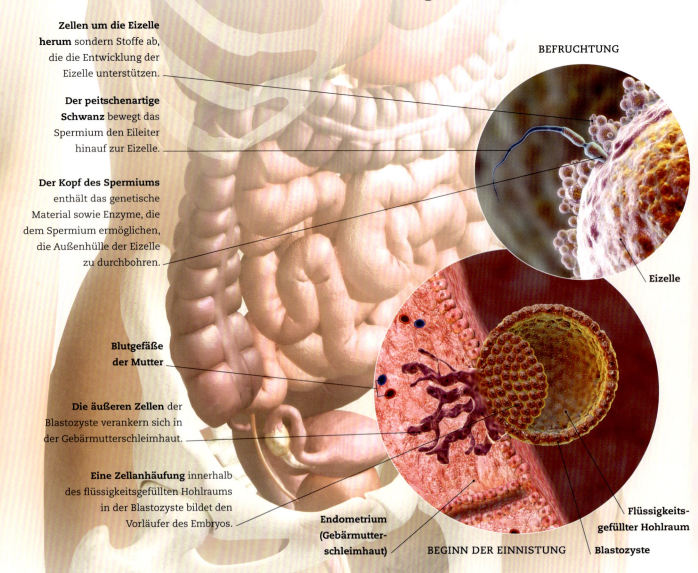

Zellen um die Eizelle herum sondern Stoffe ab, die die Entwicklung der Eizelle unterstützen.

Der peitschenartige Schwanz bewegt das Spermium den Eileiter hinauf zur Eizelle.

Der Kopf des Spermiums enthält das genetische Material sowie Enzyme, die dem Spermium ermöglichen, die Außenhülle der Eizelle zu durchbohren.

Blutgefäße der Mutter

Die äußeren Zellen der Blastozyste verankern sich in der Gebärmutterschleimhaut.

Eine Zellanhäufung innerhalb des flüssigkeitsgefüllten Hohlraums in der Blastozyste bildet den Vorläufer des Embryos.

BEFRUCHTUNG

Eizelle

Endometrium (Gebärmutterschleimhaut)

BEGINN DER EINNISTUNG

Flüssigkeitsgefüllter Hohlraum

Blastozyste

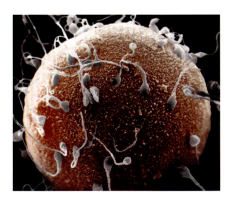

15. Tag

WAS IN IHREM KÖRPER GESCHIEHT

Hier sehen Sie die von Sperma umgebene Eizelle. Obwohl nur ein Spermium die Eizelle befruchten wird, sind vermutlich mehrere Hundert erforderlich, um die Schutzhülle der Eizelle aufzubrechen und die Befruchtung zu ermöglichen.

Die freigesetzte Eizelle ist nur 24 Stunden lebensfähig – im besten Fall trifft sie in dieser Zeit auf Sperma und wird befruchtet.

Der Eisprung hat stattgefunden, und die unbefruchtete Eizelle beginnt ihre Reise. Sobald sie aus dem Eierstock entlassen ist, wird sie in den Eileiter befördert. Auf dem Weg in die Gebärmutter verbleibt sie eine Weile an der weitesten Stelle des Eileiters und wartet auf die Befruchtung.

Die Chance, dass ein einzelnes Spermium den Ort der Befruchtung erreicht, beträgt etwa eins zu einer Million. Etwa 300 Spermien erreichen den Eileiter, aber nur eines wird die Eizelle befruchten. Sobald das Spermium eingedrungen ist, löst es eine Reaktion aus, die die Außenhülle undurchdringlich macht. Spermium und Eizelle enthalten jeweils 23 Chromosomen, also das halbe genetische Material. Die Eizelle trägt immer ein X-Chromosom, das Spermium entweder ein X- oder ein Y-Chromosom; es bestimmt so das Geschlecht des Babys. Die Chromosomen von Spermium und Eizelle verbinden sich und bilden die »Zygote«, die Befruchtung ist abgeschlossen.

Einige Hundert Spermien überleben die Reise und treffen im Eileiter auf die Eizelle, aber nur ein Spermium befruchtet sie.

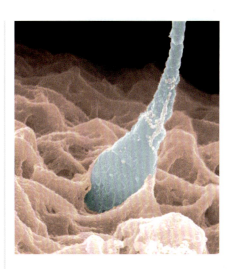

IM BLICKPUNKT: VÄTER

Fit, aber nicht fruchtbar?

Wenn Sie Vater werden wollen, gibt es viele Gründe, warum Sie in Form sein sollten, nicht zuletzt, um Ihre Partnerin in ihrer Vorbereitung auf die Schwangerschaft zu unterstützen. Doch nicht nur als Bewegungsmuffel stehen Sie Ihrem Kinderwunsch im Weg, auch übertriebener Sport ist nicht förderlich. Forscher untersuchen eine Gruppe sportlicher junger Männer, die zwei Wochen lang viermal wöchentlich intensiv trainiert hatten. Es zeigte sich, dass ihr Samen weniger Sperma und eine geringere Menge der für die Zeugung wichtigen Hormone enthielt. Diese hormonellen Veränderungen traten nur vorübergehend auf und normalisierten sich innerhalb weniger Tage nach Wiederaufnahme ihres normalen Aktivitätsniveaus. Es wird allerdings vermutet, dass die Normalisierung bei älteren Männern oder Männern mit geringer Spermiendichte und/oder niedrigem Hormonniveau langsamer erfolgt. Am besten ist also gemäßigter Sport.

TATSACHE IST ...

Die für die Spermabildung verantwortlichen Hormone werden alle 60–90 Minuten ausgeschüttet. Daher produziert ein Mann ständig Spermienzellen.

Theoretisch heißt das, dass ein Mann immer fruchtbar ist. Es dauert allerdings 72 Tage, bis das Sperma voll ausgebildet ist. Ein ungesunder Lebensstil in dieser Zeit wirkt sich auf die Qualität aus. Bei Kinderwunsch sollte der Partner also drei Monate zuvor eine gesunde Lebensweise aufnehmen, um gutes Sperma zu bilden.

Die dritte Woche

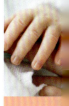

Gene und Vererbung

Die Gene, die die Eltern an ihre Kinder weitergeben, bestimmen zumindest zum Teil deren körperliche und geistige Eigenschaften. Manchmal wird ein anomales Gen weitergegeben, was zu einer Erbkrankheit führt.

WIE GENE VERERBT WERDEN

Über die Generationen

In jeder Generation werden die Gene neu gemischt. Ein Baby bekommt zur einen Hälfte die Gene seines Vaters, zur anderen die der Mutter. Die Eltern wiederum haben je die Hälfte ihrer Gene von jedem Elternteil geerbt. Ein Viertel der Gene jedes Menschen stammt also von den Großeltern. Wie geschieht das? Statt der vollen Chromosomenzahl (46) enthält jede Eizelle und jedes Spermium nur die Hälfte (23). Wenn sie bei der Zeugung aufeinandertreffen, vereinigen sie sich und bilden einen vollständigen Chromosomensatz, der nun das genetische Muster für das neue Individuum bildet. Eines der 23 Chromosomenpaare bestimmt das Geschlecht. Jede Eizelle trägt ein X-Chromosom und jedes Spermium entweder ein X- oder ein Y-Chromosom. Wenn sich zwei X-Chromosomen vereinigen, wird das Baby ein Mädchen; verbinden sich ein X- und ein Y-Chromosom, wird es ein Junge (s. rechts).

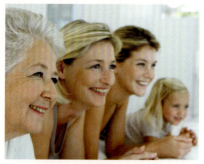

Das genetische Erbe bedeutet, dass aufeinanderfolgende Generationen bestimmte Merkmale gemeinsam haben.

Was sind Gene?

Gene liegen auf stabförmigen Gebilden, den Chromosomen, die im Zellkern jeder Körperzelle vorkommen. Jedes Gen besetzt eine bestimmte Position auf einem Chromosom. Gene liefern die Informationen zur Bildung von Protein, und Proteine (Eiweiße) bestimmen die Struktur und Funktion jeder einzelnen Zelle im Körper – daher sind Gene für alle vererbten Eigenschaften verantwortlich. Der vollständige genetische Bauplan für jeden Menschen, das menschliche Genom, liegt in den 23 Chromosomenpaaren und besteht aus rund 20 000–25 000 Genen.

Wie die Vererbung funktioniert

Bei der Zeugung erhält der Embryo 23 Chromosomen aus der mütterlichen Eizelle und 23 Chromosomen aus dem väterlichen Spermium. Diese vereinigen sich zu den vollständigen 46 Chromosomen. Die Paare 1 bis 22 sind identisch oder beinahe identisch; das 23. Paar besteht aus den Geschlechtschromosomen, entweder X oder Y. Jede Eizelle und jedes Spermium enthält eine andere Genkombination. Denn wenn Eizellen und Spermienzellen sich bilden, verbinden sich Chromosomen und tauschen zufällig Gene untereinander aus, bevor sich die Zelle teilt. Mit Ausnahme von eineiigen Zwillingen (s. S. 51) hat jeder Mensch einzigartige Merkmale.

Wie das Geschlecht festgelegt wird

Von den 23 Chromosomenpaaren bestimmt eines das Geschlecht. Besteht dieses Paar aus zwei (weiblichen) X-Chromosomen, wird das Baby ein Mädchen, bei einem X- und einem (männ-

---

Großmutter mütterlicherseits | Großvater mütterlicherseits | Großmutter väterlicherseits | Großvater väterlicherseits

Mutter | Vater

Gemeinsame Gene mit der Großmutter mütterlicherseits
Gemeinsame Gene mit dem Großvater mütterlicherseits
Gemeinsame Gene mit dem Großvater väterlicherseits
Gemeinsame Gene mit der Großmutter väterlicherseits

Kind

lichen) Y-Chromosom wird es ein Junge. Eine Eizelle enthält immer ein X-Chromosom, während ein Spermium ein X- oder ein Y-Chromosom enthalten kann. Ob das Baby ein Junge oder ein Mädchen ist, wird daher durch den Vater bestimmt. Befruchtet ein Spermium mit einem X-Chromosom die Eizelle, wird es ein Mädchen, bei einem Y-Chromosom ein Junge. Bei Männern sind die X- und die Y-Chromosomen aktiv. Bei Frauen wird eines der beiden X-Chromosomen in der frühen Embryonalentwicklung deaktiviert, um »doppelte Befehle« zu vermeiden. Das kann das X-Chromosom von der Mutter oder dem Vater sein.

Genvariationen Jedes Gen innerhalb einer Zelle existiert in zwei Versionen, je eine von jedem Elternteil vererbt. Oft sind diese Gene identisch. Manche Genpaare kommen jedoch in leicht unterschiedlichen Versionen vor (Allele). Es kann zwei bis mehrere Hundert Allele eines Gens geben, auch wenn jeder Mensch nur zwei besitzt. Diese Variationsbreite führt zur Verschiedenheit der Individuen, z. B. bei der Augenfarbe. Ein Allel kann dominant sein und das andere, rezessive, überlagern (s. rechts).

Genetische Störungen

Manchmal ist ein Gen fehlerhaft. Genetische Störungen treten auf, wenn ein anomales Gen vererbt wird oder wenn sich ein Gen verändert (mutiert). Solche Erbkrankheiten folgen einem dominanten oder rezessiven Vererbungsmuster (s. rechts). Genstörungen können auch über das X-Chromosom vererbt werden. Solche geschlechtsgebundenen Störungen sind meist rezessiv, d. h., eine Frau kann das fehlerhafte Gen besitzen, ohne zu erkranken, weil sie ein weiteres, gesundes X-Chromosom besitzt, das dieses kompensiert. Erhält ein Junge ein fehlerhaftes X-Chromosom, erkrankt er. Ein Mädchen ist wie ihre Mutter eine gesunde Trägerin. Ein erkrankter Mann kann das fehlerhafte Gen nur an seine Töchter weitergeben.

VERERBUNGSMUSTER

Dominante und rezessive Gene

Gene sind paarweise angeordnet. Ein Gen kann dominant sein und das rezessive überlagern. Ein rezessives Gen kommt nur zum Tragen, wenn beide Gene rezessiv sind. Ein Beispiel ist die Augenfarbe. Es gibt allerdings noch mehr Gene für die Augenfarbe als hier angeführt.

Legende
 Rezessive Gene für blaue Augen
 Dominante Gene für braune Augen

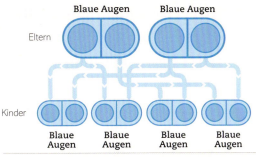

Zwei Paare rezessive Gene Wenn beide Eltern blaue Augen haben, wie hier gezeigt, besitzen beide ein Paar rezessive Gene für blaue Augenfarbe. Alle ihre Kinder werden daher blaue Augen haben, weil kein dominantes Gen vorhanden ist, das das rezessive Gen überdeckt.

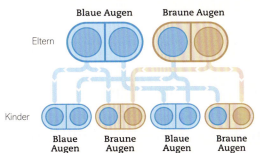

Rezessive und gemischte Gene In diesem Beispiel erbt jedes Kind mindestens ein rezessives Gen für blaue Augen von den Eltern. Abhängig davon, ob das andere Gen dominant oder rezessiv ist, hat der Nachwuchs des Paares eine Chance von 1 : 2, blaue bzw. braune Augen zu erben.

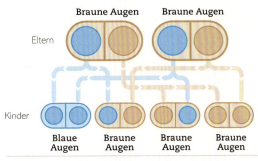

Zwei Paare gemischte Gene Hier besitzt jedes Kind eine Chance von 1 : 4, zwei rezessive Gene zu erben und blaue Augen zu bekommen, und eine Chance von 3 : 4, ein dominantes Gen für braune Augen zu erben. Der braunäugige Nachwuchs besitzt entweder ein Paar dominante Gene oder gemischte Gene.

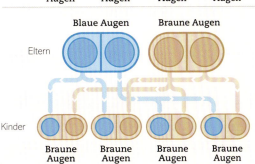

Rezessive und dominante Gene In diesem Beispiel bekommen alle Kinder braune Augen, weil jedes Kind ein rezessives Gen von einem Elternteil und ein dominantes Gen vom anderen Elternteil erbt. Das dominante Gen überlagert jedes Mal das rezessive Gen.

16. Tag

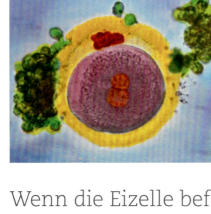

WAS IN IHREM KÖRPER GESCHIEHT

24 Stunden nach der Befruchtung ist die Eizelle, hier dunkelviolett dargestellt, von einer dicken undurchdringlichen Schutzhülle (gelb) umgeben. Die beiden roten Bereiche, die Zellkerne, enthalten das genetische Material der Mutter und des Vaters, das verschmilzt.

Wenn die Eizelle befruchtet worden ist, beenden die hormonellen Veränderungen den normalen Menstruationszyklus.

In diesem Stadium nach der Befruchtung der Eizelle signalisiert der sich entwickelnde Embryo seine Existenz an die Hirnanhangsdrüse und unterbricht den Menstruationszyklus, indem er ein neues Hormon produziert, das humane Choriongonadotropin (HCG). Dieses Hormon hebt den normalen Monatszyklus auf und erhält den für die Schwangerschaft wichtigen hohen Progesteronspiegel. Das Hormon Progesteron (s. S. 38) ist unverzichtbar für das Überleben des Embryos in der Gebärmutter und damit für das Wohlbefinden und die Entwicklung des Babys vor der Geburt. Ab der vierten oder fünften Woche bildet der Embryo alle Hormone, die er zur Lebenserhaltung benötigt. Natürlich bietet die Mutter Nahrung und »Unterkunft«, doch schon in den allerersten Wochen der Schwangerschaft verhält sich der Embryo wie ein unabhängiges Wesen, zumindest was seine Hormone und Gene betrifft.

FRAGEN SIE EINEN ARZT

Ich habe Ovulationstests gemacht, aber alle waren negativ. Bedeutet das, dass ich diesen Monat keinen Eisprung hatte? Auch ohne positiven Test können Sie einen Eisprung gehabt haben. Manchmal verpasst man den LH-Anstieg zufällig. Das ist eher der Fall, wenn Sie den Test nicht jeden Tag zur gleichen Zeit durchführen oder sehr viel trinken.

Zudem sind Tests nicht perfekt und können auch einmal fälschlicherweise negativ sein. Spürten Sie andere Symptome des Eisprungs, wie Schmerzen, Veränderungen des Zervikalschleims (s. S. 43), haben Sie wahrscheinlich einen Eisprung gehabt. War der Test allerdings mehrere Monate negativ, findet vermutlich kein regelmäßiger Eisprung statt. In diesem Fall ist ärztliche Beratung sinnvoll.

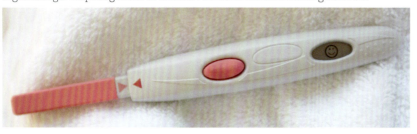

ERKRANKUNGEN

Generell gilt, dass Erkältungen, Grippe und andere übliche Infektionen sich nicht auf die Fruchtbarkeit oder das Ungeborene auswirken. Manche Infektionen können jedoch ernste Konsequenzen haben:

■ **Gürtelrose und Windpocken** (beide durch dasselbe Virus verursacht): Vermeiden Sie den Kontakt mit Erkrankten, wenn Sie noch keine Windpocken hatten.
■ **Eine Lebensmittelvergiftung** kann gefährlich sein. Bestimmte Bakterien in manchen Lebensmitteln können Brucellose und Listeriose verursachen (s. S. 114).
■ **Toxoplasmose** kann durch Katzenkot übertragen werden (s. S. 101).

TATSACHE IST …

Zu viel Testosteron beeinträchtigt die Fruchtbarkeit der Frau.

Kleine Mengen Testosteron werden von der Nebennierendrüse und den Eierstöcken abgegeben und unterstützen die Fruchtbarkeit. Zu viel davon beeinflusst jedoch den Monatszyklus und führt zu Unfruchtbarkeit.

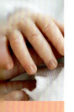

17. Tag

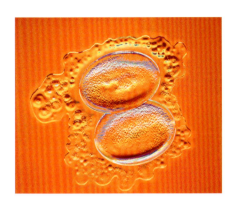

WAS IN IHREM KÖRPER GESCHIEHT

Die beiden Zellkerne vereinigen ihr genetisches Material und bilden eine Zelle mit dem vollständigen Satz von 46 Chromosomen, je 23 von Mutter und Vater. Nun kann die Zellteilung beginnen. Hier ist die erste Teilung zu sehen, die einen zweizelligen Körper bildet.

Während die befruchtete Eizelle auf dem Weg zur Einnistung in der Gebärmutter ist, passieren lebensnotwendige Zellteilungen.

Die Chromosomen aus Spermium und Eizelle haben sich vor 24 Stunden vereinigt. Die daraus entstandene Zygote benötigt etwa 30 Stunden, um ihre erste Zellteilung zu vollenden. Die Zygote, mit nur 0,1 mm Durchmesser, teilt sich weiter in 16 Zellen, die einen kompakten Zellhaufen bilden. Dabei ist diese Zellkugel kaum größer als die ursprüngliche Zygote. Diese 16-zellige Kugel wird »Morula« genannt. Sie wandert zur Gebärmutter, wo sie drei oder vier Tage nach der Befruchtung ankommt. Jede Zelle innerhalb der Morula ist »totipotent«, d.h., sie kann noch jeden beliebigen Zelltyp bilden. Von jetzt an verlieren die Zellen diese Fähigkeit und spezialisieren sich.

IM BLICKPUNKT: IN-VITRO-FERTILISATION (IVF)

Von der Eizelle zum Embryo

Die Eiabnahme (s. rechts) wird nach dem ersten Stadium der IVF (s. S. 37) terminiert. Nicht alle stimulierten Follikel enthalten Eizellen. Zwei Tage nach der Eiabnahme bekommen Sie Progesteron zur Verdickung der Gebärmutterschleimhaut. Zwei bis fünf Tage nach der Befruchtung werden die aussichtsreichsten Embryonen eingepflanzt. Etwa zwei Wochen später zeigt ein Schwangerschaftstest, ob sich Embryonen eingenistet haben. Ziel ist, eine Schwangerschaft zu erreichen und die Risiken einer Mehrlingsschwangerschaft zu mindern. Übrige Embryonen von guter Qualität können für spätere Behandlungszyklen tiefgefroren werden. Forschungen zufolge führen tiefgefrorene Embryonen ähnlich oft zur Schwangerschaft wie frische, weil die besten ausgewählt werden, die das Einfrieren und Auftauen gut überstehen. Die Erfolgsaussichten einer IVF hängen stark vom Alter der Frau ab; die Erfolgsrate pro Behandlungszyklus liegt bei 20–40 Prozent.

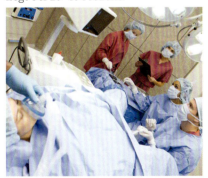

FRAGEN SIE EINEN ARZT

Ich habe Ovulationstests durchgeführt und einen Eisprung gehabt. Sollten wir weiterhin Sex haben, um eine Empfängnis sicherzustellen? Da Sie nicht sicher sein können, dass Sie bereits schwanger geworden sind, ist weiterer Sex ratsam. Selbst wenn Sie den Eisprung durch die Aufzeichnung der Körpertemperatur, die Beobachtung des Zervikalschleims oder einen Ovulationstest (s. S 43) festgestellt haben, wissen Sie nicht genau, wann er stattgefunden hat. Der genaue Zeitpunkt des Eisprungs ist nicht bestimmbar.

Das Fruchtbarkeitsfenster umfasst einige Tage, daher ist es empfehlenswert, noch mindestens zwei Tage nach der wohl fruchtbarsten Phase Sex zu haben. Sex festigt Ihre Bindung und gibt Ihrer Liebe besser als andere Arten der Kommunikation Ausdruck. Seien Sie auch dann intim, wenn es nicht darum geht, ein Kind zu zeugen.

Denken Sie daran, dass eine Abstinenz gewöhnlich nicht den erhofften Effekt hat, dass das Sperma »angespart« wird und sich in Menge und Qualität verbessert. Es kann sogar das Gegenteil eintreten (s. S. 48).

Die dritte Woche

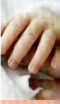

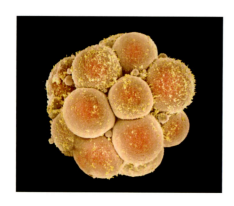

18. Tag

WAS IN IHREM KÖRPER GESCHIEHT

Der hier abgebildete Embryo hat sich von der Zygote zu einer Morula mit 16 Zellen weiterentwickelt. Er befindet sich im Teilungsprozess zu einer Zellkugel, der Blastozyste, die sich dann in der Gebärmutterschleimhaut einnistet.

Große Veränderungen finden nun täglich in der Gebärmutter statt. In 72 Stunden wird sich die befruchtete Eizelle einnisten.

Etwa vier Tage nach der Befruchtung sammelt sich Flüssigkeit in der Morula (s. S. 57). So entsteht eine Außenhülle, eine Zellverdickung, die die innere Zellmasse einschließt. Aus der inneren Lage wird der Embryo, aus der äußeren die Plazenta (s. S. 76). Das gesamte Gebilde besteht nun aus etwa 58 Zellen und wird als »Blastozyste« bezeichnet. Die Blastozyste bleibt mehrere Tage in der Gebärmutterhöhle, bevor sie sich einnistet. Die Morula besaß auf ihrer Wanderung eine undurchdringliche Außenhülle. Diese bildet sich zurück, wenn sich die Blastozyste auf die Implantation vorbereitet.

> **FRAGEN SIE** EINE MUTTER
>
> **Warum interessieren sich die Leute so dafür, ob ich schwanger bin oder nicht?** Bei mir nahmen die Leute, nachdem ich erzählt hatte, dass ich mir ein Kind wünsche, übertriebenen Anteil an dieser Sache. Das war lästig, vor allem in der Woche, in der ich auf das »Ergebnis« wartete. Sagen Sie am besten, dass Sie es mitteilen werden, sobald es so weit ist. Falls man nicht gleich schwanger wird, sind Bekannte oft zurückhaltender, wenn man ihnen sagt, dass es noch nicht klappen will.

IM BLICKPUNKT: GESUNDHEIT

Alternative Fruchtbarkeitsbehandlungen

Manche alternativen Therapien sollen die Chancen auf eine Empfängnis erhöhen. Sagen Sie dem Behandelnden, dass Sie schwanger sein könnten.

■ **Reflexzonenmassage** funktioniert durch die Behandlung spezieller Punkte an den Füßen, wodurch der Energiefluss zu bestimmten Körperbereichen verbessert werden soll. Zwar gibt es viele Berichte, wie eine Reflexzonenmassage die Empfängnis unterstützt, doch keine wissenschaftlichen Nachweise. Sie kann aber auf jeden Fall Stress abbauen, was bei Paaren, die Probleme mit dem Schwangerwerden haben, ein wichtiger Faktor sein kann.

■ **Akupunktur** (s. rechts) Hierbei geht man davon aus, dass Probleme wie Unfruchtbarkeit durch Blockaden im Energiefluss des Körpers, dem »Chi«, verursacht werden. Das Einstechen sehr feiner Nadeln in die Energiepunkte, die mit den Fortpflanzungsorganen in Verbindung stehen, soll den Fluss anregen. Jüngere Forschungsergebnisse sind uneindeutig – manche Studien legen eine positive Wirkung nahe, andere

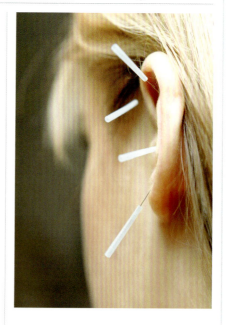

nicht. Lassen Sie die Akupunktur durchführen, wenn es Sie während der Fruchtbarkeitsbehandlung entspannt, da es keinesfalls schadet. Unklar ist auch, ob Akupunktur die Fruchtbarkeit steigert, wenn keine Fruchtbarkeitsbehandlung durchgeführt wird. Man vermutet, dass sie die männliche Fruchtbarkeit durch den Abbau von Stress erhöht.

19. Tag

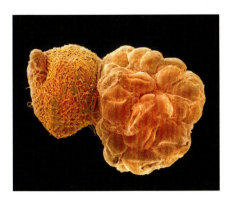

WAS IN IHREM KÖRPER GESCHIEHT

Hier sehen Sie einen Embryo im Blastozystenstadium. Er schlüpft aus der Schale, die ursprünglich die unbefruchtete Eizelle umgeben hat. In diesem Stadium ist die Blastozyste in der Gebärmutter angekommen und bereitet sich auf die Einnistung vor.

Nun müssen Sie abwarten; überlegen Sie solange, was wäre, wenn sich nun zwei befruchtete Eizellen einnisten würden!

Sind Sie schwanger geworden, und könnten Sie Zwillinge bekommen? Es gibt zweieiige und eineiige Zwillinge, die auf verschiedene Weise entstehen (s. S. 51).

Zweieiige Zwillinge entwickeln sich, wenn zwei getrennte Eizellen von zwei Spermien befruchtet werden. Sie können auch nach einer IVF (s. S. 57) vorkommen, wenn zwei Embryonen in die Gebärmutter eingebracht werden.

Eineiige Zwillinge entstehen, wenn eine einzelne Eizelle von einem Spermium befruchtet wird und sich in zwei Embryonen teilt. Dies kann bis zu neun Tage nach der Befruchtung erfolgen. Der Zeitpunkt der Teilung ist ausschlaggebend dafür, ob sich ein oder zwei Plazentas und Fruchtblasen bilden. Teilt sich die Zygote (s. S. 57) in den ersten drei Tagen, entwickeln sich zwei eigenständige Plazentas und Fruchtblasen. Erfolgt die Teilung im Blastozystenstadium (s. rechts) vier bis neun Tage nach der Befruchtung, bekommen die Föten gemeinsam eine Plazenta und eine Fruchtblase.

Zweieiige Zwillinge aus zwei befruchteten Eizellen kommen familiär gehäuft vor. Oft sagt man, dass Zwillinge eine Generation überspringen, was nicht ganz richtig ist. Vielmehr liegen Ihre Chancen, Zwillinge zu bekommen, etwas höher, wenn Sie eine enge Verwandte mit Zwillingen haben.

Die Familiengeschichte ist bei zweieiigen Zwillingen vor allem von Bedeutung, wenn die Zwillinge mütterlicherseits vorkommen. Das leuchtet ein, denn diese Zwillingsentstehung hängt davon ab, dass die Mutter zwei Eizellen in einem Zyklus freisetzt (s. S. 49), was erblich sein kann. Die Gründe sind nicht ganz klar. Auch eine familiäre Neigung väterlicherseits kann bedeutsam sein. Möglicherweise tragen die Männer dieser Familie ebenfalls ein Gen, das dazu führt, dass die Töchter bei der Ovulation mehr als eine Eizelle freisetzen.

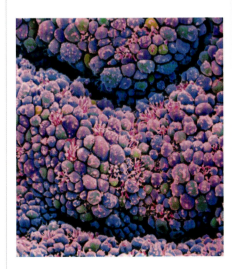

Die Gebärmutterschleimhaut wird bei einer erfolgten Befruchtung »sekretorisch«, um einen Embryo zu ernähren.

DER VERLORENE ZWILLING

Zwillingszeugungen sind möglicherweise häufiger, als man meint. Ohne es zu wissen, erleben manche Frauen in der Frühschwangerschaft die Fehlgeburt eines Zwillings. Manchmal treten Symptome einer Fehlgeburt auf, aber die Schwangerschaft schreitet dennoch termingerecht voran, und es wird ein gesundes Baby geboren.

Niemand weiß, wie oft das geschieht oder warum. Während etwa jede 60.–75. Geburt eine Zwillingsgeburt ist, zeigen Ultraschallaufnahmen in der Frühschwangerschaft, dass bei der Zeugung die Zahl höher ist. Manche Fachleute meinen, dass 15 Prozent aller Geburten als Zwillingsschwangerschaft beginnen. Durch den Verlust könnte die Natur einfach Fehler und Mängel beheben.

TATSACHE IST …

Die Chancen für eineiige Zwillinge: **etwa 3,5 zu 1000.**

Nach einer Fruchtbarkeitsbehandlung können die Chancen für eine Zwillingsgeburt bis auf 1 zu 38 steigen.

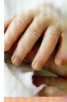

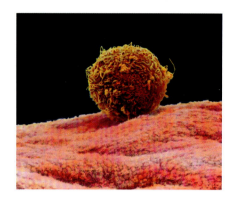

20. Tag

WAS IN IHREM KÖRPER GESCHIEHT

Die Blastozyste bereitet sich auf die Einnistung in der Gebärmutterschleimhaut, dem Endometrium, vor. Sobald sie voll implantiert ist, um den siebten Tag nach der Befruchtung, besteht die Schwangerschaft endgültig.

In Ihren Fortpflanzungsorganen vollziehen sich Prozesse, die es dem Körper ermöglichen, die Schwangerschaft fortzuführen.

Wenn Sie schwanger sind, bereitet sich die Zellkugel, die Blastozyste, die allmählich zum Embryo wird, auf die Einnistung in die Gebärmutterschleimhaut vor, und die Plazenta beginnt sich zu entwickeln.

Zuvor muss jedoch eine weitere wichtige Veränderung erfolgen. Nach dem Eisprung wird der leere Eifollikel zum sog. Gelbkörper (Corpus luteum). Dieser kleine, mit Flüssigkeit gefüllte Sack bildet nun Blutgefäße und beginnt mit der Produktion des Hormons Progesteron. Das ist erforderlich, damit Schleim gebildet wird, in dem die befruchtete Eizelle überleben kann. Dadurch wird auch die Gebärmutterschleimhaut aufgebaut, in der sich die Blastozyste bald einnisten wird (s. gegenüber).

Der Gelbkörper produziert auch etwas Östrogen. Etwa in der achten bis zwölften Schwangerschaftswoche übernimmt die Plazenta die Bildung von Progesteron; der Gelbkörper spielt aber auch weiterhin eine kleine Rolle bei der Hormonproduktion, bis etwa zum sechsten Monat. Anschließend bildet er sich zurück.

DAS WUNDER DER EMPFÄNGNIS

Wenn Sie die vielfältigen Vorgänge betrachten, die alle nahtlos ineinandergreifen müssen, damit ein Baby gezeugt werden kann, erscheint es unglaublich, dass überhaupt jemand schwanger wird. Um schwanger zu werden, muss Folgendes geschehen:

- **Der Hormonhaushalt** muss stimmen, damit sich eine Eizelle entwickelt.
- **Der Eisprung muss stattfinden:** Wird keine Eizelle freigesetzt, besteht keine Möglichkeit einer Befruchtung.
- **Sie müssen zum richtigen Zeitpunkt im Menstruationszyklus Sex haben.** Sperma ist in einem gesunden Zervikalschleim etwa drei Tage lang lebensfähig. Stimmt das Timing aber nicht, werden sich Eizelle und Sperma kaum treffen. Manchmal sind es nur zwei oder drei Tage im Monat, in denen eine Empfängnis möglich ist.
- **Ihr Partner muss viel hochwertiges, gesundes Sperma bilden,** das den Zervikalschleim durchdringen kann, um zur Eizelle zu gelangen.
- **Wurde die Eizelle befruchtet,** muss sich die Blastozyste in der Gebärmutterschleimhaut implantieren.
- **Die richtige Menge des Hormons Progesteron muss vom Gelbkörper gebildet werden,** um die Schwangerschaft aufrechtzuerhalten.

FRAGEN SIE EINEN ARZT

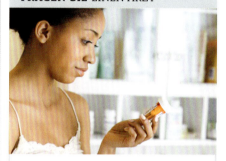

Sollte ich, falls ich schwanger geworden bin, meine Medikamente absetzen? Viele Medikamente sind in der Schwangerschaft unbedenklich, aber nicht alle, bei anderen ist die Sicherheit nicht nachgewiesen. Zur letzten Gruppe zählen viele Antihistaminika gegen Allergien, rezeptfreie Schlafmittel und viele Schmerzmittel.

Haben Sie versehentlich ein rezeptfreies Medikament genommen, von dem in der Schwangerschaft abzuraten ist, werden Sie wahrscheinlich mit dieser einzelnen Dosis keinen Schaden angerichtet haben. Wenden Sie sich im Zweifelsfall aber an den Arzt.

Wenn Sie weiterhin ein Medikament nehmen müssen, lassen Sie sich in jedem Fall vom Arzt beraten.

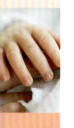

21. Tag

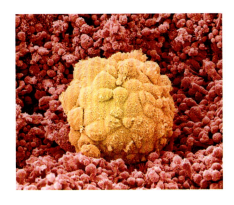

WAS IN IHREM KÖRPER GESCHIEHT

Die Blastozyste hat sich fest in der Gebärmutterschleimhaut verankert. Sobald das geschehen ist, beginnt die Entwicklung der Plazenta. Dieses Organ versorgt den wachsenden Embryo mit Sauerstoff und Nährstoffen.

Vor einer Woche wurde die Eizelle befruchtet. Sie nistet sich in Ihrer Gebärmutter ein, wo sie sich zu einem Embryo entwickelt.

Etwa sieben Tage nach der Befruchtung implantiert sich die Blastozyste in der Gebärmutterschleimhaut. Die äußere Zellschicht heftet sich an der Gebärmutterschleimhaut an. Die Schleimhaut hat sich verändert und ist »klebriger« geworden, um dieses Andocken zu unterstützen. Die Blastozyste dringt mit ihren eigenen Zellen in die Gebärmutterschleimhaut ein.

Aus der äußeren Zellschicht (Trophoblast) werden nun zwei Schichten. Die äußere Schicht bildet einen schützenden Kokon und gibt Hormone ab. Diese Hormone signalisieren dem Körper, dass Sie schwanger sind, und stimulieren die Gebärmutter, die Schwangerschaft aufrechtzuerhalten, statt die Schleimhaut wie üblich bei der Periode abzustoßen.

Aus der inneren Zellschicht werden später die Plazenta und die Fruchtblase, die den Embryo umgibt. Die Zellkugel innerhalb der Blastozyste wird den Embryo bilden.

STRECKEN UND ENTSPANNEN

Entspannen Sie sich, bevor Sie einen Schwangerschaftstest machen. Mit diesen einfachen Dehnübungen kommen Sie in Form. Wenn Ihnen diese Übungen zur Gewohnheit werden, bereiten Sie Ihren Körper auf die steigenden Anforderungen bei einer bestehenden Schwangerschaft vor. Wärmen Sie sich immer gut auf, um Muskelzerrungen zu vermeiden.

Um den Rücken zu strecken, gehen Sie auf alle Viere, und senken Sie das Gesäß auf die Füße, während Sie die Arme auf dem Boden nach vorne schieben. Senken Sie die Stirn so weit wie möglich, wobei Nacken und Rücken eine Linie bilden. Strecken Sie die Arme möglichst weit aus. Atmen Sie langsam ein, und entspannen Sie beim Ausatmen Rücken und Arme. Atmen Sie zehnmal ein und aus.

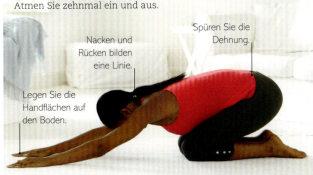

Nacken und Rücken bilden eine Linie.

Spüren Sie die Dehnung.

Legen Sie die Handflächen auf den Boden.

Um die Beine zu dehnen, setzen Sie sich auf den Boden und strecken das linke Bein nach vorne aus. Berühren Sie mit der linken Hand einige Sekunden den linken Fuß. Es macht nichts, wenn Sie den großen Zeh nicht fassen können. Atmen Sie zu Beginn ein und beim Strecken aus. Mit dem rechten Fuß wiederholen.

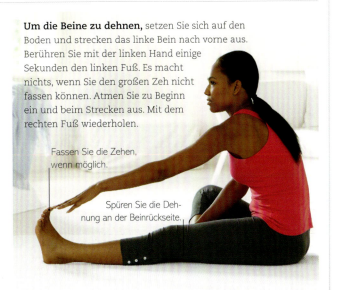

Fassen Sie die Zehen, wenn möglich.

Spüren Sie die Dehnung an der Beinrückseite.

Die dritte Woche

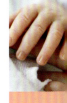

Die vierte Woche

IN DIESER WOCHE IST IHRE GEDULD GEFRAGT – BEIM WARTEN, GESPANNT-SEIN UND HOFFEN.

Der künftige Embryo, nun sicher in der Gebärmutterschleimhaut verankert, beginnt seine Entwicklung. Sie könnten zwar schon in dieser Woche einen Schwangerschaftstest machen, sind dann aber vielleicht enttäuscht oder unsicher, weil ein definitives Ergebnis noch unwahrscheinlich ist. Es ist aufreibend, wenn man sich ständig fragt, ob wohl die Periode einsetzt und alle Hoffnungen zunichtemacht. Sprechen Sie mit Ihrem Partner – auch er wird gespannt sein.

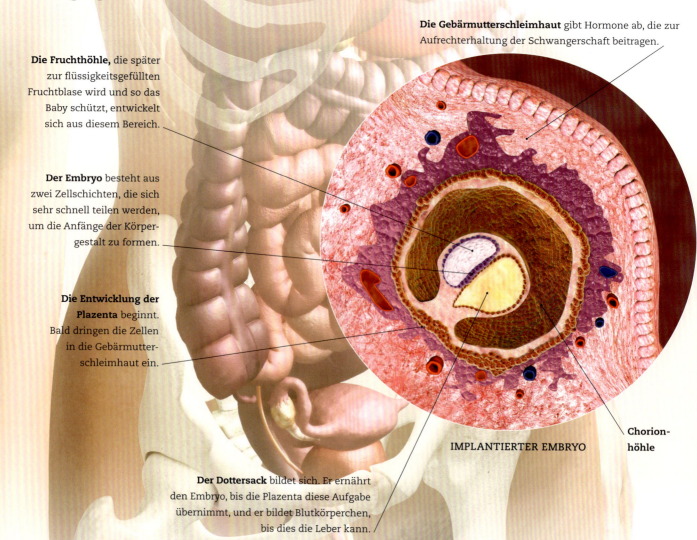

Die Gebärmutterschleimhaut gibt Hormone ab, die zur Aufrechterhaltung der Schwangerschaft beitragen.

Die Fruchthöhle, die später zur flüssigkeitsgefüllten Fruchtblase wird und so das Baby schützt, entwickelt sich aus diesem Bereich.

Der Embryo besteht aus zwei Zellschichten, die sich sehr schnell teilen werden, um die Anfänge der Körpergestalt zu formen.

Die Entwicklung der Plazenta beginnt. Bald dringen die Zellen in die Gebärmutterschleimhaut ein.

Der Dottersack bildet sich. Er ernährt den Embryo, bis die Plazenta diese Aufgabe übernimmt, und er bildet Blutkörperchen, bis dies die Leber kann.

IMPLANTIERTER EMBRYO

Chorionhöhle

22. Tag

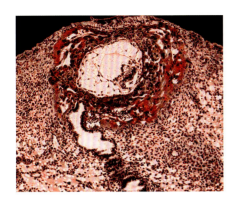

IHR BABY HEUTE
Dieser Querschnitt zeigt die in der Gebärmutter eingenistete Zellkugel in diesem frühen Stadium. In der Mitte sieht man Flüssigkeit sowie zwei Bereiche aus weißen Zellen, die durch einen dunkleren Streifen getrennt sind – daraus entsteht der Embryo.

Schwangerschaftshormone werden gebildet. Sie sind aber schwer nachzuweisen, daher warten Sie mit einem Test besser noch ab.

Vielleicht möchten Sie einen Schwangerschaftstest machen, wenn Sie in die vierte Zykluswoche kommen. Die meisten Frauen verwenden rezeptfreie, einfach anzuwendende Schwangerschaftstests (s. S. 71), die den HCG-Spiegel im Urin bestimmen – dieses Hormon wird gebildet, sobald sich der Embryo in der Gebärmutterschleimhaut implantiert (s. S. 61).

Es gibt Schwangerschaftstests, die eine Schwangerschaft schon sechs Tage vor der fälligen Periode feststellen wollen. Doch so früh ist der HCG-Spiegel (s. oben) möglicherweise noch nicht hoch genug für ein positives Ergebnis, selbst wenn Sie schwanger sind.

FRAGEN SIE EINE HEBAMME

Ich mag gar keinen Schwangerschaftstest machen, denn mein Partner wird enttäuscht sein, wenn ich nicht schwanger bin. Beeinflusst das die Chancen einer Empfängnis?
Der Druck, schwanger zu werden, bedeutet Stress und kann sich auf den Hypothalamus (s. S. 38) auswirken – die Drüse im Gehirn, die den Menstruationszyklus steuert. So kann die intensive Anteilnahme des Partners nachteilig wirken.

Sagen Sie Ihrem Partner ehrlich, wie Sie sich fühlen. Erklären Sie ihm, dass Sie genauso wie er ein Baby haben wollen, sich aber unter Druck gesetzt fühlen und befürchten, dass dies die Sache erschwert. Wenn Sie sich allerdings nicht sicher sind, ob Sie ein Baby möchten, ist nun der Zeitpunkt, darüber zu sprechen. Eine Schwangerschaft verändert das Leben. Beide, Sie und Ihr Partner, müssen es wirklich wollen.

Haben Sie Spaß miteinander, und lassen Sie sich von dem Druck, schwanger zu werden, nicht die Freude am Sex und die Spontanität nehmen (s. S. 49).

IHR SCHWANGERSCHAFTSTAGEBUCH

Tagebuch zu führen wäre eine gute Abwechslung in dieser Phase, da Sie darauf warten, einen Schwangerschaftstest durchzuführen. Halten Sie neben den Daten zu Ihrer Periode und den Symptomen des Eisprungs auch Ihre Gefühle fest.

Führen Sie das Tagebuch in der Schwangerschaft weiter: Notieren Sie Ihre Empfindungen beim Anblick des positiven Symbols im Test – wie Sie die Nachricht Ihrem Partner mitgeteilt haben und wie er reagiert hat – wie Sie die ersten Kindsbewegungen verspürt haben – die besten und schwierigsten Aspekte des Schwangerseins. Vielleicht stellen Sie überrascht fest, wie gut es Ihnen tut, Dampf abzulassen über die Schwächen des Partners und die Eigenarten der Schwiegermutter!

Das Tagebuchschreiben liefert nicht nur einen einzigartigen Bericht über die Schwangerschaft, sondern kann auch für spätere Schwangerschaften hilfreich sein: Sie finden es vielleicht beruhigend, wenn Sie im Rückblick feststellen, dass Übelkeit und Erbrechen bald überstanden waren.

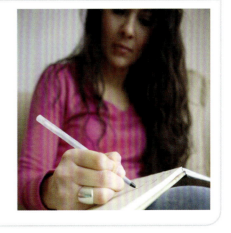

Die vierte Woche

23. Tag

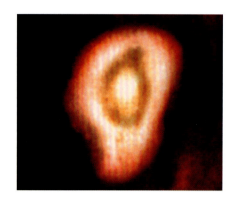

IHR BABY HEUTE

Auf diesem Computerbild sieht man, wie die Blastozyste in die Gebärmutterschleimhaut eingebettet ist. Die Zellen, aus denen sich der Embryo entwickelt, bilden hier den dunkleren Bereich.

Achten Sie auf eine gesunde Lebensweise, und kümmern Sie sich jetzt besonders um Ihr Wohlbefinden!

DIE FAKTEN

Kulturelle Ansichten

Das glaubt man in manchen Kulturen:

■ **Hindu-Väter** scheiteln das Haar auf dem Kopf ihrer Partnerin dreimal von vorne nach hinten, um die Entwicklung des Babys zu fördern.

■ **In manchen Ländern** wird dem Schutz des ungeborenen Babys große Bedeutung beigemessen. In Thailand färben sich manche Schwangere den Bauch, um böse Geister fernzuhalten. Man glaubt auch, dass Geschenke vor der Geburt böse Geister anziehen.

TATSACHE IST ...

Mindestens 30 Substanzen in Zigarettenrauch beeinträchtigen die Fruchtbarkeit.

Weil Rauchen die Zellerneuerung verlangsamt, kann es in den ersten Tagen und Wochen der Schwangerschaft am meisten Schaden anrichten. Rauchen verursacht Fruchtbarkeitsprobleme und senkt den Testosteronwert bei Männern.

Sobald Ihre Schwangerschaft bestätigt ist, etwa in der nächsten Woche, werden Sie wahrscheinlich mit Gesundheitstipps bombardiert. Essen Sie ausgewogen? Müssen Sie Ihren Salz-, Zucker- und Fast-Food-Konsum überprüfen? Haben Sie mit der Einnahme Ihrer Folsäure-Supplemente (s. S. 35) begonnen? Bewegen Sie sich genügend?

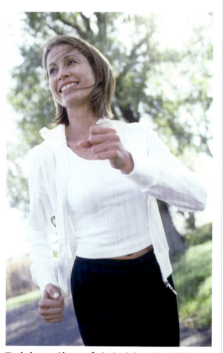

Trainieren Sie sanft, beispielsweise Walken oder Schwimmen – das sind ideale Sportarten vor, während und nach der Schwangerschaft.

Selbst wenn Sie noch nicht schwanger sind, lohnt es sich, diese Empfehlungen zu beherzigen und einige Veränderungen in der Lebensweise und der Ernährung vorzunehmen. Lesen Sie auf den Seiten 14ff. die aktuellen Empfehlungen nach. Machen Sie sich auch mit den frühen Schwangerschaftsanzeichen vertraut, damit Sie wissen, was »normal« ist.

Haben Sie eine Grunderkrankung, oder nehmen Sie Medikamente, beraten Sie sich mit dem Arzt.

IM BLICKPUNKT: GESUNDHEIT

Die Lebensweise

Wenn Sie rauchen, geben Sie es nun aus gesundheitlichen Gründen auf (auch Ihr Partner). Als Nichtraucherin senken Sie das Risiko für eine Fehlgeburt, eine Totgeburt oder eine Frühgeburt, für ein niedriges Geburtsgewicht oder den plötzlichen Kindstod.

Alkohol in Ihrem Blut gelangt über die Plazenta zu dem Ungeborenen. Je mehr Alkohol Sie trinken, desto größer ist das Risiko für eine Schädigung des Babys. Daher verzichtet man in der Schwangerschaft am besten ganz auf Alkohol.

24. Tag

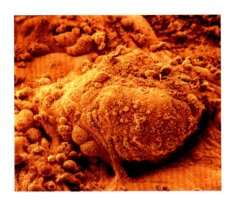

IHR BABY HEUTE

Der Embryo ist in der Gebärmutter eingenistet. Die Stelle, an der er sich in die Gebärmutterschleimhaut eingegraben hat, ist nun durch einen Fibrinpfropfen verschlossen, der hier dargestellt ist. Er verhindert einen Blutverlust und schützt den Embryo.

Bleiben Sie möglichst aktiv, um sich abzulenken und sich nicht ständig zu fragen, ob Sie schwanger sind. Denken Sie positiv!

FRAGEN SIE EINEN ARZT

Ich werde seit sechs Monaten nicht schwanger. Liegt das an meiner unregelmäßigen Periode?
Wenn der Menstruationszyklus jeden Monat sehr unterschiedlich lang ist (mehr als ein paar Tage), betrachtet man ihn als unregelmäßig. Er erschwert eine Empfängnis. Achten Sie auf die Anzeichen des Eisprungs (s. S. 43). So können Sie eventuell feststellen, wann sich das kurze Fruchtbarkeitsfenster öffnet.

Ein unregelmäßiger Eisprung und Zyklus sind für etwa 30–40 Prozent der Fruchtbarkeitsprobleme verantwortlich. Viele Faktoren bestimmen die Fruchtbarkeit einer Frau, z. B. ihr Alter, die Beschaffenheit des Zervikalschleims, die Durchlässigkeit der Eileiter. Der wichtigste Faktor ist jedoch ein regelmäßiger Eisprung. Manchmal besteht eine Erkrankung, die sog. Anovulation, bei der es unregelmäßige Monatsblutungen gibt, aber keinen Eisprung. Wird nicht jeden Monat eine Eizelle freigesetzt, haben Sie weniger Chancen auf eine Empfängnis. Vielleicht brauchen Sie Medikamente, um die Eizellenproduktion zu stimulieren und einen Eisprung auszulösen.

Warten, ob die Periode einsetzt, ist ziemlich stressig, wenn man schwanger werden will. Ist Ihr Menstruationszyklus unregelmäßig, wissen Sie vielleicht nicht, wann Ihre Periode fällig ist. So wissen Sie auch nicht, ob Sie überfällig sind und ob Sie möglicherweise schwanger geworden sind. Diese Unsicherheit macht nervös. Mit oder ohne Fruchtbarkeitsproblemen – das Warten ist schwer. Bekommen Sie Ihre Blutung, ist die Enttäuschung groß. Monat für Monat die Periode zu haben, auf den Eisprung zu warten, auf eine Schwangerschaft zu hoffen und dann festzustellen, dass man nicht schwanger ist, ist sehr zermürbend. Haben Sie 12 bis 18 Monate lang erfolglos versucht, schwanger zu werden, sollten Sie sich beim Arzt testen lassen. Wenn Sie über 35 sind oder wissen, dass Sie Fruchtbarkeitsprobleme (z. B. verklebte Eileiter) haben, ist dies schon nach sechs Monaten sinnvoll. Vertrauen Sie sich einer guten Freundin an, damit Sie mit jemandem über Ihre Probleme sprechen können. Lassen Sie aber nicht zu, dass das Thema in Ihrem Leben alles beherrscht und Ihre Beziehung dominiert.

Wenn Sie gerade erst versuchen, schwanger zu werden, denken Sie daran, dass die Chance in jedem Monat nur etwa eins zu vier oder fünf beträgt. Daher ist es unwahrscheinlich, dass Sie im ersten Monat schwanger werden!

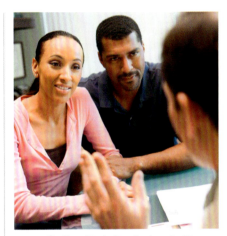

Wenn Sie über 35 sind und seit sechs Monaten schwanger werden wollen, lassen Sie sich vom Arzt beraten. Gehen Sie beide hin, weil auch das Sperma Ihres Partners untersucht werden muss.

TATSACHE IST ...

Etwa ein Drittel aller Schwangerschaften ist ungeplant.

Statistisch gesehen stellt sich jede dritte Schwangerschaft ungeplant ein. Die Gründe hierfür sind vielfältig: Bei den einen ist es ein geplatztes Kondom, andere haben die Pille vergessen, bei wiederum anderen Paaren hat der Arzt fälschlicherweise Unfruchtbarkeit diagnostiziert.

Die vierte Woche

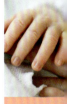

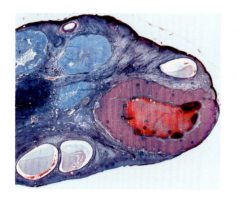

25. Tag

IHR BABY HEUTE

Für die Implantation braucht der Embryo die Hilfe des Progesterons, das nach dem Eisprung vom leeren Eifollikel, dem Gelbkörper (in diesem Querschnitt eines Eierstocks rosa dargestellt), produziert wird. Progesteron unterstützt die Verdickung der Schleimhaut.

Fühlen Sie sich anders? Das fragen Sie sich bestimmt, wenn Sie nun auf mögliche Schwangerschaftssymptome warten.

IM BLICKPUNKT: ERNÄHRUNG

Keine Diät!

Schränken Sie Ihre Ernährung in der Schwangerschaft nicht ein, Ihrem ungeborenen Baby könnten sonst wertvolle Nährstoffe fehlen, und das Risiko für Komplikationen steigt. Ihre Hebamme wird Ihr Gewicht kontrollieren. Bei Untergewicht wird sie Ihnen erklären, wie Sie sich ausgewogen ernähren.

Sie wollten abnehmen, bevor Sie schwanger wurden? Halten Sie keinesfalls jetzt Diät. Studien haben gezeigt, dass sich die Gewichtszunahme in der Schwangerschaft gut kontrollieren lässt, was auch die Gefahr für Komplikationen wie Präeklampsie, Schwangerschaftsdiabetes und -bluthochdruck sowie eine Frühgeburt senkt.

Falls Sie aufgrund von ärztlichem Rat eine Diät befolgen, sollten Sie sich erkundigen, wie Sie Ihre Ernährung an die Schwangerschaft anpassen können. Folgen Sie einer Diät, die Nahrungsmittel oder Nahrungsmittelgruppen ausschließt, wie Clean Eating, milchfrei oder glutenfrei, stellen Sie sicher, dass Ihnen keine wichtigen Nährstoffe fehlen.

An diesen allerersten Tagen

spüren Sie wahrscheinlich noch keine Schwangerschaftszeichen – vielleicht haben Sie sogar eine leichte Schmierblutung (s. gegenüber). Manche Frauen sagen, sie fühlten sich »schwanger«, noch bevor die Veränderungen in der Brust spürbar waren oder sie Übelkeit empfanden. Andere behaupten, sie »hätten es einfach gewusst«. Vielleicht sind Sie sehr körpersensibel und bemerken Veränderungen, noch bevor Sie einen Test machen können. Leider trickst uns unser Geist manchmal aus: Vielleicht wünschen Sie sich so sehr, schwanger zu sein, dass Sie sich Symptome einbilden. Aber keine Sorge, falls Sie sich nicht anders fühlen: Das ist genauso normal.

Auf jeden Fall können Sie nur durch einen Schwangerschaftstest definitiv wissen, ob Sie schwanger sind (s. S. 71). Dazu müssen Sie nicht zum Arzt gehen – den Test gibt es auch rezeptfrei in der Apotheke. Ist der Test positiv, sind Sie schwanger!

FRAGEN SIE EINE ERNÄHRUNGSBERATERIN

Kann ich während der Schwangerschaft glutenfrei essen? Bei Vorliegen einer Zöliakie ist es wichtig, dass Sie Ihre glutenfreie Ernährung in der Schwangerschaft beibehalten, um das Risiko für Komplikationen zu senken. Bei einer Glutenintoleranz können Sie glutenfreie Lebensmittel verwenden. In beiden Fällen kann eine zusätzliche Zufuhr von Kalzium, Eisen und Vitamin B12 erforderlich sein. Essen Sie täglich mindestens drei Portionen Milchprodukte oder Alternativen sowie mageres rotes Fleisch, das Eisen und Vitamin B12 enthält, oder nehmen Sie nach Rücksprache mit dem Arzt Nahrungsergänzungsmittel ein.

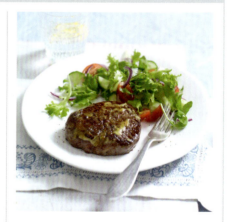

Da glutenfreies Brot keinen Weizen enthält, müssen bestimmte Nährstoffe anderweitig zugeführt werden.

26. Tag

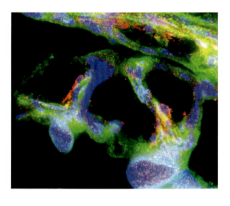

IHR BABY HEUTE

Das erste Stadium der Plazentaentwicklung ist hier zu sehen: fingerförmige Ausläufer (blau) in einem zusammenhängenden Netz von Zellen, die zu Plazentazotten werden. Zuerst bestehen diese aus festem Gewebe, später enthalten sie Blutgefäße.

Wenn sich die befruchtete Eizelle vollständig in der Gebärmutter einnistet, kann es zu einer leichten Blutung kommen.

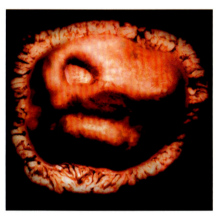

Dieses Computerbild zeigt die Position der Zellkugel, der Blastozyste, in der Gebärmutter. Der äußere Ring aus miteinander verbundenen Zellen, der sich zur Plazenta entwickelt, ist deutlich erkennbar.

TATSACHE IST ...

Rund 50 Prozent der Schwangerschaften gehen vor der Implantation als Fehlgeburt ab.

Bis zu einem Drittel der Schwangerschaften endet bis zur fünften Woche mit einer Fehlgeburt, etwa ein Viertel zwischen der 5. und 7. Woche (s. S. 94). Glücklicherweise sinkt das Fehlgeburtsrisiko mit jeder Woche und ist nach der 12. Schwangerschaftswoche sehr gering.

Die Zellkugel, die Blastozyste, die zum Embryo wird, hat sich nun vollständig in der Gebärmutterschleimhaut eingenistet. Über ihr hat sich neue Schleimhaut gebildet. Leider entwickelt sich bei dem komplexen Prozess der Empfängnis annähernd die Hälfte aller befruchteten Eizellen nicht zu einer Blastozyste weiter, und die Hälfte der Blastozysten kann sich nicht erfolgreich in der Gebärmutter implantieren. Wenn sich die Blastozyste einnistet, kann eine leichte Blutung entstehen, eine sog. Schmierblutung. Sie bringt oft Verwirrung bei der Datierung der Schwangerschaft, besonders weil sie etwa zum Zeitpunkt der normalen Periode auftreten kann.

Diese Blutung kann von unterschiedlicher Färbung sein. Meist ist sie blassrosa, kann aber auch hellrot sein (frisches Blut) oder bräunlich (altes Blut). Solange sie nicht stark ist, spielt die Farbe keine Rolle. Hält sie nur kurz an und ist nicht von Beschwerden begleitet, ist wahrscheinlich alles in Ordnung. Gehen Sie aber in jedem Fall zum Arzt.

Etwa 25 Prozent der Frauen haben in der Frühschwangerschaft eine Blutung. Meist besteht die Schwangerschaft aber bis zum Ende fort. Insbesondere bei periodenartigen Schmerzen kann eine Blutung eine Fehlgeburt bedeuten. Informieren Sie daher immer den Arzt.

DAS ZWEITE KIND

Wie viele Eltern haben Sie vermutlich intensiv über ein zweites Kind nachgedacht. Es gibt keinen idealen Altersabstand. Aber bedenken Sie bei einem geringen Abstand:

- **Sie sind »in Übung«** und kennen alle Routinen und Aspekte der Babypflege. Sie besitzen die gesamte Babyausstattung von Fläschchen bis zu Kinderwagen und Bett.
- **Ein Zweijähriges** akzeptiert ein neues Geschwisterchen leichter als ein Vierjähriges, das sich der alleinigen Aufmerksamkeit der Eltern schon viel bewusster ist.
- **Es wird immer Zank geben,** aber Kinder mit geringem Altersabstand spielen besser zusammen.
- **Es ist anstrengend,** ein Ein- oder Zweijähriges zu versorgen, wenn man schwanger ist.
- **Kurz aufeinanderfolgende Schwangerschaften** belasten den Körper.
- **Wenn Sie ein zweites Kind bekommen,** bevor Ihr erstes laufen kann, müssen Sie viel tragen, was Rückenprobleme begünstigt.
- **Sie haben nicht so viel Zeit,** sich mit Ihrem ersten Kind zu beschäftigen, bevor Ihr zweites kommt.

Die vierte Woche

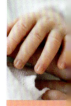

27. Tag

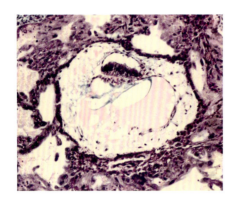

IHR BABY HEUTE

Die eingenistete Blastozyste, unter dem Mikroskop betrachtet: Man sieht die Fruchthöhle (weißer Halbkreis oben) und die direkt darunter liegenden Zellen, aus denen sich das Baby entwickeln wird (dunkles Oval). Der Dottersack (blassrosa) liegt darunter.

Die Veränderungen in Ihrer Gebärmutter schaffen eine sichere Umgebung, in der Ihr ungeborenes Baby optimal versorgt wird.

Die in der Gebärmutter eingenistete Zellkugel legt bereits das Fundament für ihr späteres Leben als Embryo. Schon während der Implantationsphase bilden sich im Keim drei Hohlräume. Die frühere Blastozystenhöhle wird zum Dottersack. Die Keimscheibe trennt diesen von der Fruchthöhle (Amnionhöhle). Dottersack, Keimscheibe und Amnionhöhle sind am Haftstiel in der Chorionhöhle aufgehängt. Die Chorionhöhle, gefüllt mit extraembryonalem Mesoderm (mittleres Keimblatt des Embryoblasten), reicht bis zum Trophoblasten, der nun als Chorion (Zottenhaut) bezeichnet wird. Mit dem Haftstiel, noch ohne Blutzellen, wächst der Embryo jetzt an der Gebärmutterschleimhaut an. An dieser Stelle entsteht die Plazenta (s. S. 76). Der Haftstiel wird später zur Nabelschnur und damit zur Lebensader des Ungeborenen.

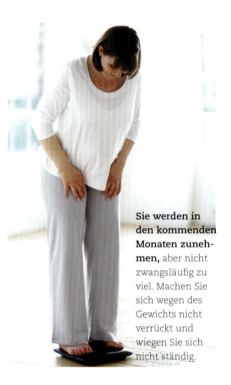

Sie werden in den kommenden Monaten zunehmen, aber nicht zwangsläufig zu viel. Machen Sie sich wegen des Gewichts nicht verrückt und wiegen Sie sich nicht ständig.

> **FRAGEN SIE** EINE ERNÄHRUNGSBERATERIN
>
> **Ich hoffe, dass ich schwanger bin, mache mir aber jetzt schon Sorgen wegen der Gewichtszunahme. Ich habe Angst, später nie mehr schlank zu werden!**
> Die Medien sind heutzutage voll von Berichten über Prominente, die gleich nach der Geburt ihres Babys wieder in ihre Kleidung passen und sogar noch weniger wiegen als vor der Schwangerschaft. Mediziner sehen dies mit Sorge, da eine drastische Gewichtsabnahme nach der Schwangerschaft weder für die Mutter noch für das Baby gut ist.
> Bei einem Body-Mass-Index (BMI) (s. S. 16) im Normalbereich beträgt die durchschnittliche Gewichtszunahme in der Schwangerschaft 11–14,5 kg. Das Baby und sein Versorgungssystem machen einen großen Teil aus, ebenso wie das erhöhte Flüssigkeitsvolumen, das Körperfett und die vergrößerte Gebärmutter (s. S. 99). Ein Großteil dieses Gewichts geht nach der Geburt des Babys verloren. Vor allem die angelegten Fettpolster liefern nach der Geburt die Nährstoffe für das Stillen, das bis zu 500 Kalorien am Tag verbraucht.
> Am sinnvollsten lässt sich das Gewicht in der Schwangerschaft durch eine gesunde Ernährung und leichte sportliche Betätigung kontrollieren. Erst im zweiten Trimester der Schwangerschaft benötigen Sie mehr Kalorien. Essen Sie im zweiten Trimester täglich ca. 250 kcal mehr, wenn Sie weiterhin körperlich so aktiv sind wie vor der Schwangerschaft.

> **TATSACHE IST …**
>
> **Neugeborene** werden schwerer.
>
> Das liegt vor allem am verbesserten Ernährungs- und Lebensstandard. Ein anderer Faktor ist mütterliches Übergewicht – dann besteht ein erhöhtes Risiko für Diabetes (s. S. 473), was das Gewicht des Babys erhöhen kann.

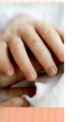

28. Tag

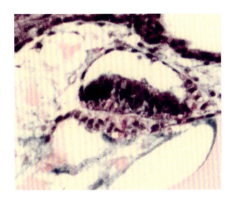

IHR BABY HEUTE

Diese stark vergrößerte Abbildung zeigt, dass der Embryo aus zwei Zellschichten besteht – die obere dunklere Schicht ist rechteckiger und liegt auf der Seite der Fruchthöhle, die untere auf der Seite des Dottersacks.

Sie sind gereizt und müde, und Ihre Brüste spannen? Gut, dann sind Sie wohl schwanger!

Die Natur funktioniert auf seltsame Weise. Wenn Sie normalerweise PMS-Symptome verspüren, werden Sie sich auch jetzt schlapp fühlen. Sie meinen, das bedeute, dass Sie nicht schwanger sind? Tatsächlich bestehen viele Ähnlichkeiten zwischen den PMS-Symptomen und den frühen Anzeichen einer Schwangerschaft. Das hat damit zu tun, dass die Spiegel der Hormone, die PMS verursachen, in der Schwangerschaft erhöht sind und daher die gleichen Symptome verursachen können. Zudem können Sie auch wegen der Aufregung, ob die Regelblutung einsetzt oder nicht, gereizt und stimmungslabil sein.

Angesichts dieser Flut an Hormonen und der tobenden Gefühle ist es schwer, ruhig zu bleiben. Sprechen Sie mit Ihrem Partner über Ihre Empfindungen und Ängste – über das Stressgefühl zu reden, hilft Ihnen durch diese angespannte Zeit hindurch. Oder vertrauen Sie sich einer Verwandten oder guten Freundin an, die Ihre Gefühle bestimmt nachvollziehen kann.

Nun müssen Sie nicht mehr lange abwarten und sich in Geduld üben. Wenn Ihre Periode heute fällig war – am 28. Tag des Zyklus – und noch ausbleibt, können Sie schon heute oder morgen einen Test machen. Viel Glück!

IM BLICKPUNKT: IHR KÖRPER

Beginnen Sie mit Beckenbodenübungen!

Sie werden froh darüber sein, sobald Sie schwanger sind. Die handtellerdicken Muskelschichten schließen den Bauchraum nach unten ab. Der Beckenboden erstreckt sich vom Schambein bis zur Wirbelsäule. Er fixiert Blase, Gebärmutter und Darm im Bauchraum und kontrolliert die Muskeln, die After, Harnröhre und Scheide verschließen.

- **Lokalisieren Sie zuerst** den Beckenboden: Setzen Sie sich auf einen Stuhl, und schließen Sie die Augen – stellen Sie sich das Muskelband quer unter ihrem Rumpf vor, das Gebärmutter und Blase hält.
- **Ziehen Sie als Nächstes** die Beckenbodenmuskeln nach innen und oben; halten Sie sie fünf Sekunden, und entspannen Sie sie. Wiederholen Sie diese Übung mindestens zehnmal am Tag.
- **Test:** Um die Muskeln zu finden, stellen Sie sich vor, Sie wollten beim Wasserlassen den Urinstrahl anhalten. Die dabei angespannten Muskeln bilden den Beckenboden.

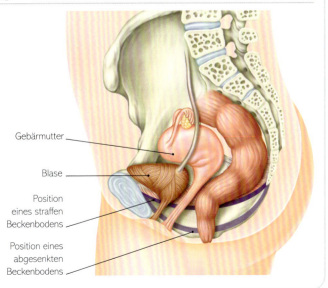

Gebärmutter

Blase

Position eines straffen Beckenbodens

Position eines abgesenkten Beckenbodens

Die vierte Woche

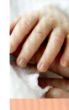

Die fünfte Woche

BLEIBT DIE REGELBLUTUNG AUS, UND IST DER SCHWANGERSCHAFTSTEST POSITIV, SIND SIE SCHWANGER!

Wird die Schwangerschaft bestätigt, durchlebt man ganz gemischte Gefühle: Aufregung, Ungläubigkeit, Freude und Bangen. Für Sie und Ihren Partner wird nun alles anders. Lassen Sie sich Zeit, die große Neuigkeit zu verarbeiten. Sie fühlen sich vermutlich noch nicht schwanger, doch in der Gebärmutter vollziehen sich bereits enorme Veränderungen. Einer nach dem anderen werden die Bausteine des Lebens zusammengesetzt.

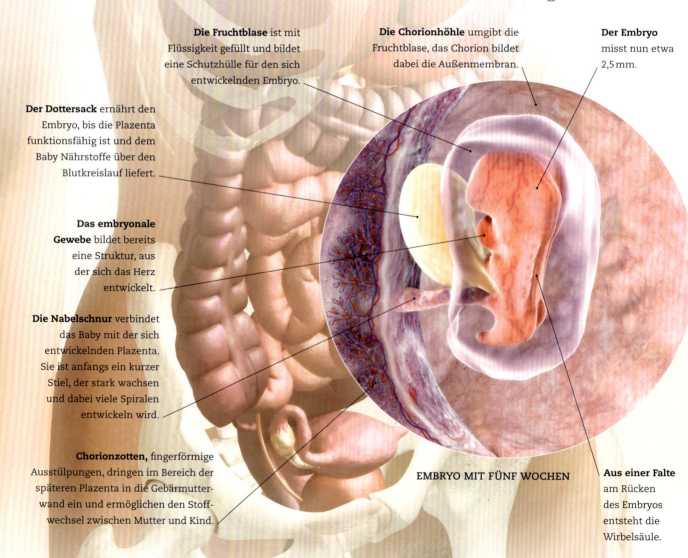

Die Fruchtblase ist mit Flüssigkeit gefüllt und bildet eine Schutzhülle für den sich entwickelnden Embryo.

Die Chorionhöhle umgibt die Fruchtblase, das Chorion bildet dabei die Außenmembran.

Der Embryo misst nun etwa 2,5 mm.

Der Dottersack ernährt den Embryo, bis die Plazenta funktionsfähig ist und dem Baby Nährstoffe über den Blutkreislauf liefert.

Das embryonale Gewebe bildet bereits eine Struktur, aus der sich das Herz entwickelt.

Die Nabelschnur verbindet das Baby mit der sich entwickelnden Plazenta. Sie ist anfangs ein kurzer Stiel, der stark wachsen und dabei viele Spiralen entwickeln wird.

Chorionzotten, fingerförmige Ausstülpungen, dringen im Bereich der späteren Plazenta in die Gebärmutterwand ein und ermöglichen den Stoffwechsel zwischen Mutter und Kind.

EMBRYO MIT FÜNF WOCHEN

Aus einer Falte am Rücken des Embryos entsteht die Wirbelsäule.

29. Tag

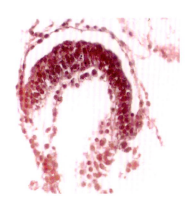

IHR BABY HEUTE

Die Fruchthöhle unter dem Mikroskop: Man erkennt in Großaufnahme die Zellen, aus denen das Baby entstehen wird. Diese Zellen teilen und vermehren sich rasant und spezialisieren sich in jedem Stadium ihrer Entwicklung weiter.

Das Warten ist vorüber. Wenn Sie keine Blutung bekommen haben, machen Sie einen Schwangerschaftstest.

Wenn Ihre Periode ausbleibt (vorausgesetzt, Ihr Zyklus beträgt nicht mehr als 28 Tage), können Sie heute einen Schwangerschaftstest durchführen.

Tests sind in Apotheken rezeptfrei erhältlich. Sie enthalten einen Stoff, der reagiert, wenn im Urin das Hormon HCG (humanes Choriongonadotropin) vorhanden ist. Dieses wird vom sich einnistenden Embryo gebildet. Bei einer Schwangerschaft ist es im Urin nachweisbar. Am Tage der fälligen Periode liegt der HCG-Spiegel wahrscheinlich über 50 mIU/ml. Die rezeptfreien Tests reagieren mit 97- bis 99%iger Wahrscheinlichkeit auf diese Menge. Sie sind daher bereits am ersten Tag der ausbleibenden Periode durchführbar; manche Tests reagieren auch schon früher (s. S. 63).

Die Tests ergeben nur dann ein positives Resultat, wenn ein bestimmter HCG-Spiegel im Urin nachweisbar ist. Wird zu früh getestet, kann das Ergebnis negativ sein, obwohl Sie schwanger sind. Wenn Sie also Ihre Periode nicht bekommen, obwohl der Test negativ war, führen Sie ihn nach zwei bis drei Tagen nochmals durch. Im Falle einer Schwangerschaft ist der HCG-Spiegel dann gestiegen, und der Test fällt positiv aus.

Setzt die Blutung trotz eines positiven Ergebnisses doch noch ein, hatten Sie vielleicht eine sehr frühe Fehlgeburt.

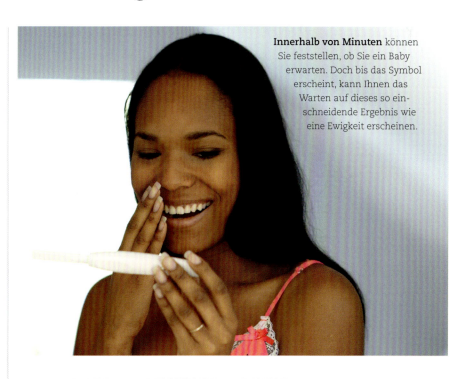

Innerhalb von Minuten können Sie feststellen, ob Sie ein Baby erwarten. Doch bis das Symbol erscheint, kann Ihnen das Warten auf dieses so einschneidende Ergebnis wie eine Ewigkeit erscheinen.

SO FÜHREN SIE EINEN SCHWANGERSCHAFTSTEST DURCH

Lesen Sie immer die Anleitung.
- **Sie halten den Teststreifen in den Urinstrahl** und warten die angegebene Zeit ab.
- **Ein Symbol erscheint** im Kontrollfenster und zeigt an, wenn der Test funktioniert.
- **Am besten wird der Test** mit dem Morgenurin durchgeführt, da dieser am stärksten konzentriert ist. Dadurch kann der HCG-Spiegel leichter festgestellt werden.
- **Das Ergebnissymbol** verblasst langsam, also lesen Sie es nach der angegebenen Zeit ab, nicht später. Wenn Sie wegen des Resultats unsicher sind, machen Sie am nächsten Morgen einen neuen Test.

Die fünfte Woche

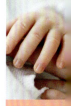

30. Tag

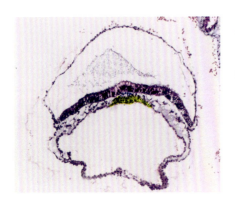

IHR BABY HEUTE

Bis zu diesem Entwicklungsstadium bestand der Embryo aus zwei Zellschichten. Nun bildet sich zwischen den beiden eine Mittelschicht – diese sich herausbildende Ausbuchtung ist in der Mitte der Abbildung erkennbar.

In der dritten Woche nach der Empfängnis bilden sich die Anlagen von Gehirn und Nervensystem.

Während Sie sich allmählich auf den Gedanken einstellen, dass Sie schwanger sind, finden in Ihrem Körper unglaubliche Veränderungen statt. Bislang hatten sich zwei Zellschichten des Embryos entwickelt. Nun spalten sich die beiden Schichten. Die Zellen wandern nach beiden Seiten ab, und eine Mittelschicht entsteht.

Die Nervenbahnen, aus denen das Gehirn, die Wirbelsäule, das Rückenmark und die Nerven herauswachsen, entwickeln sich in der oberen Schicht. Das Herz und das Kreislaufsystem entstehen in der mittleren Schicht. Die dritte Schicht enthält die Lunge, den Verdauungstrakt und die Anfänge der Harnwege. Außenschicht (Ektoderm), Mittelschicht (Mesoderm) und Innenschicht (Entoderm) bilden in den nächsten Wochen das Kind.

Ein rohrförmiges Herz formt sich und pumpt Blut. Am Rücken erscheint eine Reihe dunkler Zellen. Sie falten sich längsseits und bilden das Neuralrohr aus. Am oberen Ende der Reihe werden zwei große Gewebelappen sichtbar, die sich zum Gehirn entwickeln. Dort, wo der Kopf entstehen wird, befinden sich zwei Gewebefalten, die späteren Ohren.

FRAGEN SIE EINEN ARZT

Ich werde einfach nicht schwanger, und nun wurde ein polyzystisches Ovarialsyndrom diagnostiziert. Was ist das? Dabei sind die Eierstöcke größer als normal und produzieren eine große Anzahl kleiner Follikel, die nie voll ausreifen. Dadurch wird keine Eizelle freigesetzt, die befruchtet werden könnte. Außerdem ist die Blutung sehr unregelmäßig.

Diese Erkrankung ist eine häufige Ursache für Fruchtbarkeitsprobleme. Die Behandlung zielt darauf ab, den Eisprung zu stimulieren und bestimmte Symptome wie beispielsweise übermäßige Körperbehaarung und Akne zu reduzieren.

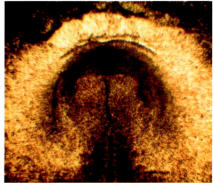

Hier ist das Neuralrohr eines Embryos im Frühstadium der Schwangerschaft dargestellt. Gehirn und Wirbelsäule entwickeln sich aus dem Neuralrohr. Schließt sich das Neuralrohr nicht vollständig, kommt es zu Fehlbildungen, am häufigsten zu einer Spina bifida.

IM BLICKPUNKT: BEZIEHUNGEN

»Du wirst Vater!«

Der Test ist positiv, wie erzählen Sie es Ihrem Partner? Stecken Sie ihm doch einen Umschlag mit dem positiven Schwangerschaftstest zu. Oder sagen Sie ihm, dass Sie ein »ganz besonderes Geschenk« für ihn haben, das es aber erst in neun Monaten gibt. Er findet es bestimmt schnell heraus! Wählen Sie einen Zeitpunkt, an dem Sie allein und entspannt sind. Denn das ist ein ganz besonderer Augenblick.

Vielleicht wollen Sie gemeinsam mit Ihrem Partner nochmals einen Test durchführen, einfach um sicherzugehen und damit er auch einbezogen ist.

Auch wenn Sie aufgeregt sind und selbst wenn Sie den ganzen Tag über keine Gelegenheit haben, mit ihm zu sprechen, sagen Sie es zuerst ihm. Ihr Partner ist verständlicherweise verärgert, wenn andere vor ihm wissen, dass er Vater wird.

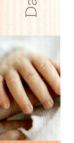

31. Tag

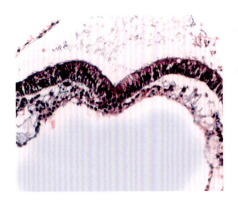

IHR BABY HEUTE

Wenn zwischen den zwei Zellschichten eine dritte entsteht, bildet sich am Rücken des Embryos eine Rille. Diese Rille (der dunkle Bereich in der Mitte dieser Abbildung) entwickelt sich zum Neuralrohr des Embryos – der Anlage von Gehirn und Wirbelsäule.

Glücklich? Aufgeregt? Auch ein wenig nervös? Kein Ereignis verändert das Leben mehr als die Feststellung, dass Sie Eltern werden.

ÜBERRASCHEND SCHWANGER

Wenn Sie trotz Verhütung schwanger wurden, ist es unwahrscheinlich, dass dies Ihrem Baby geschadet hat. Folgendes sollten Sie nun tun:
- **Pille:** Setzen Sie sie ab.
- **Hormonpflaster:** Entfernen Sie es.
- **Hormonimplantat:** Lassen Sie es vom Arzt entfernen.
- **Spirale bzw. Hormonspirale:** Gehen Sie sofort zum Arzt, da ein 6-prozentiges Risiko für eine ektopische Schwangerschaft besteht (s. S. 93). Auch wenn eine Ultraschalluntersuchung zeigt, dass keine solche vorliegt, sollte die Spirale entfernt werden, denn es besteht ein Fehlgeburtsrisiko von 50–60 Prozent. Nach der 12. Woche sollte sie nicht entfernt werden, um keine Fehlgeburt zu riskieren.
- **Hormonspritze:** Gehen Sie zum Arzt, wenn Sie unter der Wirkung schwanger geworden sind. Forschungen zeigen, dass das Ungeborene dadurch nicht geschädigt wird. Sie sollten aber keine weiteren Spitzen bekommen.
- **Pille danach:** Sobald sich eine Eizelle eingenistet hat, ist die Pille wirkungslos. Wenn Sie besorgt sind, wenden Sie sich an den Arzt.

In den wenigen Tagen seit der Empfängnis können Sie viele verschiedene Gefühle gehabt haben. Selbst wenn die Schwangerschaft geplant war, ist es völlig normal, wenn die anfängliche Euphorie einer gewissen Ängstlichkeit weicht, sobald Ihnen klar wird, dass Sie Mutter werden. Vielleicht zweifeln Sie auch am Testergebnis und glauben es erst, wenn Sie die ersten Schwangerschaftszeichen spüren.

Ihr Partner kann ganz anders reagieren als Sie. Zeigt er wenig Aufregung, interpretieren Sie es nicht so, als freue er sich nicht über die Nachricht. Nicht jeder reagiert in gleicher Weise auf einschneidende Ereignisse. Vielleicht braucht er ein wenig Zeit, um zu begreifen, dass er Vater wird. Wenn er sich in sich zurückzieht, kann das seine Art sein, die Nachricht zu verarbeiten. Vielleicht ist er aber auch viel aufgeregter als Sie selber!

Der Umgang mit den Gefühlen ist oft schwieriger, wenn man die Schwangerschaft erst einmal geheim halten will. Viele Paare geben die Nachricht erst nach der zwölften Woche bekannt, wenn das Risiko einer Fehlgeburt bedeutend geringer ist. Sie können sich aber durchaus einigen nahen Verwandten oder Freundinnen anvertrauen und haben dann die Möglichkeit, über Ihre Gefühle zu sprechen.

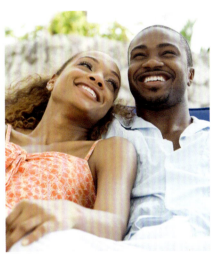

Die Feststellung, dass Sie Eltern werden, ist ein Ereignis von großer Tragweite. In der Folge verspüren Sie und Ihr Partner bestimmt eine ganz besondere Nähe.

TATSACHE IST ...

Schwangere versuchen oft, mit ihrem Baby durch Träume in Verbindung zu kommen.

Finden Sie es schwierig, eine Beziehung zu Ihrem Baby herzustellen? Viele Frauen träumen in der Schwangerschaft, dass sie schwimmen. Dies wird als Versuch gedeutet, einen Kontakt zum Baby herzustellen, das bald im (Frucht-)Wasser schwimmt.

Die fünfte Woche

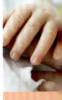

32. Tag

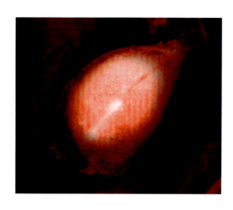

IHR BABY HEUTE

Auf dieser Ansicht des Embryos von oben erkennt man eine winzige Rille und eine kleine Vertiefung in der Mitte (Primitivknoten). Diese Veränderungen beginnen dort, wo sich später der Ansatz der Wirbelsäule bildet, und verlaufen zum Kopf hin.

Sie wollen bestimmt wissen, wann Ihr Baby geboren wird. Die Tabelle unten zeigt Ihnen den voraussichtlichen Geburtstermin.

In einigen Wochen wird bei der ersten Ultraschalluntersuchung der erwartete Geburtstermin Ihres Babys genauer bestimmt. Rechnerisch liegt er 280 Tage nach dem ersten Tag der letzten Regelblutung.

Beim Ultraschall (s. S. 138) wird Ihr Baby gemessen und sein Gestationsalter bestimmt – das kalendarische Alter des Fötus ab der erfolgten Befruchtung (auch »Konzeptions-« oder »Schwangerschaftsalter«). Fixieren Sie sich nicht auf den voraussichtlichen Geburtstermin. Die meisten Babys werden in einem Zeitraum von zwei Wochen um diesen Termin geboren. Als fristgerecht bezeichnet man Babys, die zwischen der 37. und der 42. Woche geboren werden.

WANN WIRD IHR BABY GEBOREN?

Um den errechneten Geburtstermin (ET) zu bestimmen, müssen Sie den ersten Tag Ihrer letzten Regelblutung wissen (s. S. 35). Suchen Sie diesen Tag auf der Tabelle unten und lesen darunter ab, wann Ihr Baby erwartet wird. Wenn Ihre letzte Blutung z. B. am 13. Januar begann, ist Ihr Baby am 20. Oktober »fällig«.

Monat	1	2	3	4	5	6	7	8	9	10	11	12	13	14	15	16	17	18	19	20	21	22	23	24	25	26	27	28	29	30	31
Januar / Okt./Nov.	8	9	10	11	12	13	14	15	16	17	18	19	20	21	22	23	24	25	26	27	28	29	30	31	1	2	3	4	5	6	7
Februar / Nov./Dez.	8	9	10	11	12	13	14	15	16	17	18	19	20	21	22	23	24	25	26	27	28	29	30	1	2	3	4	5			
März / Dez./Jan.	6	7	8	9	10	11	12	13	14	15	16	17	18	19	20	21	22	23	24	25	26	27	28	29	30	31	1	2	3	4	5
April / Jan./Feb.	6	7	8	9	10	11	12	13	14	15	16	17	18	19	20	21	22	23	24	25	26	27	28	29	30	31	1	2	3	4	
Mai / Feb./März	5	6	7	8	9	10	11	12	13	14	15	16	17	18	19	20	21	22	23	24	25	26	27	28	1	2	3	4	5	6	7
Juni / März/Apr.	8	9	10	11	12	13	14	15	16	17	18	19	20	21	22	23	24	25	26	27	28	29	30	31	1	2	3	4	5	6	
Juli / Apr./Mai	7	8	9	10	11	12	13	14	15	16	17	18	19	20	21	22	23	24	25	26	27	28	29	30	1	2	3	4	5	6	7
August / Mai/Juni	8	9	10	11	12	13	14	15	16	17	18	19	20	21	22	23	24	25	26	27	28	29	30	31	1	2	3	4	5	6	7
September / Juni/Juli	8	9	10	11	12	13	14	15	16	17	18	19	20	21	22	23	24	25	26	27	28	29	30	1	2	3	4	5	6	7	
Oktober / Juli/Aug.	8	9	10	11	12	13	14	15	16	17	18	19	20	21	22	23	24	25	26	27	28	29	30	31	1	2	3	4	5	6	7
November / Aug./Sept.	8	9	10	11	12	13	14	15	16	17	18	19	20	21	22	23	24	25	26	27	28	29	30	31	1	2	3	4	5	6	
Dezember / Sept./Okt.	7	8	9	10	11	12	13	14	15	16	17	18	19	20	21	22	23	24	25	26	27	28	29	30	1	2	3	4	5	6	7

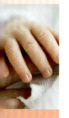

33. Tag

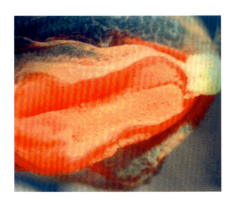

IHR BABY HEUTE

Der Embryo, noch kleiner als 3 mm, besitzt nun eine tiefe, schmale Rille am Rücken. Diese Rille vertieft sich bald weiter, und die Ränder wölben sich so stark, dass sie zu einem Rohr werden, das über die gesamte Längsseite des Embryos verläuft.

Auch wenn Sie so viele neue Informationen aufnehmen müssen – versuchen Sie, diese Zeit zu genießen.

FRAGEN SIE EINEN ARZT

Ich bin 40 und ziemlich fit. Gilt meine Schwangerschaft trotzdem als risikoreich? Ja, jede Frau über 35 Jahre wird in die Risikogruppe eingestuft, unabhängig von ihrer gesundheitlichen Verfassung. Das mag frustrierend sein, doch der Grund liegt darin, dass Frauen über 35 eher an Schwangerschaftskomplikationen leiden, wie Bluthochdruck, Fehlgeburt und Schwangerschaftsdiabetes. Es besteht auch ein erhöhtes Risiko für eine genetische Störung, wie das Down-Syndrom.

Der Arzt wird Sie einfach intensiver überwachen, um einen normalen Schwangerschaftsverlauf sicherzustellen und Ihre Gesundheit und die Ihres Babys zu gewährleisten. Bei den Vorsorgeuntersuchungen kann man mögliche Gefährdungen erkennen und darauf reagieren. Betrachten Sie diese intensive Betreuung nicht als Bevormundung.

Es ist sehr gut, dass Sie bereits in Form sind. Wenn Sie auch weiterhin auf Ihre Gesundheit achten und sich regelmäßig bewegen, sinkt das Komplikationsrisiko.

Erst wenn Ihre Schwangerschaft sicher ist, werden Sie sich, wie die meisten schwangeren Frauen, intensiver über Ihre Lebensweise und die Gesundheit Ihres Ungeborenen Gedanken machen.

Um das rechte Maß zu bewahren, denken Sie auch daran, dass eine Schwangerschaft seit Menschengedenken etwas ganz Natürliches ist. Wenige Frauen haben früher ihre Lebensweise verändert, um ihre Verfassung und Gesundheit zu verbessern.

Außerdem waren Schwangerschaftstests weniger genau, sodass viele Schwangerschaften unbemerkt mit einer frühen Fehlgeburt endeten. Aus diesem Grund wurden viele Risikofaktoren für Schwangerschaftskomplikationen oder Fehlgeburten, die wir heute kennen, nicht untersucht. Man machte sich keine Gedanken darüber.

Dank weitreichender Forschungen und genauer Kenntnis sowie Überwachung von Eisprung, Empfängnis und Schwangerschaft wissen Frauen heute sehr genau, was in ihrem Körper geschieht und welche mögliche Gefährdungen für ihr Baby bestehen. Das ist ein zweifelhafter Segen: Es ist wichtig, mögliche Gefahren zu vermeiden, aber es ist genauso wichtig, entspannt die Schwangerschaft zu genießen.

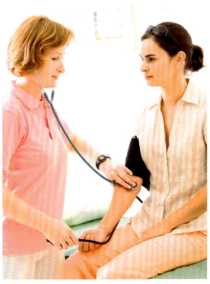

Bei Schwangeren über 35 Jahre wird eine besonders intensive Vorsorge gemacht. Bluthochdruck kann Anzeichen einer Präeklampsie sein (s. S. 474), für die bei Erstgebärenden über 40 ein deutlich höheres Risiko besteht.

TATSACHE IST …

Milchersatzprodukte mit Bedacht wählen.

Kuhmilch liefert Kalzium und Jod. Viele alternative Milchprodukte, wie Soja- oder Hafermilch, werden mit Kalzium angereichert.

Die fünfte Woche

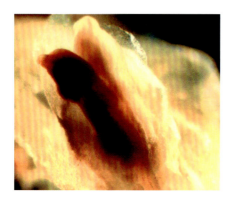

34. Tag

IHR BABY HEUTE

Hier ist der obere Teil des Embryos dargestellt. Den Rücken hinunter zieht sich noch immer eine weite Öffnung, die sich in den nächsten Tagen allmählich schließt. Als Letztes verschließen sich der Kopf und die untere Wirbelsäule.

Die Plazenta, der Mutterkuchen, der die Lebensader Ihres ungeborenen Babys wird, entwickelt sich.

Das Ergebnis Ihres Schwangerschaftstests ist nur ein äußeres Zeichen, dass Sie schwanger sind. In Ihrem Inneren vollziehen sich faszinierende Veränderungen. Die Anlage der Plazenta (s. S. 127) ist ausgebildet. Die äußere Zellschicht des Embryos, die ursprünglich in die Gebärmutterschleimhaut eingedrungen ist, ist von Chorionzotten – fingerförmigen Ausstülpungen der Zottenhaut (Chorion) – bedeckt, ab der 14. Schwangerschaftswoche auch Plazentazotten genannt. Sie vergrößern die Kontaktoberfläche zum mütterlichen Blut und gewährleisten den Stoffaustausch zwischen den Blutkreisläufen von Mutter und Kind. Im Moment sind die Chorionzotten noch unausgereift und besitzen keine eigene Blutversorgung. Es dauert noch mehrere Wochen, bis die Plazenta reif genug ist, um den gesamten Sauerstoff und die Nährstoffe zu liefern, die das sich entwickelnde Baby braucht.

> **FRAGEN SIE EINE MUTTER**
>
> **Ich habe mir so sehr ein Baby gewünscht, aber jetzt, wo das Testergebnis positiv ist, bin ich mir plötzlich nicht mehr so sicher.** Mir ging es am Anfang genauso, und im Gespräch mit Freunden erfuhr ich, dass viele von ihnen gemischte Gefühle hatten. Mir half es, mich auf die Gründe für meinen Kinderwunsch zu besinnen. Ich habe sie aufgeschrieben. Dann überlegte ich, wovor ich mich eigentlich genau fürchtete. War es das Gefühl, ein Stück Freiheit aufzugeben? Finanzielle Sorgen? Ängste, ich würde keine gute Mutter sein? So bekam ich wieder einen klaren Blick und erkannte, dass ich dieses Baby wirklich wollte.

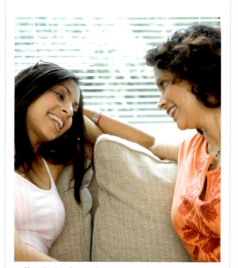

Falls Sie in der Schwangerschaft irgendwelche Zweifel haben, sprechen Sie mit einer Vertrauten, die bereits ein Kind hat. Sie hatte bestimmt auch gelegentlich solche Zweifel, würde sich aber immer wieder für Schwangerschaft und Muttersein entscheiden.

ZUM NACHDENKEN

Besuch beim Arzt

Wenn Ihr Schwangerschaftstest positiv war, sollten Sie zum Arzt gehen – spätestens 2 Wochen nach dem Ausbleiben der Regelblutung.

■ **Bei dieser Erstuntersuchung** (s. auch S. 122f.) wird die Schwangerschaft bestätigt. Dann führt der Arzt eine Anamnese durch: Er fragt nach Ihrem Lebensstil, Ihrem Alter, Ihrer Krankheitsgeschichte sowie der Ihrer Familie, nach Operationen und Impfungen. Außerdem fragt er nach dem Gesundheitszustand, nach etwaigen chronischen Erkrankungen und nach Medikamenten, die Sie einnehmen.

■ **Eine allgemeine Untersuchung** und eine gynäkologische Untersuchung.

■ **Ihre Blutgruppe** wird bestimmt, der Gehalt an roten Blutkörperchen und der Rhesusfaktor.

■ **Zusätzlich überprüft er** das Gewicht und den Blutdruck.

■ **Sie bekommen den Mutterpass,** in den der Arzt nun alle weiteren Daten der Schwangerschaft einträgt und den Sie immer bei sich haben sollten.

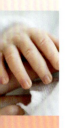

35. Tag

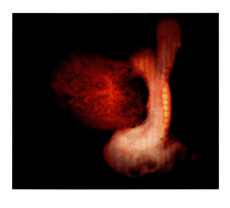

IHR BABY HEUTE

Die Wölbung im unteren Bereich der Abbildung wird zum Kopf des Babys. Viele wichtige Anlagen sind schon entwickelt. Magen-Darm-Trakt, Muskeln, Knochen und Blutgefäße entstehen.

In dieser bedeutenden Entwicklungsphase werden die Bausteine für die Wirbelsäule Ihres Babys geschaffen.

Mit der Bildung des Neuralrohres gliedert sich das Mesoderm (mittleres Keimblatt) in gleichmäßig große Zellblöcke, die auf beiden Seiten des Neuralrohres liegen: Die Somiten (Ursegmente) sind für die gleichmäßige Segmentierung des Körpers verantwortlich. Diese embryonalen Übergangsorgane organisieren sich ohne Zelldifferenzierung. Die 42–44 Somitenpaare enthalten das Zellmaterial für das Achsenskelett (Sklerotome), die quer gestreifte Muskulatur des Halses, des Rumpfes und der Gliedmaßen (Myotome) sowie das der Unterhautgewebe und der Haut (Dermatom). Sobald die Strukturen angelegt sind, lösen sich die Somiten auf (etwa bis zur sechsten Woche).

Regelmäßiges moderates aerobes Training während der Schwangerschaft, wie beispielsweise Walking oder Schwimmen, ist Ihrem Wohlbefinden und dem Ihres Babys sehr förderlich.

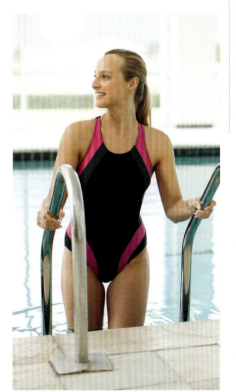

IM BLICKPUNKT: IHR KÖRPER

Der Stoffwechsel

Regelmäßiger Sport erhöht die Stoffwechselrate, die das Tempo der Verbrennung von Kalorien bestimmt. In der Schwangerschaft ist der Stoffwechsel bereits leicht erhöht. Wenn Sie Sport treiben, verbraucht Ihr Körper Energie, die in Ihren Organen und Muskeln gespeichert ist. Er behält aber immer genügend Energie für das Wachstum Ihres Babys. Sport trägt auch zur Regulierung von Blutzuckerspiegel (s. S. 92) und Energiehaushalt bei.

ERNÄHRUNG

Kann Untergewicht meiner Schwangerschaft schaden? Bei einem BMI (s. S. 16) von weniger als 18,5 besteht ein erhöhtes Risiko für Mangelerscheinungen während der Schwangerschaft. Diese können zur Folge haben, dass Ihr Baby zu früh geboren wird, ein geringes Geburtsgewicht hat und lebenslang anfällig für Krankheiten ist.

Durch regelmäßige Mahlzeiten und Snacks mit Proteinen, komplexen Kohlenhydraten und ungesättigten Fettsäuren (s. S. 14–16) können Sie das Ihren Bedarf deckende Gewicht zunehmen. Essen Sie nährstoff- und kalorienreiche Kost, wie Avocados und Vollmilchprodukte, mageres rotes Fleisch, fettreichen Fisch, Nüsse und Kerne, und trinken Sie viel Milch sowie Smoothies auf Milchbasis. Bei einer Essstörung kann Ihr Arzt Ihnen helfen.

SO GROSS IST IHR BABY

In der 5. Schwangerschaftswoche ist der Embryo ca. 2,5 mm lang.

5 Wochen

Die fünfte Woche

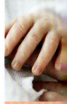

Die sechste Woche

AB DIESER WOCHE KÖNNTEN SIE SCHON DIE ERSTEN SCHWANGERSCHAFTSSYMPTOME SPÜREN.

Nicht jede Frau fühlt sich allerdings so früh schon schwanger. Manche leiden unter Übelkeit und empfindlichen Brüsten, andere spüren keine Veränderungen. Natürlich wünscht man sich einen »Beweis« dafür, dass die Schwangerschaft real ist. Aber das Ausbleiben solcher Symptome bedeutet nicht, dass etwas nicht stimmt. Es passiert schon viel, und Ihr Baby durchläuft nun einige entscheidende Entwicklungsstadien.

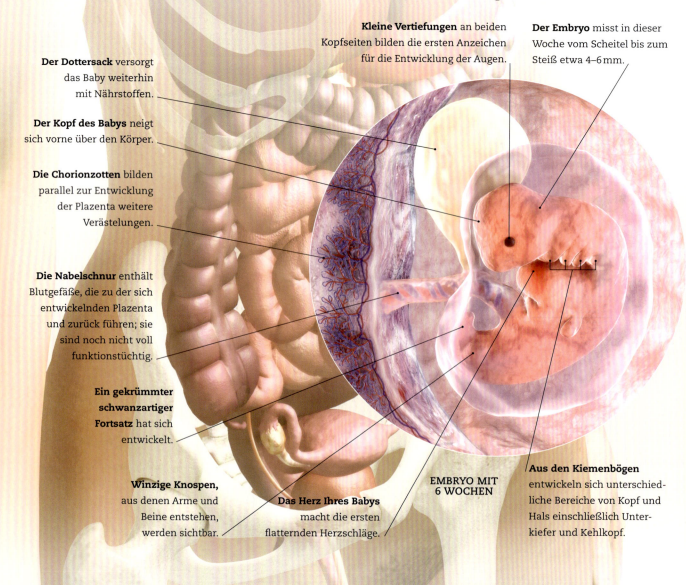

Der Dottersack versorgt das Baby weiterhin mit Nährstoffen.

Der Kopf des Babys neigt sich vorne über den Körper.

Die Chorionzotten bilden parallel zur Entwicklung der Plazenta weitere Verästelungen.

Die Nabelschnur enthält Blutgefäße, die zu der sich entwickelnden Plazenta und zurück führen; sie sind noch nicht voll funktionstüchtig.

Ein gekrümmter schwanzartiger Fortsatz hat sich entwickelt.

Winzige Knospen, aus denen Arme und Beine entstehen, werden sichtbar.

Das Herz Ihres Babys macht die ersten flatternden Herzschläge.

Kleine Vertiefungen an beiden Kopfseiten bilden die ersten Anzeichen für die Entwicklung der Augen.

Der Embryo misst in dieser Woche vom Scheitel bis zum Steiß etwa 4–6 mm.

EMBRYO MIT 6 WOCHEN

Aus den Kiemenbögen entwickeln sich unterschiedliche Bereiche von Kopf und Hals einschließlich Unterkiefer und Kehlkopf.

36. Tag

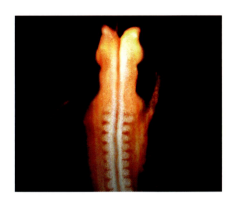

IHR BABY HEUTE

Der Embryo besitzt nun die Somiten, die die Bausteine seines Muskel-Skelett-Systems bilden. Hier sind die ersten neun Paare abgebildet. Oben sieht man das Ende des Neuralrohrs, das fast geschlossen ist.

Wenn Sie zu Beginn der sechsten Woche noch keine Symptome verspüren, werden Sie kaum glauben, dass Sie schwanger sind.

Vermutlich wissen nur Sie und Ihr Partner, dass Sie schwanger sind. Und Sie fragen sich immer noch, ob das auch wirklich so ist. Vielleicht spüren Sie noch keinerlei Symptome, trotz der rapiden Veränderungen und des wachsenden Embryos in Ihrem Körper.

Das Fehlen von Schwangerschaftszeichen ist kein Anlass zur Sorge. Die allermeisten Schwangerschaften verlaufen ohne Komplikationen. Es ist ebenso normal, dass gesunde Schwangere die verschiedensten »Nebenwirkungen« haben wie dass sie gar keine haben. Also keine Sorge: Wenn Sie sich super fühlen, schätzen Sie sich glücklich!

ERNÄHRUNG

Seit ich schwanger bin, habe ich kaum Appetit. Ist das normal?
Eine Abneigung gegen Speisen ist häufig, vor allem bei Schwangerschaftsübelkeit (s. S. 81). Eventuell verabscheuen Sie sogar Ihre Lieblingsgerichte. Essen Sie, sobald Sie können, und probieren Sie es mit kleinen, vielleicht kalten Mahlzeiten, wenn Ihnen von den Gerüchen beim Kochen übel wird. Smoothies auf Joghurtbasis und dicke Suppen sind nahrhaft. Trinken Sie stets viel.

TATSACHE IST …

Bis zu 90 Prozent Ihrer Vitamin-D-Zufuhr hängen von ausreichender Sonneneinstrahlung ab.

Vitamin D unterstützt die Kalziumaufnahme des Körpers, was wichtig für die Knochenentwicklung des Fötus ist. Sie können Ihren Vitamin-D-Spiegel heben, indem Sie sich in der Sonne aufhalten und Eier, fettreichen Fisch und rotes Fleisch essen. Eventuell wird empfohlen, täglich 10 µg Vitamin D zu supplementieren.

ERSTE ULTRASCHALLUNTERSUCHUNGEN

Eine Ultraschalluntersuchung findet vor der 9.–12. Schwangerschaftswoche statt (s. S. 137). Wenn:
- **In der Familie häufiger Mehrlingsschwangerschaften** aufgetreten sind (oder nach einer assistierten Befruchtung), will der Arzt wissen, wie viele Föten sich entwickeln.
- **Sie zuvor schon eine Fehlgeburt hatten** oder Krämpfe oder eine Blutung auftreten, wird festgestellt, ob noch ein Herzschlag vorhanden ist.
- **Die Ursache einer Vaginalblutung festgestellt werden soll,** die z. B. auch durch Fibrome oder andere Erkrankungen ausgelöst werden kann. Der Arzt wird Sie dann entsprechend behandeln. Dabei werden üblicherweise vaginale Ultraschalluntersuchungen (Vaginalsonografie) durchgeführt, d.h., der Schallkopf wird in die Scheide eingeführt.

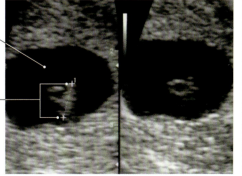

Fruchtwasser

Die Länge des Embryos wird gemessen, um die Schwangerschaft zu datieren.

Frühe Ultraschalluntersuchungen Der Untersuchende wartet, bis der Embryo in der richtigen Position ist (links), um gemessen zu werden.

Die sechste Woche

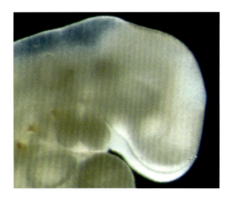

37. Tag

IHR BABY HEUTE

In der Mitte dieser Abbildung erkennt man das sich entwickelnde Herz (dunkelgrau), das in diesem Stadium noch eine sehr einfache Struktur hat. Der Kopf des Embryos befindet sich rechts im Bild. Der Embryo ist fast völlig transparent.

Äußerlich gibt es noch einige Zeit lang keinerlei sichtbare Anzeichen der Schwangerschaft, aber im Inneren.

In diesem frühen Stadium bekommt das Ungeborene alles, was es braucht, vom Dottersack. Dieses unverzichtbare ballonartige Gebilde, das durch einen Verbindungsstiel am Embryo befestigt ist, zeigt sich unter dem Mikroskop meist schon in dieser Woche als Kugel von 3–4 mm Durchmesser. Anfangs ist der Dottersack so groß wie die embryonale Keimscheibe, aus der nach und nach das Baby entsteht.

Der Dottersack enthält Zellen, die eine ähnliche Funktion ausüben wie die Leber. Er gibt verschiedene Schwangerschaftshormone ab und produziert die ersten roten Blutkörperchen des Embryos. Nach der neunten Woche übernimmt die Leber diese Aufgabe, der Dottersack bildet sich zurück, und die Plazenta übernimmt etwa ab der zehnten Woche die Versorgung des Babys.

In den kommenden sieben Tagen entwickelt sich ein primitives Kreislaufsystem, noch bevor in der zehnten Woche die Plazenta durchblutet wird. Mit moderner Ultraschalltechnik kann man am Ende der Woche den Herzschlag des Embryos erkennen.

Wenn Sie keinen großen Appetit haben, kombinieren Sie gesunde Nahrungsmittel zu kleinen Mahlzeiten und Snacks.

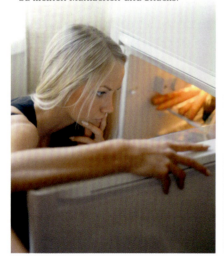

TATSACHE IST ...

Jod ist notwendig für die Gehirnentwicklung des Babys und Ihre Schilddrüsenhormone.

Die Deutsche Gesellschaft für Ernährung (DGE) rät Schwangeren zusätzlich zu einer ausgewogenen Ernährung täglich ein Supplement mit 100 (bis 150) μg Jod einzunehmen. Eine der wichtigsten Jodquellen ist Milch. Vermeiden Sie jedoch Seetang, da dieser zu viel Jod enthält.

FRAGEN SIE EINE ERNÄHRUNGSBERATERIN

Sollte ich für zwei essen? Leider ist die Schwangerschaft keineswegs ein Freibrief, um ungehemmt zu essen. »Für zwei essen« ist falsch – dann bekommen Sie zu viele Kalorien und nehmen übermäßig zu. Vertrauen Sie am besten auf Ihren gesunden Menschenverstand. Studien zeigen, dass schwangere Frauen, die ihrem natürlichen Appetit folgen, automatisch die richtige Menge verzehren und in gesunder Weise zunehmen.

Der Kalorienbedarf in der Schwangerschaft schwankt von Frau zu Frau stark, abhängig vom Ausgangsgewicht und der körperlichen Aktivität. Sie müssen jedoch erst ab dem 2. Trimester der Schwangerschaft oder bei einer Zwillings- bzw. Mehrlingsschwangerschaft mehr Kalorien zu sich nehmen.

Im 1. Trimester, in dem bis zu 80 Prozent der Frauen an Übelkeit oder Erbrechen leiden, ist es manchmal schwierig, genügend Kalorien zu sich zu nehmen. Viele Frauen spüren die Übelkeit bei leerem Magen am stärksten. Hilfreich sind kleine Snacks. Fünf kleine Mahlzeiten sind besser als drei große, und Sie bekommen dadurch alle Energie und Nährstoffe, die Sie brauchen.

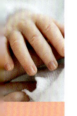

38. Tag

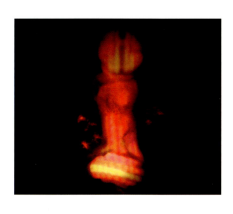

IHR BABY HEUTE

Die Vorderansicht des Embryos: Der Bereich des Kopfes ist nach unten geneigt, sodass das zentrale Nervensystem erkennbar ist. Die röhrenartige Struktur in der Kopfregion ist die sich entwickelnde Wirbelsäule. Der Schwanz des Embryos ist nach oben gebogen.

Morgendliche Übelkeit gehört zu den häufigsten und unangenehmsten Symptomen einer Schwangerschaft.

IM BLICKPUNKT: GESUNDHEIT

Übelkeit lindern

Leider gibt es kein ultimatives Allheilmittel gegen Schwangerschaftsübelkeit.

- **Essen Sie wenig und öfter:** Ein niedriger Blutzuckerspiegel verschlimmert die Übelkeit, und Sie fühlen sich noch schlechter. Kleine Snacks wirken Wunder.
- **Essen Sie einen Zwieback** morgens vor dem Aufstehen.
- **Wählen Sie milde Lebensmittel** wie Zerealien, Pasta, gebackene Kartoffeln oder Toast. Meiden Sie Fetthaltiges und Würziges.
- **Nehmen Sie Speisen und Getränke mit Ingwer** (s. rechts) oder Pfefferminze zu sich.
- **Trinken Sie viel,** wenn Sie erbrechen müssen, um nicht auszutrocknen. Tragen Sie stets eine Flasche Wasser bei sich und trinken Sie den ganzen Tag über in kleinen Schlucken daraus. Bei Anzeichen einer Dehydrierung, z.B. sehr konzentriertem Urin, wenden Sie sich an den Arzt. Er kann Ihnen bei starken Beschwerden durch Übelkeit oder Erbrechen auch ein Medikament verschreiben.

Übelkeit und Erbrechen sind typische Symptome der Frühschwangerschaft. Es kursieren viele Theorien zur Erklärung dieser Übelkeit. Eine besagt, dass sie Folge des steigenden HCG-Spiegels (humanes Choriongonadotropin) im ersten Trimester ist. Leider tritt diese Übelkeit nicht nur vor dem Frühstück auf, sondern oft mehrmals am Tag.

Eine der größten Herausforderungen in der Frühschwangerschaft besteht darin, das Geheimnis vor den Kollegen zu bewahren. Wenn Sie ständig zur Toilette laufen, weil Sie sich übergeben müssen, mutmaßen die Mitmenschen wahrscheinlich so einiges. Sie bemerken es auch, wenn Sie blass sind oder müder als sonst. Vielleicht wird es einfacher, wenn Sie es ein oder zwei Kollegen oder Ihrem Vorgesetzten sagen und darum bitten, das Geheimnis noch eine Weile für sich zu behalten. Halten Sie im Schreibtisch Kosmetiktücher, Zahnbürste und Zahnpaste bereit sowie Snacks, die Ihre Übelkeit lindern.

Bereitet Ihnen das Erbrechen große Probleme, oder befürchten Sie, dass Sie zu stark erbrechen, wenden Sie sich an Ihren Arzt. In seltenen Fällen verstärkt sich das Erbrechen weiter und muss ärztlich behandelt werden (s. S. 111).

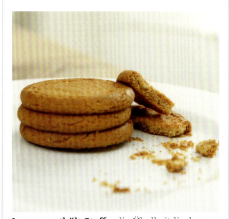

Ingwer enthält Stoffe, die Übelkeit lindern können. Stellen Sie einen Teller Ingwerkekse auf Ihren Nachttisch und verzehren Sie einen morgens vor dem Aufstehen.

TATSACHE IST ...

Ingwer hat sich in Studien als wirksam gegen Schwangerschaftsübelkeit erwiesen.

Eine Studie ergab, dass die Übelkeit vier Tage nach Einbeziehung von Ingwer in die tägliche Kost nachließ. Gießen Sie eine Scheibe frischen Ingwer in einer Tasse mit heißem Wasser auf. Oder probieren Sie kandierten Ingwer oder Ingwerkekse. Ginger Ale enthält in der Regel keinen echten Ingwer und eventuell vertragen Sie auch die enthaltene Kohlensäure nicht.

Die sechste Woche

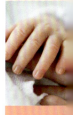

NACHGEFRAGT

Familie im Wandel

In den letzten Jahrzehnten hat es im Bereich der Familie große Veränderungen gegeben. Doch wie Sie auch zusammenleben, Ihre Rolle als Eltern bleibt immer die gleiche: Ihrem Kind zuverlässige Fürsorge, Liebe und Bindung zu schenken.

AUS DER STATISTIK

Familienvielfalt

Die Statistik gewährt Einblick in die Familienstrukturen in Deutschland.

■ **In 16,5 Prozent der Familien arbeiten beide Elternteile Vollzeit.** Von den Alleinerziehenden mit Kindern unter 10 Jahren arbeiten 82,9 Prozent der Väter und 35 Prozent der Mütter Vollzeit.

■ **Seit August 2013 hat jede Familie mit einem Kind von ein bis drei Jahren Anspruch auf einen Betreuungsplatz.** Je nach Bundesland werden zwischen 29 und 57 Prozent der Kinder von 0–2 Jahren und zwischen 88 und 96 Prozent der Kinder von drei bis fünf Jahren in Kindertagesstätten betreut.

■ **Je älter die Mütter bei der Geburt des ersten Kindes** und je besser ausgebildet sie sind, desto früher sind sie nach der Geburt ihres Kindes wieder berufstätig.

■ **2018 haben 1,4 Millionen Mütter und 433 000 Väter** Elterngeld bezogen.

■ **Jede fünfte Familie ist alleinerziehend.** Tendenz steigend.

■ **Jedes dritte Kind in Deutschland** wird außerhalb einer Ehe geboren.

■ **In einer von zehn** gleichgeschlechtlichen Partnerschaften leben Kinder.

GEBURTENVERHÄLTNIS

Mädchen oder Junge

In der Vergangenheit wurden auf 100 Mädchen 106 Jungen geboren. Vielleicht glich die Natur damit aus, dass mehr Männer in Kriegen starben. Heute werden mehr Mädchen geboren. Ein Faktor könnte Stress sein, ein anderer der Anstieg von Chemikalien, wie synthetischen Östrogenen, PCBs (Polychlorierten Biphenylen), und Pestiziden in der Umwelt. Sogar wirtschaftliche Rahmenbedingungen haben Einfluss auf das Geschlecht des Nachwuchses.

Familie heute

Heute gibt es viele Formen des Familienlebens. Zwar wird immer wieder über Probleme moderner Kindheit berichtet, doch die Kinder kommen mit vielfältigen Kulturen und Lebensformen gut zurecht.

Ältere Mütter Heute gibt es mehr Mütter, die mit über 35 ihr erstes Kind bekommen, als je zuvor, und in der Altersgruppe der über 40-Jährigen ist die Schwangerschaftsrate am stärksten gestiegen. Das hat den Vorteil, dass die Frauen oft finanziell besser abgesichert und reifer sind.

Alleinerziehende 2017 waren rund 1,5 Millionen Mütter mit minderjährigen Kindern alleinerziehend. Kinder alleinerziehender Eltern können benachteiligt sein, in erster Linie wohl aufgrund finanzieller Einschränkungen. Bestehen diese nicht, geht es Kindern in diesen Familien gut.

Patchworkfamilien Mehr als 850 000 Kinder in Deutschland leben in Patchworkfamilien, Tendenz steigend. Mindestens jede siebte Familie in Deutschland, so wird angenommen, ist mittlerweile eine Patchworkfamilie, Tendenz ebenfalls steigend.

Moderne Väter

Väter sind heute viel stärker am Familienleben beteiligt als in früheren Generationen. Mehr als drei Viertel von ihnen sind bei der Geburt dabei. Dank Elterngeld nehmen auch immer mehr Väter zumindest einige Monate Elternzeit – und sie legen mehr Wert darauf, Zeit für ihre Kinder und das Familienleben zu finden.

Kinderbetreuung

Studien zeigen, dass sich eine gute Kinderbetreuung außerhalb der Familie positiv auf die sozialen Fähigkeiten, den Intellekt und die Sprache auswirkt. Eine gute Beziehung zu den Großeltern schenkt Stabilität, Familienwerte und verbessert vermutlich die kognitive Entwicklung.

Kulturelle Vielfalt

Das Leben in einer multikulturellen Gesellschaft wirkt sich auf Erziehung, Bildung und Freundschaften aus. Sehr wahrscheinlich wird Ihr Kind auch von Menschen aus einem anderen Kulturkreis betreut oder unterrichtet.

39. Tag

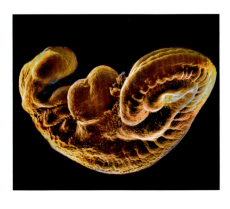

IHR BABY HEUTE

Diese Abbildung zeigt, wie gekrümmt der Embryo in diesem Stadium ist. Das Kopfende sehen Sie links. Der Embryo besitzt nun am Rücken 22 Somitenpaare (Bausteine des Muskel-Skelett-Systems).

In dieser bedeutenden Phase bildet sich das Neuralrohr, aus dem Gehirn und Wirbelsäule entstehen.

ZUM NACHDENKEN

Sollten Sie es Ihren Mitmenschen schon erzählen?

■ **Die meisten werdenden Eltern** warten mit der Mitteilung bis nach der 12. Woche, wenn das Fehlgeburtsrisiko sinkt. Natürlich können Sie sich schon Ihrer Familie und engen Freunden anvertrauen – vor allem wenn es Menschen sind, denen Sie auch von einer Fehlgeburt berichten würden.

■ **Sie sind gesetzlich nicht verpflichtet,** es Ihrem Arbeitgeber bereits mitzuteilen.

■ **Das Mutterschutzgesetz** enthält allerdings eine klare Empfehlung: »Werdende Mütter sollen dem Arbeitgeber ihre Schwangerschaft und den mutmaßlichen Tag der Entbindung mitteilen, sobald ihnen ihr Zustand bekannt ist.« Wenn Sie den Schutz einer Schwangeren genießen wollen (Zurückstellung von körperlich belastenden Aufgaben usw.), sollten Sie es Ihrem Arbeitgeber sobald wie möglich sagen. Zudem ist es für Ihr Vertrauensverhältnis zum Arbeitgeber besser, wenn er die Neuigkeit von Ihnen erfährt statt durch Gerüchte anderer.

In dieser Woche beginnt Ihr Baby rapide zu wachsen und bekommt in den nächsten fünf Wochen immer stärker ein menschliches Aussehen. Dabei gibt es drei Arten von Zellen, die jeweils eine bestimmte Funktion haben. Aus der ersten bilden sich Haut und Nervensystem, aus der zweiten Blutgefäße, Muskeln und Knochen. Die dritte formt das Verdauungssystem.

In diesem Stadium sind vor allem die für Wirbelsäule und Nervensystem verantwortlichen Zellen am Werk. Aus der ehemals flachen Keimscheibe wird ein gekrümmter Embryo. Die Ränder der Rille, die sich entlang des Rückens schon gebildet haben, schließen sich nach und nach und verschmelzen zu einem Rohr, aus dem Gehirn und Wirbelsäule entstehen. Die letzten Teile des Rohrs verschließen sich zwei Tage später ganz oben auf dem Kopf und am Ansatz der Wirbelsäule. Eine ausreichende Folsäurezufuhr (s. S. 35) in der Frühschwangerschaft ist entscheidend dafür, dass sich das Neuralrohr schließt.

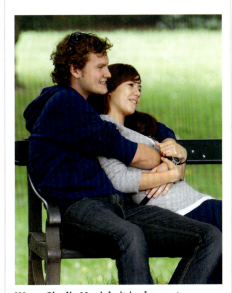

Wenn Sie die Neuigkeit in den ersten Wochen für sich behalten, haben Sie beide erst einmal Zeit, sich darauf einzustellen.

IM BLICKPUNKT: VÄTER

Ruhig bleiben

Spontan wollen Sie die Neuigkeit, dass Ihre Partnerin schwanger ist, vielleicht allen Freunden verkünden. Bestimmt sind Sie aufgeregt und wollen sich nahestehenden Menschen anvertrauen. Doch überlegen Sie gut, wem Sie es sagen wollen (s. Kasten links), und tun Sie es in Rücksprache mit Ihrer Partnerin. Für sie ist es ohnehin schwierig, die Begleiterscheinungen der Schwangerschaft, wie Übelkeit oder Erbrechen, geheim zu halten. Am wichtigsten ist, dass Sie gemeinsam den richtigen Zeitpunkt festlegen.

Die sechste Woche

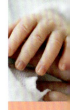

40. Tag

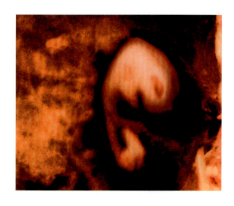

IHR BABY HEUTE

Hier sehen Sie die rechte Körperseite eines Embryos, im Hintergrund die Fortsätze der Chorionzotten. Die gekrümmte Gestalt des Embryos ist deutlich erkennbar. Rechts ist der Ansatz der Nabelschnur an der Plazenta zu sehen.

Schlägt Ihre Stimmung von einer Minute zur nächsten um? Das ist ein normal, Ursache sind die Schwangerschaftshormone.

Noch muss es nicht so weit sein, doch eine kleine Warnung: Sie können in der Schwangerschaft sehr emotional und irrational reagieren. Sie weinen wegen Kleinigkeiten, die Sie früher nicht berührt haben. Schuld sind die Hormone und die Tatsache, dass die Schwangerschaft eine bedeutende Veränderung Ihres Lebens mit sich bringt. Die Stimmungsschwankungen können Sie und Ihren Partner verunsichern – bleiben Sie miteinander im Gespräch, und erklären Sie Ihre Gefühle, egal, wie irrational sie sein mögen.

MEHR GEMÜSE BITTE!

- **Werden Sie kreativ, um den Appetit anzuregen** und Ballaststoffe, Vitamine und Mineralien aufzunehmen:
- **Kochen Sie eine einfache Gemüsesuppe** aus Fertiggemüse.
- **Geben Sie Gemüse an Smoothies** (s. S. 135). Gurke, Sellerie, Paprika und Karotten sind mild und nahrhaft.
- **Raspeln Sie Zucchini und Karotten** in Suppen, Pastasoßen und Eintöpfe oder bereiten Sie ein Risotto mit einer Handvoll Kürbis, Erbsen, Spargel oder grünen Bohnen zu.
- **Essen Sie Gemüsenudeln,** z. B. aus Moschuskürbis. Kombinieren Sie: halb Pasta, halb Gemüsenudeln.
- **Belegen Sie Pizza** mit Vitamin-C-haltigen bunten Paprikaschoten. Sie sind knackig und nährstoffreich.
- **Probieren Sie Sauerkraut** und Kimchi – fermentiertes Gemüse ist gut für die Darmflora.

IM BLICKPUNKT: IHRE GESUNDHEIT

Müdigkeit besiegen

Eventuell verspüren Sie in der Frühschwangerschaft einen Energieabfall, der in der Regel nach der 13. Woche vorüber ist.

Eine Ursache für Müdigkeit ist Anämie. Haben Sie sich vor der Schwangerschaft eingeschränkt ernährt, kann Ihr Eisenspiegel niedrig sein. Bestätigt sich dies durch einen Bluttest, wird Ihr Arzt ein Eisenpräparat verschreiben. Essen Sie auch eisenreich. Man unterscheidet Hämeisen aus tierischer Nahrung, das leicht absorbiert wird und in magerem rotem Fleisch, Sardinen aus der Dose und Eiern enthalten ist, und Nicht-Hämeisen, das weniger gut absorbiert wird. Quellen sind Vollkorngetreide, Hülsenfrüchte, grünes Gemüse und Trockenobst. Vitamin C zu den Mahlzeiten, z. B. aus Tomaten und Orangensaft, fördert die Eisenaufnahme, Tee und Kaffee behindern sie und sollten zum Essen gemieden werden.

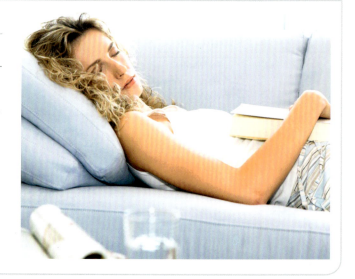

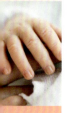

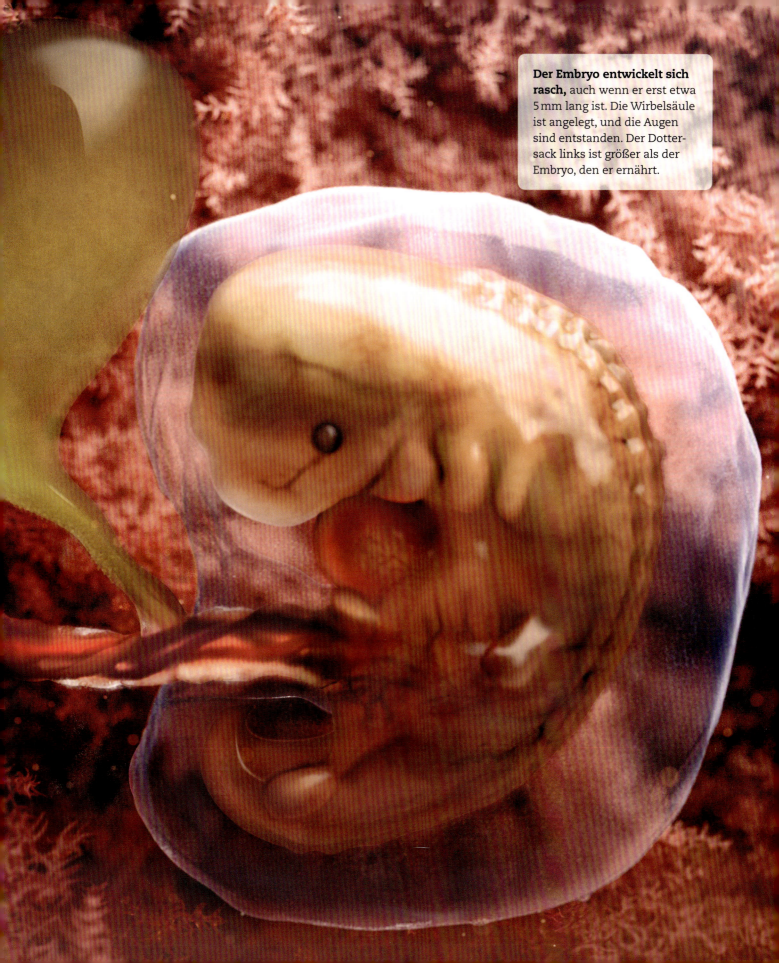

Der Embryo entwickelt sich rasch, auch wenn er erst etwa 5 mm lang ist. Die Wirbelsäule ist angelegt, und die Augen sind entstanden. Der Dottersack links ist größer als der Embryo, den er ernährt.

41. Tag

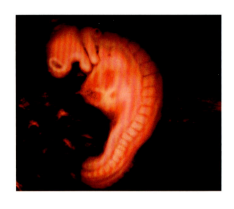

IHR BABY HEUTE

Die Entwicklung des Oberkörpers geht der des Unterkörpers in der Regel voraus. Diese Abbildung zeigt die Ausbuchtung, die Herz und Leber enthält, sowie Ansätze der Knospen für die oberen Gliedmaßen; untere Gliedmaßenknospen sind noch nicht erkennbar.

Als erste Veränderung nehmen Sie vermutlich eine Vergrößerung des Brustumfangs wahr – schon in diesem Stadium.

Als Erstes verändert sich Ihre Figur im Brustbereich. Die Brüste werden oft sehr schnell größer und schwerer. Sie sind auch häufig sehr berührungsempfindlich.

Die Brustwarzen verändern sich: Der Warzenhof (der dunkle Bereich um die Brustwarze) wird dunkler, und die Brustwarzen können kribbeln. Wenn die Brüste größer werden, treten oft blaue Venen hervor. Alle diese Veränderungen der Brust sind eine Reaktion auf das Hormon Östrogen.

> **TATSACHE IST …**
>
> **Die Brüste vergrößern sich** um rund 5 cm und werden etwa 400 g schwerer.
>
> Aus diesem Grunde ist es so wichtig, schon in der Frühschwangerschaft einen gut sitzenden BH zu tragen.

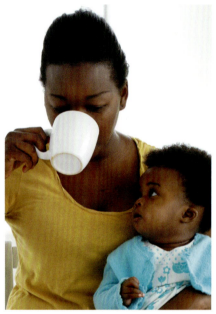

Der Verzicht auf Kaffee kann schwer sein, vor allem, wenn Sie bereits Mutter und entsprechend angestrengt und gefordert sind. Nehmen Sie dennoch pro Tag nicht mehr als 200 mg Koffein zu sich (s. S. 16).

> **FRAGEN SIE EINE HEBAMME**
>
> **Was kann ich gegen die Schmerzen in meinen Brüsten tun?** Ein gut stützender BH lindert das Gefühl der Schwere und des Wundseins, das in der Schwangerschaft typisch ist. Tun Ihnen die Brüste auch nachts weh, tragen Sie auch beim Schlafen einen BH. Schlafen Sie möglichst nicht auf dem Bauch, wenn dies unangenehm ist. Oft wirkt auch das Einreiben mit einer Creme, die Aloe vera oder Kamille enthält, lindernd.

> **ERNÄHRUNG**
>
> **Ich bin geradezu kaffeesüchtig! Sollte ich in der Schwangerschaft ganz auf Kaffee verzichten?** Ärzte empfehlen Schwangeren, täglich nicht mehr als 200 mg Koffein zu sich zu nehmen. Koffein ist vor allem in Kaffee enthalten, aber auch in Tee, Schokolade und Cola-Getränken (s. S. 16).
>
> Wenn Sie sehr viel Kaffee gewohnt sind, greifen Sie zu koffeinfreien Sorten. Es gibt verschiedene Methoden der Entkoffeinierung, und auch wenn man das immer wieder liest, ist nicht erwiesen, dass das Entfernen des Koffeins gesundheitsschädlich ist.
>
> Viele Schwangere können den Geschmack und den Duft von Kaffee nicht ertragen. Es kann eines der ersten Anzeichen für eine Schwangerschaft sein. Selbst wenn das auf Sie nicht zutrifft, sollten Sie einen Teil Ihres Kaffees (oder Tees, wenn Sie mehr als 3–4 Tassen pro Tag trinken) durch Wasser, heiß oder kalt, mit einer Scheibe Ingwer oder Zitrone oder einen Kräuter- bzw. Früchtetee ersetzen. Auch Milch, Suppen und Brühen liefern Flüssigkeit und wertvolle Nährstoffe.

42. Tag

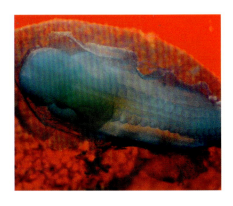

IHR BABY HEUTE

Hier sehen Sie die Rückseite des Embryos, der auf dem Dottersack liegt. Die Öffnung über dem sich entwickelnden Gehirn hat sich nun geschlossen (linke Seite der Abbildung). Zwei Tage später wird sich die Öffnung unten an der Wirbelsäule verschließen.

Am Ende dieser sechsten Woche entwickelt sich rasant eines der wichtigsten Organe Ihres Babys: das Herz – und das Blut zirkuliert.

Ihr sich entwickelnder Embryo mag noch winzig klein sein, durchläuft aber eine rapide und vielschichtige Entwicklung.

Der Herzschlag ist nun im Ultraschall besser festzustellen. Das Herz besteht weiterhin aus einer einfachen glatten Röhre, die sich nach der Muskelbildung faltet und in vier Kammern teilt. Dann nimmt die linke obere Herzkammer (linkes Atrium) Blut aus den Lungen auf. Von hier fließt es durch ein einseitiges Ventil (Mitralklappe) in die große linke Herzkammer (linker Ventrikel), die das Blut aus dem Herzen durch die Hauptarterie (Aorta) in den Körper pumpt. Auf der rechten Seite des Herzens sammelt sich in der oberen Kammer (rechtes Atrium) das vom Körper zurückfließende Blut und fließt durch ein Ventil (Trikuspidalklappe) in die große rechte Herzkammer (rechter Ventrikel). Von dort wird das Blut wieder in die Lunge gepumpt, und der Kreislauf setzt sich fort.

Im derzeitigen Entwicklungsstadium ist der Kreislauf noch sehr primitiv. Das Herzrohr pumpt einfach Blut durch das Baby. Dabei gelangt aber kein Blut aus dem Kreislauf des Babys in die Plazenta (s. S. 127).

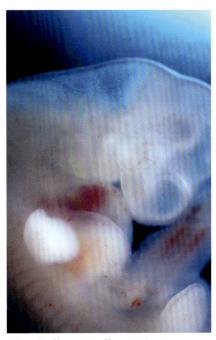

Schon in diesem Stadium ist das Herz erkennbar – hier zeigt es sich als dunkelroter Bereich. Es liegt direkt über dem größeren, etwas blasser rötlichen Bereich der Leber. Unter der Leber verläuft die Nabelschnur.

EINE FEHLGEBURT VERARBEITEN

Eine Fehlgeburt ist ein schwerer Schlag. Kummer, Schock, das Gefühl, versagt zu haben, sind normal. Sie empfinden vielleicht Wut oder Ungerechtigkeit, insbesondere, wenn andere ihre Schwangerschaften problemlos zu einem guten Ende bringen.

Nehmen Sie sich vor allem Zeit zu trauern. Lassen Sie sich von Freunden oder Angehörigen unterstützen, auch wenn Ihnen nicht zum Reden zumute ist. Diese Gefühle zu durchleben ist ein wichtiger Teil des Genesungsprozesses. Ihr Partner wird seinen Kummer wahrscheinlich anders ausdrücken. Auch wenn er wenig berührt scheint, braucht er ebenso Unterstützung. Seien Sie nicht entmutigt. Sehr viele Frauen haben eine oder mehrere Fehlgeburten und bekommen dann gesunde Babys.

Denken Sie daran, dass eine Fehlgeburt nicht Ihre Schuld ist – Sie haben sie nicht verursacht und hätten sie auch nicht verhindern können. 80 Prozent aller Fehlgeburten haben ihre Ursache in Chromosomenanomalien, der Rest ist durch Probleme mit der Schwangerschaft verursacht.

SO GROSS IST IHR BABY

Mit 6 Wochen misst Ihr Baby vom Scheitel bis zum Steiß etwa 4–6 mm.

5 Wochen   6 Wochen

Die sechste Woche

Die siebte Woche

SETZEN SIE SICH EINIGE FITNESS-STANDARDS, DIE SIE WÄHREND DER SCHWANGERSCHAFT BEIBEHALTEN.

Wenn Sie jetzt in Form sind, profitieren Sie in der weiteren Schwangerschaft davon. Stellen Sie sich ein tägliches Programm zur Stärkung der Muskulatur und gegen die Müdigkeit zusammen. Hören Sie aber auf Ihren Körper, und übernehmen Sie sich nicht. In dieser Woche beginnt die Entwicklung lebenswichtiger Organe, wie Lunge und Darm. Der Kopf Ihres Babys wirkt bereits zu groß für seinen Körper.

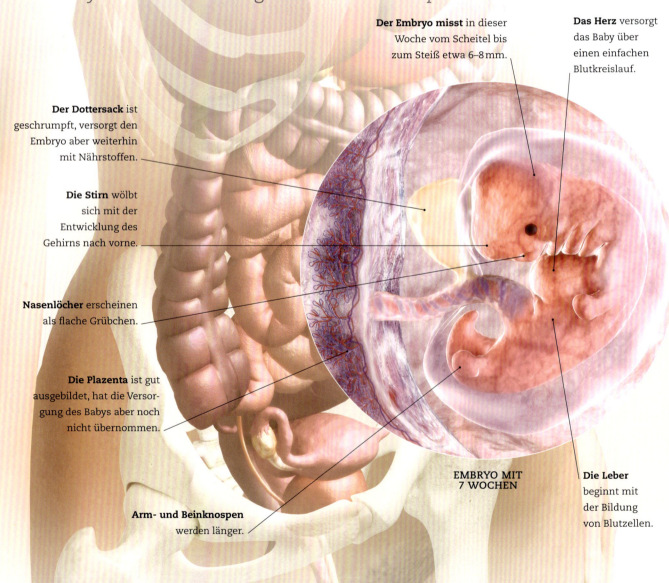

Der Embryo misst in dieser Woche vom Scheitel bis zum Steiß etwa 6–8 mm.

Das Herz versorgt das Baby über einen einfachen Blutkreislauf.

Der Dottersack ist geschrumpft, versorgt den Embryo aber weiterhin mit Nährstoffen.

Die Stirn wölbt sich mit der Entwicklung des Gehirns nach vorne.

Nasenlöcher erscheinen als flache Grübchen.

Die Plazenta ist gut ausgebildet, hat die Versorgung des Babys aber noch nicht übernommen.

EMBRYO MIT 7 WOCHEN

Die Leber beginnt mit der Bildung von Blutzellen.

Arm- und Beinknospen werden länger.

Das erste Trimester

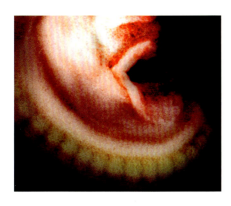

43. Tag

IHR BABY HEUTE

Auf dieser Seitenansicht des Embryos erkennt man, wie stark die sich entwickelnde Wirbelsäule gekrümmt ist. Der hellgelbe zahnartige Grat am Rücken sind Somiten, die Vorläufer des sich entwickelnden Muskel-Skelett-Systems Ihres Babys.

Vielleicht versuchen Sie Ihren Babybauch zu erkennen – doch es kann noch Wochen dauern, bis man ihn sieht.

Die meisten schwangeren Frauen halten schon früh nach ihrem Babybauch Ausschau, doch er wird sich jetzt noch nicht zeigen. In der Regel wächst er im vierten Monat am stärksten. Dann wird Ihre Schwangerschaft am rundlichen Bauch deutlich sichtbar.

Wenn es nicht Ihre erste Schwangerschaft ist, kann sich der Bauch schon früher wölben, sogar schon in der achten bis zehnten Woche, da die Bauchmuskulatur schlaffer ist. Bei Frauen mit fester Bauchmuskulatur zeigt sich das Baby vielleicht erst später – wenn sie Zwillinge oder Drillinge erwarten, dagegen schon früher.

FRAGEN SIE EINEN ARZT

Kann Sex in der Schwangerschaft dem Baby schaden? Falls der Arzt Ihnen nicht geraten hat, wegen bestimmter Probleme auf Sex zu verzichten, z. B. wegen früherer Fehlgeburten oder einer Blutung, ist Sex in jedem Stadium unbedenklich. Das Baby schwimmt im Fruchtwasser und ist in der Fruchtblase in Ihrer Gebärmutter gut abgepolstert. Der Gebärmutterhals ist durch einen Schleimpfropfen verschlossen. Selbst ein tiefes Eindringen ist nicht gefährlich.

DIE BAUCHMUSKELN STÄRKEN

Anfangs ist es unbedenklich, auf dem Rücken liegend Bauchmuskelübungen zu machen. Gegen Ende des ersten Trimesters bzw. wenn sich die Schwangerschaft »zeigt« (s. links), sollten Sie dabei allerdings auf die Rückenlage verzichten (alternative Übungen finden Sie auf S. 250).

Bei der Durchführung von Bauchübungen ist die richtige Atmung wichtig. Atmen Sie zu Beginn ein und bei jeder Anstrengung aus.

Diese Übungen dienen der Kräftigung der inneren Muskulatur. Das quer über den Unterbauch verlaufende Muskelband ist besonders wichtig für die Stabilität und Stärke des inneren Bauchraums, wenn sich das Baby entwickelt. Der gerade Bauchmuskel, der im Körper senkrecht nach unten verläuft, dehnt sich während der Schwangerschaft und wird schwächer. Daher ist es wichtig, die quer verlaufenden Muskeln zu stärken, um die Haltung zu verbessern und die Wirbelsäule zu unterstützen. Je früher Sie mit der Kräftigung dieser Muskeln beginnen, umso besser. Im ersten Trimester können Sie die Bauchmuskeln wie unten gezeigt trainieren.

Legen Sie sich auf den Rücken, die Füße flach auf den Boden gestellt, die Arme seitlich am Körper liegend. Einatmen, dann beim langsamen Ausatmen den unteren Rückenbereich flach gegen den Boden. 3–5 Sekunden halten, wiederholen.

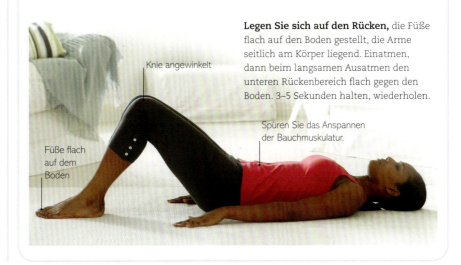

Knie angewinkelt · Füße flach auf dem Boden · Spüren Sie das Anspannen der Bauchmuskulatur.

Die siebte Woche

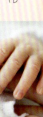

NACHGEFRAGT

Übungen zur Stärkung der Muskulatur

Muskelkräftigende Übungen helfen, mit den Anforderungen in der Schwangerschaft zurechtzukommen und Wehen und Geburt leichter zu bewältigen.

Die gezeigten Übungen verbessern die Beweglichkeit und kräftigen die Muskeln, die Sie für alltägliche Funktionen wie Gehen, Tragen, Heben, Sitzen und Stehen benötigen. Die Übungsfolge kann vor oder nach dem Walken, Schwimmen oder einem anderen Herz-Kreislauf-Training durchgeführt werden, möglichst drei- bis viermal pro Woche.

Aufwärmen Laufen Sie auf der Stelle, und schwingen Sie die Arme – etwa fünf Minuten, bis die Muskeln warm sind.

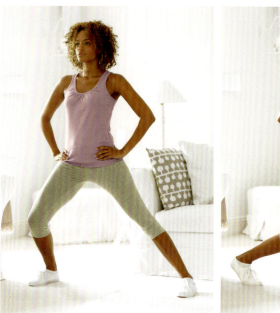
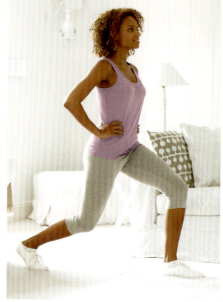

Ausfallschritte zur Seite (links) und nach vorn (rechts) kräftigen Bauch- und Oberschenkelmuskulatur. Die Hände auf die Hüften legen, Beine hüftbreit auseinander. Mit einem Bein einen Schritt zur Seite machen und das Knie beugen, das andere Bein bleibt gestreckt. Zurück in die Ausgangsposition, der Bauch ist eingezogen, der Oberkörper gerade. Auf jeder Seite zehnmal.
Ausfallschritte nach vorn (rechts) Die Hände auf die Hüften legen, die Füße hüftbreit auseinander. Ein Bein nach vorne stellen, das andere nach unten beugen, die Ferse vom Boden abheben. Zurück in die Ausgangsposition. Auf jeder Seite zehnmal.

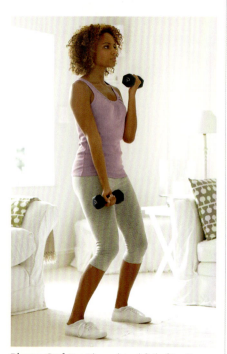

Bizeps-Curl Der Bizeps ist wichtig fürs Tragen und Heben. Bei regelmäßigem Training können Sie auch Hanteln von 1–2 kg verwenden. Mit hüftbreit geöffneten Beinen stehen, die Knie sind leicht gebeugt, der Rücken gerade, die Arme an den Seiten. Einatmen, beim Ausatmen den Ellbogen anwinkeln, bis die Hand auf Schulterhöhe ist. Die Arme abwechseln, auf jeder Seite 20 Curls (insgesamt 40). Allmählich auf je 30 Curls steigern.

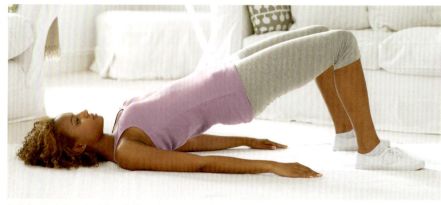

Brücke Trainiert Gesäß, Achillessehnen und Oberschenkelinnenseiten und kräftigt den Unterkörper. Mit angewinkelten Beinen auf den Rücken legen, die Füße flach auf dem Boden, die Knie sind etwas auseinander. Die Hüfte anheben (das lindert den Druck auf den Rücken und ist im ersten Trimester unbedenklich). Die Hände neben den Körper auf den Boden legen, Arme sind gestreckt. Langsam die Knie zusammenführen und dabei das Gesäß zusammenpressen. Die Knie zehnmal öffnen und schließen. Langsam die Hüften senken und abschließend zur Seite rollen.

44. Tag

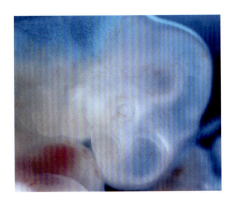

IHR BABY HEUTE

Als erste erkennbare Gesichtszüge bilden sich die Augen. Ein Auge sieht man in der Mitte dieser Abbildung als kleinen Kreis, umgeben von einem größeren. Die größeren grauen Bereiche sind die mit Flüssigkeit gefüllten Kammern des darunter liegenden Gehirns.

Machen Sie sich nicht verrückt wegen kleiner »Sünden« in Ihrer Lebensweise, bevor Sie wussten, dass Sie schwanger sind.

Haben Sie jetzt erst festgestellt, dass Sie schwanger sind?

Nicht alle Frauen merken sofort, dass sie schwanger sind, vor allem wenn es ungeplant geschah. In diesem Fall machen Sie sich natürlich Gedanken über manches, was Sie in den letzten Wochen getan haben, z.B. Alkohol getrunken oder Medikamente genommen. Nehmen Sie die Schwangerschaft zum Anlass, Ihren Lebensstil zu überdenken und Ihre Gesundheit zu verbessern. Ihr Baby ist nun, von der Zeugung an gerechnet, erst etwas mehr als vier Wochen alt. Haben Sie bislang keine Folsäure eingenommen (s. S. 35), beginnen Sie sofort damit.

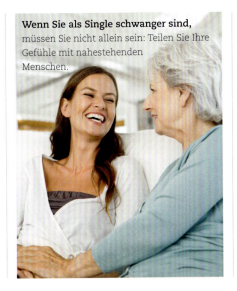

Wenn Sie als Single schwanger sind, müssen Sie nicht allein sein: Teilen Sie Ihre Gefühle mit nahestehenden Menschen.

ZUM NACHDENKEN

Vorsorge

Wenn keine Komplikationen auftreten, wird Ihre gesamte Schwangerschaft von Ihrem vertrauten Frauenarzt betreut. Er nimmt auch die apparativen Untersuchungen vor. In bestimmten Fällen können Spezialuntersuchungen im Krankenhaus erforderlich sein. Alternativ kann eine Hebamme die regelmäßige Vorsorge – außer den apparativen Untersuchungen – durchführen. Details lesen Sie auf Seite 102.

ALS ALLEINSTEHENDE SCHWANGER SEIN

Ohne Partner schwanger zu sein kann hart sein. Tun Sie das für sich:
- **Sorgen Sie für sich:** Bitten Sie eine Freundin, Sie zu unterstützen, oder nehmen Sie online Kontakt zu anderen alleinstehenden schwangeren Frauen in Ihrer Gegend auf – dann haben Sie nach der Geburt auch ein soziales Netz.
- **Bitten Sie Familie und Freunde um Hilfe.** Bestimmt werden sie sich freuen, an Ihrer Schwangerschaft teilhaben zu dürfen, und auch gern zu Vorsorgeuntersuchungen und Vorbereitungskursen mitkommen. Bitten Sie einen von ihnen, Sie bei der Geburt zu begleiten.
- **Regeln Sie Unterstützung und Betreuung** mit dem Vater des Babys. Finden Sie keine Einigung, lassen Sie sich rechtlich beraten. Sie und Ihr Baby profitieren von einer freundschaftlichen Übereinkunft. Je früher Sie miteinander über solche Themen sprechen, umso leichter wird es nach der Geburt.
- **Organisieren Sie sich Hilfe** für die Zeit nach der Geburt. Großeltern freuen sich und fühlen sich wohl, wenn sie aktiv am Leben ihrer Enkel beteiligt sind. Lebt Ihre Familie nicht in der Nähe, bauen Sie sich ein anderweitiges Netz auf, das Ihnen durch diese ersten Wochen hindurchhilft.
- **Denken Sie frühzeitig** über Ihre Berufstätigkeit nach der Geburt nach. Sie müssen noch keine Entscheidungen treffen, aber Sie sollten sich frühzeitig umfassend informieren.

Die siebte Woche

45. Tag

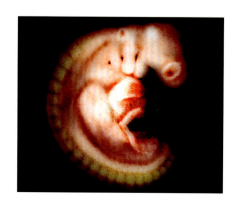

IHR BABY HEUTE

Die Anlagen der Augen sind als flache Vertiefungen auf jeder Seite des sich entwickelnden Gesichts entstanden. Hier sieht man die Anlage eines Auges (kreisförmig mit dunklem Zentrum) sowie die hellgelben Somiten des sich entwickelnden Muskel-Skelett-Systems.

Häufiger Harndrang ist leider eine der unerwünschten Nebenwirkungen der Schwangerschaft.

FRAGEN SIE EINEN ARZT

Warum habe ich so viel Speichel im Mund, seit ich schwanger bin? Ptyalismus gravidarum ist eine harmlose Begleiterscheinung, verursacht durch den hohen Hormonspiegel. Spucken Sie den Speichel in ein Papiertuch. Legen Sie ein Handtuch auf Ihr Kopfkissen. Oft hilft das Lutschen von Zitronenschnitzen oder Eiswürfeln. Nach der 20. Woche lässt der Speichelfluss nach.

Verbringen Sie viel Zeit im Bad? Nicht nur Übelkeit und Erbrechen (s. S. 81) setzen Schwangeren zu – die meisten Frauen müssen auch häufig Wasser lassen. Wagen Sie es deshalb auch nicht, sich allzu weit von einer Toilette zu entfernen?

Möglicherweise haben Sie das Gefühl, dass Ihre Blase nicht viel Urin halten kann, sodass Sie nach kurzer Zeit schon wieder zur Toilette gehen müssen, tags wie nachts. Das liegt daran, dass die Nieren stärker durchblutet werden und daher mehr Urin produzieren. Wenn die Gebärmutter wächst, drückt sie zudem auf die Blase, die sich nicht wie normal ausdehnen kann und sich früher als sonst voll anfühlt. Dies kann die ganze Schwangerschaft hindurch anhalten, am meisten spüren Sie es jedoch im ersten und dritten Trimester.

Falls Sie sich jedoch wegen der ausgeschiedenen Urinmenge Sorgen machen und/oder beim Wasserlassen Schmerzen oder ein Brennen verspüren, haben Sie vielleicht eine Harnwegsinfektion und müssen umgehend den Arzt konsultieren.

IM BLICKPUNKT: ERNÄHRUNG

Kohlenhydrate, aber die richtigen

Kohlenhydrate sind Teil einer ausgewogenen Ernährung, wenn es die richtigen sind. Komplexe Kohlenhydrate aus Vollwertprodukten liefern Ballaststoffe, die langsam aufgespalten werden und Glukose langsam ins Blut abgeben. Sie haben einen niedrigen glykämischen Index (GI). Kohlenhydrate mit hohem glykämischem Index, wie Weißbrot und geschälter Reis, Kartoffelpüree und zuckerhaltige Produkte, werden schnell aufgespalten. Das bewirkt, dass der Körper mehr Insulin freisetzt, um den Blutzucker zu kontrollieren, was weder für Sie noch für Ihr Baby gut ist. Schwankende Glukose- und Insulinwerte können zu Schwangerschaftsdiabetes führen und das Wachstum der Plazenta und des Babys beeinflussen. Essen Sie viel kohlenhydratreiche Nahrung wie Nudeln, Reis, Getreide, Müsli und Brot, denn das Baby zieht ständig Glukose aus Ihrem Blut. Eine stete Freisetzung von Glukose versorgt Sie beide mit Energie. Greifen Sie jedoch zu Vollwertvarianten, bei Quinoa, Hirse und Gerste ebenso wie bei Nudeln und Reis. Essen Sie Haferbrei oder Müsli zum Frühstück. Ballaststoffe sättigen und verhindern zudem Verstopfung.

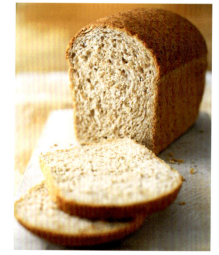

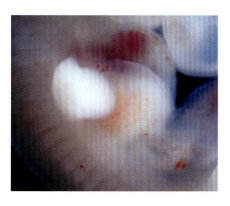

46. Tag

IHR BABY HEUTE

Auf diesem Bild ist die Knospe des rechten Arms zu sehen (weißer Bereich). Die Knospen der oberen Extremitäten bilden sich vor denen der unteren. In diesem Frühstadium sind Hände und Finger noch nicht entwickelt.

Die Lunge Ihres Babys wird erst in der Spätschwangerschaft voll ausgebildet sein, doch die Anlagen entstehen bereits jetzt.

EKTOPISCHE SCHWANGERSCHAFT

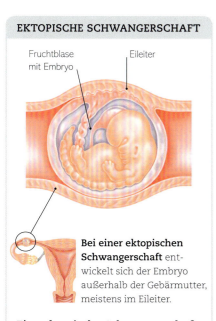

Fruchtblase mit Embryo · Eileiter

Bei einer ektopischen Schwangerschaft entwickelt sich der Embryo außerhalb der Gebärmutter, meistens im Eileiter.

Eine ektopische Schwangerschaft verursacht Bauchschmerzen und Überempfindlichkeit, manchmal ungewöhnliche Blutungen. Wird die Situation nicht rechtzeitig erkannt, kann der Eileiter reißen, es kann zu inneren Blutungen kommen. Dies ist ein medizinischer Notfall, der lebensgefährlich sein kann. Bei einem Verdacht macht der Arzt eine Ultraschalluntersuchung. Manchmal endet die Schwangerschaft mit einer Fehlgeburt, sonst ist ein ärztlicher Eingriff notwendig.

In dieser siebten Schwangerschaftswoche beginnt sich die Lunge des Babys zu entwickeln. Zunächst entsteht die Lungenknospe aus dem ventralen (bauchseitigen) Teil des Vorderdarms bzw. dem oberen Teil der Röhre (Ösophagus) zwischen Mund und Magen des Babys. Diese Lungenknospe bildet die Luftröhre (Trachea) und teilt sich weiter in die beiden Hauptbronchien, die sich anschließend noch einmal unterteilen, der rechte dreimal und der linke zweimal. Diese Unterteilungen entsprechen den späteren Lungenlappen.

Auch der Darm beginnt sich zu entwickeln, vom Mund nach unten. Zu Beginn dieser Woche bestand das spätere Verdauungssystem aus einer einfachen Röhre entlang der Längsseite des Embryos. Diese Röhre war an jedem Ende verschlossen. Der Verschluss bleibt bestehen, doch die Speiseröhre trennt sich von der Luftröhre und verbindet sich mit dem Magen. Die Wölbung, die zum Magen des Babys wird, bildet sich etwa in der Körpermitte, dreht sich aber um 90 Grad, sodass sie weiter links zum Liegen kommt. Aus dem Zwölffingerdarm entstehen Knospen und aus ihnen später die Bauchspeicheldrüse und der Gallenleiter zur Gallenblase. In nur zwei Wochen wird Ihr Baby alle seine wichtigen Organe und Körpersysteme besitzen.

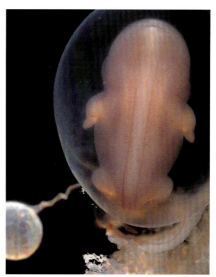

Der Embryo liegt sicher geschützt in der flüssigkeitsgefüllten Fruchtblase. Der Dottersack ist unten links erkennbar, befestigt an einem sehr dünnen »Faden«. Nach und nach übernimmt die Plazenta seine Funktion.

TATSACHE IST ...

Musiktherapie reduziert Stress.

In einer Studie hörten schwangere Frauen Musik, die den menschlichen Herzschlag imitierte. Diese Frauen wiesen im Vergleich zu Frauen ohne die Therapie einen niedrigeren Stresspegel auf.

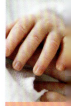

Die siebte Woche

Fehlgeburt

Als Fehlgeburt wird der spontane Verlust der Schwangerschaft bezeichnet, bevor der Fötus außerhalb der Gebärmutter lebensfähig ist. Sie betrifft 15–20 Prozent der Schwangerschaften. Meist erfolgt sie in den ersten zwölf Wochen. Eine späte Fehlgeburt, nach dem ersten Trimester, betrifft etwa 1 Prozent.

DIAGNOSE

Formen der Fehlgeburt

- **Drohende Fehlgeburt** (Abortus imminens): Sie ist mit geringen Wehen oder Blutungen verbunden. Der Gebärmutterhals ist noch geschlossen, die Schwangerschaft kann unter Umständen erfolgreich beendet werden.

- **Unvermeidbare Fehlgeburt** (Abortus incipiens): Hierbei besteht eine Blutung, und der Muttermund ist geöffnet, die Fehlgeburt lässt sich nicht aufhalten. Vor der 8. Woche äußert sie sich oft als schwere, schmerzhafte Regelblutung. Später kann die Blutung noch bedeutend stärker sein.

- **Unvollständige Fehlgeburt** (Abortus incompletus): Es besteht eine Blutung, und der Muttermund ist geöffnet, aber der Gebärmutterinhalt geht nur teilweise verloren (z. B. außer der Plazenta).

- **Vollständige Fehlgeburt** (Abortus completus): Es besteht eine Blutung, der Muttermund öffnet sich, Fötus sowie Plazenta werden vollständig ausgestoßen.

- **Ausbleibende Fehlgeburt** (Missed Abortion): Das Kind stirbt im Mutterleib ab, aber es treten weder Blutungen noch Wehen auf. Die Schwangere nimmt keine Kindsbewegungen mehr wahr. Mithilfe einer Ultraschalluntersuchung wird der Kindstod festgestellt.

Warum eine Fehlgeburt eintritt

Eine frühe Fehlgeburt ist gewöhnlich Folge einer Erkrankung des Fötus bzw. einer Chromosomenanomalie. Sie kann auch durch ein Fibrom, eine Infektion oder eine Immunstörung verursacht werden. Fehlgeburten kommen häufiger bei älteren Frauen, Raucherinnen und Mehrlingsschwangerschaften vor. Machen Sie sich klar, dass Ihr Verhalten nicht die Ursache war. Es ist auch nicht nachgewiesen, dass Ruhe das Voranschreiten einer drohenden Fehlgeburt verhindert (s. Kasten links).

Das wird getan

Bei einer Blutung in der Frühschwangerschaft wird Ihr Arzt eine Ultraschalluntersuchung durchführen. Ist dabei ein gesundes Herz erkennbar, ist die Gefahr einer Fehlgeburt bereits geringer.

Ist kein Herzschlag oder Fötus zu erkennen, prüft der Arzt, ob eine vollständige oder unvollständige Fehlgeburt eingetreten ist. Die Schwangerschaft ist also beendet, Schmerzen und Blutungen haben aber noch nicht eingesetzt. Eine vollständige Fehlgeburt erfordert keine Behandlung. Bei einer unvollständigen Fehlgeburt wird die Ausstoßung medikamentös beschleunigt oder die Gebärmutter ausgeschabt. Die medikamentöse Behandlung erspart eine Vollnarkose und vermeidet Risiken wie eine Infektion oder, seltener, eine Schädigung der Gebärmutter. Die Blutung kann allerdings stärker sein und länger andauern. Alternativ kann man warten, ob die Ausstoßung von allein erfolgt. Bei drei oder mehr Fehlgeburten in Folge wird der Arzt versuchen, die Ursache herauszufinden. Allerdings lässt sich oft keine finden. Selten besteht ein Zusammenhang zu Anomalien der Blutgerinnung.

Nach einer Fehlgeburt

Sie werden eine mehrtägige Blutung haben, wie am Ende einer Periode. Verwenden Sie Monatsbinden statt Tampons, und warten Sie mit dem Sex bis nach der Blutung. Sie können wieder schwanger werden, noch bevor etwa vier bis sechs Wochen nach der Fehlgeburt Ihre nächste Regelblutung eintritt, die stärker sein kann als gewöhnlich. Medizinisch spricht nichts dagegen, warten Sie dennoch bis nach der Periode. Geben Sie sich Zeit zum Trauern. Auch kann eine Schwangerschaft, die im nächsten Zyklus eintritt, besser datiert werden.

SPÄTE FEHLGEBURT

Fehlgeburt nach dem 1. Trimester

Der Verlust des Babys nach dem 1. Trimester ist viel seltener als eine frühe Fehlgeburt. Nach der 24. Schwangerschaftswoche wird eine Fehlgeburt als Totgeburt bezeichnet. Es gibt mehrere Gründe, wie Infektionen, Fehlentwicklungen der Gebärmutter oder des Babys und Muttermundschwäche. Nach einer späten Fehlgeburt bespricht der Arzt mit Ihnen denkbare Gründe und – falls eine Ursache festgestellt wurde – mögliche Vorbeugemaßnahmen in einer weiteren Schwangerschaft.

47. Tag

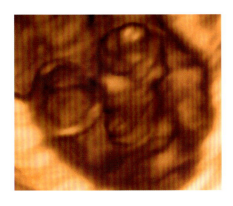

IHR BABY HEUTE

Diese 3-D-Ultraschallaufnahme zeigt Embryo und Dottersack, die an der Gebärmutterwand angeheftet sind. Der Dottersack liefert dem Embryo die Nährstoffe, bis die Nabelschnur funktionstüchtig ist, und bildet Blutzellen, bis die Leber diese Aufgabe übernimmt.

Hatten Sie schon Schwindelanfälle? Sie gehören dazu, wenn sich Körper und Gehirn auf die Schwangerschaft einstellen.

FRAGEN SIE EINEN ARZT

Kann Sport das Risiko einer Fehlgeburt erhöhen? Es gibt keine Beweise dafür, dass Sport das Fehlgeburtsrisiko erhöht, solange Sie gesund sind und von Ihrem Arzt die Erlaubnis dazu erhalten haben. Tatsächlich überwiegen die Vorteile von regelmäßigem, moderatem Sport die Risiken für Sie und Ihr Baby bei weitem.

In diesem frühen Stadium Ihrer Schwangerschaft sollten Sie genauso intensiv Sport treiben wie vorher oder etwas weniger. Üben Sie keinen hochintensiven oder anstrengenden Sport aus und beginnen Sie nicht mit einer neuen Sportart. Befolgen Sie die Richtlinien auf S. 18.

TATSACHE IST ...

Regelmäßiger Sport trägt zu gesundem Schlaf bei.

Sorgen oder körperliches Unwohlsein bereiten Ihnen vielleicht Schlafprobleme. Sport macht müde und hilft Ihnen, sich zu entspannen. Das verbessert Ihre Chancen auf guten Schlaf.

Wenn Ihnen schwindelig ist, vor allem beim Aufstehen aus dem Liegen, seien Sie vorsichtig. Schwindelanfälle kommen vor allem mit Fortschreiten der Schwangerschaft und zunehmendem Leibesumfang häufig vor, weil das Herz mehr arbeitet, damit auch das Gehirn gut durchblutet wird.

Stehen Sie schrittweise auf, vom Liegen zum Sitzen und dann zum Stehen. Bei langem Stehen kann Ihnen ebenfalls schwindelig werden, weil sich das Blut in den Beinen staut. Bewegen Sie sich, damit das Blut wieder zum Herzen fließt.

Auch ein niedriger Blutzuckerspiegel kann Schwindel verursachen. Weitere Anzeichen von Unterzuckerung sind Schwitzen, Zittern und Hunger. Selbst wenn Ihnen übel ist, versuchen Sie öfter, eine Kleinigkeit zu essen, damit der Zuckerwert stabil bleibt.

Ist Ihnen regelmäßig schwindelig, sprechen Sie mit dem Arzt, und lassen Sie sich untersuchen.

IN BEWEGUNG BLEIBEN

Das Letzte, wozu Sie jetzt Lust haben, ist Sport zu treiben? Sport spielt eine wichtige Rolle zur Linderung und Vorbeugung von Schwangerschaftsbeschwerden. Auch wenn eine Joggingrunde durch den Park oder ein ausgedehnter Spaziergang nicht so verlockend klingen wie ein Nickerchen auf dem Sofa – die Bewegung tut Ihnen gut und wirkt belebend. Sehen Sie es einfach als »Aktivbleiben« statt als Sporttreiben.

Wenn Sie nach körperlicher Aktivität noch erschöpfter sind als vorher, verringern Sie Intensität und Dauer. Hören Sie auf Ihren Körper. In der 12.–14. Woche lässt die Müdigkeit gewöhnlich nach.

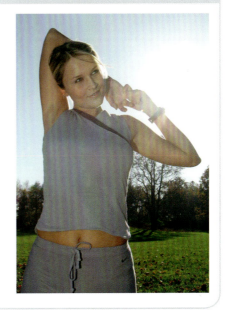

Die siebte Woche

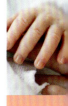

48. Tag

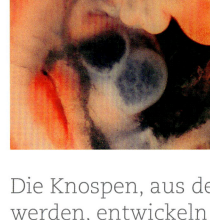

IHR BABY HEUTE

In diesem Entwicklungsstadium ist das Herz eine einfache röhrenförmige Struktur, sichtbar in der Mitte dieser Abbildung. Es hat sich zunächst in zwei, dann in vier Kammern unterteilt und schlägt bereits in einem einfachen Kreislauf.

Die Knospen, aus denen die winzigen Arme und Beine entstehen werden, entwickeln sich in der siebten Schwangerschaftswoche.

Es dauert noch einige Wochen, bis Ihr Baby als menschliches Wesen erkennbar ist. Am Ende der siebten Woche besitzt es vier einfache Extremitätenknospen, jeweils am Ende leicht abgeflacht; hier bilden sich im Laufe der nächsten beiden Wochen Hände bzw. Füße. Mit Ausnahme der Muskelspannung, die sich später in der Schwangerschaft entwickelt, vollziehen sich alle Phasen der Entwicklung zuerst in den oberen und danach in den unteren Gliedmaßen. Die Augen bilden die ersten erkennbaren Formen des Gesichts. Sie sind nun zwei einfache Einbuchtungen. Darin entwickelt sich eine weitere Aushöhlung, aus der die Linsen werden. Aus der äußeren Vertiefung entsteht der Augapfel. Die Augen stehen weit auseinander. Ohren und Nase sind noch nicht angelegt.

IM BLICKPUNKT: ERNÄHRUNG

Die Wahl des richtigen Fischs

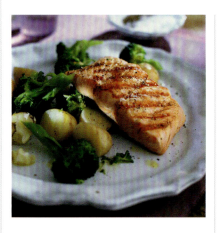

Fisch ist ein sehr guter Lieferant von Protein und Omega-3-Fettsäuren, die für die gesunde Entwicklung des Babys wichtig sind (s. S. 169).

Essen Sie mindestens zweimal wöchentlich Fisch, davon einmal fettreichen Fisch. Geeignet sind Weißfische aus ökologischer Zucht, wie Schellfisch, Kabeljau, Seelachs, Scholle und Seehecht – alles gute Vitamin-B- und Jodlieferanten.

Fisch kann allerdings auch Schadstoffe enthalten. Essen Sie daher wöchentlich nicht mehr als zwei Portionen Dornhai, Seebarsch oder Brasse, Heilbutt, Steinbutt oder Krebs, auch nicht fettreichen Fisch wie Lachs, Makrele, Hering, Sardine und Forelle.

Große fettreiche Fische können Quecksilber enthalten. Vermeiden Sie daher Hai, Marlin oder Schwertfisch, und essen Sie maximal vier Dosen Thunfisch (Abtropfgewicht 140 g) oder zwei frische Thunfischsteaks pro Woche (à 140 g gekocht oder 170 g roh).

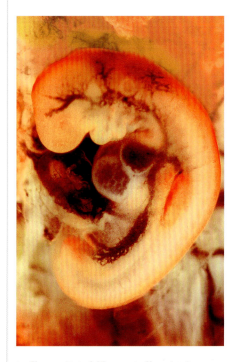

In diesem Entwicklungsstadium ist der Blutkreislauf noch sehr einfach. Die dunklere Struktur rechts in der Mitte ist das Herz; darunter liegt die Leber, in der nun Blutzellen gebildet werden.

49. Tag

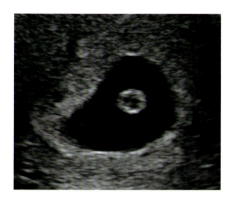

IHR BABY HEUTE

Auf dieser frühen Vaginalsonografie sind erste Anzeichen der Schwangerschaft erkennbar. Der schwarze Bereich in der Mitte ist die mit Flüssigkeit gefüllte Höhle, in der sich das Baby (nicht sichtbar) entwickelt. Der kleinere Kreis im Zentrum ist der Dottersack.

Wenn sich der Körper Ihres Babys nun weiterentwickelt, werden bald auch erste winzige Bewegungen im Ultraschall sichtbar.

Ihr winziger Embryo liegt eng zusammengerollt in Ihrer Gebärmutter. Am unteren Ende der Wirbelsäule findet sich ein kleiner Ansatz, der sich bei anderen Lebewesen zu einem Schwanz entwickeln wird. Bei Ihrem Baby wird er bald verschwinden.

Die Ausläufer der Extremitätenknospen haben sich wie Paddel abgeflacht – die Handflächen. Hier bilden sich ab der nächsten Woche kurze Fortsätze, aus denen Finger und Zehen entstehen. Zuerst sind diese durch Schwimmhäute verbunden – danach wachsen sie als weiches Skelett aus Knorpelmasse, die allmählich zu Knochen aushärtet. Mit dem Wachstum der oberen Gliedmaßen bilden sich die Ellbogen aus.

Die Augen des Embryos entwickeln sich bis etwa in der 20. Woche weiter. Die Nasenlöcher erscheinen als zwei flache Grübchen.

FRAGEN SIE EINE HEBAMME

Ich bin wieder schwanger, und mein kleiner Sohn ist erst zwölf Monate alt. Wie soll ich das schaffen? Eine Schwangerschaft ist anstrengend, vor allem im 1. Trimester, wenn sich der Körper umstellt. Das wird noch schwieriger, wenn gleichzeitig ein Kleinkind zu versorgen ist.

Finden Sie ruhige Beschäftigungen mit Ihrem Sohn, und überlassen Sie die wilden Spiele anderen. Nehmen Sie sich Zeit, für sich selbst zu sorgen. Schlafen Sie, wenn Ihr Sohn schläft, oder legen Sie sich aufs Sofa, wenn er beschäftigt ist. Haben Sie keine Schuldgefühle, wenn Sie die Beine hochlegen. Denken Sie daran: Ihre wichtigste Aufgabe ist, das Baby zu schützen.

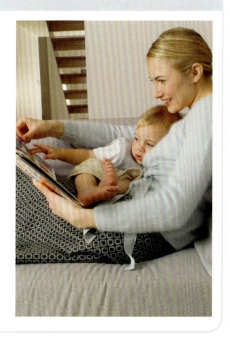

DIE FAKTEN

Gute Freundinnen

Natürlich können Sie jetzt schon von der Schwangerschaft erzählen, doch es gibt gute Gründe, das Geheimnis noch eine Weile zu bewahren (s. S. 83).

Wenn Sie jedoch einfach mit jemand anderem (außer Ihrem Partner) darüber reden wollen, vertrauen Sie sich einer Freundin an, mit der Sie über alles sprechen können – von Schwangerschaftsbeschwerden über Ängste vor der Geburt bis zu Namen für das Kind. Die ideale Kandidatin findet Ihre Heißhungeranfälle und Ihre nächtlichen Wanderungen zur Toilette einfach süß … und versorgt Sie mit Eiscremebechern und sauren Gurken ebenso wie mit Ratschlägen rund um die Uhr.

SO GROSS IST IHR BABY

Mit 7 Wochen misst das Baby etwa 8 mm.

5 Wochen   6 Wochen   7 Wochen

Die siebte Woche

Die achte Woche

DIE HORMONE VERURSACHEN HEFTIGE STIMMUNGSSCHWANKUNGEN.

Vermutlich fühlen Sie sich nun »irgendwie anders«, sind manchmal ein wenig traurig oder gereizt. Das ist eine Folge der sich verändernden Hormonspiegel. Es wird Tage geben, an denen Sie der Schwangerschaft mit gemischten Gefühlen gegenüberstehen, auch wenn Sie sich sehr ein Baby wünschen. Wenn Sie verreisen möchten, dann möglichst nicht in weite Ferne und besser in gemäßigtes Klima.

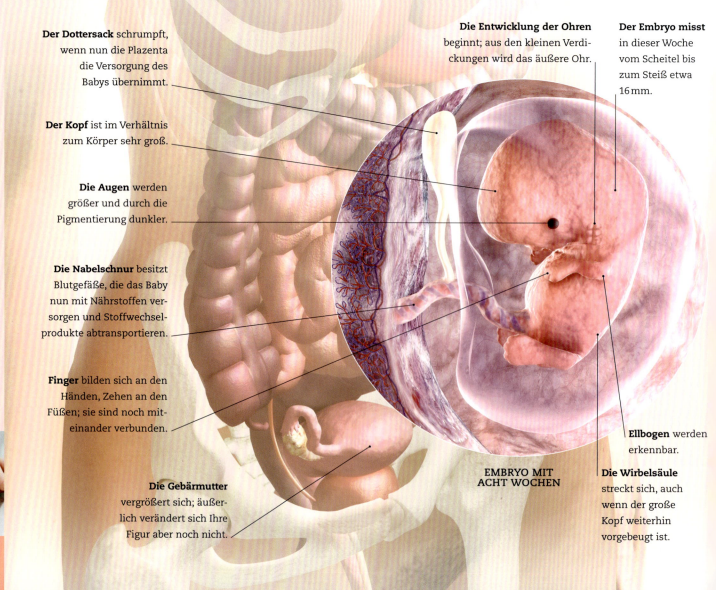

Der Dottersack schrumpft, wenn nun die Plazenta die Versorgung des Babys übernimmt.

Der Kopf ist im Verhältnis zum Körper sehr groß.

Die Augen werden größer und durch die Pigmentierung dunkler.

Die Nabelschnur besitzt Blutgefäße, die das Baby nun mit Nährstoffen versorgen und Stoffwechselprodukte abtransportieren.

Finger bilden sich an den Händen, Zehen an den Füßen; sie sind noch miteinander verbunden.

Die Gebärmutter vergrößert sich; äußerlich verändert sich Ihre Figur aber noch nicht.

Die Entwicklung der Ohren beginnt; aus den kleinen Verdickungen wird das äußere Ohr.

Der Embryo misst in dieser Woche vom Scheitel bis zum Steiß etwa 16 mm.

Ellbogen werden erkennbar.

EMBRYO MIT ACHT WOCHEN

Die Wirbelsäule streckt sich, auch wenn der große Kopf weiterhin vorgebeugt ist.

50. Tag

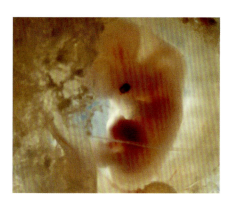

IHR BABY HEUTE

Die Chorionzotten, die Frühform der Plazentazotten, sind rechts erkennbar. Unten, vom Embryo getrennt, liegt der Dottersack, der immer kleiner wird, je mehr die Plazenta seine Funktion übernimmt.

Wenn Ihre Figur sich allmählich rundet, machen Sie sich vielleicht Sorgen, ob Sie zu viel zunehmen.

Sie müssen in der Schwangerschaft zunehmen. Das bedeutet natürlich nicht, maßlos zu essen, aber es ist jetzt keinesfalls der richtige Zeitpunkt für Diäten. Mit vernünftiger Ernährung und angemessener Bewegung nehmen Sie in der Schwangerschaft in gesundem Maße zu.

Wie viel Sie zunehmen sollten, hängt von Ihrem Ausgangsgewicht ab. Waren Sie zu Beginn der Schwangerschaft untergewichtig, sollten Sie natürlich mehr zunehmen als eine Frau mit mehr Gewicht. Das Ausgangsgewicht wird auf der Basis des BMI beurteilt (s. S. 16), der Ihr Gewicht in Relation zu Ihrer Körpergröße setzt. Aus dem BMI ergibt sich wiederum, wie viel Sie idealerweise bis zum Entbindungstermin zunehmen.

Sind Sie untergewichtig (Ihr BMI ist weniger als 18,5), sollten Sie 12,5–18 kg zunehmen. Haben Sie ein gesundes Gewicht (Ihr BMI ist 18,5–24,9), sollten Sie in der Schwangerschaft 11–14,5 kg zunehmen. Bei Übergewicht (Ihr BMI liegt bei 25–29), sollten Sie 7–11 kg zunehmen. Bei Adipositas (einem BMI ab 30), sollten Sie 5–9 kg zunehmen.

Jüngere Untersuchungen legen nahe, dass für übergewichtige und adipöse Frauen eine Diät in der Schwangerschaft mit Risiken behaftet ist, nicht aber die Gewichtskontrolle durch Sport und gesunde Ernährung.

Bei einer Mehrlingsschwangerschaft ist die Gewichtszunahme größer.

WIE VIEL WERDEN SIE ZUNEHMEN?

Die Gewichtszunahme verläuft bei jeder Frau anders, abhängig vom Ausgangsgewicht. Fixieren Sie sich nicht zu sehr auf Ihr Gewicht. Die durchschnittliche Gewichtszunahme liegt bei 10–22 kg, erfolgt aber nicht bei allen im gleichem Stadium.

Setzen Sie nicht aktiv Gewicht an, und essen Sie nicht »für zwei«. Ernähren Sie sich vernünftig und vor allem gesund (s. S. 14–17). Treiben Sie während der Schwangerschaft auch regelmäßig Sport.

Sprechen Sie mit Ihrem Arzt, wenn die Gewichtszunahme Ihnen Sorgen bereitet. Er wird Ihnen Tipps geben, wie Sie gleichmäßig und gesund zunehmen.

So verteilt sich die Gewichtszunahme

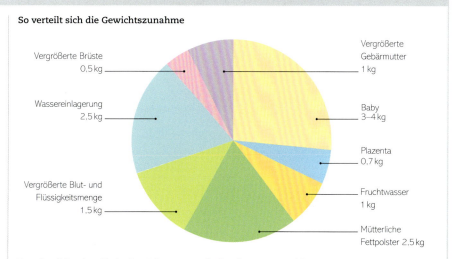

- Vergrößerte Brüste 0,5 kg
- Wassereinlagerung 2,5 kg
- Vergrößerte Blut- und Flüssigkeitsmenge 1,5 kg
- Vergrößerte Gebärmutter 1 kg
- Baby 3–4 kg
- Plazenta 0,7 kg
- Fruchtwasser 1 kg
- Mütterliche Fettpolster 2,5 kg

Das Gewicht, das Sie in der Schwangerschaft zulegen, setzt sich aus dem Gewicht des Babys, seines Versorgungssystems, den vergrößerten Brüsten und der Gebärmutter, aus wichtigen Fettreserven und zusätzlichen Körperflüssigkeiten sowie dem Blut zusammen.

Die achte Woche

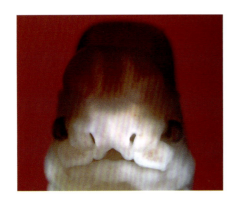

51. Tag

IHR BABY HEUTE

Noch ist das Baby kaum als kleiner Mensch erkennbar, doch, wie die Abbildung zeigt, entstehen nun Unterlippe und Kiefer. Die Oberlippe ist noch unvollständig, der Mund wirkt weit geöffnet. Die Ohren entwickeln sich unten im Kieferbereich, die Augen sind geöffnet.

Das Gehirn ist erst in seinen Anfängen ausgebildet, erfährt aber bereits einige bemerkenswerte Veränderungen.

Ihr Baby durchläuft ein sehr wichtiges Entwicklungsstadium. Zunächst besteht das embryonale Gehirn aus drei Bläschen, die wegen ihrer Lage und der Form Vorderhirn, Mittelhirn und Rautenhirn (Hinterhirn) genannt werden. In der fünften Woche nach der Befruchtung knickt das Rautenhirn ein, und es entstehen die Brücke (Pons) und das verlängerte Mark (Medulla oblongata). Daraus wird später der Hirnstamm, der sich unter dem Großhirn (Kortex) befindet. Diese Gehirnbereiche steuern viele grundlegende Körperfunktionen, die unbewusst ablaufen, wie Atmung und Gleichgewichtssinn.

Im Mittelhirn werden Signale aus dem Rautenhirn, den peripheren Nerven und der Wirbelsäule ans Vorderhirn übertragen. Dieser Teil des Gehirns bildet den Thalamus – beteiligt an Emotionen und Sinneswahrnehmung – und die beiden Hirnhälften, die im Moment noch kaum ausgeprägt sind. Jede Hirnhälfte enthält eine mit Flüssigkeit gefüllte Kammer, in der die Gehirn- und Rückenmarksflüssigkeit gebildet wird.

In der ersten Ultraschalluntersuchung (s. S. 139) wird auch das Gehirn überprüft, um eine normale frühe Gehirnentwicklung sicherzustellen.

> **TATSACHE IST ...**
>
> **Fisch** ist echte Gehirnnahrung!
>
> Fisch enthält Jod (s. S. 80) und Omega-3-Fettsäuren, die für die Entwicklung des Gehirns Ihres Babys unverzichtbar sind. Nehmen Sie jede Woche Fisch zu sich, aber wählen Sie die Art mit Bedacht (s. S. 96).

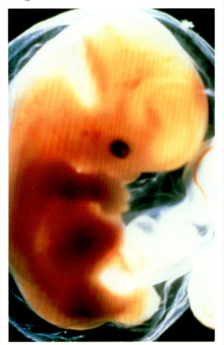

Die späteren Augen sind nun gut erkennbar. Seitlich am Kopf ist eine Nackenfalte zwischen dem vorderen und dem hinteren Gehirnteil, in diesem Alter völlig normal.

> **FRAGEN SIE** EINEN ARZT
>
> **Ich bin in der achten Woche schwanger und hatte eine leichte Blutung. Muss ich mir Sorgen machen?** Eine Blutung in der Frühschwangerschaft kommt häufiger vor. Ist sie schwach und verläuft ohne Bauchkrämpfe oder Schmerzen, besteht vermutlich kein Problem. Gehen Sie dennoch immer zu Ihrem Arzt, wenn in irgendeinem Schwangerschaftsstadium eine Blutung auftritt.
>
> In der Frühschwangerschaft wird eine Blutung manchmal durch Polypen verursacht, die auf dem nun empfindlicheren Gebärmutterhals wuchern. Dies ist Folge der hormonellen Veränderungen und für das Baby nicht gefährlich. Beim Geschlechtsverkehr können die Polypen durch die Reizung bluten.
>
> Eine Blutung in der Spätschwangerschaft kann ernstere Ursachen haben: Möglicherweise hat sich die Plazenta vollständig oder teilweise abgelöst, oder sie liegt zu tief (s. S. 212). Bei einem mit Blutspuren vermischten schleimigen Ausfluss in der Spätschwangerschaft kann es sich um das »Zeichnen« (s. S. 391 und 411) handeln.

52. Tag

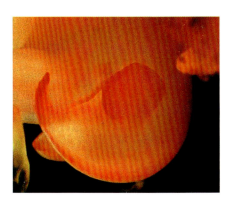

IHR BABY HEUTE

In diesem Stadium bildet sich allmählich der »Schwanz« des Babys zurück. Die Somiten in diesem Bereich des Muskel-Skelett-Systems formen sich nach und nach um zu den vier miteinander verbundenen Knochen des Steißbeins, dem untersten Teil der Wirbelsäule.

Sie sind sicherlich beschwingt, ein Baby zu bekommen – doch es ist normal, manchmal gemischte Gefühle zu haben.

Ihre Stimmungen können schwanken – in der einen Minute lachen Sie, in der nächsten sind Sie gereizt oder weinen. Es irritiert, sich in einer Zeit, in der man glücklich sein sollte, auch angespannt und weinerlich zu fühlen. Doch das ist normal und geht vorüber.

Seien Sie nicht zu streng mit sich selber, da dieses Gefühlschaos vor allem durch die Schwangerschaftshormone verursacht wird. Das liegt außerhalb Ihrer Kontrolle. Die gleichen Hormone verursachen die Symptome von PMS, die Sie früher erlebt haben – Stimmungsschwankungen, Weinerlichkeit und Reizbarkeit.

Gehen Sie bei einem solchen Tief gut mit sich selbst um, und tun Sie das, was für Sie am besten ist: Ziehen Sie sich zurück, oder reden Sie mit anderen.

TATSACHE IST ...

Eine von zehn Schwangeren leidet hin und wieder an depressiven Symptomen.

Manche haben kaum Tiefs, andere verspüren wochenlang trübe Stimmung, vor allem im ersten Trimester.

IM BLICKPUNKT: SICHERHEIT

Schützen Sie sich

Toxoplasmose ist eine seltene, durch einen Parasiten, den einige Tiere bewirten, verursachte Infektion, die den Fötus schädigen kann. Die Symptome ähneln dem Drüsenfieber: leichtes Fieber und/oder geschwollene Lymphdrüsen am Hals. Vermeiden Sie Kontakt mit Katzenkot, säubern Sie keine Katzentoilette und fassen Sie keine neugeborenen Lämmer an. Achten Sie auf Küchenhygiene und garen Sie Fleisch gut durch. Hausgeräuchertes, wie Salami und Chorizo, sollten Sie meiden oder vor dem Verzehr kochen, da Salzen und Räuchern allein den Parasiten nicht unbedingt abtötet.

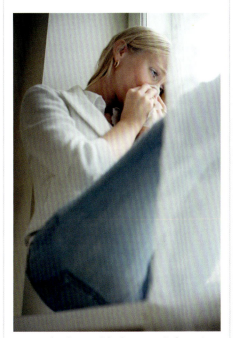

Wenn Sie einen schlechten Tag haben, denken Sie daran, dass die Gefühle vorübergehen. Stimmungsschwankungen gehören dazu.

FRAGEN SIE EINE HEBAMME

Die Launen meiner Frau machen mir sehr zu schaffen. Sind diese Stimmungen normal? Ja. Bieten Sie ihr einfach möglichst viel Unterstützung, seien Sie geduldig und verständnisvoll. In dieser frühen Schwangerschaftsphase verursachen die Hormonschwankungen solche Launen und unerwarteten emotionalen Reaktionen. Manchmal kann sie wegen Sachen weinen, die niemals ein Problem waren, z. B. ein bestimmter Song, oder sie regt sich wegen einer Lappalie auf. Sie selbst ist durch diese unbeherrschten Emotionen ebenso verunsichert wie Sie. Warten Sie einfach ab, bis diese Phase vorübergeht, schlucken Sie den Ärger herunter, und nehmen Sie sie in den Arm.

Die achte Woche

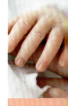

Schwangerschaftsvorsorge

Im Rahmen der Vorsorge finden Beratungsgespräche, Untersuchungen und Tests statt. In der Regel wird die Vorsorge vom Frauenarzt durchgeführt, Sie können sich aber auch von einer Hebamme betreuen lassen.

Betreuung in der Schwangerschaft

In Deutschland hat jede werdende Mutter einen Anspruch auf ärztliche Betreuung während der Schwangerschaft, bei der Entbindung und einige Wochen nach der Geburt. Bitte nehmen Sie diese Schwangerschaftsvorsorgeuntersuchungen (s. S. 122 f.) unbedingt regelmäßig wahr, damit mögliche gesundheitliche Störungen bei Ihnen und Ihrem ungeborenen Kind frühzeitig erkannt und entsprechend behandelt werden können. Zu dem Vorsorgeprogramm gehören mindestens zehn Arztbesuche während der Schwangerschaft. Bei einem regulären Schwangerschaftsverlauf ohne Beschwerden genügt eine Untersuchung alle vier Wochen. Ab der 32. Woche ist alle zwei Wochen eine Untersuchung vorgesehen, bei einer Überschreitung des Geburtstermins sogar alle zwei Tage.

Bei gesundheitlichen Beeinträchtigungen sollten Sie umgehend auch außerhalb dieser Termine den Arzt aufsuchen, um eine Gefährdung des Kindes, aber auch ein Risiko für Sie selbst möglichst zu vermeiden.

Formen der Vorsorge

Die Schwangerschaftsvorsorge kann bei einem Frauenarzt, einer Hebamme oder auch in einer Klinik durchgeführt werden. In aller Regel ist es der bisher schon betreuende Frauenarzt, der die Schwangerschaft begleitet.

Beim Frauenarzt Die Vorsorgeuntersuchungen werden üblicherweise vom Frauenarzt vorgenommen. Sobald Sie glauben, dass Sie schwanger sind, vereinbaren Sie einen Termin für die Erstuntersuchung. Dabei sollten Sie bereits mit Ihrem Arzt besprechen, wie Sie sich den Verlauf der Schwangerschaft und die Form der Geburt vorstellen. Bei diesem Termin wird Ihnen auch der Mutterpass (s. S. 103) ausgestellt.

Hebammenvorsorge Es ist auch möglich, die Vorsorge ausschließlich von einer Hebamme durchführen zu lassen. Mit Ausnahme der apparativen Untersuchungen kann sie alle Untersuchungen vornehmen. Hebammen machen meist Hausbesuche, oder sie haben sich in Hebammenpraxen zusammengeschlossen. Für die apparativen Untersuchungen müssen Sie eine Arztpraxis oder eine Klinik aufsuchen. Sie können sich in der Vorsorge auch im Wechsel von Arzt und Hebamme betreuen lassen. Zunehmend gibt es gemeinschaftliche Praxen, in denen ein oder mehrere Frauenärzte und Hebammen zusammenarbeiten.

Vorsorge im Krankenhaus Wenn eine Allgemeinerkrankung besteht oder Sie schon einmal Komplikationen während der Schwangerschaft oder der Geburt erlebt haben, kann die Vorsorge auch in einer Klinik von einem interdisziplinären Facharztteam durchgeführt werden. Klinikärzte bieten zum Teil auch regelmäßige Frauenarztsprechstunden an.

Wo soll Ihr Baby geboren werden?

Sie können Ihr Baby in der Klinik, zu Hause oder in einem Geburtshaus zur Welt bringen. Ihre Entscheidung hängt auch von örtlichen Angeboten sowie dem Schwangerschaftsverlauf ab. Eine natürliche Geburt ist an allen Orten möglich.

Krankenhausgeburt In einer Klinik stehen bei möglichen Komplikationen sämtliche technischen Hilfsmittel sofort zur Verfügung. Neben der Hebamme sind auch Fachärzte vor Ort. Es gibt aber erhebliche Unterschiede zwischen den Kliniken. Prüfen Sie im Vorfeld, ob die Klinik Ihrer Wahl alternative Entbindungsmethoden wie Wassergeburt oder Gebärstuhl ebenso wie Schmerzbehandlung mit Akupunktur anbietet, ob es familiäre Entbin-

---

> **MÖGLICHKEITEN NUTZEN**
>
> ## Entscheidung
>
> **In der Frühschwangerschaft entscheiden Sie sich, wer die Schwangerschaftsvorsorge durchführen soll** (s. rechts). Wichtig ist, dass Sie den Personen vertrauen, die Ihre Schwangerschaft medizinisch begleiten, und sich jederzeit mit all Ihren Fragen an sie wenden können. Denken Sie beizeiten darüber nach, wo Sie entbinden wollen und welche Geburtsmethode Sie bevorzugen. Ihre Entscheidungen hängen natürlich immer auch von den Möglichkeiten vor Ort sowie von Ihrem Gesundheitszustand ab. Melden Sie sich zur Schwangerschaftsgymnastik und zu einem Geburtsvorbereitungskurs an – auch Ihr Partner sollte daran teilnehmen.

dungszimmer sowie die Möglichkeit des Rooming-in gibt und ob die Väter in alles einbezogen werden.

Hausgeburt Sie ist die persönlichste Form der Geburt. Während der Schwangerschaft dürfen jedoch keine Komplikationen aufgetreten sein. Hausgeburtshebammen verfügen über entsprechende Ausrüstungen, um das Neugeborene zu überwachen und Erste Hilfe zu leisten. Sollten dennoch Probleme auftreten, wird die Gebärende in die Klinik gebracht.

Ambulante Geburt Wer sein Baby in der sicheren Umgebung eines Krankenhauses entbinden, sich nach der Geburt aber in gewohnter Umgebung ungestört um sein Baby kümmern will, für den ist die ambulante Geburt eine Alternative. Wenn alles gut verlaufen ist, können Sie wenige Stunden nach der Geburt nach Hause gehen.

Geburtshaus Hier findet die Entbindung in einer familiären und behaglichen Atmosphäre statt. Den Ablauf der Geburt und die Gebärposition können Sie selbst bestimmen. Zu der familiären Atmosphäre trägt auch bei, dass Sie von Anfang bis Ende von derselben Hebamme betreut werden.

> ### WICHTIG FÜR SIE
>
> ## Der Mutterpass
>
> Meist schon beim ersten Vorsorgetermin erhalten Sie einen Mutterpass. In diesem Dokument, das Sie während der Schwangerschaft immer bei sich haben sollten, werden alle Ergebnisse der Untersuchungen eingetragen (s. auch S. 232).
>
> Der Mutterpass ist für alle behandelnden Ärzte und Hebammen bedeutsam und kann in Notfällen, z.B. bei einem Unfall, lebensrettend für das Ungeborene sein. Für die Eintragungen werden Fachbegriffe und Abkürzungen verwendet. Nachfolgend finden Sie einen Überblick über die wichtigsten Begriffe.
>
> **AFP**: Alpha-Fetoprotein – **AK-Suchtest**: Bestimmung der (Rhesus-) Antikörper – **Alb**: Albuminausscheidung (Eiweiß im Urin) – **CHD**: Chorionhöhlendurchmesser (Fruchtsackdurchmesser) – **CTG**: Cardiotokogramm (Aufzeichnung der Herztöne) – **CX**: Cervix uteri (Gebärmutterhals) – **Ery**: Erythrozyten (rote Blutkörperchen) – **FB**: Fruchtblase – **FHF**: fetale Herzfrequenz – **Fundusstand**: Stand der Gebärmutter; obere Begrenzung der Gebärmutter – **FW**: Fruchtwasser – **Hb**: Hämoglobin – **HT**: kindliche Herztöne – **KB**: Kindsbewegungen – **KD**: Kopfdurchmesser – **KL**: Kindslänge – **KU**: Kopfumfang – **MM**: Muttermund – **QF**: Querfinger (beschreibt den Fundusstand) – **o.B.**: ohne (krankhaften) Befund (Normalbefund) – **Para 0**: Frau, die noch keine Kinder geboren hat – **RR**: Blutdruck – **Sectio**: Kaiserschnitt – **BEL**: Beckenendlage (Steißlage) – **SSW**: Schwangerschaftswoche – **US**: Ultraschalluntersuchung

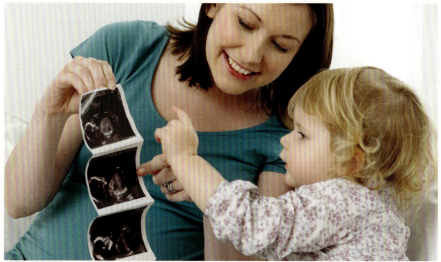

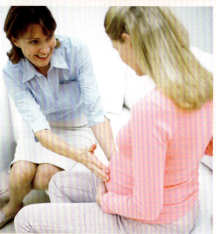

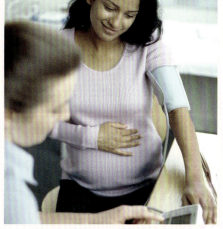

Ultraschalluntersuchungen werden in der Arztpraxis und in der Klinik durchgeführt (oben). **Hebammen** betreuen werdende Mütter zu Hause oder in Hebammenpraxen (unten links), manchmal auch in **Gemeinschaftspraxen** mit Frauenärzten (unten rechts).

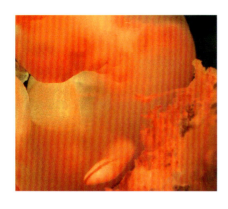

53. Tag

IHR BABY HEUTE

Die Knospen der oberen und unteren Extremitäten, aus denen Beine und Arme entstehen, sind nun deutlich erkennbar. Das Baby streckt sich leicht, wenn der Nacken länger wird und der Kopf sich allmählich von der Brust hebt.

Die Gesichtszüge Ihres Babys bilden sich stetig aus; im Laufe der nächsten Wochen ähnelt es immer mehr einem Menschen.

TATSACHE IST ...

Eine neuere Studie ergab, dass der Verzicht auf verbreitete Allergene das Allergierisiko für das Baby nicht senkt.

Für eine aktuelle Studie mieden schwangere und stillende Frauen Allergene wie Erdnüsse und verzögerten die Einführung bestimmter Nahrungsmittel in die Ernährung ihres Babys. Babys und Kleinkinder entwickelten dadurch nicht weniger Allergien.

Ihr Baby hat Ohren! Unten, in der Nähe der Kieferpartie, entstehen die Ohren aus sechs kleinen Erhebungen, die sich miteinander verbinden und Ihrem Baby seine einzigartige, individuelle Ohrform verleihen. Wenn sich Gesicht und Kiefer ausbilden und der Hals sich von der Brustwand hebt, wandern die Ohren nach oben. Etwa in der elften Woche liegen sie auf gleicher Höhe mit den Augen.

Lippen und Nase nehmen Form an. Zur Ausbildung der Oberlippe erscheinen zwei Gewebewülste aus jeder Seite des Gesichts und verbinden sich durch ein kleines Stück Gewebe in der Mittellinie von der Nase abwärts (die kleine Furche in der Oberlippe). Eine Berührung in der Mundgegend bewirkt, dass der Embryo als Reflex den Kopf einzieht.

Etwa in diesem Stadium wachsen Dick- und Dünndarm sehr rasch. Weil sie im Inneren des noch sehr gekrümmten Babys nur wenig Platz haben, befindet sich ein Teil des Darms in einem Sack vor der Bauchwand. Etwa in der elften, zwölften Woche verlagert sich der Darm in den Bauchraum. Auch die endgültigen Nieren sind inzwischen vorhanden.

IM BLICKPUNKT: SICHERHEIT

Umsicht beim Kochen

Ihr Immunsystem ist nun stark belastet. Sie sind anfälliger für Lebensmittelvergiftungen, die über die Plazenta das Baby schädigen können.
- **Waschen Sie die Hände regelmäßig** mit warmem Wasser und Seife. Trocknen Sie sie vor der Zubereitung von Speisen ab. Bakterien breiten sich auf feuchter Haut schnell aus. Reinigen Sie Utensilien und Arbeitsflächen.
- **Stellen Sie den Kühlschrank** auf unter 5 °C. Kühlen Sie Lebensmittel bis kurz vor der Zubereitung.
- **Garen Sie das Essen durch** und servieren Sie es heiß. Fleisch muss innen 70 °C heiß sein, beim Schneiden mit einem scharfen Messer muss klarer Saft herausfließen.
- **Stellen Sie Reste** sofort in den Kühlschrank, und wärmen Sie sie gründlich und nur einmal wieder auf.
- **Garen Sie Fertiggerichte,** insbesondere mit Geflügel, sehr heiß durch.
- **Verbrauchen Sie Lebensmittel** bis zum Ablaufdatum.
- **Waschen Sie** Obst und Gemüse.

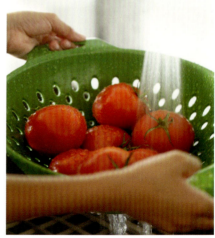

Waschen Sie Obst und Gemüse gründlich. Bewahren Sie gekochte und rohe Lebensmittel getrennt auf.

54. Tag

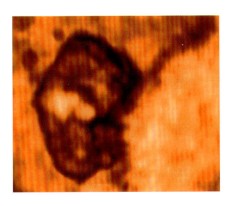

IHR BABY HEUTE

Die Ultraschallaufnahme des Babys in Seitenansicht zeigt, dass der Kopf (ganz oben) im Vergleich zum übrigen Körper relativ groß ist. Der hellere, längliche Bereich in der Mitte des dunkler dargestellten Körpers des Babys zeigt eine Oberarmknospe.

Das Leben geht normal weiter, wenn Sie schwanger sind. Falls Sie müde und erschöpft sind, nehmen Sie Hilfe in Anspruch.

FRAGEN SIE EINEN ARZT

Ich hatte einen Urlaub in tropischem Klima gebucht. Kann ich mich während der Schwangerschaft impfen lassen? Grundsätzlich ist es besser, nicht in Gegenden mit hohem Krankheitsrisiko zu reisen. Die medizinische Versorgung vor Ort ist nicht immer optimal. Wasser und Lebensmittel können verunreinigt sein und damit eine Gefahr für Sie darstellen. Wenn Sie die Reise nicht stornieren können, bedenken Sie Folgendes:

- **Schluckimpfungen,** z.B. zum Schutz vor Gelbfieber, Typhus, Polio und Milzbrand, sind in der Schwangerschaft nicht anzuraten. Im Falle einer unabdingbaren Reise entscheidet der Arzt aber möglicherweise, dass das Risiko einer Impfung geringer ist als das Risiko, das mit einer Erkrankung verbunden wäre.
- **Manche Impfstoffe** (Polio und Typhus) können als Spritze verabreicht werden. Mefloquin, ein Arzneistoff zur Malariaprophylaxe, wird nach der 16. Woche als ungefährlich eingestuft.
- **Eine Tetanusimpfung** ist in der Schwangerschaft ungefährlich. Kontrollieren Sie Ihren Impfschutz.

Manchmal finden Sie die Arbeit sehr belastend. Leiden Sie an Symptomen wie Müdigkeit, kann der Tag stressig und hart werden, wenn Ihre Kollegen noch nichts von der Schwangerschaft wissen. Sind Kollegen oder Chef informiert, ist es meist einfacher. Sie müssen nicht unter Beweis stellen, dass Sie ebenso effizient arbeiten wie bisher.

Lange Anfahrtswege sind anstrengend; vielleicht können Sie Ihre Arbeitszeit flexibler gestalten, damit Sie nicht zu den Hauptverkehrszeiten unterwegs sein müssen. Sie können zwar sicher sein, dass es Ihrem Ungeborenen nicht schadet, wenn Sie sich nicht besonders gut fühlen, aber achten Sie in jedem Fall auf Ihr Wohlergehen! Sind Sie beruflich stark belastet, sprechen Sie mit Ihrem Chef (Sie können ihn bitten, Ihre Schwangerschaft noch geheim zu halten) oder mit dem Betriebsrat, um ein wenig Freiraum zu bekommen. Kollegen, mit denen Sie befreundet sind, können Sie in diesen ersten Wochen ruhig um Unterstützung bitten.

WAS MACHT DER NESTBAUINSTINKT?

Nichts inspiriert stärker zu Heimwerkertätigkeiten als ein neues Familienmitglied. Die meisten Frauen haben den Nestbauinstinkt in der Spätschwangerschaft, doch wenn Sie das Bedürfnis haben, Ihre Wohnung schon jetzt zu renovieren, tun Sie das – beachten Sie diese Sicherheitsmaßnahmen: Bringen Sie auf keinen Fall sich oder Ihr Baby in Gefahr! Klettern Sie nicht auf hohe Leitern, beugen und bücken Sie sich nicht längere Zeit, da dies den Kreislauf belastet. Meiden Sie den Kontakt mit ölhaltigen Farben, Polyurethan, Sprayfarben, Terpentin und Benzin, Farblöser, und atmen Sie keinen Gipsstaub ein.

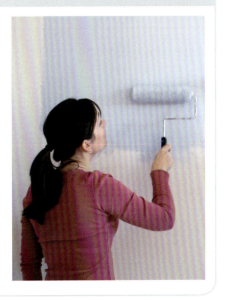

Die achte Woche

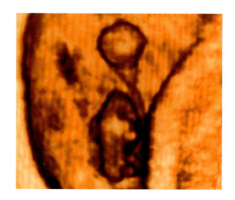

55. Tag

IHR BABY HEUTE

Der Dottersack schwimmt wie ein Ballon auf seinem Stiel in der Fruchthöhle. Da der Embryo die Nährstoffe aus dem Dottersack nun weitgehend aufgebraucht hat, hat sich dessen Größe und Bedeutung verringert. Nun wird die Plazenta (rechts) funktionsfähig.

Wenn Sie eine Reise buchen, bedenken Sie, dass eine lange Autofahrt oder Flugreise sehr anstrengend sein kann.

RICHTIG ATMEN

Bewegung beugt Kurzatmigkeit vor und erhöht die Herz- und Lungeneffizienz. So bewältigen Sie jetzt und in den kommenden Monaten die körperlichen Anforderungen der Schwangerschaft besser.

Herz-Kreislauf-Training erhöht die Pulsfrequenz für mindestens 20–30 Minuten. Übertreiben Sie es aber nicht! Trainieren Sie mit mäßiger Belastung. Sie trainieren auf dem richtigen Level, wenn Sie sich während der Beanspruchung unterhalten können (s. S. 161), schalten Sie sonst einen Gang zurück!

Führen Sie ein Intervalltraining durch, bei dem sich fünf Minuten Herz-Kreislauf-Training mit fünf Minuten Oberkörperübungen abwechseln (s. S. 196). Atmen Sie zu Beginn ein und beim Heben der Gewichte aus.

Beim tiefen Durchatmen gelangt Sauerstoff in die verschiedenen Organe. Die Funktion des Herz-Kreislauf-Systems wird unterstützt. Achten Sie in der Schwangerschaft darauf, nicht kurz und flach zu atmen. Dehnen Sie Ihren Brustkorb und füllen Sie Ihre Lungen, indem Sie tief einatmen.

Vielleicht haben Sie einen Urlaub gebucht, bevor Sie wussten, dass Sie schwanger sind, oder Sie wollen einmal rauskommen. Müdigkeit, Übelkeit und Erbrechen können von weiten Reisen abhalten. Für einen Urlaub spricht, dass Sie wertvolle Zeit mit Ihrem Partner verbringen und die Schwangerschaft richtig realisieren können. Unabhängig vom Reiseziel sollten Sie in Rücksprache mit Ihrer Krankenkasse sicherstellen, dass Sie in der Schwangerschaft den vollen Krankenschutz besitzen, bzw. eine Zusatzversicherung abschließen. Informieren Sie sich über die ärztliche Versorgung am Zielort. Nehmen Sie Ihren Mutterpass mit. Erkundigen Sie sich ggf. bei der Fluglinie über Bestimmungen zur Beförderung schwangerer Reisender (s. S. 28).

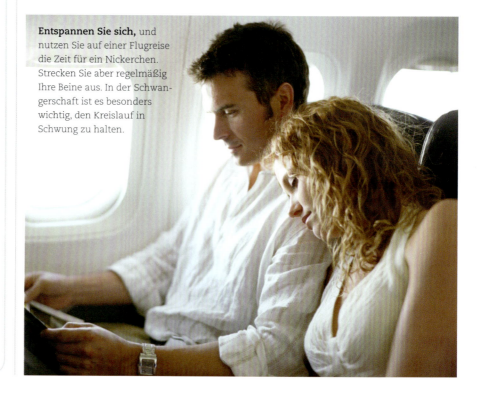

Entspannen Sie sich, und nutzen Sie auf einer Flugreise die Zeit für ein Nickerchen. Strecken Sie aber regelmäßig Ihre Beine aus. In der Schwangerschaft ist es besonders wichtig, den Kreislauf in Schwung zu halten.

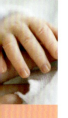

Das erste Trimester

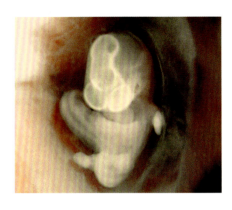

56. Tag

IHR BABY HEUTE

Der Kopf ist in diesem Stadium überproportional groß. In der Mitte dieser Abbildung sind die darunter liegenden Gehirnstrukturen sichtbar: Das Vorderhirn hat sich geteilt – die beiden Hälften werden zu den beiden Hemisphären im Gehirn Ihres Babys.

Sind Sie gespannt, ob es ein Junge oder Mädchen wird? Noch aber sind die äußeren Geschlechtsorgane nicht sichtbar.

Auch wenn das Geschlecht Ihres Babys im Moment der Zeugung festgelegt wurde, ist jetzt noch nicht erkennbar, ob der Embryo männlich oder weiblich ist. In diesem Entwicklungsstadium sind die äußeren Geschlechtsorgane noch kaum ausgeprägt. Bei Mädchen haben sich Gebärmutter oder Eileiter noch nicht entwickelt. Die Eierstöcke beim weiblichen Embryo und die Hoden beim männlichen Embryo sind erst Gewebefalten ohne Merkmale eines Fortpflanzungsorgans.

Doch das Herz ist schon weit entwickelt: Es besitzt vier Kammern und schlägt etwa 160-mal in der Minute. Die vom Herz wegführende Röhre hat sich in zwei große Blutgefäße geteilt: Die Aorta transportiert sauerstoffreiches Blut in den Körper des Babys, die Lungenarterie transportiert das Blut zur Lunge. Herzklappen stellen sicher, dass das Blut nur in eine Richtung gepumpt wird. Alle wichtigen Blutgefäße sind nun angelegt. Die Augenlider bilden sich erst aus, darum sieht es aus, als hätte das Baby die Augen geöffnet. Doch »richtig« öffnen wird das Baby die Augen erst in der 26. Woche. In der Retina des Auges sammelt sich Pigment. Die sich entwickelnden Linsen werden von einem einzelnen Blutgefäß im optischen Nerv versorgt, das sich später zurückbildet.

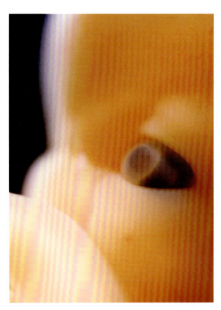

Der Kopf Ihres Babys ist in diesem Entwicklungsstadium ziemlich groß, da sich das Gehirn rasant ausdehnt. So entsteht der Eindruck einer sich vorwölbenden Stirn. Der Kopf ist nach unten auf die Brust geneigt.

FRAGEN SIE EINEN ARZT

Ich bin in der 8. Woche schwanger und habe eine Ohren- und Halsentzündung. Kann ich Antibiotika nehmen? Der Arzt kann Ihnen ein Antibiotikum verschreiben, da bestimmte Präparate in der Schwangerschaft unbedenklich sind. Dazu gehören Medikamente auf Penicillinbasis. Bei einer Penicillinallergie gibt es unbedenkliche Alternativen.

Nehmen Sie niemals Antibiotika, die der Arzt nicht Ihnen persönlich verschrieben hat.

Folgende Antibiotika sollten in der Schwangerschaft nicht eingenommen werden:

■ **Tetracycline** können die Knochenentwicklung des Ungeborenen beeinträchtigen und zudem eine Verfärbung der Zähne des Babys verursachen.

■ **Streptomycin** kann zu einer Fehlbildung der Ohren des Babys und einem Hörverlust führen.

■ **Sulfonamide** können beim Baby Gelbsucht verursachen.

SO GROSS IST IHR BABY

Mit 8 Wochen misst Ihr Baby vom Scheitel bis zum Steiß etwa 16 mm.

6 Wochen   7 Wochen   8 Wochen

Die achte Woche

Die neunte Woche

IHR BABY HAT NUN HÄNDE UND FÜSSE, UND SEINE KNOCHEN WACHSEN.

In dieser Woche macht Ihr Baby erste winzige Bewegungen. Das spüren Sie nicht, aber es ist aufregend zu wissen. Andererseits können Sie nun von starker Übelkeit geplagt sein. Bei anderen Frauen lässt sie allmählich wieder nach. Die Übelkeit können Sie durch viele Selbsthilfemaßnahmen lindern. Belastet sie Ihren Alltag jedoch sehr, sprechen Sie mit Ihrem Arzt.

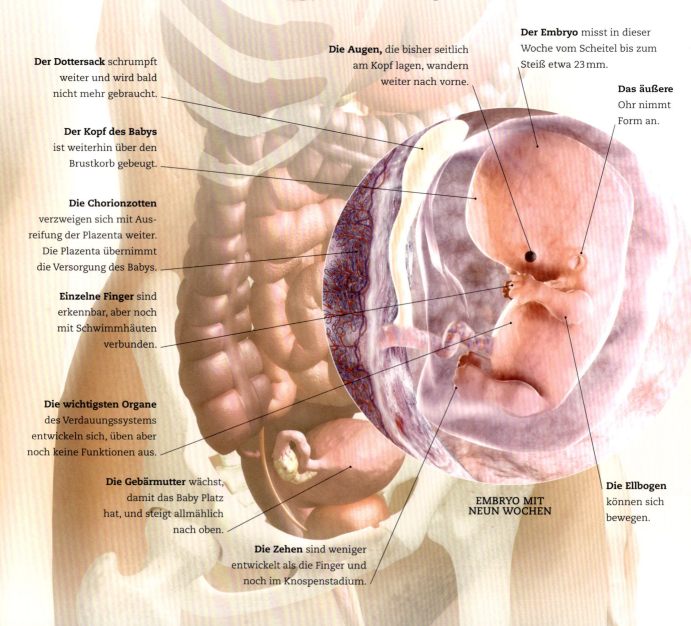

Der Dottersack schrumpft weiter und wird bald nicht mehr gebraucht.

Der Kopf des Babys ist weiterhin über den Brustkorb gebeugt.

Die Chorionzotten verzweigen sich mit Ausreifung der Plazenta weiter. Die Plazenta übernimmt die Versorgung des Babys.

Einzelne Finger sind erkennbar, aber noch mit Schwimmhäuten verbunden.

Die wichtigsten Organe des Verdauungssystems entwickeln sich, üben aber noch keine Funktionen aus.

Die Gebärmutter wächst, damit das Baby Platz hat, und steigt allmählich nach oben.

Die Augen, die bisher seitlich am Kopf lagen, wandern weiter nach vorne.

Der Embryo misst in dieser Woche vom Scheitel bis zum Steiß etwa 23 mm.

Das äußere Ohr nimmt Form an.

Die Ellbogen können sich bewegen.

Die Zehen sind weniger entwickelt als die Finger und noch im Knospenstadium.

EMBRYO MIT NEUN WOCHEN

Das erste Trimester

57. Tag

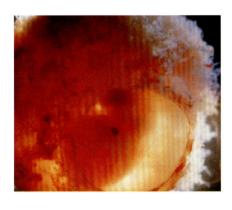

IHR BABY HEUTE

In diesem frühen Stadium ist die Plazenta viel größer als der Embryo, der hier in der Fruchtblase erkennbar ist. Die Zotten (weiß) auf der Außenmembran der Fruchtblase bilden die Plazenta. Sie umgeben in diesem Stadium beinahe die gesamte Fruchtblase.

Nicht jede Schwangere hat Heißhungerattacken, aber bei vielen Frauen verändert sich das Geschmacksempfinden.

Wenn Sie schwanger werden, scheint Ihr Körper über Schutzmechanismen zu verfügen und instinktiv zu wissen, was Sie essen sollten. Bestimmte Nahrungsmittel sind für das sich entwickelnde Baby nicht gut, und Ihr Körper entwickelt eine Abneigung dagegen. Oder Ihrem Körper fehlen bestimmte Nährstoffe; dann haben Sie Heißhunger auf entsprechende Nahrungsmittel. Plötzlich ertragen Sie den Gedanken an Speisen und Getränke, die Sie früher geliebt haben, nicht mehr, oder Sie haben das Bedürfnis nach höchst seltsamen Speisekombinationen. Abneigungen und Gelüste hängen oft mit Übelkeit zusammen. Häufig bekommt man eine Aversion gegen fettreiches Essen, und bereits der Geruch kann Übelkeit auslösen, und gegen Kaffee oder Tee, Zigaretten und Alkohol. Typisch ist eine Gier auf würzige Nahrungsmittel wie Essiggurken – vielleicht weil sich die Geschmacksknospen in der Schwangerschaft verändern. »Pica« bezeichnet eine Essstörung, bei der eine ungesunde Gier auf ungenießbare Substanzen besteht (s. S. 121).

Versuchen Sie, gesund zu essen. Auf einige Nahrungsmittel sollten Sie verzichten (s. S. 16). Essen Sie ansonsten einfach das, worauf Sie Appetit haben – und kümmern Sie sich nicht um die Blicke anderer Menschen!

ERNÄHRUNG

Soll ich auf Salz verzichten?
Die meisten Menschen essen zu viel Salz. Ein großer Anteil steckt in Nahrungsmitteln wie Brot und Chips, Fertiggerichten, Soßen, Pizza und Wurst.

Eine regelmäßige Salzzufuhr von mehr als 6 g täglich kann zu Bluthochdruck führen, der das Risiko einer Präklampsie (s. S. 474) erhöht. Wenn Sie Ihren Salzkonsum schrittweise reduzieren, werden Sie es kaum bemerken.

IM BLICKPUNKT: VÄTER

Ihre Gelüste befriedigen

Wenn die werdende Mutter die Verantwortung hat, dem Baby neun Monate lang einen sicheren Hort zu bieten, ist es Ihre Aufgabe als werdender Vater, Ihrer Partnerin dazu die Voraussetzungen zu liefern. Ein Wort zur Warnung: Heißhungerattacken treten meist dann auf, wenn die Geschäfte geschlossen sind. Vergessen Sie die Essiggurken und die Eisbecher, von denen man Ihnen erzählt hat. Stellen Sie sich stattdessen auf einen Spurt zur Frittenbude ein wegen einer Currywurst, eine nächtliche Fahrt zum Tankstellen-Shop wegen Chips oder einem Croissant. Helfen Sie ihr, indem Sie Ihre Kochkünste verbessern und nahrhafte Mahlzeiten und Snacks für sie zubereiten. Ihr liebevoll angerichtetes Essen wird sie glücklich machen und vielleicht ihren Heißhunger auf Ungesundes zügeln.

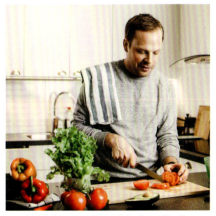

Bereiten Sie gesunde Mahlzeiten für Ihre Partnerin zu, es wird ihr dann leichter fallen, ihre Gelüste auf ungesunde Snacks zu zügeln.

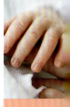

58. Tag

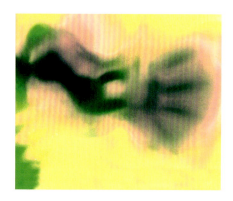

IHR BABY HEUTE

Hände (eine ist hier abgebildet) und Füße entwickeln sich nach und nach. Sie bestehen in diesem frühen Stadium nicht aus Knochenmasse, sondern aus Knorpel. Rechts im Bild sind die noch mit Schwimmhäuten verbundenen Finger sichtbar.

Wie wird Ihr Baby aussehen? Seine individuellen Gesichtszüge beginnen sich in dieser Woche herauszubilden.

Wenn Sie in dieser Woche eine Ultraschalluntersuchung hätten, könnten Sie schon einige Gesichtszüge Ihres Babys erkennen.

Die Augenlider bedecken nun die Augen und bleiben bis etwa zur 26. Woche geschlossen. Die Lippen sind bereits ausgebildet und weisen mit der umgebenden Hautpartie die größte Dichte an Nerven auf. Der Hals nimmt Form an und streckt sich. Die Ausbildung der Körpermuskulatur ist bald abgeschlossen. Die Kiefer sind vollständig entwickelt, der harte Gaumen schließt sich. Die Nasenscheidewand entsteht. Die Zunge hebt sich vom Mundboden ab, doch erst in zwei Wochen entstehen die ersten Geschmacksknospen.

Winzige Zahnknospen liegen in den sich entwickelnden Kieferknochen. Aus einer Reihe der Zahnknospen werden die ersten Milchzähne entstehen, ein weiterer Ast wird nach und nach die Anlagen für die bleibenden Zähne bilden. Die Milchzähne entwickeln sich langsam und bekommen erst im sechsten Schwangerschaftsmonat den harten Überzug aus Zahnschmelz.

Der Embryo ist immer noch stark gekrümmt, der Kopf ruht auf der Brust. Wenn in den nächsten beiden Wochen Kiefer und Hals wachsen, wird sich der Kopf allmählich aufrichten.

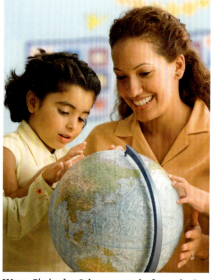

Wenn Sie in der Schwangerschaft regelmäßig Kontakt zu kleinen Kindern haben, ist es umso wichtiger, dass Sie Ihre Immunität gegenüber Kinderkrankheiten überprüfen lassen.

KINDERKRANKHEITEN

Eine Immunität gegenüber den typischen Infektionskrankheiten schützt Ihr ungeborenes Baby. Vielleicht sind Sie auf natürliche Weise immun, weil Sie Krankheiten wie Windpocken und Ringelröteln als Kind durchgemacht haben. Ihr Impfschutz gegen Mumps und Masern wird vom Arzt überprüft, damit Ihr Kind auch davor geschützt ist.

Wenn Sie im Zweifel sind, ob Sie eine bestimmte Krankheit hatten oder dagegen geimpft worden sind, sprechen Sie den Arzt direkt darauf an. Er kann per Suchtest den Antikörperwert im Blut bestimmen. Ein Antikörper-Suchtest wird zudem bei der Erstuntersuchung durchgeführt.

FRAGEN SIE EINEN ARZT

Ich arbeite in einer chemischen Reinigung. Können die Chemikalien meinem ungeborenen Baby schaden? Gemäß Forschungen haben Frauen, die in der Trockenreinigung arbeiten, ein erhöhtes Fehlgeburtsrisiko. Bei Hautkontakt oder beim Einatmen gelangen organische (kohlenstoffhaltige) Lösungsmittel in den Körper und können die Plazenta überwinden. Manche stehen im Verdacht, das Risiko für Fehlgeburten oder Fehlbildungen zu erhöhen.

Sprechen Sie mit Ihrem Arbeitgeber: Er ist verpflichtet, Ihnen in der Schwangerschaft einen ungefährlichen Arbeitsplatz zur Verfügung zu stellen.

59. Tag

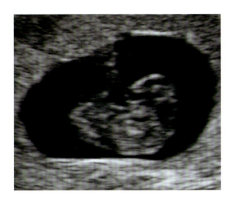

IHR BABY HEUTE

Innerhalb weniger Tage haben sich in beiden Gesichtshälften, die Augenhöhlen und danach die Augenlider herausgebildet. Das Gesicht entwickelt sich in diesem Stadium rasant. Der Herzschlag ist beim Ultraschall erkennbar.

Es dauert noch einige Wochen, bis der Spiegel des Hormons, das Übelkeit und Erbrechen verursacht, abflaut.

Sie wundern sich vielleicht, wenn Sie aufwachen und Ihnen nicht mehr schlecht ist. Der Spiegel des Hormons HCG (humanes Choriongonadotropin), das für die Übelkeit verantwortlich ist, sinkt in etwa drei Wochen; die meisten Frauen fühlen sich dann besser. Bei manchen hält die Übelkeit allerdings noch an.

Ist Ihnen erst seit Kurzem übel oder schon seit Wochen, und es wird nun sogar noch schlimmer? Nach der zwölften Woche sollte das Schlimmste überstanden sein. Tritt die Übelkeit täglich auf, vor allem in Verbindung mit Müdigkeit, zehrt sie stark an den Kräften. Trösten Sie sich damit, dass sie vorübergeht.

Eine gewisse morgendliche Übelkeit ist normal und sollte die Nahrungsaufnahme nicht beeinträchtigen. Bei einigen wenigen Frauen, etwa 1 Prozent, ist das Erbrechen jedoch sehr heftig, tritt regelmäßig auf und hält wochenlang an. Diese schwere Form der morgendlichen Übelkeit wird als Hyperemesis gravidarum bezeichnet und kann zur Austrocknung führen. In diesem Fall kann ein Klinikaufenthalt mit intravenöser Flüssigkeitszufuhr und speziellen Medikamenten gegen Übelkeit erforderlich werden.

Sprechen Sie mit dem Arzt, wenn Sie sehr oft erbrechen bzw. kaum Speisen oder Getränke bei sich behalten können.

AKUPRESSUR-ARMBÄNDER

Eine einfache Hilfe zur Linderung von Übelkeit ist das Tragen von Akupressur-Armbändern. Sie sind in der Apotheke erhältlich und haben in Tests ihre Wirksamkeit gegen Schwangerschaftsübelkeit bewiesen. Im Gegensatz zu Medikamenten haben sie keine Nebenwirkungen und sind einfach anzuwenden.

Die Elastikbänder, eines für jeden Arm, üben Druck auf den Nei-Kuan-Akupunkturpunkt aus (P6). Sie können bei Bedarf auch gewaschen werden.

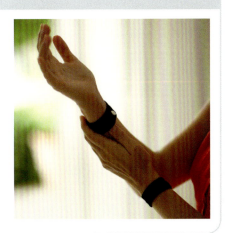

IM BLICKPUNKT: GESUNDHEIT

Fit trotz Übelkeit

Bei starker Übelkeit kann ein flotter Spaziergang an der frischen Luft helfen, bei dem Sie sich auf Atmung und Haltung konzentrieren. Regelmäßige kleine Schlucke Wasser lindern häufig das Unwohlsein, und Sie können länger aktiv sein. Geübten Sportlerinnen ist während des Trainings oft nicht übel – danach allerdings wieder. Auch sanftes Yoga kann helfen. Aber Vorsicht – extreme Übelkeit und Erbrechen können die Folge von übermäßigem Training sein. Trinken Sie vor, während und nach körperlicher Aktivität Wasser.

TATSACHE IST …

Etwa 70–80 Prozent der Schwangeren leiden an Übelkeit und Erbrechen.

Gehören Sie zu den 20–30 Prozent, die verschont bleiben, seien Sie dankbar dafür. Sie müssen sich aber auch keine Sorgen machen, dass etwas nicht stimmt. Schätzen Sie sich einfach glücklich!

Die neunte Woche

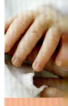

NACHGEFRAGT

Die Plazenta – Lebenserhaltungssystem

Die Plazenta, der Mutterkuchen, ist in die Schleimhaut der Gebärmutter eingewachsen und mit der Nabelschnur verbunden. Sie sorgt für den Austausch von Nährstoffen und Stoffwechselprodukten zwischen Mutter und Kind.

WIE STOFFE DURCH DIE PLAZENTA AUSGETAUSCHT WERDEN

Im Inneren der Plazenta

Die Plazenta besitzt ein riesiges Netz an winzigen Ausstülpungen, die Chorionzotten, die von einer dünnen Membran, dem Chorion, ausgehen und fötale Blutgefäße enthalten. Sie dringen direkt in das Blut der Mutter ein, das sich in der Plazenta befindet. Jede Zotte ist nur ein oder zwei Zellen dick. Das ermöglicht den Austausch von Gasen und Nährstoffen zwischen Mutter und Baby und gewährleistet, dass mütterlicher und kindlicher Blutkreislauf niemals in direkten Kontakt kommen. Durch Diffusion gelangen Sauerstoff und Nährstoffe, wie Glukose, von der Mutter in den fötalen Blutkreislauf, und Stoffwechselprodukte des Babys werden über den mütterlichen Blutkreislauf ausgeschieden. Die Chorionmembran, die »Plazentaschranke«, wirkt auch als Schutzmechanismus, der verhindert, dass viele schädliche Stoffe und Krankheitserreger zum Baby gelangen.

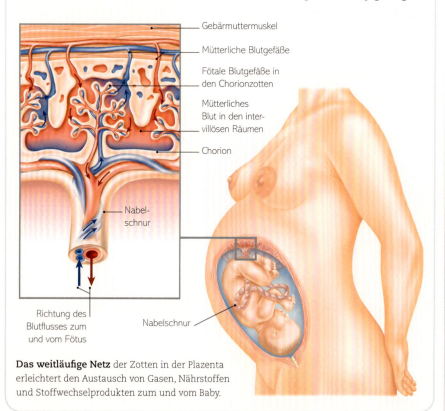

Gebärmuttermuskel
Mütterliche Blutgefäße
Fötale Blutgefäße in den Chorionzotten
Mütterliches Blut in den intervillösen Räumen
Chorion
Nabelschnur
Richtung des Blutflusses zum und vom Fötus
Nabelschnur

Das weitläufige Netz der Zotten in der Plazenta erleichtert den Austausch von Gasen, Nährstoffen und Stoffwechselprodukten zum und vom Baby.

Entwicklung der Plazenta

Die Plazenta bildet sich aus Zellen des Embryos kurz nach der Implantation der Eizelle. Sie wächst anfangs sehr schnell und ist zu Beginn des ersten Trimesters größer als das Baby. In der 16. Woche holt das Kind sie mit seinem Wachstum ein, und am Ende der Schwangerschaft ist das Baby beinahe sechsmal schwerer. Das Endgewicht der Plazenta liegt zwischen 350 und 700 g. Am Ende des ersten Trimesters ist sie voll ausgebildet und übernimmt für die weitere Schwangerschaft viele wichtige Funktionen (s. gegenüber).

Wachstum nach dem ersten Trimester Die Plazenta wächst im zweiten Trimester weiter. Im dritten Trimester verlangsamt sich das Wachstum, aber die Effizienz verbessert sich kontinuierlich: Zusätzliche Zotten, durch die Stoffe ausgetauscht werden (s. links), wachsen und vergrößern die Oberfläche der Plazenta beinahe auf das Vierfache. Die Zellschichten werden dünner, damit der Stoffaustausch optimal funktioniert.

Die Plazenta ist stark durchblutet, viele Veränderungen in Ihrem Blutkreislauf dienen der Anpassung an diesen erhöhten Bedarf. Am Geburtstermin versorgt ein Fünftel Ihres Blutkreislaufs die Plazenta in jeder Minute mit einem halben Liter Blut.

Alterungsprozess der Plazenta Die Plazenta altert zum Ende der Schwangerschaft, insbesondere nach der 40. Woche. Allerdings müssten mindestens 60–80 Prozent ihrer Funktionen ausfallen, bevor es Anzeichen für Probleme bei der Blutversorgung der Nabelschnur gäbe.

Rolle der Plazenta

Sie hält die Schwangerschaft aufrecht und ermöglicht das Wachstum des Babys.

Austausch von Stoffen Die Plazenta funktioniert als Lunge, Niere und Verdauungssystem des Babys. Zur Sauerstoffversorgung holen sich die kindlichen Blutzellen Sauerstoffmoleküle aus dem mütterlichen Hämoglobin (der sauerstofftragende Teil des Blutes). Das fötale Hämoglobin hat eine besondere Struktur, durch die es sich leicht an Sauerstoff bindet. Auf das Gewicht bezogen braucht Ihr Baby doppelt so viel Sauerstoff wie Sie, daher muss der Sauerstoffaustausch gut funktionieren. Die erhöhte Durchblutung der Plazenta, ihre große Oberfläche und die Eigenschaften des fötalen Hämoglobins stellen eine wirksame Sauerstoffversorgung des Babys durch die Mutter sicher. Sobald Ihr Hämoglobin Sauerstoff abgibt, nimmt es Kohlendioxidmoleküle auf. Über Ihre Lunge atmen Sie Ihre eigene kohlendioxidreiche Luft und die Ihres Babys aus. Dann beginnt der Kreislauf von Neuem.

Für seine Entwicklung braucht das Baby auch Aminosäuren, die Bausteine für Eiweiße, und Mineralstoffe wie Kalzium und Eisen. Sie alle gelangen aus Ihrem Blutkreislauf über die Plazenta zum Baby.

Schutz des Babys Die Plazenta schützt das Kind vor Infektionen und schädlichen Substanzen. Da Ihr Baby noch keine äußeren Gefährdungen erfahren hat, hat es noch keine schützenden Antikörper gebildet – sog. Immunglobuline, die »Feinde«, wie Viren und Bakterien, erkennen. Es ist auf die Versorgung mit Immunglobinen aus Ihrem Blutkreislauf angewiesen; so schützen Sie es in der Gebärmutter vor Krankheiten. Nach der Geburt schwächt sich die von Ihnen erworbene Immunabwehr ab, sodass es später als Kind krank werden kann.

Hormonproduktion Die Plazenta bildet Hormone, wie Östrogen und Progesteron, die für das Wohlbefinden des Babys wichtig sind und außerdem viele der Veränderungen in Ihrem Körper verursachen.

Wärmeaustausch Der rasche Stoffwechsel des Babys erzeugt Wärme. Die große Oberfläche der Plazenta und die starke Durchblutung geben Wärme ab und regeln seine Körpertemperatur.

STRUKTUR UND FUNKTION

Die Nabelschnur

Die Nabelschnur verbindet das Baby mit der Plazenta. Sie besteht aus drei Blutgefäßen: zwei Arterien, die kohlendioxidreiches und nährstoffarmes Blut vom Kind zur Plazenta leiten, und eine Vene, die frisches, sauerstoffreiches Blut von der Plazenta zum Kind bringt. Das Kohlendioxid gelangt über die Plazenta in Ihr Blut und dann in die Lunge, wo es ausgeatmet wird. Den Sauerstoff transportieren die roten Blutkörperchen in Ihrem Blutkreislauf durch die Plazenta über die Nabelschnur zum Baby.

Diese drei Blutgefäße sind gewöhnlich im Gegenuhrzeigersinn spiralförmig gewunden wie eine Kordel, damit das wachsende Baby sich besser in der Fruchtblase bewegen kann. Die gewundene Form bildet sich meist in der neunten Woche heraus, manchmal auch erst später, sogar erst in der 20. Woche. Die Blutgefäße sind von einer gallertartigen Schutzschicht und einer Haut umgeben. Selten besitzt eine Nabelschnur nur zwei Gefäße. In diesem Fall wird die Versorgung des Kindes in besonderer Weise überwacht.

In der Regel ist die Nabelschnur in der Mitte der Plazenta angewachsen, manchmal jedoch am Rand. Sie erreicht einen Durchmesser von 1–2 cm und eine Länge von etwa 60 cm.

Nach der Entbindung verschließen sich die Gefäße der Nabelschnur von selbst, zuerst die Arterien, unterstützt von ihren dickeren Muskelwänden. Dies verhindert einen Blutverlust vom Baby in die Plazenta. Die Vene verschließt sich kurz danach (ab der 15. Sekunde, dieser Prozess ist nach drei bis vier Minuten abgeschlossen). Auf diese Weise kann in den ersten Lebensminuten weiterhin Blut zum Baby gelangen.

Aus diesem Grunde sind viele der Meinung, dass eine kurze Verzögerung bis zum Abklemmen der Nabelschnur dem Baby zugutekommt. Die Nabelschnur besitzt keine Nerven, daher tut dem Baby das Abklemmen und Durchtrennen der Nabelschnur nach der Geburt nicht weh.

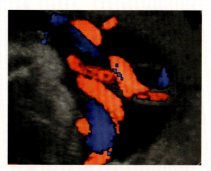

Der Doppler-Ultraschall zeigt Blutgefäße in der Nabelschnur. Das Blut fließt durch eine Vene (blau) und zwei Arterien (rot).

TATSACHE IST ...

Einige schädliche Substanzen können die Plazentaschranke überwinden.

Aus diesem Grunde ist es wichtig, das Baby zu schützen, indem Sie vor der Einnahme von Medikamenten immer den Arzt fragen.

60. Tag

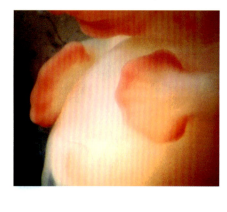

IHR BABY HEUTE

An den Knospen der oberen Extremitäten erkennt man die flachen Paddeln, aus denen sich die Hände bilden. Die Finger werden deutlich erkennbar, es gibt erste Anzeichen von Ellbogenbewegungen.

Die Knochen Ihres Babys entwickeln sich – das jetzt beginnende Wachstum setzt sich bis ins Teenageralter fort.

IM BLICKPUNKT: ERNÄHRUNG

Kalziumzufuhr

Kalzium aus Milchprodukten wird am besten absorbiert. Wollen oder können Sie diese nicht essen, decken Sie Ihren Kalziumbedarf mit:
- Dosenfisch mit weichen Gräten wie Sardinen und Lachs.
- Trockenfeigen oder -aprikosen.
- Grünem Gemüse wie Brokkoli, Rucola, Okra, Brunnenkresse, Spinat oder Grünkohl.
- Sojaprodukten wie Tofu.
- Kalziumreiches Mineralwasser.

Ihr Baby ist in den kommenden Monaten recht aktiv. Tatsache ist, dass es mit den Ellbogen, die sich nun bilden, schon kleine Bewegungen ausführen kann, ebenso mit Kopf und Beinen. Die Handgelenke bewegen sich noch nicht. Alle Bewegungen sind anfangs aber reflexartig, da noch keine Verbindung zum Gehirn besteht.

Ihr Baby ist immer besser als kleiner Mensch erkennbar. Wirbel und Rippen sind angelegt, die Finger werden nach und nach länger. Der Körper ist weniger gekrümmt als noch vor einigen Wochen.

Das Skelett verknöchert mit der Zeit. Mit Ausnahme des Schädels haben alle Knochen Ihres Babys einen weichen Kern aus Knorpel, der später in Knochenmasse umgewandelt wird. Diesen Prozess der Knochenhärtung nennt man Verknöcherung (Ossifikation). Er beginnt beim Knochenkern, indem Kalziumsalze in die Zellen eingelagert werden. Das in den Kernen liegende rote Knochenmark wird in späteren Wochen der wichtigste Produzent roter Blutkörperchen für das Kind. Die verknöcherten Bereiche werden nach und nach immer größer und verschmelzen schließlich miteinander, sodass nur noch schmale Knorpelzonen zwischen dem Knochenende und dem Knochenschaft verbleiben, die als Wachstumsfugen oder Epiphysenfugen bezeichnet werden. Von ihnen geht dann das weitere Längenwachstum des Knochens aus.

BITTE NOCH ETWAS KÄSE!

Es besteht viel Unsicherheit darüber, welche Käsesorten in der Schwangerschaft unbedenklich sind. Käse aus unpasteurisierter Milch oder mit schimmelgereifter Rinde, wie Brie, Camembert und weicher Ziegenkäse, sollten vermieden werden, denn diese können Listerien enthalten, ein Bakterium, das für das ungeborene Baby gefährlich werden kann. Auch Blauschimmelkäse wie Roquefort können Listerien enthalten.

Alle anderen Käsesorten sind jedoch unbedenklich. Sie sind wichtige Lieferanten von Protein, Kalzium, Phosphor, Zink und Vitamin B12. Genießen Sie:
- Hartkäse wie Cheddar, Emmentaler und Parmesan,
- Feta,
- Ricotta und Hüttenkäse,
- Mascarpone und Frischkäse,
- Mozzarella,
- Streichkäse und Schmelzkäse.

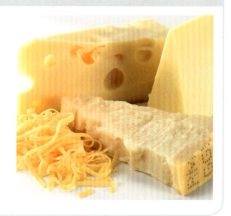

61. Tag

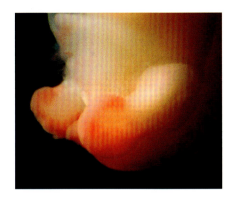

IHR BABY HEUTE

Die Entwicklung der unteren Extremitäten hinkt der der oberen Gliedmaßen immer noch leicht hinterher. In diesem Stadium sind noch keine Zehen zu unterscheiden, die Knie können noch nicht gebeugt werden.

Es ist verständlich, dass Sie vor allem Ihre Schwangerschaft im Kopf haben. Versuchen Sie, dies Ihrem Partner zu erklären.

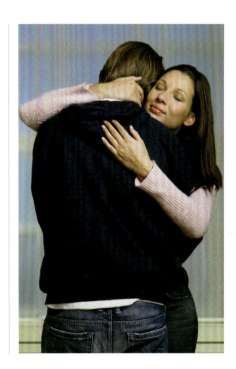

In dieser Zeit, in der Sie Ihrem Partner besonders nahe sein wollen, stellen Sie vielleicht fest, dass sich Ihre Beziehung verändert und sich eine Menge Diskussionspunkte ergeben. Männer berichten oft, dass ihre schwangeren Partnerinnen »empfindlicher« sind und anders reagieren als bisher. Damit können sie oft nur schwer umgehen.

Ihre Beziehung wird sich zwangsläufig verändern, und es ist von großer Trageweite, gemeinsam eine Schwangerschaft zu durchleben. Doch solange die Kommunikation stimmt, können Sie sich gegenseitig unterstützen. Jetziges Verständnis und Einigkeit schaffen eine gute Basis für das erste Jahr des Elterndaseins.

Im Frühstadium der Schwangerschaft fällt es Männern oft schwer zu realisieren, dass die Partnerin ein Baby erwartet. Körperliche Veränderungen sind kaum sichtbar, und im Ultraschall hat er das Baby auch noch nicht gesehen. Ihr dagegen ist die Schwangerschaft infolge der vielen körperlichen und emotionalen Veränderungen wohl bewusst.

Ihr Partner braucht vielleicht mehr Zeit als Sie, um sich an den Gedanken zu gewöhnen, dass er Vater wird. Viele Männer machen sich Sorgen wegen der Lebensumstellung und der finanziellen Belastung. Im offenen Gespräch miteinander können Sie solche Bedenken abbauen. Denken Sie daran, dass auch Ihr Partner ganz individuelle Gefühle hat und dieses Ereignis auch sein Leben nachhaltig verändern wird. Sobald Sie Ihre Schwangerschaft offiziell mitgeteilt haben, erhalten Sie die ganze Aufmerksamkeit Ihrer Mitmenschen. Der Partner fühlt sich dann schnell ausgeschlossen, was sich mit fortschreitender Schwangerschaft und nach der Ankunft des Babys oft noch verschlimmert.

Nehmen Sie sich Zeit herauszufinden, was Ihren Partner bewegt. Suchen Sie Wege, um ihn an der Schwangerschaft zu beteiligen. Ermutigen Sie ihn auch, sich mit anderen zukünftigen Vätern zu treffen.

Unterstützen Sie sich gegenseitig, auch wenn Sie die Aussicht auf das Elterndasein unterschiedlich verarbeiten. Verlieren Sie Ihre Beziehung nicht aus dem Blick.

FRAGEN SIE EINE MUTTER

Ich fürchte, dass wir in unserer kleinen Wohnung zu wenig Platz haben. Aber ist es ratsam umzuziehen, wenn man schwanger ist? Von solchen Belastungen ist eher abzuraten. Wir hatten es vor, aber glücklicherweise klappte es nicht, da schon die Vorbereitungen höchst stressig wurden. Wir blieben in unserer Wohnung, bis unser Baby ein Jahr alt war. Das war okay. Kleine Babys haben sehr wenige Bedürfnisse außer Nahrung, Liebe, Wickeln und Anregungen. Vieles von all dem, was man meint zu brauchen, ist unnötig. Wenn Sie Platz für Bettchen, Buggy, ein Regal für Kleidung und eine Ecke für Spielsachen haben, reicht eine kleine Wohnung erst einmal völlig aus.

Die neunte Woche

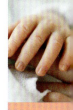

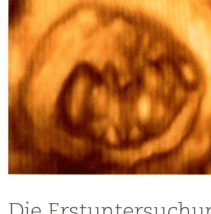

62. Tag

IHR BABY HEUTE

Dieses 3-D-Ultraschallbild zeigt ein Baby in Rückenlage in der gleichen Position wie auf der Abbildung gegenüber. Im Ultraschall kann man in diesem Entwicklungsstadium schon die Knospen der Gliedmaßen erkennen.

Die Erstuntersuchung beim Frauenarzt oder der Hebamme hat sicher schon stattgefunden. Wenn nicht, wird es nun Zeit.

Bald steht der zweite Vorsorgetermin an – und die erste reguläre Ultraschalluntersuchung (9.–12. Woche). Zu Ihrem Frauenarzt oder Ihrer Hebamme sollten Sie absolutes Vertrauen haben. Scheuen Sie sich nie, alle Fragen zu stellen, die Sie beschäftigen. Im Zweifelsfall sollten Sie Ihren Arzt oder Ihre Hebamme auch jederzeit in der Praxis anrufen können.

Bereiten Sie sich auf die Vorsorgetermine gut vor. Schreiben Sie all Ihre Fragen auf. Notieren Sie ebenso mögliche Schwangerschaftsbeschwerden. Auch Fragen, die für die weitere Schwangerschaft oder die Geburt wichtig werden, sollten Sie jetzt schon stellen. Denken Sie daran: Fragen kostet nichts – lieber einmal zu viel fragen als einmal zu wenig!

ERKÄLTUNGEN BESIEGEN

Erkältungsmittel enthalten eine ganze Reihe von Inhaltsstoffen, die Sie in der Schwangerschaft meiden sollten. Lesen Sie den Beipackzettel, und sprechen Sie vor einer möglichen Einnahme mit dem Arzt oder Apotheker. Nutzen Sie Naturheilmittel, wie Dampfinhalationen, bevor Sie zu Medikamenten greifen. Kurzzeitig können Sie auch niedrig dosiertes Paracetamol nehmen.

BEFRAGEN SIE EIN EXPERTENTEAM ZUM THEMA HAUSGEBURT

Ich würde gerne eine Hausgeburt machen.

Hebamme: Wenn Sie in guter gesundheitlicher Verfassung sind und es keine Komplikationen gab, ist eine Hausgeburt möglich. Viele Frauen genießen diese besondere Erfahrung. Die Wahrscheinlichkeit für unnötige medizinische Eingriffe, die manchmal Komplikationen nach sich ziehen, ist gering. Die Wehen schreiten oft rascher voran, wenn man zwischendurch nicht in die Klinik fahren muss.

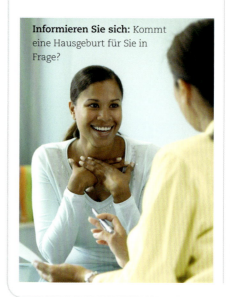

Informieren Sie sich: Kommt eine Hausgeburt für Sie in Frage?

Geburtshelfer: Grundsätzlich ist das kein Problem, lassen Sie sich aber immer von Ihrem Arzt bzw. der Hebamme beraten. Gehen Sie kein Risiko ein. Gibt es in Ihrer Familie häufiger lange oder komplizierte Geburten, ist Ihr Baby sehr klein, oder liegt es in Steißlage, ist die Lage der Nabelschnur oder der Plazenta unklar, sind Sie übergewichtig oder untrainiert oder leiden an Grunderkrankungen wie Diabetes, sollten Sie auf Nummer sicher gehen. Bei einer Klinikgeburt ist eine schnelle medizinische Versorgung gewährleistet. Hören Sie auf die Fachleute. Am wichtigsten ist schließlich, dass Ihr Baby gesund zur Welt kommt.

Mutter: Mein erstes Baby wurde zu Hause geboren, es war wunderbar. Ich hatte Angst, dass etwas schiefgehen könnte, doch die Hebamme versicherte mir, dass sie mich genau überwachen und im Zweifelsfall in die Klinik bringen lassen würde. Sie erklärte, dass ich meine Meinung jederzeit ändern und auch unter den Wehen noch in die Klinik gebracht werden könne.

63. Tag

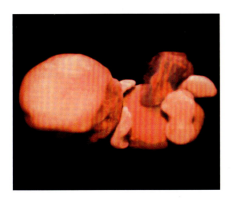

IHR BABY HEUTE

Die Hände des Babys sind hier deutlich erkennbar, die Finger aber noch mit Schwimmhäuten verbunden. Die Finger trennen sich in einer Woche; das Baby macht nun erste Bewegungen aus dem Handgelenk heraus.

Am Ende der neunten Woche entwickelt sich das Verdauungssystem Ihres Babys rapide.

Ihr Baby entwickelt sich sehr rasch. Die einfache Röhre, aus dem der Darm entstanden ist, hat sich vor allem am oberen Ende auf vielerlei Weise verändert. Nun weitet sich der untere Teil, und das Darmrohr teilt sich in den späteren After im hinteren Bereich und in Blase und Harnleiter vorne.

Der Mund ist geöffnet, aber noch durch eine Membran verschlossen, die sich in ein bis zwei Wochen zurückbildet. Der untere Darmbereich ist noch nicht ausgereift und hat seine Funktion noch nicht aufgenommen.

Dickdarm und Dünndarm wachsen weiter. Der Zwölffingerdarm ist der erste Teil des Dünndarms und bildet noch eine feste Röhre. Bauchspeicheldrüse, Gallenblase und Leber liegen bereits an ihrem Platz, doch es dauert noch einige Zeit, bis die Verdauungsorgane funktionieren.

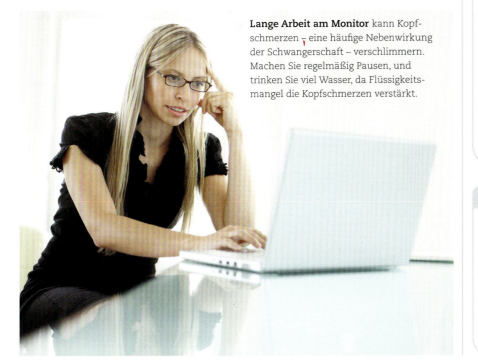

Lange Arbeit am Monitor kann Kopfschmerzen – eine häufige Nebenwirkung der Schwangerschaft – verschlimmern. Machen Sie regelmäßig Pausen, und trinken Sie viel Wasser, da Flüssigkeitsmangel die Kopfschmerzen verstärkt.

> **FRAGEN SIE EINEN ARZT**
>
> **Seit ich schwanger bin, leide ich an fürchterlichen Kopfschmerzen. Kann die Arbeit am Computer die Ursache sein?** Spannungskopfschmerzen und Migräne treten in der Schwangerschaft wegen der schwankenden Hormonspiegel häufig auf. Bei langer Bildschirmarbeit kommt es dann oft zu sehr schweren Kopfschmerzen. Dies kann auf einer Überanstrengung der Augen beruhen, zudem verursacht die Bewegungslosigkeit Verspannungen. Machen Sie noch häufiger Pausen. Wahrscheinlich müssen Sie sowieso häufiger zur Toilette. Hilft das nicht, bitten Sie vorübergehend um eine Arbeit ohne Computer. Meist ist es im ersten Trimester am schlimmsten.

> **SO GROSS IST IHR BABY**
>
> Mit 9 Wochen misst Ihr Baby vom Scheitel bis zum Steiß etwa 23 mm.
>
>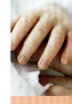
>
> 7 Wochen   8 Wochen   9 Wochen

Die neunte Woche

Die zehnte Woche

DIE GROSSEN ORGANE SIND AUSGEBILDET, ALLERDINGS NOCH NICHT FUNKTIONSTÜCHTIG.

Die Embryonalphase dauert von der fünften bis zur zwölften Schwangerschaftswoche, danach spricht man vom Fötus. In dieser Zeit bilden sich die Organe, sind aber noch nicht funktionstüchtig. Bis dahin ist es noch ein langer Weg. Die Körpersysteme reifen bis zum Ende der Schwangerschaft und noch nach der Geburt aus. An Ihrem Körper haben sich vor allem die Brüste verändert – sie sind mindestens eine Cup-Nummer größer geworden.

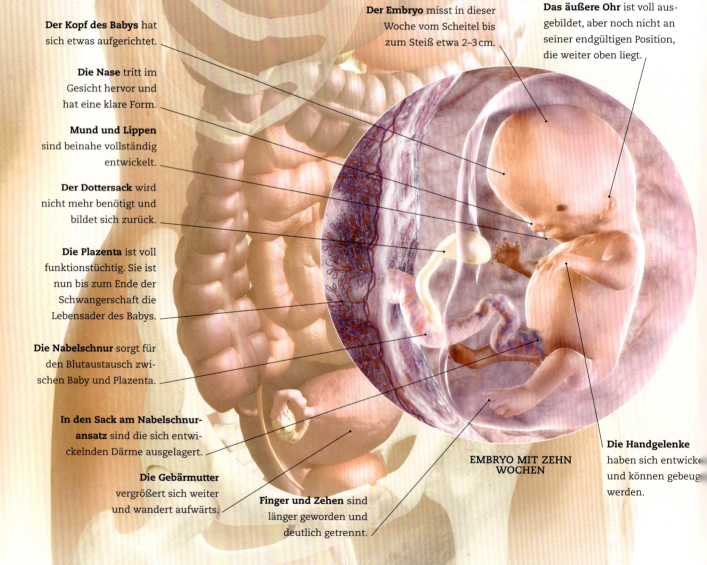

Der Kopf des Babys hat sich etwas aufgerichtet.

Die Nase tritt im Gesicht hervor und hat eine klare Form.

Mund und Lippen sind beinahe vollständig entwickelt.

Der Dottersack wird nicht mehr benötigt und bildet sich zurück.

Die Plazenta ist voll funktionstüchtig. Sie ist nun bis zum Ende der Schwangerschaft die Lebensader des Babys.

Die Nabelschnur sorgt für den Blutaustausch zwischen Baby und Plazenta.

In den Sack am Nabelschnuransatz sind die sich entwickelnden Därme ausgelagert.

Die Gebärmutter vergrößert sich weiter und wandert aufwärts.

Finger und Zehen sind länger geworden und deutlich getrennt.

Der Embryo misst in dieser Woche vom Scheitel bis zum Steiß etwa 2–3 cm.

Das äußere Ohr ist voll ausgebildet, aber noch nicht an seiner endgültigen Position, die weiter oben liegt.

EMBRYO MIT ZEHN WOCHEN

Die Handgelenke haben sich entwickelt und können gebeugt werden.

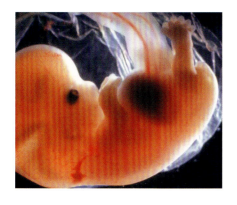

64. Tag

IHR BABY HEUTE

Die meisten Organe und Körpersysteme sind an ihrem Platz. Arme und Beine sind ausgebildet mit Handgelenken und Ellbogen, winzigen Fingern und Zehen. Man erkennt die Netzhaut des Auges und die Nase. Der große dunkle Bereich ist die vergrößerte Leber.

Das Wohlergehen Ihres Babys ist Ihr größtes Anliegen. Auch wenn Sie sich mal nicht so wohlfühlen, wird es gut versorgt.

Sie werden sich Gedanken über Ihre Gesundheit und Ihr Wohlergehen machen, aber selbst, wenn Sie sich unwohl fühlen, kann sich Ihr Baby alles nehmen, was es braucht: Ihr Körper verfügt über einen Vorrat an verschiedenen Mineralstoffen und Substanzen, wie Eisen. Die Nährstoffe holt es sich direkt aus Ihrer Nahrung. Wenn Sie ausgewogen essen, bekommen Sie die meisten Mineralstoffe und Vitamine, die Sie brauchen. Dazu sollten Sie weiter täglich 400 µg Folsäure und 10 µg Vitamin D zu sich nehmen, entweder als einzelne Supplemente oder als kombiniertes Präparat. Letzteres sollte speziell für Schwangere sein, damit es keine schädlichen Substanzen wie tierisches Vitamin A enthält. Es ist kein Problem, wenn Sie im ersten Trimester nicht zunehmen oder sogar etwas abnehmen. Die Gewichtszunahme erfolgt überwiegend im zweiten und dritten Trimester (s. S. 99). Wenn Sie jedoch häufig erbrechen und kaum Nahrung bei sich behalten können (s. S. 111), wenden Sie sich an den Arzt.

IM BLICKPUNKT: IHR KÖRPER

Die Brüste verändern sich

Die Veränderungen Ihrer Brüste werden durch die erhöhte Durchblutung und den Anstieg an Schwangerschaftshormonen verursacht.

Vor der Bestätigung der Schwangerschaft haben Sie aufgrund der erhöhten Durchblutung vielleicht ein Kribbeln verspürt (vor allem im Bereich der Brustwarzen).

- **Schon in der 6.–8. Woche** haben sich die Brüste vergrößert; sie sind empfindlicher, und es werden feine Venen sichtbar.
- **Etwa in der 8.–12. Woche** werden die Brustwarzen dunkler und richten sich stärker auf.
- **Schon in der 16. Woche** kann aus den Brüsten Kolostrum, die erste Milch, austreten.

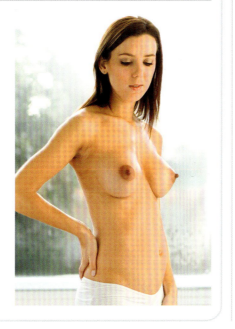

DIE FAKTEN

Er ist »schwanger«

Kann Ihr Partner überhaupt verstehen, was Sie erleben? Laut einer neuen Studie aus Großbritannien können sich Männer durchaus einfühlen. Bis zu 79 Prozent der werdenden Väter erkranken am Couvade-Syndrom. Sie leiden unter Gefühlsschwankungen, Depressionen, Angstzuständen und Heißhungeranfällen. Vermutlich treten die Symptome auf, weil sich die Männer so stark auf die Schwangerschaft einlassen; vielleicht steckt auch Eifersucht dahinter (weil die Partnerin so viel Aufmerksamkeit erhält) oder Schuldgefühle, weil sich der Mann für den Zustand seiner Partnerin, und damit für die Symptome, verantwortlich fühlt.

Die zehnte Woche

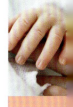

65. Tag

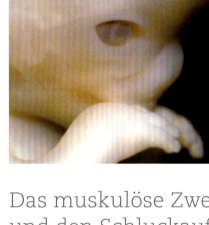

IHR BABY HEUTE

Ihr Baby bewegt nun seine Handgelenke. Die Gelenke der Gliedmaßen sind in diesem Stadium leicht abgewinkelt. Der Hals ist besser sichtbar, da sich der Kopf etwas von der Brust aufgerichtet hat.

Das muskulöse Zwerchfell, das Ihrem Baby letztlich die Atmung und den Schluckauf ermöglicht, ist weitgehend ausgebildet.

Der Magen hat seine endgültige Form erreicht, und die Lunge wird angelegt. Magen, Leber und Milz liegen an ihrem Platz. Die Speiseröhre und die Luftröhre prägen sich aus, und winzige Lungen tauchen auf, auch die Nieren und die Harnwege entwickeln sich. Bei Erwachsenen ist die Brust durch das muskulöse Zwerchfell vom Bauch getrennt. Das Zwerchfell senkt sich beim Atmen, die Rippen dehnen sich aus, so gelangt Luft in die Lunge. Das Zwerchfell als der hauptsächliche Atemmuskel hat sich beim Baby aus einem vierfach gefalteten Gewebe geformt und ist nun größtenteils ausgebildet. Damit ist der Bauchraum verschlossen.

In der Mitte des Zwerchfells befinden sich Öffnungen für die Speiseröhre, die zum Magen führt, für die Aorta (die Hauptarterie des Körpers) und die untere Hohlvene (die größte Vene, die Blut aus dem Unterkörper zurückführt). Mit fortschreitender Schwangerschaft verstärken immer weitere Muskelfasern das Zwerchfell des Babys, sodass es später Atembewegungen ausführen kann.

Bei der Nackenfaltenmessung (s. S. 143) wird eine Flüssigkeitsansammlung unter der Haut im Nacken des Babys ausgemessen. Übermäßig viel Flüssigkeit weist auf ein erhöhtes Risiko für eine Chromosomenanomalie, etwa das Down-Syndrom, oder ein Herzproblem hin. Für eine sichere Diagnose sind aber noch weitere Untersuchungen erforderlich.

IM BLICKPUNKT: ZWILLINGE
Zwillingstests

Wenn Sie Zwillinge oder Drillinge erwarten, kann ein Bluttest zur Erkennung eines Down-Syndroms irreführend sein. Dabei wird der Gehalt an AFP (Alpha-Fetoprotein) und anderen Markern gemessen. Diese Spiegel sind stark erhöht, wenn mehr als ein Baby unterwegs ist. Daher ist die Nackenfaltenmessung (s. rechts und S. 143) ab der 11.–14. Woche der verlässlichere Test.

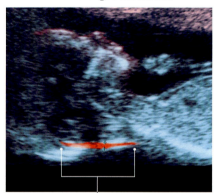

Der rote Bereich zeigt die Flüssigkeit unter der Haut am Nacken des Babys.

ZUM NACHDENKEN
Screening- und Diagnosetests

Es ist nun Zeit, sich Gedanken über die Screening- (s. S. 142f.) und die Diagnosetests (s. S. 152f.) zu machen, die in den kommenden Wochen angeboten werden. Der Arzt wird Ihnen die Vor- und Nachteile der einzelnen Tests erklären. Manche Anomalien können bei der Ultraschalluntersuchung, die etwa in der 20. Woche stattfindet, festgestellt werden.

■ **Screeningtests:** Mit ihnen lässt sich ein »Risikofaktor« für eine bestimmte Krankheit ermitteln, aber keine endgültige Diagnose stellen. Bei einem Bluttest wird z.B. eine Wahrscheinlichkeit von 1 : 200 dafür festgestellt, dass das Baby am Down-Syndrom leidet. Das bedeutet keineswegs, dass es die Krankheit haben muss.

■ **Diagnosetests:** Ergibt das Screening ein erhöhtes Risiko für eine Chromosomenanomalie, wird ein diagnostischer Test angeboten, z.B. eine Amniozentese oder Chorionzottenbiopsie (s. S. 152f.). Er liefert ein definitives Ergebnis, ob eine Krankheit vorliegt oder nicht.

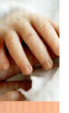

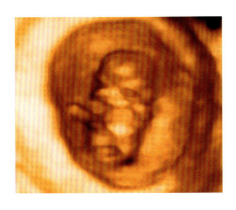

66. Tag

IHR BABY HEUTE

Schultern, Ellbogen und Handgelenke sind gebeugt, die Hände liegen vor dem Gesicht. Im Ultraschall können in diesem Stadium erste Bewegungen festgestellt werden, die Sie natürlich noch lange nicht spüren.

Sie müssen sich noch keine Umstandsgarderobe zulegen, doch es ist Zeit, einige größere Büstenhalter zu kaufen.

Wenn Ihre normalen BHs allmählich unbequem werden, ist es Zeit für neue. Lassen Sie sich im Fachgeschäft beraten. Ein guter, stützender BH ist in der Schwangerschaft unverzichtbar, um Rückenschmerzen und Hängebrüsten vorzubeugen.

Sobald Sie das Gefühl haben, dass ein neuer BH sinnvoll wäre, gehen Sie in ein Fachgeschäft, und lassen Sie sich wegen der Größe beraten. Auch wenn die Brüste im Moment sehr schnell wachsen, stabilisiert sich der Brustumfang am Ende des ersten Trimesters. Erst mit Beginn der Stillzeit wird die Brust dann nochmals größer.

Von Bügel-BHs ist in der Schwangerschaft abzuraten, weil sie in das empfindliche Brustgewebe einschneiden und es schädigen können. Es könnte sogar Probleme bei der Milchbildung geben. Zudem ist es sehr unangenehm, wenn sich die Bügel in die Haut drücken. Modelle ohne Bügel, aber mit breitem Unterbrustband und breiten Trägern, z. B. Sport-BHs, sind in der Schwangerschaft gut geeignet.

Praktisch sind in der Schwangerschaft BHs, die sich vorne öffnen lassen, wie Stillbüstenhalter. Es gibt dabei durchaus auch sehr feminine, attraktive Modelle.

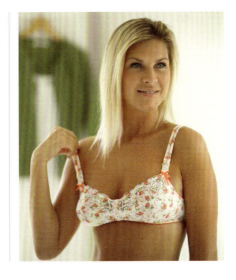

TATSACHE IST …

Das Pica-Syndrom ist eine Essstörung, ein Verlangen nach ungenießbaren Substanzen.

Wenn Sie Kohle knabbern, Schnee essen oder an Zahnpasta lecken, leiden Sie möglicherweise an Pica – einer recht häufigen Erkrankung. Es gibt verschiedene Theorien über deren Ursache, u. a. dass sie auf Eisen- oder Zinkmangel beruht. Verzehren Sie keine giftigen Substanzen wie Kalk, Klebstoff, Erde oder Seife und suchen Sie ärztliche Hilfe.

IM BLICKPUNKT: ERNÄHRUNG

Vegane Ernährung

Wenn Sie Veganerin sind, müssen Sie sicherstellen, dass Ihre Ernährung Ihnen und Ihrem Baby alle erforderlichen Nährstoffe liefert. Lassen Sie sich vom Arzt beraten. Eine sorgfältig geplante vegane Ernährung liefert reichlich Ballaststoffe, Folat, die Vitamine C und E sowie komplexe Kohlenhydrate. Als werdende Mutter brauchen Sie außerdem:
- Protein (s. S. 14),
- Eisen (s. S. 84),
- Zink (s. S. 17),
- Vitamin A (s. S. 17),
- Jod (s. S. 80),
- Omega-3-Fettsäuren (s. S. 169).

Kaum ein pflanzliches Nahrungsmittel enthält Vitamin B12. Nehmen Sie daher ein Supplement und essen Sie mit Vitamin B12 angereicherte Lebensmittel wie Hefeextrakt. Das für viele Stoffwechselfunktionen, z. B. die Verwertung von Folsäure, notwendige Zink liefern Samen, vor allem Sesamsamen, Nüsse und Weizenkeime.

Die zehnte Woche

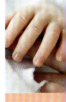

NACHGEFRAGT

Die Vorsorgeuntersuchungen

Die Erstuntersuchung haben Sie sicher bereits hinter sich (s. auch S. 76). Etwa in der zehnten Woche findet der zweite Vorsorgetermin statt, es erfolgt die erste »offizielle« Ultraschalluntersuchung.

Die Vorsorgeuntersuchungen sollen sicherstellen, dass die Schwangerschaft gut verläuft – dass Sie gesund sind und Ihr Kind erwartungsgemäß wächst. Die Termine können Sie bei der Hebamme oder beim Frauenarzt wahrnehmen. Ein Wechsel zwischen Arzt und Hebamme während der Schwangerschaft ist durchaus möglich. Alle Daten werden im Mutterpass (s. S. 103) dokumentiert.

Bestimmte Abläufe sind bei jedem Vorsorgetermin gleich: Wiegen, Blutdruckmessen, Urinuntersuchung (Eiweiß, Zucker, Sediment, ggf. Bakterien) sowie die Blutabnahme am Finger für die Hämoglobin-Bestimmung, die Rückschlüsse auf die Eisenversorgung ermöglicht. Die vaginale Untersuchung ist ebenso Teil des festen Programms, weiterhin das Abtasten des Bauches, um Größe, Form und Lage der Gebärmutter und des Kindes zu bestimmen.

Die Erstuntersuchung

Bei der Erstuntersuchung (s. S. 76) erhebt der Arzt die Familienanamnese, d. h., er erkundigt sich nach Krankheiten, die in Ihrer Familie oder derjenigen Ihres Partners aufgetreten sind. Er fragt nach Ihrem Menstruationszyklus und danach, wann Sie die letzte Periode hatten. Auf Basis dieser Angaben wird der voraussichtliche Geburtstermin errechnet. Der Arzt möchte wissen, wie Ihre allgemeine Gesundheit ist, ob Sie Medikamente nehmen (s. S. 20f.) und ob Sie Probleme hatten, schwanger zu werden. Zur Kontrolle Ihres Gesundheitszustandes wird der Blutdruck gemessen, und es werden Blut- und Urinproben genommen.

Der Urin wird auf eine genitale Chlamydieninfektion untersucht. Mit einer Tastuntersuchung stellt der Arzt fest, wie weit die Schwangerschaft fortgeschritten ist und ob der Muttermund fest geschlossen ist.

Im Gespräch berät er Sie ausführlich. Ihnen werden persönliche Fragen zu Drogenmissbrauch, sexuell übertragbaren Krankheiten und Abtreibungen gestellt. Es ist wichtig, dass Sie ehrlich Auskunft geben, damit Ihr Arzt möglichen Problemen vorbeugen kann. Wenn Ihr Partner über Vorkommnisse in Ihrer Vergangenheit nicht informiert ist und Ihnen dies unangenehm wäre, sprechen Sie mit Ihrem Arzt unter vier Augen darüber. Nutzen auch Sie die Gelegenheit, um Ihre Fragen zu stellen.

Bluttests

Bei der Erstuntersuchung nimmt der Arzt Blut ab. Dabei wird Ihre Blutgruppe bestimmt, Ihr Blut wird auf Anämie und auf Infektionen wie Syphilis und eventuell auf Hepatitis B untersucht.

Es ist wichtig, Infektionen frühzeitig zu entdecken und zu behandeln, da so das Risiko einer Übertragung auf das Baby erheblich reduziert werden kann. Neben der Bestimmung Ihrer Blutgruppe (A, B, O oder AB) wird geprüft, ob Sie rhesus-positiv (Rh+) oder rhesus-negativ (Rh-) sind (s. S. 127). Während der

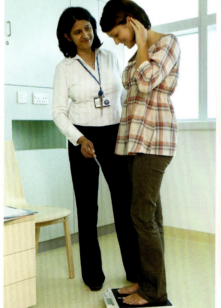
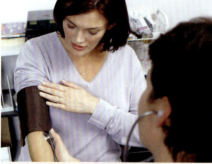
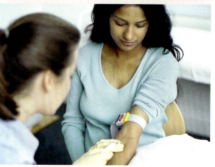

Das Wiegen ist Bestandteil Ihrer Vorsorgeuntersuchungen (links). **Ihr Blutdruck** wird ebenfalls bei den Vorsorgeuntersuchungen gemessen und jeder Veränderung nachgegangen (oben rechts). **Ihnen wird Blut abgenommen,** um Blutgruppe und Gesundheitszustand zu bestimmen (rechts).

Schwangerschaft und der Geburt dringt eine geringe Menge roter Blutkörperchen vom Fötus in den mütterlichen Blutkreislauf. Sind Sie rhesus-negativ und Ihr Baby rhesus-positiv, bildet Ihr Immunsystem Antikörper, die die fetalen roten Blutkörperchen in Ihrem Blutkreislauf zerstören. Diese Antikörper können die Plazenta passieren, die roten Blutkörperchen des Babys zerstören und eine Anämie verursachen. In der ersten Schwangerschaft erfolgt diese Reaktion in der Regel nicht, weil die Antikörper erst langsam gebildet werden, aber bei einer weiteren Schwangerschaft kann sie zum Problem werden.

Damit dies nicht geschieht, erhalten Sie um die 32. Schwangerschaftswoche eine Anti-D-Spritze. Nach der Geburt wird die Blutgruppe Ihres Babys bestimmt, und wenn sich bestätigt, dass es rhesus-positiv ist, erhalten Sie eine weitere Anti-D-Spritze. Auch bei einer Blutung während der Schwangerschaft oder nach einer Amniozentese wird Ihnen eventuell eine Anti-D-Injektion verabreicht.

Zudem werden Bluttests auf Tripper (Gonorrhoe) und Röteln sowie ein Antikörper-Suchtest (AK) auf verschiedene Infektionen durchgeführt, bei entsprechender Indikation oder auf Wunsch der Schwangeren auch ein Test auf Toxoplasmose und HIV. Im weiteren Verlauf der Schwangerschaft können zudem Untersuchungen zur Erkennung von Erbstörungen, z. B. der AFP-Test, oder von Erkrankungen wie Diabetes vorgenommen werden.

Die körperliche Untersuchung

Bei jedem Vorsorgetermin werden verschiedene Kontrollen durchgeführt, um Erkrankungen vorzubeugen.

Blutdruck Ein Anstieg des Blutdrucks kann zu einer Präeklampsie (s. S. 474) führen.

Urinuntersuchung Der Urin wird auf Eiweiß untersucht, was auf eine Infektion oder später eine Präeklampsie hinweisen kann, auf Glukose oder Zucker als Hinweis auf Diabetes sowie auf Ketonkörper, eine Substanz, die Mangelernährung anzeigt.

Äußere Untersuchung Der Arzt tastet den Bauch ab, um die Größe der Gebärmutter zu bestimmen. Die Herztöne des Babys können mit einem Pinard-Stethoskop oder einem Sonicaid, einem Ultraschallgerät, das die Herztöne sichtbar aufzeichnet, abgehört werden.

Ultraschalluntersuchungen

Im Rahmen der Vorsorge sind drei Ultraschalluntersuchungen vorgesehen: in der 9.–12., 19.–22. und der 29.–32. Woche. Ultraschallbilder sind wichtig, um den Schwangerschaftsverlauf zu überwachen. Beim ersten Ultraschall misst der Arzt Kind und Gebärmutter aus, es lassen sich Mehrlingsschwangerschaften feststellen, und der Geburtstermin wird präzisiert.

Beim zweiten Ultraschall (um die 20. Woche) werden die Organe genau untersucht.

Der dritte Ultraschall steht um die 30. Woche an. Der Arzt überprüft die Fruchtwassermenge und den gesunden Entwicklungsverlauf.

Gesetzliche Vorsorge Jede Schwangere hat nach den Mutterschafts-Richtlinien gesetzlichen Anspruch auf Vorsorgeuntersuchungen. Die Krankenkassen unterscheiden zwischen Gesundheits- und Wunschleistungen. Für Letztere tragen sie die Kosten nur bei medizinischer Notwendigkeit. Ihr Arzt wird Sie hierzu beraten.

ZUSÄTZLICHE UNTERSUCHUNGEN

Außer den routinemäßigen Vorsorgeuntersuchungen können Ihnen Tests angeboten werden auf:

- **Hepatitis C** Lassen Sie sich testen, wenn Sie gefährdet sind.

- **Varizellen** Der Antikörper-Suchtest zeigt, ob Sie gegen Windpocken immun sind. Falls nicht, kann eine Behandlung eine Erkrankung in der Schwangerschaft abschwächen.

- **Toxoplasmose** Die für Erwachsene ungefährliche Erkrankung kann für das Ungeborene sehr gefährlich verlaufen. Manche Krankenkassen tragen die Kosten eines Toxoplasmose-Screenings, vor allem bei Verdacht auf eine Infektion.

WEITERE VORSORGEUNTERSUCHUNGEN

Wie es weitergeht

Bei einer normalen Schwangerschaft ohne spezielle Risikofaktoren sind etwa zehn bis zwölf Vorsorgeuntersuchungen vorgesehen. Am Anfang der Schwangerschaft sollten Sie einmal im Monat zum Frauenarzt gehen, ab der 32. Woche alle 2 Wochen. So kann der Arzt bzw. die Hebamme Sie in der Endphase der Schwangerschaft gut begleiten. Diese Richtwerte sind vom Gesetzgeber vorgesehen, um eine intensive Betreuung zu gewährleisten.

Ist der errechnete Geburtstermin erreicht, finden die Kontrollen bis zum zehnten Tag über den Termin hinaus alle zwei Tage statt, danach sind bis zum 14. Tag täglich. Ist die Geburt dann immer noch nicht erfolgt, wird sie in aller Regel eingeleitet. Bei Risiken, etwa einer Zwillingsschwangerschaft oder einer Grunderkrankung der Schwangeren, finden die Vorsorgetermine alle 2 Wochen statt, im 3. Trimester wöchentlich.

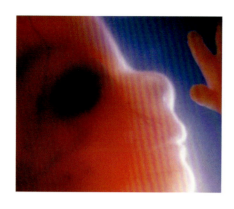

67. Tag

IHR BABY HEUTE

Die Gesichtszüge prägen sich in diesem Stadium deutlicher aus. Die sich entwickelnden Augen sind hinter den feinen Augenlidern vollständig versteckt und bleiben bis etwa in die 26. Schwangerschaftswoche geschlossen.

Kaum haben Sie sich an den Gedanken gewöhnt, schwanger zu sein, erfahren Sie vielleicht, dass mehr als ein Baby unterwegs ist.

Spüren Sie instinktiv, dass Sie Zwillinge bekommen? Manche Frauen haben sehr früh in der Schwangerschaft den Verdacht, dass sie mehr als ein Baby bekommen. Sie fühlen sich »besonders schwanger«. Anzeichen einer Mehrlingsschwangerschaft sind außergewöhnlich empfindliche Brüste, extreme Übelkeit mit starkem Erbrechen und Müdigkeit. Die Gebärmutter ist größer als erwartet. Arzt oder Hebamme können fühlen, wie sie schon in dieser Woche in den Bauchraum aufsteigt statt in der zwölften Woche wie bei einer Einlingsschwangerschaft. Bei der ersten Ultraschalluntersuchung (s. S. 138) ist dann definitiv zu erkennen, ob Sie mehr als ein Baby bekommen.

IM BLICKPUNKT: ZWILLINGE

Die überraschende Nachricht

Die Nachricht, dass zwei oder mehr Babys unterwegs sind, wird oft nicht sehr taktvoll mitgeteilt. Der Arzt blickt vielleicht vom Ultraschallbild auf und meint: »Da muss man mal genauer nachschauen«, was eher besorgniserregend klingt. Der Arzt will erst einmal ganz sichergehen, bevor er Ihnen die bedeutende Mitteilung macht, dass Sie mehr als ein Baby erwarten. Er wird die Zwillinge auch messen, um Probleme auszuschließen. Doch dann wird er Ihnen herzlich gratulieren!

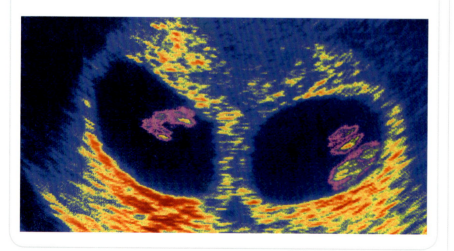

FRAGEN SIE EINE MUTTER

Ich freue mich sehr, dass wir Zwillinge bekommen. Doch wie soll ich das schaffen? Mir ging es in der Schwangerschaft genauso. Ich machte mir tausend Sorgen: »Kann ich zwei Babys stillen?«, »Wie viele Windeln brauche ich?« Zuerst gehen Ihnen nur solche Gedanken durch den Kopf, bis Sie sich daran gewöhnt haben, Zwillinge zu bekommen.

Vielleicht wollen Sie das Geheimnis ein paar Wochen für sich behalten, um sich darauf einzustellen. Angehörige und Freunde reagieren ganz unterschiedlich. Die Reaktionen reichen von purer Freude (meist die aufgeregten Großeltern) bis zu Neid oder auch Panikmache (Freunde und Fremde).

Uns half es, mit anderen Eltern von Zwillingen zu sprechen. Vielleicht gibt es bei Ihnen vor Ort eine Selbsthilfegruppe, oder Sie suchen sich im Internet einen Chatroom.

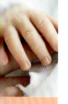

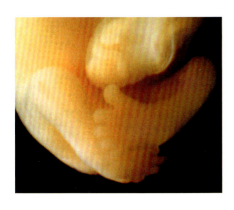

68. Tag

IHR BABY HEUTE

Die unteren Gliedmaßen sind in der Hüfte und den Kniegelenken angewinkelt, die Beine können überkreuzt sein. Einzelne Zehen sind deutlich zu unterscheiden. Oberschenkel und Schienbeine wachsen und sorgen für die richtige Proportion von Füßen und Beinen.

Eine der Schattenseiten der Schwangerschaft ist die erhöhte Anfälligkeit für Harnwegsentzündungen.

Es ist wichtig, Anzeichen einer Blasenentzündung in der Schwangerschaft rasch zu erkennen. Eine Blasen- oder auch eine Harnwegsentzündung ist zwar keine ernste Erkrankung und problemlos zu behandeln, kann jedoch unbehandelt zu Komplikationen führen.

Bei einer Entzündung müssen Sie häufiger Wasser lassen, was allerdings auch eine Nebenwirkung der Schwangerschaft ist. Empfinden Sie beim Wasserlassen ein Brennen oder andere Beschwerden, Unterbauchschmerzen oder ist sogar Blut im Urin, haben Sie vermutlich eine Harnwegsinfektion. Diese ist bei Frauen allgemein häufig, weil der Harnleiter (die Röhre, die den Urin von der Blase abtransportiert) sehr nah am After liegt und Bakterien daher leicht dorthin gelangen und eine Infektion auslösen können.

Zudem trägt in der Schwangerschaft der hohe Spiegel des Hormons Progesteron dazu bei, dass die Röhren des Harnwegssystems erschlaffen. So gelangen Bakterien noch leichter in die Blase oder gar die Nieren. Bei Symptomen einer Blasenentzündung muss der Arzt unbedingt den Urin untersuchen. Allgemein sind Harnwegsentzündungen auch in der Schwangerschaft problemlos zu behandeln. Es werden unbedenkliche Antibiotika (s. S. 23) verordnet. Unbehandelt kann die Infektion die Nieren schädigen und vorzeitige Wehen auslösen.

FIT BLEIBEN

Wenn Sie vor der Schwangerschaft regelmäßig Sport getrieben haben, sollten Sie dies in Maßen fortsetzen. Ganz aufzuhören, weil Sie schwanger sind, wäre für Ihren Körper ein Schock, und Sie würden Ihre Fitness, von der Sie jetzt profitieren, einbüßen.

Es gibt im Hinblick auf Sport in der Schwangerschaft einige Kontraindikationen (s. S. 18). Hat Ihr Arzt Ihnen jedoch grünes Licht gegeben, können Sie unter Beachtung folgender Regeln effektiv und risikofrei trainieren:
- **Behalten Sie Aktivitäten** wie Radfahren, schnelles Walken und Schwimmen bei, solange sie Ihnen gut tun.
- **Hören Sie auf Ihren Körper,** achten Sie auf Signale, dass Sie eine Pause brauchen, wie Schmerzen, starke Erschöpfung und Schwindel.
- **Ruhen Sie ausreichend** zwischen den Übungen, und trinken Sie vor, während und nach jeder sportlichen Betätigung Wasser.
- **Trainieren Sie moderat.** Sie sollten dabei noch sprechen können (s. S. 161).
- **Halten Sie sich an sanfte, risikoarme Aktivitäten** (keine Kontaktsportarten und keine Sturzgefahr).
- **Tragen Sie die richtige Kleidung:** Baumwolle ermöglicht dem Körper, Wärme abzugeben. Ein guter Sport-BH ist unverzichtbar für die wachsenden Brüste, vor allem beim Laufen.

Wenn Sie Radfahren gewöhnt sind, können Sie es weiterhin tun. Bleiben Sie auf sicheren Wegen. Mit wachsendem Leibesumfang wird das Radfahren riskanter.

Die zehnte Woche

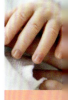

69. Tag

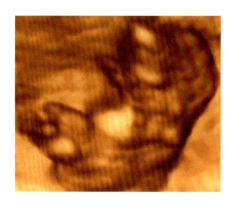

IHR BABY HEUTE

Die Nabelschnur bildet an der Eintrittsstelle in Babys Bauch einen Sack. Darin entwickelt sich in diesem Stadium der aus dem Bauchraum ausgelagerte Darm. Die Schädelknochen sind noch nicht ganz ausgebildet.

Die Organsysteme des Babys sind nun in ihrer grundsätzlichen Form angelegt – der Endpunkt einer Entwicklungsphase.

Die Embryonalphase der Entwicklung ist nun bald abgeschlossen, und die Fötalphase beginnt. Die Entwicklung des Embryos ging von drei Zellschichten aus, aus denen jeweils bestimmte Gewebearten und Organe entstanden sind. Aus einer flachen Keimscheibe ist eine menschliche Gestalt herangewachsen. Viele der Veränderungen fanden gleichzeitig statt. Zuerst haben sich dabei Herz, Kreislaufsystem und Nervensystem entwickelt, darauf folgte die Entwicklung von Darm, Gliedmaßen und Gesicht. In der nächsten Woche (der elften Woche) entwickeln sich Nieren und Genitalsystem besonders rasant. Alle Organe müssen nun voll ausreifen. Die meisten, wie Gehirn, Lunge und Nieren, reifen die gesamte Schwangerschaft über weiter und auch noch nach der Geburt.

In der nächsten Woche prägen sich auch die Gesichtszüge Ihres Babys weiter aus. Die Ohren nehmen ihre endgültige Gestalt an, sind aber noch nicht an ihre richtige Stelle gewandert.

Die Augen, die zunächst seitlich am Gesicht lagen, wandern weiter zur Gesichtsmitte. Die Nase ist sichtbar, und der Kopf bekommt eine rundlichere Form.

IM BLICKPUNKT: ERNÄHRUNG

Vegetarische Ernährung

Die meisten Vegetarierinnen können ihren Proteinbedarf in der Schwangerschaft durch Eier und Milchprodukte decken. Selten fehlen bei einer Kost aus Gemüse und Vollkornprodukten Ballaststoffe. Eisen kann jedoch durch andere pflanzliche Komponenten gebunden werden, und Tee und Kaffee hemmen die Eisenaufnahme. Ein Eisensupplement kann erforderlich sein.

Das B-Vitamin Biotin wird selten thematisiert, ist aber für die frühe Entwicklung der genetischen Struktur des Babys notwendig. Die besten Quellen sind Fleisch, Fisch und Geflügel – Vegetarier können es über Eier, Erdnüsse und Mandeln beziehen.

Der Körper kann die Omega-3-Fettsäure Alpha-Linolensäure (ALA) zwar in die vom Baby benötigten EPA und DHA umwandeln (s. S. 169), doch es ist vernünftig, ein Supplement mit diesen marinen Omega-3-Fettsäuren zu nehmen. Eine Supplementierung von DHA ist den Schwangeren zu empfehlen, die nicht regelmäßig fettreichen Meeresfisch essen. Essen Sie auch viele Lebensmittel, die reich an ALA sind, wie Rapsöl, Leinsamen, Kürbiskerne und Walnüsse.

TATSACHE IST …

Ein neuer nicht-invasiver Test zur Erkennung des Down-Syndroms ist verfügbar (s. S. 142).

Der Test sucht auch nach dem Edwards- und dem Pätau-Syndrom und entdeckt Chomosomenanomalien zu 99 Prozent.

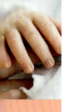

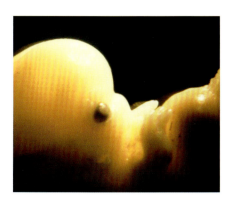

70. Tag

IHR BABY HEUTE

Die Schädelknochen schieben sich vorne über die Stirn, und aus der Knorpelmasse wird Knochenmasse. Die Stirn wölbt sich immer noch stark nach vorn. Die Schädeldecke ist noch sehr biegsam, damit sie sich an das Gehirn anpassen kann, das sich rasch entwickelt.

Die Plazenta ist voll ausgebildet und so weit ausgereift, dass sie alle Bedürfnisse des Babys befriedigen kann. Sie wächst aber weiterhin.

IM BLICKPUNKT: ERNÄHRUNG

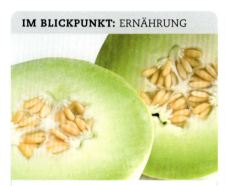

Melonen

Obst mit hohem Wassergehalt versorgt Ihren Körper gut mit Flüssigkeit. Das Wasser wird wegen des Fruchtzuckers gut absorbiert und gelangt schnell in die Zellen.

Melonen, wie Wassermelonen, Cantaloupe- und Honigmelonen, liefern Ihrem Körper sehr viel Wasser und versorgen Sie außerdem mit Folat. Cantaloupe-Melonen sind reich an Beta-Carotin. Da sie wenig Säure enthalten, sind sie auch bei Verdauungsproblemen gut verträglich.

Melonen haben einen hohen GI (s. S. 92). Bei Schwangerschaftsdiabetes können Sie sich aus Melone, Hüttenkäse oder Joghurt und etwas Müsli eine gesunde Zwischenmahlzeit zubereiten.

Jetzt ist ein Meilenstein in der Entwicklung Ihres Babys erreicht: Die Plazenta übernimmt die Aufgabe des Dottersacks und versorgt das Baby mit Nährstoffen. Wie das Baby musste die Plazenta erst wachsen und einen Blutkreislauf aufbauen, um die ständig steigenden Ansprüche, die an sie gestellt werden, erfüllen zu können.

Eine Woche nach der Befruchtung bildete die Plazenta zwei voneinander

FRAGEN SIE EINEN ARZT

Ich könnte rhesus-negativ sein. Was bedeutet das? Rote Blutkörperchen haben einen positiven oder negativen Rhesusfaktor. Ist die Frau rh-negativ und der Mann rh-positiv, kann das Kind eine rh-positive Blutgruppe haben. Kommen in der Schwangerschaft mütterliches und kindliches Blut in Kontakt, entwickelt der Organismus der Mutter Antikörper gegen die positiven Rhesuskörper.

In der ersten Schwangerschaft ist das kein Problem, in nachfolgenden können die Antikörper das Baby schädigen und zu Anämie führen. Dagegen erhalten Sie um die 32. Woche sowie eventuell nach der Geburt eine Anti-D-Spritze.

getrennte Zellschichten, eine innere und eine äußere, die nach und nach mit fingerartigen Zotten in die Gebärmutterschleimhaut eindringen. Dabei kann eine schwache Blutung aufgetreten sein (s. S. 67). Mit dem Eindringen von immer mehr Zotten gab es auch in der Gebärmutterschleimhaut einen Umwandlungsprozess, der es ermöglicht, dass jede Zotte mit mütterlichem Blut versorgt wird, sodass der Austausch von Sauerstoff und Nährstoffen stattfinden kann. Bis jetzt war diese Blutzufuhr durch Gewebepfropfen behindert, doch in diesem Stadium verschwinden die Pfropfen. Das bedeutet, dass die Plazenta vollständig entwickelt ist. Die Zotten verzweigen sich bis etwa zur 30. Schwangerschaftswoche weiter.

SO GROSS IST IHR BABY

Nach 10 Wochen misst das Baby vom Scheitel bis zum Steiß etwa 3 cm.

9 Wochen

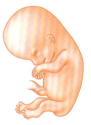
10 Wochen

Die zehnte Woche

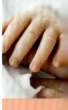

Die elfte Woche

DAS ERSTE TRIMESTER IST BALD VORÜBER – ACHTEN SIE WEITERHIN GUT AUF IHRE GESUNDHEIT.

Der Embryo ist nun als menschliches Wesen erkennbar. Nach Ausbildung der inneren Organe tritt er in ein neues Entwicklungsstadium und wird als Fötus bezeichnet. Nun entwickeln sich z. B. seine Sinnesorgane. Sie werden die Schwangerschaft mehr realisieren, wenn das erste Ultraschallbild die Existenz Ihres Babys beweist. Blut- und Urinuntersuchungen bleiben regelmäßiger Bestandteil der Vorsorgeuntersuchungen.

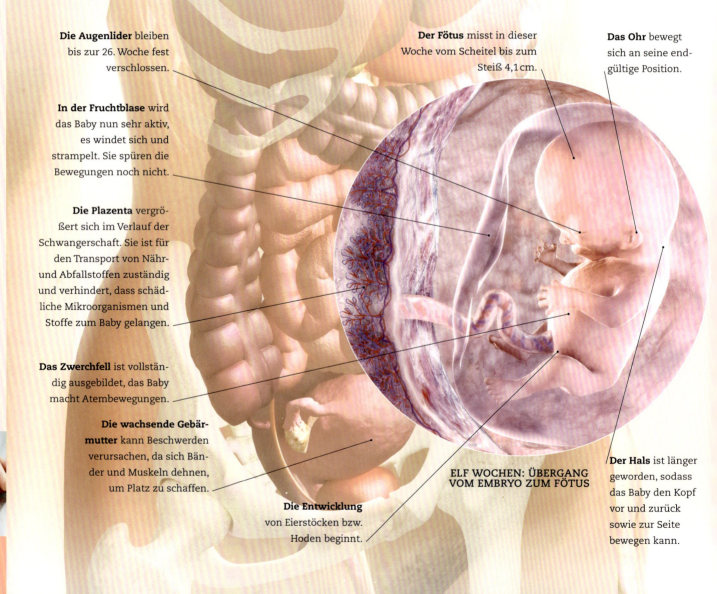

Die Augenlider bleiben bis zur 26. Woche fest verschlossen.

In der Fruchtblase wird das Baby nun sehr aktiv, es windet sich und strampelt. Sie spüren die Bewegungen noch nicht.

Die Plazenta vergrößert sich im Verlauf der Schwangerschaft. Sie ist für den Transport von Nähr- und Abfallstoffen zuständig und verhindert, dass schädliche Mikroorganismen und Stoffe zum Baby gelangen.

Das Zwerchfell ist vollständig ausgebildet, das Baby macht Atembewegungen.

Die wachsende Gebärmutter kann Beschwerden verursachen, da sich Bänder und Muskeln dehnen, um Platz zu schaffen.

Die Entwicklung von Eierstöcken bzw. Hoden beginnt.

Der Fötus misst in dieser Woche vom Scheitel bis zum Steiß 4,1 cm.

Das Ohr bewegt sich an seine endgültige Position.

ELF WOCHEN: ÜBERGANG VOM EMBRYO ZUM FÖTUS

Der Hals ist länger geworden, sodass das Baby den Kopf vor und zurück sowie zur Seite bewegen kann.

Das erste Trimester

71. Tag

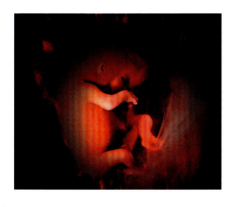

IHR BABY HEUTE

In dieser Seitenansicht sind das rechte Ohr und Auge erkennbar; rechte Hand und rechtes Bein befinden sich in der typischen gebeugten Position. Das rötliche, gewundene Gebilde rechts im Bild ist die Nabelschnur.

Alle Ergebnisse der Tests und Untersuchungen bei den Vorsorgeterminen werden im Mutterpass dokumentiert.

Die zweite Vorsorgeuntersuchung haben Sie vielleicht schon hinter sich, oder sie steht kurz bevor – ebenso wie die erste Ultraschalluntersuchung (s. S. 122 f.) Der genaue Termin der Untersuchungen richtet sich danach, wann Sie zur Bestätigung der Schwangerschaft das erste Mal beim Frauenarzt waren.

Die Vorsorge erfolgt nach den Mutterschaftsrichtlinien des Bundesausschusses der Ärzte und Krankenkassen. Ziel der Vorsorgeuntersuchungen ist einerseits die Überwachung des Gesundheitszustandes durch regelmäßige Untersuchungen (Screening), andererseits dienen sie der individuellen Diagnostik je nach Risiko der Schwangeren, damit bei möglicherweise auftretenden Problemen rechtzeitig eine Behandlung eingeleitet werden kann. Zudem bekommt die werdende Mutter Informationen über ihren Zustand und den ihres Kindes. So kann sie die Veränderungen bewusst wahrnehmen und mögliche Ängste abbauen.

Damit Sie selbst in bester Weise einen guten Schwangerschaftsverlauf unterstützen können, sollten Sie sich nie scheuen, bei Arzt oder Hebamme alle Ihre Fragen oder Unsicherheiten anzusprechen. Auch dazu sind diese Termine da!

In der Praxis erhalten Sie zudem Informationsbroschüren, Kontaktadressen usw. zu den verschiedensten Themen rund um die Schwangerschaft.

> **TATSACHE IST ...**
>
> **Hebammen führen wie Frauenärzte** die Vorsorge nach den Mutterschaftsrichtlinien durch.
>
> Statt auf technisches Gerät verlässt sich die Hebamme auf ihre Hände, Augen und Ohren, z. B. benutzt sie ein Hörrohr.

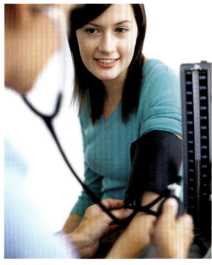

Bei den Vorsorgeterminen werden Routineuntersuchungen vorgenommen, etwa die Blutdruckmessung. Die Vorsorge kann von Hebamme oder Frauenarzt durchgeführt werden.

> **FRAGEN SIE** EINEN ARZT
>
> **Wie entscheide ich, welche zusätzlichen Untersuchungen ich in der Schwangerschaft vornehmen lasse?** Neben den von den Kassen bezahlten Untersuchungen (Regelleistungen) bieten die Ärzte zusätzliche Tests an, die Aufschluss über die Gesundheit des Babys geben können. Man unterscheidet dabei zwischen Screeningtests (s. S. 142 f.) und Diagnosetests (s. S. 152 f.).
>
> Überlegen Sie unbedingt vorher, was Sie tun würden, wenn bei Ihrem Kind z. B. ein Down-Syndrom diagnostiziert würde. Wenn Sie die Schwangerschaft auf jeden Fall fortsetzen möchten, brauchen Sie die Tests nicht, außer wenn Sie der Meinung sind, sich mit diesem Wissen besser auf ein Kind mit einer Behinderung vorbereiten zu können. Wenn Sie sich für einen Abbruch entscheiden würden oder weitere Informationen wünschten, sollten Sie entsprechende Tests machen lassen.
>
> Lassen Sie sich immer genau erklären, was mit dem Test untersucht wird und ob es Risiken gibt. Fragen Sie, wie aussagekräftig der Test ist und ob es Alternativen gibt.

Die elfte Woche

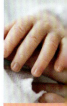

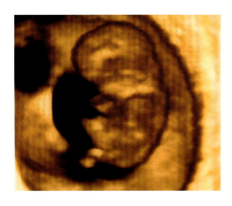

72. Tag

IHR BABY HEUTE

Der Kopf Ihres Babys umfasst noch beinahe die Hälfte seiner Körperlänge. Die Gliedmaßen sind noch kurz, Hände und Füße wirken verhältnismäßig groß. Erste Bewegungen von Rumpf und Gliedmaßen, die das Baby nun macht, können Sie noch nicht spüren.

Wird es ein Junge oder ein Mädchen? Bei der Entwicklung der Geschlechtsorgane finden bedeutende Veränderungen statt.

Hormone beeinflussen die Entwicklung des Ungeborenen.
Eierstöcke bzw. Hoden bilden sich. Die Hoden senken sich nach und nach, sie werden erst in der Pubertät voll entwickelt sein. Die Eierstöcke produzieren Eizellen (s. S. 226), die im Frühstadium der Entwicklung verharren.

Aus einem winzigen Genitalrohr formen sich die äußeren Geschlechtsorgane. Der Ansatz zwischen den Beinen entwickelt sich zu einer Klitoris oder einem Penis. Es ist aber noch zu früh, um das Geschlecht des Kindes durch eine Echografie bestimmen zu können. Blase und After sind voneinander getrennt. Es dauert noch einige Zeit, bis die Nieren voll entwickelt sind: Von der Blase wächst nach jeder Seite eine Knospe zu dem Gewebe im Becken, aus dem die Nieren entstehen. Diese beiden Knospen verbinden sich mit dem Nierengewebe und werden dann zu den Harnleitern (Uretern), die den Urin zur Blase transportieren. Wenn sich die Ureterknospen weiter nach oben ausdehnen, wandern die frühen Nieren vom Becken in den Bauchraum.

> **FRAGEN SIE** EINEN ARZT
>
> **Ich habe Heuschnupfen. Kann ich Antihistaminika nehmen?** Es ist nicht genau bekannt, wie sich eine Einnahme von Antihistaminika in der Schwangerschaft auswirkt. Daher sollten Sie sicherheitshalber darauf verzichten. Bei schweren Symptomen fragen Sie Ihren Arzt. Er kann Ihnen ein Medikament speziell für Schwangere oder Nasensprays bzw. Augentropfen verschreiben.

IM BLICKPUNKT: ZWILLINGE

Ein gemeinsames Versorgungssystem

Zwillinge haben jeweils eine eigene Fruchtblase mit einer eigenen Plazenta. Bei eineiigen Zwillingen kann es aber auch sein, dass sie eine gemeinsame Fruchtblase und/oder Plazenta haben, wobei sie gemeinsam von nur einer Eihaut (Chorion) umgeben sind. Diese Zwillingsschwangerschaften müssen strenger überwacht werden. Auf dem Ultraschall ist zu erkennen, wie Plazenta und Fruchtblasen liegen.

Bei Zwillingen mit einer gemeinsamen Plazenta können auch die Blutkreisläufe miteinander verbunden sein. Das kann dazu führen, dass ein Zwilling zu viel Blut erhält und der andere zu wenig, sodass er nicht richtig wächst. Man spricht dabei vom fetofetalen Transfusionssyndrom, einer Fehlfunktion der Plazenta. Behandlungsmöglichkeiten sind eine wiederholte Amniozentese, bei der Fruchtwasser aus der Fruchtblase des stärker versorgten Babys abgesaugt wird, oder eine Lasertherapie, bei der mehrere Blutgefäße in der Plazenta verschlossen werden. Oft ist eine vorzeitige Entbindung notwendig.

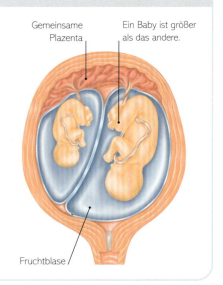

Gemeinsame Plazenta — Ein Baby ist größer als das andere.

Fruchtblase

73. Tag

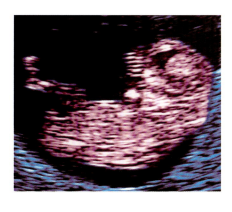

IHR BABY HEUTE

Diese farbige 2-D-Ultraschallaufnahme zeigt ein auf dem Rücken liegendes Baby – die ideale Position zur Messung der Körperlänge vom Schädel (Scheitel) bis zum Rumpf (Steiß). So kann eine genaue Datierung der Schwangerschaft vorgenommen werden.

Im Beckenbereich verspüren Sie vielleicht ein gewisses Unbehagen, wenn die wachsende Gebärmutter sich Platz verschafft.

ERNÄHRUNG

Ich habe eine Milchprodukte-unverträglichkeit. Wie kann ich meinem Baby die Nährstoffe dieser Nahrungsmittel zuführen?
Milchprodukte sind eine hervorragende Quelle von Protein, Kalzium und Phosphor – essenzielle Nährstoffe, die das Baby für die Entwicklung der Zähne und Knochen benötigt –, von Riboflavin (Vitamin B2), das zur Energieproduktion beiträgt, und von Jod (s. S. 80), notwendig für die Entwicklung des Gehirns des Babys. Milchfett enthält außerdem Vitamin A, das in Käse, Vollmilch und Halbfettmilch enthalten ist.
- **Kalzium:** Wählen Sie angereicherte Alternativen, wie Soja- oder Nussmilch, Tofu und getrocknete Feigen, sowie Dosenfisch mit kleinen Gräten wie Sardinen.
- **Riboflavin (Vitamin B2):** Essen Sie angereicherte Frühstückszerealien, mageres Rindfleisch, Huhn und Pute.
- **Vitamin A:** Als Retinol (s. S. 46) erhalten Sie es aus Eigelb, Makrele, Lachs oder anderem fettreichen Fisch, als Carotin (aus Pflanzen) aus Karotten, Süßkartoffeln, roter Paprika, Spinat, Grünkohl, Cantaloupe-Melone, Mango und Papaya.

Ein paar Wehwehchen und Beschwerden in der Schwangerschaft sind nichts Schlimmes. Sie treten auf, wenn sich die Bänder und Muskeln im Beckenbereich dehnen, um der sich ausweitenden Gebärmutter Platz zu verschaffen. Das ist etwas unangenehm, sollte aber nicht schmerzen.

IM BLICKPUNKT: SICHERHEIT

Gute Reise

Wenn Sie auf Reisen gehen, müssen Sie sich vorbereiten (s. auch S. 28f.):
- **Besprechen Sie mit dem Arzt** oder der Hebamme, ob Sie reisefit sind.
- **Erkundigen Sie sich, ob Sie Impfungen benötigen,** und besprechen Sie diese mit dem Arzt (s. S. 105). Reisen Sie möglichst nicht in Gebiete, in denen Ihre Gesundheit gefährdet ist.
- **Überprüfen Sie Ihren Versicherungsschutz,** und schließen Sie gegebenenfalls eine Reiseversicherung ab.
- **Führen Sie immer Ihren Mutterpass** mit sich.
- **Sitzen Sie nicht lange Zeit** bei der Anreise, und trinken Sie viel. Tragen Sie Stützstrümpfe zur Vorbeugung einer Venenthrombose (s. S. 29 und 186).
- **Achten Sie auf angemessenen Sonnenschutz** in warmem Klima.

Verspüren Sie allerdings krampfartige, periodenähnliche Schmerzen, und tritt eine Blutung auf, oder sind die Schmerzen stark und anhaltend, gehen Sie zum Arzt, und lassen Sie sich untersuchen. Er wird sicherstellen, dass keine Fehlgeburt droht und keine ektopische Schwangerschaft (s. S. 93) besteht.

- **Seien Sie vorsichtig beim Essen,** trinken Sie Wasser aus originalverschlossenen Flaschen.
- **Meiden Sie Streetfood,** um keine Lebensmittelvergiftung zu riskieren.

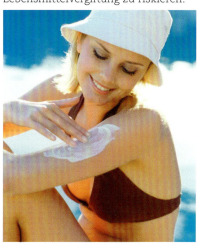

Die elfte Woche

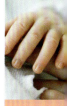

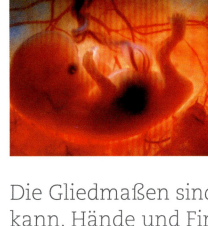

74. Tag

IHR BABY HEUTE

Die Nabelschnur ist mit fortschreitender Schwangerschaft immer stärker gewunden – wie links auf der Abbildung sichtbar. Diese Windungen entstehen wohl durch die vielen Bewegungen des Babys.

Die Gliedmaßen sind so entwickelt, dass das Baby sich bewegen kann. Hände und Finger sind im Ultraschall deutlich zu erkennen.

Der Hals Ihres Babys wird länger, und der Kopf hebt sich deutlicher vom Körper ab, ist aber weiterhin fast halb so groß wie der Körper. Die Größe des Babys wird im Ultraschall gemessen, indem man den Abstand zwischen Kopf (Scheitel) und Rumpf (Steiß) bestimmt. Dieses Maß wird als Scheitel-Steiß-Länge (SSL) bezeichnet. Auch der Kopf wird vermessen: Der BPD oder auch BIP, der biparietale Durchmesser, ist der Querdurchmesser des kindlichen Kopfes, die Entfernung zwischen den beiden seitlichen Schädelknochen. Beim Kopfumfang (KU) wird einmal um den Kopf des Fötus herum gemessen.

Dank des beweglicheren Halses und der gut ausgebildeten Gelenke und Gliedmaßen kann das Baby verschiedene Bewegungen ausführen. Das Zwerchfell ermöglicht Atembewegungen. Im Darm wird der Zwölffingerdarm durchgängig, der Dünndarm bekommt Windungen und verlagert sich bald in den Bauchraum.

Mund und Nase haben sich seit einiger Zeit vereinigt. Die Zunge ist relativ groß, Geschmacksnerven beginnen sich auszubilden. Das Baby kann bereits kleine Mengen Fruchtwasser schlucken.

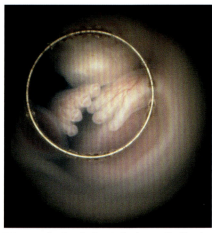

Diese endoskopische Aufnahme, für die ein kleines Rohr mit einer Lampe in die Gebärmutter eingeführt wurde, zeigt die Hände.

ZUM NACHDENKEN

Test auf Down-Syndrom

Nach der 10. Schwangerschaftswoche kann ein Test das Risiko für eine Chromosomenanomalie wie das Down-Syndrom einschätzen.

- **Ein neuer Bluttest,** der nicht-invasive Pränataltest (NIPT), kann nach zehn Wochen durchgeführt werden.
- **Beim sog. Ersttrimesterscreening** zwischen der 11. und 14. Woche führt man eine Ultraschalluntersuchung und meist auch einen Bluttest durch.
- **Weist einer dieser Tests auf ein hohes Risiko hin,** wird eine weitere Untersuchung angeboten (s. S. 152f.).

IM BLICKPUNKT: ZWILLINGE

Doppelte Umstände

Die Tatsache, dass in Ihrem Bauch zwei oder mehr Babys wachsen, hat Folgen für den Körper. Doch starke Symptome sind meist ein Zeichen dafür, dass es den Babys gut geht.

- **In den ersten drei Monaten** arbeitet Ihr Herz intensiver, um den Körper mit mehr Blut und Flüssigkeit zu versorgen. Sie sind müder als sonst.
- **Übelkeit und Erbrechen** können schlimmer sein als bei Frauen, die mit nur einem Kind schwanger sind, weil Ihr Hormonspiegel höher ist.

Wenn Sie unter starken Beschwerden leiden, sprechen Sie mit dem Arzt. Meist steckt aber nichts Ernstes dahinter. Bei einer Mehrlingsschwangerschaft haben Sie häufigere Vorsorgetermine und Ultraschalluntersuchungen. Zusätzlich zur Betreuung durch den Arzt können Sie auch zu einer Hebamme gehen.

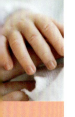

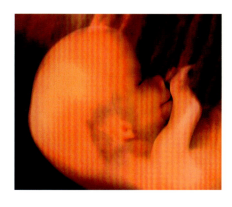

75. Tag

IHR BABY HEUTE

Das äußere Ohr ist nun deutlicher erkennbar. Es wandert in seine endgültige Position. Auch die Augen sind schon weiter ins Gesicht gerückt. Der Hals streckt sich. Die Hände des Babys berühren oft den Mund und verschaffen ihm so wichtige sensorische Stimulation.

Achten Sie auf eine gute Zahnpflege – gesunde Zähne und gesundes Zahnfleisch sind in der Schwangerschaft sehr wichtig.

Infolge des Hormons Progesteron wird das Zahnfleisch weicher, es blutet beim Putzen leicht und ist infektionsanfälliger.

Es ist noch wichtiger als sonst, dass Sie sich regelmäßig die Zähne putzen und sie mindestens einmal täglich mit Zahnseide reinigen. Überdenken Sie auch Ihre Ernährung. Vermeiden Sie zuckerhaltige Getränke und Nahrungsmittel. Leiden Sie unter Morgenübelkeit, spülen Sie die Magensäure nach dem Erbrechen mit Wasser aus dem Mund.

Nehmen Sie unbedingt die zahnmedizinischen Vorsorgetermine wahr, und lassen Sie turnusmäßig eine professionelle Zahnreinigung durchführen. Eine örtliche Betäubung zur Zahnbehandlung in der Schwangerschaft ist unbedenklich. Sind zur Behandlung einer Entzündung Antibiotika erforderlich, erinnern Sie Ihren Zahnarzt daran, dass Sie schwanger sind, damit unbedenkliche Antibiotika verordnet werden.

Mit dem Röntgen der Zähne ist übrigens keine Gefährdung Ihres Kindes verbunden. Die Strahlendosis ist sehr gering; zusätzlich wird Ihr Bauch durch eine Bleischürze geschützt.

Sorgen Sie für gute Mundhygiene mit regelmäßigem Zähneputzen und der Benutzung von Zahnseide. So beugen Sie einer Zahnfleischentzündung vor.

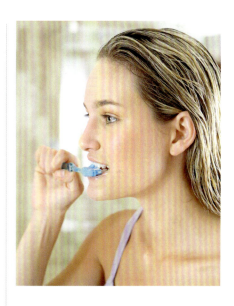

FRAGEN SIE EINEN ARZT

Warum habe ich einen verstärkten Scheidenausfluss, seit ich schwanger bin? In der Schwangerschaft verdickt sich die Muskelschicht in der Scheide wegen des Anstiegs des Hormons Östrogen. Dies dient zur Vorbereitung auf die Geburt. Als Nebeneffekt verstärkt sich durch die zusätzlichen Zellen der Vaginalausfluss (Leukorrhö).

Bei Wundsein oder Juckreiz im Scheidenbereich und einem auffälligen oder intensiv riechenden Ausfluss muss der Arzt einen Abstrich vornehmen, um eine mögliche Infektion abzuklären. Bestimmte Infektionen, wie Soor, verursachen einen auffälligen Ausfluss. Sie sind in der Schwangerschaft verbreitet und einfach zu behandeln. Rezeptfreie Salben und Zäpfchen, die in die Scheide eingeführt werden, ermöglichen eine wirksame Behandlung von Pilzinfektionen. Oft ist das Problem bereits mit einem Zäpfchen behoben. Nehmen Sie aber keine oralen Pilzmittel.

TATSACHE IST …

Eine US-amerikanische Studie ergab, dass Mütter mit einem Kind im Durchschnitt zwei, drei Zähne verloren, Frauen mit vier und mehr Kindern zwischen vier und acht Zähnen.

Vermutlich hat der Spruch, dass »jede Schwangerschaft einen Zahn kostet«, einen wahren Kern. Die hormonellen Veränderungen in der Schwangerschaft erhöhen die Anfälligkeit für Zahnfleischerkrankungen (s. oben).

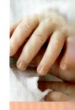

76. Tag

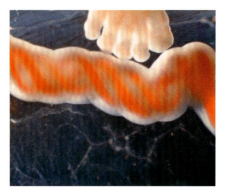

IHR BABY HEUTE

Die Nahaufnahme der Nabelschnur zeigt die beiden spiralig verschlungenen Arterien, die verbrauchtes, sauerstoffarmes Blut vom Baby zur Plazenta transportieren. Die Nabelschnur besitzt auch eine Vene, die sauerstoffreiches Blut von der Plazenta zum Baby bringt.

Die sexuelle Lust ist in diesem Schwangerschaftsstadium von Frau zu Frau ganz verschieden.

Eltern zu werden intensiviert die emotionale Nähe, aber nicht unbedingt auch die körperliche Beziehung. Zwar stellen manche Frauen fest, dass sich ihre sexuelle Lust in der Schwangerschaft steigert, oft zur Überraschung des Partners, doch die Mehrzahl der Frauen findet, dass ihr sexuelles Verlangen in den ersten Wochen nachlässt.

Im ersten Trimester leiden viele Frauen unter Müdigkeit und Übelkeit und haben überhaupt keine Lust auf Sex. Erklären Sie in diesem Fall Ihrem Partner, wie es Ihnen geht, damit er sich nicht zurückgewiesen fühlt. Suchen Sie andere Wege, wie Sie körperliche Nähe erleben können: Vielleicht machen Ihnen weiterhin bestimmte Formen des Vorspiels Freude. Oder Sie versuchen, einfach zärtlich miteinander zu sein.

Eventuell empfindet auch Ihr Partner jetzt eine gewisse Scheu vor Sex. Viele Männer haben Angst, beim Geschlechtsverkehr dem Baby wehzutun. Doch das ist nicht möglich.

Sofern keine ärztlichen Bedenken bestehen, ist Sex in der Schwangerschaft völlig unbedenklich.

ERNÄHRUNG

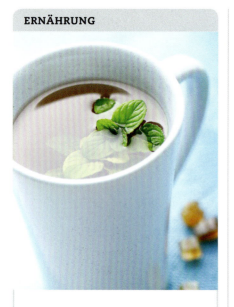

Sind Kräutertees unbedenklich?
Kräutertees enthalten zwar kein Koffein, aber die Wirkung großer Mengen von einer Sorte ist nicht bekannt. Schwangere sollten täglich maximal vier Tassen unbedenklichen Kräutertee – Früchte-, Pfefferminz-, Ingwer-, Zimt- und Kamillentee – trinken. Himbeerblätter- und Eisenkrauttee stimulieren die Gebärmutter und eignen sich nur für die letzten Wochen und zur Geburt. Grüntee enthält Koffein, sofern auf der Packung nicht anders vermerkt.

IM BLICKPUNKT: IHR KÖRPER

Besenreiser bekämpfen

Besenreiser (Spider-Naevi) sind winzige rote Blutgefäße, genauer gesagt sind es Gefäßneubildungen, die sich direkt unter der Haut verzweigen. Besenreiser werden durch den Anstieg des Östrogenspiegels verursacht. In den meisten Fällen treten sie im Gesicht, an den Oberarmen, an Hals und den Beinen auf.

Besenreiser verschwinden oftmals schon bald nach der Geburt wieder. Seien Sie beruhigt, sie sind kein Anlass zur Sorge und können mit Make-up kaschiert werden.

Vorbeugungsmaßnahmen sind:
- **Erhöhung der Vitamin-C-Zufuhr.** Vitamin C kräftigt Venen und Gefäße.
- **Kein Überkreuzen der Beine.** Dies kann das Problem verstärken.
- **Regelmäßige Bewegung,** die den Kreislauf in Schwung hält.
- **Vermeidung von langem Stehen** oder Sitzen und Hochlegen der Füße beim Sitzen.
- **Keine stark gewürzten Speisen.** Tritt plötzlich eine Vielzahl von Äderchen unter der Haut auf, wenden Sie sich an Ihren Arzt oder die Hebamme.

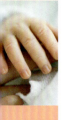

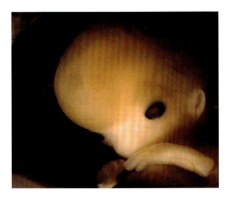

77. Tag

IHR BABY HEUTE

Die Hände werden oft zum Gesicht geführt; der Hals ist länger geworden, und das Baby kann ihn neigen und Seitwärtsbewegungen ausführen. Ohr und Auge sind auf diesem Ultraschall deutlich erkennbar.

Die Sinnesorgane Augen, Ohren und Zunge entwickeln sich immer schneller. Ihr Baby beginnt, sich spontan zu bewegen.

Bereits in der Gebärmutter nutzt Ihr Baby seine Sinne, die ihm nach der Geburt den Zugang zur Welt ermöglichen. Die Entwicklung der Sinnesorgane tritt in eine entscheidende Phase. Die Ohren wandern an ihre endgültige Stelle. Ihr Baby kann aber erst hören, wenn Mittel- und Innenohr strukturell ausgereift sind und die entsprechenden Nervenverbindungen zum Gehirn bestehen. Das Hörvermögen wird einer der ersten funktionsfähigen Sinne sein und kann dann getestet werden, indem man feststellt, ob das Baby bei einer Ultraschalluntersuchung auf die Schallwellen reagiert. Unklar ist, wann genau der Geschmackssinn funktioniert.

In den Augen sind die Linsen ausgebildet, die Netzhaut baut sich auf. Doch selbst wenn die Augenlider geöffnet wären, würde das Baby keine Lichtsignale wahrnehmen. Die Linse ist noch unbeweglich, und der optische Nerv reagiert noch nicht auf Signale von der Netzhaut.

Ihr Baby ist bewegungsfreudig, aber noch zu leicht, als dass Sie sein Treten spüren könnten.

NÄHRSTOFFBOMBEN: SMOOTHIES

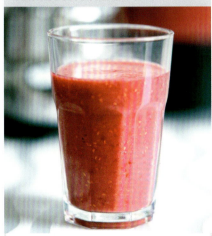

Smoothies und Säfte sind tolle Vitamin-C-Lieferanten, enthalten aber auch viel natürlichen Zucker. Wenn Sie an Schwangerschaftsdiabetes leiden und auf einen gleichmäßigen Blutzuckerspiegel achten müssen, trinken Sie Smoothies und Säfte nur zu den Mahlzeiten. Empfohlen werden Portionsgrößen von 150 ml. Probieren Sie:
- **Erdbeer-Banane:** Frische Erdbeeren, Banane, Naturjoghurt und Orangensaft.
- **Himbeer-Orange:** Frische Himbeeren, Orangensorbet und Orangensaft.

FRAGEN SIE EINEN ARZT

Nach dem Sport hatte ich eine leichte Blutung. Besteht Anlass zur Sorge? Im Fall einer vaginalen Blutung beim Sport mit oder ohne Krämpfen hören Sie sofort auf und gehen zum Arzt. Es ist unwahrscheinlich, dass der Sport die Ursache ist, lassen Sie sich aber möglichst schnell untersuchen.

Eine Blutung im ersten Trimester kann verschiedene Ursachen haben, die mit dem Sport nichts zu tun haben. Mögliche Probleme sollten aber ausgeschlossen werden. Gibt der Arzt Ihnen grünes Licht, können Sie wieder trainieren.

SO GROSS IST IHR BABY

Mit 11 Wochen misst Ihr Baby vom Scheitel bis zum Steiß 4,1 cm.

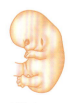
9 Wochen

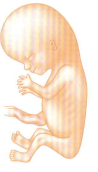
11 Wochen

Die elfte Woche

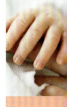

Die zwölfte Woche

MIT DEM ENDE DES ERSTEN TRIMESTERS IST EIN WICHTIGER MEILENSTEIN ERREICHT.

Gähnen, Arme und Beine schwenken – Ihr Baby ist höchst beschäftigt, und Sie können ihm dabei zuschauen! Die erste Ultraschalluntersuchung findet spätestens jetzt statt und ist ein aufregendes Ereignis. Bis jetzt haben Sie Ihre Schwangerschaft vielleicht noch geheim gehalten. Doch nachdem Sie auch im Ultraschall gesehen haben, dass alles in Ordnung ist, können Sie die Neuigkeit getrost verkünden – Sie haben sogar ein Beweisfoto!

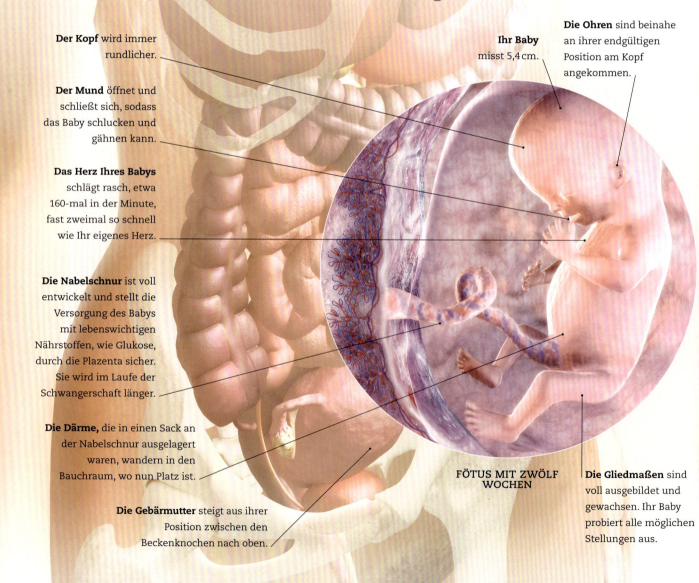

FÖTUS MIT ZWÖLF WOCHEN

Der Kopf wird immer rundlicher.

Der Mund öffnet und schließt sich, sodass das Baby schlucken und gähnen kann.

Das Herz Ihres Babys schlägt rasch, etwa 160-mal in der Minute, fast zweimal so schnell wie Ihr eigenes Herz.

Die Nabelschnur ist voll entwickelt und stellt die Versorgung des Babys mit lebenswichtigen Nährstoffen, wie Glukose, durch die Plazenta sicher. Sie wird im Laufe der Schwangerschaft länger.

Die Därme, die in einen Sack an der Nabelschnur ausgelagert waren, wandern in den Bauchraum, wo nun Platz ist.

Die Gebärmutter steigt aus ihrer Position zwischen den Beckenknochen nach oben.

Ihr Baby misst 5,4 cm.

Die Ohren sind beinahe an ihrer endgültigen Position am Kopf angekommen.

Die Gliedmaßen sind voll ausgebildet und gewachsen. Ihr Baby probiert alle möglichen Stellungen aus.

78. Tag

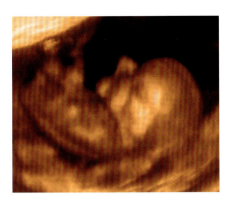

IHR BABY HEUTE

Zwar sieht es im Ultraschall aus, als liege das Baby auf dem Rücken, doch es schwimmt beinahe schwerelos in der Flüssigkeit der Fruchtblase und kann mühelos jede beliebige Stellung einnehmen.

Inzwischen haben Sie Ihr Baby bestimmt schon einmal im Ultraschall gesehen – ein beeindruckender Moment!

Sie sehen das erste Foto von Ihrem Baby. Das schafft eine besondere Nähe, aus der eine echte Beziehung zum Ungeborenen entsteht. Für viele Männer, die ihre Partnerin zu dieser Untersuchung begleiten, wird dadurch die Schwangerschaft erst wirklich zur Realität. Bei dieser Ultraschalluntersuchung wird das Baby gemessen (s. S. 138). Daraus wird das Schwangerschaftsalter bestimmt. Ungefähr bis zur 14. Schwangerschaftswoche wachsen alle Babys etwa gleich schnell und haben unabhängig von der Statur der Eltern ungefähr die gleiche Größe.

Die Bestimmung des Geburtstermins auf der Basis der letzten Regelblutung (s. S. 74) ist nicht sehr genau, vor allem bei unregelmäßigen oder langen Zyklen. Die erste Ultraschallaufnahme ermöglicht hier eine Präzisierung, doch keineswegs mit absoluter Sicherheit. Die wenigsten Babys kommen am errechneten Geburtstermin zur Welt.

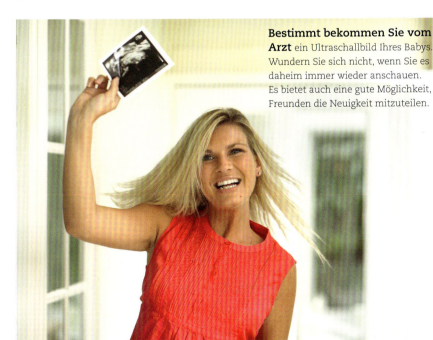

Bestimmt bekommen Sie vom Arzt ein Ultraschallbild Ihres Babys. Wundern Sie sich nicht, wenn Sie es daheim immer wieder anschauen. Es bietet auch eine gute Möglichkeit, Freunden die Neuigkeit mitzuteilen.

IM BLICKPUNKT: VÄTER

Es stimmt wirklich!

Für Sie als werdenden Vater ist die erste Ultraschalluntersuchung, zu der Sie Ihre Partnerin sicher gern begleiten, ein aufregendes Erlebnis. Doch oft bestehen auch Ängste, z. B. ob Ihr Baby gesund ist.

Der erste Ultraschall ist eine sehr technische Untersuchung, bei der verschiedene Messungen vorgenommen werden und der Herzschlag des Babys festgestellt wird. Doch er ist auch ein sehr emotionales Ereignis. Zum ersten Mal sehen Sie dieses neue Leben. Sie sehen, wie sich Ihr Baby bewegt, mit den Beinen strampelt und mit den Armen rudert, obwohl Ihre Partnerin diese Bewegungen noch nicht einmal spüren kann.

Die Tatsache, dass Sie ein Baby erwarten, wird nun realer für Sie. Ihre Partnerin hat sich schon viel stärker an den Gedanken gewöhnt, ein Baby zu haben. In ihrem Bauch wächst es heran. Doch für Sie wird die Schwangerschaft durch den Ultraschall viel greifbarer, und Sie sind vielleicht überrascht, wie emotional Sie reagieren.

Die zwölfte Woche

NACHGEFRAGT

Ultraschalluntersuchungen

Der Zeitpunkt für jede Ultraschalluntersuchung ist klar geregelt: Die Erstuntersuchung erfolgt zwischen der zehnten und zwölften Woche, eine zweite zwischen der 19. und 22. Woche, die dritte zwischen der 29. und 32. Woche.

Zusätzliche Ultraschalluntersuchungen

Häufig wird vom Arzt schon eine frühe Untersuchung zwischen der sechsten und zehnten Schwangerschaftswoche vorgenommen. Sie gehört nicht zu den Checks laut Mutterpass und muss streng genommen von der Patientin selbst bezahlt werden. Zudem empfiehlt man heute allen schwangeren Frauen, eine Ultraschalluntersuchung zur Datierung ihrer Schwangerschaft zu machen. Nötig ist dies in jedem Fall, wenn Sie vorhaben, Bluttests zur Ermittlung des Risikos für ein Down-Syndrom oder eine Spina bifida machen zu lassen. Etwa ab der 11. Woche ist eine Nackentransparenzmessung (s. S. 143) möglich. Diese Messung wird heute meist erweitert und als sog. Ersttrimesterscreening durchgeführt – eine sehr genaue Untersuchung des Fötus auf genetische wie körperliche Fehlbildungen. Die Kosten übernehmen die gesetzlichen Krankenkassen nicht. Bei Verdacht auf Fehlbildungen oder Entwicklungsstörungen kann man weitere Untersuchungen durchführen.

Durchführung des Ultraschalls Beim ersten Termin handelt es sich meist um eine vaginale Ultraschalluntersuchung (Vaginalsonografie), bei welcher der Schallkopf in die Scheide eingeführt wird. So erhält man ein besonders klares Bild des Embryos. Bei den folgenden Untersuchungen bevorzugen Ärzte meist den Bauch-Ultraschall. Dazu wird ein Gel auf den Bauch der Mutter aufgetragen, der Arzt bewegt den Schallkopf darüber. Auf dem Bildschirm ist dann ein Bild der inneren Organe und des Fötus zu sehen.

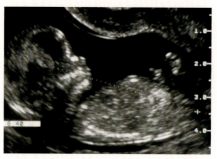

Mit zwölf Wochen hat der Fötus bereits eine menschliche Gestalt angenommen. Stirn, Augenhöhlen, die winzige Nase sind zu sehen.

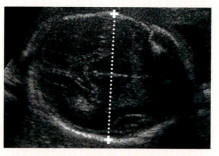

Die Messung des Kopfdurchmessers (biparietaler Durchmesser) hilft bei der Beurteilung des Wachstums und der Datierung.

WAS DIE SONOGRAFIE AUFZEIGT

Was erkennt man im Ultraschall?

- **Bei der ersten Untersuchung** erfahren Sie, ob Sie ein oder mehrere Babys erwarten.

- **Gebärmutteranomalien** werden sichtbar, z. B. die seltene doppelte Gebärmutter. Auch (gutartige) Gebärmutterpolypen sind zu erkennen.

- **Auf dem Schallbild** können Eierstockzysten, die die Eizelle gebildet hat, zu erkennen sein. Sie kommen häufig vor und können über das 1. Trimester bestehen.

- **Fehlbildungen des Fötus** werden erkannt. Die meisten werden bei der zweiten Ultraschalluntersuchung festgestellt, wenn die Organe deutlicher sichtbar sind (s. S. 214 f).

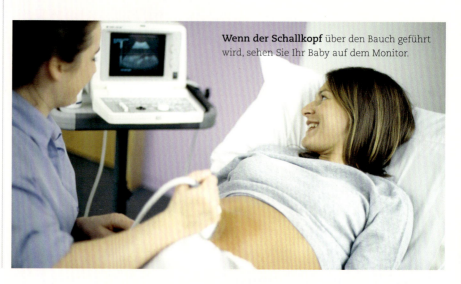

Wenn der Schallkopf über den Bauch geführt wird, sehen Sie Ihr Baby auf dem Monitor.

79. Tag

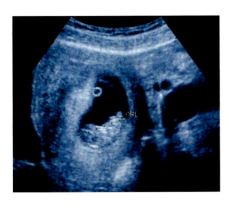

IHR BABY HEUTE

Die Abbildung zeigt den Dottersack oben in der Gebärmutter. Die Plazenta ist links als Verdickung der Gebärmutterschleimhaut erkennbar. Das Baby liegt unten in der Gebärmutter auf dem Rücken.

Die Ultraschalluntersuchung gibt Ihnen die Sicherheit, dass das ungeborene Baby sich gut entwickelt und gesund ist.

Um die Größe des Babys zu bestimmen, wird im weiteren Verlauf die Scheitel-Steiß-Länge (Größe vom Kopf bis zum Rumpf) gemessen. Seine gesamte Körperlänge ist kaum messbar, weil es noch gekrümmt ist – und bleibt. Daneben bestimmt man den Abdomen-Transversaldurchmesser (ATD), der den Durchmesser des Bauches angibt. Der Umfang des Bauches bzw. Brustkorbs (Abdomenumfang, AU) wird errechnet aus den Messwerten des zweidimensionalen Ultraschallbildes. Größere Abweichungen von den Normwerten können auf eine Entwicklungsverzögerung hinweisen.

Auf dem ersten Ultraschallbild sollte man alle vier Gliedmaßen erkennen, die Hände und Füße, die Wirbelsäule, Teile des Gehirns, Magen und Blase. Ab jetzt produzieren die Nieren Ihres Babys kleine Mengen sehr stark verdünnten Urins, und die Blase füllt sich.

TATSACHE IST …

Die Datierung der Schwangerschaft per Ultraschall ist ein Richtwert. Die Wahrscheinlichkeit, an dem Datum zu entbinden, beträgt etwa 5 Prozent.

Erwarten Sie nicht, dass Ihr Baby sich an den Termin hält.

FRAGEN SIE EINE HEBAMME

Ich leide unter verschiedensten Schwangerschaftsbeschwerden und habe das Gefühl, dass mein Körper gar nicht mehr mir gehört. Wie soll ich mich da entspannen und das Schwangersein genießen?
Nicht jede Frau stellt sich körperlich mühelos auf eine Schwangerschaft ein. Die Beschwerden und mancherlei Ängste, z.B. wegen der Gewichtszunahme, geben Ihnen das Gefühl, Ihr Leben nicht mehr unter Kontrolle zu haben. Am besten bewältigen Sie diese Gefühle, indem Sie die Veränderungen annehmen, ein gutes Körpergefühl schaffen, z.B. durch Sport, und sich Zeit nehmen, sich auf Ihre inneren Geschehnisse zu konzentrieren. Wir sind unser Leben lang vorrangig auf äußere Geschehnisse fixiert und achten wenig auf unser Inneres.

Nehmen Sie sich jeden Tag ein paar Minuten Zeit zum Durchatmen und Entspannen. Erlernen Sie einige Yoga- und Meditationsübungen (s. rechts).

Die dramatischen Veränderungen in Ihrem Körper spiegeln sich in den Gefühlsschwankungen wider. An manchen Tagen freuen Sie sich riesig, dass Sie Eltern werden, an anderen fühlen Sie sich überfordert und verunsichert.

Durch die neun Monate der Schwangerschaft haben Sie Zeit, sich an den Gedanken des Elterndaseins zu gewöhnen, die Gefühle zu bewältigen und sich auf die Geburt vorzubereiten. Entspannen Sie sich. Bei starken Ängsten sprechen Sie mit Ihrem Arzt.

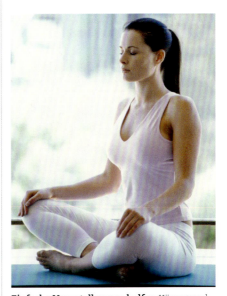

Einfache Yogastellungen helfen Körper und Geist völlig zu entspannen. Empfehlenswert ist ein Yogakurs für Schwangere. Dort erlernen Sie Yogaübungen und treffen gleichzeitig auf andere werdende Mütter.

Die zwölfte Woche

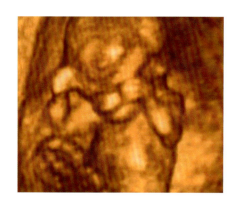

80. Tag

IHR BABY HEUTE

Ihr Baby schwimmt im Fruchtwasser, seine Gliedmaßen sind nun voll entwickelt, und es kann viele Bewegungen ausführen. Lippen und Finger, nun klar voneinander getrennt, verschaffen ihm wichtige Sinneseindrücke.

Ist Ihr Gesicht so pickelig wie zu Ihrer Teenagerzeit? Keine Angst, das sind wieder die Hormone, und es geht vorüber.

Ihre Haut verändert sich vermutlich in der Schwangerschaft. Manche Frauen bekommen infolge des hohen Progesteronspiegels Pickel oder Akne, andere eine trockene Haut, besonders häufig am Bauch, weil sich die Haut durch den wachsenden Babybauch stark dehnt.

Sommersprossen und Leberflecken können dunkler werden. Die feine Linie zwischen Bauchnabel und Schambein dunkelt nach und wird deutlich sichtbar. Man nennt sie auch Linea nigra (schwarze Linie). Winzige rote Äderchen, die auf Brust und Bauch erscheinen können, sind sog. Besenreiser (s. S. 134).

Andere Frauen stellen fest, dass ihre Haut dank des hohen Östrogenspiegels schöner ist als vor der Schwangerschaft. Das »blühende«, rosige Aussehen der Schwangeren ist Folge der verstärkten Durchblutung in der Schwangerschaft.

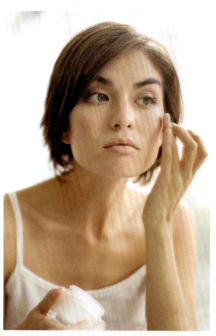

Im Gesicht und am Bauch wird die Haut oft trocken und schuppig. Eine gute Feuchtigkeitscreme hält sie geschmeidig.

FRAGEN SIE EINE HEBAMME

Seit er bei der Ultraschalluntersuchung dabei war, ist mein Partner total fürsorglich. Ist das normal? Ihr Partner erkennt seine Verantwortung und empfindet Liebe für sein Baby. Diese Gefühle zeigt er, indem er sich um Sie kümmert. Wird Ihnen das zu viel, zeigen Sie ihm andere Wege, an der Schwangerschaft teilzuhaben und sich aufs Baby vorzubereiten. Aber nehmen Sie sein Engagement und seine Begeisterung an – so stärken Sie Ihre Beziehung und bereiten sich auf eine gemeinsame konstruktive Erziehungshaltung vor.

ZUM NACHDENKEN

Der Arbeitgeber

Sobald Ihr Arbeitgeber über die Schwangerschaft informiert ist, haben Sie bestimmte Rechte, z.B. zum Schutz am Arbeitsplatz oder zur Freistellung für die Vorsorgeuntersuchungen. Diese Rechte sind in den Mutterschutzrichtlinien festgeschrieben.

■ **Am besten informieren Sie** Ihren Arbeitgeber schriftlich mit Angabe des errechneten Geburtstermins und des Beginns der Mutterschutzfrist.

■ **Ihr Arbeitgeber** ist verpflichtet, Sie vor Gefahren am Arbeitsplatz zu schützen. Ist dies nicht möglich, muss er Ihnen einen anderen Arbeitsplatz zuweisen. Auch Nachtarbeit, Mehr- und Sonntagsarbeit sind verboten.

■ **Informieren Sie Ihren Arbeitgeber rechtzeitig,** wann Sie noch ausstehenden Urlaub nehmen wollen. Am besten sprechen Sie auch schon frühzeitig mit ihm darüber, wie lange Sie Elternzeit nehmen wollen und ob Sie anschließend vielleicht in Teilzeit arbeiten wollen.

■ **Ihr Arbeitgeber** sollte Ihr Recht auf Vertraulichkeit respektieren. Wenn Sie die Nachricht vorerst noch geheim halten wollen, lassen Sie es ihn wissen.

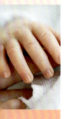

81. Tag

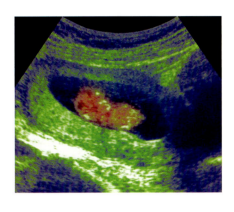

IHR BABY HEUTE

Diese farbige Ultraschallaufnahme zeigt den Fötus in der Gebärmutter. In diesem Entwicklungsstadium misst Ihr Baby vom Scheitel bis zum Steiß etwa 5,4 cm und wiegt rund 14 g.

Etwa um die 12. Woche kann der Herzschlag Ihres Babys mit einem transportablen Monitor abgehört werden.

In diesem Stadium schlägt das Herz Ihres Babys etwa 140- bis 160-mal in der Minute, also mindestens zweimal so schnell wie das des Erwachsenen. Bereits am Ende der zehnten Woche waren Herz und Gefäßsystem vollständig ausgebildet; das Nervensystem ist allerdings noch unreif. Mit fortschreitender Schwangerschaft und zunehmender Nervenreife schlägt das Herz langsamer.

Das Herz des Babys ist noch winzig klein und pumpt bei jedem Schlag nur eine kleine Menge Blut. Für die erforderliche Herzleistung erhöht es die Anzahl der Schläge pro Minute.

Die bisher in den Sack an der Nabelschnur ausgelagerten Därme finden nun im Bauchraum ausreichend Platz. Der Dünndarm faltet sich zusammen, und das Wachstum der Darmzotten beginnt – mit ihrer Hilfe werden nach der Geburt die Nährstoffe aus der Nahrung herausgefiltert. Die Muskeln des Verdauungsapparates beginnen zu arbeiten; sie ziehen sich zusammen und üben bereits, Nahrung durch den Darm zu schieben.

RAUCHEN: DIE FAKTEN

Haben Sie das Rauchen nur eingeschränkt aufgegeben? Viele Raucher inhalieren stärker, wenn sie weniger rauchen. Damit steigt die Aufnahme an schädlichen Giftstoffen. Auf Ihr Baby wirkt sich das Rauchen folgendermaßen aus:

■ **Kohlenmonoxid**, Nikotin und andere Stoffe, die Sie inhalieren, gelangen aus Ihren Lungen ins Blut und von dort in die Plazenta.
■ **Nikotin** erhöht den Herzschlag des Babys, was sein Wachstum beeinträchtigen kann.
■ **Rauchen erhöht das Risiko** für Fehlgeburt, Frühgeburt und niedriges Geburtsgewicht. Das Baby wird nach der Geburt anfälliger für Erkrankungen wie Asthma und Brustinfektionen.
■ **Es besteht ein erhöhtes Risiko** für den plötzlichen Kindstod, wenn Sie oder Ihr Partner rauchen. Auch Ihr Partner sollte aufhören.
■ **Wenn Sie mit einem Raucher zusammenleben**, atmen Sie Tausende toxischer, krebserregender Chemikalien ein, die von der brennenden Zigarette und dem ausgeatmeten Rauch in der Umgebung freigesetzt werden.
■ **Mehrere Studien haben bestätigt**, dass Passivrauchen die Gesundheit des Babys schädigen und das Risiko einer Fehlgeburt oder Frühgeburt erhöhen kann.

IM BLICKPUNKT: ZWILLINGE

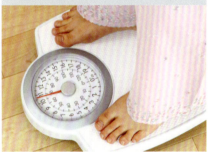

Zwei ernähren?

Wenn Sie Zwillinge bekommen, haben Sie vermutlich bereits etwas zugenommen, vielleicht rund 5 kg. Eine frühe Gewichtszunahme ist in der Regel positiv, besonders in Ihrem Fall, da dies eine entscheidende Zeit für die Bildung und Entwicklung der kindlichen Organe ist. Als grobe Richtlinie beträgt die empfohlene Gewichtszunahme:
■ **Bei Zwillingen** insgesamt 16–20 kg, am besten 11 kg bis zur 24. Woche, danach ein kontinuierlicher Anstieg bis zur Geburt.
■ **Bei Drillingen** insgesamt 23–27 kg, am besten 16 kg bis zur 24. Woche, danach ein kontinuierlicher Anstieg bis zur Geburt.
■ **Bei Vierlingen** insgesamt 31–36 kg, das Meiste bis zur 24. Woche.

Die zwölfte Woche

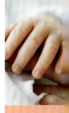

Tests auf Chromosomenanomalien

Optionale Untersuchungen ermitteln das Risiko von Chromosomenstörungen wie Down-, Edwards- und Pätau-Syndrom. Bei hohem Risikowert wird Ihnen ein Test (s. S. 152f.) zur Abklärung angeboten.

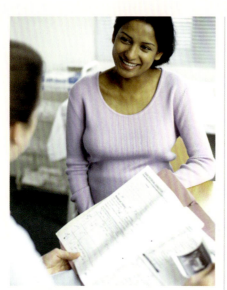

Die Ärztin berät vorab ausführlich zu den angebotenen Screeningtests, damit sie eine bewusste Entscheidung treffen kann.

Wonach wird gesucht?

Ihr Arzt sucht nach dem Down-Syndrom (Trisomie 21) sowie nach anderen Chromosomenstörungen wie dem Pätau-Syndrom (Trisomie 13) und dem Edwards-Syndrom (Trisomie 18). Letztere sind selten. Sie verursachen schwerere geistige und körperliche Behinderungen als das Down-Syndrom. Die Babys werden selten älter als ein Jahr. Etwa eines von 10 000 Babys wird mit Trisomie 13 geboren und eines von 6000 mit Trisomie 18. Etwa jedes 800. Baby hat das Down-Syndrom.

Ersttrimesterscreening

Es kann in der 11.–14. Schwangerschaftswoche durchgeführt werden. Im Mittelpunkt steht eine Ultraschalluntersuchung mit einer Nackentransparenzmessung (s. S. 143). Zusätzlich kann durch einen Bluttest das Risiko für Chromosomenstörungen wie Trisomie 21 (Down-Syndrom), 18 und 13 eingeschätzt werden. Dabei werden verschiedene Faktoren erfasst, aus denen die Wahrscheinlichkeit berechnet wird. Berücksichtigt werden zwei Hormonwerte aus dem mütterlichen Blut und das Alter der Schwangeren. Die Erkennungsrate liegt bei etwa 90 Prozent.

Dieser Suchtest wird zusätzlich angeboten; nur bei spezieller Indikation übernehmen die Kassen die Kosten. Das Ersttrimesterscreening hat in vielen Praxen den Triple-Test abgelöst.

Nicht-invasiver Pränataltest

Seit 2012 ist ein nicht-invasiver Test (NIPT) zur Bestimmung einer vorhandenen Trisomie 21, 18 oder 13 zugelassen. Die DNA ist das genetische Material, das wir von unseren Eltern bekommen und das Faktoren wie Augenfarbe und Erbkrankheiten festlegt. Während der Schwangerschaft ist freie DNA des Babys im Blutkreislauf der Mutter enthalten. Eine erhöhte Anzahl der Chromosomen 21, 18 und 13 im mütterlichen Blut zeigt an, dass das Baby eines dieser Syndrome aufweist. Bei diesem Test wird mit hoher Wahrscheinlichkeit herausgefunden, ob ein Down-, Edwards- oder Pätau-Syndrom existiert. Das Down- und das Edwards-Syndrom werden zu 99 Prozent erkannt, das Pätau-Syndrom zu 92–99 Prozent. Am Ende der zehnten Woche wird der Mutter etwas Blut entnommen, die Ergebnisse liegen nach etwa zehn Tagen vor.

Durch den Test können auch das Geschlecht und die Blutgruppe des Babys, eine Zwillingsschwangerschaft, nicht aber das Geschlecht der Zwil-

---

DIE TESTS VERSTEHEN

Aussagekraft der Screeningtests

Die Entdeckungsrate für das Down-Syndrom hat sich durch die Screeningtests stark erhöht. Ziel ist immer, eine hohe Wahrscheinlichkeit und eine niedrige Rate »falsch-positiver« Ergebnisse zu erreichen, bei denen der Test ein hohes Risiko für ein Down-Syndrom anzeigt, nachfolgende Diagnosetests aber Entwarnung geben. Die Mutter soll nicht durch unnötige Tests belastet werden.

Test	Zeitpunkt (Woche)	Entdeckungsrate	Falsch-positiv-Rate
Ersttrimesterscreening	11.–14. Woche	Bis zu 90 %	Etwa 5 %
NIPT-Test	ab 10. Woche	Bis zu 99 %	Etwa 0,3 %
Quadruple-Test	15.–22. Woche	Bis zu 76 %	Etwa 5 %
Triple-Test	15.–17. Woche	60–75 %	Etwa 5 %

linge bestimmt werden. Das Ergebnis ist entweder positiv, negativ oder nicht eindeutig. Letzteres bedeutet, dass nicht genug freie fetale DNA zur Verfügung stand, sodass Ihnen die Wiederholung des Tests angeboten wird.

Triple- und Quadruple-Test

Der Triple-Test untersucht Hormone aus dem mütterlichen Blut und wird üblicherweise in der 15.–17. Woche durchgeführt. Er gibt Aufschluss, wie hoch das persönliche Risiko ist, ein behindertes Kind zu bekommen. Dabei wird die Menge der Hormone Alpha-Fetoprotein (AFP), freies Estriol (E3) und Beta-Choriongonadotropin (Beta-HCG) gemessen. Bei verdächtigem Befund sind weitere Untersuchungen erforderlich.

Beim Quadruple-Test wird in der 15.–22. Woche das Risiko für das Down-Syndrom durch Bluttests bestimmt. Er untersucht die Hormonwerte für HCG, AFP, freies Estriol und Inhibin A im Blut der Mutter, die bei einem Baby mit Down-Syndrom verändert sind.

Ein positives Ergebnis

Ein positives Ergebnis bedeutet nicht zwangsläufig, dass das Baby am Down-Syndrom leidet. Ist Ihr Risiko höher als 1 zu 150 (von 1 zu 2 bis zu 1 von 150), liegt ein erhöhtes Risiko vor. Es bedeutet aber auch, dass Ihr Baby mit einer Wahrscheinlichkeit von 149 zu 150 keine Chromosomenanomalie hat. Beraten Sie sich mit Ihrem Arzt oder mit der Hebamme, um das Risiko besser einschätzen zu können, und überlegen Sie, ob Sie einen Test (s. S. 152f.) für ein definitives Ergebnis durchführen lassen möchten.

Verunsicherung, Angst vor einer Fehlgeburt und die Frage, was Sie im Fall einer Chromosomenanomalie bei Ihrem Baby tun würden, werden Ihre Entscheidung für oder gegen diesen Test beeinflussen. Untersuchungen zufolge erleben Frauen ihre Schwangerschaft positiver und kommen besser mit der

> ### DURCHFÜHRUNG DES TESTS
>
> ## Nackenfaltenmessung
>
> **Per Ultraschall kann in der 11.–14. Woche die Nackentransparenz des Kindes vermessen werden**, die maximale Dicke zwischen Haut und Weichteilgewebe über der Halswirbelsäule. Eine dicke Nackenfalte ist ein Indiz für eine Chromosomenstörung, in aller Regel ein Down-Syndrom. In Verbindung mit den Ergebnissen von Bluttests und dem mütterlichen Alter ergibt sich das individuelle Risiko dafür, dass das Baby am Down-Syndrom leidet. Bei einem Befund von mehr als 5 mm wird eine weitergehende pränatale Diagnostik empfohlen, z. B. eine Chorionzottenbiopsie oder Amniozentese.
>
> Ein weiterer Test ist die Nasenbeinmessung, bei der die Nasenbeinlänge des Fötus bestimmt wird. Auch hieraus kann sich ein Hinweis auf eine Chromosomenanomalie ergeben.
>
>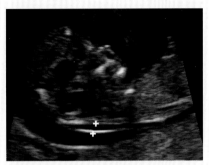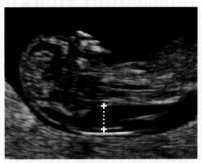
>
> **Die kleine Flüssigkeitsansammlung** unter der Haut am Nacken bedeutet, dass der Fötus ein geringes Risiko besitzt, mit dem Down-Syndrom geboren zu werden.
>
> **Die verdickte Nackenfalte** hier weist auf ein erhöhtes Down-Risiko bei diesem Fötus hin; ein Diagnosetest wird empfohlen.

Diagnose zurecht, wenn sie bereits im Voraus wissen, dass ihr Baby am Down-Syndrom leidet. Es geht bei dem Test also nicht nur um die Frage, ob die Schwangerschaft fortgesetzt werden soll oder nicht.

Ergibt der Screeningtest einen Hinweis auf eine andere, schwerere Chromosomenstörung, wie Trisomie 13 oder 18, klärt der Arzt Sie über die Überlebenschancen von Babys mit dieser Behinderung auf. Die meisten sterben sehr früh, einige schon in der ersten Lebenswoche. Manchmal hängen die Behinderungen mit Störungen zusammen, die während der ersten Ultraschalluntersuchung (s. S. 138) festgestellt wurden. Das Vorliegen dieser Auffälligkeiten in Verbindung mit einem positiven Test bestätigt die Diagnose. Dennoch lassen viele Frauen zur Sicherheit noch einen Diagnosetest machen, bevor sie eine Entscheidung bezüglich ihrer Schwangerschaft treffen.

Ultraschall

Zwischen dem ersten Ultraschall, der dem Erkennen besonderer Risiken wie Zwillings- oder Eileiterschwangerschaften dient, und der dritten Untersuchung, bei der vorwiegend kindliches Wachstum, Fruchtwassermenge und die Lage der Plazenta beurteilt werden, dient der Ultraschall im zweiten Schwangerschaftsdrittel zwischen der 19. und 22. Schwangerschaftswoche dem Erkennen eventueller Fehlbildungen.

82. Tag

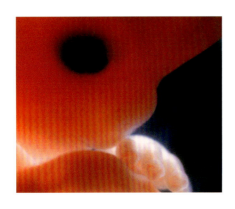

IHR BABY HEUTE

In diesem Stadium wird das Gesicht weiterhin von den Augen dominiert, die noch nicht in ihrer endgültigen Position sind. Die Augen reagieren noch nicht auf Licht und sind hinter den geschlossenen Lidern gut geschützt.

Nach der Ultraschalluntersuchung und im Wissen, dass das Fehlgeburtsrisiko nun viel geringer ist, sind Sie sicher erleichtert.

Nun erleben Sie vermutlich eine sehr angenehme Zeit, vor allem wenn Sie bisher ängstlich gewesen sind. Das Risiko einer Fehlgeburt sinkt mit fortschreitender Schwangerschaft und beträgt am Ende der zwölften Woche nur noch ein Prozent.

Mit Beginn des zweiten Trimesters fühlen Sie sich allmählich besser (s. gegenüber). Da Sie nun wissen, dass die risikoreichste Phase vorüber ist, sollten Sie sich möglichst entspannen. War die Schwangerschaft bisher Ihr Geheimnis, können Sie sie nun freudig verkünden.

IM BLICKPUNKT: SICHERHEIT

Ultraschall

Ultraschall wird seit vielen Jahren eingesetzt und gilt als unbedenklich. Bei Kindern, deren Mütter in der Schwangerschaft »geschallt« wurden, zeigten sich keinerlei Auffälligkeiten in Sprache, Hörvermögen, Sehvermögen und kein erhöhtes Krebsrisiko. Dennoch sollten keine unnötigen Untersuchungen gemacht werden.

TATSACHE IST ...

Ultraschall wird in der Medizin etwa seit 1960 eingesetzt.

Entdeckt wurde die hochfrequente Echoschallwellen-Technik, auf der der Ultraschall basiert, schon 1880 in Paris. Im frühen 20. Jahrhundert wurde Ultraschall als Therapiehilfe verwendet. Die Technik fand aber erst ab etwa 1940 als Diagnosemethode Verwendung.

FRAGEN SIE EINE ERNÄHRUNGSBERATERIN

Darf ich meiner Schwäche für Süßes nachgeben? Selbstverständlich müssen Sie nicht während der gesamten Schwangerschaft auf Süßes verzichten, aber Kuchen und Kekse im Übermaß sättigen, ohne Ihrem Baby die lebenswichtigen Nährstoffe zu liefern. Gelegentliche Süßigkeiten sind in Ordnung, nur nicht anstelle von Nahrhaftem. Ein süßer Nachtisch ist besser als ein großes Stück Kuchen als Mittagessen.

Wenn Sie stets einen gesunden Snack in der Tasche oder am Arbeitsplatz bereit haben, sind Sie nicht versucht, sich am Kiosk oder an einem Automaten etwas Zuckerhaltiges zu holen. Getrocknete Aprikosen, Pflaumen und Rosinen sind süß und liefern zugleich Ballaststoffe und lebenswichtiges Eisen.

Lust auf Süßes bekommen Sie am besten in den Griff, wenn Sie regelmäßige Mahlzeiten essen. So bleibt der Blutzuckerwert stabil und der Heißhunger aus. Trinken Sie täglich viel Wasser, manchmal ist man dehydriert, nicht hungrig. Verlockt Sie Süßes, trinken Sie ein Glas Wasser. Verspüren Sie dann immer noch Appetit, greifen Sie zu etwas Gesundem wie einem Sandwich, Joghurt, Gemüse mit Dip oder einem Stück Obst.

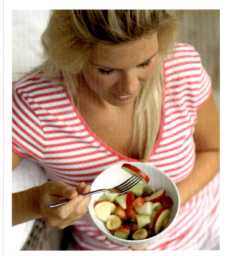

Man kann die Lust auf Süßes mit frischem Obst stillen. Vielleicht stellen Sie fest, dass Sie sich nach einer Schüssel Obstsalat wohler fühlen als nach einer Tafel Schokolade.

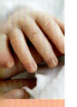

83. Tag

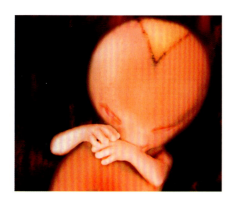

IHR BABY HEUTE

Die Knochen im vorderen Schädelbereich wachsen weiter. Sie umschließen den Kopf und schützen so die empfindlichen Gehirnstrukturen. Die weiche Stelle oben am Kopf zwischen den Schädelknochen bleibt bis ins Babyalter bestehen.

Akzeptieren Sie eine mögliche Kurzatmigkeit beim Treppensteigen als normale Begleiterscheinung der Schwangerschaft.

Am Ende des ersten Trimesters ist es normal, wenn man etwas kurzatmig wird. Herz und Lunge müssen infolge der vielen Veränderungen, die für das Wachstum des Babys erforderlich sind, viel intensiver arbeiten, um den Körper mit Sauerstoff zu versorgen.

In der Schwangerschaft benötigen Sie etwa 20 Prozent mehr Sauerstoff als normalerweise. Ein Teil davon versorgt die Plazenta (s. S. 127f) und das Baby, der Rest Ihre eigenen Organe. Um diese erhöhte Sauerstoffmenge aufzunehmen, atmen Sie schneller und tiefer, Sie hyperventilieren beinahe und fühlen sich deshalb kurzatmig, vor allem wenn Sie sich sportlich betätigen.

Die Kurzatmigkeit oder Atemnot hält mit fortschreitender Schwangerschaft an oder verstärkt sich sogar. Wenn das Baby wächst, dehnt sich die Gebärmutter nach oben aus, und die Organe im Bauchraum richten sich neu aus, um Platz zu schaffen. Da Organe und Gebärmutter gegen das Zwerchfell drücken, wird das tiefe Einatmen erschwert, und Sie müssen schneller atmen, um genügend Sauerstoff zu bekommen. Auch das Hormon Progesteron beeinflusst die Atemfrequenz.

Wenn Sie sich wegen Ihrer Kurzatmigkeit Sorgen machen, wenden Sie sich an Ihren Arzt oder die Hebamme.

IM BLICKPUNKT: GESUNDHEIT

Fühlen Sie sich gut?

Am Ende dieses Trimesters sind wahrscheinlich viele der anfänglichen Schwangerschaftsbeschwerden überstanden.

- **Die Übelkeit** lässt nach. Es ist eine große Erleichterung, wenn Sie morgens aufwachen und Ihnen nicht mehr übel ist. Der Appetit kehrt zurück, und Sie müssen sich nicht mehr fragen, ob Ihr Baby ausreichend ernährt wird – worüber sich Frauen, die an Übelkeit und Erbrechen leiden, häufig Sorgen machen. Keine Angst, falls die Übelkeit bei Ihnen noch anhält: Bei manchen Frauen dauert sie etwas länger (s. S. 159).
- **Sie müssen nicht mehr so oft Wasser lassen** – eine gute Neuigkeit, wenn Sie ständig zur Toilette laufen mussten.
  Die Gebärmutter steigt nun nach oben und drückt daher nicht mehr so stark auf die Blase.
- **Die Müdigkeit,** unter der Sie in diesen ersten Monaten gelitten haben, hat sich gelegt; Sie schlafen vielleicht tiefer, da Sie nun entspannter sind.

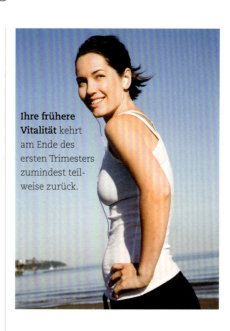

Ihre frühere **Vitalität** kehrt am Ende des ersten Trimesters zumindest teilweise zurück.

FRAGEN SIE EINE HEBAMME

Ich trage nun einen BH mit D-Cup statt wie bisher mit A-Cup. Bleibt mir diese Größe? Die meisten Mütter berichten von einer bleibenden Vergrößerung ihrer Brust – aber kaum in diesem Ausmaß! Durch die Östrogenwirkung wird Fett in den Brüsten eingelagert. Wenn nach der Geburt die Milch einschießt, vergrößern sich die Brüste nochmals, nach dem Stillen werden sie aber wieder kleiner.

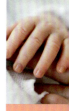

Die zwölfte Woche

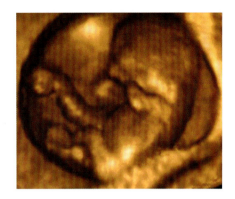

84. Tag

IHR BABY HEUTE

Hier hält das Baby die Beine überkreuzt und die Arme ausgestreckt. Die Nabelschnur ist in diesem Stadium kurz und dick, wird aber länger, wenn das Baby wächst. Dabei wird sie viel dünner und ist vielfach gewunden.

Sie sind am Ende des ersten Trimesters angekommen. Ihr Baby hat sich aus einer Zellkugel zu einem aktiven Fötus entwickelt.

DIE HEBAMME

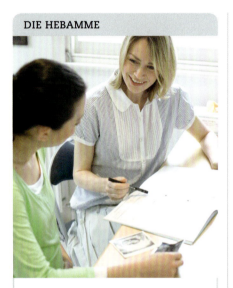

Immer mehr Frauen lassen die Vorsorge von einer Hebamme durchführen. Ein wichtiger Grund hierfür ist, dass viele Frauen das vertrauensvolle Verhältnis zur Hebamme schätzen. Es fällt ihnen leicht, im offenen Gespräch mit ihr über alle ihre Sorgen und Ängste zu sprechen. Seien Sie bitte auch so ehrlich wie möglich, selbst wenn es um Ihre kleinen Schwächen, wie ungesunde Lebensgewohnheiten, geht. Hebammen haben oft sehr hilfreiche Ratschläge parat – in der Praxis vielfach bewährt!

Ihr wunderbares Baby kann schon so vieles: Es öffnet den Mund und gähnt, es schluckt – auch Fruchtwasser – und hat Schluckauf. Kompliziertere Saugbewegungen lassen sich aber erst in der 18.–20. Woche feststellen. Das Schlucken unterstützt die Entwicklung des Darms. Dabei gelangt das Fruchtwasser in den Magen, nicht in die Lunge, die jetzt durch die Stimmbänder und durch den Druck der Lungenflüssigkeit geschützt ist. Die Nierenfunktion setzt ein; bald wird das Fruchtwasser über die Blase als Urin wieder ausgeschieden, was man im Ultraschall beobachten kann.

Leber, Darm, Gehirn und Lunge nehmen ihre Arbeit auf. Die Leber produziert Gallenflüssigkeit. In Milz, Leber und Knochenmark entwickelt sich ein eigenes Blutbildungssystem. Sowohl Schilddrüse als auch Bauchspeicheldrüse sind vollständig ausgebildet, die Bauchspeicheldrüse beginnt mit der Produktion von Insulin.

Die Nervenzellen Ihres Babys haben sich mit großer Geschwindigkeit vervielfacht, und die Synapsen (Nervenverbindungen im Gehirn) beginnen sich zu formen. Der Fötus zeigt außerdem Reflexe: Würde man seine Handinnenfläche berühren, dann würden sich seine Finger schließen, bei Berührungen der Fußsohle würden sich die Zehen krümmen, bei Berührungen der Augenlider zögen sich die Augenmuskeln zusammen. Befehle vom Gehirn werden reflexartig ausgeführt, beispielsweise Daumenlutschen, denn der Saugreflex beim Berühren der Lippen ist ebenfalls schon vorhanden.

Die Muskulatur ist am Körper sichtbar. Finger und Zehen sind voll ausgebildet, sie haben Finger- und Zehennägel. Ihr Baby kann schon ein wenig seine Lippen bewegen und den Kopf sowie seinen gesamten kleinen Körper drehen.

SO GROSS IST IHR BABY

Mit 12 Wochen misst Ihr Baby vom Scheitel bis zum Steiß 5,4 cm.

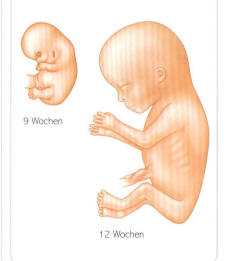

9 Wochen

12 Wochen

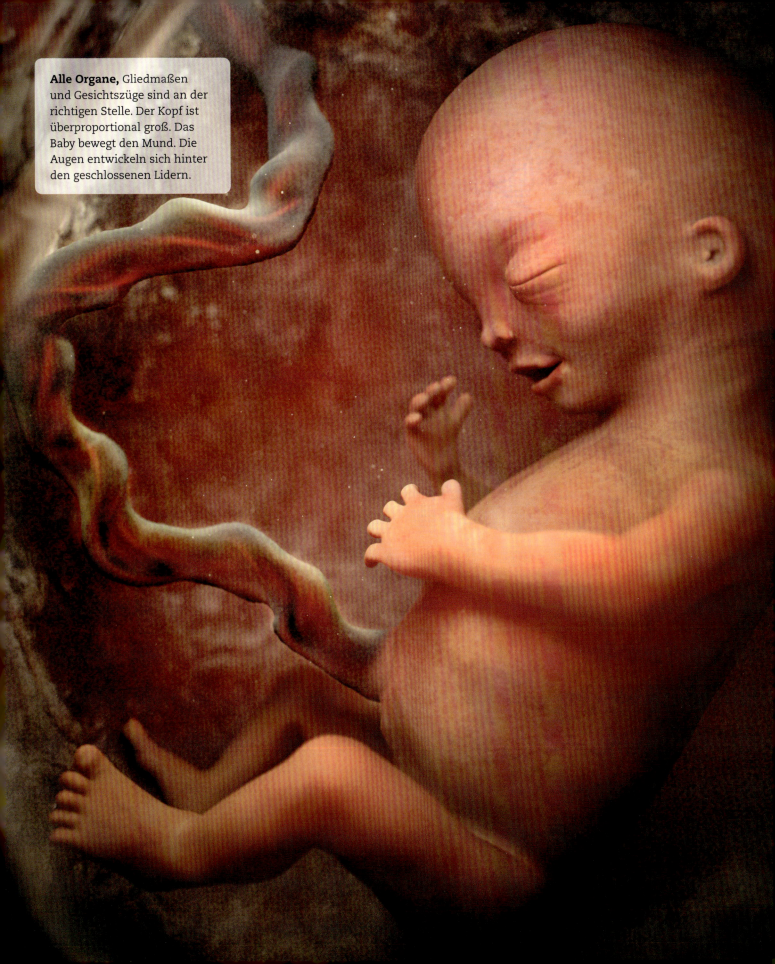

Alle Organe, Gliedmaßen und Gesichtszüge sind an der richtigen Stelle. Der Kopf ist überproportional groß. Das Baby bewegt den Mund. Die Augen entwickeln sich hinter den geschlossenen Lidern.

Willkommen im zweiten Trimester

| WOCHE | 13 | 14 | 15 | 16 | 17 | 18 |

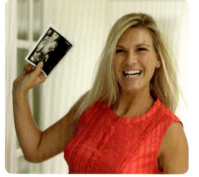

Weitersagen! Das erste Trimester ist glücklich vorüber – nun geben Sie die gute Nachricht sicher bekannt.

Eindeutig schwanger Der Bauch wächst – Sie fühlen sich nicht nur schwanger, sondern sehen auch so aus.

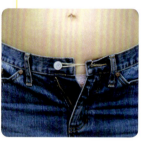

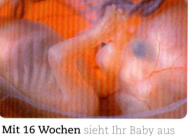

Mit 16 Wochen sieht Ihr Baby aus wie ein kleiner Mensch. Körper und Gliedmaßen sind erheblich gewachsen; unter der durchscheinenden Haut sieht man die Blutgefäße.

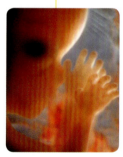

Mit 17 Wochen sind Arme und Beine weit entwickelt; die Finger bewegen sich und können greifen.

Mit drei Monaten ist Ihre Schwangerschaft sichtbar, mit fünf nicht mehr zu verbergen.

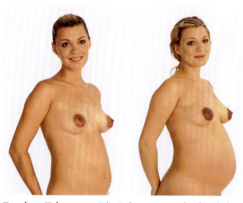

Zweites Trimester Die Schwangerschaft wird sichtbar, Müdigkeit und Übelkeit lassen nach, und Sie haben neuen Schwung.
Gut aussehen Am Ende dieses Trimesters sieht man Ihre Schwangerschaft deutlich.

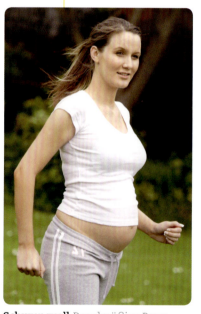

Schwungvoll Regelmäßige Bewegung in der Schwangerschaft kommt Mutter und Kind zugute und bereitet den Körper auf die Wehen vor.

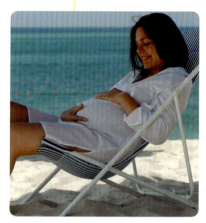

Zeit für Ferien Das zweite Trimester ist ideal zum Verreisen, da der Hormonspiegel ausgeglichen ist und die Geburt noch in weiter Ferne liegt.

Zahlen und Fakten Schon in der Gebärmutter schläft das Baby bei Schaukelbewegungen.

Ihr Körper verändert sich rasch, und Sie spüren die ersten Bewegungen Ihres Kindes.

| 19 | 20 | 21 | 22 | 23 | 24 | 25 |

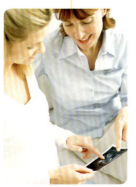

Der zweite Ultraschall Die Organe sind deutlich sichtbar und werden genau untersucht, um Fehlbildungen auszuschließen.

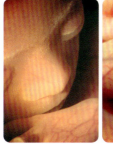

Mit 23 Wochen sind die Gesichtszüge klar erkennbar. Ihr Baby hat Augenbrauen und Wimpern. Die Fingernägel wachsen.

Zahlen und Fakten Mit 21 Wochen misst Ihr Kind vom Scheitel bis zur Ferse etwa 27 cm.

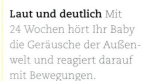

Laut und deutlich Mit 24 Wochen hört Ihr Baby die Geräusche der Außenwelt und reagiert darauf mit Bewegungen.

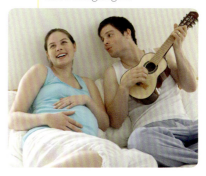

Schwangerschaftskurs Vorbereitungskurse sind auf die Bedürfnisse in der Schwangerschaft ausgerichtet. Dabei lernen Sie auch andere werdende Mütter kennen.

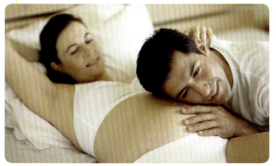

Schmetterlingsflattern Die Bewegungen nehmen zu und werden kräftiger – auch Ihr Partner kann sie spüren.

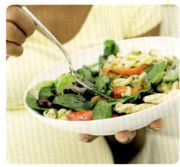

Nährstoffreicher Imbiss Eine abwechslungsreiche Kost mit viel Gemüse ist wichtig.

Ihr aktives Baby Durch das Fruchtwasser ist Ihr Baby abgepolstert und kann sich, ohne Gefahr von Stößen oder Verletzungen, frei in der Gebärmutter bewegen.

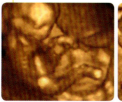 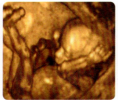 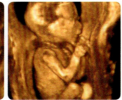

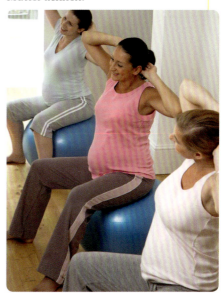

Die 13. Woche

IHR KÖRPER HAT SICH NUN AUF DIE SCHWANGERSCHAFT EINGESTELLT.

Bei den meisten Frauen verlieren sich in diesem Trimester die Beschwerden der Frühschwangerschaft. Der hohe Spiegel an Schwangerschaftshormonen, der die Übelkeit mit verursacht, fällt ab. Auch die Müdigkeit sollte nachlassen. Ihr Baby schwimmt unterdessen friedlich im Fruchtwasser. Infolge seines Wachstums dehnt sich die Fruchtblase aus und lässt ihm viel Raum zum Strampeln und Strecken. Das Gehirn entwickelt sich rasant.

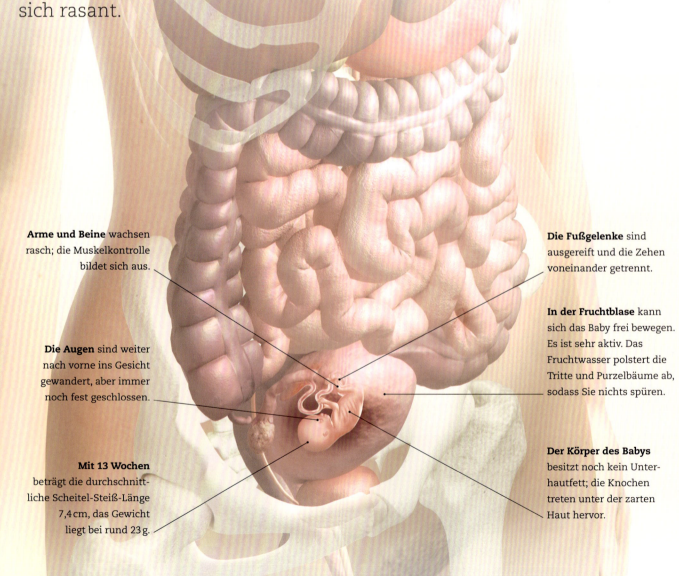

Arme und Beine wachsen rasch; die Muskelkontrolle bildet sich aus.

Die Augen sind weiter nach vorne ins Gesicht gewandert, aber immer noch fest geschlossen.

Mit 13 Wochen beträgt die durchschnittliche Scheitel-Steiß-Länge 7,4 cm, das Gewicht liegt bei rund 23 g.

Die Fußgelenke sind ausgereift und die Zehen voneinander getrennt.

In der Fruchtblase kann sich das Baby frei bewegen. Es ist sehr aktiv. Das Fruchtwasser polstert die Tritte und Purzelbäume ab, sodass Sie nichts spüren.

Der Körper des Babys besitzt noch kein Unterhautfett; die Knochen treten unter der zarten Haut hervor.

85. Tag

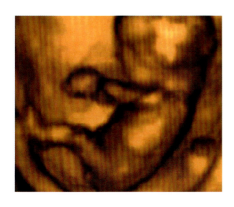

IHR BABY HEUTE

Auf diesem 3-D-Ultraschallbild sieht man deutlich, dass Arme und Beine vollständig ausgebildet sind und proportional besser zum Oberkörper passen. Alle Gelenke sind entwickelt und ermöglichen vielfältige Bewegungen.

Nun ist ein guter Zeitpunkt, um Freunden und Bekannten die gute Nachricht zu übermitteln.

Nachdem Sie nun das zweite Trimester erreicht haben, ist jetzt der richtige Moment, um im Bekannten- und Kollegenkreis die Schwangerschaft mitzuteilen. Das können Sie bedenkenlos tun, da das Fehlgeburtsrisiko nach der zwölften Woche unter 1 Prozent liegt. Außerdem zeigt sich allmählich ein Bäuchlein, und es wird schwierig, die Schwangerschaft zu verheimlichen.

War die Schwangerschaft in den vergangenen drei Monaten Ihr Geheimnis, wird die Mitteilung eine große Erleichterung für Sie bedeuten. Sie machen dabei bestimmt sehr positive Erfahrungen. Seien Sie jedoch auch darauf gefasst, mit Ratschlägen und vielen persönlichen Schwangerschafts- und Geburtsgeschichten überschüttet zu werden!

Manchmal fällt es auch schwer, von einer Schwangerschaft zu berichten. Seien Sie sensibel für die Gefühle anderer: Freunde, die gerne ein Kind hätten, aber nicht schwanger werden, können sich nur schwer mit Ihnen freuen. Sagen Sie es ihnen persönlich, statt dass sie es über Dritte erfahren. Selbst wenn sie nicht mit Ihnen über Ihre Schwangerschaft sprechen möchten – sie werden die Nachricht verarbeiten. Was Sie selbst mit Freude erfüllt, stimmt sie verständlicherweise zunächst einmal traurig.

ZUM NACHDENKEN

Untersuchungen

Wurden Sie noch nicht auf Down-Syndrom untersucht, kann Ihnen nun der Quadruple-Test vorgeschlagen werden.

- **Der Quadruple-Test** (s. S. 143) misst vier Hormone in Ihrem Blut und ermittelt das Risiko für ein Down-Syndrom beim Baby.
- **Vielleicht möchten Sie auch** den NIPT-Bluttest (s. S. 142) machen.
- **Die Untersuchung auf andere Anomalien** erfolgt durch Ultraschall.

IM BLICKPUNKT: IHR KÖRPER

Mogeln Sie mit der Kleidung!

Auch wenn die Hosen inzwischen ein wenig eng sitzen, wollen Sie vermutlich noch keine Umstandsmode tragen. Seien Sie kreativ! Überbrücken Sie die Lücke zwischen Knopf und Knopfloch mit einem Gummiband (s. rechts), oder nähen Sie einen Elastikbund ein. Falls Ihr Partner größer ist als Sie, stöbern Sie in seiner Garderobe. Seine T-Shirts, Hemden und Pullis können Sie mit einem Gürtel raffen.

Schauen Sie, was Sie schon im Kleiderschrank haben: Weit geschnittene Kleider passen noch lange. Lockere, gesmokte Tops können über enge T-Shirts gezogen werden. Hüfthosen sitzen unter dem Bauch und werden zu einem Big-Shirt getragen. Vielleicht wollen Sie aber beizeiten eine Schwangerschaftshose kaufen – dehnbar mit verstellbarem Bund.

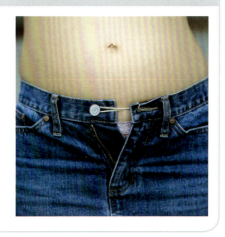

Die 13. Woche

NACHGEFRAGT

Pränatale Diagnostik

Ergab der Screeningtest ein erhöhtes Risiko für ein Down-Syndrom oder eine andere Chromosomenstörung, wird ein Diagnosetest angeboten. Er liefert ein definitives Ergebnis, ob eine Störung besteht oder nicht.

Was sind Diagnosetests?
Für einen Diagnosetest verwendet man entweder eine Gewebeprobe der Plazenta, etwas Fruchtwasser oder fötales Blut. Im Labor werden diese Proben auf Chromosomendefekte bzw. Erbkrankheiten untersucht. Man spricht auch von invasiver Diagnostik.

Die wichtigsten Diagnosetests sind die Amniozentese und die Chorionzottenbiopsie. Bei beiden besteht ein geringes Fehlgeburtsrisiko, daher müssen Sie die Vor- und Nachteile der Tests vor einer Einwilligung genau bedenken.

Chorionzottenbiopsie Die Chorionzotten sind Teile des Plazentagewebes. Da die Plazenta aus der befruchteten Eizelle hervorgeht, entsprechen die Chromosomen in ihren Zellen denen des Babys. Bei einer Chorionzottenbiopsie wird eine kleine Gewebeprobe der Plazenta durch die Bauchdecke oder die Scheide der Mutter entnommen und im Labor auf Chromosomenstörungen wie Down-, Edwards- oder Pätau-Syndrom untersucht.

Die Chorionzottenbiopsie wird in der Regel in der 11. bis 14. Woche durchgeführt. Auch das Geschlecht des Babys lässt sich bei dieser Untersuchung feststellen. Wenn Sie dieses noch nicht wissen möchten, teilen Sie es vor der Untersuchung mit.

In seltenen Fällen kann wegen der Lage der Plazenta keine Chorionzottenbiopsie vorgenommen werden. In diesem Fall wird oft zu einer Amniozentese geraten.

Amniozentese Sie ist der häufigste Diagnosetest und kann ab der 15. Woche durchgeführt werden. Das Fruchtwasser, das das Baby umgibt, besteht großteils aus dem Urin des Babys und enthält Zellen aus seiner Haut und seinem Harnwegtrakt. Bei einer Amniozentese werden solche Zellen aus dem Fruchtwasser gewonnen. Im Labor wird eine Zellkultur angelegt. So erhält man eine ausreichende Anzahl an Zellen, um die Chromosomen des Babys auf eine Chromosomenanomalie wie das Down-Syndrom zu untersuchen. Liegen

---

SO WIRD DER TEST DURCHGEFÜHRT

Chorionzottenbiopsie

Es gibt zwei Möglichkeiten, eine Chorionzottenbiopsie (auch Chorionbiopsie genannt) durchzuführen. Bei der transabdominalen Methode wird mit einer feinen Hohlnadel durch die Bauchdecke Plazentagewebe gewonnen. Bei der transzervikalen Methode entnimmt man ein kleines Stück Gewebe mit einem Katheter durch die Gebärmutterhöhle. Die transabdominale Methode wird häufiger angewendet. Die Entnahme erfolgt unter Ultraschallkontrolle. Eine Chorionzottenbiopsie kann auch bei einer Mehrlingsschwangerschaft vorgenommen werden.

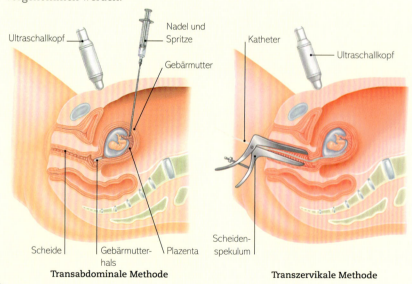

Transabdominale Methode — Transzervikale Methode

ANLASS ZUR SORGE?

Wenn Sie nach der Untersuchung starke Bauchschmerzen oder eine Blutung bekommen, die Körpertemperatur über 38 °C ansteigt oder ein Schwall klarer Flüssigkeit aus der Scheide abgeht, benachrichtigen Sie sofort Arzt oder Hebamme.

WIE DER TEST DURCHGEFÜHRT WIRD

Amniozentese

Während einer Amniozentese beobachtet der Arzt die Gebärmutter bzw. das Baby mit einem Ultraschall. Unter dieser Kontrolle führt der Arzt eine dünne Punktionsnadel durch die Bauchdecke und die Gebärmutter ins Fruchtwasser ein. Etwas Flüssigkeit wird in die aufgesetzte Spritze aufgezogen. Plazenta und Baby dürfen nicht berührt werden. Der Bauch kann zuvor örtlich betäubt werden.

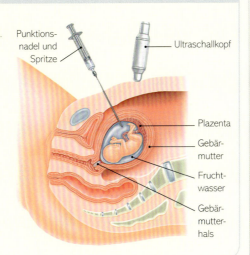

Gründe vor, kann das Fruchtwasser auch auf Toxoplasmose oder das Cytomegalievirus untersucht werden.

Wie Sie sich fühlen

Vielleicht ist Ihnen beim Gedanken an eine solche Untersuchung nicht ganz wohl, aber die meisten Frauen erleben sie nicht als besonders schmerzhaft. Der Einstich der Nadel bei der transabdominalen Methode schmerzt nicht mehr als eine Blutabnahme. Manchmal wird dabei ein örtliches Betäubungsmittel auf die Einstichstelle aufgetragen, das etwas auf der Haut brennen kann. Nach dem Eingriff sind Gebärmutterkrämpfe, ähnlich wie bei der Menstruation, häufig. Doch keine Sorge, die Krämpfe allein bedeuten noch kein erhöhtes Fehlgeburtsrisiko.

Sind Sie rh-negativ (s. S. 127), sollten Sie nach dem Eingriff eine Spritze mit Antikörpern erhalten, um Komplikationen während eventueller weiterer Schwangerschaften vorzubeugen.

Nach dem Eingriff

Man geht davon aus, dass körperliche Aktivität nach einer Chorionzottenbiopsie oder Amniozentese das Fehlgeburtsrisiko nicht erhöht. Sie sollten vielleicht nicht intensiv Sport treiben, Bettruhe ist aber nicht erforderlich. In der Regel ist es möglich, am nächsten Tag wieder zur Arbeit zu gehen. Direkt im Anschluss an einen Diagnosetest an den Arbeitsplatz zurückzukehren, sollten Sie sich ersparen.

Die Ergebnisse

Erste Ergebnisse aus beiden Verfahren liegen innerhalb von zwei Tagen vor. Sie werden etwa zwei Wochen später bestätigt.

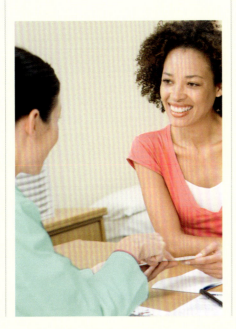

RISIKEN UND NUTZEN

Chorionbiopsie versus Amniozentese

Wägen Sie die Vor- und Nachteile ab, bevor Sie sich für eine Untersuchung entscheiden. Beide haben ein Fehlgeburtsrisiko von 0,5–1 Prozent. Doch es gibt noch mehr zu bedenken.

Chorionbiopsie: die Vorteile

- Eine Chorionbiopsie kann bis zu fünf Wochen früher erfolgen als eine Amniozentese. Ein eventueller Abbruch wegen einer Anomalie kann weniger riskant und traumatisierend erfolgen.
- Da mehr genetisches Material vorliegt, sind die Ergebnisse schneller da, die Wartezeit ist kürzer.

Chorionbiopsie: die Nachteile

- Weil sie früher in der Schwangerschaft durchgeführt wird als eine Amniozentese, ist das Risiko einer Fehlgeburt höher, aber bei beiden Methoden (s. gegenüber) gleich.
- Es wurden Babys mit Gliedmaßenfehlbildungen nach einer Chorionbiopsie geboren. Der Test war vor der zehnten Woche erfolgt, in der sich die Gliedmaßen ausbilden. Das Risiko für solche Fehlbildungen liegt ohne Chorionbiopsie bei 1 zu 1700, mit dem Test bei 1 zu 1000.

Amniozentese: die Vorteile

- Die Amniozentese ist sehr exakt.

Amniozentese: die Nachteile

- Sie wird später durchgeführt. Es dauert länger, bis das Resultat da ist. Bei einem eventuellen Abbruch wegen einer Anomalie wird die Geburt eingeleitet.

Wenn der Diagnosetest Ihnen Sorgen bereitet, sprechen Sie mit Ihrem Arzt. Er wird Ihnen genau erklären, was bei der Untersuchung geschieht, und Sie über alle Risiken aufklären.

86. Tag

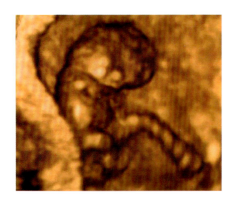

IHR BABY HEUTE

Im Ultraschall sieht man, wie das Baby im Fruchtwasser schwimmt. Es hat genügend Platz, um sich frei zu bewegen. Alle Organe sind bereits fertig ausgeformt. Sie müssen nun noch wachsen und zu ihrer vollen Funktionsfähigkeit gelangen.

Die Fruchtblase ist das Zuhause Ihres Babys – hier ist es bis zur Geburt sicher geborgen und vor Infektionen geschützt.

Ihr Baby ist im Fruchtwasser gut abgepolstert. Das Fruchtwasser gibt ihm Freiraum zum Bewegen und Wachsen und garantiert eine konstante Umgebungstemperatur.

Die Fruchtwassermenge lag in der achten Woche nur bei etwa 1 ml. Jetzt sind es bereits 25 ml. In sechs Wochen werden es etwa 60 ml sein. Ihr Baby hat in Ihrer Gebärmutter jetzt viel Platz, um Purzelbäume zu schlagen.

Die Fruchtwassermenge erhöht sich bis etwa zur 33. Schwangerschaftswoche stetig. Dann bleibt sie bis zur 38. Woche konstant. Danach nimmt sie leicht ab, um etwa 8 Prozent pro Woche.

Über den Urin scheidet das Baby dann auch Abfallstoffe aus, die in Ihren Blutkreislauf gelangen. In der 38. Woche scheidet das Baby jeden Tag ein Viertel bis ein Drittel seines Körpergewichts als Urin aus. Bei Erwachsenen beträgt die Urinmenge etwa zwei bis drei Prozent des Körpergewichts.

Ihre Körpertemperatur beeinflusst direkt die Temperatur Ihres Babys. Eine Temperaturkontrolle wird aber erst später in der Schwangerschaft wichtig. Dann muss Ihr Baby wegen seines hohen Stoffwechsels Körperwärme an Sie abgeben, um seinen Körper abzukühlen.

FRAGEN SIE EINE ERNÄHRUNGSBERATERIN

Ich habe nun wieder Appetit. Wie viele Kalorien sollte ich in diesem Schwangerschaftsstadium zu mir nehmen? Das zweite Trimester hat eine Linderung der Beschwerden der Frühschwangerschaft gebracht. Ihnen ist jetzt sehr wahrscheinlich nicht mehr übel, und so haben Sie auch wieder mehr Appetit.

Die empfohlene zusätzliche Energiezufuhr beträgt bei gleichbleibenden körperlichen Aktivitäten ca. 250 kcal pro Tag. Litten Sie im ersten Trimester unter Übelkeit und haben nicht zugenommen, verspüren Sie nun eventuell mehr Hunger. Lassen Sie sich von Ihrer Hebamme beraten, und schränken Sie Ihre Ernährung nicht ein, sondern essen Sie weiterhin nahrhafte Mahlzeiten und Snacks wie eine Banane, eine Handvoll Trockenobst und Nüsse oder eine Scheibe Vollkorntoast mit Erdnussbutter oder Käse.

Bedenken Sie auch, dass Sie bei regelmäßigem Sport Energie benötigen. Trinken Sie statt Sportgetränken lieber ein Glas Milch. Es versorgt sie mit Flüssigkeit und Protein.

IM BLICKPUNKT: ERNÄHRUNG

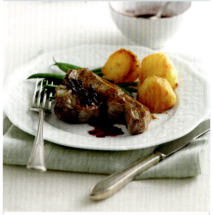

Eisenreiche Nahrungsmittel

Anämie ist bei Schwangeren recht verbreitet und häufiger, wenn der Eisenvorrat zu Beginn der Schwangerschaft gering war, etwa, wenn Sie unerwartet schwanger wurden, in den letzten 18 Monaten ein Baby bekommen haben, Ihre Periode sehr stark ausfällt oder Sie weder rotes Fleisch noch Fisch essen.

Essen Sie nun bewusst eisenreich, denn Anämie wirkt sich nicht nur auf die Größe der Plazenta aus, sondern erhöht auch das Risiko für eine Frühgeburt oder ein kleines Baby.

Das zweite Trimester

87. Tag

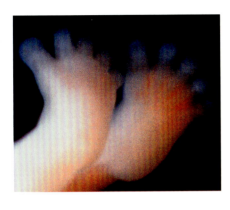

IHR BABY HEUTE

Die Zehen sind voneinander getrennt und gleich lang. Die Knöchelgelenke sind ausgebildet und funktionstüchtig. Es dauert aber noch einige Wochen, bis Sie erste Tritte Ihres Babys spüren.

Die Gebärmutter wächst, um dem Baby Platz zu schaffen, und Sie spüren vielleicht erste Stiche im Beckenbereich.

Kräftige bindegewebige Bandstrukturen, die Parametrien, verlaufen zwischen der Gebärmutter und der seitlichen Beckenwand und halten die Gebärmutter in der richtigen Position. Diese Bänder dehnen sich, wenn die Gebärmutter wächst. Das kann Beschwerden verursachen. Die Schmerzen treten oft in der Leiste oder im Unterbauch auf, manchmal beidseitig und können zu den Hüften hochziehen.

Sie gewöhnen sich sicher bald daran und finden Sitz- und Liegepositionen, die wenig Beschwerden verursachen. Paracetamol können Sie in der Schwangerschaft wenn nötig kurzzeitig und in niedriger Dosierung nehmen. Probieren Sie alternativ natürliche Methoden der Schmerzlinderung, z. B. ein warmes Bad.

Bänderschmerzen sind in der Schwangerschaft typisch und kein Anlass zur Sorge. Gehen Sie allerdings zum Arzt, wenn stechende Bauch- oder Beckenschmerzen nicht bald nachlassen, die Schmerzen krampfartig werden oder eine Blutung auftritt, wenn Sie beim Wasserlassen ein Brennen spüren oder Fieber bekommen. Im Zweifelsfall wenden Sie sich immer an den Arzt.

Die Parametrien dehnen sich, wenn sich die Gebärmutter vergrößert. Dabei ziehen sie an den nahe liegenden Nervenfasern und Geweben, was Beschwerden verursacht.

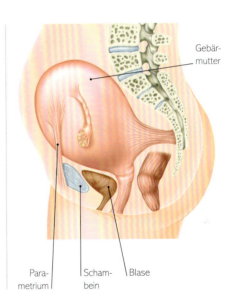

Gebärmutter

Parametrium | Schambein | Blase

TATSACHE IST …

Fruchtbarkeitsbehandlungen lassen die Zahl der Mehrlingsschwangerschaften ansteigen.

Bevor es Fruchtbarkeitsbehandlungen gab, betrug das Vorkommen von Mehrlingen bei Lebendgeburten für Zwillinge 1 zu 90, für Drillinge 1 zu 8100, für Vierlinge 1 zu 729 000 und Fünflinge 1 zu 65 610 000. Infolge der Zunahme der Fertilitätsbehandlungen beträgt die Rate von Mehrlingsgeburten etwa 1 zu 45 (meist Zwillinge).

IM BLICKPUNKT: ZWILLINGE

Schwanger mit Zwillingen

Wenn Sie Zwillinge erwarten oder noch mehr Babys, ist es gut zu wissen, dass die meisten dieser Schwangerschaften komplikationslos verlaufen. Allerdings bedeutet eine Mehrlingsschwangerschaft für den Körper eine größere Belastung.

Für folgende Erkrankungen besteht ein leicht erhöhtes Risiko:
- Polyhydramnion (s. S. 473),
- Mangelhaftes Wachstum eines oder mehrerer Babys, eventuell verursacht durch das fetofetale Transfusionssyndrom (s. S. 130),
- Vorzeitige Wehen (s. S. 431).

Diese Risiken sind der Grund für die häufigeren Vorsorgeuntersuchungen bei Zwillingsschwangerschaften. Auf diese Weise können Probleme frühzeitig erkannt und gegebenenfalls auch rasch behandelt werden.

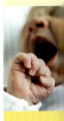

Die 13. Woche

88. Tag

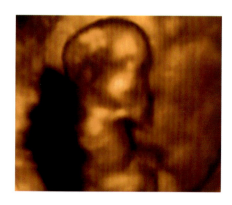

IHR BABY HEUTE

Die Stirn des Babys ist hoch und gewölbt; die Gelenke in den Knochenplatten, die den Schädel umschließen, sind sichtbar. Die Augen sind inzwischen von den Kopfseiten nach vorne gewandert.

Die komplexe Gehirnentwicklung ermöglicht Ihrem Ungeborenen eine zunehmend bessere Reaktionsfähigkeit und Beweglichkeit.

Das Gehirn erlebt eine rapide Entwicklung. Rechte und linke Hirnhälfte verbinden sich. Jede Hirnhälfte kontrolliert die entgegengesetzte Körperseite. Die rechte Seite des Gehirns steuert die Muskeln der linken Körperseite, die linke Hirnhälfte die der rechten Körperseite.

Muskelfasern (die die Bewegung steuern) reifen zuerst; so kann das Baby immer komplexere Bewegungen ausführen. Sinnesnerven (die das Fühlen kontrollieren) reifen später und sind zuerst an den Händen und im Mund ausgebildet. Das Gehirn reift in den nächsten drei Wochen sehr rasch und wird in etwa zehn Wochen ausgebildet sein. Dann besitzen obere und untere Gliedmaßen sowie der Oberkörper die gleiche Sensibilität gegenüber äußeren Reizen wie beim Erwachsenen. Im Moment sind die Nerven noch sehr unreif, und Ihr Baby nimmt Lage, Schmerzen, Temperatur oder Berührung noch nicht wahr.

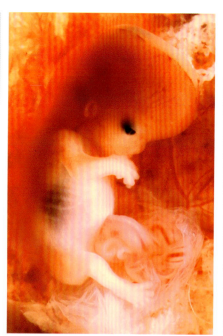

Wenn sich das Gehirn entwickelt, ist Ihr Baby in der Lage, mit Armen und Beinen größere Bewegungen auszuführen. Momentan sind seine Aktivitäten aber noch wenig koordiniert.

FRAGEN SIE EINEN ARZT

Ich habe Diabetes. Wie wirkt sich das auf meine Schwangerschaft aus? Ob Sie in der Schwangerschaft Diabetes bekommen (Schwangerschaftsdiabetes) oder bereits daran leiden – Sie brauchen eine spezielle Betreuung durch einen Diabetologen und einen Frauenarzt. Diabetes stellt in der Schwangerschaft ein besonderes Risiko dar, vor allem, wenn der Blutzuckerwert schlecht eingestellt ist.

Der Insulinbedarf steigt in der Schwangerschaft. Man wird Ihnen zeigen, wie Sie den Blutzucker selbst messen. Von den Ergebnissen hängt ab, ob Sie eine zusätzliche Diabetesbehandlung mit oraler Medikation oder Insulinspritzen benötigen.

Es besteht in der Schwangerschaft ein höheres Risiko für Bluthochdruck, Blutgerinnsel und Präeklampsie (s. S. 474). Eine diabetische Nierenerkrankung oder eine Netzhauterkrankung, bei der die Netzhaut in den Augen geschädigt wird, kann sich in der Schwangerschaft verschlimmern. Für Ihr Baby besteht ein erhöhtes Risiko für Fehlbildungen und Wachstumsstörungen.

IM BLICKPUNKT: ERNÄHRUNG

Leckerer Joghurt

Als kalziumreiche Zwischenmahlzeit ist Joghurt ideal. Empfehlenswert ist Joghurt mit probiotischen Bakterien – er fördert die Verdauung. Achten Sie darauf, dass der Joghurt aus pasteurisierter Milch hergestellt worden ist (zur Vermeidung einer Listerieninfektion, s. S. 114) und die Kühlkette nicht unterbrochen worden ist.

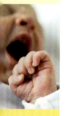

89. Tag

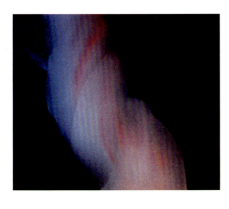

IHR BABY HEUTE

Diese Abbildung zeigt die Nabelschnur in Nahaufnahme. Man sieht die Nabelschnurarterien, durch die Blut vom Baby zur Plazenta fließt. Da die Nabelschnur keine Nerven besitzt, spürt Ihr Baby nichts davon – es weiß nicht einmal von der Existenz der Nabelschnur.

Sie und Ihr Partner entwickeln im Laufe der Zeit eine ganz eigene Beziehung zu Ihrem Baby.

In dieser Phase der Schwangerschaft spüren Sie noch keine Bewegungen Ihres Babys. Es wird auch noch dauern, bis es richtig hören kann (s. S. 238), aber Sie können durchaus eine Verbindung zu ihm herstellen. Manche Frauen sprechen viel mit ihrem Baby, andere nicht, manche laut, manche im stummen Zwiegespräch. Machen Sie es so, wie es für Sie richtig ist.

Bald wird Ihr Baby Ihre Stimme, die Ihres Partners und andere Geräusche, z. B. Musik, wahrnehmen. Vielleicht geben Sie Ihrem Baby schon einen ersten Kosenamen – etwas wie »Murmelchen« oder »Mäuschen« oder einen Namen, der für Sie Bedeutung hat. Es ist hilfreich, dem Baby eine Identität zu geben, dadurch wird die Kommunikation mit ihm persönlicher.

Wenn Sie die Schwangerschaft in manchen Kreisen immer noch geheim halten, müssen Sie nun besonders aufpassen, dass Sie sich nicht »verplappern«.

> **TATSACHE IST ...**
>
> **Die verschiedenen Bewegungen** Ihres Babys sind wichtig für seine Entwicklung.
>
> Indem Ihr Baby seinen Körper dreht und streckt, mit den Armen rudert und seinen Kopf bewegt, fördert es die normale Entwicklung von Haut, Knochen, Muskeln und Gelenken.

AKTIVITÄTEN, AUF DIE SIE IM ZWEITEN TRIMESTER VERZICHTEN SOLLTEN

Im 2. Trimester geht die Müdigkeit vorüber, und Sie haben wieder mehr Energie. Jetzt ist ein idealer Zeitpunkt, das Sportprogramm weiterzuführen und die Energie sinnvoll zu nutzen, bevor Sie später unbeweglich werden.

Es ist nur von Vorteil, wenn Sie im 2. Trimester Sport treiben, allerdings sollten Sie auf risikoreiche Sportarten verzichten. Das sind jegliche Aktivitäten, bei denen Sie stürzen könnten, die ein hohes Gleichgewichtsgefühl und hohe Beweglichkeit erfordern oder bei denen man längere Zeit auf dem Rücken liegt oder den Oberkörper stark dreht.

Die Verlagerung des Körperschwerpunkts durch den größeren Bauch erhöht die Gefahr zu stolpern oder zu fallen und damit das Verletzungsrisiko für Sie und Ihr Baby.

Auf folgende Aktivitäten sollten Sie im 2. (und auch im 3.) Trimester besser verzichten:
- Starke Anstrengung in großer Höhe (es sei denn, Sie sind daran bereits gut gewöhnt)
- Tauchen
- Straßenradfahren oder Mountainbiking
- Bergsteigen
- Skifahren, Snowboarden und Wasserski
- Eislaufen, Eishockey
- Reiten
- Bungee-Jumping

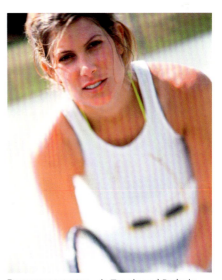

Partnersportarten wie Tennis und Badminton sind nun ideal, da das Verletzungsrisiko gering ist. Der Spielpartner sollte etwa die gleiche Spielstärke haben, nicht besser sein, damit Sie sich nicht zu stark verausgaben.

Die 13. Woche

90. Tag

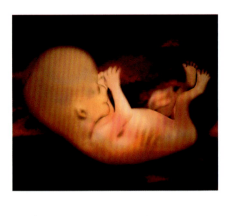

IHR BABY HEUTE

Die sich entwickelnden Augen sind nun nach vorne ausgerichtet, das rechte Ohr des Babys ist hier ebenfalls sichtbar. Ihr Baby liegt meistens in einer gekrümmten Position, oft mit überkreuzten Beinen, die Hände nahe am Gesicht.

Es ist nie zu früh, um sich zu überlegen, was man für das Baby alles braucht – auch wenn Sie noch nicht einkaufen gehen.

Nun, da Sie im »sichereren« zweiten Trimester sind, wollen Sie erste Teile der Babyausstattung besorgen – außer Sie sind abergläubisch und warten bis nach der Geburt. Für Einkäufe in diesem Trimester spricht, dass Sie jetzt unternehmungslustig sind. Später wird das Einkaufen mit dem Babybauch sehr anstrengend.

Auch wenn Sie noch nichts einkaufen, können Sie bereits planen. Fragen Sie Freunde, welchen Kinderwagen, welches Bettchen, welche Tragetücher und Autositze sie empfehlen. Vergleichen Sie Preise, um Ihre Ausgaben zu planen. Vielleicht können Sie sich von Freunden oder Verwandten auch Ausstattung ausleihen oder manches gebraucht kaufen.

Beim Kauf von Babykleidung halten Sie sich besser zurück, bis bekannt ist, wie groß Ihr Baby bei der Geburt etwa sein wird. Zudem werden Sie zur Geburt sicherlich manches geschenkt bekommen.

IM BLICKPUNKT: IHR KÖRPER

Wenn Haare sprießen ...

Die Hormonumstellung in der Schwangerschaft wirkt sich oft auf die Körperbehaarung aus. Hilfreiche Maßnahmen bei unerwünschtem Haarwuchs:

- **Rasieren Sie größere Bereiche,** zupfen Sie einzelne Haare.
- **Enthaarungscremes und Haarbleichmittel** sind vermutlich ungefährlich, doch es gibt nur wenige Studien dazu. Sie können durch die Haut aufgenommen werden.
- **Bei der Wachsmethode** oder einer Zuckerlösung beachten Sie bitte, dass die Haut sensibler ist.

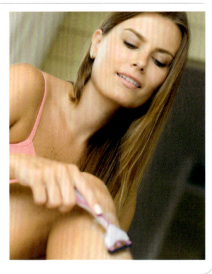

FRAGEN SIE EINE HEBAMME

Ich habe meinen Eltern mitgeteilt, dass ich schwanger bin, aber sie haben sehr negativ reagiert, weil sie meinen Partner ablehnen. Was kann ich tun? Lassen Sie ihnen erst einmal Zeit, die Neuigkeit zu verarbeiten. Ein gemeinsames Baby ist die intensivste Art der Bindung und bedeutet einen entscheidenden Einschnitt im Leben. Für Ihre Eltern ist das ein Signal, dass es Ihnen mit Ihrem Partner ernst ist.

Sobald sich die Gemüter beruhigt haben, bitten Sie Ihre Eltern, die Schwangerschaft als eine Gelegenheit zu betrachten, die Beziehung zu Ihrem Partner neu auszurichten und reinen Tisch zu machen. Versichern Sie ihnen, dass Sie beide sich sehr wünschen, dass sie aktiv Anteil am Leben ihres Enkels nehmen, und dass Sie gerne alle Unstimmigkeiten bereinigen würden, damit es nach der Geburt keine negativen Gefühle und Spannungen gibt.

Bestimmt ist alles vergessen, sobald Ihre Eltern ihr Enkelkind im Arm halten. Und die Tatsache, dass dieses Baby auch das Kind Ihres Partners ist, wird ihnen helfen, sich ihm offener zuzuwenden.

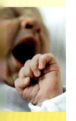

91. Tag

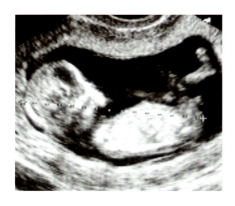

IHR BABY HEUTE

Eine solche 2-D-Ultraschallaufnahme in Schwarz-Weiß haben Sie bestimmt auch schon bekommen. Das Kind ist in Weiß zu sehen, das Fruchtwasser ist schwarz. Diese Form des Ultraschalls ist am besten geeignet, um die Größe des Babys zu messen.

Ihre Hormone haben für die Etablierung der Schwangerschaft ganze Arbeit geleistet; nun pendelt sich der Hormonspiegel ein.

TATSACHE IST ...

Das Immunsystem ist während der Schwangerschaft geschwächt, damit der Körper das Baby nicht abstößt.

Sie sind anfälliger für Erkältungen und Magenverstimmungen. Die Schwangerschaftshormone können eine verstopfte Nase verschlimmern.

Die morgendliche Übelkeit lässt mit Beginn des zweiten Trimesters nach. Vermutlich verursachen die raschen hormonellen Veränderungen, die im Frühstadium für die Etablierung und Aufrechterhaltung der Schwangerschaft erforderlich sind, die Übelkeit. Nun ist die Schwangerschaft etabliert, und die wichtigsten Organe Ihres Babys sowie das Versorgungssystem sind voll ausgebildet. Daher stabilisiert sich der Hormonspiegel, und die Übelkeit lässt nach.

Eine andere Theorie besagt, dass der Körper durch die Übelkeit das Baby in den frühen kritischen Entwicklungsphasen vor schädlichen Stoffen schützt. Daher entwickeln Sie einen natürlichen Widerwillen beispielsweise gegen Alkohol und Junkfood.

Hat die Übelkeit noch nicht nachgelassen, machen Sie sich keine Sorgen. Sie kann durchaus bis ins zweite Trimester andauern. Im Zweifelsfall wenden Sie sich an Ihren Arzt.

FRAGEN SIE EINE MUTTER

Mein Partner will keinen Sex mehr, seit ich schwanger bin. Wird er mich jemals wieder begehren?
Ja! Nehmen Sie diese Ablehnung von Sex nicht persönlich. Als ich schwanger war, wollte mein Mann nicht mit mir schlafen. Er hatte Angst, mir oder dem Baby zu schaden. Verschlimmert wurde das noch durch die Tatsache, dass es lange gedauert hatte, bis ich schwanger wurde, und dass die Schwangerschaft schwierig war mit starker Übelkeit.

Wir sprachen mit der Hebamme. Sie konnte meinen Partner beruhigen, dass er bei einem Eindringen dem Baby keinesfalls schaden könnte. Sie versicherte uns auch, dass ein geringeres sexuelles Bedürfnis eines oder beider Partner in der Schwangerschaft nicht ungewöhnlich sei. Obgleich viele Frauen in diesem Schwangerschaftsstadium ein erhöhtes sexuelles Verlangen empfinden, muss das keineswegs ebenso für den Partner gelten.

Sprechen Sie mit Ihrem Partner, um herauszufinden, was ihm Angst macht, und die eigenen Gedanken und Gefühle zu erklären. Lassen Sie dieses Thema nicht zum Streitpunkt zwischen Ihnen werden. Jedes Paar ist anders. Sie müssen miteinander sprechen, um Ihren Weg zu finden. Oft ist es hilfreich, mit der Hebamme, dem Arzt oder einer vertrauenswürdigen Freundin darüber zu sprechen.

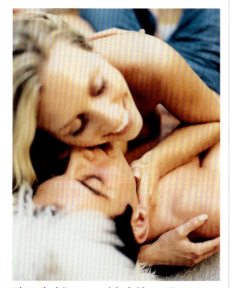

Die Intimität muss nicht leiden, selbst wenn Sie und Ihr Partner weniger Sex haben. Nehmen Sie sich Zeit für Zärtlichkeit, zeigen Sie Ihrem Partner, dass Sie körperliche Nähe suchen.

Die 13. Woche

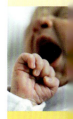

Die 14. Woche

IHRE FIGUR BEGINNT SICH ZU VERÄNDERN – ABER DAS NEHMEN NUR SIE SELBST WAHR.

Ihr Baby ist noch nicht so groß, dass Sie einen eindeutigen Babybauch haben. Aber Sie bemerken, dass Ihre Taille breiter wird. In diesem Stadium der Schwangerschaft sind viele Frauen wieder voller Schwung und fühlen sich sehr wohl. Gesunde Ernährung ist sehr wichtig, achten Sie auf eine optimale Kost. Ihr Körper braucht viel Eiweiß und ebenso Ihr Baby für sein rasches Wachstum.

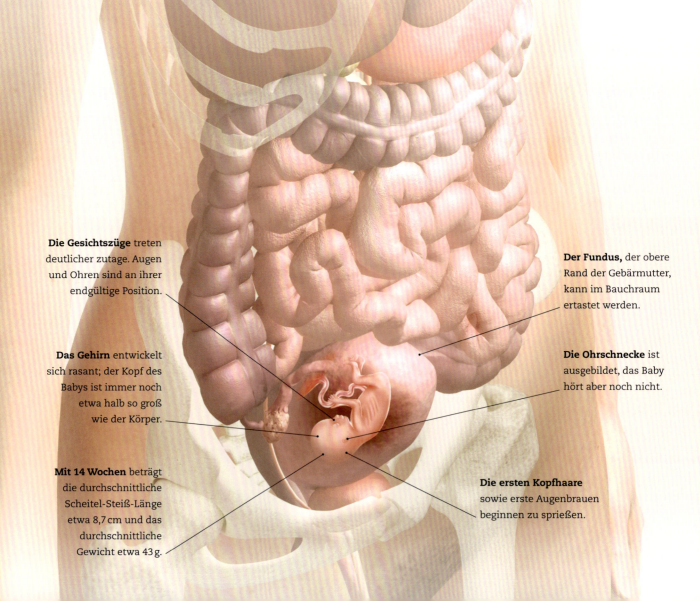

Die Gesichtszüge treten deutlicher zutage. Augen und Ohren sind an ihrer endgültige Position.

Das Gehirn entwickelt sich rasant; der Kopf des Babys ist immer noch etwa halb so groß wie der Körper.

Mit 14 Wochen beträgt die durchschnittliche Scheitel-Steiß-Länge etwa 8,7 cm und das durchschnittliche Gewicht etwa 43 g.

Der Fundus, der obere Rand der Gebärmutter, kann im Bauchraum ertastet werden.

Die Ohrschnecke ist ausgebildet, das Baby hört aber noch nicht.

Die ersten Kopfhaare sowie erste Augenbrauen beginnen zu sprießen.

92. Tag

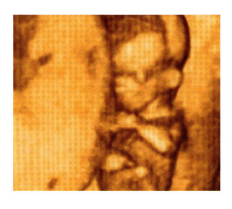

IHR BABY HEUTE

Die Knochen des Babys treten im Ultraschall heller hervor und sind gut zu sehen. Andere Körperteile sind schwieriger bestimmbar. Lassen Sie sich bei einer Ultraschalluntersuchung vom Arzt erklären, was man alles erkennen kann.

Erleichterung, Aufregung, Ängste – all diese Gefühle und viele andere mehr sind in diesem Schwangerschaftsstadium normal.

Sie fühlen sich körperlich sicher besser und sprühen vor Energie. Emotional erleben Sie aber weiterhin Höhen und Tiefen. Das ist völlig normal.

Dieses Schwangerschaftsstadium bringt viele Emotionen mit sich: Das Erreichen des zweiten Trimesters bedeutet einen Meilenstein. Sie haben Ihr Baby bei der Ultraschalluntersuchung das erste Mal gesehen (s. S. 138). Das Risiko einer Fehlgeburt ist sehr gering. Sie können nun sicher sein, ein Baby zu bekommen. Doch auf die Erleichterung, dass dieses Stadium erreicht ist, folgen oft neue Ängste.

Ein gutes Ventil für diese emotionalen Turbulenzen ist Bewegung. Da die Müdigkeit des ersten Trimesters vorüber ist, haben Sie mehr Lust auf Sport. Beim Sport werden Endorphine, Glückshormone, ausgeschüttet. Sie fördern Ihr emotionales wie körperliches Wohlbefinden. Achten Sie beim Training immer auf Sicherheit (s. Kasten unten).

> **TATSACHE IST …**
>
> **Sportliches Training** kann die Wehendauer verkürzen.
>
> Studien haben gezeigt, dass bei Frauen, die mäßig bis intensiv trainieren, die Wehen um bis zu drei Stunden kürzer sind. Sie erleben tendenziell einfachere Geburten als sportlich untrainierte Frauen.

> **AUF DEN KÖRPER HÖREN**
>
> **Besprechen Sie mit dem Arzt oder der Hebamme,** ob es Gründe für ein Sportverbot gibt. Bestimmte Erkrankungen wie eine Placenta praevia (s. S. 212) und eine Neigung zu vorzeitigen Wehen schließen sportliche Betätigung aus.
>
> Nutzen Sie beim Sporttreiben in der Schwangerschaft immer den gesunden Menschenverstand, und hören Sie auf Ihren Körper. Beim Herz-Kreislauf-Training ist die Pulskontrolle in der Schwangerschaft schwieriger, weil der Puls bereits in Ruhe erhöht ist. Der effektivste Maßstab für unbedenkliches Training ist daher der »Redetest«: Während der körperlichen Betätigung sollten Sie sich unterhalten können (aerobes Training). So vermeiden Sie, dass Ihr Baby möglicherweise zu wenig Sauerstoff erhält.
>
> Folgende Symptome weisen auf zu intensives Training hin oder verbieten Sport ganz:
> - Vaginale Blutung
> - Schwindel und Kopfschmerzen
> - Brustschmerzen oder starke Schmerzen im Unterleib
> - Extreme, plötzliche Muskelschwäche
> - Wadenschmerzen und Anschwellen der Beine
> - Austritt von Fruchtwasser
>
> Treten solche Symptome – auch kurzzeitig – auf, hören Sie sofort auf, und kontaktieren Sie den Arzt.

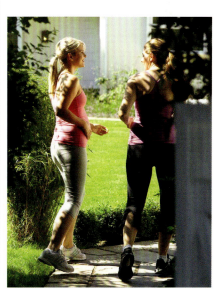

Statt einfach gemütlich zu schlendern, marschieren Sie in flottem Tempo. Dabei sollten Sie sich unterhalten können. Das gewährleistet ein angemessenes aerobes Training.

Die 14. Woche

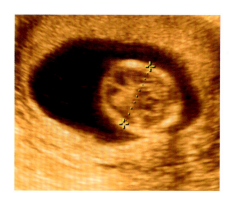

93. Tag

IHR BABY HEUTE

Dieser Ultraschall zeigt einen Querschnitt durch das Gehirn des Babys. Die beiden Gehirnhälften sind deutlich zu erkennen. Jetzt wird der Kopf regelmäßig vermessen, um die zeitgerechte und gesunde Entwicklung des Fötus zu kontrollieren.

Schon in diesem frühen Entwicklungsstadium scheidet Ihr Baby Urin aus, allerdings noch in sehr geringen Mengen.

Die Blase Ihres Babys füllt und leert sich nun alle 30 Minuten. Es schluckt Fruchtwasser, das in den Nieren gefiltert wird, und scheidet es als Urin wieder aus. Das Blasenvolumen ist noch sehr gering, es beträgt auch in der 32. Woche erst 10 ml. Der Urin ist stark verdünnt, weil die Niere noch kaum Wasser zurückgewinnen kann. Bis zur Geburt übernimmt die Plazenta den Großteil der Nierenfunktion.

Das Blutsystem verfügt nun über die Fähigkeit der Blutgerinnung. Bislang hatte die Plazenta diese Aufgabe übernommen und so das Risiko einer Blutung gesenkt. Ihr Baby bildet eine kleine Anzahl weißer Blutkörperchen, ist zur Infektionsabwehr aber weiterhin auf Ihre Blutkörperchen angewiesen. Seine roten Blutkörperchen enthalten Hämoglobin, das die Körperzellen mit Sauerstoff versorgt. Es besitzt verschiedene Formen von Hämoglobin, die sich vom mütterlichen unterscheiden. Sie haben einen niedrigeren Säuregehalt und binden sich leichter an Sauerstoff. Dadurch kann das Baby den Sauerstoff aus dem mütterlichen Hämoglobin für sich nutzen.

Die Füße entwickeln sich schnell – die Zehen bilden sich aus und trennen sich, wie auf diesem endoskopischen Bild zu sehen.

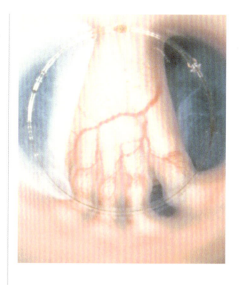

FRAGEN SIE EINEN ARZT

Ich erwarte Drillinge. Was ist anders bei meiner Vorsorge? Die üblichen Schwangerschaftskomplikationen treten häufiger auf, wenn mehr als ein Baby unterwegs ist. Das liegt zum Teil an dem höheren Hormonspiegel. Es bedeutet für den Körper harte Arbeit, drei Babys auszutragen und zu ernähren. Der Frauenarzt wird die Schwangerschaftsvorsorge gemeinsam mit Ihnen genau planen. Sie haben häufigere Vorsorgeuntersuchungen und mehr Ultraschalluntersuchungen, um den Gesundheitszustand und das Wachstum Ihrer Babys zu überwachen. Natürlich sind Risiken nie völlig kontrollierbar, doch wenn Sie regelmäßig zur Vorsorge gehen und auf Ihre Gesundheit achten, werden Sie höchstwahrscheinlich drei gesunde Babys bekommen.

Die Geburt erfolgt vermutlich per Kaiserschnitt. Durchschnittlich dauert eine Drillingsschwangerschaft 34 Wochen.

Informationen erhalten Sie auch bei der Selbsthilfegruppe »ABC-Club e. V.« (s. S. 481).

ZUM NACHDENKEN

Amniozentese

Bei der Amniozentese wird das Fruchtwasser untersucht, das das Baby umgibt. Sie erfolgt in der Regel in der 15. bis 18. Woche (s. S. 152 f.), insbesondere in folgenden Fällen:

■ **Wenn es in der Familie** oder bei früheren Schwangerschaften genetische Störungen gab.

■ **Wenn ein Screeningtest** (s. S. 142 f.) ein erhöhtes Risiko für eine Chromosomenstörung beim Baby ergeben hat.

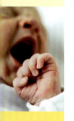

94. Tag

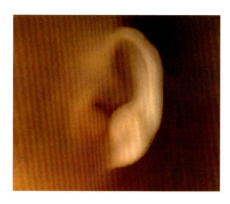

IHR BABY HEUTE

Es ist erstaunlich, wie viele Details am Körper Ihres Babys bereits ausgebildet sind. Diese Nahaufnahme des Ohrs zeigt, dass die schneckenförmige Ohrmuschel vollständig ausgebildet ist, obwohl das Baby noch nichts hören kann.

Ihre Taille wird breiter, und Ihre Figur verändert sich, obwohl der Babybauch in den nächsten Wochen noch kaum sichtbar ist.

In der 14. Woche stellen Sie, wenn Sie sich in Unterwäsche vor dem Spiegel betrachten, eine Veränderung Ihrer Figur fest. Doch Ihre Mitmenschen nehmen noch fast keine Veränderung wahr. Bei Frauen, die schon einmal schwanger waren, zeigt sich die Schwangerschaft früher als bei Erstgebärenden, weil die Bauchmuskulatur bereits gedehnt war und sich daher schneller weitet.

Viele Frauen sagen, in dieser Zeit sähen sie aus, als hätten sie einfach zugenommen. Sie fühlen sich dick, nicht schwanger! Doch nicht mehr lange, und Ihr Bauch wird für alle sichtbar sein.

Wenn Sie die richtige Kleidung tragen, fühlen Sie sich gleich viel wohler. Auf Seite 151 finden Sie Tipps, wie Sie Ihre Garderobe ohne große Kosten anpassen können.

FRAGEN SIE EINE HEBAMME

Ist es unbedenklich, Naturheilmittel anzuwenden? Alternative Therapien helfen bei bestimmten Schwangerschaftsbeschwerden. Konsultieren Sie unbedingt einen Therapeuten, der in der Behandlung Schwangerer erfahren ist. »Natürlich« bedeutet nicht »unbedenklich«. Wenden Sie nur Therapien an, die nachgewiesenermaßen sicher sind.

AROMAÖLE VERWENDEN

In der Aromatherapie werden Duftöle aus Pflanzen verwendet. Sie wirken bei manchen Beschwerden zuverlässig, doch nicht alle sind in der Schwangerschaft unbedenklich (s. rechts). Die Düfte müssen im angegebenen Verhältnis mit einem Trägeröl verdünnt werden. Das Öl kann ins Badewasser oder in eine Duftlampe gegeben oder als Körperöl einmassiert werden. Beachten Sie die Dosierungs- und Anwendungsanleitungen.

Folgende Öle können Sie verwenden:
- Lavendel
- Römische Kamille
- Rose
- Orange
- Bergamotte
- Grapefruit
- Zitrone
- Neroli
- Indisches Patschuli
- Krause Minze
- Teebaumöl
- Vetiver (Süßgras)

Aromaöle sind in der Anwendung für schwangere Frauen nicht erforscht. Angesichts bestimmter Eigenschaften ist es besser, auf Nummer sicher zu gehen. Verzichten Sie auf Öle, die eine krampffördernde Wirkung besitzen, sowie solche, die blutverdünnend wirken.

Verzichten Sie auf: Basilikum, Zedernholz, Zimt, Salbei, Zypresse, Knoblauch, Fenchel, Ysop, Jasmin, Wacholder, Zitronengras, Myrrhe, Schnittlauch, Poleiminze, Rosmarin, Majoran, Thymian, Pfefferminze.

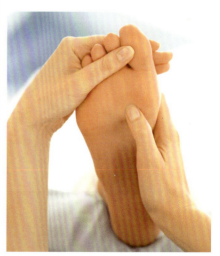

Bei der Reflexzonentherapie wird an den Händen und Füßen behandelt. Sie soll in der Schwangerschaft bei Übelkeit, Rückenschmerzen, Wasser im Gewebe und Schwellungen helfen.

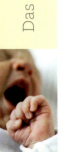

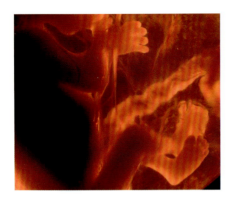

95. Tag

IHR BABY HEUTE

Egal, ob seine Beine überkreuzt sind oder nicht: In diesem Stadium ist es noch sehr schwierig, auf dem Ultraschallbild zu erkennen, ob Ihr Baby ein Junge oder ein Mädchen ist. Beide ähneln sich zu stark, um eine verlässliche Aussage zu ermöglichen.

Das zentrale Nervensystem, bestehend aus Gehirn und Rückenmark, besitzt nun alle wesentlichen Bestandteile.

Die entscheidende Entwicklung des zentralen Nervensystems ist vollzogen und setzt sich nun mit vier parallel verlaufenden Prozessen fort: Die Anzahl der Nervenzellen erhöht sich. Im sog. Migrationsprozess verändert sich ihre Lage – die Zellen wandern in ihre endgültige Position und übernehmen bestimmte Funktionen. Die Verbindungen zwischen den einzelnen Nervenzellen ordnen sich, und die Fasern werden ummantelt.

Das Wachstum des Nervensystems tritt in seine aktivste Phase. Der Kopf ist immer noch halb so groß wie der gesamte Babykörper. Auch wenn die meisten Nervenzellen in der Schwangerschaft gebildet werden, steigt die Anzahl noch im ersten Lebensjahr. Der Wanderungsprozess der Zellen ist in der 22. Woche weitgehend abgeschlossen. Durch die Entwicklung des Zentralnervensystems (ZNS) kann das Kind seine Position wahrnehmen und steuern.

> **FRAGEN SIE EINE HEBAMME**
>
> **Kann ich weiterhin joggen?** Wenn Sie eine trainierte Läuferin sind, spricht nichts dagegen. Aber gehen Sie es gelassen an – jetzt ist nicht die Zeit für einen Marathon!
> Wichtig ist, dass Sie sich nicht überhitzen. Joggen Sie nicht an heißen Tagen, und trinken Sie viel Wasser, bei jeder Temperatur. Tragen Sie Sportkleidung, die Ihre größer werdenden Brüste und Ihren Bauch stützt. Laufen Sie auf weichem Boden, um Ihre Gelenke, vor allem die Knie, nicht zu überlasten.

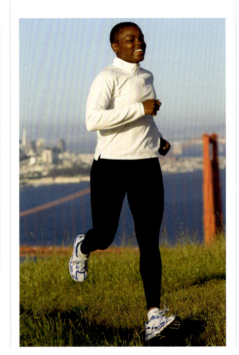

Entspanntes Joggen ist eine gute aerobe Aktivität, wenn Sie Laufen gewöhnt sind. Fangen Sie nicht jetzt damit an. Wechseln Sie im späteren Stadium zu zügigem Gehen.

IM BLICKPUNKT: ERNÄHRUNG

Vitamin C

Dieses wichtige Vitamin wird vom Körper nicht gespeichert und muss mit der Nahrung aufgenommen werden. Es hat mehrere Aufgaben, u.a. als schützendes Antioxidans. In der Schwangerschaft unterstützt Vitamin C mit Vitamin A und E das Immunsystem. Der regelmäßige Verzehr von Vitamin-C-haltigem Obst und Gemüse ist angebracht.

Vitamin C können Sie nicht überdosieren, da Überschuss mit dem Urin ausgeschieden wird. Als Supplement eingenommen wirken Vitamine jedoch anders. Sprechen Sie die eventuelle Einnahme eines Vitamin-C-Ergänzungsmittels mit Ihrem Arzt ab.

Vitamin C, etwa in Tomaten oder einem Glas Zitrussaft zum Essen, fördert die Eisenaufnahme. Das Vitamin zerfällt leicht, doch wenn Sie Gemüse in großen Stücken kochen, wenig Wasser verwenden und zügig servieren, verringern Sie den Verlust. Garen mit Dampf oder in der Mikrowelle erhält Vitamin C. Aufgewärmtes Gemüse enthält kaum noch welches, kochen Sie also nur, was Sie gleich verbrauchen.

96. Tag

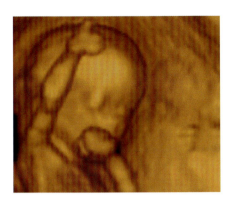

IHR BABY HEUTE

In diesem Stadium ist der Kopf zwar immer noch sehr groß, aber schon viel rundlicher. Da Kiefer und Hals länger werden, hebt sich das Kinn vom Hals. Im Ultraschall erkennt man den von den anderen Fingern abgespreizten Daumen.

Eine verstopfte Nase ist ein harmloses, aber lästiges Schwangerschaftssymptom, das oft auftritt und Schnarchen verursacht!

Stößt Ihr Partner Sie nachts leicht in die Seite, weil Sie ihn nicht schlafen lassen?
Viele schwangere Frauen schnarchen. Ursache ist vor allem das Anschwellen der Nasenschleimhaut, daneben tragen das erhöhte Gewicht und die Tatsache, dass Sie nachts auf den Rücken rollen, dazu bei.

Die verstopfte Nase ist Folge des in der Schwangerschaft erhöhten Blutvolumens im Körper. Das kann einen Blutandrang verursachen. Auch die Ohren können »zu« sein. Nasenbluten kommt in der Schwangerschaft ebenfalls häufig vor, manche Frauen haben es bei jedem Schnäuzen. Die Äderchen in der Nase sind sehr empfindlich und bluten aufgrund der intensiven Durchblutung leichter. Das Nasenbluten sollte jedoch sehr schwach sein.

Um das Nasenbluten zu stoppen, beugen Sie den Kopf nach vorne, und drücken Sie die Nase in der Mitte zusammen. Die Blutung sollte rasch aufhören. Wenn nicht, legen Sie eine Eispackung auf die Nase, damit sich die Blutgefäße zusammenziehen.

Bei sehr schwerem Nasenbluten gehen Sie ins Krankenhaus. Wenn die Nase häufig stark blutet, wenden Sie sich bitte an den Arzt.

FRAGEN SIE EINE ERNÄHRUNGSBERATERIN

Kann ich in der Schwangerschaft unbedenklich Erdnüsse und andere Nüsse essen? Erdnüsse und andere Nüsse sind für alle Schwangeren unbedenklich, solange keine Allergie vorliegt. Die anderslautende Empfehlung, während der Schwangerschaft auf den Verzehr von Erdnüssen zu verzichten, wurde mittlerweile revidiert. Greifen Sie bei Nüssen aber möglichst immer zu ungesalzenen Varianten. Folgende Gründe sprechen dafür, auch in der Schwangerschaft Nüsse zu essen:

- **Erdnüsse liefern Proteine,** gesunde Fette und Vitamin E.
- **Erdnüsse liefern außerdem** wertvolles Kupfer, das die Bildung der roten Blutkörperchen unterstützt.
- **Andere Nüsse wie Mandeln,** Paranüsse und Cashewkerne sind ebenfalls wertvoll, insbesondere für Vegetarier, da sie Mineralstoffe enthalten, die in der vegetarischen Ernährung oft fehlen.
- **Paranüsse enthalten sehr viel** Vitamin E und antioxidatives Selen, Mandeln und Haselnüsse viel Biotin.

IM BLICKPUNKT: VÄTER

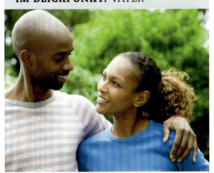

Vorfreude

Im 1. Trimester haben Sie vermutlich ungeduldig auf das Voranschreiten der Schwangerschaft gewartet und Ihre Partnerin in schwierigen Zeiten unterstützt. Nachdem nun die frühen Schwangerschaftsbeschwerden, wie Übelkeit und Müdigkeit, vorüber sind und das Risiko einer Fehlgeburt gering ist, stellen sich vielleicht neue Gefühle im Hinblick auf Ihre Zukunft ein.

Ihre Partnerin besitzt wieder viel Energie und Kraft. Wenn Sie sehen, wie sich ihre Figur verändert und ein Bäuchlein wächst, wird die Schwangerschaft auch für Sie realer, und an die Stelle von bangen Gefühlen treten Optimismus und Vorfreude.

97. Tag

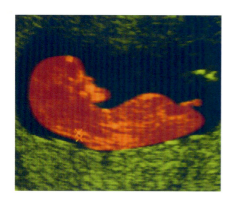

IHR BABY HEUTE

Auf dieser kolorierten Ultraschallaufnahme ist das Baby rot und die Plazenta grün dargestellt. Anhand der beiden Kreuze wird die Tiefe der Flüssigkeit in der Nackenfalte (s. S. 143) gemessen. Jetzt ist die letzte Gelegenheit für eine verlässliche Messung.

Ihr Baby wächst und wird jeden Tag kräftiger – dank seines lebenserhaltenden Versorgungssystems, der Plazenta.

Das rapide Wachstum Ihres Babys setzt sich fort, und sein Gewicht wird sich in den nächsten drei Wochen von 43 g auf 140 g erhöhen. Muskeln und Knochen wachsen weiter, die Gelenke sind ausgebildet, doch es dauert noch etwa drei Wochen, bis das Skelett verknöchert.

Für seine Ernährung ist Ihr Baby ganz und gar auf die Plazenta angewiesen. Umgebungsfaktoren haben noch kaum Einfluss auf die Größe des Babys; in den frühen Phasen der Schwangerschaft sind alle Babys annähernd gleich groß. Die Plazenta ist größer als Ihr Baby und versorgt es mit allen Nährstoffen, die es braucht. Zur Unterstützung seines Wachstums bezieht die Plazenta Aminosäuren – Eiweißbausteine für Muskeln und Organe – aus Ihrem Kreislauf.

IM BLICKPUNKT: ERNÄHRUNG

Bitte viel Eiweiß!

Sie und Ihr Baby müssen die ganze Schwangerschaft hindurch mit Eiweiß versorgt sein, das erfordern die Zellentwicklung beim Baby und bei der Plazenta sowie die Gewebeveränderungen, die Sie bei sich bemerken.

Die meisten Schwangeren decken ihren Bedarf (etwa 51 g) problemlos, da es in vielen Nahrungsmitteln enthalten ist. Das größte Risiko für einen Eiweißmangel besteht bei veganer oder eingeschränkter Ernährung. Viele verschiedene Nahrungsmittel zu jeder Mahlzeit, darunter Bohnen-, Erbsen- und Linsenprodukte sowie Getreide, Nüsse und Kerne, versorgen Veganer mit allen essenziellen Aminosäuren.

Mageres Fleisch, Fisch, Geflügel und Eier sind reich an Eiweiß. Essen Sie diese Lebensmittel regelmäßig. Damit erhalten Sie auch wichtige Vitamine und Mineralstoffe (s. S. 17).

Es ist deutlich zu erkennen, wie die Nabelschnur diesen 13 Wochen alten Fötus mit der Plazenta verbindet, die das Baby ernährt. Die faszinierenden Blutgefäße der Plazenta sind im Hintergrund sichtbar.

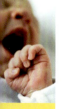

98. Tag

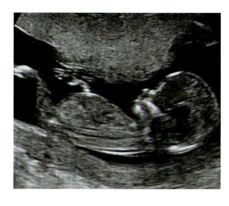

IHR BABY HEUTE

In dieser 2-D-Ultraschallaufnahme ist das Profil des Babys sehr gut sichtbar. Der Nasenknochen ist ebenso zu erkennen wie der Nasenrücken und die helleren Bereiche des Unter- und Oberkiefers. Die Nabelschnur steigt von der Mitte des Bauches auf.

Sie werden mit Informationen überschüttet – dem ist schwer zu entgehen. Es scheint, als hätte jeder einen guten Rat parat.

FRAGEN SIE EINEN ARZT

Warum sind Krampfadern in der Schwangerschaft häufig, und wie kann ich ihnen vorbeugen? Die Blutmenge steigt in der Schwangerschaft aufgrund des zusätzlichen Bedarfs des Babys und Ihres Körperumfangs um bis zu 30 Prozent. Zudem macht das Hormon Relaxin (das die Dehnbarkeit von Bändern und Gelenken erhöht) auch die Wände der Blutgefäße weicher. Die Blutgefäße erschlaffen, die höhere Blutmenge sowie das zusätzliche Gewicht des Babys machen anfällig für Krampfadern.

Folgende Maßnahmen wirken dem Auftreten von Krampfadern entgegen:
- **Meiden Sie längeres Stehen oder Sitzen in der gleichen Position.** Gehen Sie regelmäßig umher, und bewegen Sie dabei die Arme, um die Körperdurchblutung zu fördern.
- **Treiben Sie täglich Sport:** Herz-Kreislauf-Training verbessert die Durchblutung. Aquarobic ist empfehlenswert, da der Druck des Wassers die Durchblutung erhöht.
- **Schlafen Sie mit leicht erhöhten Füßen,** indem Sie am Bettende ein Kissen unter das Laken legen.

Eine Nebenwirkung der Schwangerschaft kennt wohl jede Frau: widersprüchliche Informationen und Ratschläge. Im einen Bericht heißt es, man solle dieses tun, eine Freundin sagt genau das Gegenteil. Das verunsichert sehr. Während Sie die Zeitung einfach zuklappen oder den Fernsehkanal wechseln können, ist das bei unerbetenen Ratschlägen schwieriger, vor allem von engen Verwandten. Sie brauchen die Unterstützung von Familie und Freunden, also wollen Sie niemanden vor den Kopf stoßen. Doch Sie sind nicht verpflichtet, alles anzunehmen. Weisen Sie aber auch nicht alles einfach zurück – mancher Rat mag durchaus hilfreich sein.

Werden Sie von einer Person andauernd mit guten Ratschlägen überhäuft, erklären Sie, dass Sie heute einmal nicht über die Schwangerschaft sprechen möchten. Oder Sie hören zu, lächeln freundlich und tun dann, was Sie für richtig halten. Sie können auch versichern, dass Sie um Rat bitten werden, wenn Sie ihn brauchen.

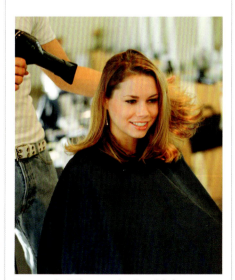

Das zweite Trimester ist der richtige Zeitpunkt, sich mit einer neuen Frisur zu verwöhnen, die Ihr strahlendes Aussehen noch unterstreicht.

IM BLICKPUNKT: IHR KÖRPER

Neue Frisur

- **Es ist nicht nachgewiesen,** dass Haarfärbemittel in der Schwangerschaft gefährlich sind. Die meisten Färbemittel enthalten Substanzen, von denen es unwahrscheinlich ist, dass sie – in solch kleinen Mengen angewandt – giftig wirken.
- **Im Zweifelsfall** verzichten Sie auf das Färben, nehmen Sie natürliche Färbemittel oder lassen Sie Strähnchen machen.
- **Wenn Sie die Haare selbst färben,** tun Sie das in einem gut belüfteten Raum. Tragen Sie dabei immer Handschuhe.

Die 14. Woche

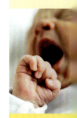

Die 15. Woche

SPRECHEN SIE MIT IHREM BABY – ES KANN IHRE STIMME WAHRNEHMEN.

Im zweiten Trimester blühen die meisten Schwangeren auch äußerlich im wahrsten Sinne des Wortes auf. Die Hormone sorgen für wunderschöne Haut und glänzende Haare. Genießen Sie diese Zeit und die Aufmerksamkeit, die Ihnen zuteil wird. Die Ohren Ihres Babys sind nun so weit ausgebildet, dass es Tonschwingungen wahrnimmt. Wenn es zur Welt kommt, wird es Ihre Stimme erkennen – und die Ihres Partners.

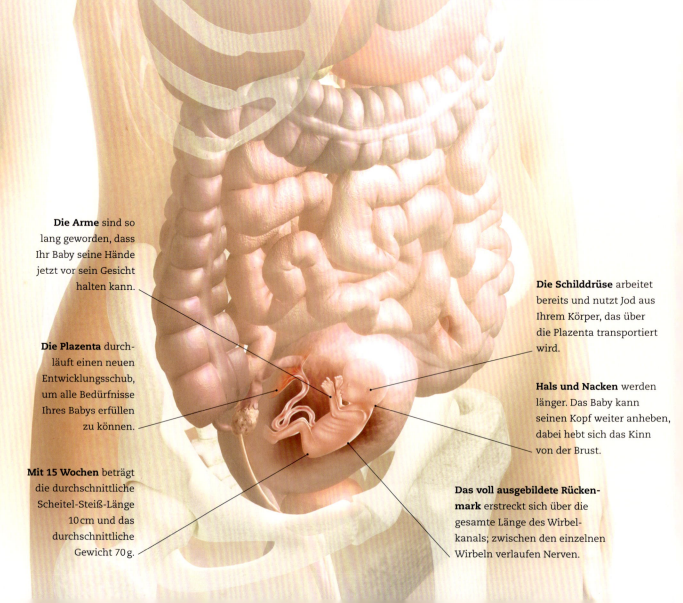

Die Arme sind so lang geworden, dass Ihr Baby seine Hände jetzt vor sein Gesicht halten kann.

Die Plazenta durchläuft einen neuen Entwicklungsschub, um alle Bedürfnisse Ihres Babys erfüllen zu können.

Mit 15 Wochen beträgt die durchschnittliche Scheitel-Steiß-Länge 10 cm und das durchschnittliche Gewicht 70 g.

Die Schilddrüse arbeitet bereits und nutzt Jod aus Ihrem Körper, das über die Plazenta transportiert wird.

Hals und Nacken werden länger. Das Baby kann seinen Kopf weiter anheben, dabei hebt sich das Kinn von der Brust.

Das voll ausgebildete Rückenmark erstreckt sich über die gesamte Länge des Wirbelkanals; zwischen den einzelnen Wirbeln verlaufen Nerven.

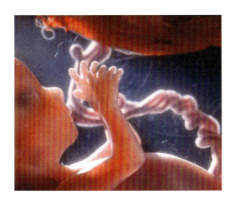

99. Tag

IHR BABY HEUTE

In diesem Stadium sind Unterarme, Handgelenke, Hände und Finger deutlich zu unterscheiden. Die Augen, als dunkle Bereiche hinter den verschlossenen Lidern sichtbar, sind von den Kopfseiten nach innen gewandert.

Lästige Schwangerschaftsbeschwerden sind vorüber, und während Sie auf Ihren Babybauch warten, fühlen Sie sich seltsam »normal«.

Im Moment fühlen Sie sich vielleicht gar nicht richtig schwanger. Der Beginn des zweiten Trimesters ist ein interessantes Durchgangsstadium: Sie wissen, dass Sie ein Baby erwarten – Sie haben es im Ultraschall gesehen –, aber Sie sehen nicht schwanger aus und fühlen sich vielleicht auch nicht schwanger. Das Baby spüren Sie erst in ein paar Wochen (s. S. 213). Die körperlichen Hinweise aus dem ersten Trimester – Übelkeit und Müdigkeit – haben stark nachgelassen oder sind ganz vorbei.

Viele Frauen berichten, dass sie sich völlig normal fühlen. Sie finden das seltsam, weil sie meinen, sie »müssten« etwas empfinden. Genießen Sie einfach diese Zeit, und schauen Sie das Ultraschallbild an, wenn Sie eine Bestätigung brauchen, dass die Schwangerschaft real ist. Im dritten Trimester werden Sie sich nach dieser Normalität sehnen.

DIE KRAFT VON OMEGA 3

Omega-3-Fettsäuren sind essenziell. Sie werden nur mit der Nahrung aufgenommen. Hauptlieferanten sind Fisch und Meeresfrüchte. Das Baby benötigt DHA und EPA für die Entwicklung der Augen, des Gehirns und des Nervensystems. Besonders im letzten Trimester sollten Sie viel DHA zuführen, weil das Gehirn des Babys nun schnell wächst. Ihr Körper kann auch etwas DHA speichern. Stillen Sie nach der Geburt, erhält Ihr Baby DHA über die Milch.

Die Richtlinien variieren, oft werden 200 mg DHA pro Tag empfohlen. Diesen Bedarf decken Sie leicht mit 140 g gebackenem Lachs (etwa 2 g DHA) oder 140 g gegrillter Makrele (2,5 g DHA). Weißfisch, wie Seebarsch und Kabeljau, enthält viel weniger. Besprechen Sie mit Ihrem Arzt die Einnahme von einem DHA-Supplement, falls Sie keinen Fisch essen.

Einige Studien haben bei Babys, deren Mütter in der Schwangerschaft Omega-3-Supplemente nahmen, eine bessere sprachliche und kognitive Entwicklung und einen höheren IQ festgestellt. Bevor man jedoch ein routinemäßiges Supplement empfehlen kann, sind weitere Studien erforderlich. Prüfen Sie jedes Supplement darauf, ob es für Schwangere geeignet ist, und meiden Sie Lebertran, dessen hoher Vitamin-A-Gehalt riskant ist.

IM BLICKPUNKT: VÄTER

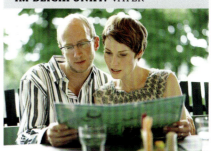

Zweisamkeit

Bemühen Sie sich, in der Schwangerschaft gemeinsame Auszeiten für sich und Ihre Partnerin einzuplanen. Einmal in der Woche abends ausgehen, übers Wochenende wegfahren, was Sie sich seit Ewigkeiten versprochen haben – machen Sie es jetzt! Das 2. Trimester ist auch eine gute Zeit für einen Urlaub (s. S. 185).

Eine Beziehung erlebt mit der Ankunft eines Babys fundamentale Veränderungen. Manche frischgebackenen Väter fühlen sich ausgeschlossen, vor allem in den ersten Wochen. Indem Sie jetzt Zeit füreinander haben, schaffen Sie ein starkes Band für die Zeit nach der Geburt und können mit Freude an die schöne Zeit in der Schwangerschaft zurückdenken.

Die 15. Woche

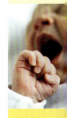

100. Tag

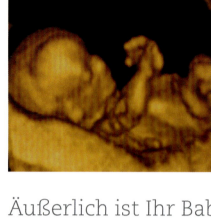

IHR BABY HEUTE

Auf diesem 3-D-Ultraschallbild liegt das Baby auf dem Rücken. Arme und Beine sind gewachsen, und das Baby kann sie frei bewegen. Der Kopf ist im Verhältnis zum Körper immer noch relativ groß, und die Stirn wölbt sich vor.

Äußerlich ist Ihr Baby gut entwickelt. Die inneren Organe reifen nun weiter aus – es passieren vielschichtige Veränderungen.

BERUFSTÄTIGKEIT

Schwangere Frauen haben bestimmte Rechte am Arbeitsplatz, die im Mutterschutzgesetz festgeschrieben sind. Die meisten Arbeitgeber sind zuvorkommend.

■ **Sie genießen in der Schwangerschaft Kündigungsschutz** bis vier Monate nach der Entbindung.

■ **Eine Frau, die erst nach der Kündigung von ihrer Schwangerschaft erfährt,** aber zur Zeit der Kündigung bereits schwanger war, hat 2 Wochen Zeit, dies dem Arbeitgeber mitzuteilen. Sie erhält dann rückwirkend Kündigungsschutz.

■ **Der Arbeitgeber ist verpflichtet,** Ihnen einen ungefährlichen Arbeitsplatz zur Verfügung zu stellen. Verboten sind der Umgang mit gefährlichen Stoffen, regelmäßiges Heben und Tragen von schweren Lasten, ständiges Stehen, häufiges Strecken, Beugen, Recken, Arbeit auf Leitern und Ähnliches, Akkord- und Fließbandarbeit, Nacht- und Sonntagsarbeit.

■ **Sie haben das Recht** auf Freistellung für die Vorsorgeuntersuchungen.

■ **Schwangerschaftsbeschwerden** gelten als Krankheit.

Der Hals Ihres Babys wächst, und es sieht immer mehr wie ein kleiner Mensch aus. Im Körperinneren entwickelt sich am Ansatz der Zunge die Schilddrüse. Sie wandert dann allmählich nach unten, bis sie über der Luftröhre liegt. Die Schilddrüse produziert das Hormon Thyroxin, wozu sie Jod nutzt, das über die Plazenta aus Ihrem Körper aufgenommen wird.

Die Nieren sind funktionsfähig. Die Nephrone in den Nieren werden länger und reifen aus. Diese wichtigen Funktionseinheiten der Niere ermöglichen die Filterung des Blutes und die Ausscheidung von Abfallstoffen aus dem Körper.

Neue Nephrone werden bis zur 37. Woche gebildet, und die Nieren werden während der gesamten Schwangerschaft jede Woche um etwa 1 mm länger.

FRAGEN SIE EINEN ARZT

Bei mir hat sich in der Mitte des Bauches eine dunkle senkrechte Linie entwickelt. Was ist das? Man spricht von der Linea nigra (schwarze

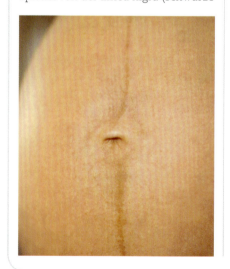

Linie), die durch Veränderungen in der Hautpigmentation entsteht. Sie bildet sich bei etwa 90 Prozent aller schwangeren Frauen aus. Bei dunklerem Hauttyp ist sie oft deutlicher wahrnehmbar.

Auch die Haut um die Brustwarzen sowie Sommersprossen, Leberflecken und Geburtsmale werden meist dunkler. Einige Frauen bekommen ein Chloasma, dunkle Flecken im Gesicht, auch »Schwangerschaftsmaske« genannt (s. S. 190 und 467). Diese Veränderungen entstehen durch das zusätzliche Östrogen in der Schwangerschaft, das die Melanin bildenden Zellen in der Haut beeinflusst. Die Farbveränderungen verblassen nach der Geburt des Babys.

101. Tag

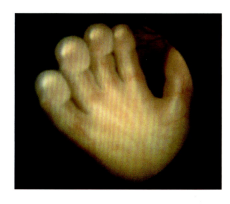

IHR BABY HEUTE

Die Hände sind in diesem Alter gut entwickelt, doch die Haut ist, wie man hier sieht, sehr dünn und durchscheinend, sodass die sich entwickelnden Fingerknöchelchen und die Blutgefäße sichtbar sind.

Die äußeren Geschlechtsorgane sind nun entwickelt, und das Geschlecht kann im Ultraschallbild erkannt werden.

Etwa zu diesem Zeitpunkt sind die äußeren Geschlechtsorgane bereits sichtbar. Als sich die Genitalien ungefähr in der vierten Woche zu entwickeln begannen, waren sie bei beiden Geschlechtern gleich. Sie bestanden aus dem Geschlechtshöcker (Tuberculum genitale) und den Geschlechtsfalten. Ab der sechsten Woche begannen sich schon leichte Unterschiede zu zeigen, abhängig von der Präsenz eines Y-Chromosoms (s. S. 200). In der 14. Woche hat sich bei Jungen der Geschlechtshöcker verlängert, um zum Penis zu werden, und die Geschlechtsfalten sind zum Skrotum verschmolzen. Bei Mädchen verschmelzen die Geschlechtsfalten nicht und bilden die Schamlippen, während der Geschlechtshöcker zur Klitoris wird.

WAS TIERE KÖNNEN

Das Zusammenleben mit einem Hund oder einer Katze in früher Kindheit kann das Asthma-Risiko senken. Mit Katzen lebende Kinder haben eher Antikörper gegen eine Katzenallergie. Lassen Sie Ihr Baby nicht mit Hund oder Katze allein.

FRAGEN SIE EINE HEBAMME

Was kann ich gegen meine Verstopfung tun? Dies ist ein typisches Problem in der Schwangerschaft, vor allem weil das Hormon Progesteron die Darmfunktion verlangsamt. Viele Frauen bewegen sich in der Schwangerschaft weniger, was ebenfalls zu Verstopfung beiträgt. Auch Eisentabletten begünstigen Darmträgheit. Das können Sie tun:

■ **Mehr Ballaststoffe:** Essen Sie Vollkornprodukte, Gemüse und Obst. Pflaumen enthalten Sorbitol und Ballaststoffe – essen Sie eine bis zwei mit Ihrem Frühstücksmüsli. Trinken Sie viel, um den Stuhlgang anzuregen.

■ **Natürliche Mittel:** Studien zufolge führen die Flohsamenschalen der Pflanze *Plantago ovata* effektiv ab, ebenso wie gemahlene Leinsamen.

■ **Probieren Sie die Reflexzonentherapie:** Die Reflexzonentherapie hat sich als wirksame Behandlungsmethode erwiesen. In einer Studie zeigte sich bei 85 Prozent der behandelten Frauen ein positives Ergebnis – regelmäßiger Stuhlgang.

Suchen Sie einen Therapeuten auf, der in der Behandlung von Schwangeren Erfahrung hat, oder versuchen Sie es einmal selbst. Massieren Sie die Fersenunterseite und die Fußwölbung, indem Sie den Daumen gleichmäßig und fest über die Fußsohle schieben.

■ **Massage:** Rühren Sie zwei Tropfen Bergamotteöl in einen Esslöffel Trägeröl, z. B. Traubenkernöl, und massieren Sie damit vorsichtig Ihren Bauch.

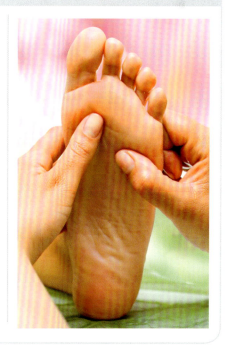

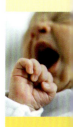

Die 15. Woche

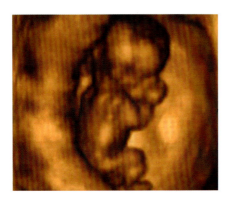

102. Tag

IHR BABY HEUTE

In dieser Abbildung liegt die Plazenta links vom Baby. Sie ist immer noch sehr viel größer als das Baby und wächst schneller. So bereitet sie sich darauf vor, die Bedürfnisse des Babys zu befriedigen, das sie später in Größe und Gewicht überholen wird.

Für ein effektives Funktionieren der Plazenta müssen die Arterien der Gebärmutterwand mit mütterlichem Blut versorgt werden.

Die Plazenta durchläuft nun einen zweiten Wachstumsschub, der fast sechs Wochen dauert. Die äußere Zellschicht der Plazenta dringt in die gewundenen Arterien der Gebärmutter vor und zerstört dabei ihre Muskelwand. Dadurch weiten sich die Arterien, was den Blutfluss begünstigt. Diese Veränderung betrifft nur die Arterien, die von der Plazenta überdeckt sind (80–100 Gefäße). Wenn die Plazentazellen zu tief eindringen, wird die Verbindung zum Gebärmuttermuskel zu fest und löst sich nach der Entbindung nur schwer. Dringen zu wenige Zellen ein, verringert sich der Blutwiderstand nicht genügend. Dann erhöht sich das Risiko, dass die Mutter eine Präeklampsie entwickelt (s. S. 474) und das Baby nicht genügend wächst.

TATSACHE IST ...

Auf Hawaii glaubt man, dass die Plazenta ein Teil des Kindes ist.

Es ist Tradition, die Plazenta mit einem Baum einzupflanzen, der dann mit dem Kind heranwächst.

FRAGEN SIE EINE HEBAMME

Kann ich Bräunungscremes verwenden? Vermutlich sind Bräunungscremes unbedenklich; allerdings gibt es keine Untersuchungen an schwangeren Frauen, daher sind die Auswirkungen nicht bekannt. Gehen Sie auf Nummer sicher, und verzichten Sie ganz darauf. Außerdem schützen Bräunungscremes die Haut nicht. Sie müssten zusätzlich Sonnencreme auftragen, wenn Sie in die Sonne gehen.

Nehmen Sie keine Bräunungskapseln. Manche enthalten für das Ungeborene gefährliche Stoffe. Auch Betacarotin ist für das Ungeborene schädlich. Diese Präparate können Hepatitis und Augenschäden verursachen und die Hautpigmentation insgesamt verstärken.

SCHLAFMITTEL

Auch wenn Sie nicht mehr ständig zur Toilette müssen und kaum mehr Beschwerden haben, bleibt das Schlafen oft auch im 2. Trimester der Schwangerschaft ein Problem. Vielleicht haben Sie während dieser so einschneidenden Lebensphase besonders lebhafte Träume, die den Schlaf stören. Doch auch wenn Sie sich gut fühlen, ist es wichtig, genügend Schlaf zu finden – schließlich arbeitet Ihr Körper auf Hochtouren, um dieses neue Leben zu erschaffen. So finden Sie mehr Schlaf:
- Trinken Sie vor dem Schlafengehen ein warmes Milchgetränk oder essen Sie einen Joghurt.
- Geben Sie ein paar Tropfen Lavendelöl auf Ihr Kopfkissen oder ins Badewasser (s. rechts).
- Verzichten Sie auf Koffein (s. S. 16), und trinken Sie abends Kamillentee.
- Nehmen Sie vor dem Schlafengehen ein Bad, und geben Sie einige Tropfen entspannendes Lavendelöl dazu. Das Wasser darf nicht zu warm sein, da es sonst anregt.

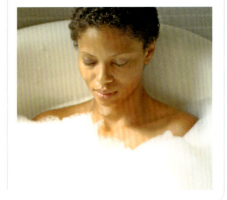

103. Tag

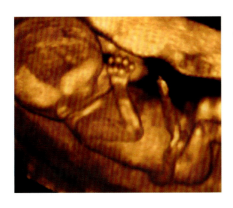

IHR BABY HEUTE

Auf diesem 3-D-Ultraschallbild hält das Baby die Hände vors Gesicht. Die Knie wirken »knubbelig«, jeder Knochen ist deutlich sichtbar – ebenso wie die weiche Stelle auf dem Kopf: Eine Membran schützt das Gehirn und ermöglicht gleichzeitig sein Wachstum.

Bestimmt bekommen Sie Komplimente, weil Sie in diesem Stadium der Schwangerschaft rosig und gesund aussehen.

Als »rosig« und »blühend« wird das Aussehen schwangerer Frauen oft beschrieben, vor allem im zweiten Trimester. Sie entsprechen dem Idealbild einer Frau mit kräftigem, glänzendem Haar, makelloser Haut und gesunder Röte.

Das gute Hautbild verdanken Sie dem Hormon Östrogen (Schwangerschaftshormone können auch eine positive Wirkung haben!) und der verstärkten Durchblutung der Haut. Die vielen Blutgefäße direkt unter der Haut setzen der Blässe und dem müden Aussehen ein Ende. Die Drüsen sondern auch mehr Hautfett ab, was der Haut Glanz verleiht.

Infolge hormoneller Veränderungen wird auch das Haar dicker. Während der Schwangerschaft fallen weniger Haare aus, und der Haarwuchs ist dichter. Nach der Geburt verstärkt sich der Haarausfall, weil Sie die Haare, die in den neun Monaten nicht ausgegangen sind, ebenfalls verlieren. Der normale Haarausfall beträgt 100–125 Haare am Tag; nach der Geburt können Sie 500 Haare am Tag verlieren.

Wenn Sie meinen, diesem Idealbild nicht zu entsprechen, liegt das vielleicht daran, dass Sie sich selbst nicht so sehen können, vor allem wenn Sie noch an Beschwerden leiden. Wenn Sie müde sind, sprechen Sie mit dem Arzt. Vielleicht besteht eine Anämie, und Sie benötigen mehr Eisen (s. S. 154).

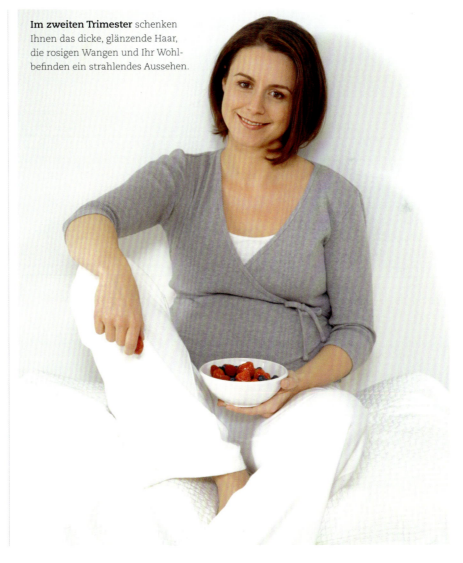

Im zweiten Trimester schenken Ihnen das dicke, glänzende Haar, die rosigen Wangen und Ihr Wohlbefinden ein strahlendes Aussehen.

Die 15. Woche

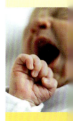

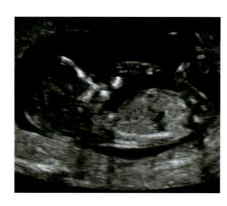

104. Tag

IHR BABY HEUTE

Ihr Baby schluckt jetzt regelmäßiger Fruchtwasser; dieses gelangt in den Magen (hier als dunkler Kreis in der Bauchmitte zu erkennen). Die winzige Blase ist ebenfalls sichtbar – das schwarze, flüssigkeitsgefüllte Gebilde im kleinen Becken.

Das Neuralrohr (Grundlage für das Rückenmark) hat sich in den ersten Wochen entwickelt. Nun ist das Rückenmark ausgebildet.

Rückenmark und Wirbelkanal entwickeln sich zunächst parallel, doch während Ihr Baby länger wird, wächst das Rückenmark nicht im selben Maße. Aufgrund des unterschiedlich schnellen Wachstums endet das Rückenmark auf Höhe der mittleren Lendenwirbelsäule zwischen den Hüften und der untersten Rippe.

Die Nerven, die das Rückenmark unterhalb der Mitte der Lendenwirbelsäule verlassen, treten weiterhin zwischen den untersten Wirbeln aus, verlängern sich aber. Beim erwachsenen Menschen endet das Rückenmark etwas höher als beim Neugeborenen.

Weil das Rückenmark nicht die gesamte Länge des Wirbelkanals ausfüllt, befindet sich im unteren Abschnitt ein Raum mit Flüssigkeit.

TATSACHE IST …

Ihr Baby erlebt Ihre Lieblingsfernsehsendung mit!

Eine vergleichende Studie zeigte, dass Babys die Erkennungsmelodie einer Sendung, die ihre Mütter in der Schwangerschaft angeschaut hatten, nach der Geburt wiedererkannten. Sie wurden dabei ruhig und »aufmerksam«, während andere Babys sie ignorierten.

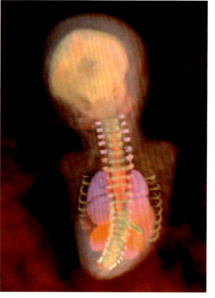

In dieser Computerabbildung sind die inneren Organe des Fötus, Schädel, Wirbelsäule und Brustkorb sichtbar. Die Lungenflügel (pink) sind durch den Brustkorb geschützt; die Nieren (rot) liegen darunter.

FRAGEN SIE EINEN ARZT

Wann kann mein Baby am Daumen lutschen? Ultraschallaufnahmen zeigen, dass Babys schon in der 12.–14. Schwangerschaftswoche am Daumen lutschen. In diesem Alter ist das jedoch wohl eher ein Reflex, da das Gehirn die Bewegungen noch keineswegs bewusst steuern kann.

Einige Forschungen lassen vermuten, dass es einen Zusammenhang gibt zwischen dem bevorzugten Daumen und der späteren stärkeren Körperseite. Wenn das Ungeborene z. B. lieber am rechten Daumen lutscht, schläft es nach der Geburt lieber mit nach rechts geneigtem Kopf. Möglicherweise gibt diese Bevorzugung auch einen Hinweis auf die spätere Links- oder Rechtshändigkeit.

ENERGIE FÜR IHR BABY

Sie versorgen Ihr Baby während der ganzen Schwangerschaft mit Energie. Alle Energie, die es benötigt, bekommt es von Ihnen. Glukose aus Ihrem Blut gelangt über die Plazenta in den Blutkreislauf des Babys. Ihr Blutzuckerspiegel ist höher als der Ihres Babys, um diesen Prozess zu unterstützen. Protein in Form von Aminosäuren (den Bausteinen von Protein) wird aktiv durch die Plazenta transportiert, daher ist der Aminosäurenspiegel im Blut Ihres Babys immer höher als in Ihrem Blut.

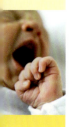

105. Tag

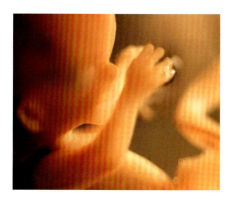

IHR BABY HEUTE

Die Profilaufnahme zeigt, dass der Nasenrücken flach ist und die Augen das Gesicht noch immer dominieren. Der Kiefer wird länger, das Kinn hebt sich weiter von der Brust. Die Hände (mit gestreckten Fingern) sind in einer typischen Stellung – nahe am Gesicht.

Suchen Sie sich eine möglichst angenehme Schlafposition. Dann stehen Sie die Schwangerschaft gut ausgeruht durch.

IM BLICKPUNKT: IHR BABY

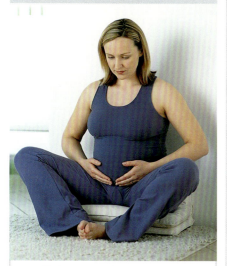

Ruhige Zeiten

Phasen, in denen Sie sich in Ruhe auf Ihr Baby konzentrieren können, bieten eine wertvolle Gelegenheit, die Bindung zu intensivieren und sich zu entspannen. Stellen Sie sich dabei vor, wie Ihr Baby im Fruchtwasser schwimmt.

Testen Sie diese »Schmetterlingshaltung« mit aneinandergelegten Fußsohlen. Legen Sie die Hände auf den Bauch, massieren Sie Ihr Baby sanft. Denken Sie an Ihr Baby, und atmen Sie alle Nebengedanken aus.

Ihr Bauch wird größer, und es fällt Ihnen vor allem nachts immer schwerer, eine angenehme Liegeposition zu finden. In der zweiten Schwangerschaftshälfte sollten Sie nicht mehr auf dem Rücken schlafen. Also probieren Sie schon jetzt neue Positionen aus. In Rückenlage drückt das Gewicht der Gebärmutter auf die großen Venen, die Blut zum Herzen zurückbringen. Das kann Schwindel, niedrigen Blutdruck und eine mangelhafte Durchblutung der Gebärmutter verursachen. Idealerweise liegen Sie auf der linken Seite (aber die rechte Seite schadet Ihrem Baby auch nicht). Linksseitiges Liegen verbessert die Durchblutung der Plazenta und unterstützt die Ausscheidung von Flüssigkeit und Stoffwechselprodukten durch die Nieren. Keine Sorge, wenn Sie in Rückenlage aufwachen: Drehen Sie sich einfach wieder auf die Seite, und stützen Sie sich, wenn nötig, mit Kissen ab.

Sie können auch noch auf dem Bauch liegen (Ihr Baby ist im Fruchtwasser sicher abgepolstert), doch je runder der Bauch wird, umso schwieriger wird die Bauchlage.

FRAGEN SIE EINEN ARZT

Mein Frauenarzt ist sehr freundlich, aber immer in Eile. Wie kann ich ihn dazu bewegen, auf meine Fragen einzugehen? Das ist leider nach wie vor ein häufiges Problem. Die Termine in Arztpraxen liegen oft sehr eng, und Ärzte werden für ausführliche Beratungsgespräche nicht ausreichend honoriert. Meist bleibt kaum mehr Zeit als für die notwendigen Untersuchungen.

Dennoch sollten Sie natürlich Ihre Fragen stellen können und zufriedenstellende Antworten bekommen. Schreiben Sie sich die Fragen vorab auf, sodass Sie sie rasch bei der Hand haben, präzise fragen können und nichts vergessen. Manches kann Ihnen schon die Sprechstundenhilfe beantworten. Meist hat der Arzt auch Informationsbroschüren u. Ä. zum Weiterlesen für Sie.

Es ist ganz entscheidend, dass Sie sich bei der Vorsorge von Ihrem Arzt gut betreut und ernst genommen fühlen und die Möglichkeit haben, auch Ihre Ängste, Zweifel und Unsicherheiten anzusprechen. Die meisten Ärzte wissen um diese Notwendigkeit und versuchen, im Rahmen ihrer zeitlichen Möglichkeiten auf ihre Patientinnen einzugehen.

Die 15. Woche

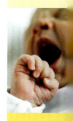

Die 16. Woche

NUN WIRD DER BABYBAUCH SICHTBAR, UND DIE WELT BEMERKT, DASS SIE SCHWANGER SIND.

An manchen Tagen sind Sie mächtig stolz auf Ihren wachsenden Bauch, an anderen trauern Sie Ihrer schlanken Linie nach. Freuen Sie sich über die Veränderungen Ihrer Figur – bestimmt gefällt es auch Ihrem Partner. Viele Paare haben in dieser Phase ein verstärktes Interesse an Sex. Haben Sie irgendwelche Fragen dazu, sprechen Sie mit dem Arzt oder der Hebamme bei der nächsten Untersuchung darüber.

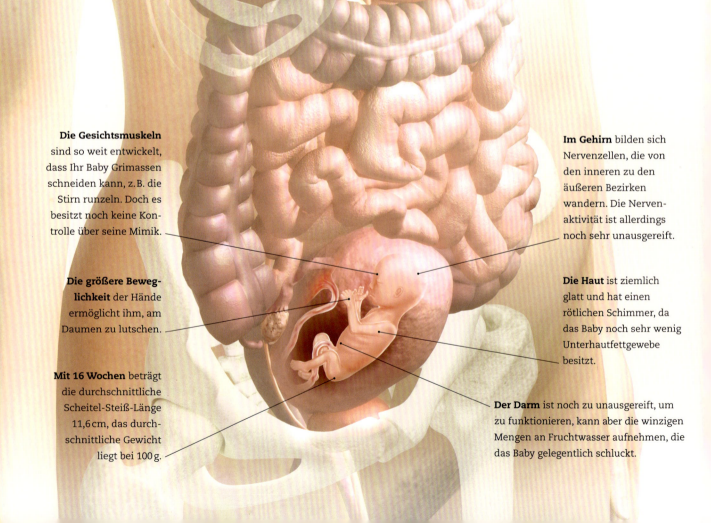

Die Gesichtsmuskeln sind so weit entwickelt, dass Ihr Baby Grimassen schneiden kann, z. B. die Stirn runzeln. Doch es besitzt noch keine Kontrolle über seine Mimik.

Die größere Beweglichkeit der Hände ermöglicht ihm, am Daumen zu lutschen.

Mit 16 Wochen beträgt die durchschnittliche Scheitel-Steiß-Länge 11,6 cm, das durchschnittliche Gewicht liegt bei 100 g.

Im Gehirn bilden sich Nervenzellen, die von den inneren zu den äußeren Bezirken wandern. Die Nervenaktivität ist allerdings noch sehr unausgereift.

Die Haut ist ziemlich glatt und hat einen rötlichen Schimmer, da das Baby noch sehr wenig Unterhautfettgewebe besitzt.

Der Darm ist noch zu unausgereift, um zu funktionieren, kann aber die winzigen Mengen an Fruchtwasser aufnehmen, die das Baby gelegentlich schluckt.

106. Tag

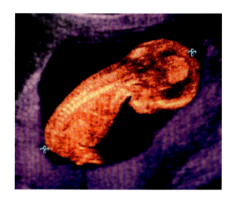

IHR BABY HEUTE

Auf diesem kolorierten Ultraschallbild sieht man die Wirbelsäule besonders deutlich. Die blauen Kreuze oben am Kopf des Babys und am Gesäß bezeichnen die Punkte, zwischen denen die Scheitel-Steiß-Länge gemessen wird.

Ihr Bauch ist in dieser 16. Schwangerschaftswoche deutlich zu erkennen, und Sie werden erstaunt sein, wie schnell er wächst.

Etwa ab jetzt sehen Sie wirklich schwanger aus, d. h., Sie haben nicht nur eine etwas breitere Taille, sondern eindeutig ein Bäuchlein. Die Blicke der Mitmenschen wandern nun zu Ihrem Bauch. Wollen Sie die Schwangerschaft in manchen Lebensbereichen noch verheimlichen, müssen Sie weite Kleidung tragen.

Manche Frauen bekommen vorne einen niedlichen kleinen Bauch, bei anderen erstreckt er sich über das gesamte Becken. Größe und Form des Schwangerschaftsbauches sind individuell verschieden, also stellen Sie keine Vergleiche an. Der Volksmund behauptet, dass bei einem nach vorne ausgerichteten Bauch ein Junge unterwegs ist, bei einem über die Hüften gehenden Bauch ein Mädchen – dafür gibt es keinerlei Belege.

Vielleicht wollen Sie nun ein paar Teile Umstandskleidung einkaufen (s. S. 179).

TATSACHE IST ...

Zwillinge entwickeln lange vor der Geburt eine Bindung zueinander.

Per Videotechnik hat man die Beziehung von Zwillingen in der Gebärmutter beobachtet. Sie kommunizieren und fassen sich an den Händen.

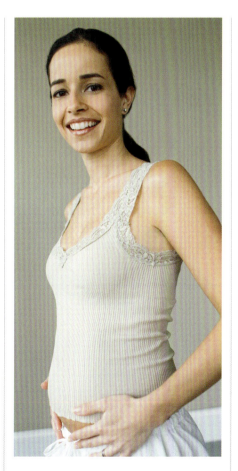

Wenn Sie weite Kleidung tragen, muss Ihr Babybauch für die Mitmenschen noch nicht sichtbar sein. Zwar verändert sich die Figur kontinuierlich, doch manche Frauen finden, dass ihr Bauch in manchen Wochen schneller wächst als in anderen.

ERNÄHRUNG

Ich wache nachts immer wieder vor Hunger auf. Was soll ich tun? In der Schwangerschaft sind Nachtmahlzeiten nichts Ungewöhnliches, allerdings lästig, vor allem wenn man sowieso Schlafprobleme hat.

Beugen Sie nächtlichem Hunger mit einem kleinen Imbiss vor dem Schlafengehen vor. Essen Sie komplexe Kohlenhydrate (s. S. 14), die Glukose langsam freisetzen.

■ **Geeignet sind Haferflocken** oder Vollkorn-Frühstücksflocken. Essen Sie zum Abendessen statt Pasta oder Kartoffeln Vollkorn-Quinoa oder Naturreis.

■ **Tryptophan,** eine in Eiern, Milchprodukten, Thunfisch und Pute enthaltene Aminosäure, fördert den Schlaf, weil es Serotonin produziert, eine Chemikalie, die sich auf alle Gehirnfunktionen auswirkt.

■ **Ein Imbiss neben dem Bett,** etwa Nüsse, ein Joghurt oder ein halbes Sandwich, hilft Ihnen, Ihren Hunger nachts zu stillen. Wickeln Sie das Essen in Frischhaltefolie. Nicht verzehrte Snacks können Sie dann auch noch zum Frühstück essen.

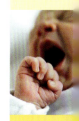

107. Tag

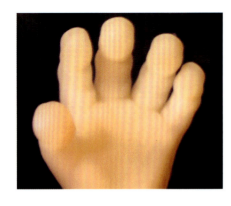

IHR BABY HEUTE

Die Fingerspitzen sind markant, aber die Finger noch ziemlich kurz. Jeder Finger bewegt sich unabhängig von den anderen. Hier sehen Sie die bequemste Handhaltung: Daumen und Finger sind gestreckt, nicht zur Faust geballt.

Es ist unwahrscheinlich, dass Sie bereits Bewegungen spüren, aber Ihr Baby wird in der Gebärmutter zunehmend aktiv.

Jetzt ist Ihr Baby schon bis zu fünf Minuten am Stück in Bewegung. In den nächsten Wochen spüren Sie irgendwann ein leichtes »Schmetterlingsflattern« (s. S. 193). Sie nehmen nur die Bewegungen wahr, bei denen Ihr Baby die innere Muskelwand der Gebärmutter berührt.

Die Plazenta wirkt wie ein Kissen und federt die Kraft der Bewegungen des Babys ab. Aus diesem Grund spüren Frauen mit einer Vorderwandplazenta (sie liegt an der Vorderseite der Gebärmutter – zur Bauchdecke hin) die Bewegungen viel später als Frauen mit einer Plazenta, die an der Rückseite der Gebärmutter liegt.

Das Gehirn entwickelt sich weiter. Die Nervenzellen, die die äußere Schicht des Gehirns, die graue Gehirnsubstanz, bilden werden, entstehen in der Mitte des Gehirns und wandern nach außen in ihre endgültige Position. Dieser Prozess vollzieht sich schubweise von der achten bis zur 16. Woche. Der Wanderungsprozess ist erst in der 25. Woche abgeschlossen, Nervenimpulse können ab der 29. Woche festgestellt werden. Auch danach reift die graue Gehirnsubstanz weiter aus und bildet während der gesamten Schwangerschaft Nervenverbindungen im Gehirn. Der Körper wird länger und das Verhältnis des Kopfes zum Körper ausgeglichener.

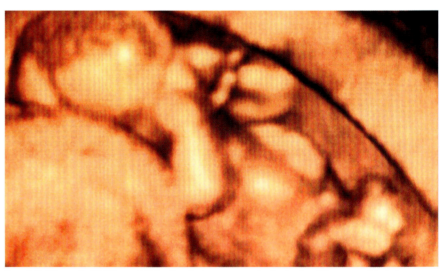

Das 3-D-Ultraschallbild ermöglicht durch Computertechnik ein detaillierteres Bild als konventionelle 2-D-Ultraschallbilder. Hier sieht man einen 15 Wochen alten Fötus in der Gebärmutter. In diesem Stadium sind alle Organe ausgebildet, ebenso wie die Stimmbänder.

FRAGEN SIE EINEN ARZT

Schaden Sonnenbank und Whirlpool meinem ungeborenen Baby? Es gibt zwar keine Beweise für eine schädliche Wirkung, doch Berichte darüber, dass ein Anstieg der mütterlichen Körpertemperatur, wie er auf der Sonnenbank oder im Whirlpool möglich ist, die Körpertemperatur des Fötus erhöhen kann. Bei einer Temperatur über 39 °C könnte ein Zusammenhang mit Missbildungen der Wirbelsäule bestehen. Eine lang anhaltende Überwärmung des Körpers kann eine Gehirnschädigung verursachen. Die Temperatur des Fruchtwassers kann ebenfalls ansteigen; ein starker Anstieg der mütterlichen Körpertemperatur führt möglicherweise zu Problemen bei der Blutversorgung des Babys. Also seien Sie vorsichtig.

108. Tag

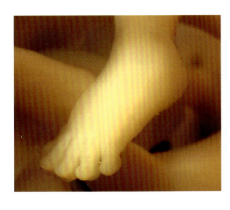

IHR BABY HEUTE

Die Zehen werden länger, und die Fußwölbung bildet sich aus. Ihr Baby kann seine Füße greifen, hat aber Schwierigkeiten, sie an den Mund zu führen – in einigen Wochen wird das kein Problem mehr sein.

Neben den Untersuchungen, die von den Krankenkassen bezahlt werden, bieten Ärzte auch individuelle Leistungen an.

Individuelle Gesundheitsleistungen (»IGeL«) sind Untersuchungen, mit denen das individuelle Risiko für Erkrankungen von Mutter und Baby festgestellt werden kann. Sie sind nicht Bestandteil der gesetzlichen Mutterschaftsvorsorge und somit keine Leistungen der gesetzlichen Krankenversicherungen. Zu den Untersuchungen gehören u.a.: Bestimmung des Alpha-Fetoproteins, Triple-Test (s. S. 143), Ersttrimesterscreening (s. S. 142), Messung der Nackentransparenz (s. S. 143), Bestimmung der Toxoplasmose-Immunität, Screening auf Schwangerschaftsdiabetes (Gestationsdiabetes-Suchtest) sowie weitere Ultraschalluntersuchungen. Wurde in der 11. bis 14. Woche keine Nackentransparenzmessung durchgeführt, kann im zweiten Trimester der Quadruple-Test zur Ermittlung des Risikos auf Down-Syndrom vorgeschlagen werden.

In 3-D- und 4-D-Ultraschalluntersuchungen können Sie realistisch in Echtzeit Mimik und Gestik des Fötus sehen.

> **TATSACHE IST …**
>
> **Umstandsmode** gibt es etwa seit Mitte des 19. Jahrhunderts.
>
> Die damals ziemlich prüde Gesellschaft war der Meinung, eine Schwangerschaft müsse versteckt werden. Aus diesem Grund, und zum Wohl von Mutter und Kind, mussten Frauen auch in den Wochen vor der Geburt im Bett bleiben.

IM BLICKPUNKT: IHR KÖRPER

Sieht mein Bauch darin dick aus?

Nun müssen Sie Kleidung wählen, die für Ihren wachsenden Bauch Platz lässt. Das bedeutet aber nicht, dass Sie eine komplette neue Schwangerschaftsgarderobe erwerben müssen. Die folgenden Neuerwerbungen sind bequem, und Sie können damit Ihre normale Kleidung ein paar Wochen länger tragen:

- **Schwangerschaftsslips/Schwangerschaftsmieder:** Sie passen sich dem wachsenden Bauch an, nehmen Druck vom unteren Rückenbereich und schaffen eine schöne Silhouette.
- **Expander für Hosen:** Mit Gummieinsätzen können Sie Ihre Jeans weiterhin tragen. Sie können auch einen Haargummi oder ein abgeschnittenes Stück Damenstrumpfhose durch das Knopfloch führen, verknoten und über den Knopf ziehen.
- **Bauchband:** Das Bauchband wird in der Schwangerschaft über den Bauch gezogen, um die entstehende Lücke zwischen T-Shirt und Hose zu kaschieren.
- **Ausleihen:** Leihen Sie Hemden und Shirts von Ihrem Partner aus oder von Freundinnen, die ein wenig größer sind als Sie.

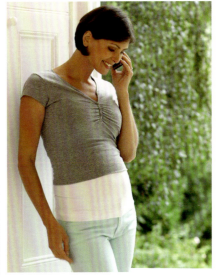

Ein Bauchband ist ein praktisches Kleidungsstück, das den Bauch kleidet und ermöglicht, Lieblingstops weiterhin zu tragen.

109. Tag

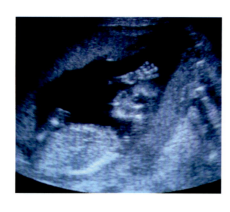

IHR BABY HEUTE

Auf diesem 2-D-Ultraschallbild ist der obere Teil des Kopfes durch Schatten verdeckt, auch wenn die Hand vor dem Gesicht sichtbar ist. Alle Knochen wachsen und reifen in diesem Stadium der Schwangerschaft weiter aus.

Die Haut Ihres Babys ist weiterhin transparent, es besitzt noch sehr wenig Unterhautfettgewebe.

Die Haut Ihres Babys entsteht aus drei Schichten. Die äußere Schicht ist die Epidermis, darunter liegen Dermis und Unterhaut (subkutane Schicht). Die Epidermis entstand als einzelne Zellschicht, ist nun aber drei bis vier Zellen dick. Die obersten Epidermiszellen glätten sich, werden aber erst sehr viel später hart.

Die Dermis (Lederhaut) besteht aus Bindegewebe einschließlich Kollagen (90 Prozent) und aus dehnbaren Fasern. Diese machen die Haut elastisch und widerstandsfähig. Blutgefäße in der Lederhaut versorgen die Epidermis, Nerven leiten Gefühlswahrnehmungen weiter. Anfangs gehen Lederhaut und Epidermis fließend ineinander über, dann bilden sich Hautleisten, und es entsteht eine klare Abgrenzung.

Parallel dazu entwickeln sich Haarfollikel. In diesem Stadium besitzt das Baby noch kaum Unterhautfettgewebe, und die Haut ist beinahe transparent. Fett ist notwendig, um die Körpertemperatur zu kontrollieren, und bildet einen Schutz vor Wasser. Da diese Barriere noch nicht vorhanden ist, ist die Haut sehr durchlässig.

> **TATSACHE IST ...**
>
> **Frauen mit hohem Präeklampsie-Risiko** kann während der Schwangerschaft niedrig dosiertes Aspirin verordnet werden.
>
> Präeklampsie (s. S. 474) verursacht eine zu starke Blutgerinnung. Ein Gegenmittel ist niedrig dosiertes Aspirin. Besprechen Sie sich immer mit dem Arzt, bevor Sie in der Schwangerschaft ein Medikament nehmen.

IM BLICKPUNKT: VÄTER

Die »Göttin« in ihr

Ihre Partnerin betrachtet die Veränderung ihrer Figur vielleicht mit gemischten Gefühlen. Manchmal wirkt sie wie eine »schwangere Göttin« und genießt die Tatsache, ein Kind in sich zu tragen. Schließlich gibt es nichts Weiblicheres, als ein Kind zu empfangen und zu gebären.

Dann wieder mag sie ihren Bauch keineswegs, sondern sorgt sich, dass sie zu viel zunehmen und ihre Figur verlieren könnte. Solange Modemagazine extrem dünne Frauen als Schönheitsideal verherrlichen, ist es kein Wunder, wenn das Wachsen des Babybauchs bei der schwangeren Frau widersprüchliche Gefühle auslöst, sie manchmal an ihrem Äußeren zweifeln lässt und ihr Selbstwertgefühl dämpft.

Unterstützen Sie Ihre Partnerin, indem Sie ihr die »göttliche« Seite ihrer Schwangerschaft bewusst machen und ihr Komplimente machen. Machen Sie ihr deutlich, welch erstaunliche Leistung sie vollbringt und dass Sie sie absolut wunderbar finden.

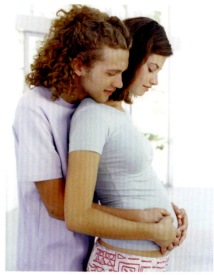

Stärken Sie ihr Selbstwertgefühl: Sagen Sie Ihrer Partnerin, wie schön sie ist.

110. Tag

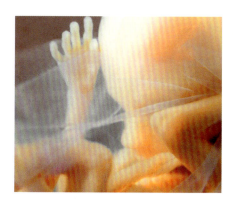

IHR BABY HEUTE

Hier sieht man das Baby in der Fruchtblase. Der Kopf ist nun proportional kleiner – ein weiterer Meilenstein in der Entwicklung. Doch ein großer, schwerer Kopf ist in der nahezu schwerelosen Umgebung der Gebärmutter kein Problem.

Vielleicht wollen Sie einen Geburtsplan verfassen, damit Arzt und Hebamme wissen, wie Sie sich die Geburt wünschen.

Der Geburtsplan hat zum Ziel, dem Betreuungsteam die individuellen Wünsche für die Geburt mitzuteilen. Dabei können Sie auf verschiedene Aspekte der Wehen eingehen, etwa die Schmerzlinderung. Sie können auch Fragen zu möglichen medizinischen Maßnahmen ansprechen, wie Einleitung der Geburt und andere Eingriffe. Beim Erstellen des Plans können Sie zudem Ihrer Begleitperson Ihre Wünsche verdeutlichen. Dann kann sie diese dem Arzt oder der Hebamme vermitteln, wenn Sie in den Wehen liegen.

Die Umstände können es immer mit sich bringen, dass nicht auf alle Ihre Wünsche eingegangen werden kann. Doch die Wahrscheinlichkeit, eine »Wunschgeburt« zu erleben, ist größer, wenn Sie über Ihre Ansichten nachgedacht und sie aufgeschrieben haben. Die genaue Information über Wehen und Wahlmöglichkeiten (s. S. 302 f.) hilft bei der Vorbereitung.

FRAGEN SIE EINEN ARZT

Ich habe trockene Augen und Probleme mit meinen Kontaktlinsen. Was kann ich tun? In der Schwangerschaft führen die hormonellen Veränderungen häufig zu Augentrockenheit mit Brennen, Jucken und Fremdkörpergefühl. Ebenso wie in der Schwangerschaft treten trockene Augen auch in den Wechseljahren auf, wenn die Hormonwerte ähnlich schwanken.

Die Beschwerden werden vermutlich durch eine Veränderung in der Zusammensetzung und Menge der Tränenflüssigkeit verursacht, wodurch das trockene Auge nicht ausreichend befeuchtet wird. Abhilfe schaffen »künstliche Tränen« (s. rechts), die beim Optiker oder in der Apotheke erhältlich sind. Gewöhnlich legt sich das Problem nach der Geburt des Babys. Tragen Sie nicht zu lange die Linsen und öfter eine Brille, vor allem bei Bildschirmarbeit.

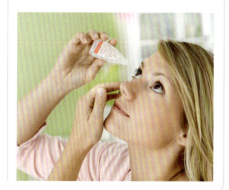

ZUM NACHDENKEN

Ihr Geburtsplan

Duftkerzen, sanfte Musik, Sitzsäcke … oder eine Schmerztherapie von der ersten Wehe an? Beim Verfassen eines Geburtsplans haben Sie Gelegenheit, darüber nachzudenken, wie Sie Wehen und Geburt erleben möchten. Diskutieren Sie Ihren Plan mit Ihrem Arzt und Ihrer Begleitperson, damit die Planung realistisch bleibt (s. S. 302 f.).

- **Schreiben Sie alles auf:** wer Sie bei der Geburt begleitet, welche Form der Schmerzlinderung Sie wünschen, ob Sie eine aktive Geburt wollen. Überlegen Sie, wo Sie entbinden möchten – in einer Klinik, zu Hause oder im Geburtshaus, das neben der familiären Atmosphäre auch eine medizinische Ausstattung bereithält.

- **Seien Sie genau:** Wollen Sie z. B. während der Wehen ein Gebärbecken nutzen oder in einer aufrechten Stellung entbinden? Möchten Sie möglichst keine medizinischen Eingriffe?

- **Bleiben Sie flexibel:** Die Wehen verlaufen nicht immer nach Plan. Das Wichtigste ist die sichere Entbindung.

Die 16. Woche

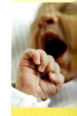

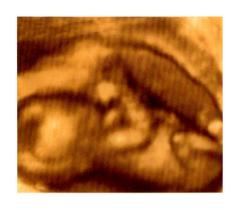

111. Tag

IHR BABY HEUTE

Die oberen Gliedmaßen sind klar differenziert: Unterarm, Handgelenk, Hand und Finger. Sie entwickeln sich schneller als die unteren Gliedmaßen, ein Merkmal, das nach der Geburt bestehen bleibt.

Damit sich die Lungen entfalten können, muss der Brustkorb vollständig von Fruchtwasser umgeben sein.

IM BLICKPUNKT: BEZIEHUNGEN

Überraschend sexy

Sie sind vielleicht erstaunt über eine plötzliche Steigerung Ihrer Lust. Im 2. Trimester fühlen sich viele Frauen schwungvoll und sehr sexy. Die verstärkte Durchblutung des Beckens und die höhere Feuchtigkeit der Scheide können bedeuten, dass Sex jetzt besser ist als jemals zuvor.

Progesteron und Östrogen machen Brüste und Scheide höchst empfindsam. Dadurch werden Sie schon während des Vorspiels stärker erregt. Sie kommen vielleicht auch schneller zum Orgasmus als sonst. Seien Sie darauf vorbereitet, dass sich die Gebärmutter beim Orgasmus verhärtet.

Ihr Partner ist sicher begeistert von dieser Veränderung und erforscht voller Freude Ihren schönen, sich rundenden Körper. Ist er eher zurückhaltend, sprechen Sie mit ihm über seine Empfindungen.

Die Lungen Ihres Babys bilden weitere Verästelungen und Verzweigungen. Die Zellen, die die Luftwege auskleiden, produzieren beständig Flüssigkeit. Diese tritt bei Atembewegungen aus der Lunge aus, was von den Stimmbändern im Kehlkopf reguliert wird.

Die Lunge besitzt Schleim produzierende Drüsen. Zellen mit haarähnlichen Gebilden sind gewachsen (Flimmerepithelzellen), die diesen Schleim transportieren. Die Schleimbildung wird nach der Geburt sehr wichtig: Sie verhindert, dass der ständige Luftzug die Lungenoberfläche austrocknet. Der Schleim bindet zudem Staubpartikel und bildet eine Abwehr gegenüber Infektionen.

Das Darmsystem ist noch sehr unausgereift, und der Fötus schluckt relativ selten, deshalb nimmt die Fruchtwassermenge allmählich zu. In der 37. Woche schluckt Ihr Baby jeden Tag beinahe einen Liter, die Hälfte der gesamten Fruchtwassermenge.

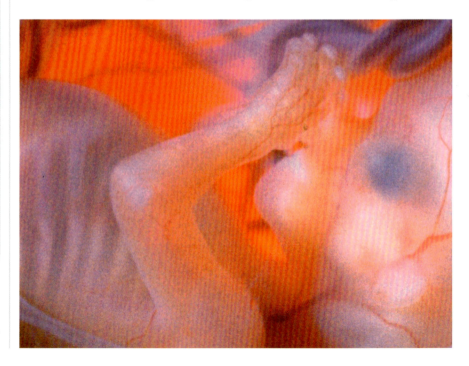

In dieser Nahaufnahme sehen Sie den linken Arm und den Brustkorb des Babys. Weil die Haut beinahe transparent ist, sind die Rippen zu erkennen. Sie sind sehr weich und bestehen weiterhin überwiegend aus Knorpelmasse.

112. Tag

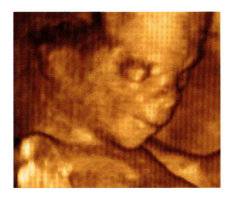

IHR BABY HEUTE

Die Haut Ihres Babys wird nun »wasserfester«. Das Fruchtwasser besteht zunehmend aus Urin, der von den Nieren produziert und in der Blase gesammelt wird. Der Urin enthält keine Stoffwechselprodukte; diese werden über die Plazenta ausgeschieden.

Es ist nur natürlich, dass Ihr Partner Sie und sein Baby beschützen will. Helfen Sie ihm, das richtige Maß zu finden.

TATSACHE IST …

Werdende Väter haben lebhaftere Träume als sonst.

Die anstehende Vaterschaft veranlasst viele Männer, über ihr Leben und ihre Wurzeln nachzudenken. Dann tauchen in den Träumen oft die Eltern und Großeltern auf. Manche Männer träumen, sie seien selbst schwanger.

Sorgt sich Ihr Partner, weil er befürchtet, dass Sie zu viel arbeiten oder ein bisschen zu viel Schokolade essen? Oder kontrolliert er ständig, ob Sie sich genügend ausruhen? Ist er überhaupt sehr fürsorglich? Während manche Frauen diese Aufmerksamkeit genießen, finden andere sie eher erdrückend. Wenn es Ihnen zu viel wird, fragen Sie ihn, warum er meint, so fürsorglich sein zu müssen. So verstehen Sie seine Gefühle und Sorgen besser.

Lassen Sie ihn an Ihrem Befinden teilhaben. Sagen Sie es ihm, wenn alles gut verläuft und Sie sich blendend fühlen. Machen Sie deutlich, dass eine Schwangerschaft keine Krankheit ist, sondern ein natürlicher Vorgang. Wenn Sie ihm Informationsmaterial zu lesen geben und gemeinsam mit ihm zur Vorsorge gehen, sieht er, dass der Arzt oder die Hebamme sich gut um Sie kümmert. Vielleicht hat er spezielle Fragen an den Arzt.

DIE BEINE KRÄFTIGEN

Für einen starken, durchtrainierten Unterkörper sollten Sie die folgenden Übungen regelmäßig durchführen. Die Stärkung der Muskeln erleichtert alltägliche Bewegungen wie Gehen und Treppensteigen. Ebenso trägt die Kräftigung der Beinmuskulatur zur Vorbereitung auf Geburtspositionen in der Hocke bei.

Bringen Sie in Seitenlage beide Beine vor den Körper, und beugen Sie die Knie im 90-Grad-Winkel. Langsam das obere Bein anheben und wieder in die Ausgangsposition führen. Möglichst 30-mal wiederholen. Den Bauch können Sie nach Wunsch durch ein Kissen abstützen.

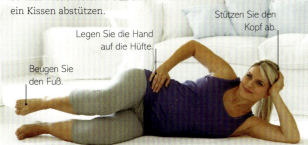

Stützen Sie den Kopf ab.
Legen Sie die Hand auf die Hüfte.
Beugen Sie den Fuß.

Legen Sie sich auf die Seite, das untere Bein leicht im Knie angewinkelt, das obere Bein gestreckt im 45-Grad-Winkel. Das obere Bein leicht anheben (etwa 10 cm), 10 Sekunden halten, wieder auf 45 Grad absenken. Möglichst 30-mal wiederholen.

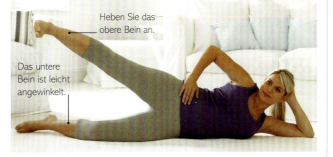

Heben Sie das obere Bein an.
Das untere Bein ist leicht angewinkelt.

Die 16. Woche

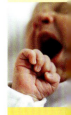

Die 17. Woche

IHR BABY STEIGERT SEINE BEWEGUNGSAKTIVITÄT UND MACHT SOGAR PURZELBÄUME.

Nun wird es in der Gebärmutter lebhaft. Ihr Baby hat viel Platz zum Bewegen und nutzt ihn zum Strecken und Drehen. Diese Aktivitäten sind für seine weitere körperliche und geistige Entwicklung sehr wichtig. Ihnen ist vielleicht nach etwas Entspannung zumute – denken Sie doch einmal an eine Auszeit. Das zweite Trimester gilt als beste Zeit zum Reisen und für Ausflüge.

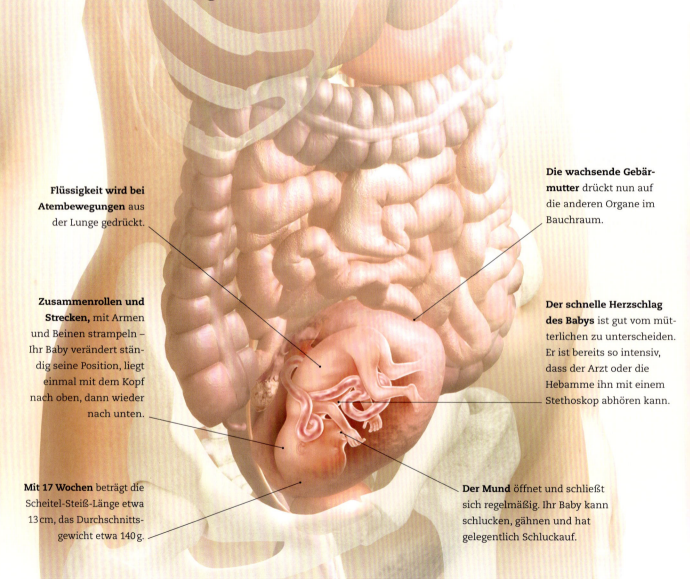

Flüssigkeit wird bei Atembewegungen aus der Lunge gedrückt.

Zusammenrollen und Strecken, mit Armen und Beinen strampeln – Ihr Baby verändert ständig seine Position, liegt einmal mit dem Kopf nach oben, dann wieder nach unten.

Mit 17 Wochen beträgt die Scheitel-Steiß-Länge etwa 13 cm, das Durchschnittsgewicht etwa 140 g.

Die wachsende Gebärmutter drückt nun auf die anderen Organe im Bauchraum.

Der schnelle Herzschlag des Babys ist gut vom mütterlichen zu unterscheiden. Er ist bereits so intensiv, dass der Arzt oder die Hebamme ihn mit einem Stethoskop abhören kann.

Der Mund öffnet und schließt sich regelmäßig. Ihr Baby kann schlucken, gähnen und hat gelegentlich Schluckauf.

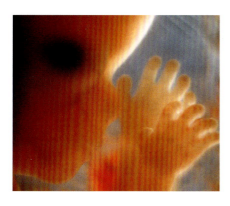

113. Tag

IHR BABY HEUTE

In diesem Entwicklungsstadium sind Lippen und Mund gut ausgebildet, das Baby kann den Mund öffnen und schließen sowie schlucken. Die Geschmacksknospen sind ausgereift, aber es kann nichts schmecken, weil die Nervenverbindungen noch unreif sind.

In diesem Schwangerschaftsstadium leiden Sie kaum an Beschwerden, und es bestehen fast keine Risiken mehr.

Übelkeit und Müdigkeit des ersten Trimesters sind überstanden, und der Bauch belastet noch nicht allzu sehr. Nun können Sie sich entspannen – im Wissen, dass sich Ihr Baby gut entwickelt und die Gefahr einer Fehlgeburt sehr gering ist. Ferien bieten eine gute Gelegenheit, wertvolle Zeit mit dem Partner zu verbringen und sich selber etwas Gutes zu tun.

Erholen Sie sich, haben Sie Spaß, aber beachten Sie die Vorsichtsmaßnahmen, die Sie treffen sollten (s. unten und S. 28f.). Gibt es Komplikationen, besprechen Sie mit dem Arzt, ob ein Urlaub unbedenklich ist.

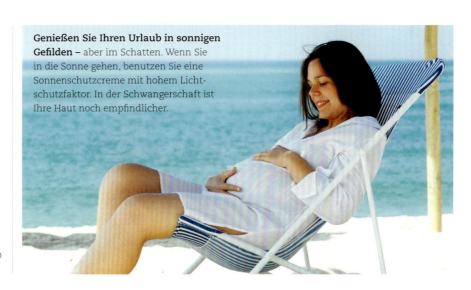

Genießen Sie Ihren Urlaub in sonnigen Gefilden – aber im Schatten. Wenn Sie in die Sonne gehen, benutzen Sie eine Sonnenschutzcreme mit hohem Lichtschutzfaktor. In der Schwangerschaft ist Ihre Haut noch empfindlicher.

IM BLICKPUNKT: SICHERHEIT

Genießen Sie einen gesunden Urlaub

Wenn Sie während der Schwangerschaft Urlaub machen, sind einige zusätzliche Faktoren zu beachten.

- **Nehmen Sie sich viel Zeit** für all die Dinge, die vor dem Urlaub zu erledigen sind. Packen Sie für einen Flug ein vernünftiges Handgepäck, damit Sie nicht schwer tragen müssen.
- **Planen Sie eine Autoreise sorgfältig:** Denken Sie daran, dass Sie mehr Toiletten- und Picknickpausen benötigen als sonst.
- **Denken Sie daran, dass Besichtigungen** für Sie anstrengender sind als sonst, planen Sie deshalb auch Zeit für Pausen in Cafés ein.
- **Im Ausland** trinken Sie Mineralwasser aus originalverschlossenen Flaschen – und möglichst viel! Verzichten Sie auf Eiswürfel in Getränken, die meist aus Leitungswasser hergestellt werden.
- **Schälen Sie Obst und Gemüse vor dem Verzehr,** oder waschen Sie es mit Mineralwasser.
- **Führen Sie Snacks mit sich,** z. B. Knabbergebäck und Reiswaffeln, für den Fall, dass Sie nicht überall etwas kaufen können.
- **Bekommen Sie Durchfall,** ist es noch wichtiger, viel zu trinken, um die verlorene Flüssigkeit zu ersetzen. Nehmen Sie keine Durchfallmittel; unbedenklich sind Elektrolytlösungen, die verlorene Körpersalze ersetzen. Bei stark konzentriertem Urin bzw. anhaltendem Durchfall gehen Sie zum Arzt.

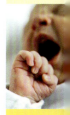

114. Tag

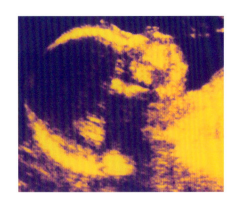

IHR BABY HEUTE

In diesem kolorierten 2-D-Ultraschallbild liegt das Baby mit dem Gesicht nach oben. Die Schädelknochen reflektieren die Schallwellen am stärksten und erscheinen sehr hell. Das kurvenförmige Stirnbein liegt direkt über dem kurzen Nasenknochen, dem Nasenrücken.

Ihr Baby ist in dieser Phase höchst mobil und schlägt in der Gebärmutter sogar immer wieder Purzelbäume.

FRAGEN SIE EINEN ARZT

Was ist eine Reisethrombose, und bin ich bei einer Flugreise gefährdet? Eine Reisethrombose ist eine Thrombose in einer tiefen Beinvene. Eine Thrombose ist ein Blutgerinnsel, das nicht zum Verschluss einer Wunde dient, sondern schon im Blutgefäß entsteht. Ein kleines Gerinnsel kann zu einem gefährlichen Blutpfropf (Koagel) werden und ein Gefäß völlig verstopfen. Am häufigsten bilden sich Thrombosen in den Beinvenen, wo das Blut am langsamsten fließt. In einer Schwangerschaft ist das Thromboserisiko erhöht, umso mehr, wenn schon Thrombosen aufgetreten sind oder Übergewicht besteht. Der veränderte Hormonhaushalt beeinflusst die Blutgerinnung, die Elastizität der Venenwände lässt nach, und die Blutgefäße sind weiter als sonst. Der Druck auf die Venen im Bauchraum erhöht sich, das Blut in den Becken- und Beinvenen staut sich.

Tragen Sie Stützstrümpfe (s. S. 225), trinken Sie reichlich und bewegen Sie sich viel während des Flugs. Gehören Sie zur Risikogruppe und müssen fliegen, kann Ihr Arzt ein Medikament verschreiben.

Ihr Baby kann sich nun auf verschiedene Weise bewegen: Es kann den Oberkörper krümmen und strecken, den Kopf nach oben und unten beugen und zu beiden Seiten drehen, die Arme und Beine unabhängig voneinander bewegen. Regelmäßige Atembewegungen heben und senken den Brustkorb, ebenso wie gelegentlicher Schluckauf. Der Mund öffnet und schließt sich, Ihr Baby gähnt und schluckt Fruchtwasser. Es führt seine Hände hoch zum Gesicht und liegt lieber auf der Seite als auf dem Rücken. Es hat viel Platz zum Bewegen.

Die Geschmacksknospen sind mit zehn Wochen angelegt worden und inzwischen weitgehend ausgereift. Sie besitzen ihre eigene Nervenversorgung, verbunden mit einem Ast der Gesichtsnerven. Diese Nervenverbindungen sind aber noch nicht reif, daher kann Ihr Baby bis jetzt nichts schmecken.

IM BLICKPUNKT: ZWILLINGE

So kommunizieren die Zwillinge miteinander

Jetzt spüren Sie vielleicht bald die Bewegungen Ihrer Zwillinge. Die beiden haben vermutlich schon vor Wochen miteinander Kontakt aufgenommen, und er wird mit zunehmender Gehirnentwicklung immer vielschichtiger. Inzwischen haben sich die Gehirnbahnen entwickelt, dank derer ein Baby seine Körperteile fühlen und ihre Lage wahrnehmen kann. Es ist also kein Wunder, dass Ihre Babys bereits einfache Kommunikationsformen entwickeln können.

Ihre Babys bewegen sich etwa 50-mal in einer Stunde. Sie können einander berühren, selbst wenn sie getrennte Fruchtblasen haben. Ultraschallstudien zeigen, dass Mehrlinge körperlichen Kontakt aufnehmen und auf gegenseitige Berührung reagieren.

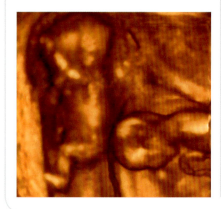

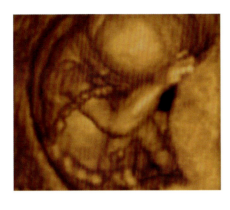

115. Tag

IHR BABY HEUTE

Diese 3-D-Ultraschallaufnahme entstand aus einer Perspektive über dem Kopf des Babys. Man sieht auf seine Schulter, doch da das Kind zusammengekrümmt ist, erkennt man das Gesicht nicht. Die Plazenta befindet sich rechts im Bild, die Nabelschnur unter dem Arm.

In der Schwangerschaft ist es noch wichtiger, Wege zum Stressabbau und zur Entspannung zu finden.

STRESS ABBAUEN

Lernen Sie Ihre Anzeichen für Stress möglichst schon frühzeitig zu erkennen: Spüren Sie, wie Ihr Herz rast oder Ihnen heiß wird? Tun Sie etwas dagegen!

- **Erkennen Sie die Ursache** für Ihren Stress, und versuchen Sie dann, die Situation oder Sache nüchtern zu sehen. Lassen Sie den Stress durch tiefes Durchatmen und Entspannen der Muskeln los. Blasen Sie ihn beim Ausatmen weg.
- **Beschäftigen Sie sich** – manchmal wird man noch gestresster, wenn man zu viel Zeit zum Nachdenken hat.
- **Gehen Sie schwimmen:** Das ist prima zum Stressabbau und um in Form zu bleiben.
- **Nehmen Sie sich Zeit zum Entspannen:** Legen Sie die Füße hoch, sehen Sie fern, lesen Sie, oder denken Sie an Ihr Baby.
- **Besprechen Sie Ihre Probleme** mit dem Partner oder einer Freundin. Geht es um Ihre Gesundheit oder die Entwicklung Ihres Babys, sprechen Sie mit dem Arzt oder der Hebamme.
- **Wenn Sie der Beruf belastet,** sprechen Sie offen mit Ihrem Chef darüber. Bestimmt kann man Ihnen entgegenkommen.

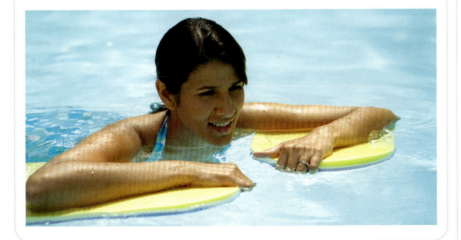

Sie sind schwanger und glücklich, doch der Alltag geht weiter. Eventuell arbeiten Sie ganztags, kümmern sich um den Haushalt und haben immer wieder stressige Phasen, in denen Sie glauben, alles nicht zu schaffen. Und obwohl Sie nun im zweiten Trimester sind, werden die Schwangerschaftshormone Ihnen nach wie vor emotionale Höhen und Tiefen bescheren.

Viele Frauen versetzen die anstehenden Veränderungen in Stress – nichts verändert das Leben so sehr, wie Eltern zu werden. Sie machen sich vielleicht Gedanken darüber, wie Sie finanziell zurechtkommen werden, ob Sie eine gute Mutter sein werden und wie sich Ihre Beziehung verändern wird. Betrachten Sie derartige Sorgen unbedingt nüchtern, und bewahren Sie Ihr emotionales Gleichgewicht. Stress ist weder für Sie noch für Ihr Baby gut.

Finden Sie einfache Wege, Stress abzubauen. Vorschläge dazu finden Sie links. Aktivitäten wie Schwimmen gehen erfordern vielleicht etwas Vorbereitung, planen Sie aber möglichst jede Woche etwas Zeit dafür ein.

Manchmal lässt sich Stress schon durch ein Gespräch lindern. Mit anderen über das zu reden, was Sie beunruhigt, wird Ihnen Erleichterung verschaffen. Möchten Sie Ihre Überlegungen mit niemandem teilen, schreiben Sie sie auf.

Die 17. Woche

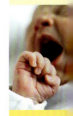

116. Tag

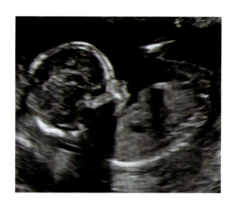

IHR BABY HEUTE

In dieser Ultraschallaufnahme liegt der Kopf des Babys links. Die Arme sind nicht sichtbar, wohl aber das Knie und das untere Bein. In dieser Phase treten Einzelheiten des Gehirns, das sich unter dem Schädel entwickelt, deutlicher hervor.

Bis Sie die Kindsbewegungen spüren, ist das Hören des Herzschlags eine Möglichkeit, mit Ihrem Baby in Beziehung zu treten.

FRAGEN SIE EIN EXPERTENTEAM: DIE HERZTÖNE ZU HAUSE ABHÖREN

Mein Partner möchte ein transportables Doppler-Gerät ausleihen, um die Herztöne abzuhören. Was halten Sie davon?

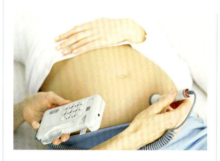

Arzt: Transportable Doppler-Ultraschallgeräte, mit denen werdende Eltern zu Hause den Herzschlag des Fötus abhören können, sind in den USA in Mode und auch bei uns im Kommen. Es heißt, die Eltern könnten »bereits ab der 10. Schwangerschaftswoche jederzeit« und »absolut unbedenklich« ihr Baby abhören – also ohne jegliche Einschränkung.

Doch man weiß keineswegs, wie sich solch häufige Ultraschalluntersuchungen auswirken. Ein Doppler-Gerät ist kein Spielzeug. Diese Verwendung stellt ein unnötiges Risiko für das Kind dar.

Hebamme: Ein solches Gerät kann Sicherheit geben, wenn Sie sich um Ihr Baby sorgen. Doch wenn die Herztöne nicht auszumachen sind, hat es den gegenteiligen Effekt! Es erfordert Übung, die Geräusche zu unterscheiden. Können die Eltern den Herzschlag nicht orten (das passiert auch Hebammen!), ist das sehr beängstigend. Es ist besser, sich im Zweifelsfall an den Arzt oder die Hebamme zu wenden.

Mutter: Ich habe mir ein Doppler-Gerät ausgeliehen, weil ich ein ängstlicher Mensch bin. Mich beruhigte das sehr. Ich verwendete es nur, wenn es einen guten Grund dafür gab. Einmal hatte ich Blutungen und machte mir große Sorgen um mein Baby. Es beruhigte mich sehr, seinen Herzschlag zu hören – also hatte es auch für das Baby sein Gutes. Sicher ist das Gerät kein Ersatz für ärztliche Betreuung, aber eine gute Ergänzung.

In dieser Phase der Schwangerschaft kann der Arzt oder die Hebamme die Herztöne Ihres Babys mit einem mobilen Ultraschallgerät abhören. Auf den Schallkopf wird Gel aufgetragen, bevor er auf den Bauch aufgesetzt wird. Das Gerät überträgt den gemessenen Herzschlag in ein Geräusch.

Es ist recht einfach, den Herzschlag des Babys vom mütterlichen zu unterscheiden, da er beinahe doppelt so schnell ist. Den schnellsten Herzschlag hatte Ihr Baby jedoch schon vor etwa fünf Wochen. Seitdem hat er sich verlangsamt, weil die Nerven, die den Herzrhythmus steuern, weiter ausgereift sind.

In der zweiten Schwangerschaftshälfte schlägt das Herz 120- bis 160-mal pro Minute. Der Puls reagiert auf viele Reize und ist auch abhängig von der Aktivität Ihres Babys.

TATSACHE IST ...

Die Herztöne geben keinen Hinweis auf das Geschlecht.

Eine Studie mit über 10 000 Messwerten widerlegte die Theorie, dass die Frequenz des fötalen Herzschlags eine Voraussage ermöglicht, ob das Baby ein Junge oder ein Mädchen ist.

117. Tag

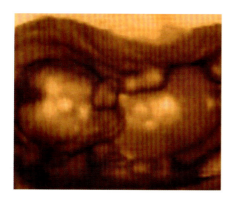

IHR BABY HEUTE

Das Gesicht des Babys ist in dieser 3-D-Abbildung teilweise von der Hand verdeckt. Das Baby ist noch so klein, dass es ganz auf den Monitor dargestellt werden kann; nach der 20. Woche kann man jeweils nur noch eine Teilansicht sehen.

Ausreichend zu trinken ist nicht nur in der Schwangerschaft von großer Bedeutung für die Gesundheit.

Eine hohe Flüssigkeitszufuhr ist in der Schwangerschaft sehr wichtig. Denn wegen der hormonellen Veränderungen gelangt ein Teil der aufgenommenen Flüssigkeit aus dem Blut ins Körpergewebe.

Genaue Angaben zur Flüssigkeitsmenge sind schwer zu machen und hängen von verschiedenen Faktoren ab: den Nahrungsmitteln, die Sie zu sich nehmen (manche enthalten viel Wasser), Ihrer Körpergröße, Ihren sportlichen Aktivitäten sowie Temperatur und Luftfeuchtigkeit der Umgebung. Hören Sie auf Ihren Körper, um festzustellen, ob Sie ausreichend mit Flüssigkeit versorgt sind. Am besten erkennen Sie es am Urin. Ist er klar bis blassgelb, ist alles in Ordnung. Ist er intensiv gelb bis orange, fehlt Ihnen Flüssigkeit.

Trinken Sie vor allem viel Wasser. Wenn Ihnen übel ist oder Sie das Wasser einfach satthaben, können Sie auch mal zu Alternativen greifen, etwa einem Glas Milch, Früchtetee, einer leichten Suppe, Brühe oder ungesüßtem Fruchtsaft. Koffeinhaltige Getränke wie Kaffee, Tee und Cola regulieren den Flüssigkeitshaushalt nicht, Kaffee wirkt sogar harntreibend, sodass Sie mehr Urin ausscheiden.

Eine sehr gute Möglichkeit, den Körper mit Flüssigkeit zu versorgen, bietet der Verzehr von Obst. Viele Früchte sind stark wasserhaltig, allen voran Melonen, Weintrauben und Erdbeeren. Dieses Wasser wird vom Körper sehr gut absorbiert, weil er gleichzeitig Zucker aufnimmt, der das Wasser in Ihrem Blut hält. Außerdem ist Obst natürlich sehr nährstoffreich.

IM BLICKPUNKT: ERNÄHRUNG

Leckere Kerne

Kerne sind, was essenzielle Fettsäuren, Vitamine und Mineralstoffe angeht, die reinsten Kraftwerke. Kürbiskerne und Leinsamen enthalten Eisen, Magnesium und Zink. Sesamsamen liefern Kalzium. Essen Sie sie zwischendurch, im Müsli oder als Tahini (Sesampaste), in Dips und Soßen. Alle Kerne enthalten Vitamin E, das das Immunsystem stärkt und gegen Präeklampsie vorbeugt.

FRAGEN SIE EINE HEBAMME

Sollte ich mein Kleinkind in der Schwangerschaft nicht mehr tragen?
Wenn die Bänder infolge der Hormonwirkung schlaffer werden, entstehen oft Rückenschmerzen. Die Gelenke sind weniger stabil als sonst, und Sie verletzen sich leichter.

Das Tragen schadet Ihrem Baby nicht, kann Ihnen aber Beschwerden bereiten, und Sie verlieren leichter das Gleichgewicht. Bitten Sie Ihr Kind, auf einen Stuhl zu steigen, damit Sie sich nicht bücken müssen. Oder Sie gehen in die Hocke und drücken sich mit den Beinen hoch. Beugen Sie sich nicht vor, das belastet den Rücken. Zum Schmusen kann es auf Ihren Schoß klettern.

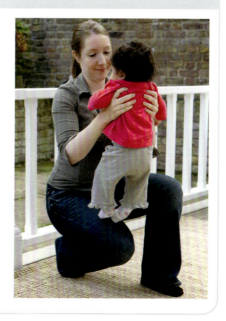

Die 17. Woche

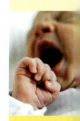

118. Tag

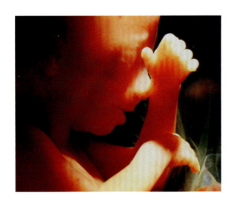

IHR BABY HEUTE

Ihr Baby führt häufig seine Hände zum Gesicht und lutscht manchmal schon am Daumen; die Saugbewegung ist aber noch wenig koordiniert, und der Daumen gerät eher durch Zufall als absichtlich in den Mund. Die Arme passen nun proportional zum Körper.

Ihr Baby übt Atembewegungen. Das ist wichtig für die Entwicklung der Brustmuskulatur und das Wachstum der Lunge.

Schon in der Gebärmutter übt Ihr Baby Atembewegungen. Dadurch unterstützt es die Lungenentwicklung. Beim Einatmen schiebt sich das Zwerchfell nach unten, und der Brustkorb wird eingezogen. Jeder »Atemzug«, den das Baby macht, dauert weniger als eine Sekunde. Die Atembewegungen erfolgen in dieser Phase noch unwillkürlich und können sowohl regelmäßig wie unregelmäßig sein.

Manchmal öffnet Ihr Baby gleichzeitig mit einer Atembewegung auch den Mund und schluckt. Die einzelnen Atemzüge mit einer weiten Bewegung des Zwerchfells ähneln einem Seufzen.

Damit die Bewegungen des Brustkorbs wirksam sind, muss genügend Fruchtwasser vorhanden sein (s. S. 182). Das gilt insbesondere für die kritische Zeit der Lungenentwicklung von der 16. bis 26. Woche. In der 24. Schwangerschaftswoche ist Ihr Baby während eines 24-Stunden-Zyklus fast drei Stunden mit den Atembewegungen beschäftigt, in den letzten acht Schwangerschaftswochen sind es sogar rund acht Stunden.

> **TATSACHE IST …**
>
> **Jede Zigarette, die eine Mutter raucht, wirkt sich negativ auf die** Atembewegungen ihres Babys aus.
>
> Wie eine britische Forschungsstudie (veröffentlicht im British Medical Journal) ergab, sinkt die Zeitdauer, in der das Baby das Atmen übt, innerhalb von fünf Minuten, nachdem die Mutter zu rauchen begonnen hat.

> **IM BLICKPUNKT: ZWILLINGE**
>
> ### Wachstumsrate
>
> **Die meisten ungeborenen Zwillinge wachsen im gleichen Tempo,** doch von jetzt an gibt es auch Ausnahmen. Auch wenn Ihre Babys nicht genau gleich groß sind, haben sie alle Organe zur richtigen Zeit entwickelt. Wird ein deutlicher Unterschied im Wachstum festgestellt, muss die weitere Entwicklung durch zusätzliche Ultraschalluntersuchungen überwacht werden. In der Regel besteht erst dann Anlass zur Besorgnis, wenn der Unterschied mehr als 15 Prozent beträgt.

> **FRAGEN SIE EINE HEBAMME**
>
> **Warum bekomme ich braune Flecken im Gesicht?** 70 Prozent der Schwangeren stellen fest, dass sich ihr Hautton verändert. Auf Stirn, Wangen und Hals können braune Flecken erscheinen, bekannt als Chloasma oder »Schwangerschaftsmaske«. Dunkelhäutige Frauen können hellere Flecken bekommen.
>
> Ursache ist ein Anstieg der Melaninbildung. Dieses Pigment gibt Haut und Haaren ihre natürliche Farbe. Die Flecken verblassen nach der Geburt allmählich. Gehen Sie möglichst nicht in die Sonne, verwenden Sie Sonnencremes mit hohem Lichtschutz, und tragen Sie draußen einen Hut. Größere Flecken können Sie mit Tönungscreme abdecken, kleinere mit einer Abdeckcreme kaschieren.

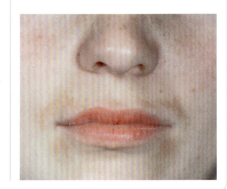

119. Tag

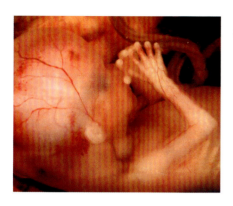

IHR BABY HEUTE

Jeder Körperteil Ihres Babys wird verstärkt durchblutet und so mit den Nährstoffen versorgt, die für sein Wachstum notwendig sind. Blutgefäße sind im Ultraschall gut sichtbar, weil die Haut noch sehr durchscheinend ist und wenig Unterhautfettgewebe besitzt.

Wenn Sie nun besonders unternehmungslustig sind, gehen Sie ab und zu zum Essen aus. Achten Sie auf gesunde Speisen.

KRÄFTIGE NÄGEL

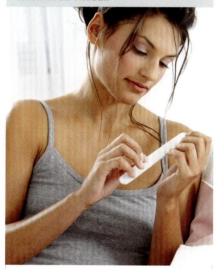

Ihre Fingernägel sind vermutlich kräftiger und gesünder als jemals zuvor. Das ist Folge der hormonellen Veränderungen.

Da Ihre Nägel in gutem Zustand sind, genügt es, sie zu feilen – sie sehen auch ohne Nagellack gut aus. Wenn Sie zur Maniküre gehen, achten Sie auf eine gute Belüftung des Nagelstudios. Verwenden Sie keinen Nagellack, der Dibutylphthalat (DBP) enthält. Dieser Stoff steht im Verdacht, bei Tieren Geburtsschäden zu verursachen.

Sie können unbedenklich essen gehen. Fragen Sie gegebenenfalls nach den Zutaten der Gerichte, um nichts zu essen, von dem in der Schwangerschaft abgeraten wird (s. S. 16).

Lassen Sie sich Fleisch und Geflügel gut durchbraten. Zur Kontrolle schneiden Sie es mit einem scharfen Messer ein – ist der Saft noch rosa, lassen Sie das Fleisch ganz durchgaren. Fragen Sie, ob Milchprodukte, vor allem unbekannte Käsesorten, aus pasteurisierter Milch sind. Bereiten in Fett gebratene oder fette Speisen Ihnen Magenprobleme und Sodbrennen (s. S. 194), essen Sie im Ofen Gebratenes oder Gedünstetes und keine fetthaltigen Fleischstücke.

Essen Sie in der Schwangerschaft keinen rohen Fisch. Meerestiere und Fisch sollten vor dem Verzehr stets gut durchgegart sein.

FRAGEN SIE EINE ERNÄHRUNGSBERATERIN

Ich bin Vegetarierin, habe aber seit meiner Schwangerschaft starkes Verlangen nach Fleisch. Ist das normal? In der Schwangerschaft ist es normal, dass der Körper Heißhunger entwickelt. Einer Theorie zufolge entsteht Heißhunger auf Fleisch, weil die Ernährung nicht genug Eisen liefert.

Manche werdende Mutter kann ihr Verlangen nach Fleisch mit ein bis zwei kleinen Portionen pro Woche stillen, insbesondere, wenn sie auch zuvor Fleisch gegessen hat. Besteht Eisenmangel und Sie wollen kein rotes Fleisch essen, das die beste Quelle für Eisen ist, müssen Sie reichlich Eisen aus pflanzlichen Quellen beziehen. Essen Sie viel Vollkorngetreide, Mykoprotein (Quorn), grünes Gemüse wie Grünkohl und Spinat, Hülsenfrüchte wie Linsen, Soja- und Kidneybohnen und Trockenobst wie Sultaninen, Rosinen und Aprikosen.

Um möglichst viel Eisen zu absorbieren, trinken Sie Tee und Kaffee frühestens 30 Minuten nach dem Essen. Eine Vitamin-C- oder proteinreiche Beilage zu den Mahlzeiten fördert die Eisenaufnahme, etwa Tomaten oder Paprika in einem Sandwich oder einem Salat oder ein tägliches Glas Orangensaft (150 ml) zum Essen. Auch ein Salatdressing mit Zitronensaft oder Kiwi- oder Clementinenstücken im grünen Salat unterstützen die Eisenaufnahme.

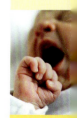

Die 17. Woche

Die 18. Woche

SIE STELLEN FEST, DASS SIE WOCHE FÜR WOCHE ZUNEHMEN – DAS IST VÖLLIG NORMAL.

Ihre Gewichtszunahme geht nicht ausschließlich auf das Konto des Babys. Auch Ihre Brüste sind schwerer geworden, und die Blutmenge hat sich erhöht. Vielleicht wollen Sie sich jetzt zur Schwangerschaftsgymnastik oder einem Geburtsvorbereitungskurs anmelden. Hier erlernen Sie Verhaltensweisen für die Geburt und erhalten eine Menge wichtiger Informationen – und Sie lernen andere schwangere Frauen kennen.

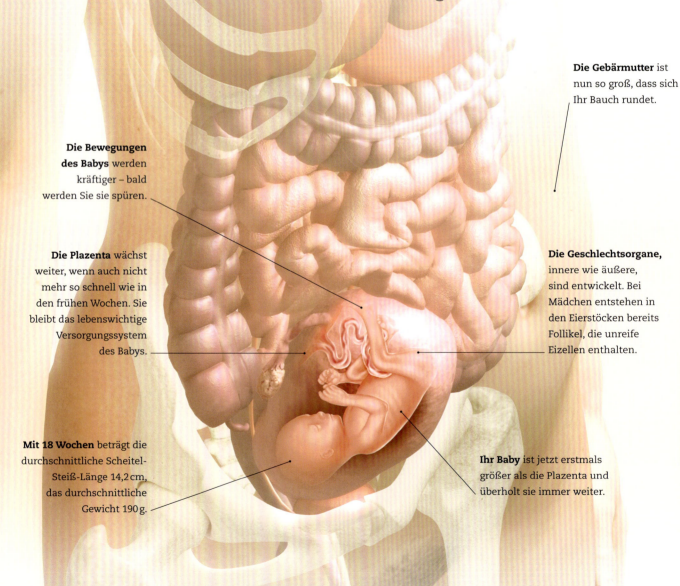

Die Gebärmutter ist nun so groß, dass sich Ihr Bauch rundet.

Die Bewegungen des Babys werden kräftiger – bald werden Sie sie spüren.

Die Plazenta wächst weiter, wenn auch nicht mehr so schnell wie in den frühen Wochen. Sie bleibt das lebenswichtige Versorgungssystem des Babys.

Die Geschlechtsorgane, innere wie äußere, sind entwickelt. Bei Mädchen entstehen in den Eierstöcken bereits Follikel, die unreife Eizellen enthalten.

Mit 18 Wochen beträgt die durchschnittliche Scheitel-Steiß-Länge 14,2 cm, das durchschnittliche Gewicht 190 g.

Ihr Baby ist jetzt erstmals größer als die Plazenta und überholt sie immer weiter.

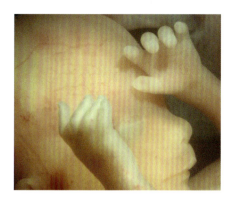

120. Tag

IHR BABY HEUTE

Der Kiefer Ihres Babys wächst während der gesamten Schwangerschaft; zum jetzigen Zeitpunkt wirkt er noch recht kurz. Die ersten Zahnknospen im Unter- und Oberkiefer härten aus. Wie bei den Knochen wird dazu Kalzium eingelagert.

Viele Schwangere werden jetzt bald die ersten Kindsbewegungen spüren. Wann genau, ist verschieden.

Ihr Baby ist zwar sehr aktiv, doch weil es noch sehr klein ist, spüren Sie nur die kräftigsten Tritte gegen die Gebärmutterwand. Als »Schmetterlingsflattern« werden diese ersten wahrnehmbaren Bewegungen bezeichnet, sie sind wie Seifenblasen im Unterbauch. Vielleicht nehmen Sie sie anfangs gar nicht bewusst wahr und halten sie für Blähungen.

Wenn Sie schon einmal schwanger waren, ist Ihnen dieses Gefühl vertrauter, und Sie erkennen es rasch. Erstgebärende spüren die Kindsbewegungen meist erst etwas später, etwa um die 20. Woche (s. S. 213) – also keine Sorge, wenn Sie noch nichts gemerkt haben. Das Flattern wird mit der Zeit anhaltender und deutlicher, und Sie erleben bald eindeutige Tritte und Stöße.

Bald werden Ihnen diese Bewegungen sehr bewusst sein, und Sie werden auch bestimmte Bewegungsmuster feststellen.

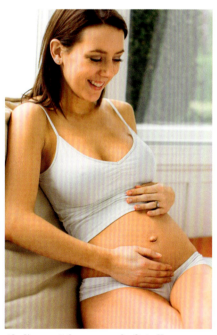

Ab diesem Schwangerschaftstadium werden Sie erste Bewegungen Ihres Babys spüren – das sind einzigartige Momente!

DIE FAKTEN

Dieses Gefühl

Waren es Blähungen, oder hat sich Ihr Baby bewegt? Diese ersten Bewegungen markieren ein neues Kapitel im Bindungsprozess – schon in alten Kulturen war das so.

Bevor es Schwangerschaftstests gab, war dieses »Flattern« oft der erste definitive Nachweis einer Schwangerschaft. Es wurde als Beginn des menschlichen Lebens betrachtet.

Nach alter ägyptischer, griechischer, amerikanischer und indischer Überzeugung bezeichnete die erste Bewegung den Moment, in dem die Seele in den Körper des Babys Einzug hielt. Die Aborigines betrachten den Ort, an dem sie wahrgenommen wird, als höchst bedeutsam für das Baby.

IM BLICKPUNKT: VÄTER

Haben Sie Geduld!

Es ist aufregend, wenn Ihnen Ihre Partnerin sagt, dass sie die Bewegungen des Babys zum ersten Mal spürt – ein großer Moment! Doch seien Sie nicht enttäuscht, wenn Sie den Bauch Ihrer Partnerin berühren und nichts bemerken. Haben Sie ein wenig Geduld. Sie werden später noch zahlreiche Gelegenheiten haben, die Bewegungen Ihres Babys zu fühlen.

TATSACHE IST ...

Babys bewegen sich auch, wenn sie schlafen.

Wenn Sie selbst aktiv sind, haben Sie kaum Gelegenheit, die Bewegungen Ihres Babys zu bemerken, weil Sie durch Ihre Tätigkeit abgelenkt sind.

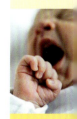

121. Tag

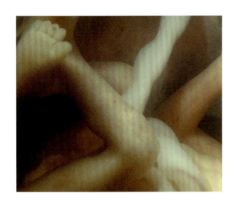

IHR BABY HEUTE

Hier befinden sich die Beine in der typischen gekreuzten Stellung. Der rechte Arm ist rechts zu sehen. Gliedmaßen und Nabelschnur scheinen verwickelt zu sein, doch da die Nabelschnur mit einer gelartigen Flüssigkeit gefüllt ist, wird sie nicht abgeklemmt.

Anfangs war der Embryo im Vergleich zur Plazenta ein Zwerg, jetzt ist Ihr Baby größer als die Plazenta.

Zu Beginn der Schwangerschaft wuchs die Plazenta viel schneller als das Baby. Nun hat Ihr Baby sie im Wachstum überholt, und es ist von jetzt an größer als die Plazenta.

Die Struktur der Plazenta verändert sich im Laufe der nächsten Wochen, wenn die zweite Zellwanderung in die spiralförmigen Arterien der Gebärmutter erfolgt (s. S. 172). Die Plazenta hat nun ihre maximale Dicke erreicht. In ihrer weiteren Entwicklung wird sie dünner.

Das Baby ist bereits schwerer als die Plazenta; beim Geburtstermin wird es sechs- bis siebenmal so schwer sein wie sie. Die Nährstoffe, die der Fötus über die Plazenta erhält, versorgen ihn mit Energie für sein Wachstum. Dieses wird teilweise auch von seiner eigenen Insulinproduktion und insulinähnlichen Wachstumsfaktoren gesteuert.

Obwohl Ihr Baby bereits eine hohe Konzentration an Wachstumshormonen besitzt, die für seine Weiterentwicklung nach der Geburt verantwortlich sind, spielen diese für sein jetziges Wachstum keine wesentliche Rolle.

IM BLICKPUNKT: GESUNDHEIT

Hilfe bei Sodbrennen

Probieren Sie Folgendes aus:
- Essen Sie kleinere Mahlzeiten und kauen Sie gut.
- Meiden Sie stark gewürzte, üppige und fette Speisen.
- Verzichten Sie auf kohlensäurehaltige Getränke, auch Sprudel.
- Trinken Sie fettarme Milch, Pfefferminz- oder Kamillentee.
- Kauen Sie rohen Knoblauch oder Kaugummi nach dem Essen.
- Nach dem Essen aufrecht sitzen.
- Essen Sie abends nicht zu spät.
- Stellen Sie das Kopfteil des Bettes 15 cm höher. Liegen Sie auf der linken Seite.

Hilft dies nicht, kann Ihr Arzt Ihnen ein Medikament gegen Sodbrennen verschreiben.

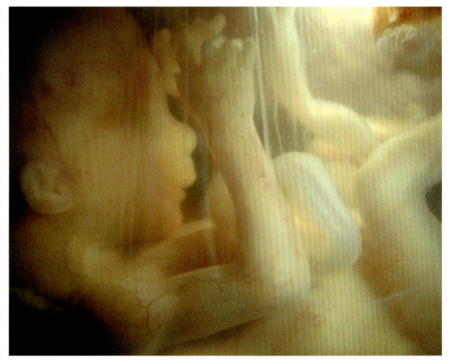

Das Baby liegt in einer typischen Position, in Embryonalhaltung mit angewinkelten Knien und Ellbogen. Die Blutgefäße sind deutlich sichtbar. Das Ohr ist in dieser Phase weit entwickelt.

122. Tag

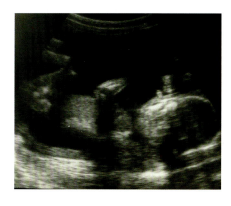

IHR BABY HEUTE

Hier liegt das Baby auf der Seite, das Gesicht ist nicht zu erkennen, wohl aber das Bein und der Fuß. Weil die 2-D-Ultraschallaufnahme nur »scheibenweise« Schnittbilder liefert, scheint es, als ob manche Teile fehlten – hier der Arm, der in der Mitte aufhört.

Es ist normal und wichtig, dass Sie im zweiten Trimester mehr zunehmen als in den ersten Monaten der Schwangerschaft.

Während Sie im ersten Trimester vermutlich wenig zugenommen haben, werden Sie vom zweiten Trimester an jede Woche schwerer. Im Durchschnitt nehmen Frauen vom zweiten Trimester bis zum Ende der Schwangerschaft wöchentlich 0,5–1 kg zu. In den letzten Wochen verlangsamt sich die Gewichtszunahme wieder.

Wie viel Sie zunehmen sollten, hängt von vielen Faktoren ab, nicht zuletzt von Ihrem Body-Mass-Index (s. S. 16) zu Beginn der Schwangerschaft. Die empfohlene Gewichtszunahme ist unten angegeben.

Das Baby macht nur einen Teil Ihrer Gewichtszunahme aus, sogar nur einen kleinen Teil. Das übrige Gewicht entsteht durch die wachsende Gebärmutter, das Fruchtwasser, die Brüste, die erhöhte Blutmenge und das Fettgewebe (s. S. 99).

Wenn Sie Fragen zu Ihrem Gewicht haben, wenden Sie sich an den Arzt oder die Hebamme. Bei den Vorsorgeuntersuchungen werden Sie gewogen. Bei Auffälligkeiten in der Gewichtszunahme werden Sie beraten.

FRAGEN SIE EINEN ARZT

Ich habe Hitzewallungen. Ist das normal? Viele Frauen leiden in der Schwangerschaft an Hitzewallungen. Sie sind Folge des erhöhten Progesteronspiegels. Dadurch weiten sich die Blutgefäße – der Körper wird mit Blut und Wärme überflutet. Zudem ist in der Schwangerschaft der Stoffwechsel erhöht, was ebenfalls Wärme produziert. Ganz zu schweigen von dem kleinen »Heizofen«, der in Ihnen heranwächst.

Tragen Sie Kleidung übereinander, sodass Sie bei Bedarf etwas ausziehen können. Vermeiden Sie stark gewürzte Speisen und Koffein, die Hitzewallungen fördern. Auf Alkohol sollten Sie in der Schwangerschaft sowieso verzichten. Sport hilft durch die Stärkung des Kreislaufs. Yoga und andere Entspannungstechniken geben Gelassenheit.

GEWICHTSZUNAHME

Ihre Gewichtszunahme im 2. Trimester sollte nur 5,5–9 kg betragen, etwa zweimal so viel wie im 1. Trimester.

Der Richtwert der DGE (Deutschen Gesellschaft für Ernährung) für die tägliche zusätzliche Energiezufuhr im 2. Trimester beträgt bei unverminderten körperlichen Aktivitäten ca. 250 kcal. Haben Sie im 1. Trimester zu viel zugenommen, bemühen Sie sich, aktiv zu bleiben, und achten Sie auf eine kalorienarme, aber dennoch nährstoffreiche Ernährung mit Obst und Gemüse.

Behalten Sie Ihre Sollgewichtszunahme im Kopf. Als Gesamtzunahme in der Schwangerschaft werden 11–14,5 kg bei Frauen empfohlen, deren Body-Mass-Index (BMI) (s. S. 16) im Normalbereich, also zwischen 18,5 und 24,9 liegt.

Wenn Sie zu Beginn der Schwangerschaft übergewichtig waren, sollte Ihre Gewichtszunahme insgesamt bei 7–11 kg liegen. Waren Sie vor Ihrer Schwangerschaft untergewichtig, sollte sie bei 12,5–18 kg liegen. Wenn Sie Zwillinge erwarten, sollten Sie insgesamt 16–20 kg zunehmen.

Gewichtstabelle

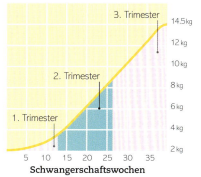

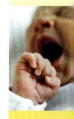

Die 18. Woche

NACHGEFRAGT

Sicher trainieren

Die Kombination von Übungen für den Ober- und den Unterkörper ist ein gutes Herz-Kreislauf-Training. Holen Sie aber erst die Einwilligung des Arztes ein.

Dieses Workout ist effektiv und unbedenklich. Es kann im zweiten Trimester drei- bis viermal pro Woche ausgeführt werden. Nehmen Sie 2-kg-Hanteln.

Aufwärmen Aufrecht stehend einen Schritt zur Seite machen, das andere Bein nachstellen. Eine Minute lang im Wechsel wiederholen. Dann eine Minute lang bei jedem Schritt die Arme auf Schulterhöhe heben und wieder senken. Hände auf die Hüften setzen und ein Knie zum Bauch ziehen. Zwei Minuten lang im Wechsel wiederholen. Aufrecht stehend einen Arm vor dem Körper kreisen und wieder an die Seite legen. Im Wechsel fünf Minuten lang, oder bis Sie warm sind, wiederholen.

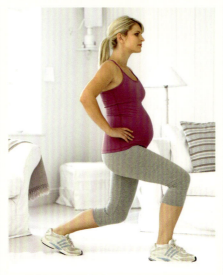

Ausfallschritt nach vorne Sie stehen aufrecht, die Hände liegen auf den Hüften. Das rechte Bein vorstellen und das linke Knie beugen, bis das rechte Knie beinahe einen rechten Winkel bildet. Beidseitig abwechselnd etwa 30-mal wiederholen, ggf. an einer Stuhllehne festhalten. Den Bauch dabei einziehen, den Rücken gerade halten, der Kopf ist aufrecht und die Schultern locker.

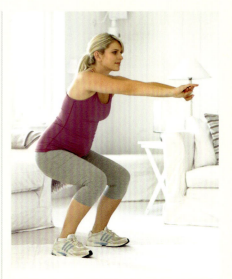

Hocke Sie stehen mit schulterbreit geöffneten Beinen, die Arme auf Schulterhöhe nach vorne ausgestreckt. In die Hocke gehen, die Bauchmuskulatur ist eingezogen, die Füße stehen fest auf dem Boden. Das Gesäß zum Boden senken, wieder zum Ausgangspunkt heben. Beim Senken ausatmen, beim Hochgehen einatmen. Die Knie bleiben hinter den Zehenspitzen. 20-mal wiederholen.

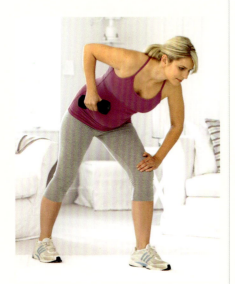

Pull-ups In der rechten Hand halten Sie eine 2-kg-Hantel, das linke Bein ist im Ausfallschritt nach vorne gestellt, beide Knie sind leicht gebeugt. Langsam den Oberkörper zum linken Knie vorbeugen, die linke Hand ruht auf dem Knie. Den rechten herunterhängenden Arm anheben, wobei der Ellbogen nahe am Körper bleibt. 20-mal mit jedem Arm durchführen.

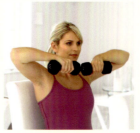

Nackenzug Sie sitzen auf einem Stuhl mit gerader Lehne oder stehen mit leicht gebeugten Beinen, die Füße hüftbreit geöffnet. Die Hanteln mit hängenden Armen vor den Körper halten. Ausatmen, die Gewichte langsam auf Schulterhöhe bringen. Einatmen. 20-mal wiederholen.

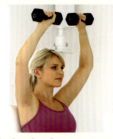

Schulterdrücken Sie stehen oder sitzen wie in der vorigen Übung beschrieben. Mit einer Hantel in jeder Hand die Arme leicht anwinkeln und die Hände oberhalb der Schultern halten. Beim Ausatmen die Arme langsam zur Decke heben, bis sie gestreckt sind. 20-mal wiederholen.

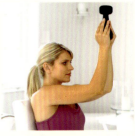

Brustaufzug Sie sitzen oder stehen wie in der vorigen Übung. Die Arme in Schulterhöhe nach vorne bringen, dabei eine Hantel halten. Die Ellbogen rechtwinklig anwinkeln, die Oberarme parallel zum Boden. Die Arme aneinanderliegend vorsichtig nach oben führen und zurück. 20-mal wiederholen.

123. Tag

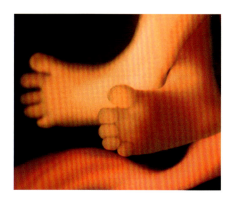

IHR BABY HEUTE

Die Haut Ihres Babys ist äußerst zart und glatt. Die Fußsohlen und Zehen sind auf dieser Abbildung dargestellt. Sie haben keinerlei Falten. In der nächsten Woche bildet sich auf der Haut der Finger- und Zehenabdruck aus.

Obwohl sie sich weiterentwickelt, ist die Lunge immer noch recht unreif. Sie ist erst in der 35. Woche voll ausgebildet.

Die vielschichtige Entwicklung der Lunge geht weiter. Um sich ihre Entwicklung vor Augen zu führen, stellen Sie sich die gesamte Lunge als Baum vor: Der Stamm ist entstanden (die Luftröhre), und es haben sich kleinere und mittelgroße Äste (Bronchien) entwickelt, aber die Zweige (Bronchiolen), die die Blätter (Alveolen) tragen, sind noch nicht gewachsen. Diese Alveolen besitzen so dünne Wände, dass sie Sauerstoff aus der Luft aufnehmen können sowie Kohlendioxid, das übers Blut ausgeschieden wird.

Bis zur 28. Woche bilden sich nun die »Zweige«, auf denen die Alveolen (Lungenbläschen) sitzen werden. Sie werden nach der Geburt mit Luft gefüllt. Diese Zweige besitzen später eine gewisse Fähigkeit zum Gasaustausch. Die Lunge funktioniert aber erst richtig, wenn die Alveolen entstanden sind. Die Blutgefäße, die die Lunge versorgen, wachsen parallel zum Wachstum der Lunge selbst. Diese Blutgefäße sind nach der Geburt entscheidend wichtig für den Sauerstofftransport.

Nach der Geburt gelangt das gesamte Blut aus der rechten Seite des Herzens in den Lungenkreislauf. Vor der Geburt – solange die Lunge mit Flüssigkeit gefüllt ist – wird nur wenig Blut (etwa 10–15 Prozent) dorthin geschickt.

SICHER DEHNEN

Relaxin ist eines der wichtigsten Hormone in der Schwangerschaft. Es lockert das Bindegewebe, die Sehnen und die Bänder, damit sich das Zwerchfell ausdehnen kann. So entsteht Platz für das Wachstum Ihres Babys. Relaxin lässt auch Bänder und Sehnen erschlaffen und trägt so zur Öffnung des Geburtskanals bei.

Relaxin wirkt sich auf fast alle Teile des Körpers aus. Das bedeutet, dass auch Ihre Wirbelsäule und die meisten Gelenke etwas instabil werden. Achten Sie daher beim Sport stets auf eine korrekte Haltung.

■ **Beim Stehen** immer auf eine neutrale Hüftposition achten. Verdrehen Sie die Hüfte nicht seitlich, insbesondere nicht, wenn Sie schwer tragen.

■ **Hüten Sie sich davor,** ins Hohlkreuz zu fallen und die Schultern hochzuziehen.

■ **Bewegen Sie sich langsam** und kontrolliert; bleiben Sie in Ihrer Komfortzone. Die erhöhte Flexibilität der Muskeln und Sehnen kann bei Aktiväten wie Yoga oder Pilates, bei schnellen Tanzbewegungen oder beim Gewichtstraining zur Überdehnung führen.

Relaxin lässt auch das Kreislaufsystem erschlaffen: Die Wände der Venen weiten sich, was Krampfadern verursachen kann (s. S. 167). Herz-Kreislauf-Übungen fördern die Durchblutung und reduzieren das Auftreten von Krampfadern.

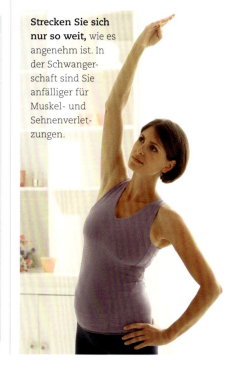

Strecken Sie sich nur so weit, wie es angenehm ist. In der Schwangerschaft sind Sie anfälliger für Muskel- und Sehnenverletzungen.

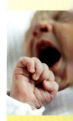

Die 18. Woche

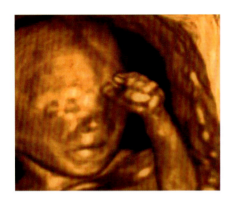

124. Tag

IHR BABY HEUTE

Die Abbildung zeigt, dass die weiche Stelle auf dem Kopf (Fontanelle) nun weniger stark hervortritt. Die Finger sind klar zu erkennen. Da Ihr Baby größer wird, ist es immer einfacher, im Ultraschall solche Details zu erkennen.

Ihr Bauch wächst und zeigt sich immer deutlicher – so wird Ihre Schwangerschaft zum Blickpunkt für die Mitmenschen.

Wird Ihnen mehr Aufmerksamkeit zuteil, als Ihnen lieb ist? Sobald Ihr Babybauch offensichtlich wird, scheint es manchmal, als sei Ihr Bauch öffentliches Eigentum. Fasziniert von diesem stetig wachsenden Bauch möchten Freunde, Angehörige, ja sogar Fremde ihn anfassen oder sogar küssen. Das ist befremdend – schließlich hält man sonst auch eher Distanz!

Wenn Ihnen jemand zu nahe tritt, bitten Sie höflich darum, Ihren Bauch nicht zu berühren, oder gehen Sie einfach weg. Aber es hat auch Vorteile, wenn die Mitmenschen die Schwangerschaft wahrnehmen: Ihr Bauch ist eine Art Signal, Sie in Menschenmengen nicht zu schubsen, und man bietet Ihnen in öffentlichen Verkehrsmitteln einen Platz an.

TATSACHE IST ...

Zu viel Salz kann zu hohem Blutdruck führen.

Ob in der Schwangerschaft salzärmer gegessen werden sollte und wenn ja, in welchem Maße, ist wissenschaftlich schwer zu erforschen. Es ist vernünftig, nicht zu viel salzhaltige Nahrung zu konsumieren und Speisen nur nach Bedarf zu salzen.

Anderseits kann es auch sein, dass sich Unbekannte in Ihr Leben einmischen und glauben, Ihnen persönliche Fragen über Ihre Schwangerschaft und das Baby stellen zu dürfen. Das ist unangenehm, vor allem wenn Sie ein zurückhaltender Mensch sind. Unbekannte geben plötzlich Kommentare über Ihre Figur ab und diskutieren, ob Sie ein Mädchen oder einen Jungen bekommen.

Manche Schwangeren genießen die Aufmerksamkeit, während andere es als Einmischung in den persönlichen Bereich empfinden. Ist es Ihnen unangenehm, gehen Sie nicht weiter auf Fragen ein, oder wechseln Sie das Thema. Fragen Sie die Betreffenden selbst etwas. Sie können unerwünschte Aufmerksamkeit auch vermeiden, indem Sie weite Kleidung tragen, in der Ihr Bauch weniger auffällt und nicht zum Streicheln einlädt.

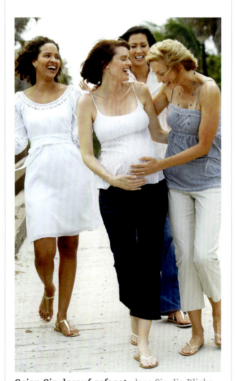

Seien Sie darauf gefasst, dass Sie die Blicke der Mitmenschen auf sich ziehen. Sie geben ihre Kommentare ab, manche wollen Ihren Bauch anfassen. Mit etwas Taktgefühl lassen sich solche »Übergriffe« höflich verhindern.

FRAGEN SIE EINEN ARZT

Ich habe so starken Juckreiz, dass ich mich blutig kratze. Was kann ich tun? Der Juckreiz, vor allem am Bauch, wird durch die Dehnung der Haut (s. S. 255), durch Hormonveränderungen und Wärme verursacht. Oft hilft es schon, Feuchtigkeitscreme aufzutragen.

Bei starkem Juckreiz wenden Sie sich an den Arzt. Er wird feststellen, ob eine Schwangerschaftscholestase besteht (s. S. 473), eine ernste, aber seltene Erkrankung der Leber. Sie tritt bei etwa 1 Prozent der Schwangerschaften auf.

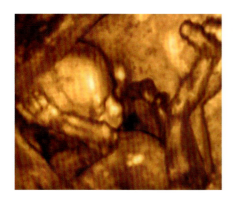

125. Tag

IHR BABY HEUTE

Hier sieht man eine Gesamtansicht des Babys. Die Beine sind gestreckt, die Tritte werden kräftiger. In den nächsten Wochen werden Sie sich dieser Bewegungen zunehmend bewusst – vor allem wenn Sie schon einmal ein Baby bekommen haben.

Nun wollen Sie vielleicht einen Schwangerschafts- und Geburtsvorbereitungskurs besuchen. Es gibt vielfältige Angebote.

Ein Geburtsvorbereitungskurs bereitet Sie auf die Wehen, die Geburt und die ersten Monate mit dem Baby vor. In der Regel werden die Kurse etwa ab der 26. Schwangerschaftswoche besucht und von einer Hebamme geleitet. Es gibt ein breit gefächertes Angebot, z. B. in Hebammenpraxen, Familienbildungsstätten oder Mütterzentren. Die Kosten für maximal 14 Stunden werden von der Krankenkasse erstattet. Bei Paarkursen übernehmen manche Kassen auch den Großteil der Kosten für den Partner. Geburtsvorbereitungskurse erfüllen auch einen sozialen Zweck – sie sind eine tolle Möglichkeit, andere werdende Eltern kennenzulernen. Die Angebote können ganz unterschiedlich sein. Gerade für Erstgebärende sind folgende Inhalte wichtig: Grundlagen zur Schwangerschaft, zum Prozess der normalen Geburt und zum Wochenbett, Erlernen von Entspannungs-, Atem- und Massagetechniken, verschiedene Geburtspositionen, Wahlmöglichkeiten bei der Schmerzlinderung sowie eventuelle Schwierigkeiten bei der Geburt und die damit verbundenen Eingriffe. Zudem sollten Sie sich über Fragen, Ängste und Unsicherheiten austauschen können.

Neben den klassischen Kursen gibt es spezielle Angebote, z. B. Yoga, Bauchtanz oder Geburtsvorbereitung im Wasser.

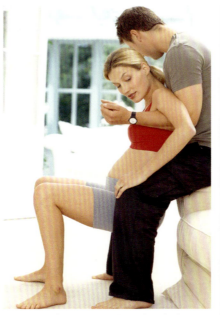

Im Vorbereitungskurs üben Sie mit Ihrem Partner Atemmethoden und verschiedene Geburtspositionen.

DIE RICHTIGE BEGLEITPERSON

Wenn Sie alleinstehend sind, müssen Sie keineswegs auf einen Paarkurs verzichten oder sich allein auf die Geburt vorbereiten. Nehmen Sie doch eine Freundin oder eine Verwandte mit, die Sie dann am besten auch zur Geburt begleitet. Natürlich können Sie im Geburtsvorbereitungskurs ebenso andere alleinstehende Schwangere kennenlernen. Dabei entsteht oft bereits ein wichtiges Netz für die Zeit nach der Geburt. Nehmen Sie auch als Alleinstehende unbedingt alle Angebote für Schwangere und junge Eltern wahr.

IM BLICKPUNKT: ZWILLINGE

Vorausschauen

Da Zwillinge meist nicht nach Termin kommen, sollten Sie beizeiten einen Geburtsvorbereitungskurs belegen. Gegen Ende der Schwangerschaft ist Ihr Bauch zudem so groß, dass Sie nicht mehr sehr beweglich und motiviert sind. Zwillinge benötigen manchmal Intensivpflege, deshalb sollten Sie auch die Neugeborenen-Intensivstation in der Klinik Ihrer Wahl besichtigen.

Falls Sie Zwillinge erwarten, erkundigen Sie sich bei den Kliniken der Region genau, wo man die größte Erfahrung mit Zwillingsgeburten besitzt und wo die bestmögliche Versorgung gewährleistet ist.

Die 18. Woche

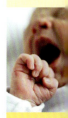

126. Tag

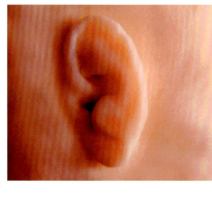

IHR BABY HEUTE

Wie Ihr eigenes Ohr besteht das Ohr Ihres Babys aus weichem, biegsamem Knorpelgewebe. Der Fötus kann bald hören, da sich im Ohrinneren die bislang knorpeligen Gehörknöchelchen verknöchert haben. Dann hört er auch Atem und Herzschlag seiner Mutter.

Ist es ein Junge oder ein Mädchen? Nun müssen Sie sich gemeinsam mit Ihrem Partner überlegen, ob Sie es wissen wollen.

Das Geschlecht Ihres Babys sollte nun im Ultraschallbild zu erkennen sein. Die nächste Untersuchung findet nun bald statt (s. S. 211).

Ob Ihr Baby ein Junge oder Mädchen wird, hängt davon ab, ob ein Y-Chromosom vorhanden ist oder nicht. Männliche Babys besitzen ein X- und ein Y-Chromosom; das Y-Chromosom ist dafür verantwortlich, dass aus den Fortpflanzungsdrüsen (Gonaden) Hoden werden. Diese produzieren Testosteron, das die Entwicklung der inneren weiblichen Organe verhindert und die normale Entwicklung der äußeren männlichen Geschlechtsorgane auslöst. Liegt kein Y-Chromosom vor, werden aus den Gonaden Eierstöcke, und die inneren Genitalien sind standardmäßig weiblich; nicht der Eierstock bestimmt, dass sich weibliche Fortpflanzungsorgane entwickeln, sondern der Mangel an Testosteron.

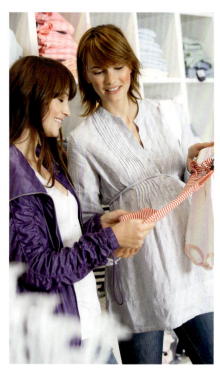

Manche schwangeren Frauen wollen erst Babykleidung kaufen, wenn sie das Geschlecht wissen. Aber nicht jede will sich allein zwischen Rosa und Blau entscheiden.

BESTIMMUNG DES GESCHLECHTS

Insbesondere die zweite und die dritte Ultraschalluntersuchung können zeigen, ob ein Junge oder ein Mädchen unterwegs ist – umso sicherer, je stärker die primären Geschlechtsmerkmale ausgebildet sind. Ist deutlich ein Penis zu erkennen, ist die Wahrscheinlichkeit einer Fehlprognose äußerst gering, aber das Ergebnis ist nicht 100 Prozent sicher.

Verlassen Sie sich also nicht zu sehr auf die Prognose beim Ultraschall, damit Sie später keine Überraschung erleben.

FRAGEN SIE EINE MUTTER

Die zweite Ultraschalluntersuchung steht bevor. Ich möchte das Geschlecht unseres Babys wissen, aber mein Partner nicht. Was sollen wir tun?

Wenn in einer Beziehung der eine etwas will und der andere etwas anderes, entstehen Spannungen. Auch ich wollte damals wissen, ob es ein Junge oder ein Mädchen ist, aber mein Partner nicht. Beide hatten wir unsere Gründe: Ich meinte, ich könne mich so besser auf die Geburt vorbereiten, emotional wie praktisch, mein Partner wollte einfach die Überraschung bei der Geburt erleben.

Sprechen Sie offen miteinander, dann werden Sie hoffentlich eine Übereinkunft finden. Lassen Sie daraus keinen Streit entstehen. Es ist wichtig, dass Sie sich in dieser besonderen Zeit einig sind. Vielleicht empfindet einer von Ihnen seine Gründe nicht mehr als so bedeutsam, sobald Sie darüber gesprochen haben, oder Sie kommen überein, es sich sagen zu lassen, aber es niemandem weiterzusagen. Vergessen Sie nicht: Die Voraussage ist nicht absolut sicher.

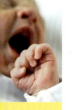

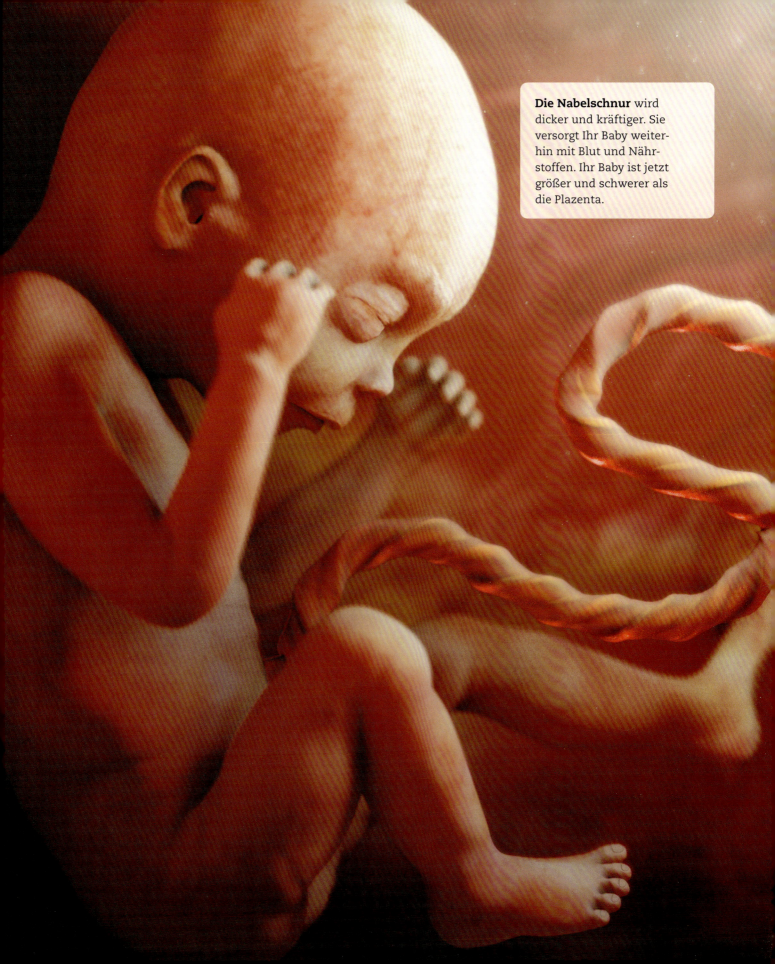

Die Nabelschnur wird dicker und kräftiger. Sie versorgt Ihr Baby weiterhin mit Blut und Nährstoffen. Ihr Baby ist jetzt größer und schwerer als die Plazenta.

Die 19. Woche

BESTIMMT ENTWICKELN SIE INZWISCHEN EINE IMMER ENGERE BEZIEHUNG ZU IHREM BABY.

Nun können Sie sich Ihr Baby als »echten Menschen« vorstellen, vor allem wenn Sie es nochmals im Ultraschall sehen. Sein Körper ist so gut wie ausgebildet, die Funktionsweise der Organe weit fortgeschritten. Sie nehmen Ihre mütterliche Verantwortung sicher sehr ernst, aber machen Sie sich keine unnötigen Sorgen. Sprechen Sie über mögliche Ängste mit dem Partner, der Hebamme oder Ihrer eigenen Mutter.

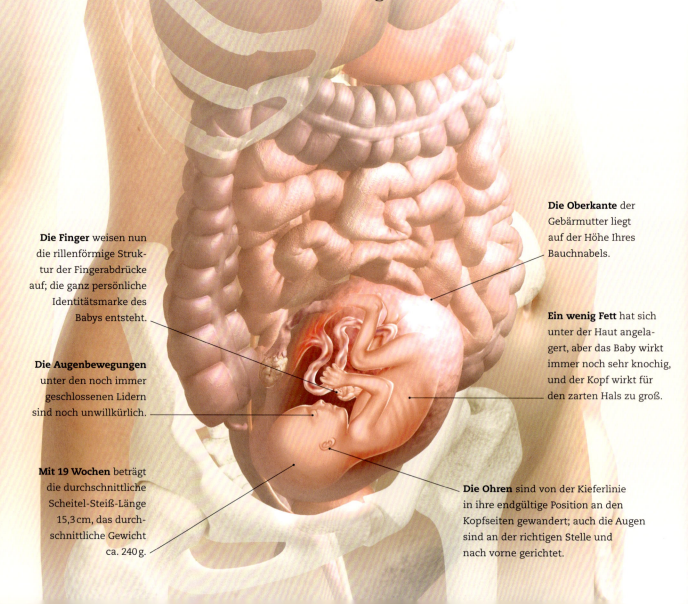

Die Finger weisen nun die rillenförmige Struktur der Fingerabdrücke auf; die ganz persönliche Identitätsmarke des Babys entsteht.

Die Augenbewegungen unter den noch immer geschlossenen Lidern sind noch unwillkürlich.

Mit 19 Wochen beträgt die durchschnittliche Scheitel-Steiß-Länge 15,3 cm, das durchschnittliche Gewicht ca. 240 g.

Die Oberkante der Gebärmutter liegt auf der Höhe Ihres Bauchnabels.

Ein wenig Fett hat sich unter der Haut angelagert, aber das Baby wirkt immer noch sehr knochig, und der Kopf wirkt für den zarten Hals zu groß.

Die Ohren sind von der Kieferlinie in ihre endgültige Position an den Kopfseiten gewandert; auch die Augen sind an der richtigen Stelle und nach vorne gerichtet.

127. Tag

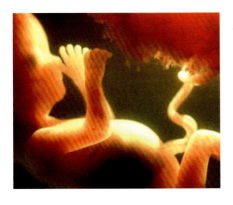

IHR BABY HEUTE

Durch die Nabelschnur mit der Plazenta verbunden, schwimmt Ihr Baby im Fruchtwasser. Die Gebärmutter bietet eine warme, schützende Umgebung für Ihr Kind. Hier ist es nahezu schwerelos und hat viel Bewegungsfreiheit.

Nun haben Sie bald die Halbzeit der Schwangerschaft erreicht – und noch immer erleben Sie sie als ein Wunder.

Je weiter Ihre Schwangerschaft voranschreitet, umso stärker fühlen Sie sich mit dem Leben in Ihnen verbunden und wollen es beschützen. Was einst ein winziges Zellknäuel war, sieht jetzt wie ein beinahe vollständig ausgebildetes Baby aus. Sie staunen noch immer darüber, dass Sie beide dieses Kind geschafen haben und sich diese unglaubliche Entwicklung in Ihnen vollzieht.

Sobald Sie die ersten Kindsbewegungen spüren (s. S. 213), wird das Gefühl der Bindung noch stärker. Auch wenn Sie manchmal leichte Ängste haben, versuchen Sie, entspannt die Schwangerschaft zu genießen – sie geht nur allzu schnell vorüber.

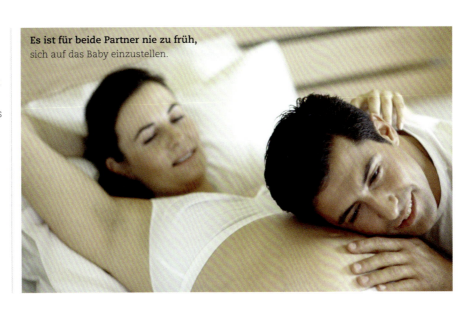

Es ist für beide Partner nie zu früh, sich auf das Baby einzustellen.

FRAGEN SIE EINE HEBAMME

Ich bin voll berufstätig. Seit ich schwanger bin, hatte ich noch kaum Zeit, an mein Baby zu denken. Behindert das den Bindungsprozess? Viele Frauen arbeiten in der Schwangerschaft ganztags. Das hat keine nachteilige Auswirkung auf die Beziehung zum Baby. Sobald Sie seine Bewegungen spüren, werden Sie sich Ihres Bauches bewusster und werden mit Ihrem Kind sprechen. Beschäftigen Sie sich am Wochenende bewusst mit Ihrem Baby. Nehmen Sie sich Zeit, sich emotional und praktisch auf seine Ankunft vorzubereiten und sich auszuruhen.

Es gibt Hinweise darauf, dass übermäßiger Stress der Mutter die Gehirnentwicklung des Ungeborenen beeinträchtigen kann (s. S. 187). Daher sind regelmäßige Entspannungsphasen so wichtig. Haben Sie einen sehr anstrengenden Beruf, wäre nun ein guter Zeitpunkt, neue Prioritäten zu setzen.

IM BLICKPUNKT: GESUNDHEIT

Ihre Augen

Die Wassereinlagerung in der Schwangerschaft betrifft auch die Augen. Linsen und Hornhaut werden dicker, die Flüssigkeit im Augapfel nimmt zu. Das verursacht ein Druckgefühl und verschwommenes Sehen. Die Beschwerden legen sich nach der Geburt. Empfehlenswert sind Augenübungen und der Verzicht auf Kontaktlinsen. Wenden Sie sich gegebenenfalls an den Arzt.

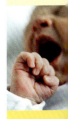

Die 19. Woche

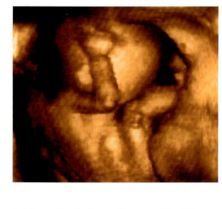

128. Tag

IHR BABY HEUTE

Die schnelle Herzmuskelbewegung des Babys verursacht ein Geräusch, das mit einem einfachen Stethoskop abgehört werden kann – der Frequenzwechsel des kleinen Herzens wird in Töne übertragen, die Sie, der Arzt oder die Hebamme hören können.

Die Schluckaufs Ihres Babys werden im Lauf der Schwangerschaft stärker und häufiger, vielleicht spüren Sie sie sogar.

Etwa zum jetzigen Zeitpunkt bekommen Babys öfter Schluckauf. Dabei handelt es sich wie bei Erwachsenen um ein kurzes, kräftiges, ruckartiges Zusammenziehen des Zwerchfells, das weniger als eine Sekunde dauert.

Der Schluckauf tritt oft mehrmals rasch nacheinander auf, gefolgt von einem Strecken der Gliedmaßen. Die Ursache für den Schluckauf ist nicht bekannt. Vielleicht wird er durch die Unreife der Zwerchfellnerven verursacht oder durch Überdehnung des Magens.

Ohren und Augen Ihres Babys haben ihre endgültige Position im Gesicht erreicht. Die Ohren sind von der Kieferlinie nach oben gewandert und die Augen von den Kopfseiten nach innen. Sie sind nach vorne ausgerichtet. Die Augen bewegen sich hinter den Lidern noch unkoordiniert. Das Baby wird sie etwa in der 26. Woche öffnen.

> **IM BLICKPUNKT: ERNÄHRUNG**
>
> ### Gesunde Fette
>
> **Fett ist ein gesunder Nährstoff,** der Energie sowie die Vitamine A, D, E und K liefert. Manche Nahrungsmittel liefern bessere Fette als andere. Fette gehören zu einer ausgewogenen Ernährung, wählen Sie aber möglichst oft gesunde Fette.
>
> Fette enthalten eine Mischung verschiedener Arten von Fettsäuren. Manche sind gesättigt, andere ungesättigt. Generell sind ungesättigte Fettsäuren, die vor allem in Pflanzen- und Kernölen vorkommen, für das Herz gesünder als gesättigte. Avocados, Nüsse, Samen und Kerne liefern ungesättigte Fettsäuren.
>
> Ungesättigte Fettsäuren unterteilt man in einfach und mehrfach ungesättigte Fette. Einfach ungesättigte Fette, etwa Olivenöl, sind mehrfach ungesättigten Fetten, etwa Brotaufstrichen aus Sonnenblumenkernen oder Soja, vorzuziehen, weil diese reichlich in unserer Nahrung vorkommen. Weiter ist auf eine Balance zwischen Omega-3- und Omega-6-Fettsäuren zu achten, was in der Regel eine Zufuhr an Omega-3-Fettsäuren (s. S. 169) erfordert.

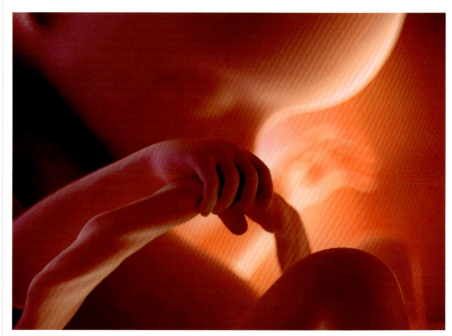

Ihr Baby ähnelt jeden Tag ein wenig mehr einem kleinen Menschen. Gesichtszüge und Gliedmaßen sind gut entwickelt – es bekommt sogar Schluckauf.

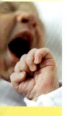

Das zweite Trimester

129. Tag

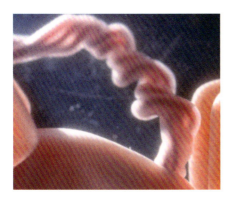

IHR BABY HEUTE

Die Nabelschnur ist vielfach gewunden. Ihre Spiralform schützt sie vor einem Abknicken und vor Druck auf die Arterien und die Vene. So stellt sie einen kontinuierlichen Blutfluss zur Plazenta und zurück zum Baby sicher.

Es gehört zum natürlichen Mutterinstinkt, das Baby beschützen zu wollen – vielleicht spüren Sie diesen Instinkt bereits.

Natürlich wollen Sie Ihrem Baby den besten Start ins Leben geben. Das kann aber auch dazu führen, dass Sie sich unnötig um seine Gesundheit und sein Befinden sorgen.

Dann machen Sie sich Gedanken über Dinge, die Sie früher nicht gekümmert haben. Wenn Sie z. B. regelmäßig am Computer sitzen, fürchten Sie plötzlich die mögliche Strahlung (s. Kasten rechts).

Bewahren Sie Ruhe, und betrachten Sie die Sache nüchtern. Ihr Baby ist sehr widerstandsfähig und in der Gebärmutter gut geschützt. Wenn Sie hinsichtlich Ihrer Lebensführung oder der Entwicklung Ihres Babys unsicher sind, lassen Sie sich vom Arzt oder der Hebamme beraten.

Sorgen Sie unterdessen gut für sich selber, indem Sie ausgewogen essen, regelmäßig Sport treiben und zu den Vorsorgeuntersuchungen gehen.

> **TATSACHE IST ...**
>
> **Computerstrahlung** ist nicht schädlich für das Ungeborene.
>
> Für die Strahlung, die von einem Computer ausgehen darf, gibt es gesetzlich vorgeschriebene Grenzwerte. Daher ist Computerarbeit in der Schwangerschaft unbedenklich.

> **FRAGEN SIE** EINE HEBAMME
>
> **Ist es riskant, wenn ich zu stark zunehme?** Nehmen Sie während der Schwangerschaft stark zu, kann es nach der Geburt schwieriger werden, wieder abzunehmen. Denken Sie daran, dass Sie nicht für zwei essen müssen. Waren Sie bei Beginn der Schwangerschaft übergewichtig und haben stark zugenommen, ist das Risiko für Komplikationen wie Schwangerschaftsdiabetes (s. S. 473), Bluthochdruck) und Präklampsie (s. S. 474) erhöht. Doch bei solchen Problemen steht Ihr Arzt Ihnen zur Seite, machen Sie sich keine unnötigen Sorgen. Auch bei Übergewicht verlaufen die meisten Schwangerschaften unkompliziert und das Baby wird gesund geboren.

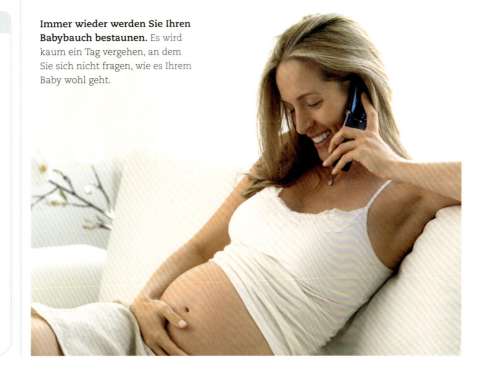

Immer wieder werden Sie Ihren Babybauch bestaunen. Es wird kaum ein Tag vergehen, an dem Sie sich nicht fragen, wie es Ihrem Baby wohl geht.

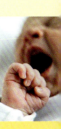

Die 19. Woche

130. Tag

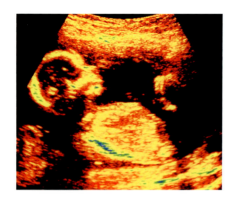

IHR BABY HEUTE

Auf dieser Ultraschallaufnahme in Seitenansicht erkennt man den Kopf oben links. Das Baby sieht wie ein kleiner Mensch aus. Finger und Zehen sind voll entwickelt. Die Haut ist mit Lanugo bedeckt, dem schützenden Körperflaum.

Sie können Ihr Baby durchaus zu Bewegungen animieren, damit Sie es spüren können. Das schadet ihm nicht.

Müssen Sie sich weiterhin in Geduld üben, weil Sie die ersten Bewegungen Ihres Babys immer noch nicht fühlen? Natürlich ist es beruhigend, wenn man sein Gestrampel spürt, aber machen Sie sich deswegen nicht verrückt – das tut keinem von Ihnen gut.

Viele Erstgebärende spüren dieses erste Flattern nicht vor der 20. Woche (s. S. 213). Vielleicht waren Sie aber auch zu beschäftigt und abgelenkt, um die Bewegungen Ihres Babys wahrzunehmen.

Versuchen Sie es zuerst mit Entspannung: Wenn Sie innehalten, ist es wahrscheinlicher, dass Sie auch leichte Bewegungen von Ihrem Kind fühlen. Bedenken Sie, dass Ihr Baby Ruhephasen hat und sich nicht ununterbrochen bewegt.

Aber Sie können Ihr Baby dennoch zu Bewegungen stimulieren – je mehr es sich bewegt, desto größer ist die Chance, dass Sie es wahrnehmen. Legen Sie sich mit abgestütztem Bauch auf die Seite. Ihr Baby wird sich vielleicht drehen, um sich Ihrer Position anzupassen. Wenn das nicht hilft, ist die Lösung vielleicht etwas Süßes zu essen oder zu trinken, Babys reagieren auf den Blutzuckeranstieg der Mutter.

FRAGEN SIE EINE HEBAMME

Ich habe gehört, dass Babys auf Geräusche mit dem »Moro-Reflex« reagieren. Kann ich mein Baby durch laute Musik zu Bewegungen stimulieren? Ihr Baby kann noch nicht hören, laute Musik hätte in diesem Stadium noch keine Auswirkung. Ungefähr ab der 22. Woche kann Ihr Baby einige Geräusche hören (s. S. 238) und ab der 24.–25. Woche kann es auf verschiedene Geräusche reagieren.

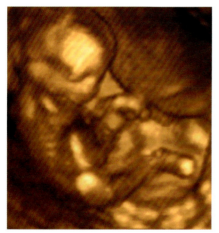

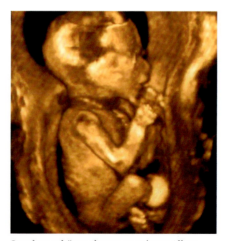

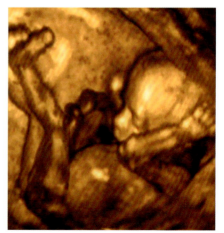

Sie können die Bewegungen vielleicht noch nicht spüren, doch Ihr Baby ist in der Gebärmutter unglaublich aktiv. Purzelbäume und Strecken gehören ebenso zu seinem Alltag wie Daumen- und Zehenlutschen. Es bewegt sich im Wachzustand und im Schlaf, hat aber keine Kontrolle über seine Bewegungen. Ultraschallaufnahmen zeigen ein breites Spektrum an Bewegungen zwischen inaktiven Phasen.

131. Tag

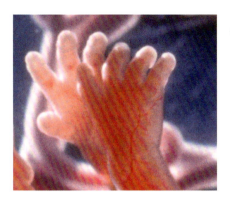

IHR BABY HEUTE

Hände (und Füße) Ihres Babys wirken in diesem Stadium recht groß: Es scheint, als brauche das Baby Zeit, um in sie hineinzuwachsen. Die Hände und Füße haben sich in den letzten paar Wochen weit entwickelt, nun müssen die Gliedmaßen folgen.

Finger und Zehen Ihres Babys sind voll entwickelt, und das individuelle Hautmuster bildet sich aus.

Ihr Baby wird ein einzigartiges Individuum sein mit seinen ganz individuellen Fingerabdrücken. Das Rillenmuster in der Lederhaut, das den Fingerabdruck (und den »Zehenabdruck«) bildet, ist inzwischen ausgeprägt. Diese Hautrillen sind genetisch bestimmt. Wie bei den meisten Entwicklungsschritten sind sie an den Händen eine Woche früher ausgebildet als an den Füßen.

Die ersten Schweißdrüsen sind in der achten Woche entstanden. Ihre Anzahl erhöht sich bis zur 29. Woche, aber erst nach der Geburt nehmen sie ihre Funktion auf. Ihre Farbe verdankt die Haut dem Melanin, einem von den »Melanozyten« produzierten Pigment. Melanozyten sind spezialisierte Hautzellen, die inzwischen in die Haut gewandert sind. Der individuelle Hautton entsteht durch die Menge und die Schattierung des Pigments, das jede Zelle produziert. Melanin schützt die Haut vor ultraviolettem Licht, welches das Erbgut schädigt.

Obgleich Ungeborene Melanin produzieren, ist die Hautpigmentation erst in der Kindheit abgeschlossen. Aus diesem Grund sind alle Neugeborenen äußerst sonnenbrandgefährdet. Dunkelhäutige Babys haben bei der Geburt ebenfalls einen helleren Hautton.

> **TATSACHE IST ...**
>
> **Nahrungsmittel mit viel Vitamin E,** vor allem Avocados, stärken das Immunsystem.
>
> Vitamin E ist ein Antioxidans, das in Ölen und Fetten transportiert wird. Die beste heute bekannte Vitamin-E-Quelle ist die Avocado, ein sehr gutes Nahrungsmittel für Schwangere, reich an einfach ungesättigten Fettsäuren (s. S. 204) und Kalium und mit einem niedrigen GI (s. S. 92). Avocados eignen sich später auch sehr gut als Beikost.

> **AKUPUNKTUR**
>
> **Bei der Akupunktur werden bestimmte Punkte des Körpers,** die mit den Energiebahnen (Meridianen) in Verbindung stehen, durch sehr feine Nadeln stimuliert. Auf diesen Bahnen fließt die Lebensenergie, »Chi«, durch den Körper. Bei Krankheiten oder Beschwerden ist das Gleichgewicht dieser Lebensenergie gestört. Akupunktur ist auch in der Schwangerschaft bei verschiedenen Beschwerden wirksam:
> - Schmerzen und Übelkeit – es lassen sich Übelkeit und Erbrechen sowie die Hyperemesis gravidarum (s. S. 111) lindern.
> - Sodbrennen (s. S. 194),
> - Hämorrhoiden (s. S. 468),
> - Stress (s. S. 187),
> - Karpaltunnelsyndrom (s. S. 471).
>
> Akupunktur hilft auch, Babys aus der Steißlage (s. S. 433) in die richtige Position zu drehen. Während der Wehen wirkt Akupunktur kräftigend und schmerzlindernd. Wenden Sie sich am besten an einen Therapeuten, der in der Behandlung Schwangerer erfahren ist.

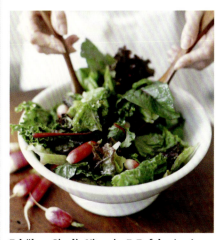

Erhöhen Sie die Vitamin-E-Zufuhr durch den Verzehr von Salat, grünem Blattgemüse, Nüssen, Avocados, Eiern und Weizenkeimen.

Die 19. Woche

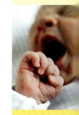

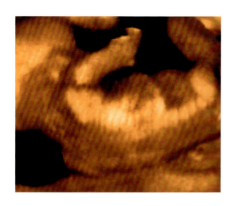

132. Tag

IHR BABY HEUTE

Ihr Baby wirkt im Ultraschall noch sehr schmal. Es besitzt noch keine Fettpolster. Die Haut ist sehr dünn und beinahe durchscheinend. Im Ultraschall treten die darunter liegenden Knochen besonders deutlich hervor, was diesen Eindruck noch verstärkt.

Bald findet die zweite im Mutterpass vorgesehene Ultraschalluntersuchung statt.

In der 19.–22. Woche findet die zweite Ultraschalluntersuchung statt. Dieses Screening ist besonders aufwendig. Das Ungeborene ist bereits sehr gut entwickelt und zugleich noch nicht zu groß. Es ist allseits von Fruchtwasser umgeben. Das ermöglicht einen guten Blick auf innere Organe, Finger oder Zehen. Bei dieser Untersuchung werden vor allem das Wachstum und die Organentwicklung kontrolliert. Besonderes Augenmerk legt der Arzt auf eine mögliche Mehrlingsschwangerschaft, Herzaktionen und Bewegungen, auf die zeitgerechte körperliche Entwicklung des Ungeborenen, die Menge des Fruchtwassers sowie die Lage und Struktur der Plazenta. Das Baby wird genau »vermessen«. Das ist nicht ganz einfach, wenn es sich viel bewegt. Denn für die Messungen muss sich das Baby in der richtigen Position befinden. Manchmal dauert es einige Zeit, bis man zuverlässige Werte erhält.

BEWEGUNG IM WASSER

Wassergymnastik ist eine hervorragende sportliche Betätigung in der Schwangerschaft: Der Auftrieb »trägt« den Bauch und der Wasserwiderstand macht das Training effektiv und verbessert den Muskeltonus. Im Stehen sollte Ihnen das Wasser bei leicht gebeugten Knien knapp bis über die Taille reichen – ist es zu tief, stehen Sie nicht stabil genug, ist es zu flach, trägt es Sie zu wenig.

- **Auf der Stelle joggen:** Die Knie abwechselnd bis knapp unter die Taille anziehen und die Arme unter Wasser nach vorne und nach hinten drücken, für ungefähr 3–4 Minuten. Ist die Übung zu anstrengend, brechen Sie sie ab. Die Übung stärkt das Herz-Kreislauf-System, wärmt gut auf und kräftigt Beine und Arme.
- **Radfahren:** Sie stehen im Wasser, einen Schwimmkörper unter jedem Arm. Lehnen Sie sich leicht nach hinten und bewegen Sie Ihre Beine vor dem Körper, als würden Sie Rad fahren, 3–4 Minuten lang. Brechen Sie die Übung ab, falls sie zu anstrengend ist. Sie erhöht die Fitness, kräftigt die Beine und stärkt Rücken und Arme. Hören Sie auf, wenn Sie Schmerzen in Rücken oder Bauch verspüren.
- **Armübungen:** Stellen Sie sich mit geöffneten Beinen und leicht gebeugten Knien hin. Gehen Sie in die Knie, bis die Schultern unter Wasser sind. Dann die Arme seitlich bis auf Schulterhöhe anheben und wieder absenken. Die Arme im Wasser vor den Körper ziehen und kräftig zusammenführen (s. rechts). Mit dieser Übung kräftigen Sie Ihre Arm-, Rücken- und Bauchmuskeln. Achten Sie darauf, dass Ihre Arme bei dieser Übung stets unter Wasser sind.

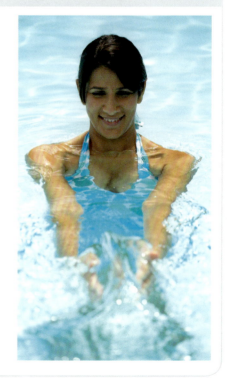

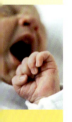

133. Tag

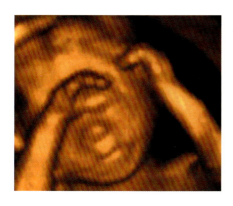

IHR BABY HEUTE

Ihr Baby hat höchst biegsame Gelenke und kann seine Arme weit nach oben nehmen. Es ist so beweglich, weil die Knochen anfangs aus weicher, flexibler Knorpelmasse bestehen. Nach und nach wird diese durch kalziumhaltige Knochenmasse ersetzt.

Sie werden von allen Seiten Ratschläge bekommen. Aber es gibt einen Menschen, auf den Sie vielleicht hören wollen – Ihre Mutter.

IM BLICKPUNKT: IHR KÖRPER

Körperliche Belastung

In der Schwangerschaft gibt es eine Reihe von Veränderungen im Körper, die Sie beim Sport und in Ihrem Bewegungsverhalten berücksichtigen sollten:

■ **Das erhöhte Gewicht** von Baby, Plazenta, vergrößerter Gebärmutter, zusätzlichem Blut und Brustgewebe kann Ihren Körper, vor allem die Muskeln und das Skelett, belasten.

■ **Eine veränderte Haltung** infolge der Verlagerung des Körperschwerpunkts macht anfälliger für Hüft-, Rücken- und Knieprobleme.

■ **Relaxin** (s. S. 197), ein Schwangerschaftshormon, beeinflusst die Elastizität der Bänder. Das erhöht die Beweglichkeit, kann aber auch zu einer Fehlstellung von Wirbelsäule und Becken führen.

Spezielle Übungen helfen, eine gute Körperhaltung zu bewahren und den Körper nicht zu stark zu belasten (s. S. 196, Sicher trainieren). Regelmäßige Aktivitäten (vor allem mit dem eigenen Körpergewicht wie Walken oder Übungen mit Gewichten) erhöhen die Knochendichte und stärken die Muskeln.

Ob Sie Ihrer Mutter nahestehen oder nicht – Ihre Schwangerschaft beeinflusst diese Beziehung. Viele Frauen fühlen sich ihrer Mutter in dieser bedeutenden Lebensphase näher, bitten sie um Hilfe und Rückhalt während der Schwangerschaft und möchten, dass sie in den Tagen und Wochen nach der Geburt bei ihnen ist.

Es ist normal, dass eine Mutter auf die Schwangerschaft ihrer Tochter mit besonderer Fürsorge reagiert – sie ruft bestimmt öfter an als bisher! Ihre Mutter wird Ihnen zwangsläufig viele Ratschläge geben. Ob Sie sie alle beherzigen oder nicht – hören Sie zumindest zu, denn manche können durchaus hilfreich sein.

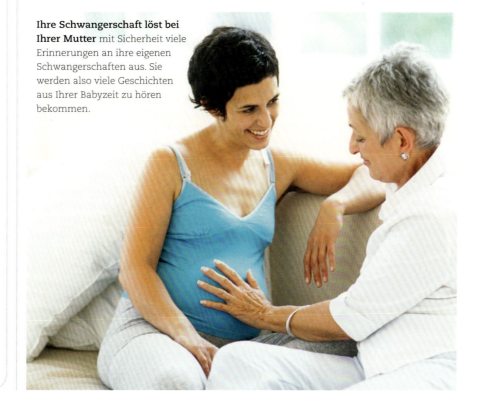

Ihre Schwangerschaft löst bei Ihrer Mutter mit Sicherheit viele Erinnerungen an ihre eigenen Schwangerschaften aus. Sie werden also viele Geschichten aus Ihrer Babyzeit zu hören bekommen.

Die 19. Woche

Die 20. Woche

DIESE SCHMETTERLINGE IM BAUCH SIND ETWAS GANZ BESONDERES …

In den nächsten Tagen werden Sie sicher das erste Mal die Bewegungen Ihres Babys spüren. Das leichte Flattern ist ein kaum merkliches Gefühl, sodass viele Frauen es für eine Blähung halten. Doch welch wunderbarer Augenblick, wenn Ihnen die Wahrheit bewusst wird! Wenn Sie das Geschlecht Ihres Babys wissen wollen – jetzt sollte man es im Ultraschall erkennen können.

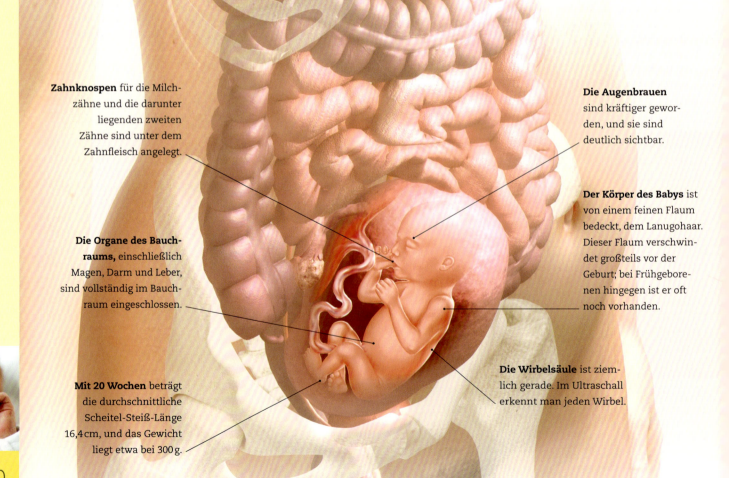

Zahnknospen für die Milchzähne und die darunter liegenden zweiten Zähne sind unter dem Zahnfleisch angelegt.

Die Organe des Bauchraums, einschließlich Magen, Darm und Leber, sind vollständig im Bauchraum eingeschlossen.

Mit 20 Wochen beträgt die durchschnittliche Scheitel-Steiß-Länge 16,4 cm, und das Gewicht liegt etwa bei 300 g.

Die Augenbrauen sind kräftiger geworden, und sie sind deutlich sichtbar.

Der Körper des Babys ist von einem feinen Flaum bedeckt, dem Lanugohaar. Dieser Flaum verschwindet großteils vor der Geburt; bei Frühgeborenen hingegen ist er oft noch vorhanden.

Die Wirbelsäule ist ziemlich gerade. Im Ultraschall erkennt man jeden Wirbel.

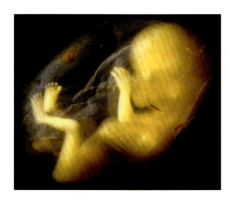

134. Tag

IHR BABY HEUTE

Diese Abbildung zeigt das Baby in der Fruchtblase. Jeder Finger und jeder Zeh, sogar die unteren Rippen im Brustkorb sind sichtbar. Obwohl der Kopf noch ziemlich groß ist, stimmen die Gliedmaßen proportional viel besser mit dem Körper überein.

Überlegen Sie sich vor der nächsten Ultraschalluntersuchung, ob Sie wissen wollen, ob es ein Junge oder ein Mädchen wird.

Bei der anstehenden zweiten Ultraschalluntersuchung kann in aller Regel das Geschlecht des Kindes festgestellt werden. Allerdings müssen dazu bestimmte Bedingungen erfüllt sein: Das Baby muss sich in einer Position befinden, in der die Beine den Genitalbereich nicht verdecken, zudem muss der Arzt in der Interpretation der Ultraschallbilder erfahren sein. Selbst dann kann er sich noch täuschen, sodass die Information niemals absolut sicher ist. Vielleicht können Sie sogar selbst auf dem Monitor erkennen, ob in Ihrem Bauch ein Mädchen oder ein Junge zu sehen ist – wenn Sie es nicht wissen wollen, schauen Sie besser weg.

Bei einer Amniozentese (s. S. 152 f.) kann das Geschlecht mit 100%iger Sicherheit bestimmt werden.

Dieses 2-D-Ultraschallbild zeigt das Profil des Babys in Nahaufnahme mit dem kräftigen Frontalknochen der Stirn, der Nase, den Lippen und dem Kinn. Der Nasenknochen erscheint als hellerer Bereich oben auf dem Nasenrücken.

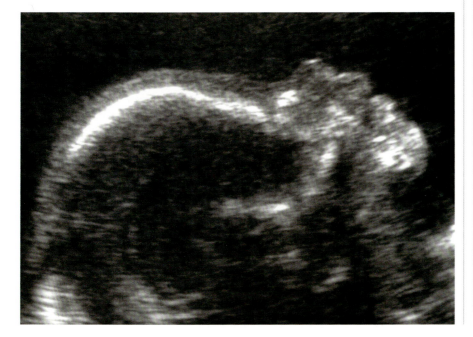

ZUM NACHDENKEN

Wollen Sie das Geschlecht Ihres Babys erfahren?

Pro
- Es fördert die Bindung zum Baby, wenn man es als »er« oder »sie« bezeichnen kann statt als »es«.
- **Beim Aussuchen des Namens** ist die Qual der Wahl geringer – auch wenn Sie nach der Geburt vielleicht feststellen, dass der vorher ausgewählte Name nicht zum Baby passt.
- Das Einrichten des Kinderzimmers und der Kauf von Babykleidung sind einfacher.

Contra
- **Die Ungewissheit ist für viele Frauen ein großer Antrieb** während Wehen und Geburt, weil sie endlich wissen wollen, was es denn ist.
- **Denken Sie daran**, dass der Ultraschall keine Möglichkeit ist, das Geschlecht mit absoluter Sicherheit zu bestimmen. Beim Ultraschall kann man sich irren (das geschieht immer wieder). Also fixieren Sie sich nicht zu sehr auf einen Jungen- oder einen Mädchennamen.

Die 20. Woche

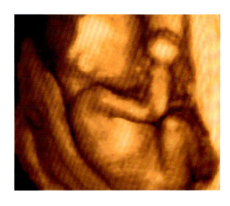

135. Tag

IHR BABY HEUTE

Ihr Baby erforscht seine Umwelt zunehmend mit Händen und Füßen. Alle Gliedmaßen verfügen über ein uneingeschränktes Bewegungsspektrum. Vor allem die Fingerspitzen sind äußerst sensibel. Die meisten Bewegungen in dieser Phase sind Reflexantworten.

Ihr Baby schwimmt bequem in seiner flüssigkeitsgefüllten Fruchtblase. Es besteht selbst zum großen Teil aus Wasser.

TATSACHE IST ...

Sardinen aus der Dose sind äußerst nahrhaft.

Sardinen aus der Dose liefern Omega-3-Fettsäuren, Eisen, Zink, Vitamin B12 und die Gräten Kalzium. Essen Sie dazu Vollkorntoast oder Salat.

Die Haut des Babys ist noch immer wasserdurchlässig. Da es im Fruchtwasser schwimmt, ist sein Wassergehalt zwangsläufig hoch, er beträgt fast 90 Prozent. Sobald seine Haut dicker und weniger durchlässig wird und die Nieren den Urin besser ausscheiden können, reduziert sich sein Wassergehalt auf 70 Prozent bei der Geburt und auf etwa 60 Prozent im Alter von zehn Jahren.

Flüssigkeiten übertragen Schallwellen, doch das Innenohr ist noch immer unausgereift, und es dauert noch drei Wochen, bis im Ultraschall eine erschreckte Reaktion auf Geräusche verlässlich erkannt werden kann. Da sowohl die Gebärmutterwand als auch das Trommelfell dünner werden, reagiert das Baby zunehmend auf höhere Frequenzen und leisere Geräusche.

IM BLICKPUNKT: IHR BABY

Tief liegende Plazenta

Bei einer Placenta praevia verdeckt die Plazenta den Muttermund entweder teilweise (partialis) oder vollständig (totalis). In diesem Fall kann das Baby nicht vaginal entbunden werden. Gegen Ende der Schwangerschaft und unter der Geburt besteht ein hohes Risiko für starke Blutungen.

Wird bei der zweiten Ultraschalluntersuchung eine tief liegende Plazenta festgestellt, erfolgt um die 34. Woche ein weiterer Ultraschall. Die Plazenta kann mit dem Wachstum der Gebärmutter »aufsteigen«. Im Fall einer Placenta praevia kann in der Spätschwangerschaft bei einer plötzlichen starken Blutung eine Klinikeinweisung erforderlich sein.

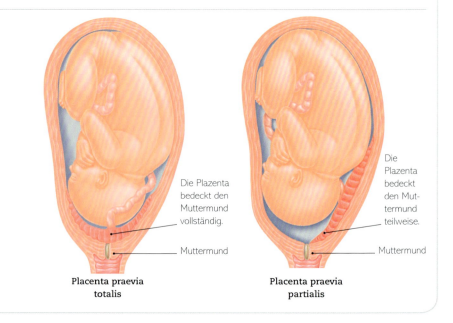

Die Plazenta bedeckt den Muttermund vollständig. — Muttermund

Placenta praevia totalis

Die Plazenta bedeckt den Muttermund teilweise. — Muttermund

Placenta praevia partialis

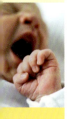

136. Tag

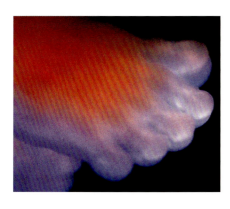

IHR BABY HEUTE

Genauso wie die Finger kann das Baby die Zehen einziehen und strecken. Es ist in dieser Phase äußerst beweglich. Es kann einen oder beide Füße ebenso zum Mund führen wie die Hände und erforscht sie mit seinem empfindsamen Mund und den Lippen.

Spüren Sie, wie Ihr Baby tritt und boxt? Es lässt Sie wissen, dass es da ist – wunderschöne Momente der Schwangerschaft!

Nun dürfte es so weit sein, dass Sie diesen unglaublichen ersten Tritt spüren. Zwar bewegt sich Ihr Baby schon seit der neunten Lebenswoche in Ihrer Gebärmutter, doch erst jetzt werden seine Bewegungen wahrnehmbar (auch wenn manche Frauen sie schon früher spüren). Wann genau Sie erste Bewegungen fühlen, hängt von Ihrem Körpergewicht ab, der Lage des Babys, der Lage der Plazenta und davon, ob es Ihre erste Schwangerschaft ist.

Das Wahrnehmen der Kindsbewegungen, sei es ein Gluckern, ein Rumpeln, ein zarter Windhauch, ein flutschender Goldfisch oder gar ein kräftiger Tritt, ist ein höchst emotionaler Moment. Schließlich ist es das erste Mal, dass Ihr Baby mit Ihnen kommuniziert – auch wenn es ihm selbst nicht bewusst ist.

Natürlich wollen Sie diese Bewegungen immer wieder spüren – nur um sicherzustellen, dass Sie es sich nicht nur eingebildet haben. Doch es kann sein, dass Sie einige Tage lang nichts mehr fühlen. Lassen Sie Ihren Partner seine Hand auf Ihren Bauch legen, wenn Ihr Baby am aktivsten ist (gewöhnlich, wenn Sie selbst ruhig sind, sodass es nicht geschaukelt wird und einschläft), damit er diese Knuffe selbst spürt. Sie können ruhig mit Ihrem Baby spielen und sachte auf Ihren Bauch drücken, wenn es tritt.

BADEMODE FÜR SCHWANGERE

Schwimmen ist ein wunderbarer Sport für Schwangere. Sie brauchen einen neuen Badeanzug, wenn Brüste und Bauch größer werden.

■ **Komfort und Halt:** Bademode für Schwangere bietet zusätzlichen Halt. Die Badeanzüge sind im Rücken oft höher geschnitten und haben verstärkte Cups. Das elastische Material passt sich der Figur an.

■ **Wenn Sie Ihren Bauch lieber verbergen,** könnten Sie Gefallen an einem Tankini finden: Dieser zweiteilige Schwimmanzug hat ein längeres Oberteil als ein Bikini und umspielt den Bauch.

■ **Attraktive Bikini-Modelle** für Schwangere gibt es natürlich ebenfalls, wenn Sie Ihren Bauch stolz zeigen wollen.

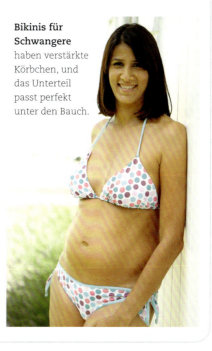

Badeanzüge für Schwangere sind im Bauchbereich verstärkt und geben dem Bauch Halt.

Bikinis für Schwangere haben verstärkte Körbchen, und das Unterteil passt perfekt unter den Bauch.

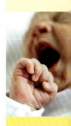

Die 20. Woche

NACHGEFRAGT

Die zweite Ultraschalluntersuchung

Bei dieser routinemäßigen Untersuchung, die zwischen der 19. und der 22. Schwangerschaftswoche durchgeführt wird, kontrolliert der Arzt die Entwicklung von Organen und Körpersystemen und achtet auf mögliche Fehlbildungen.

UNTERSUCHUNGEN DES BABYS

Das wird per Ultraschall untersucht

Bei dieser Untersuchung werden die Organe im Detail angeschaut; daher kann sie etwas länger dauern. Dieser Ultraschall gibt vor allem die Sicherheit, dass sich das Baby normal entwickelt. Untersucht werden folgende Bereiche:

■ **Das Gehirn** einschließlich der mit Flüssigkeit gefüllten Hirnareale und des Kleinhirns, das im hinteren Bereich liegt.

■ **Die Wirbelsäule,** um eine Spina bifida und andere Probleme auszuschließen.

■ **Die Oberlippe** wegen einer möglichen Lippen-Gaumen-Spalte (s. S. 476).

■ **Das Herz,** um größere Fehlbildungen auszuschließen. Auch der Herzschlag wird kontrolliert.

■ **Magen** und Zwerchfell.

■ **Nieren und Blase.** Es wird festgestellt, ob beide Nieren vorhanden sind und ob Blockaden oder Fehlbildungen bestehen.

■ **Die Bauchdecke,** um eine sog. Bauchspalte (Gastroschesis) auszuschließen.

■ **Die Gliedmaßen,** um sicherzustellen, dass keine Fehlbildungen an Händen oder Füßen bestehen.

■ **Die Nabelschnur,** um zu prüfen, ob sie die normale Anzahl an Blutgefäßen besitzt (s. S. 113).

Das wird kontrolliert

Dieses Screening hat vor allem die Aufgabe, das Wachstum und die Organentwicklung des Kindes zu überwachen. In diesem Stadium ist das Kind so groß, dass man eine Reihe von Entwicklungsstörungen erkennen bzw. weitgehend ausschließen kann.

Aber nicht nur das Kind, sondern auch die Nabelschnur, die Plazenta, das Fruchtwasser und der Gebärmutterhals werden ausführlich begutachtet. In den allermeisten Fällen stellt der Arzt fest, dass alles in Ordnung ist und sich das Baby normal entwickelt.

Wird eine Auffälligkeit festgestellt, kann man weitere Untersuchungen vornehmen, z. B. einen sog. Feinultraschall, der von besonders ausgebildeten Gynäkologen mit einer Zusatzqualifikation durchgeführt wird.

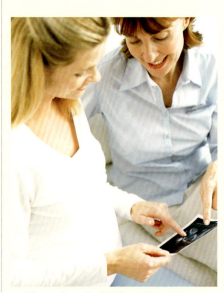

Auf dem Ultraschallbild aus der zweiten Untersuchung sind erstaunliche Details zu erkennen.

Messung des Babys

Da Ihr Baby nun nicht mehr im Ganzen auf den Monitor »passt«, misst man nicht mehr die Scheitel-Steiß-Länge, sondern die Gesamtlänge vom Kopf bis zu den Füßen, die sog. Scheitel-Fersen-Länge. Daneben werden weitere Körpermaße des Kindes bestimmt. Die Maße werden im Mutterpass dokumentiert und geben Aufschluss über das normale Wachstum des Ungeborenen.

Messung des Kopfes und Bauches

Bei der genauen Vermessung des Kopfes sind folgende Größen wichtig:

■ **BPD:** Biparietaler Kopfdurchmesser, der Durchmesser des Kopfes von Schläfe zu Schläfe (auch BIP).

■ **FOD:** Frontookzipitaler Kopfdurchmesser, der Durchmesser des Kopfes von der Stirn bis zum Hinterkopf.

■ **KU:** Kopfumfang.

■ **APD:** Anterior-posterior-Durchmesser, der Durchmesser des Bauches vom Nabel bis zum Rückgrat.

■ **AU:** Abdomenumfang, der Bauchumfang.

Messung der Extremitäten

Schließlich werden noch die Extremitäten (Gliedmaßen) vermessen.

■ **FL** bedeutet dabei Femurlänge, die Länge des Oberschenkelknochens.

■ **HL** heißt Humeruslänge, die Länge des Oberarmknochens.

Plazenta und Fruchtwasser

Die Plazenta wird untersucht, um sicherzustellen, dass sie normal entwickelt ist und den Muttermund, den späteren »Ausgang« für das Baby, nicht überdeckt.

SO WIRD DIE ULTRASCHALLUNTERSUCHUNG AUSGEWERTET

Bei Ultraschalluntersuchungen werden hochfrequente Schallwellen erzeugt und vom Gerät abgestrahlt. Sie dringen in den Körper ein und werden von den inneren, verschieden strukturierten Geweben unterschiedlich stark zurückgeworfen. Diese Echos werden elektronisch zu Lichtpunkten verarbeitet, die auf dem Monitor ein Bild ergeben. Auf dem Bild sind daher feste Bereiche, wie Knochen, weiß und weiches Gewebe grau dargestellt. Flüssigkeiten (in Blutgefäßen, Magen, Fruchtwasser) werfen kein Echo zurück und erscheinen schwarz.

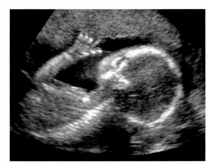

Der Schädel ist jetzt gut entwickelt, Merkmale wie die Ohren sind deutlich erkennbar.

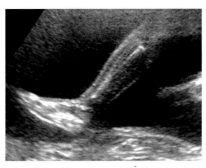

Die Beinknochen werden gemessen, um das Wachstum zu beurteilen.

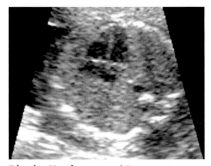

Die vier Herzkammern können unterschieden und Fehler festgestellt werden.

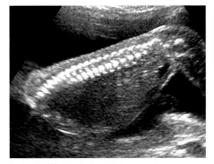

Jeder Wirbel wird gezählt, um eine Spina bifida auszuschließen.

In der Frühschwangerschaft kann die Plazenta tief liegen (s. S. 212). In der zweiten und weiteren Schwangerschaften ist das häufiger der Fall. In den meisten Fällen verlagert sich die Plazenta aber noch nach oben, wenn die Gebärmutter wächst. Bleibt sie vor dem Muttermund liegen, besteht eine Placenta praevia (s. S. 212), die bis zur Geburt weiter kontrolliert werden muss.

Darüber hinaus prüft der Arzt, ob zu wenig oder zu viel Fruchtwasser vorhanden ist. Ein Fruchtwassermangel kann auf ein Problem beim fötalen Wachstum oder im Nierentrakt hinweisen, das Baby muss eventuell überwacht werden. Ist das Baby von wenig Fruchtwasser umgeben, kann auch ein vorzeitiger Blasensprung vorliegen.

Marker entdecken

In diesem Stadium ist Ultraschall keine verlässliche Methode zur Feststellung des Down-Syndroms (s. S. 142). Nur etwa 60 Prozent der Babys weisen Marker bzw. Anzeichen für das Down-Syndrom auf. Einige dieser Marker, z. B. ein heller Fleck im Herzen des Babys, ungewöhnlich viel Flüssigkeit in den Nieren und kurze Arme und/oder Beine, können auch auftreten, wenn das Baby nicht vom Down-Syndrom betroffen ist. Andere Anomalien sind weit häufiger spezifisch für Down-Syndrom oder andere Chromosomenanomalien, etwa bestimmte Herzdefekte und andere größere Missbildungen wie Anomalien des Darms.

Edwards- und Patau-Syndrom (s. S. 142) können so gut wie immer im Ultraschall bemerkt werden, da die Babys signifikante Anomalien aufweisen. Dennoch ist zusätzlich ein diagnostischer Test erforderlich, um diese seltenen Erkrankungen festzustellen.

Organ-Ultraschall

Der Organ-Ultraschall wird auch als Fein-Ultraschall, Fehlbildungs-Ultraschall oder großer Ultraschall bezeichnet. Er ist nicht Bestandteil der allgemeinen Vorsorge, kann aber erwogen werden, wenn
- konkrete Risiken der Schwangerschaft bekannt sind (bestimmte Vorerkrankungen, vererbbare Krankheiten, fortgeschrittenes Alter der Mutter usw.),
- die bisherigen Untersuchungen Unklarheiten ergeben haben oder
- es konkrete Hinweise auf Fehlbildungen des Kindes gibt.

Die Untersuchung wird mit besonders hoch entwickelten Ultraschallgeräten von spezialisierten Ärzten durchgeführt.

DOPPLER-ULTRASCHALL

Die Doppler-Sonografie (s. auch S. 285) ist ein spezielles Ultraschallverfahren, das man einsetzen kann, wenn bestimmte Vorerkrankungen der werdenden Mutter bekannt sind oder wenn es Hinweise auf eine Entwicklungsstörung beim Kind gibt. Mit dem Doppler-Ultraschall lässt sich vor allem die Blut- und Nährstoffversorgung des Kindes kontrollieren. So können möglicherweise mangelversorgte Kinder im weiteren Verlauf der Schwangerschaft intensiv überwacht werden.

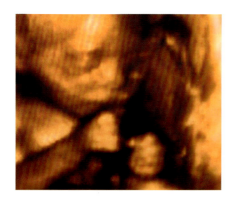

137. Tag

IHR BABY HEUTE

Der Kopf wird noch immer von der hervortretenden Stirn dominiert, denn das schnell wachsende Gehirn braucht Platz. Der Kiefer ist noch klein. Mit dem Wachstum der Zahnknospen wird er länger und verändert seine Proportion.

Die Anlagen für die Zähne existieren bereits – sowohl für die Milchzähne als auch für die späteren zweiten Zähne.

Sehr selten einmal hat ein Baby bei der Geburt bereits einen Zahn (die Wahrscheinlichkeit beträgt 1 zu 3000), doch die Zahnknospen, aus denen später die Zähne wachsen, sind im Kieferknochen bereits an der richtigen Stelle vorhanden.

Alle Zähne Ihres Babys – die Milchzähne und die darunter liegenden zweiten Zähne – beginnen ihre Entwicklung unter dem Zahnfleisch, noch während Ihr Baby im Mutterleib ist. Seit der achten Schwangerschaftswoche haben sich die Zahnknospen entwickelt, und sie sind nun alle ausgebildet.

Als erste Milchzähne härten sich durch die Einlagerung von Kalzium die mittleren Schneidezähne, als letzte – etwa in der 19. Woche – die hinteren Mahlzähne. Die Entwicklung der Zahnkronen ist erst nach der Geburt abgeschlossen, die der Wurzeln erst im Alter von drei Jahren.

Die Knospen für die bleibenden Zähne bilden sich zwischen der 14. und der 20. Woche. Sie liegen unter den Anlagen für die Milchzähne, näher am inneren Rand von Kiefer und Zahnfleisch. Dort ruhen sie, bis die Milchzähne ausfallen.

Die Milchzähne Ihres Babys brechen etwa um den sechsten bis achten Monat durch; mit etwa zweieinhalb Jahren hat Ihr Kind alle Milchzähne.

TATSACHE IST ...

Das Fetale Alkoholsyndrom (FAS) verursacht schwere, lebenslange Schäden.

FAS beeinträchtigt Verhalten, Lernfähigkeit und Aussehen lebenslang. Die Zähne sind besonders stark betroffen.

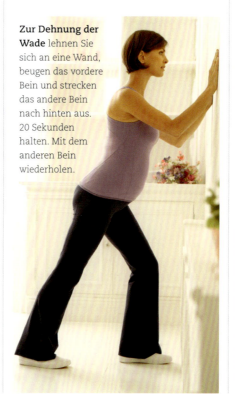

Zur Dehnung der Wade lehnen Sie sich an eine Wand, beugen das vordere Bein und strecken das andere Bein nach hinten aus. 20 Sekunden halten. Mit dem anderen Bein wiederholen.

BEWEGLICH BLEIBEN

Dehn- und Beweglichkeitsübungen sollten immer regelmäßiger Bestandteil Ihres Fitnessprogramms sein, doch in der Schwangerschaft sind sie von besonderer Bedeutung. Bewegliche Muskeln arbeiten effektiver, Verspannungen und Krämpfe sind seltener. Zudem verbessern sich Gleichgewicht und Haltung. Diese Übungen fördern auch die Entspannung, vor allem wenn Sie sie mit bewusster Atmung kombinieren.

In der Schwangerschaft erhalten oder verbessern Sie Ihre Beweglichkeit durch eine Reihe von Übungen, die die Muskeln auf sichere und effektive Weise dehnen.

Beherzigen Sie diese Tipps:
- **Dehnen Sie nur so weit,** wie es Ihnen angenehm ist, sonst riskieren Sie Muskelverletzungen und eine Überlastung der Gelenke.
- **Wärmen Sie die Muskeln vorher immer auf** – durch ein Workout oder ein warmes Bad.

Im 2. und 3. Trimester verzichten Sie bitte auf jegliche Übungen – nicht nur Dehnübungen –, bei denen Sie längere Zeit auf dem Rücken liegen.

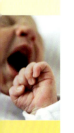

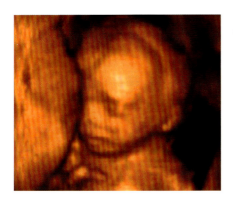

138. Tag

IHR BABY HEUTE

Ihr Baby liegt oft auf der Plazenta. Doch das bedeutet keine Gefahr. Ihre Oberfläche wird durch die Fruchtblase geschützt, und sie ist so aufgebaut, dass ihre Funktionsweise nicht beeinträchtigt wird. Ihr Baby kann also unbehindert seine Umgebung erforschen.

Wenn die Wochen nun voranschreiten, stellen Sie vielleicht fest, dass Sie sich häufiger ausruhen müssen.

In diesem Stadium ist es bereits ermüdend, längere Zeit auf den Beinen zu sein. Das zunehmende Gewicht von Baby und Gebärmutter verursacht Beschwerden und belastet die Muskeln. Weil sich Ihr Körperschwerpunkt verlagert, passiert es leichter, dass Sie ungelenk stehen und Ihre Bänder belasten, die durch die hormonellen Veränderungen ohnehin dehnbarer sind (s. S. 197). Zudem stauen sich bei längerem Stehen Blut und andere Körperflüssigkeiten in den Beinen, was Schmerzen und Schwindel verursachen kann.

Machen Sie so oft wie möglich eine kurze Pause, und legen Sie die Füße hoch. Wenn Sie länger stehen müssen, stellen Sie von Zeit zu Zeit einen Fuß auf eine Kiste hoch. Achten Sie darauf, dass Ihre Schuhe guten Halt bieten (s. S. 257), und tragen Sie gegebenenfalls Stützstrumpfhosen (s. S. 225).

Stehen Sie möglichst nicht länger als drei Stunden am Stück. Müssen Sie bei der Arbeit stehen, achten Sie auf Pausen. Gehen Sie möglichst viel umher.

FRAGEN SIE EINE HEBAMME

Je größer mein Bauch wird, umso schwieriger wird es beim Sex. Was sollen wir tun? Mit fortschreitender Schwangerschaft müssen Sie neue Stellungen ausprobieren, die bei Ihrem wachsenden Bauch angenehmer sind.

Die Missionarsstellung ist weiterhin möglich, aber Ihr Partner muss sein Gewicht mit den Händen abstützen. Dann belastet er Ihren Bauch nicht. Vielleicht finden Sie es angenehmer, selbst oben zu liegen. Probieren Sie auch hockende Stellungen oder das Knien über dem Partner aus. Seitliche Positionen oder das Eindringen von hinten sind ebenfalls günstig. Experimentieren Sie ungezwungen, um die für Sie richtigen Stellungen herauszufinden.

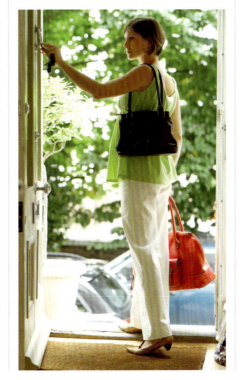

IM BLICKPUNKT: IHR BABY

Lecker, lecker!

Das Aroma der Nahrungsmittel, die Sie essen, gelangt ins Fruchtwasser, das Ihr Baby in der Gebärmutter schluckt. So prägen Sie durch Ihre Kost den Geschmack Ihres Babys schon vor der ersten Beikost.

Studien zeigen, dass der Kontakt mit einem Geschmack vor wie nach der Geburt (durch Muttermilch) die spätere Akzeptanz des Babys für entsprechende Beikost erhöht. Diese frühen Geschmackserfahrungen bilden die Grundlage für spätere Ernährungsgewohnheiten und erklären eventuell sogar die kulturellen Unterschiede der Essvorlieben. Gewöhnen Sie Ihr Baby an gesunde Kost, indem Sie selbst gesund essen.

Termine und Unternehmungen werden anstrengend. Wenn Sie tagsüber unterwegs sind, planen Sie viele Verschnaufpausen ein.

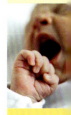

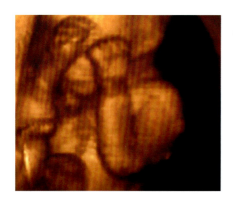

139. Tag

IHR BABY HEUTE

Je größer und kräftiger Ihr Baby wird, desto bewusster werden Sie seine Aktivität wahrnehmen. Sanfte Bewegungen und solche, bei denen die Gebärmutterwand nicht berührt wird, spüren Sie nicht.

Ihr Körper passt sich an die Bedürfnisse des wachsenden Babys an, gelegentliche Rückenschmerzen sind normal.

Durch das zunehmende Gewicht Ihres Babys und die Tatsache, dass Ihre Gelenke und Bänder in der Schwangerschaft elastischer werden, bekommen Sie leicht Rückenschmerzen. Doch es gibt viele einfache Methoden, um diese Schmerzen zu lindern oder ihnen sogar vorzubeugen (s. unten).

Wenn Sie häufig Rückenschmerzen haben, sprechen Sie mit Ihrem Arzt, damit er eine genaue Diagnose stellt. So können Sie einer Verschlimmerung vorbeugen. Ein häufiges Problem in der Spätschwangerschaft ist Ischias (s. S. 470) – ein scharfer Schmerz, der vom Rücken in das Bein ausstrahlt.

RÜCKENSCHMERZEN BANNEN

- **Nehmen Sie ein warmes Bad** oder legen eine Wärmflasche auf den schmerzenden Bereich.
- **Bitten Sie Ihren Partner,** Ihnen den Rücken zu massieren, oder gehen Sie zur Massage.
- **Belegen Sie einen Yoga- oder Pilateskurs** zur Stärkung der Rückenmuskulatur.
- **Achten Sie auf Ihre Haltung** (s. S. 249), und legen Sie beim Sitzen die Beine hoch.
- **Passen Sie** die Rückenlehne Ihres Autositzes gut an.

IM BLICKPUNKT: IHRE GESUNDHEIT

Fibrome in der Schwangerschaft

Im 2. Trimester können Fibrome – gutartige Wucherungen von Gewebe in oder an der Gebärmutterwand – problematisch werden. Die erhöhten Mengen an Östrogen und Progesteron führen dazu, dass sie in gleicher Weise wachsen wie die Gebärmutter.

Unter manchen Umständen führt das rasche Wachstum des Fibroms dazu, dass sein Zentrum entartet, was schwere Schmerzen in Gebärmutter und Bauchraum verursacht. Dann werden Bettruhe und Schmerzmittel verordnet. Fibrome, die keine Beschwerden verursachen, erfordern keine Behandlung.

Das Fibrom stört das wachsende Baby normalerweise nicht. Befindet sich jedoch ein großes Fibrom im unteren Bereich der Gebärmutter oder nahe dem Muttermund, kann es den Eintritt des Babys ins Becken behindern – dann wird ein Kaiserschnitt erforderlich.

Sobald das Baby geboren ist und die Gebärmutter sich zurückbildet, schrumpfen auch Fibrome gewöhnlich auf ihre frühere Größe.

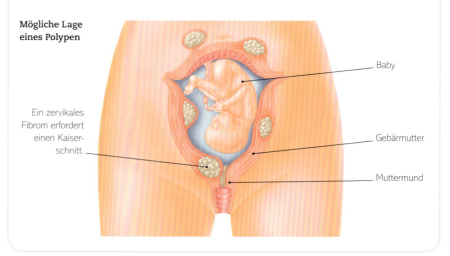

Mögliche Lage eines Polypen

Ein zervikales Fibrom erfordert einen Kaiserschnitt.

Baby · Gebärmutter · Muttermund

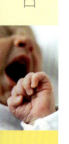

140. Tag

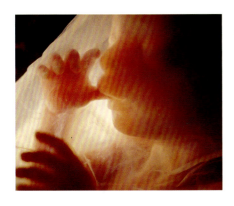

IHR BABY HEUTE

Ihr Baby lutscht am Daumen, doch diese sehr komplexe Handlung ist im derzeitigen Stadium noch nicht voll entwickelt. Aus diesem Grunde schiebt Ihr Baby ebenso seine Finger oder Zehen in den Mund wie seinen Daumen.

Herzlichen Glückwunsch – nun haben Sie die Hälfte der Schwangerschaft geschafft. In etwa 20 Wochen werden Sie Mutter sein.

Kommt es Ihnen vor wie eine Ewigkeit, oder ist die Zeit wie im Flug vergangen? Spätestens ab jetzt werden Sie den Countdown starten. Noch behindert Sie kein allzu großer Bauch in Ihrer Beweglichkeit, und noch haben Sie viel Energie. Psychisch können Sie weiterhin ein wenig labil sein, aber bestimmt haben Sie (und Ihr Partner) sich inzwischen an Ihre Stimmungsschwankungen gewöhnt.

Gehen Sie bitte regelmäßig zur Vorsorge, und achten Sie gut auf Ihre Gesundheit. Arzt und Hebamme sind dazu da, Ihre Gesundheit und die Fortschritte des Babys zu überwachen, aber sie beraten Sie auch gerne bei Fragen oder Unsicherheiten und helfen Ihnen mögliche Beschwerden zu bewältigen.

TATSACHE IST ...

Die Tragezeit eines Elefanten beträgt unglaubliche 22 Monate – die längste bei einem Landtier.

Das normale Geburtsgewicht eines Elefanten beträgt 120 kg. Wenn Ihnen also Ihre Schwangerschaft schon lang erscheint und Ihnen Ihr Baby ein bisschen zu schwer ist, denken Sie an eine Elefantenmutter!

FRAGEN SIE EINE HEBAMME

Ich habe noch keine Kindsbewegungen gespürt. Muss ich mir Sorgen machen? Es ist nur allzu verständlich, dass Sie die Bewegungen Ihres Babys fühlen wollen – doch noch besteht kein Grund zur Besorgnis. Der Ultraschall hat sicher gezeigt, dass mit Ihrem Baby alles in Ordnung ist.

Wenn es Ihr erstes Baby ist, erkennen Sie seine frühen Bewegungen eventuell gar nicht als solche. Oder Sie nehmen sie vielleicht nicht wahr, weil Sie selbst sehr aktiv sind. Wenn die Plazenta vorne in der Gebärmutter liegt, spürt man die Bewegungen oft später. Bei kräftigeren Frauen federt das Körperfett die Bewegungen ab.

Wenn Sie dann Bewegungen spüren, fixieren Sie sich nicht zu sehr auf jede einzelne. Erst ab etwa der 28. Woche wird es wichtig, das Bewegungsmuster zu beobachten. Dann geben Art und Zeitpunkt der Bewegungen Aufschluss über die Verfassung des Babys und die Entwicklung seiner Muskulatur.

Wenn Sie sich große Sorgen machen, wenden Sie sich an den Arzt oder die Hebamme.

RICHTIG SITZEN

Setzen Sie sich mit geöffneten Beinen aufrecht auf einen Stuhl, die Füße stehen fest auf dem Boden, die Wirbelsäule ist gerade. Der untere Rücken ist angelehnt.

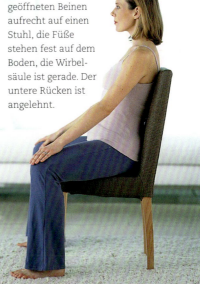

Eine gute Haltung beugt Schwangerschaftsbeschwerden vor (s. gegenüberliegende Seite). Achten Sie beim Sitzen darauf, dass der untere Rückenbereich von der Rückenlehne abgestützt wird, und stellen Sie die Füße flach auf den Boden (s. oben). Im Yoga erlernen Sie eine korrekte Körperhaltung mit gerader Wirbelsäule, und Sie stärken Ihren Lendenwirbelbereich.

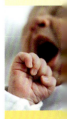

Die 21. Woche

DIE HÄLFTE DER SCHWANGERSCHAFT HABEN SIE HINTER SICH – ES GEHT ALLES RASEND SCHNELL.

Nicht jede Frau ist glücklich über die Veränderung ihrer Figur, auch wenn sie sich noch so sehr über die Schwangerschaft freut. Doch mit Ihrem Babybauch sind Sie keineswegs unansehnlich. Sie haben guten Grund, sich jetzt mit schicker Umstandskleidung zu belohnen oder sich z. B. mit einer wohltuenden Massage verwöhnen zu lassen. Behalten Sie Ihr Sportprogramm bei, weil Sie sich dann fitter fühlen.

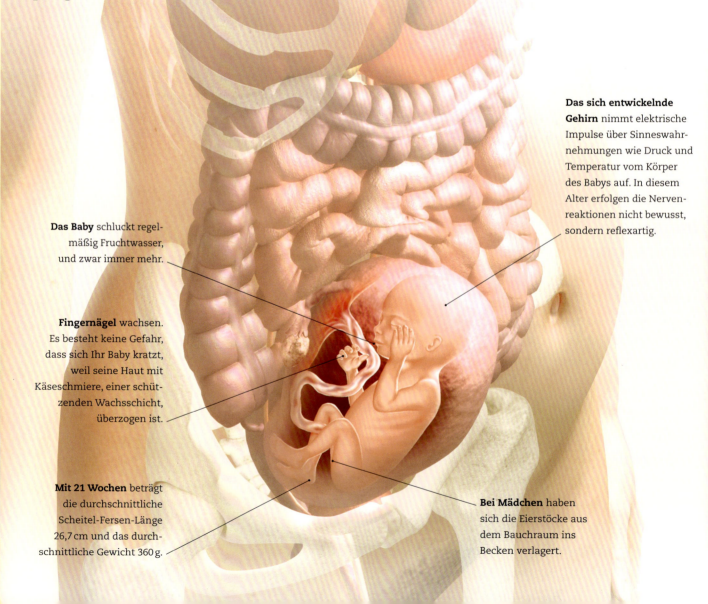

Das sich entwickelnde Gehirn nimmt elektrische Impulse über Sinneswahrnehmungen wie Druck und Temperatur vom Körper des Babys auf. In diesem Alter erfolgen die Nervenreaktionen nicht bewusst, sondern reflexartig.

Das Baby schluckt regelmäßig Fruchtwasser, und zwar immer mehr.

Fingernägel wachsen. Es besteht keine Gefahr, dass sich Ihr Baby kratzt, weil seine Haut mit Käseschmiere, einer schützenden Wachsschicht, überzogen ist.

Mit 21 Wochen beträgt die durchschnittliche Scheitel-Fersen-Länge 26,7 cm und das durchschnittliche Gewicht 360 g.

Bei Mädchen haben sich die Eierstöcke aus dem Bauchraum ins Becken verlagert.

141. Tag

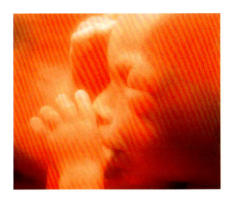

IHR BABY HEUTE

Die Bewegungen Ihres Babys basieren immer noch auf verschiedenen Reflexhandlungen; dies verändert sich aber allmählich. Da sich die Nervenbahnen entwickeln, ausdehnen und reifen, gewinnt Ihr Baby zunehmend die Kontrolle über seine körperlichen Aktionen.

In den nächsten Monaten wird die Schwangerschaft Ihr Leben schon aufgrund des wachsenden Leibesumfangs stark bestimmen.

Je fitter Sie in der Schwangerschaft bleiben, umso besser ist das für Ihre Gesundheit und die des Babys, und umso besser werden Sie Wehen und Geburt bewältigen. Nach der Geburt finden Sie – am besten unterstützt durch das Stillen – so auch am einfachsten wieder zu Ihrer früheren Form zurück. Übertreiben Sie es aber nicht. Ein guter Gradmesser, wie weit die körperliche Belastung gehen darf, ist der Puls, die Zahl der Herzschläge pro Minute.

Beim gesunden Menschen schlägt das Herz in Ruhe etwa 50- bis 100-mal pro Minute. Auch bei körperlicher Anstrengung sollte der Puls nicht über 180 steigen. So werden Herz und Kreislauf angeregt, aber nicht belastet.

In der Schwangerschaft sollte der Puls unter Belastung maximal um 70 Prozent ansteigen und nicht mehr als 140 Schläge pro Minute erreichen. Steigt der Puls für längere Zeit auf über 140 Schläge, wird die Plazenta möglicherweise nicht ausreichend mit Sauerstoff versorgt – eine Gefahr für das Wachstum Ihres Kindes. Gönnen Sie sich daher auch im Alltag bei »normalen« Belastungen regelmäßige Pausen. Schenken Sie auch Ihren Beinen, die schnell müde und schwer werden, und Ihren Füßen Beachtung. Gutes Schuhwerk – bequeme, flache Schuhe, in denen Sie einen festen und sicheren Stand haben – ist nun die erste Wahl.

Umstandskleidung ist heute attraktiv und modisch – so können Sie auch im Beruf top gekleidet sein. Wählen Sie Stücke, die Sie auch nach der Geburt noch tragen können.

IM BLICKPUNKT: IHR KÖRPER

Modisch gekleidet

Ihre normale Businesskleidung wird nun eindeutig zu eng, und Sie müssen Ihre Garderobe anpassen. Im Gegensatz zu früher gibt es heute ein breites Angebot an attraktiver, peppiger Umstandsmode, auch zu vernünftigen Preisen.

Denken Sie daran, dass Sie die Umstandsmode mehrere Monate lang tragen werden – manche Teile auch noch nach der Geburt, vor allem Oberteile, wenn Sie stillen. Sie brauchen also ein bisschen Abwechslung, ohne dass Sie dafür viel Geld ausgeben. Wenn Sie keine Lust mehr haben auf schwarze Leggins, ärmellose Tuniken und gesmokte Kleider, kaufen Sie sich ein hübsches neues Shirt oder eine Jacke, um sie aufzupeppen; wenn nötig, können Sie die Jacke offen tragen.

Schauen Sie auch in Secondhandläden nach Umstandskleidung, oder leihen Sie sich etwas von Freundinnen. Sie müssen diese Teile ja nicht im Büro tragen, aber zu Hause haben Sie so eine willkommene Abwechslung. Denken Sie auch an die Schuhe – Stilettos sind nun wirklich nicht mehr passend.

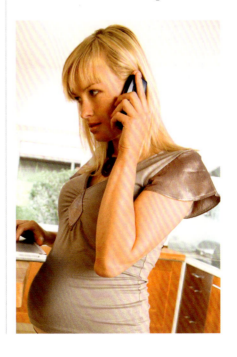

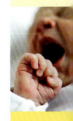

Die 21. Woche

142. Tag

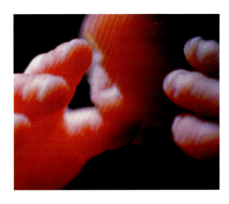

IHR BABY HEUTE

Auf dieser Nahaufnahme sehen Sie, dass sich das Nagelbett ausgebildet hat und Fingernägel zu wachsen beginnen. Die Nägel sind noch sehr weich. So kann Ihr Baby sich nicht aus Versehen kratzen, denn seine Handbewegungen kann es noch nicht steuern.

Zwillingsbabys teilen sich nun schon mehrere Monate die Gebärmutter, doch wie treten sie zueinander in Beziehung?

Mit 21 Wochen sind die Augen des Babys noch geschlossen, es erkennt aber bereits hell und dunkel. Daher können Zwillinge vermutlich die Positionsänderungen ihres Geschwisters ausmachen und werden sich ihrer gegenseitigen Existenz bewusst. Etwa zu diesem Zeitpunkt entsteht wohl die Bindung zwischen Zwillingsbabys, weil sich nun das Gedächtnis zu entwickeln beginnt.

Ultraschallaufnahmen zeigen, dass Zwillinge in der Gebärmutter viel Kontakt haben, insbesondere wenn es immer enger wird. Man sieht, dass sie sich häufig berühren, treten und nacheinander greifen. Jeder Zwilling reagiert auf die Bewegungen des anderen.

Doch jeder hat sein eigenes Bewegungsmuster. Der eine lutscht vielleicht gerne am Daumen, während der andere die Nabelschnur umklammert. Sie müssen auch nicht denselben Biorhythmus haben und können zu verschiedenen Zeiten aktiv sein. Das beweist, dass Zwillingsbabys schon im Mutterleib Individuen sind.

FRAGEN SIE EINEN ARZT

Spürt es mein Baby, wenn wir Sex haben? Es spürt dabei vielleicht einige Bewegungen oder eine Veränderung Ihres Herzschlags, aber das schadet ihm keinesfalls. Vielleicht stellen Sie fest, dass Ihr Baby mit mehr Bewegungsaktivität reagiert. Manche Frauen werden dadurch etwas gehemmt – doch Ihr Baby hat keine Ahnung davon, was Sie tun. Und seine Bewegungen bedeuten keineswegs, dass es ihm nicht gut ginge. Bei einem Orgasmus verhärtet sich die Gebärmutter, und es können Braxton-Hicks-Kontraktionen (s. S. 410) auftreten. Auch das schadet dem Baby nicht.

Sie können sicher sein, dass Ihr Baby im Fruchtwasser gut geschützt ist. Der Muttermund ist während der Schwangerschaft durch einen Schleimpfropfen verschlossen, und es kann kein Sperma in die Gebärmutter gelangen. So ist es vor Infektionen geschützt.

Mit fortschreitender Schwangerschaft nimmt der Kontakt zwischen den Zwillingen zu. Da in einer Zwillingsschwangerschaft mehr Ultraschallaufnahmen gemacht werden, gibt es viel Gelegenheit, die Kommunikation der Babys zu beobachten.

Das zweite Trimester

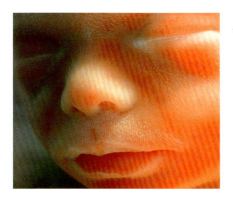

143. Tag

IHR BABY HEUTE

Die Augenlider sind geschlossen und schützen die Augen Ihres Babys vor seinen forschenden Fingern und Zehen. Tief im Gehirn entstehen Nervenbahnen, die die Reize der Sinneswahrnehmungen an die Bereiche weiterleiten, die diese Informationen verarbeiten.

Wenn Sie das Geschlecht Ihres Babys noch nicht wissen, sind Sie bestimmt sehr gespannt, was es wird!

Haben Sie sich das Geschlecht Ihres Kindes bei der zweiten Ultraschalluntersuchung nicht sagen lassen, beginnt nun das Rätseln. Auch viele Bekannte werden Ihnen mitteilen, was es ihrer Meinung nach wird.

Vielleicht ist Ihr eigener Instinkt der beste: Eine Studie zeigte, dass 71 Prozent der befragten Schwangeren das Geschlecht ihres Babys richtig voraussagten.

DIE FAKTEN

Es ist bestimmt ein ...

Hier ein paar alte Ammenmärchen

- **Lassen Sie Ihren Partner einen goldenen Ring** an einem Faden verknoten und das Geschlecht über Ihrem Bauch »auspendeln«. Schwingt der Ring von Seite zu Seite oder von hinten nach vorne, ist es ein Junge; dreht er sich im Kreis, ein Mädchen.
- **Haariger als sonst?** Dann bekommen Sie eher einen Jungen.
- **Beträgt der Puls Ihres Babys** mehr als 140 Schläge pro Minute, bekommen Sie ein Mädchen (aber S. 188!).
- **Heißhunger auf Zucker, Gewürze und Süßes:** Mädchen. Sauer oder salzig: Junge.

FRAGEN SIE EINE MUTTER

Ich habe bei der zweiten Ultraschalluntersuchung erfahren, dass ich mein drittes Mädchen bekomme, habe mir aber so einen Jungen gewünscht. Wie komme ich damit klar? Es kann eine große Enttäuschung sein, wenn das Kind ein anderes Geschlecht hat als erhofft. Bei uns ging es meinem Mann so – ich wusste, er wünschte sich einen Sohn.

Doch nach der Geburt hatten wir beide schnell die Enttäuschung überwunden. Dann ging es nur noch ums Elternsein. Es wäre wohl schwerer gewesen, damit zurechtzukommen und gleichzeitig eine Bindung zu unserem neugeborenen Baby aufzubauen, wenn wir es erst bei der Geburt erfahren hätten.

Noch haben Sie Ihre neue Tochter nicht im Arm gehalten. Auch wenn Sie jetzt kaum glauben, noch eine weitere Tochter lieben zu können, so werden Sie es mit der Zeit doch tun. Denken Sie daran, dass Ihr Kind gesund ist und ein wunderbares Baby.

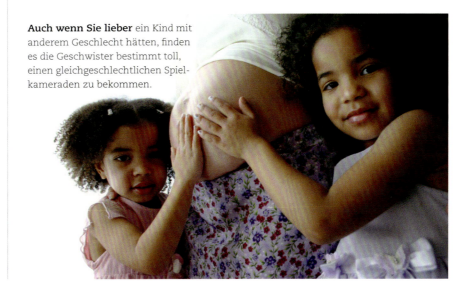

Auch wenn Sie lieber ein Kind mit anderem Geschlecht hätten, finden es die Geschwister bestimmt toll, einen gleichgeschlechtlichen Spielkameraden zu bekommen.

Die 21. Woche

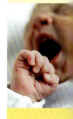

144. Tag

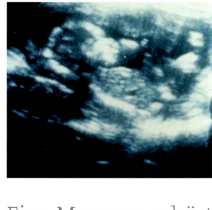

IHR BABY HEUTE

Hier sehen Sie ein Doppler-Ultraschallbild. Hebammen verwenden oft ein transportables Ultraschallgerät, um die Herztöne des Babys zu bestimmen. Im Doppler-Ultraschall werden auch plötzliche Bewegungen und der Blutfluss durch die Plazenta dargestellt.

Eine Massage gehört zu den besten Methoden, um Schwangerschaftsbeschwerden und -schmerzen zu lindern.

Wenn Sie einen Massagetermin vereinbaren, wenden Sie sich an eine Masseurin, die Erfahrung mit Schwangeren hat. Es kommt zwar selten vor, doch kann eine Massage der falschen Bereiche oder der Druck auf bestimmte Akupressurpunkte Gebärmutterkontraktionen auslösen (während der Wehen ist dies wiederum wünschenswert, um den Wehenverlauf zu beschleunigen).

Versichern Sie sich beim Arzt oder der Hebamme, dass nichts gegen eine Massage spricht. Hinderungsgründe können Komplikationen wie Bluthochdruck oder Diabetes sein.

Legen Sie sich bequem hin; empfehlenswert ist die Seitenlage, bei der der Kopf durch ein Kissen abgestützt ist (s. rechts). Teilen Sie es der Masseurin unverzüglich mit, wenn Sie sich nicht wohlfühlen oder bestimmte Griffe Schmerzen bereiten. Eine erfahrene Masseurin sollte sich immer wieder vergewissern, dass es Ihnen während der Behandlung gut geht.

Wollen Sie keine professionelle Massage in Anspruch nehmen, bitten Sie Ihren Partner oder eine Freundin. Diese sollten Sie sehr sanft und vorsichtig massieren und den Bauchbereich aussparen.

Eine Massage vom Partner kann nicht nur Schmerzen und Beschwerden lindern und entspannen, sondern bietet auch eine schöne Form der Intimität in Zeiten, in denen Sex oft nicht so wichtig ist.

Eine sehr entspannende Alternative zu einer Ganzkörpermassage ist eine Fuß-, Hand- oder Kopfmassage.

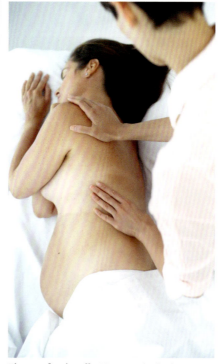

Eine professionelle Massage ist in der Schwangerschaft eine große Wohltat. Sie wirkt nicht nur entspannend, sondern lindert Schmerzen und Beschwerden, fördert den Schlaf und baut Stress ab.

> **FRAGEN SIE EINE HEBAMME**
>
> **Ich kann nicht mehr in den Spiegel schauen, so deprimiert mich meine Körperfülle. Wird das besser?** Sie sind nicht die Einzige, die in der Schwangerschaft mit ihrem Körperbild kämpft. Eine gesunde Ernährung und etwas Sport beugen übermäßiger Gewichtszunahme vor. Bewegung hebt auch Ihre Stimmung und verbessert Ihr Wohlbefinden.
>
> Sie müssen in der Schwangerschaft nicht nur mit der Veränderung Ihres Lebens und Ihres Körpers zurechtkommen, sondern stehen auch unter dem Einfluss von Hormonschwankungen – all das beeinflusst Ihre Gemütslage und kann negative Gefühle verstärken.
>
> Eine leichte depressive Stimmung lässt sich meist durch die Unterstützung von Partner, Familie und Freunden beheben. Es wird Sie erleichtern, über Ihre Ängste und Sorgen zu sprechen. Vermutlich stellen Sie fest, dass andere Schwangere dieselben Gefühle erleben. Wenn Sie sich jedoch depressiv fühlen oder Traurigkeit Ihr Verhalten beeinträchtigt, wenden Sie sich unbedingt an Ihren Arzt oder die Hebamme.

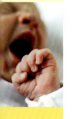

145. Tag

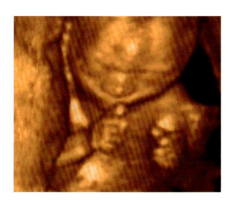

IHR BABY HEUTE

Die Haut ist jetzt, da Ihr Baby allmählich eine Fettschicht ausbildet, weniger transparent. Diese Fettpolster tragen nach der Geburt zur Regulierung der Körpertemperatur bei und schaffen einen Energievorrat, auf den Ihr Baby notfalls zurückgreifen kann.

Ihr Baby entwickelt sich und reagiert jeden Tag besser und bewusster, da sein Nervensystem immer effektiver arbeitet.

In diesem Stadium nimmt Ihr Baby bereits verschiedene Geschmäcke wahr, und in ein paar Wochen wird es beginnen, auf bestimmte Geräusche zu reagieren. Die Nervenpfade, die Informationen über Schmerz, Temperatur und Druck leiten, beginnen sich erst ab ca. der 20. Woche zu entwickeln. Es wird noch eine Weile dauern, bis diese Empfindungen bewusst wahrgenommen werden können. Ihr Baby hat bereits sehr früh Reflexe, z. B. macht es ab der 10. Woche bei Berührung der Finger eine Faust. Reflexe benötigen nur eine Nervenverbindung bis zum Rückenmark und arbeiten ohne Gehirnbeteiligung. Damit Informationen über Schmerz, Temperatur und Druck erkannt werden, müssen sie vom Körper über das Rückenmark zum Thalamus wandern, der im Zentrum des Gehirns liegt. Von dort werden Signale zur Gehirnrinde gesendet, wo sie erkannt werden und Gefühlsreaktionen hervorrufen. Man glaubt, dass diese Verbindungen nach der 26. Schwangerschaftswoche bestehen. Elektrische Impulse können jedoch meist erst einige Wochen später in einem EEG nachgewiesen werden. Um Impulse effizient weiterleiten zu können, benötigen viele dieser Nerven eine Isolationsschicht, die sich erst wesentlich später entwickelt (s. S. 300).

FRAGEN SIE EINE MUTTER

Ich bekomme mein zweites Baby – soll ich noch mal zum Geburtsvorbereitungskurs gehen? Ich meine, ja. Zwischen meinen Schwangerschaften lagen drei Jahre, und eine Auffrischung war durchaus sinnvoll. Manche Ratschläge hatten sich in dieser Zeit sogar verändert. Auch mein Partner fand es hilfreich.

Zudem treffen Sie dort schwangere Frauen, mit denen Sie sich austauschen können. Wie in Ihrer ersten Schwangerschaft finden Sie sicher einige gute Freundinnen.

KOMPRESSIONSSTRÜMPFE

Vermutlich können Sie sich kaum vorstellen, Kompressionsstrümpfe zu tragen, doch sie haben durchaus ihr Gutes. Sie verbessern die Durchblutung und den Rückfluss des Blutes zum Herzen, unterstützen die Venenfunktion und beugen Folgeerkrankungen vor.

Empfehlenswert sind Kompressionsstrümpfe vor allem bei Krampfadern (s. S. 167) sowie Besenreisern (s. S. 134) und wenn Sie beruflich lange stehen müssen. Sie reduzieren Spannungsgefühle und Schwellungen in den Füßen, Knöcheln und Beinen ebenso wie eine Wassereinlagerung. Neben Oberschenkel- und Kniestrümpfen sind Strumpfhosen erhältlich, die auch den Babybauch umschließen und den Rücken entlasten.

Inzwischen wird eine breite Auswahl an Modellen angeboten, die durchaus ansehnlich sind. Für den Sommer gibt es leichtere Varianten, denn die heiße Witterung kann zu zusätzlichen Schwellungen führen.

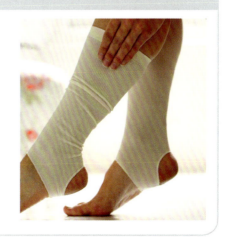

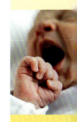

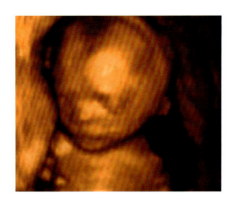

146. Tag

IHR BABY HEUTE

Ihr Baby wechselt nun zwischen Phasen der Bewegung und Aktivität sowie der Ruhe ab. Bald werden daraus klare Aktivitätszyklen, die seine Bewegung in eine Art Tag-Nacht-Rhythmus unterteilen.

Die Fortpflanzungsorgane Ihres Babys entwickeln sich weiter, und die Unterschiede der Genitalien werden immer deutlicher.

Da ein weibliches Baby keinen hohen Testosteronspiegel hat, entwickeln sich die Fortpflanzungsdrüsen zu Eierstöcken. Sie enthalten etwa sechs Millionen Follikel; bis zur Geburt hat sich diese Zahl bereits reduziert. Die Eierstöcke haben sich aus dem Bauchraum ins Becken verlagert. Die Hoden senken sich, erreichen aber noch nicht den Hodensack. Unter dem Einfluss des Östrogens aus dem mütterlichen Körper können Jungen wie Mädchen eine kleine Brust entwickeln, die sich nach der Geburt zurückbildet. Auf die Schwangerschaft hat es wenig Einfluss, welches Geschlecht das Baby hat. In der Spätschwangerschaft sind Jungen im Durchschnitt etwas schwerer als Mädchen.

> **FRAGEN SIE** EINE HEBAMME
>
> **Ich bin kürzlich gefallen. Hat das meinem Baby geschadet?** Stürze sind in der Schwangerschaft sehr häufig, denn der Babybauch, die dehnbaren Bänder und Gelenke sowie die Verlagerung des Körperschwerpunkts beeinträchtigen das Gleichgewichtsgefühl. Doch das Baby ist im Fruchtwasser gut geschützt, sodass Stürze abgefangen werden. Nur bei schweren Verletzungen droht auch dem Baby Gefahr.
>
> Am besten achten Sie nach einem Sturz auf Kindsbewegungen. Wenn Ihr Baby sich bewegt wie immer, sollte alles in Ordnung sein. Sicherheitshalber können Sie zum Arzt gehen. Haben Sie selbst Beschwerden, oder bemerken Sie ungewöhnlichen Ausfluss oder eine Blutung, wenden Sie sich sofort an den Arzt. Wenn Wasser abgeht, ist dies wahrscheinlich Urin – eine Folge von Stressinkontinenz (s. gegenüber) – und kein Fruchtwasser.

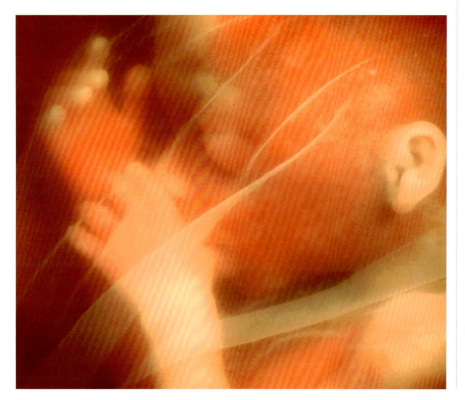

Die Fruchtblase sieht tatsächlich wie eine große Blase aus. Sie ist zwar durchsichtig, aber dennoch fest und kaum zu durchdringen. Ihr Baby ist in dieser sicheren Umgebung also sehr gut geschützt.

147. Tag

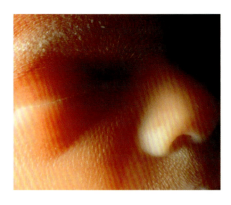

IHR BABY HEUTE

Die Abbildung zeigt, wie groß die sich entwickelnden Augen unter den Lidern sind. Die Augen sind bei der Geburt oft blau, weil das Pigment Melanin kaum vorhanden ist. Ihr Baby hat noch keine Wimpern – sie wachsen nach den Augenbrauen als erste Körperbehaarung.

Versuchen Sie, möglichst jeden Tag ein wenig Sport zu treiben – das bringt neue Energie, und Sie fühlen sich danach viel besser.

FRAGEN SIE EINEN ARZT

Ich habe ziemlich starken Ausfluss. Ist das normal? Ja, im 2. Trimester ist der Ausfluss oft stärker als sonst. Er sollte klar und zäh sein und nicht unangenehm riechen. Verändert sich der Ausfluss, wird er dicklich, weiß und verursacht Juckreiz, haben Sie vielleicht eine Pilzinfektion, die in der Schwangerschaft häufig auftritt und problemlos zu behandeln ist (s. S. 133).

Wenden Sie sich unverzüglich an den Arzt, wenn der Ausfluss gelblich oder grünlich wird oder unangenehm riecht. Gehen Sie auch zum Arzt, wenn Sie beim Wasserlassen ein Brennen verspüren oder sich die äußeren Geschlechtsorgane entzünden. Das sind Zeichen für eine Infektion, die behandelt werden muss.

Ignorieren Sie einen Scheidenausfluss nicht; auch wenn er Ihr Baby nicht direkt beeinträchtigt, erhöht eine Infektion das Risiko für eine Frühgeburt.

Vor allem beim Husten, Lachen oder Laufen kann etwas Urin abgehen. Man spricht dabei von Stressinkontinenz (s. S. 471).

Sportlich aktiv zu bleiben ist eine echte Herausforderung, wenn Sie gleichzeitig berufstätig sind. Nach einem Arbeitstag ist Ihnen vermutlich kaum nach Sport zumute. Doch Sie können auch außerhalb eines Gymnastikkurses aktiv sein – mit etwas Planung. Steigen Sie z. B. im Alltag lieber Treppen, vorsichtig natürlich, statt den Lift zu nehmen. Oder steigen Sie eine Station früher aus dem Bus, und gehen Sie den restlichen Heimweg zu Fuß. Ist ein Schwimmbad in der Nähe, gehen Sie gelegentlich in der Mittagspause schwimmen. Nachmittags sind Sie dann viel munterer.

Gehen Sie möglichst viel zu Fuß. Tragen Sie bequeme Schuhe, und nehmen Sie ggf. ein eleganteres Paar in einer Tasche mit. Trinken Sie beim Sport viel Wasser. Machen Sie vor dem Schlafengehen einige Übungen, um die Bauchmuskeln zu stärken (s. S. 250), sowie Dehnübungen, um nach einem langen Tag Ihre Muskeln zu lockern.

BEWEGUNG AM ARBEITSPLATZ

Bei einer sitzenden Tätigkeit ist es noch wichtiger, Möglichkeiten zur Bewegung zu finden.

- **Stehen Sie mindestens** einmal pro Stunde vom Schreibtisch auf. Bringen Sie Informationen persönlich zu Ihren Kollegen, statt zu mailen oder anzurufen. Holen Sie sich regelmäßig etwas zu trinken.
- **Probieren Sie folgende Übung im Sitzen:** Strecken Sie Ihren Fuß nach vorne (s. rechts), den Oberschenkel parallel zum Boden. Das Bein mehrmals beugen und strecken. Das fördert die Durchblutung. Anschließend den Fuß im Fußgelenk beugen und strecken. Mindestens zehnmal mit jedem Bein.

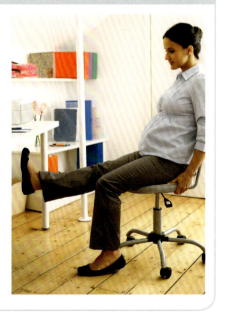

Die 21. Woche

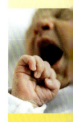

Die 22. Woche

DIE NAMENSWAHL FÜR DAS BABY IST NICHT LEICHT – ERSTELLEN SIE DOCH SCHON EINMAL EINE LISTE.

Es macht viel Spaß, einen Namen für das Baby auszusuchen – und es kann lange Diskussionen auslösen. Manche Eltern machen sich erst Gedanken, wenn das Kind geboren ist. Wenn Sie mit solchen Themen beschäftigt sind, fällt es schwer, sich auf die Arbeit zu konzentrieren. Richten Sie sich nach Ihrem Tempo, ohne Wichtiges zu vernachlässigen. Essen Sie öfter eine Kleinigkeit, und trinken Sie viel Wasser, dann bleiben Sie geistig fit.

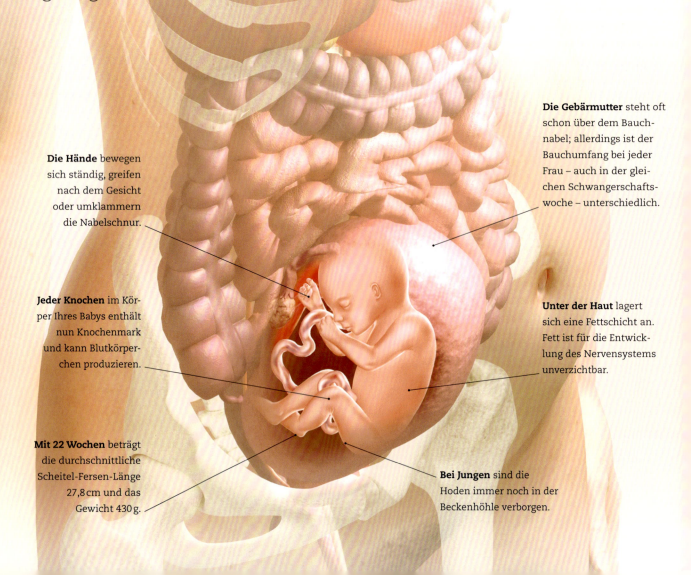

Die Hände bewegen sich ständig, greifen nach dem Gesicht oder umklammern die Nabelschnur.

Jeder Knochen im Körper Ihres Babys enthält nun Knochenmark und kann Blutkörperchen produzieren.

Mit 22 Wochen beträgt die durchschnittliche Scheitel-Fersen-Länge 27,8 cm und das Gewicht 430 g.

Die Gebärmutter steht oft schon über dem Bauchnabel; allerdings ist der Bauchumfang bei jeder Frau – auch in der gleichen Schwangerschaftswoche – unterschiedlich.

Unter der Haut lagert sich eine Fettschicht an. Fett ist für die Entwicklung des Nervensystems unverzichtbar.

Bei Jungen sind die Hoden immer noch in der Beckenhöhle verborgen.

148. Tag

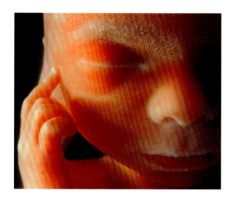

IHR BABY HEUTE

Das Blut, das in den feinen Kapillaren unter der Haut fließt, verleiht Ihrem Baby ein rosiges Aussehen. Die Fettschicht ist immer noch dünn, ebenso die Haut. Durch die Kapillaren transportieren rote Blutkörperchen Sauerstoff in jeden Teil des Körpers.

Vergessen Sie in letzter Zeit häufig etwas? Keine Angst, Sie leiden nur an einer »Schwangerschaftsamnesie«!

FRAGEN SIE EINE HEBAMME

Ich habe bislang intensiv Walking betrieben. Soll ich in der zweiten Schwangerschaftshälfte weniger laufen? Das ist nicht nötig, lassen Sie aber besondere Vorsicht walten. Walking ist ein idealer Sport für die fortgeschrittene Schwangerschaft, da die sanfte Bewegung die Knie und Knöchel nicht überlastet, keinen Druck auf die unteren Bauchmuskeln ausübt und Sie fit hält.

Wenn Sie weiterhin lange gehen und kräftig ausschreiten wollen, wechseln Sie immer wieder mit einem langsameren Tempo ab. Wichtig ist, die Körpertemperatur zu kontrollieren, damit Sie sich nicht überhitzen. Trinken Sie viel Wasser, und tragen Sie Kleidung übereinander, damit Sie Teile nach Bedarf aus- und anziehen können.

Wird der Bauch größer, fühlen Sie sich beim Bergaufgehen und auf unebenem Gelände vielleicht unsicherer als sonst. Pausieren Sie öfter, wenn Sie außer Atem kommen. Tragen Sie feste Schuhe, weil Ihre Knöchel und Knie aufgrund des Hormons Relaxin weniger stabil sind, und belasten Sie sich nicht mit einer schweren Tasche.

Ist Ihr Verstand in letzter Zeit nicht mehr ganz so scharf?

Viele Frauen sind entsetzt, wenn Sie Anzeichen einer »Schwangerschaftsamnesie« erleben. Manche sind so vergesslich, dass sie mitten im Satz nicht mehr wissen, was sie eigentlich sagen wollten. Auch die Konzentration und die Aufmerksamkeit bei verschiedenen Tätigkeiten leiden darunter. Vermutlich ist die Vergesslichkeit eine Folge der hormonellen Umstellung. Zudem beansprucht die Schwangerschaft Ihre Aufmerksamkeit sehr: Diese Zeit bringt so viele Veränderungen in Ihrem Körper und Ihrem Alltag mit sich, dass Sie anderen Dingen einfach weniger Augenmerk schenken.

Auf jeden Fall geht diese Vergesslichkeit vorüber (sie kann aber bis ins erste Jahr der Mutterschaft andauern, s. unten). Schreiben Sie als Hilfe morgens eine Liste der Dinge, die Sie am Tag erledigen wollen, und arbeiten Sie sie ab. Übertragen Sie zu Hause und am Arbeitsplatz möglichst viele Aufgaben an andere, und versuchen Sie, einmal im Leben kein Multitasking-Genie zu sein. Konzentrieren Sie sich jeweils nur auf eine Sache – so erreichen Sie mehr.

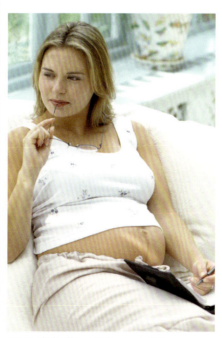

Wenn Sie in dieser Zeit vergesslicher werden, schreiben Sie sich alles Wichtige auf. Setzen Sie Prioritäten, um einer Überforderung vorzubeugen.

TATSACHE IST ...

Eine »Schwangerschaftsamnesie« kann bis hin zum ersten Geburtstag Ihres Babys andauern.

Dieses Ergebnis erbrachten weltweite Forschungen. Nach genauer Auswertung der Daten folgerten die Wissenschaftler, dass der Schlafmangel im ersten Lebensjahr des Babys ein verstärkender Faktor ist.

Die 22. Woche

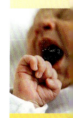

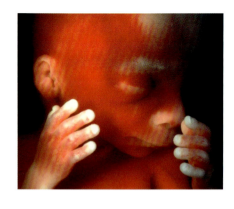

149. Tag

IHR BABY HEUTE

Die nächsten drei Monate sind eine Zeit besonders raschen Wachstums. In jedem Teil des Körpers teilen sich die Zellen, werden größer und reifen aus. Auch die Plazenta wächst; dies fällt jedoch von jetzt an weit weniger ins Gewicht als das Wachstum Ihres Babys.

Wie wichtig der Name ist, werden Sie feststellen, wenn Sie nun damit beginnen, einen Namen für Ihr Baby auszusuchen.

Es macht viel Freude, einen Namen für das Baby auszusuchen, ist aber oft nicht einfach. Sie müssen einen Namen finden, der Ihnen beiden gefällt, und auch andere werden ihre Meinung dazu äußern. Vielleicht haben Freunde diesen Namen schon für ihr eigenes Baby ausgesucht und meinen, Sie dürften ihn auf keinen Fall nehmen? Oder gibt es in Ihrer Familie eine Namenstradition, die Sie weiterführen sollen? Am besten erstellen Sie und Ihr Partner unabhängig voneinander jeweils eine Liste mit Namensvorschlägen. Dann vergleichen Sie Ihre Listen. Wenn Sie Glück haben, gibt es bei einem oder mehreren Namen eine Übereinstimmung. Sonst treffen Sie eine gemeinsame Auswahl.

Wichtige Faktoren, die Sie berücksichtigen sollten: Passt der Name zum Familiennamen? Passen verschiedene Vornamen zusammen? Wie lauten die Initialen? Ist die Bedeutung des Namens für Sie wichtig? Wenn ja, ermitteln Sie diese Bedeutung. Ihr Kind möchte sie später sicher gern erfahren. Wie wird der Name im Alltag wohl abgekürzt – später auch von Freunden Ihres Kindes? Oder finden Sie Abkürzungen schrecklich? Dann sollten Sie einen sehr kurzen Namen wählen. Soll ein Vorname aus der Familie weitergeführt werden, können Sie ihn als zweiten Vornamen nehmen.

Überlegen Sie sich auch Alternativen, denn vielleicht stellen Sie nach der Geburt fest, dass der ausgewählte Name nicht zu dem Baby passt, das Sie nun im Arm halten.

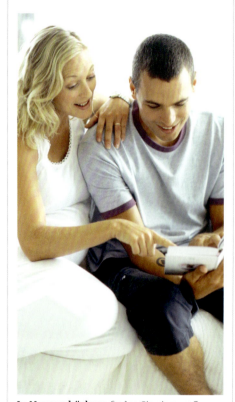

In Namensbüchern finden Sie eine große Auswahl auch an selteneren Namen. Zudem erfahren Sie hier viele interessante Fakten über den Ursprung des Namens.

BELIEBTE VORNAMEN

Wollen Sie, dass Ihr Kind einen außergewöhnlichen Namen trägt, oder gefallen Ihnen Modenamen? Die unten stehenden Listen führen die beliebtesten Vornamen des Jahres 2018 für Mädchen und Jungen in Deutschland auf.

Mädchen	Jungen
1. Julia	1. Elias
2. Sarah	2. Liam
3. Laura	3. Levi
4. Lea	4. Alexander
5. Lina	5. Jonas
6. Mila	6. Samuel
7. Anna	7. Linus
8. Emilia	8. Milan
9. Lena	9. David
10. Marie	10. Julian
11. Sophie	11. Lukas
12. Maria	12. Daniel
13. Amelie	13. Simon
14. Lara	14. Emil
15. Emma	15. Leon
16. Leonie	16. Michael
17. Mia	17. Tim
18. Lisa	18. Marcel
19. Juna	19. Thomas
20. Luisa	20. Jan

(Quelle: www.vorname.com/beliebte_vornamen,2018.html)

150. Tag

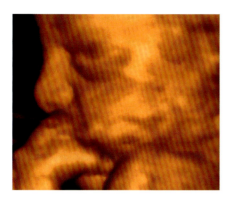

IHR BABY HEUTE

Auf diesem 3-D-Ultraschallbild wirkt die Haut teilweise recht fleckig. In Wirklichkeit ist sie gleichmäßig. Wenn sich das Baby während der Aufnahme plötzlich bewegt, wird das Bild unscharf, was zu diesem fleckigen Aussehen führt.

Ihr Baby braucht Fett für sein Wachstum und seine Entwicklung und legt nun auch erste Fettpolster an.

Bis jetzt hatte Ihr Baby kaum Gelegenheit, Fett anzusetzen, weil sein Wachstum das Allerwichtigste war. Aber nun bildet sich unter der Haut eine Fettschicht, und die Haut wird weniger durchscheinend. Die Plazenta versorgt Ihr Baby mit Fetten.

Über das mütterliche Blut gelangen Fette in die Plazenta, wo sie in drei Fettsäuren sowie Cholesterin aufgespalten und in den Kreislauf des Babys abgegeben werden. Dort setzen sich die Fettsäuren wieder zusammen und bilden Fett als Speicher und zum Wachstum.

Fette sind für die Nerven- und Gehirnentwicklung unverzichtbar. Jede Nervenzelle ist von einer Fettschicht überzogen, die sie von benachbarten Nerven abgrenzt und die Kommunikation mit anderen Nervenzellen verbessert.

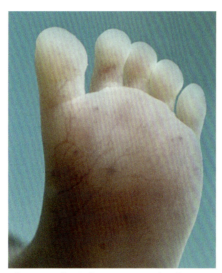

Die Venen des Babys treten weniger hervor, sobald sich eine Fettschicht bildet. Die Haut ist dann nicht mehr so durchscheinend wie in der frühen Schwangerschaft.

FRAGEN SIE EINE MUTTER

Sollen wir unseren Freunden schon sagen, welchen Namen wir ausgewählt haben? Ich würde es nicht tun. Wir haben uns deswegen geärgert, weil wir viele negative Kommentare bekamen. Manche verbanden z. B. unangenehme Erinnerungen mit dem Namen – das mussten wir doch wirklich nicht wissen! Ältere Verwandte fanden den Namen »komisch« und machten uns Vorschläge für »richtige« Alternativen.

Ich empfehle, den Namen für sich zu behalten, bis das Baby da ist. Dann wird niemand mehr Ihre Namenswahl infrage stellen.

IM BLICKPUNKT: ZWILLINGE

Bill und Ben?

Ob es sinnvoll ist, Zwillingen ähnliche Namen zu geben, ist umstritten. Möglicherweise verhindert dies, dass die Kinder als Individuen gesehen werden, ähnlich wie bei gleicher Kleidung.

Möchten Sie die besondere Verbindung zwischen Ihren Zwillingen betonen, gibt es verschiedene Varianten. So können sich die Namen reimen (Mia und Pia), mit dem gleichen Buchstaben beginnen (Karl und Katja), die gleiche Silbenanzahl haben (Noëmie und Leonie) oder aus der gleichen Sprache kommen (Michele und Andrea).

TATSACHE IST ...

Auf Hawaii wählen Eltern oft einen Namen, der mit Schönheit in Verbindung steht.

Einige Beispiele dafür sind: Nohea – »Liebreiz«, Leia – »Kind des Himmels«, Maka Nani – »schöne Augen«, Hiwalani – »die Attraktive«, Pualani – »himmlische Blüte« und Nani – »die Schöne, Hübsche«.

Die 22. Woche

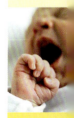

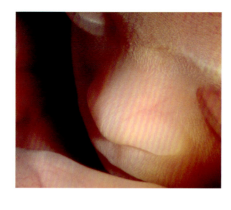

151. Tag

IHR BABY HEUTE

Beim Blick auf das Baby wirkt die Nase ziemlich breit, weil der Nasenrücken noch nicht voll entwickelt ist. Diese typische »Breitnase« besitzen viele Babys die ganze Schwangerschaft über.

Ihr Baby produziert nun die wichtigen roten und weißen Blutkörperchen, und zwar in viel höherem Tempo als Sie selbst.

Stammzellen im Knochenmark Ihres Babys produzieren rote und weiße Blutkörperchen sowie Blutplättchen – Zellen, die die Blutgerinnung ermöglichen. In der Frühschwangerschaft wurden diese vom Dottersack gebildet (s.S.80), danach von Leber und Milz. Nun enthält jeder Knochen des Babys rotes Knochenmark, das Blutkörperchen bilden kann. Rote Blutkörperchen existieren nur etwa 80 Tage im Kreislauf des Babys. Sie müssen schneller ersetzt werden als beim Erwachsenen, bei dem ein rotes Blutkörperchen eine Lebensdauer von 120 Tagen hat.

Bilirubin ist ein Spaltprodukt der roten Blutkörperchen. Es wird von der Leber produziert und über die Plazenta aus dem Kreislauf des Babys ausgeschieden. Da die Leber des Babys mehrere Tage für den Bilirubin-Abbau benötigt, kann ein hoher Bilirubin-Spiegel bei der Geburt eine Gelbsucht auslösen (s.S.477). Durch eine Lichttherapie wird dann das Bilirubin so umgewandelt, dass es über den Urin ausgeschieden werden kann.

Ihr Neugeborenes ist durch weiße Blutkörperchen, die Sie ihm während der Schwangerschaft und mit der Muttermilch, insbesondere mit dem Kolostrum (s.S.446), übertragen, gegen Infektionen geschützt. Deshalb leiden gestillte Babys seltener an Asthma, Kuhmilchallergie und Nahrungsmittelallergien.

ANMERKUNGEN IM MUTTERPASS

Die wichtigsten Abkürzungen wurden bereits auf Seite 103 erklärt. Hier finden Sie einige Ergänzungen und Angaben zur möglichen Lage des Kindes:

- **Primigravida:** Frau, die zum ersten Mal schwanger ist.
- **Multigravida:** Frau, die zum wiederholten Mal schwanger ist.
- **Hb:** Hämoglobinwerte
- **BP:** Blutdruck

- **Serologische Untersuchungen:** 6 Blutuntersuchungen zu Beginn der Schwangerschaft

- **Gravidogramm:** Gewichtszunahme und der allgemeine Zustand der Schwangeren und des Kindes werden notiert. So erkennt man rechtzeitig, ob das Ungeborene normal wächst.

Die Lage des Kindes in der Gebärmutter (KL) wird dadurch definiert, wo sein Hinterkopf und die Wirbelsäule liegen. Die wichtigsten Positionen und ihre Abkürzungen:
- **BEL:** Beckenendlage (Steißlage, mit dem Gesäß nach unten)
- **QL:** Querlage
- **SL:** Schädellage

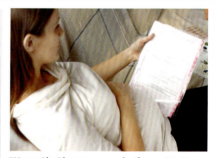

Wenn Sie Eintragungen in Ihrem Mutterpass nicht verstehen, fragen Sie Ihre Hebamme danach.

- **LOL:** Linke Hinterhaupt-Seitenlage (Rücken und Hinterkopf sind zur linken Seite der Gebärmutter ausgerichtet.)
- **LOA:** Linke Hinterhaupt-Vorderlage (Rücken und Hinterkopf liegen im linken Bereich der Gebärmuttervorderseite)
- **LOP:** Linke Hinterhaupt-Hinterlage (Rücken und Hinterkopf liegen auf der linken Seite der Gebärmutter.)
- **ROL:** Rechte Hinterhaupt-Seitenlage (Rücken und Hinterkopf liegen rechts in der Gebärmutter.)
- **ROA:** Rechte Hinterhaupt-Vorderlage (Rücken und Hinterkopf liegen rechtsseitig).
- **ROP:** Rechte Hinterhaupt-Hinterlage (Lage im rechten Bereich zur Wirbelsäule der Mutter hin)

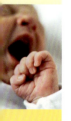

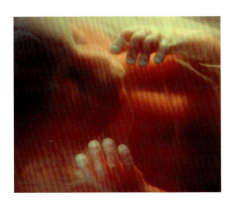

152. Tag

IHR BABY HEUTE

Ihr Baby hat noch viel Platz, um sich zu bewegen. Es kann komplette Purzelbäume machen und seine Position mehrmals am Tag oder sogar mehrmals innerhalb weniger Minuten verändern.

Babybäuche gibt es in allen Varianten und Größen – Ihr Arzt oder die Hebamme achtet genau darauf, wie Ihr Baby wächst.

Wenn Sie sich, wie manche Schwangere, schon recht rundlich für Ihr Schwangerschaftsstadium fühlen, heißt das nicht unbedingt, dass Sie ein sehr großes Baby bekommen. Ihr Gewicht setzt sich nicht nur aus Baby und Bauch zusammen; vielleicht haben Sie auch am Körper etwas zugelegt. Bei Frauen, die Zwillinge oder Drillinge erwarten, wächst der Bauch natürlich schneller.

Dennoch ist die Größe Ihres Bauches ein guter Indikator für das Wachstum des Babys. Sie wird vom Arzt oder der Hebamme bei der Vorsorgeuntersuchung gemessen (s. S. 284 f.). Dazu misst man den Fundusstand: Anhand des Abstandes zwischen Schambein (S), Nabel (Nb) oder Rippenbogen (Rb) und dem obersten Rand der Gebärmutter wird die Größe der Gebärmutter bestimmt. Die Maßeinheit sind »Querfinger«.

Über den Fundusstand werden außerdem der Schwangerschaftsverlauf und das Wochenbett kontrolliert. Der Stand ist von der Größe und Lage des Kindes sowie der Fruchtwassermenge abhängig.

Ist Ihr Bauch bedeutend größer oder kleiner, als er für den Zeitpunkt der Schwangerschaft sein sollte, kann eine Ultraschalluntersuchung zur genaueren Messung des Babys vorgenommen werden.

Denken Sie auch daran, dass die Wahrnehmungen sehr unterschiedlich sein können! Sie sind an Ihre normalen Körpermaße gewöhnt und schon viel rundlicher als früher – für Arzt oder Hebamme aber vielleicht genau richtig für das Schwangerschaftsalter. Vor allem bislang sehr schlanke Frauen haben oft diese Fehleinschätzung.

Es tut gut, mit Frauen zusammen zu sein, die im ähnlichen Schwangerschaftsstadium sind. Stellen Sie aber keine Vergleiche an! Auch wenn Ihr Bauch größer ist als der Ihrer Freundin, kann Ihr Baby letztlich kleiner sein.

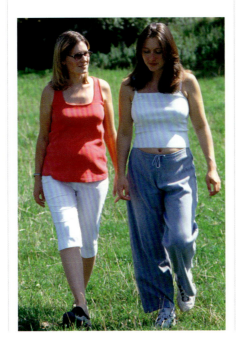

ERNÄHRUNG

Mir wurde gesagt, ich solle ruhen, aber nehme ich dann nicht stark zu? Befolgen Sie unbedingt diese Anweisung, auch wenn sie Ihnen widerstrebt. Fragen Sie den Arzt, ob Sie spazieren gehen oder schwimmen dürfen, das hält Sie fit und baut Stress ab. Wurde jedoch vollständige Bettruhe verordnet, sind selbst leichte Aktivitäten tabu.

Es ist gut möglich, dass Sie zunehmen, wenn Sie keine Bewegung haben, aber das Ziel der Bettruhe ist, sicherzustellen, dass Sie zum errechneten Termin ein gesundes Baby zur Welt bringen. Eventuell geht Ihr Appetit zurück. Ernähren Sie sich aber weiterhin gesund und nährstoffreich mit viel frischem Obst und Gemüse, komplexen Kohlenhydraten und magerem Eiweiß. Nehmen Sie auch weiterhin die mit dem Arzt abgesprochenen Supplemente.

Halten Sie auf keinen Fall Diät. Regelmäßige Mahlzeiten sind wichtig, damit Sie sich und Ihr Baby mit Nährstoffen versorgen. Schlägt die Bettruhe auf Ihre Stimmung, denken Sie daran, dass es nur für kurze Zeit und einen guten Zweck ist – die Geburt eines gesunden Babys.

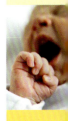

153. Tag

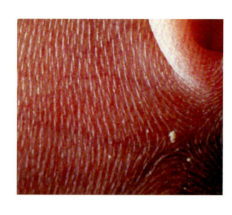

IHR BABY HEUTE

Diese Nahaufnahme zeigt die Haut hinter dem Ohr. Die Hautoberfläche besitzt ein einzigartiges Muster kleiner Erhebungen und Vertiefungen. Die Hautrillen in der Dermis – den tieferen Hautschichten – reifen weiter und prägen so den Finger- und Zehenabdruck aus.

Ihr Baby filtert Fruchtwasser und speichert die Abfallprodukte als feste Substanz, das Mekonium oder Kindspech.

Am Ende dieser Woche ist der Schließmuskel am After Ihres Babys voll funktionsfähig. Somit kann kein Mekonium ins Fruchtwasser gelangen. Mekonium, das Kindspech, wird ab der zwölften Woche produziert. Es ist der grünlich-schwarze erste Stuhlgang, den neun von zehn Babys in den ersten 24 Stunden ausscheiden.

Mekonium besteht hauptsächlich aus Zellen, die die Schleimhaut der Därme bei ihrem Wachstum abgibt, sowie den Abfallprodukten von Nährstoffen, die der Fötus aus dem verschluckten Fruchtwasser aufgenommen hat. Mekonium wird laufend produziert und gelangt in der 16. Woche in den Dickdarm. Das Kindspech ist steril, da es im Darm keine Organismen gibt und noch keine Darmgase produziert werden.

TATSACHE IST ...

Das Ungeborene bringt seine Hand zum Mund und lutscht am Daumen.

Forschungen haben gezeigt, dass das Baby sogar schon im Voraus den Mund öffnet. Alles, was in die Hände gelangt, wird fest umklammert. Dieser Griff ist so stark, dass das Baby daran sein Gewicht tragen kann.

KRÄFTIGE MUSKELN BEHALTEN

Effektives Krafttraining mit Hanteln (s. rechts) oder an einem Fitnessgerät unterstützt Ihren Körper dabei, die Anforderungen der Schwangerschaft zu bestehen. Sie haben mehr Kraft, um Ihr Körpergewicht zu tragen, und erholen sich nach der Geburt schneller. Kräftige Muskeln verleihen auch ein gutes Aussehen, und Sie fühlen sich besser.

Befolgen Sie stets die folgenden Richtlinien, wenn Sie mit Gewichten trainieren:
- **Wenn Sie regelmäßiges Krafttraining** betrieben haben, führen Sie Ihr Trainingsprogramm fort, ohne Gewicht oder Dauer zu erhöhen.
- **Wenn Sie noch kein Krafttraining** gemacht haben, beginnen Sie mit sehr leichten Gewichten und wenigen Wiederholungen und steigern sich langsam. Erhöhen Sie die Gewichte erst, wenn Sie sicher sind, es zu schaffen.
- **Atmen Sie zu Beginn** tief ein und beim Heben des Gewichts aus, und achten Sie stets auf Ihre Haltung.
- **Hanteln** sind in der Schwangerschaft sicherer als Kraftmaschinen. Lassen Sie sich am Fitnessgerät unbedingt vom Trainer einweisen.

■ **Ist das Training im Stehen zu anstrengend,** setzen Sie sich dazu auf einen Stuhl (s. unten).

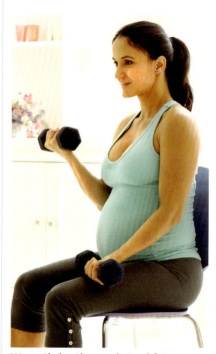

Wenn Sie im Sitzen mit Gewichten trainieren, halten Sie den Rücken gerade, und entspannen Sie die Schultern. Im Stehen müssen die Beine hüftbreit geöffnet und die Knie leicht gebeugt sein.

Das zweite Trimester

154. Tag

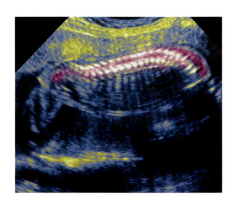

IHR BABY HEUTE

Die Wirbel umgeben und schützen das Rückenmark. Auf dieser Ultraschallaufnahme sieht man, wie die Wirbel eine lange Kette bilden (weiß), die sich am Ansatz der Wirbelsäule verengt und in einer leicht nach außen gerichteten Krümmung endet.

Ein professionelles Verhalten im Beruf stellt sicher, dass die Kollegen Sie zuvorkommend behandeln.

Nun weiß wohl jeder im Büro, dass Sie ein Kind erwarten, selbst wenn Sie es nicht jedem persönlich mitgeteilt haben. Gute Nachrichten verbreiten sich schnell, Sie sehen blendend aus, und Ihr Babybauch ist nicht zu übersehen.

Ihren Arbeitgeber haben Sie sicher bald nach Bestätigung der Schwangerschaft informiert (s. S. 140). Für einen guten Arbeitsablauf ist es sinnvoll, wenn Sie beizeiten auch Ihre Kollegen informieren. Schließlich muss die Arbeit neu verteilt werden, wenn Sie die Vorsorgetermine wahrnehmen.

Sie werden Ihren Arbeitstag ein wenig umstellen müssen. Gehen Sie dabei behutsam vor. Versuchen Sie, Ihre Arbeit wie bisher zu erledigen. Bleiben Sie professionell. Ihre Kollegen freuen sich – hoffentlich – mit Ihnen über Ihre Schwangerschaft. Erwarten Sie aber kein besonderes Entgegenkommen.

Zwar ist eine Schwangerschaft keine Krankheit, doch Sie sollten genügend Pausen machen, um Ihre Batterien aufzuladen. Legen Sie Ihre Arbeitszeiten möglichst so, dass Sie nicht zu den Hauptverkehrszeiten unterwegs sein müssen. Machen Sie in der Mittagspause einen kurzen Spaziergang und ein paar einfache Übungen. Trinken Sie viel Wasser, um leistungsfähig zu bleiben. Essen Sie öfter eine Kleinigkeit, damit das Energielevel konstant bleibt.

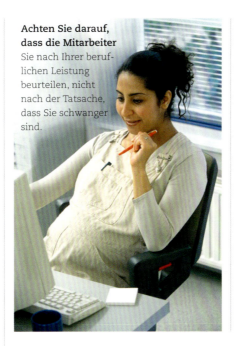

Achten Sie darauf, dass die Mitarbeiter Sie nach Ihrer beruflichen Leistung beurteilen, nicht nach der Tatsache, dass Sie schwanger sind.

IM BLICKPUNKT: GESUNDHEIT

Vaginale Blutung

Bei einer vaginalen Blutung gehen Sie immer zum Arzt. Die stärkere Durchblutung des Gebärmutterhalses in der Schwangerschaft oder harmlose Geschwülste können eine leichte Blutung verursachen, vor allem nach dem Sex. Bei einer schweren Blutung im 2. Trimester können Probleme mit der Plazenta vorliegen, z. B. eine Placenta praevia (s. S. 212) oder eine Ablösung von der Gebärmutterwand. In seltenen Fällen tritt bei Frauen, die bereits einen Kaiserschnitt hatten, ein Gebärmutterriss auf.

FRAGEN SIE EINE HEBAMME

Mein Arbeitgeber ist von meiner Schwangerschaft nicht begeistert. Kann er mir verweigern, zur Vorsorgeuntersuchung zu gehen?
Nein, das kann er nicht. Leider gibt es tatsächlich einige Arbeitgeber, die die Frauen spüren lassen, dass sie Schwangere und junge Mütter in ihrem Betrieb nicht schätzen. Insbesondere Frauen in leitenden Positionen stoßen nicht immer auf das Wohlwollen des Arbeitgebers. Weil sie dann Angst haben, ihre leitende Position zu verlieren, verschweigen manche Frauen monatelang, dass sie schwanger sind – und verzichten damit auf wichtige Elemente des Mutterschutzes, wie z. B. die Freistellung für die Vorsorgeuntersuchungen.

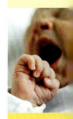

Die 23. Woche

VIELLEICHT FÜHLEN SIE SICH NICHT MEHR GANZ IM GLEICHGEWICHT – KÖRPERLICH WIE SEELISCH.

Schwanger zu sein hat verschiedene unerwartete Auswirkungen. An manchen Tagen haben Sie Ihre Gefühle nicht unter Kontrolle und weinen aus unerklärlichem Grund. Oder Sie fühlen sich plump und tollpatschig und stoßen sich an Möbeln. Sprechen Sie mit anderen werdenden Müttern – Sie werden feststellen, dass diese »Nebenwirkungen« zu einer Schwangerschaft dazugehören.

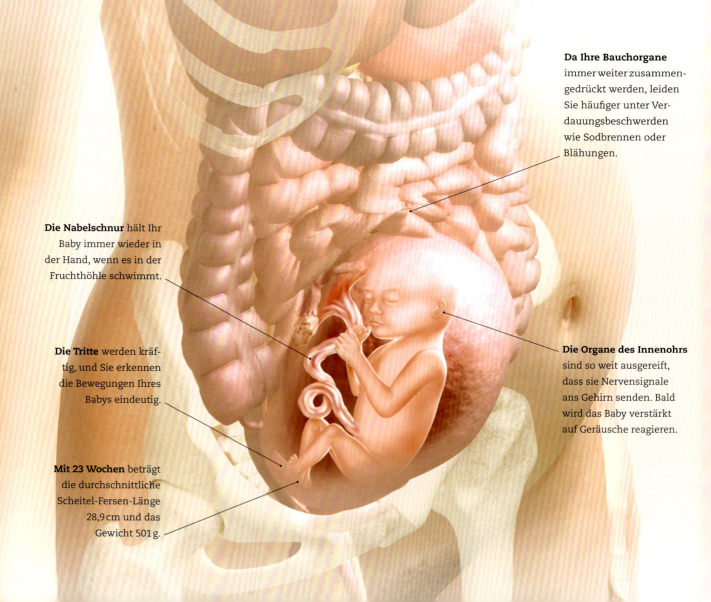

Da Ihre Bauchorgane immer weiter zusammengedrückt werden, leiden Sie häufiger unter Verdauungsbeschwerden wie Sodbrennen oder Blähungen.

Die Nabelschnur hält Ihr Baby immer wieder in der Hand, wenn es in der Fruchthöhle schwimmt.

Die Organe des Innenohrs sind so weit ausgereift, dass sie Nervensignale ans Gehirn senden. Bald wird das Baby verstärkt auf Geräusche reagieren.

Die Tritte werden kräftig, und Sie erkennen die Bewegungen Ihres Babys eindeutig.

Mit 23 Wochen beträgt die durchschnittliche Scheitel-Fersen-Länge 28,9 cm und das Gewicht 501 g.

155. Tag

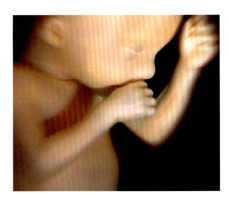

IHR BABY HEUTE

In dieser Woche erreicht die Entwicklung der Sinne einen Meilenstein: Hör- und Gleichgewichtssinn, vom Innenohr gesteuert, beginnen ihren Reifungsprozess. Auf dieser frühen Abbildung sind die Ohren noch nicht an ihrer endgültigen Position angekommen.

Wenn Ihre Gefühle verrücktspielen, weinen Sie sich einfach einmal aus. Danach fühlen Sie sich viel besser!

Emotionale Höhen und Tiefen sind völlig normal. Am besten nehmen Sie in diesem Fall eine kurze Auszeit, dann gehen die negativen Gedanken rasch vorbei. Wenn Sie bei der nächsten Widrigkeit wieder in Tränen ausbrechen, nehmen Sie es mit Humor! Es hilft auch, sich mit jemandem auszutauschen, insbesondere einer anderen schwangeren Frau oder einer Mutter – sie wissen am besten, wie Sie sich fühlen, und bieten Zuspruch.

Wegen Ihres Babys müssen Sie sich keine Sorgen machen – ihm schaden Ihre gelegentlichen Launen nicht. Zu viel Stress tut dem Fötus allerdings nicht gut. Dann produziert Ihr Körper mehr Kortisol, ein Hormon, das sich nachteilig auf das Kind auswirken kann (s. S. 187). Wenn Sie gestresst sind, nehmen Sie sich Zeit für sich selbst – um Ihres Babys willen.

FRAGEN SIE EINEN ARZT

Ich glaube, ich habe eine Lebensmittelvergiftung. Ist dadurch mein Baby gefährdet?
Manche Keime, wie Salmonellen, Campylobacter und E. coli, schaden dem Baby nicht direkt. Sie können bei den Erkrankten aber große Beschwerden mit starkem Erbrechen und Durchfall verursachen, die zu einer gefährlichen Austrocknung führen können. Regelmäßige Flüssigkeitszufuhr ist sehr wichtig – um die Keime auszuschwemmen und nicht auszutrocknen. Müssen Sie so stark erbrechen, dass Sie keine Flüssigkeit bei sich behalten können, gehen Sie sofort zum Arzt.

Die bedrohlichste Lebensmittelvergiftung ist eine Infektion mit Listerien, da sie eine Fehl- oder Frühgeburt auslösen kann. Wenden Sie sich sofort an Ihren Arzt, wenn Sie glauben, sich damit infiziert zu haben (s. S. 114).

Seien Sie immer sehr vorsichtig bei der Speisenauswahl, und achten Sie bei der Zubereitung auf strenge Hygiene. Verzichten Sie auf Nahrungsmittel, die häufiger kontaminiert sind (s. S. 16).

IM BLICKPUNKT: ZWILLINGE

Mutterschutz

Wenn Sie Zwillinge erwarten, beginnt die Mutterschutzfrist ebenfalls 6 Wochen vor der Geburt. Nach der Geburt dauert sie aber nicht nur 8, sondern 12 Wochen.

Wie lange Sie aber tatsächlich vor der Geburt arbeiten, hängt davon ab, wie Sie sich fühlen und wie belastend die Arbeit ist. Falls bei Ihnen ein medizinisches Problem vorliegt, sollten und dürfen Sie früher aufhören zu arbeiten. Der Arzt stellt Ihnen eine Arbeitsunfähigkeitsbescheinigung aus. Auch wenn der Arbeitsplatz Ihre Gesundheit gefährdet, erhalten Sie eine entsprechende Bescheinigung.

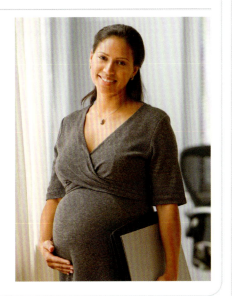

Die 23. Woche

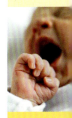

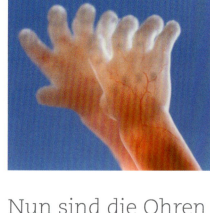

156. Tag

IHR BABY HEUTE

Hände und Finger sind klar zu erkennen, Nagelbett und Fingernägel sind angelegt. Die Finger schließen sich zur Faust, wenn die Handfläche berührt wird. Der Ansatz der beiden Unterarmknochen, Speiche und Elle, ist unten auf der Abbildung zu sehen.

Nun sind die Ohren Ihres Babys so weit entwickelt, dass sie Geräusche verarbeiten können.

Das Außenohr hat sich bereits vor einiger Zeit entwickelt, doch damit Ihr Baby richtig hören kann, müssen auch die Strukturen im Innenohr ausreifen. Im Mittelohr leiten drei Gehörknöchelchen – Hammer, Amboss, Steigbügel – den Schall ins Innenohr. Diese Knochen bestehen anfangs aus weichem Knorpel und sind in Bindegewebe eingebettet. Wenn die Knochen aushärten, löst sich das Bindegewebe allmählich auf, und das Trommelfell überträgt Schwingungen auf den Hammer, der die Bewegung an den Amboss und dann an den Steigbügel weitergibt. Die Vibrationen werden anschließend an die Schnecke (Cochlea), eine Höhle im Innenohr, weitergeleitet, wo sie in Nervenimpulse umgewandelt und ans Gehirn übertragen werden.

In der 23. Woche ist das Innenohr so weit ausgereift, dass Geräusche in Nervensignale ans Gehirn umgewandelt werden. Zuerst entwickelt sich der Teil der Schnecke, der für den Empfang tiefer Frequenzen verantwortlich ist. Nach und nach wird Ihr Baby in der Lage sein, auch höhere Frequenzen zu erkennen und darauf zu reagieren. In den nächsten drei Wochen steigt seine Reaktionsfähigkeit auf Tonsignale. Zuerst sind die Reaktionen langsam und schwerfällig, doch in der 26. Woche reagiert der Fötus bereits durch Bewegungen auf Geräusche.

Das Innenohr ist nicht nur für das Hören zuständig, sondern steuert auch das Gleichgewicht. Kleine Fasern im Innenohr erfassen Beschleunigungen in jede Richtung. Das ist der Bewegungs- und Gleichgewichtssinn. Im Fruchtwasser lebt Ihr Baby in Schwerelosigkeit. Obwohl es sehr aktiv ist, hat es noch kein Gefühl für Auf- und Abwärtsbewegungen.

TATSACHE IST ...

Männer sind beim Windelwechsel schneller als Frauen.

Forschungen zeigen, dass die durchschnittliche Zeit zum Wickeln bei Frauen zwei Minuten und fünf Sekunden beträgt, bei Männern eine Minute und 36 Sekunden!

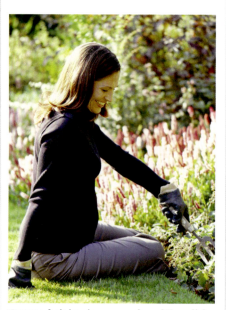

Gartenarbeit ist eine angenehme körperliche Betätigung und bringt Sie an die frische Luft. Tragen Sie Handschuhe, da in der Erde Toxoplasmose-Parasiten leben können (s. S. 25).

UNGEDULD

Wenn Sie jetzt voller Energie sind, machen Sie das Beste daraus. So können Sie diese Energie nutzen:

- **Treiben Sie Sport** – es kann auch Gartenarbeit sein (s. links).
- **Erledigen Sie Ihren Papierkram,** und ordnen Sie Ihre Finanzen.
- **Sortieren Sie Kleidung aus,** die Sie nie mehr tragen werden.
- **Lernen Sie stricken,** und stricken Sie Babykleidung.
- **Nutzen Sie die Zeit, um Freunde zu besuchen,** die Sie lange nicht mehr gesehen haben – wenn das Baby da ist, werden Sie kaum noch dazu kommen.

Egal, wie gut Sie sich fühlen, nehmen Sie sich immer Zeit zum Entspannen und Kraftschöpfen.

157. Tag

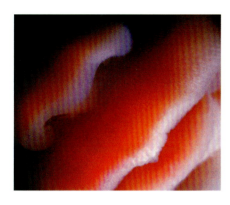

IHR BABY HEUTE

Mund und Nase Ihres Babys sind weit entwickelt. Das Nerven- und das Muskelsystem sind so weit ausgereift, dass Ihr Baby Fruchtwasser trinken kann, das die Nieren langsam verarbeiten. Abfallstoffe werden über die Plazenta ausgeschieden.

Während der Schwangerschaft finden Sie bestimmt neue Freundinnen, die in derselben Situation sind wie Sie.

Vor der Schwangerschaft haben Sie kaum damit gerechnet, dass sich Freundschaften verändern können. Man fühlt sich zu anderen Schwangeren oder Frauen mit Baby hingezogen. Sicher schließen Sie auch im Geburtsvorbereitungskurs neue Freundschaften (s. S. 199). Es ist normal, den Kontakt zu Menschen mit ähnlichen Erfahrungen zu suchen, nicht zuletzt, weil sie viele Fragen beantworten können. Vielleicht fühlen Sie sich auch weiblichen Verwandten besonders nahe, insbesondere Ihrer Mutter (s. S. 209).

Kinderlose Freundinnen sind oft weniger an all den Einzelheiten einer Schwangerschaft interessiert. Sie können kaum verstehen, wie sehr eine Schwangerschaft und später ein Kind das Leben dominiert. Sie selbst denken vielleicht buchstäblich an nichts anderes. Wenn Ihnen solche Freundschaften wertvoll sind, sprechen Sie auch einmal über ein anderes Thema. Auch Ihnen tut es gut, nicht ausschließlich mit der Schwangerschaft beschäftigt zu sein.

Haben Sie jedoch in solchen Freundschaften das Gefühl einer gewissen Entfremdung, ist das nicht tragisch. Gute Freunde bleiben Ihnen erhalten, auch wenn das Leben zeitweilig eine andere Richtung nimmt.

Wenn Sie Zeit mit Frauen verbringen, die ebenfalls ein Baby erwarten, können Sie Ihre Erfahrungen austauschen. Es macht auch Spaß, etwas gemeinsam zu unternehmen, z. B. Schwimmen.

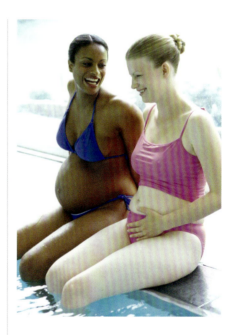

FRAGEN SIE EINEN ARZT

Meine Finger kribbeln, und mir wurde gesagt, ich hätte ein Karpaltunnelsyndrom. Was ist das?
Bei dieser Erkrankung drücken Schwellungen im Bereich des Handgelenks auf die Nerven. Das verursacht nadelstichartige Schmerzen sowie Taubheit in den Fingern. Das Greifen bereitet Schwierigkeiten. Ursache ist der Anstieg der Blut- und Körperflüssigkeitsmenge, vor allem im 2. und 3. Trimester. Handkreisen und Dehnübungen verbessern die Durchblutung und Beweglichkeit des Handgelenks und lindern so die Symptome. Der Arzt zeigt Ihnen entsprechende Übungen. Eine Handgelenksschiene und das nächtliche Hochlagern der Hände auf ein Kissen helfen ebenfalls. Das Karpaltunnelsyndrom klingt nach der Geburt ab.

TATSACHE IST ...

Die Anzahl der Frauen, die noch mit über 40 Jahren schwanger werden, steigt stetig.

Das durchschnittliche Alter der Mütter bei der Geburt ihres ersten Kindes liegt heute bei 29 Jahren. Fast ein Viertel der Frauen ist mindestens 35 Jahre alt. Bei etwa fünf Prozent der Geburten ist die Mutter 40 Jahre oder älter.

Die 23. Woche

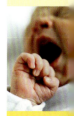

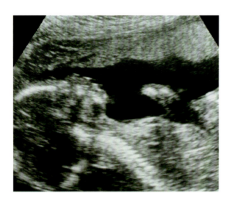

158. Tag

IHR BABY HEUTE

Sie selber bekommen einen besseren Eindruck, wenn Sie Ihr Baby in einer 3-D- oder 4-D-Aufnahme sehen, doch die Informationen, die der Arzt für die Vorsorge benötigt, erhält er aus 2-D-Ultraschallaufnahmen, die die inneren Körperstrukturen am besten wiedergeben.

Parallel zum Hörsinn entwickelt Ihr wunderbares Baby nun auch die Fähigkeit, sich an Dinge zu erinnern.

Wenn sich das Nervensystem entwickelt und insbesondere wenn sich der Hörsinn ausbildet, beginnt Ihr Baby, aus Erfahrungen zu lernen und sich zu erinnern. Wie dieser Prozess abläuft, ist noch nicht völlig geklärt. Hirnforscher meinen, dass die ersten Anzeichen des Lernvermögens mit der Entwicklung der Hörfähigkeit zusammenfallen – etwa nach der Hälfte der Schwangerschaft.

Wenn später die Gebärmutterwand dünner wird, gelangen mehr Geräusche nach innen. Man konnte beobachten, dass Babys in diesem Stadium von einem Geräusch erschreckt werden, jedoch lernen, nicht darauf zu reagieren, wenn es sich häufig wiederholt. Sie gewöhnen sich daran und ignorieren es mit der Zeit.

Dieser Test demonstriert, dass ein Fötus sich an einen wiederholten Reiz anpassen kann. Wird das Geräusch jedoch einige Zeit nicht wiederholt, vergisst Ihr Baby es und erschrickt bei späterem Auftreten erneut.

Die Bildung des Gedächtnisses für Ereignisse ist viel komplexer und basiert auf Nervenbahnen in der grauen Substanz des Gehirns. Es dauert Wochen, bis Lernprozesse und Gedächtnisbildung im letzten Schwangerschaftsstadium miteinander verknüpft sind.

TATSACHE IST …

Ihr Baby ist nun sicher aktiver, und seine Bewegungen sind besser vorhersehbar.

Etwa in dieser Phase stellen Sie vermutlich regelmäßige ausgeprägte Bewegungen fest, und Sie gewöhnen sich an die Aktivität Ihres Babys.

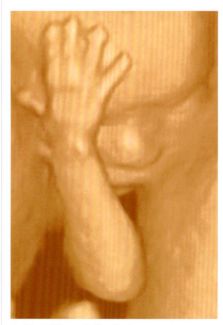

Auf 3-D-Ultraschallaufnahmen sehen Sie Gesicht und Körperteile, wie die Hände, unglaublich detailliert. Da diese Aufnahmen so »echt« wirken, stärken sie die Bindung der Mutter an ihr Baby.

IN GROSSAUFNAHME

Hochmoderne Technologie macht es möglich, schon vor der Geburt zu erfahren, wie das ungeborene Baby aussieht. Im 3-D-Ultraschall errechnet der Computer das ungefähre Aussehen des Kindes. Man sieht das Baby als »komplettes« Wesen, während man beim normalen Ultraschall nur eine Teilansicht hat. Es wirkt zum Anfassen nah, sogar die Mimik lässt sich genau erkennen. Außerdem kann man die Gliedmaßen mit Händen und Füßen sowie die Wirbelsäule hervorragend erkennen. Der beste Zeitpunkt für eine 3-D-Untersuchung liegt zwischen der 26. und 28. Woche, wenn das Baby noch ausreichend Platz hat, sich zu bewegen.

Die 3-D-Untersuchung ist keine Regelleistung der gesetzlichen Krankenversicherungen und muss selbst bezahlt werden. Aufgrund einer neuen Strahlenschutzverordnung sind ab 31. Dezember 2020 Ultraschalldarstellungen Ungeborener, die nicht aus medizinischen Gründen erfolgen, untersagt, wenngleich die Forschung keinerlei Hinweise darauf gefunden hat, dass diese den Babys schaden könnten.

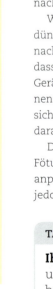
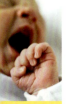

159. Tag

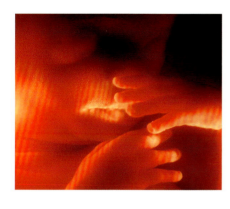

IHR BABY HEUTE

Ein ganz feiner Flaum, das Lanugohaar, bedeckt die gesamte Haut Ihres Babys. Er wird ständig abgestoßen und erneuert und in den letzten Schwangerschaftswochen durch dickere, bleibende Haare ersetzt. Das Lanugohaar trägt zur Isolierung der Haut bei.

Schwindelanfälle kommen in der Schwangerschaft vor. Sie bedeuten nicht zwangsläufig, dass etwas nicht stimmt.

Ihr Körper arbeitet auf Hochtouren, um Ihr sich entwickelndes Baby zu versorgen – kein Wunder, wenn Ihnen von Zeit zu Zeit ein wenig schwindelig ist, z.B. wenn Sie plötzlich aufstehen. Weil sich die Durchblutung in der Schwangerschaft erhöht hat, verursacht schnelles Aufstehen einen Blutandrang in den Beinen. Das verringert die Durchblutung des Gehirns und löst Schwindel aus.

Schwindel kann auch auf eine Anämie hinweisen (s.S. 472). Der Körper produziert in der Schwangerschaft zwar mehr rote Blutkörperchen als vorher, doch auch das Blutvolumen steigt. Daher sind proportional weniger rote Blutkörperchen vorhanden.

Manchmal liegt Eisenmangel vor. Um ihn zu beheben, werden Ihnen Eisentabletten verschrieben. Zu den Symptomen einer Anämie zählen neben Schwindel auch Müdigkeit und Kurzatmigkeit. Einem Schwindelgefühl, das auf einem niedrigen Blutzuckerspiegel (s.S. 92) beruht, beugen Sie durch regelmäßige Snacks vor.

Bei häufigen Schwindelanfällen informieren Sie Ihren Arzt oder Ihre Hebamme. Sie werden Sie untersuchen und alle erforderlichen Bluttests vornehmen, um die Ursache zu finden.

Wenn Ihnen unterwegs schwindelig wird oder Sie in Bus oder Bahn das Gefühl haben, in Ohnmacht zu fallen, bitten Sie um einen Sitzplatz oder sprechen jemanden an – die Mehrheit Ihrer Mitmenschen wird verständnisvoll und hilfsbereit reagieren und Ihnen in dieser schwierigen Situation zur Seite stehen.

FRAGEN SIE EINE MUTTER

Ich habe erst die Hälfte der Schwangerschaft hinter mir, aber mir ist gar nicht nach sozialen Kontakten zumute. Soll ich mich zwingen wegzugehen?
Ich erinnere mich gut an dieses Gefühl! Oft will man sich zurückziehen, weil man einfach müde ist. Doch sollte man seine Freizeit noch nutzen, bevor das Baby kommt. Wenn Sie erst unter Menschen sind, freuen Sie sich bestimmt, dass Sie sich überwunden haben und Ihre Freunde sehen. Ich habe mich vorzugsweise am frühen Abend oder am Wochenende verabredet – eher im Café als in Kneipen. Auch habe ich Freunde zum Essen eingeladen und alle gebeten, etwas mitzubringen. Mir war klar, dass ich nach der Geburt einige Zeit nicht ins Kino oder Theater gehen können würde, also unternahm ich viel. Ist man abends zu müde, kann man am Wochenende Matineen besuchen. Oder ich habe einfach mal mit einer Freundin telefoniert.

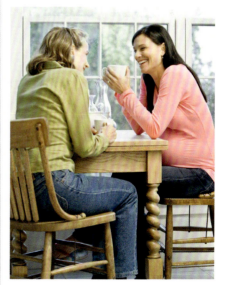

Wenn Sie keine Lust auf viele Leute haben, treffen Sie sich zu Hause mit einer Freundin. Konzentrieren Sie sich auf die Menschen, die Ihnen wirklich wichtig sind, statt zu versuchen, überall dabei zu sein.

Die 23. Woche

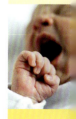

160. Tag

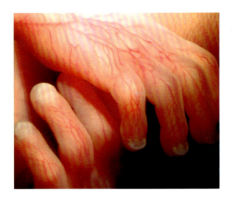

IHR BABY HEUTE

Nervensystem und Muskelkoordination sind viel weiter entwickelt. Das Baby verfügt über einen Greifreflex: Wenn seine Handfläche berührt wird, schließen sich die Finger. Es kann jetzt auch gezielt am Daumen lutschen.

Mit dem großen Bauch werden Sie schwerfälliger. Manchmal ist es schon schwierig, auf einer geraden Linie zu laufen!

Wenn Sie sich nun öfter stoßen und stolpern, sind Sie wohl Opfer der typischen Unbeholfenheit in der fortgeschrittenen Schwangerschaft.

Diese Schwerfälligkeit hat körperliche Gründe: Infolge des Hormons Relaxin erschlaffen die Gelenke, der Körperschwerpunkt verlagert sich mit zunehmendem Bauchumfang, und das zusätzliche Gewicht bringt Sie aus der Balance. Daneben spielen emotionale Aspekte eine Rolle: Wenn Sie vorrangig mit der Schwangerschaft beschäftigt sind, lässt die Konzentration nach, und Sie nehmen mögliche Hindernisse in Ihrem Umfeld nicht wahr.

Nach der Schwangerschaft gewinnen Sie wieder Ihre natürliche Grazie. Bis dahin meiden Sie bitte Situationen, die eine Unfallgefahr bergen könnten. Tragen Sie flache Schuhe statt Schuhe mit Absätzen, und achten Sie auf hohe Treppenstufen. Kleben Sie die Ecken von frei liegenden Teppichen fest, und halten Sie Treppen und Flure frei von Gegenständen, über die Sie stolpern könnten. Seien Sie besonders beim Heben vorsichtig, da man beim Vorbeugen leicht das Gleichgewicht verliert. Passen Sie auch beim Ein- und Aussteigen in Dusche und Badewanne auf – das sind typische Gefahrenherde für Schwangerschaftsunfälle.

Wichtig ist zu wissen, dass diese normale Schwerfälligkeit in der Schwangerschaft nicht von Sehstörungen, Kopfschmerzen oder Schwindelanfällen begleitet ist. Bei solchen Symptomen wenden Sie sich bitte an den Arzt.

> **ZUM NACHDENKEN**
>
> ### Das Nest vorbereiten
>
> Überlegen Sie, welche Arbeiten in der Wohnung vor Ankunft des Babys durchgeführt werden sollten.
>
> ■ **Richten Sie das Kinderzimmer ein,** das Ihr Baby beziehen wird, sobald Sie es aus Ihrem Schlafzimmer ausquartieren.
>
> ■ **Sortieren Sie aus.** Bringen Sie Überflüssiges zum Wertstoffhof oder zum Secondhandladen.
>
> ■ **Schaffen Sie Platz für Vorräte –** bringen Sie Regalbretter an, stellen Sie Schränke auf. Und wo wird der Kinderwagen abgestellt?.

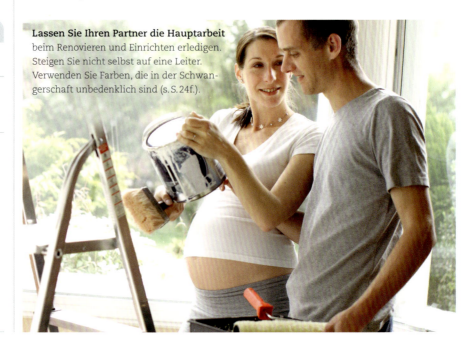

Lassen Sie Ihren Partner die Hauptarbeit beim Renovieren und Einrichten erledigen. Steigen Sie nicht selbst auf eine Leiter. Verwenden Sie Farben, die in der Schwangerschaft unbedenklich sind (s. S. 24 f.).

161. Tag

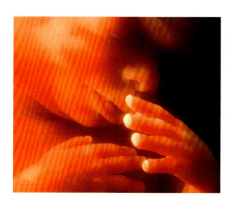

IHR BABY HEUTE

Der äußere Anschein trügt: Auch wenn Ihr Baby gut entwickelt wirkt, ist die Schwangerschaft noch »jung« – der geschlossene Muttermund und das von der Plazenta produzierte Progesteron garantieren, dass die Wehen in den nächsten Monaten noch nicht einsetzen.

Sind Sie überrascht von der Intensität der Gefühle, die Sie für Ihr Baby empfinden? Dieser Mutterinstinkt wird jeden Tag stärker.

Fühlen Sie sich bereits, als wären Sie Mutter? Egal, ob Sie ein mütterlicher Mensch sind oder nicht – der Weg in die Mutterrolle hat instinktiv bereits eingesetzt. Sie achten besser auf sich, essen bewusster, führen ein gesünderes Leben, und das nicht unbedingt um Ihrer Gesundheit willen, sondern für Ihr Baby. Sie schützen und hegen Ihren Bauch, wollen das Beste für Ihr Kind und haben Angst, dass ihm etwas geschehen könnte. Aber auch wenn Sie noch keine solch intensive Bindung verspüren, müssen Sie sich keine Sorgen machen: Jede Frau ist anders. Viele empfinden erst intensive mütterliche Gefühle, wenn sie ihr Baby im Arm halten und es umsorgen.

Der Partner erlebt nicht immer einen ebenso intensiven Vaterinstinkt. Doch je mehr Sie ihn in die Schwangerschaft einbeziehen, umso mehr Chancen hat er, Nähe zu seinem ungeborenen Kind aufzubauen. Lesen Sie gemeinsam in Büchern und im Internet nach, wie sich das Baby entwickelt. Wenn er Sie zur Vorsorge begleitet, kann er sich ein Bild vom Baby machen und seine Entwicklung nachvollziehen.

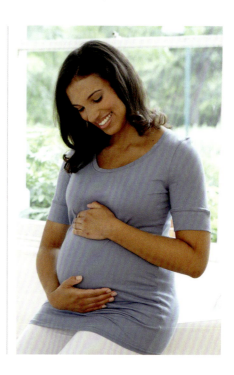

Wenn Ihr Bauch wächst und Sie die ersten kleinen Bewegungen Ihres Babys spüren, werden Ihre mütterlichen Gefühle sehr wahrscheinlich stärker.

IM BLICKPUNKT: BEZIEHUNGEN

Was ist das, Mami?

Wenn Sie schon ein Kleinkind haben, ist es sicherlich neugierig, warum Sie plötzlich so dick werden. Einfache Erklärungen, etwa »In Mamis Bauch wächst eine Schwester oder ein Bruder für dich«, sind am besten. In den nächsten Wochen können Sie nach und nach etwas genauer erklären, was es bedeutet, ein Baby zu bekommen.

Sie müssen Ihrem Kleinkind nicht erklären, wie das Baby in den Bauch gekommen ist. Beantworten Sie einfach die Fragen, die es stellt, ohne zu detailliert auf die Sache einzugehen.

FRAGEN SIE EINEN ARZT

Ich habe eine Erkältung. Ist mein Baby gefährdet? Nein, dem Baby geht es sicher gut, aber weil Ihr Immunsystem in der Schwangerschaft geschwächt ist, können Sie länger krank sein als sonst. Trinken Sie viel, und essen Sie öfter kleine Mahlzeiten. Informieren Sie den Arzt, wenn sich Ihr Zustand nach 24–48 Stunden nicht bessert oder das Fieber über 38 °C steigt.

Sehr selten gibt es Komplikationen bei Schwangeren. Wenn Sie sich sehr schlecht fühlen, insbesondere wenn Atemprobleme auftreten, wenden Sie sich sofort an den Arzt. Nehmen Sie keine rezeptfreien Medikamente ohne Rücksprache.

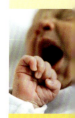

Die 24. Woche

DIE KÖRPERSYSTEME IHRES BABYS ARBEITEN IMMER BESSER.

Ihr Baby ist voll und ganz auf Sie angewiesen, um sich auf das Leben außerhalb der Gebärmutter vorzubereiten. Achten Sie weiterhin auf eine gesunde Ernährung, und bemühen Sie sich, körperlich in bester Verfassung zu bleiben. Kleinere Beschwerden, z.B. Schwitzen, Wadenkrämpfe und Hämorrhoiden, können Ihnen zu schaffen machen, gehen aber vorüber, sobald Ihr Baby geboren ist.

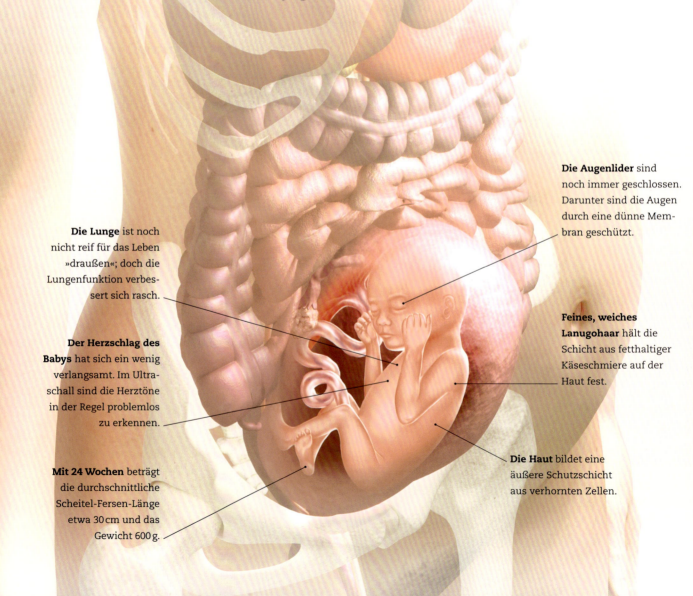

Die Lunge ist noch nicht reif für das Leben »draußen«; doch die Lungenfunktion verbessert sich rasch.

Der Herzschlag des Babys hat sich ein wenig verlangsamt. Im Ultraschall sind die Herztöne in der Regel problemlos zu erkennen.

Mit 24 Wochen beträgt die durchschnittliche Scheitel-Fersen-Länge etwa 30 cm und das Gewicht 600 g.

Die Augenlider sind noch immer geschlossen. Darunter sind die Augen durch eine dünne Membran geschützt.

Feines, weiches Lanugohaar hält die Schicht aus fetthaltiger Käseschmiere auf der Haut fest.

Die Haut bildet eine äußere Schutzschicht aus verhornten Zellen.

162. Tag

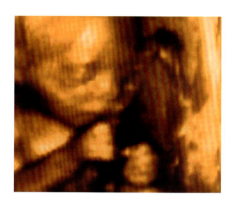

IHR BABY HEUTE

In der Gebärmutter gibt es kein Licht, doch der 3-D-Ultraschall erzeugt Schlaglichter und Schatten. Das hat denselben Effekt, als leuchtete man mit einer Taschenlampe in die Gebärmutter. Nun kann Ihr Baby seine Hand zur Faust ballen.

Durch die Fortschritte der Intensivmedizin können in manchen Fällen in der 24. Woche geborene Babys überleben.

In den letzten Jahren hat sich die Intensivmedizin zur Betreuung von frühgeborenen Babys besonders entwickelt. Dank dieser Technik haben schon Babys, die in der 24. Woche geboren werden, eine Chance zu überleben. Die Frühgeborenen werden auf der Neugeborenen-Intensivstation mit lebenserhaltenden Maßnahmen versorgt. Je weiter die Schwangerschaft bei einer Frühgeburt fortgeschritten ist, umso geringer sind die Probleme, die häufig bei einer Frühgeburt auftreten. So trägt jeder Tag, den der Fötus im Mutterleib verbleibt, zur Reifung der Lungen bei. Auch das Risiko für andere Komplikationen wird immer geringer.

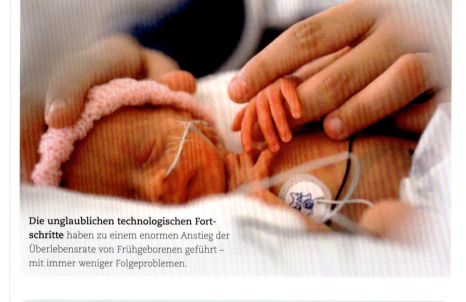

Die unglaublichen technologischen Fortschritte haben zu einem enormen Anstieg der Überlebensrate von Frühgeborenen geführt – mit immer weniger Folgeproblemen.

TATSACHE IST ...

Das weltweit jüngste Frühgeborene, das überlebt hat, stammt aus Florida und wurde nach 21 Wochen und sechs Tagen geboren.

Das Baby wog nur 283 g und maß 24 cm. Das erste Mal überlebte damit ein Baby, das vor der 24. Woche geboren worden war. Daraufhin forderte man, die gesetzliche Grenze der Lebensfähigkeit herabzusetzen.

BABY-INTENSIVSTATION

Frühgeborene oder kranke Neugeborene erhalten eine spezielle Pflege rund um die Uhr auf einer Intensivstation für Neugeborene. Je früher ein Baby geboren wird, umso höher ist das Risiko von Komplikationen, wie Infektionen. Wird Ihr Baby mehrere Wochen zu früh geboren, muss es vielleicht in einem Perinatalzentrum versorgt werden (s. S. 452 f.).

Ihr Baby wird in einen Brutkasten (Inkubator) mit angeschlossenen Monitoren gelegt und erhält Sauerstoff über ein Beatmungsgerät. Die Apparate wirken auf viele Eltern beängstigend. Machen Sie sich bewusst, dass sie dazu dienen, das Baby warm zu halten, es zu ernähren und seine Gesundheit zu verbessern.

Das Personal wird Ihnen die Behandlung erklären und Sie bitten, sich möglichst intensiv an der Pflege Ihres Babys zu beteiligen, und den Bindungsprozess unterstützen.

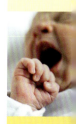

Die 24. Woche

163. Tag

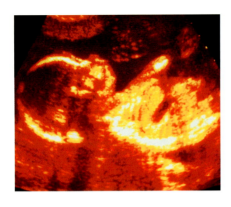

IHR BABY HEUTE

Bestimmt nehmen Sie die Bewegungen Ihres Babys nun sehr bewusst wahr: Häufigkeit und Art der Bewegungen unterscheiden sich tags und nachts. Vielleicht erkennen Sie auch ein bestimmtes Muster oder eine Reaktion auf Ihre eigene Aktivität.

Dank einer Fettschicht und einer festen Zellschicht wird die Haut Ihres Babys nun widerstandsfähiger.

Die Haut Ihres Babys entwickelt sich weiter. Der Prozess der Verhornung beginnt: Es bildet sich Keratin, eine Substanz, die die äußere Hautschicht in eine Schutzschicht aus toten Zellen verwandelt. Auch Haare und Nägel bestehen aus Keratin.

Durch die äußere Hornschicht sowie eine Fettschicht zwischen den Hautzellen wird die Haut wasserfest. Auf diese Weise gibt das Baby weniger Körperflüssigkeit ins Fruchtwasser ab. Jede neue Zelle, die in der Unterhaut gebildet wird, reift auf ihrem Weg nach oben an die Oberfläche, verhornt dort und wird Teil der äußeren Schutzschicht, bevor sie abgestoßen wird. Dieser Zyklus dauert etwa 30 Tage. Die dickste Hornzellenschicht befindet sich auf den Handflächen und den Fußsohlen.

Der Verhornungsprozess hat bei Ihrem Baby gerade erst eingesetzt. Da die Fettschicht in diesem Stadium weiterhin sehr dünn ist, wirkt die Haut Ihres Babys immer noch durchscheinend, wenn auch weniger als in früheren Wochen.

In diesem Stadium der Schwangerschaft kann sich Ihr Baby noch frei in der Gebärmutter bewegen. Auch wenn Sie viele Bewegungen spüren, sind diese doch nur ein Bruchteil der gesamten Aktivität. Denn Sie spüren sie nur dann, wenn Ihr Baby gegen die Gebärmutterwand stößt oder tritt. Viele feinere Bewegungen, die es nahe am Körper ausführt, bekommen Sie gar nicht mit, weil die Gebärmutter dabei nicht berührt wird.

WAS TUN BEI WADENKRÄMPFEN?

Schmerzhafte Krämpfe in den Beinen und speziell in den Waden treten in der Schwangerschaft häufig auf, besonders nachts. Dann wachen Sie wegen eines plötzlichen, starken Schmerzes in den Wadenmuskeln auf. Ursache ist vermutlich der Druck der Gebärmutter auf die Nerven im Beckenbereich, eventuell auch ein Mangel an Kalzium oder Salz oder zu viel Phosphor – das ist aber nicht bewiesen. Einen Krampf lösen Sie, indem Sie den Fuß oder das Bein (s. rechts außen) abwinkeln und den betroffenen Bereich leicht massieren. Der Krampf sollte sich verringern, sobald Sie aufstehen und den Muskel belasten. Schwindet der Schmerz nicht oder ist das Bein gerötet oder geschwollen, informieren Sie unverzüglich den Arzt, um ein Blutgerinnsel als Ursache (s. S. 186) auszuschließen.

Um das Auftreten von Krämpfen oder ihre Stärke zu verringern, trinken Sie viel Wasser, was einer Austrocknung vorbeugt. Strecken Sie regelmäßig die Beine, kreisen Sie die Knöchel, wackeln Sie mit den Zehen, insbesondere vor dem Schlafengehen.

Leichter Sport, wie Walking oder Schwimmen, hilft ebenso wie eine regelmäßige Massage des Wadenmuskels zur Verbesserung der Durchblutung.

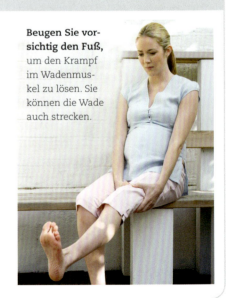

Beugen Sie vorsichtig den Fuß, um den Krampf im Wadenmuskel zu lösen. Sie können die Wade auch strecken.

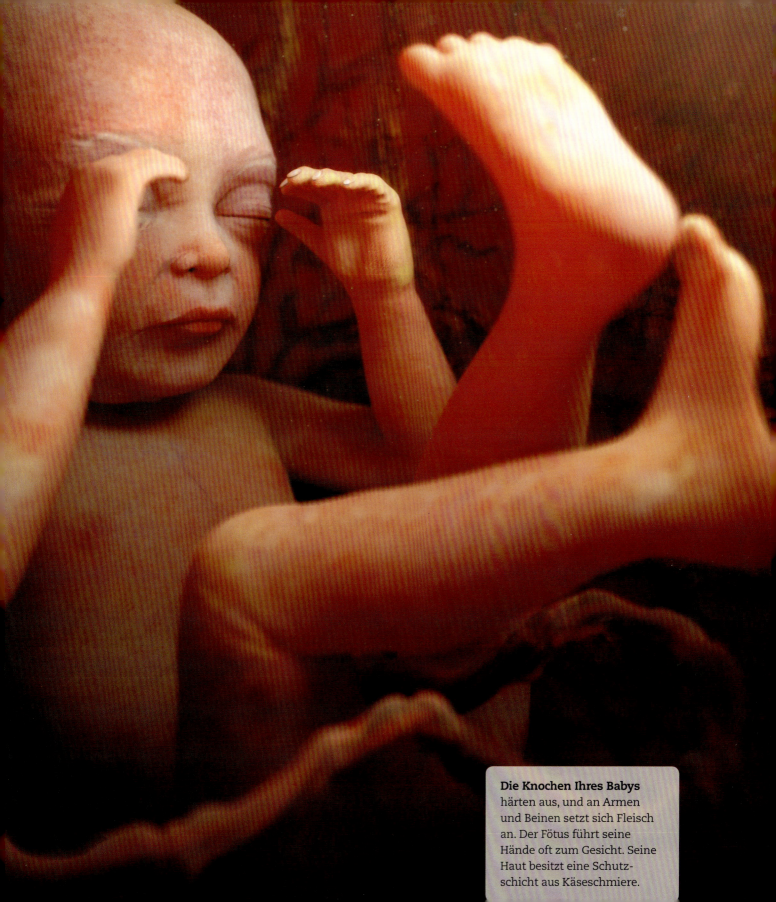

Die Knochen Ihres Babys härten aus, und an Armen und Beinen setzt sich Fleisch an. Der Fötus führt seine Hände oft zum Gesicht. Seine Haut besitzt eine Schutzschicht aus Käseschmiere.

164. Tag

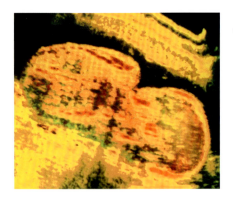

IHR BABY HEUTE

Beim Ultraschall werden sehr hochfrequente Schallwellen eingesetzt, die für das menschliche Ohr nicht hörbar sind. Das Gehör Ihres Babys wird also in keiner Weise gestört, wenn der Arzt per Schall sein Wachstum und seine Entwicklung kontrolliert.

Ist Ihnen heiß? In der Schwangerschaft hat man manchmal das Gefühl, einen kleinen Ofen in sich zu tragen.

Vielleicht stellen Sie fest, dass Ihnen viel heißer ist und Sie mehr schwitzen als sonst. Das liegt daran, dass Sie mehr Gewicht tragen und die Durchblutung erhöht ist.

Im Hochsommer ist eine Schwangerschaft oft sehr belastend. Suchen Sie Wege, um sich abzukühlen (s. S. 324). Sind Sie im Winter schwanger, gehen Sie vielleicht in einer leichten Jacke einkaufen, während alle anderen Menschen in dicke Mäntel und Schals gehüllt sind. Auch mit Ihrem Partner kann es zu Diskussionen kommen, wenn er die Heizung hochdrehen will und Sie die Fenster öffnen!

Trinken Sie tagsüber unbedingt genug. Die verstärkte Schweißbildung kann einen Ausschlag in den Hautfalten unter den Brüsten und in der Leiste verursachen. Waschen Sie sich häufig, und trocknen Sie diese Bereiche gut ab.

TATSACHE IST …

Schwangere Frauen träumen häufig, Sie würden ein älteres Baby gebären, das schon laufen und sprechen kann!

Grund ist wohl die Unsicherheit der werdenden Mutter, ob sie für ein hilfloses Baby sorgen kann. Je älter das Baby ist, umso autarker wirkt es.

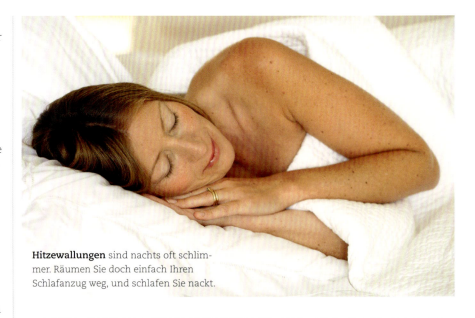

Hitzewallungen sind nachts oft schlimmer. Räumen Sie doch einfach Ihren Schlafanzug weg, und schlafen Sie nackt.

FRAGEN SIE EINE HEBAMME

Ich habe so seltsame und intensive Träume. Ist das in der Schwangerschaft normal? Ja, in der Schwangerschaft träumt man mehr und erinnert sich an die Träume. Wissenschaftler führen die Intensität dieser Träume auf die emotionalen und körperlichen Veränderungen zurück.

Die lebhaften Träume können ein Ventil für das Unbewusste sein, mit dem es die Hoffnungen und Ängste verarbeitet, die Sie im Hinblick auf Ihr ungeborenes Baby und die Mutterschaft haben können.

Daneben sollen hormonelle Veränderungen eine Rolle spielen: Der erhöhte Östrogenspiegel verursacht vermutlich längere REM-Schlafphasen – die Phasen, in denen wir am meisten träumen.

Wenn Ihre Träume beunruhigend sind, versuchen Sie sie aufzuschreiben, um Ihren Kopf wieder frei zu bekommen.

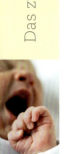

165. Tag

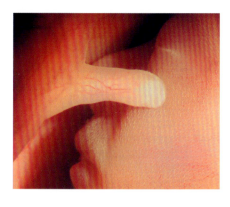

IHR BABY HEUTE

Die Gelenke und Knochen der Hand sind noch sehr weich, auch wenn das Knorpelskelett nun allmählich durch Knochenmasse ersetzt wird. Hier erkennen Sie gut die zahlreichen Kapillaren, die die Hände bis hinunter in die Fingerspitzen mit Blut versorgen.

In den nächsten Wochen gewinnt Ihr Baby immer stärker das typische Aussehen eines Neugeborenen.

Die Augenlider und Augenbrauen Ihres Babys sind inzwischen gut entwickelt, aber die Lider bleiben noch geschlossen. Die Zellen, aus denen die Fingernägel entstehen, waren in der elften Woche bereits vorhanden, die Zellen für die Zehennägel vier Wochen später.

Jetzt, in der 24. Woche, bedecken die Nägel einen Teil des Nagelbetts. Sie werden das ganze Leben lang kontinuierlich wachsen. Es dauert aber noch mehrere Wochen, bis sie die Fingerspitzen und die Zehennägel die Zehenspitzen erreicht haben.

Die Haut Ihres Babys entwickelt sich schnell und wirkt in diesem Stadium noch faltig – als müsse das Baby erst noch hineinwachsen. Ihr Baby ist mit extrem feinen und kurzen Haaren bedeckt, dem Lanugo- oder Wollhaar. Diese Haarschicht verliert es noch vor der Geburt beinahe vollständig. Die Haare halten die Käseschmiere auf der Hautoberfläche fest, diese weiße, fetthaltige Schicht ist bei der Geburt oft noch stellenweise vorhanden. Sie sammelt sich in den Hautfalten und schützt die Haut des Babys nicht nur vor dem Fruchtwasser, sondern auch vor den darin enthaltenen Stoffwechselprodukten.

Mit fortschreitender Schwangerschaft verbessert sich die Nierenfunktion, und das Fruchtwasser wird dem Urin in seiner Zusammensetzung immer ähnlicher.

HALTUNG IN DER SCHWANGERSCHAFT

Ihre Körperhaltung verändert sich in der Schwangerschaft als Folge des zusätzlichen Gewichts, das Sie tragen, und der Erschlaffung der Gelenke.

Vor der Schwangerschaft lag Ihr Körperschwerpunkt direkt über den Hüften; nun verlagert er sich immer weiter nach vorne. Dies verstärkt die Biegung der Wirbelsäule, was oft zu Schmerzen im unteren Rückenbereich führt (s. S. 218). Ihre eigene Gewichtszunahme belastet den Rücken ebenfalls.

Mit gezielten Übungen können Sie den Körper ausbalancieren und die durch die Haltungsveränderung bedingten Muskelschmerzen lindern (s. rechts). Absolvieren Sie Bauchübungen (s. S. 250) zur Stärkung der Rumpfmuskeln, und dehnen Sie Ihren Rücken. Dies trägt zu einer guten Haltung bei, ermöglicht Ihnen, das Gewicht des Bauchs auszugleichen, und beugt Rückenschmerzen vor. Achten Sie auch auf Folgendes:

■ **Seien Sie sich bewusst,** wie Sie gehen und stehen. Nehmen Sie die Schultern zurück und nach unten, halten Sie Ihr Becken gerade, und vermeiden Sie ein Hohlkreuz.

■ **Tragen Sie nichts** auf Ihren Hüften, denn sonst verdrehen Sie Hüfte und Rücken.

■ **Klemmen Sie sich den Telefonhörer nicht** zwischen Kopf und Schulter. Das verursacht Nackenschmerzen.

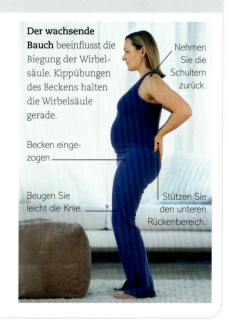

Der wachsende Bauch beeinflusst die Biegung der Wirbelsäule. Kippübungen des Beckens halten die Wirbelsäule gerade.

- Nehmen Sie die Schultern zurück.
- Becken eingezogen
- Beugen Sie leicht die Knie.
- Stützen Sie den unteren Rückenbereich.

Die 24. Woche

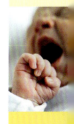

NACHGEFRAGT

Bauchübungen

Eine kräftige Bauchmuskulatur ist während der Schwangerschaft ein großer Pluspunkt, da sie das Gewicht des Babys abstützt und die Geburt erleichtert.

Nach dem ersten Trimester dürfen Sie Bauchübungen nicht mehr in Rückenlage durchführen. In Rückenlage drückt die vergrößerte Gebärmutter die großen Blutgefäße ab, behindert so die Durchblutung des Körpers und verursacht Schwindel. Sie können die schrägen Bauchmuskeln jedoch auch stärken, ohne auf dem Rücken zu liegen, indem Sie die Schwerkraft und Ihren Körper zur Stärkung des Oberkörpers nutzen. Durch Übungen im Vierfüßlerstand oder im aufrechten Sitzen verleihen Sie Ihrem Bauch mehr Spannkraft. Führen Sie diese Übungen drei- bis viermal wöchentlich durch.

Der Nutzen von Bauchübungen

Mit kräftigen Bauchmuskeln arbeitet Ihr Körper während der Wehen effizienter. Zudem stützen sie das Gewicht des Babys ab. Das entlastet die Wirbelsäule und reduziert die Gefahr von Rückenschmerzen. Es entwickelt sich auch seltener eine bleibende Rektusdiastase, ein Auseinanderweichen der Bauchmuskeln unterhalb des Nabels, als häufige Folge der Geburt. Sie erschwert das Wiedererlangen der früheren Figur und Fitness.

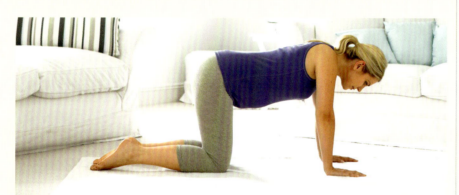

Die Schlinge Gehen Sie in den Vierfüßlerstand, die Arme sind gestreckt. Den Rücken gerade halten, kein Hohlkreuz bilden. Stellen Sie sich Ihre Bauchmuskeln als Schlinge vor, die Ihr Baby trägt. Tief einatmen, langsam die Bauchmuskeln (die Schlinge) nach innen zum Rücken heben und damit das Baby näher zu sich holen. Vorsichtig locker lassen und zur Ausgangsposition zurückkehren. Etwa 20-mal wiederholen. Bewusst atmen, zu Beginn einatmen, beim Einziehen des Bauches ausatmen.

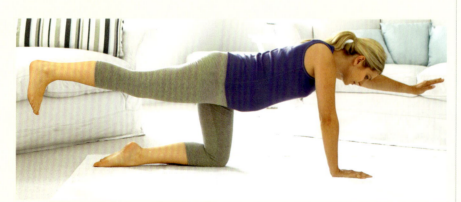

Superman-Pose Diese Haltung stärkt die inneren Muskeln, Bauch und Rücken und beugt Schmerzen im Lendenbereich vor. Beginnen Sie im Vierfüßlerstand. Den Rücken gerade halten, den linken Arm nach vorne und das rechte Bein nach hinten ausstrecken. Dabei kein Hohlkreuz bilden und das Bein nicht über die Hüfthöhe heben. Bis fünf zählen, dann langsam absenken. Mit dem rechten Arm und linken Bein wiederholen. Zehn Wiederholungen mit jeder Seite.

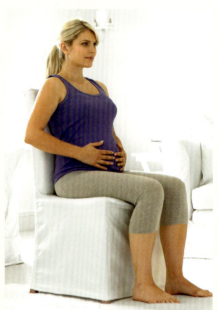

Der Bauchaufzug Er kann überall und jederzeit durchgeführt werden. Am besten wird er zunächst im Sitzen geübt. Die Schultern hängen entspannt, der Rücken ist gerade, der untere Rücken gut abgestützt. Gegebenenfalls ein Kissen verwenden. Die Hände unterhalb des Nabels auf den Bauch legen. Langsam ein- und ausatmen, gleichzeitig die Bauchmuskeln vorsichtig zwei Sekunden anziehen, beim Ausatmen locker lassen. Die Übung zehnmal wiederholen, nach einer kurzen Pause nochmals ausführen.

166. Tag

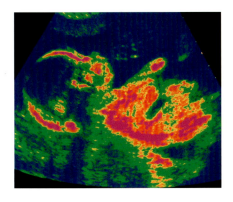

IHR BABY HEUTE

In dieser kolorierten 2-D-Ultraschallaufnahme liegt das Baby mit dem Gesicht nach oben. Durch die scheibenweise Darstellung wird es bei dieser Form des Ultraschalls immer schwieriger, das Baby insgesamt abzubilden. Hier sieht man nur den oberen Teil des Fötus.

Yoga ist in der Schwangerschaft eine wahre Wohltat, sowohl körperlich als auch emotional.

Yoga stärkt die Muskeln und verleiht Spannkraft, zielt aber auch auf eine bewusste Atmung. Das kontrollierte Atmen stellt in der Schwangerschaft eine wunderbare Methode der Entspannung dar und bereitet Sie auf die Atemtechnik während Wehen und Geburt vor.

Durch Übungen im Stehen verbessern Sie im Yoga die Stabilität Ihres Skelettsystems und stärken die Rücken- und Bauchmuskulatur. Das ist während der Schwangerschaft, wenn das zusätzliche Gewicht Ihr Gleichgewichtsgefühl beeinflusst und Sie instabiler macht, nur von Vorteil. Ruhige Stellungen im Sitzen, mit gerader Wirbelsäule, schulen die Konzentration auf gleichmäßiges Atmen und die Zentrierung des Körpers. Fühlen Sie sich beim Einnehmen der Yogastellungen zu wackelig, lehnen Sie sich einfach an eine Wand.

Auch die Körpertechnik Pilates ist in der Schwangerschaft zu empfehlen. Sie erhöht die Körperbewusstheit und schult die Kontrolle über – und das Vertrauen in – Ihren Körper. Zu Pilates gehören auch Beckenbodenübungen (s. S. 69)

Es gibt viele spezielle Yoga- und Pilateskurse für Schwangere. Belegen Sie einen Kurs, der von einem/r geprüften Trainer/-in durchgeführt wird.

TATSACHE IST ...

Yoga in der Schwangerschaft senkt das Risiko für Schwangerschaftskomplikationen.

Eine neue Studie zeigte, dass schwangere Frauen, die Yoga übten, seltener unter schwangerschaftsbedingtem Bluthochdruck und vorzeitigen Wehen litten.

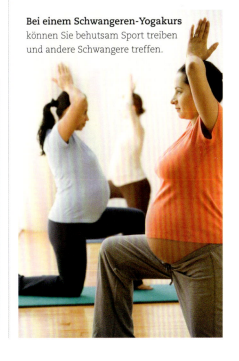

Bei einem Schwangeren-Yogakurs können Sie behutsam Sport treiben und andere Schwangere treffen.

FRAGEN SIE EINEN ARZT

Warum treten in der Schwangerschaft so häufig Hämorrhoiden auf? Hämorrhoiden sind ebenso wie Krampfadern (s. S. 167) erweiterte Venen, die in diesem Fall am After auftreten. Das Gewicht des Babys drückt auf den Rückenbereich, verringert den Blutfluss und führt dazu, dass sich die Venen weiten.

Hämorrhoiden jucken, sind schmerzhaft und können einen pochenden Schmerz verursachen. Die Beschwerden lassen sich lindern durch kalte Auflagen und Gleitmittel, die den Stuhlgang erleichtern, sowie durch lokale Anästhetika, die den Schmerz dämpfen. Hämorrhoiden können bluten – dann sehen Sie nach dem Stuhlgang hellrotes Blut auf dem Toilettenpapier.

Beugen Sie einer Verstopfung vor (s. S. 468): Wenn Sie beim Stuhlgang pressen müssen, erhöht dies den Druck auf die Hämorrhoiden und verschlimmert sie. Trinken Sie viel Wasser, und essen Sie ballaststoffreich. Bei starken Beschwerden wenden Sie sich an den Arzt.

Die 24. Woche

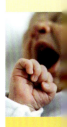

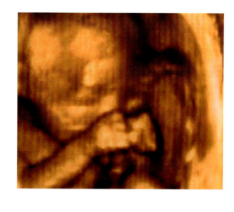

167. Tag

IHR BABY HEUTE

Ihr Baby macht nun regelmäßige tiefe Atembewegungen. Im Gegensatz zu den letzten Wochen erfolgen sie nun kontinuierlich und koordiniert. Diese Atembewegungen sind unabdingbar für die Entwicklung und Entfaltung der Lunge.

Die Lunge erreicht zwar als letztes Organ ihre volle Funktionsfähigkeit, doch sie entwickelt sich nun rapide.

FRAGEN SIE EINE HEBAMME

Stimmt es, dass es die Entwicklung meines Ungeborenen fördert, wenn ich ihm Musik vorspiele?
Verschiedene Forschungen zeigen, dass die Wehen dann kürzer sind und die Geburt leichter ist. Das Neugeborene schreit weniger, ist entspannter und allgemein bei besserer Gesundheit. Im Moment gibt es aber noch keine fundierten Untersuchungen, die belegen, dass Babys, die in der Gebärmutter Musik gehört haben, intelligenter sind oder sich schneller entwickeln.

Hier wird noch geforscht, doch schwangere Frauen berichten, dass ihre Babys sich im Rhythmus der Musik bewegen. Es ist durchaus nachvollziehbar, dass Ihr Baby ebenso reagiert wie Sie und z.B. bei sanfter Musik entspannt oder bei schwungvollen Rhythmen munter wird. Viele Mütter berichten, dass Musik, die sie in der Schwangerschaft oft gehört haben, dem Neugeborenen vertraut ist und dass es sich dabei beruhigt. Ob Ihr Baby also von Ihrer positiven Stimmung beim Musikhören profitiert oder auf den Rhythmus reagiert – Musikhören ist eine gute Idee.

Die Lunge dient nicht der Atmung, solange das Baby im Mutterleib ist. Das fein verästelte Netz der Atemwege ist mit Fruchtwasser gefüllt, und die Lungenbläschen (Alveolen), die der Luft Sauerstoff entziehen werden, sind noch geschlossen und unausgereift. Dennoch macht der Fötus Atembewegungen, bei denen Fruchtwasser in die Lunge gesogen wird.

In der 24. Woche vermischt sich dieses mit dem sog. Surfactant, das von der Lunge selbst produziert wird und die Lungenfunktion ermöglicht. Dank dieser Substanz können die kleinsten Luftbläschen geöffnet werden, wenn das Neugeborene ein- und ausatmet, und der Gasaustausch kann kontinuierlich stattfinden. Ohne die Lungenflüssigkeit würden die winzigen Luftbläschen nach jedem Atemzug in sich zusammenfallen, und es wäre viel anstrengender, Luft in die und aus den Lungen zu befördern. Die Zellen, die Surfactant bilden, sind jedoch noch nicht voll funktionsfähig.

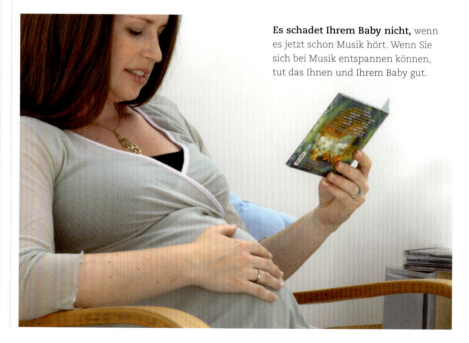

Es schadet Ihrem Baby nicht, wenn es jetzt schon Musik hört. Wenn Sie sich bei Musik entspannen können, tut das Ihnen und Ihrem Baby gut.

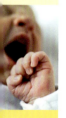

168. Tag

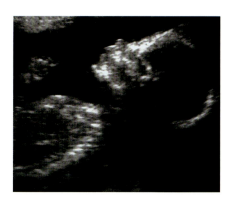

IHR BABY HEUTE

Mit fortschreitender Schwangerschaft verknöchert das Skelett Ihres Babys und reflektiert damit die Ultraschallwellen stärker. So entstehen schwarze Schatten. Auf dieser Aufnahme wirft die Stirn einen Schatten, das Gehirn ist nicht mehr so gut zu sehen.

Auch wenn die Schwangerschaft für Sie schon ganz »normal« ist: Achten Sie unbedingt weiterhin auf eine gesunde Lebensweise.

Nun sind Sie schon beinahe sechs Monate schwanger und fühlen sich – hoffentlich – blendend. Werden Sie aber bitte nicht nachlässig. Auch wenn Ihr Baby in diesem Stadium bereits gut entwickelt ist, müssen Sie optimal für seine Gesundheit sorgen – und für Ihre eigene –, indem Sie weiterhin richtig essen und auf sich achten. Erfolgte Umstellungen, z.B. der Verzicht auf Alkohol und Zigaretten, kosten Sie nun sicherlich keinerlei Anstrengung mehr. Ist es Ihnen nicht gelungen, Ihre Lebensweise zu verändern und gesünder zu leben, dann ist es noch nicht zu spät dafür. Jede Umstellung, die Sie jetzt vornehmen, kommt Ihnen und Ihrem Baby zugute.

Stimmen Sie sportliche Betätigung auf Ihr Schwangerschaftsstadium ab. Bleiben Sie aber auf jeden Fall aktiv, und seien es nur 20 Minuten täglich. Führen Sie auch Ihre täglichen Beckenbodenübungen weiter (s.S.69) – sobald Ihr Baby geboren ist, werden Sie dankbar dafür sein, dass Sie es getan haben.

IM BLICKPUNKT: VÄTER

Hallo, hier ist Papa!

Scheuen Sie sich nicht, mit Ihrem Baby zu sprechen. Anfangs erkennt es tiefe Geräusche, wie eine tiefe männliche Stimme, leichter als höhere Frequenzen – die Stimme Ihrer Partnerin. So hat Ihr Baby viel Zeit, Ihre Stimme vor der Geburt kennenzulernen.

Nach der Geburt erkennt Ihr Baby Ihre Stimme, und es empfindet sie als beruhigend, wenn es unruhig ist. Erzählen Sie ihm von Ihrem Tag, lesen Sie ihm ruhig auch vor – all das schafft eine Bindung zwischen Ihnen.

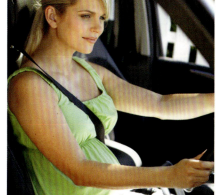

Sicher und bequem ist es, wenn Sie den Sicherheitsgurt zwischen Ihren Brüsten und unter Ihrem Bauch anlegen.

TATSACHE IST ...

Ein korrekt angelegter Sicherheitsgurt reduziert die Verletzungsgefahr für das Ungeborene um 70 Prozent.

Neue Untersuchungen zeigen, dass über die Hälfte der schwangeren Frauen ihren Sicherheitsgurt nicht richtig anlegt. Er liegt zu weit oben quer über dem Bauch und verläuft nicht über die Schulter.

RICHTIG ANSCHNALLEN

Auch wenn es Ihnen mühsam erscheint, den Sicherheitsgurt anzulegen – es ist gesetzlich vorgeschrieben und für die Sicherheit unverzichtbar. Und es geht auch bequem!

- **Führen Sie den Gurt** wie gewohnt über die Schulter und zwischen den Brüsten hindurch (s. links).
- **Führen Sie den unteren Teil** des Gurtes unter Ihrem Bauch entlang über die Hüften (s. links).

Bei einer Notbremsung ist Ihr Baby im Fruchtwasser und durch Ihre kräftigen Gebärmuttermuskeln sehr sicher abgefedert.

Die 24. Woche

Die 25. Woche

DAS ZWEITE TRIMESTER GEHT ZU ENDE, NUN RICHTET SICH DER BLICK NACH VORN.

Die weitere Schwangerschaft wird wie im Fluge vergehen. Nun können Sie sich bereits Gedanken über die Geburt machen: Wo wollen Sie entbinden? Freunde und Familie werden Ihren wachsenden Bauch mit Interesse betrachten. Bleiben Sie geduldig, wenn sie Sie mit Ratschlägen überhäufen, und nehmen Sie sich »dramatische« Geschichten über Schwangerschaft und Geburt nicht zu Herzen.

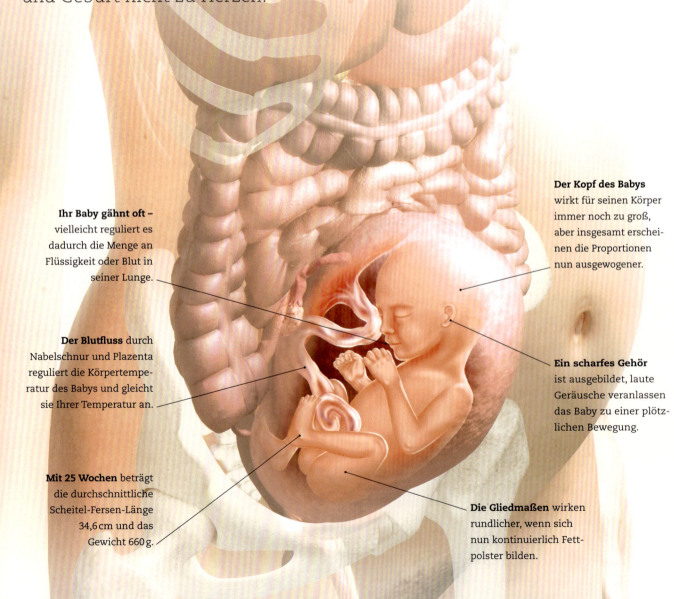

Ihr Baby gähnt oft – vielleicht reguliert es dadurch die Menge an Flüssigkeit oder Blut in seiner Lunge.

Der Blutfluss durch Nabelschnur und Plazenta reguliert die Körpertemperatur des Babys und gleicht sie Ihrer Temperatur an.

Mit 25 Wochen beträgt die durchschnittliche Scheitel-Fersen-Länge 34,6 cm und das Gewicht 660 g.

Der Kopf des Babys wirkt für seinen Körper immer noch zu groß, aber insgesamt erscheinen die Proportionen nun ausgewogener.

Ein scharfes Gehör ist ausgebildet, laute Geräusche veranlassen das Baby zu einer plötzlichen Bewegung.

Die Gliedmaßen wirken rundlicher, wenn sich nun kontinuierlich Fettpolster bilden.

169. Tag

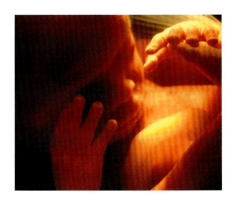

IHR BABY HEUTE

Von dieser Woche an bildet sich im Nacken Ihres Babys, an Brust und Rücken braunes Fettgewebe, das nach der Geburt Wärme und Energie liefert. Im Moment kann der Fötus seine Körpertemperatur nicht regulieren; die Plazenta hält sie konstant.

Die Angaben zu Größe und Gewicht des Embryos bzw. Fötus schwanken in der Fachliteratur stark.

Jedes Kind ist anders und hat bereits jetzt individuelle Eigenschaften. Deshalb ist es gut möglich, dass die Werte Ihres Babys von den in diesem Buch angegebenen Durchschnittswerten abweichen. Die Entwicklungsschritte finden jedoch immer in derselben Reihenfolge und im selben Zeitraum statt. In dieser Woche nimmt die Fruchtwassermenge zu, und in der Fruchtblase wird es langsam schon enger.

Die Ossifikation (Knochenbildung) ist noch in vollem Gang. Schlaf- und Wachphasen entwickeln einen Rhythmus. Der Fötus kann schon schmecken und Süßes von Saurem unterscheiden, wobei er dem süßen Geschmack eindeutig den Vorzug gibt.

IM BLICKPUNKT: IHR KÖRPER

Schwangerschaftsstreifen

Als Folge der Hautdehnung durch die Gewichtszunahme können Schwangerschaftsstreifen entstehen. Anfangs sind sie rötlich und können jucken. Nach der Schwangerschaft verblassen sie zu feinen, silbernen Linien und fallen weniger auf. Sie treten auf Brüsten, Bauch, Hüften und Oberschenkeln auf. Die meisten schwangeren Frauen bekommen sie.

Es besteht auch eine genetische Veranlagung, und sie treten stärker bei älteren Schwangeren auf. Feuchtigkeitscremes können die Streifen zwar nicht verhindern, doch sie halten die Haut geschmeidiger. Sport und gesunde Ernährung begrenzen die Gewichtszunahme.

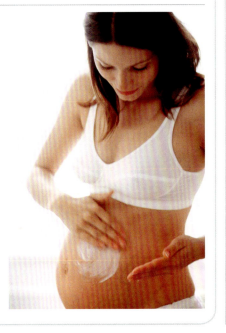

FRAGEN SIE EINE HEBAMME

Mir wurde gesagt, das Baby sei nach den Messdaten zu klein. Was bedeutet das? Ihr Baby müsste laut Normverlauf schon etwas größer sein, aber das muss kein Problem sein. Vermutlich wird es bei einem Ultraschall noch einmal genau untersucht.

Langsames Wachstum kann Folge einer intrauterinen Wachstumsverzögerung sein, d.h., das Baby erhält aufgrund eines Problems der Plazenta zu wenig Sauerstoff und Nährstoffe. Präklampsie (s. S. 474) kann das Wachstum ebenso verzögern wie Rauchen, Alkohol und Drogen.

TATSACHE IST …

Es gibt auch Kinder, die für das Schwangerschaftsalter zu groß sind.

Ursache kann Übergewicht der Mutter oder ein Schwangerschaftsdiabetes sein. Ist ein Baby schwerer als der Durchschnitt, weil es sehr lang ist, hat das keinerlei Einfluss auf den Verlauf der Geburt. Hierfür ist der Kopfumfang des Babys entscheidender.

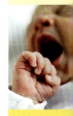

Die 25. Woche

170. Tag

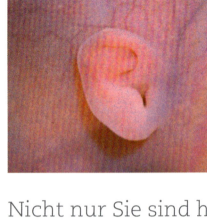

IHR BABY HEUTE

In der Gebärmutter fließt das Fruchtwasser auch in die Ohren Ihres Babys. Das ist einer der Gründe, warum es nur tiefere Frequenzen hören kann. Durch Gähnen gelingt es, die Ohren frei zu bekommen – Ihr Baby gähnt von jetzt an ziemlich oft.

Nicht nur Sie sind häufig müde. Auch Ihr Baby kann bereits seit einigen Wochen gähnen – und tut dies ausgiebig.

Warum Babys in der Gebärmutter gähnen, ist unklar. Oft wird das Gähnen von einem Schulterzucken oder Strecken begleitet, genauso wie bei Ihnen, wenn Sie müde sind. Manchmal kann man sogar beobachten, wie Ungeborene sich die Augen reiben!

Es kann sein, dass Ihr Baby bereits in der 16. Woche das erste Mal gegähnt hat, doch jetzt geschieht es immer häufiger. Aus welchem Grund Ungeborene gähnen, ist unbekannt, doch es gibt verschiedene Vermutungen. Man kann sich kaum vorstellen, dass ein Ungeborenes tatsächlich müde ist, aber es ist festzustellen, dass anämische Babys viel häufiger gähnen als andere. Eine andere Theorie besagt, dass das Ungeborene durch das Gähnen versucht, die Menge von Flüssigkeit oder Blut in seiner Lunge zu regulieren. Vielleicht ist das Gähnen auch nur ein primitiver Reflex, ein Überbleibsel eines früheren Evolutionsstadiums ohne aktuelle Funktion.

Was immer der Grund sein mag – das frühe Stadium, in dem das Ungeborene gähnen »lernt«, und die Tatsache, dass es alle Säugetiere tun, weist darauf hin, dass dies wohl eine bedeutende Rolle in der fötalen Entwicklung spielt.

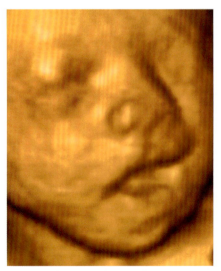

Viele ungeborene Babys wurden beim Gähnen im 4-D-Ultraschall gefilmt, eine sehr reale Nahaufnahme des fötalen Verhaltens.

> **TATSACHE IST ...**
>
> **Frauen über 40 Jahre** bekommen doppelt so häufig linkshändige Babys.
>
> Das ergab eine kanadische Studie. Möglicherweise besteht ein Zusammenhang mit häufigeren Schwangerschaftskomplikationen und schweren Geburten bei älteren Müttern. Mehrere Studien zeigen einen Zusammenhang zwischen Linkshändigkeit und Geburtsstress.

IM BLICKPUNKT: IHR BABY

Ich höre Mama!

Die Ohren Ihres Babys sind in ihrer Struktur ausgebildet. Studien zeigen, dass es nun deutlich hören kann. Das Fruchtwasser schottet es keineswegs von Geräuschen ab, sondern überträgt den Schall auf hervorragende Weise. Ihr Atmen, Ihr Herzschlag und Ihr Verdauungssystem bilden ein konstantes Hintergrundgeräusch; Ihr Baby hört aber auch andere Geräusche.

Wenn Sie mit Ihrem Baby sprechen, fördert dies den Bindungsprozess: In Forschungen erkannten Neugeborene die Stimme ihrer Mutter unter anderen weiblichen Stimmen – und wandten sich ihr zu. Am Anfang hört das Baby tiefere Stimmen deutlicher, aber später nimmt es auch hochfrequente Töne wahr. Natürlich wird ihm die Stimme seiner Mutter am vertrautesten sein, weil es sie am häufigsten hört.

Vielleicht stellen Sie fest, dass Ihr Baby bei plötzlichen Geräuschen erschrickt. Ultraschallstudien zeigten, dass Babys etwa ab der 24. Woche auf laute Geräusche durch Blinzeln reagieren.

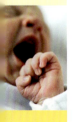

171. Tag

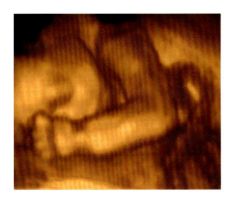

IHR BABY HEUTE

Dieses Baby hält einen Arm vor das Gesicht, das auf der Plazenta ruht. Die Augen sind noch geschlossen; etwa in zwei Wochen öffnen sie sich allmählich. Die Hand ist entspannt, die Finger sind leicht gekrümmt.

Ihr Körper arbeitet intensiv, um Ihr Baby auszutragen. Achten Sie gut auf ihn, und verwöhnen Sie sich immer wieder ein wenig.

Die Schwangerschaft ist eine Zeit, in der Sie sich auf sich selbst und Ihren Körper konzentrieren sollten. Nach der Geburt werden Sie vor allem für Ihr Baby da sein.

Wenn Sie es sich zeitlich und finanziell leisten können, gönnen Sie sich einen Tag in einer Wellnesseinrichtung. Dort gibt es spezielle Angebote für Schwangere. Genießen Sie dort einen freien Tag, gehen Sie schwimmen, lassen Sie sich durch ein paar Behandlungen verwöhnen, und genießen Sie die Ruhe. Dabei können Sie wunderbar entspannen. Ist das unerschwinglich, gestalten Sie zu Hause einen Wohlfühltag. Lassen Sie ein Duftbad einlaufen (s. S. 163), zünden Sie Kerzen an, und entspannen Sie sich. Sagen Sie es Ihrem Partner, wenn Sie nicht gestört werden wollen, und schalten Sie den Anrufbeantworter an.

Eine Massage (s. S. 224) hat auch therapeutische Wirkung, körperlich wie seelisch. Auch eine Pediküre ist eine Wohltat. Sie werden kaum noch Ihre Zehen sehen, geschweige denn erreichen – also lassen Sie sich durch eine Pediküre verwöhnen.

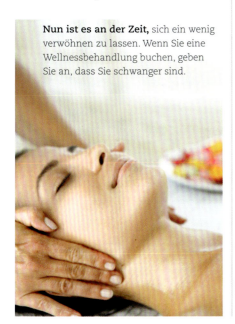

Nun ist es an der Zeit, sich ein wenig verwöhnen zu lassen. Wenn Sie eine Wellnessbehandlung buchen, geben Sie an, dass Sie schwanger sind.

FRAGEN SIE EINEN ARZT

Ich habe mein Baby seit vier Stunden nicht gespürt. Ist das bedenklich? Wenden Sie sich an den Arzt, und erklären Sie ihm die normalen Bewegungen Ihres Babys. Er wird Sie untersuchen und sicher beruhigen.

Legen Sie sich hin – Ihr Baby schläft eher, wenn Sie aktiv sind –, und essen Sie etwas Süßes. Versuchen Sie, es zu Bewegungen zu animieren (s. S. 206).

AUF DEN BEINEN

Es fällt nun zunehmend schwer, längere Zeit auf den Beinen zu sein. Gewichtszunahme, die Veränderung des Körperschwerpunkts und die Hormone können Fußschmerzen und Schwellungen verursachen (s. S. 225 und 466). Die Schwangerschaftshormone, die die Gelenke zur Erleichterung der Geburt erschlaffen lassen, wirken sich auch auf die Bänder in Füßen und Hüfte aus, was Beschwerden verursachen kann. Zur Linderung von Fußbeschwerden:
- **Tragen Sie Sportschuhe** mit gutem Fußbett, um die Wirbelsäule zu entlasten. So beugen Sie auch einer Plantarfasziitis vor – dabei entzündet sich das große Geweband, das die Ferse mit dem Fußballen verbindet.
- **Tragen Sie keine hochhackigen Schuhe.** Sie sind nicht nur unbequem, sondern weil Sie darin unsicher gehen, erhöht sich die Sturzgefahr.
- **Achten Sie auf gut sitzende Schuhe.** Manchmal werden die Füße in der Schwangerschaft eine Nummer größer – und bleiben es nach der Schwangerschaft.
- **Treiben Sie regelmäßig Sport,** und stehen Sie nicht längere Zeit.

Die 25. Woche

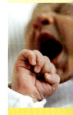

172. Tag

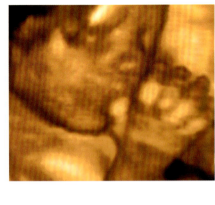

IHR BABY HEUTE

Auf dieser 3-D-Aufnahme lutscht das Baby am Daumen. Bei der 3-D-Technologie ergeben mehrere 2-D-Bilder den dreidimensionalen Effekt. Bei einer 4-D-Aufnahme wird eine schnelle Abfolge von 3-D-Aufnahmen gezeigt, sodass der Eindruck realer Bewegungen entsteht.

In der Gebärmutter besteht ein natürlicher Mechanismus der Temperaturregulation, so ist Ihrem Baby niemals kalt.

Die Temperatur in der Gebärmutter liegt etwa ein Drittel bis ein halbes Grad über Ihrer Körpertemperatur. Da Ihre Körpertemperatur zuverlässig reguliert wird, wird Ihrem Baby niemals so kalt, dass es frösteln muss. Nun lagert es auch sog. braunes Fettgewebe an, insbesondere an Nacken, Brust und Rücken. Nach der Geburt wird dieses Fett zu Energie und Wärme umgewandelt. Im Mutterleib kann das Baby dieses Fett nicht zur Wärmebildung nutzen. Eine gewisse Temperaturregulierung erfolgt dadurch, dass Wärme über die Haut ins Fruchtwasser abgegeben wird und dann durch die Gebärmutterwand in Ihr Körpergewebe. Vor allem erfolgt die Temperaturkontrolle über den Blutaustausch mit der Plazenta. Durch ihre große Oberfläche funktioniert die Plazenta als Wärmeaustauscher und hält die Temperatur des Blutes, das durch die Nabelschnurarterien vom Baby zurückfließt, genauso hoch wie die Temperatur des sauerstoffhaltigen Blutes, das durch die Nabelschnurvene zum Baby fließt.

Nach der Geburt verliert ein Baby schnell Körperwärme. Es kann seine Temperatur noch nicht durch Zittern erhalten. Wird es nach der Geburt nicht warm eingewickelt oder eng am Körper gehalten, kühlt es rasch aus.

VERNÜNFTIGE ZWISCHENMAHLZEITEN

Mit Fortschreiten der Schwangerschaft stellen Sie vielleicht fest, dass Sie kleinere Imbisse und Snacks großen Mahlzeiten vorziehen.

Legen Sie sich einen Vorrat an Snacks zum Mitnehmen an. In einer luftdichten Dose halten sie sich frisch. Geeignet sind:
- Ungesalzene Nüsse und Kerne.
- Brezeln, Haferplätzchen, Reis- oder Maiswaffeln und Grissini.
- Trockenfrüchte. Sie sind gute Eisenlieferanten. Probieren Sie getrocknete, möglichst ungesüßte Pfirsiche, Feigen, Pflaumen, Rosinen und Aprikosen.
- Ein Apfel oder eine Clementine.

Zu Hause können Sie sich etwas Kleines mit Eiern, Käse oder Suppen zubereiten. Eine Scheibe Vollkorntoast schmeckt gut zu gebackenen Bohnen, Nussbutter, Käse oder Eiern. Essen Sie möglichst stets Gemüse dazu, z. B. geriebene Karotten, Paprika- oder Selleriestreifen, ein paar Kirschtomaten oder etwas Brunnenkresse.

Eine gesunde Ernährung wird Ihnen leicht fallen, wenn Sie eine abwechslungsreich gefüllte Obstschale bereitstehen haben und im Kühlschrank Trauben und Beeren vorrätig sind.

Joghurt, ob auf Milch- oder anderer Basis, ist ein leicht verdaulicher schneller Imbiss. Nehmen Sie die ungezuckerte Variante und geben Sie Obststücke, Nüsse oder eine Handvoll Müsli hinzu. Im Sommer erfrischt Joghurteis angenehm.

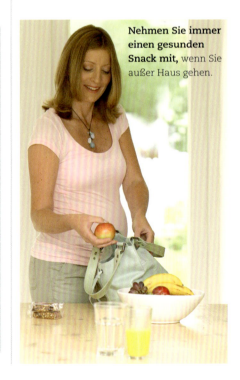

Nehmen Sie immer einen gesunden Snack mit, wenn Sie außer Haus gehen.

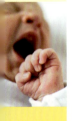

173. Tag

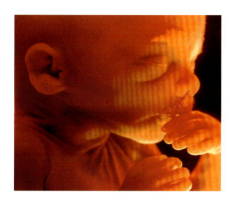

IHR BABY HEUTE

Wenn das Baby den Kopf dreht, wirkt die Haut am Hals runzelig. Das ist in diesem Stadium normal. Das fehlende Unterhautfett und das schnelle Wachstum können den Eindruck vermitteln, als brauche Ihr Baby Zeit, in seine Haut hineinzuwachsen.

Es gibt Möglichkeiten zur Vorbeugung und Linderung von unangenehmen Verdauungsbeschwerden.

Manch genussvolle Mahlzeit müssen Sie mit Verdauungsbeschwerden bezahlen. Das Schwangerschaftshormon Relaxin lässt die Muskeln im gesamten Verdauungstrakt erschlaffen. Dadurch verlangsamt sich die Verdauung, und der Schließmuskel am Ende des Magens funktioniert weniger effizient. Folgen sind Sodbrennen und Verdauungsbeschwerden, wenn Magensäure in die Speiseröhre aufsteigt. Zusätzlich drückt das wachsende Baby auf den Magen, und es bleibt weniger Platz zur Verdauung der Speisen.

Um die Verdauung zu unterstützen, sollten Sie öfter eine Kleinigkeit essen, langsam kauen, abends nicht zu spät essen und auf fettreiche oder stark gewürzte Speisen verzichten. Nehmen Sie rezeptfreie Arzneimittel nur nach Beratung durch den Arzt oder Apotheker ein.

Probieren Sie es auch mit Naturheilmitteln wie Pfefferminze, die in frischer oder getrockneter Form hilft. Sie enthält Menthol, das, wie Untersuchungen festgestellt haben, die Verdauungsmuskulatur entspannt und Blähungen, Übelkeit und Verstopfung effektiv lindert. Sie hat eine »karminative« Wirkung, was bedeutet, dass sie insbesondere auf das Verdauungssystem wirkt. Nehmen Sie sie als Tee oder in Form von Pfefferminzbonbons zu sich, insbesondere nach einer ausgiebigen Mahlzeit.

ERNÄHRUNG

Was kann ich gegen Verstopfung tun? Essen Sie vermehrt Ballaststoffe, etwa ballaststoffreiches Müsli, Vollkornbrot und Haferflockenbrei sowie Hülsenfrüchte wie Linsen, Bohnen und Erbsen.

Essen Sie täglich Vollkornprodukte, Gemüse und Obst. Trockenpflaumen liefern außer Ballaststoffen auch den natürlichen Entspannungswirkstoff Sorbitol.

Ballaststoffe regen die Verdauung an. Trinken Sie viel Wasser, um die Ausscheidung zu erleichtern. Auch körperliche Aktivität hilft. Treiben Sie daher, wenn möglich, sanften Sport. Scheuen Sie sich nicht, um Rat zu fragen. Etwa ein Drittel aller Schwangeren leidet an Verstopfung, Ihr Arzt wird daher mit dem Problem vertraut sein.

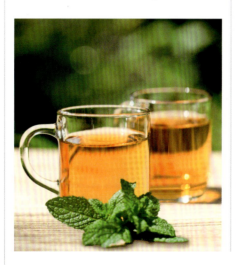

Bereiten Sie mit frischen oder getrockneten Blättern Pfefferminztee zu. Am besten wirkt er, wenn Sie ihn nach den Mahlzeiten trinken.

IM BLICKPUNKT: VÄTER

Engagierte Väter

Frauen sind heute mindestens so gut ausgebildet wie Männer, und sie wollen nicht mehr wegen der Familie auf die Karriere verzichten. Diese Frauen wollen alles: einen Beruf, eine beglückende Partnerschaft und Kinder – und sie brauchen Männer, die genauso in der Lage sind wie sie, die Rollen- und Aufgabenverteilung in der Familie miteinander auszuhandeln, sodass jeder zufrieden ist. Gefragt sind also Männer, die sich aktiv in der Familie engagieren.

Die 25. Woche

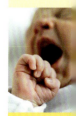

174. Tag

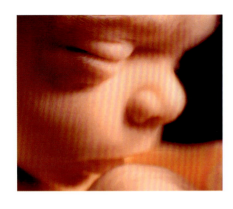

IHR BABY HEUTE

Die Nase hat eine klare Form. Ebenso, wie Ihr Baby regelmäßig Fruchtwasser schluckt, atmet es durch jedes Nasenloch ein und aus. Wie die Erwachsenen bevorzugt es dabei ein bestimmtes Nasenloch.

Von jetzt an wächst das Baby in individuellem Tempo; dieses wird weitgehend von seinen Genen bestimmt.

Die Körperproportionen Ihres Babys ähneln immer stärker denen eines Neugeborenen. Bis zum dritten Monat war der Kopf beinahe halb so groß wie der Körper. Nun machen Kopf, Oberkörper und Beine jeweils etwa ein Drittel der Körperlänge aus. Bei der Geburt ist der Kopf im Vergleich zum Erwachsenen immer noch groß, nimmt aber nur noch ein Viertel der gesamten Körperlänge ein.

Ihr Baby ist zwar immer noch sehr mager, füllt aber allmählich seine Haut aus, wenn nun Fettpolster angelegt werden. Es wirkt nicht mehr so runzelig. Bis zur 14. Schwangerschaftswoche sind die meisten Babys etwa gleich groß und gleich schwer. Nun bekommen genetische und insbesondere Umweltfaktoren zunehmend einen Einfluss darauf, wie schnell Ihr Baby wächst und ob es sein volles Wachstumspotenzial erreichen wird. Sein Kopfdurchmesser beträgt 61–72 mm.

Ihr Baby kann schon riechen und schmecken (bitter, süß und sauer – wobei es Süßes eindeutig bevorzugt).

Das Knochenskelett ist vollständig vorhanden, allerdings noch nicht an den Gelenken verbunden. Die Bildung der Geschlechtsorgane ist abgeschlossen.

Die zunehmende Last Ihres Babys werden Sie jetzt häufig in Form schwerer Beine spüren. Gönnen Sie sich oft eine Pause, und legen Sie die Füße hoch. Gehen Sie jedoch auch ausreichend zu Fuß. Die Muskeltätigkeit der Beine unterstützt die Venen beim Rücktransport des Blutes in Richtung Herz, und gestautes Gewebswasser fließt leichter ab.

IHR BAUCH SAGT ALLES …

Der Volksmund meint: Wenn Sie Ihr Baby weit unten tragen, bekommen Sie einen Jungen, liegt Ihr Bauch eher oben, wird es ein Mädchen. Tatsächlich wird die Form des Bauches vermutlich durch die Spannkraft der Bauch- und Gebärmuttermuskeln und die Lage des Babys bestimmt.

Weiter heißt es: Ist Ihr Gesicht rundlicher und voller geworden, bekommen Sie ein Mädchen.

Ist die rechte Brust größer als die linke, wird es ein Junge.

Wenn Ihr Partner zunimmt, bekommen Sie hingegen »definitiv« ein Mädchen.

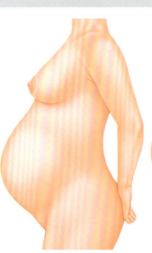
Hier liegt das Baby tief.

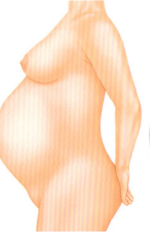
Hier liegt das Baby vorne.

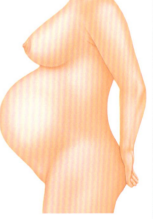
Hier liegt das Baby oben.

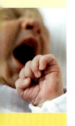

175. Tag

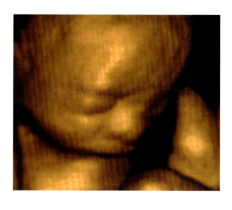

IHR BABY HEUTE

Hier liegt der Kopf des Babys auf seiner Brust. Der rechte Arm ist im Ellbogen angewinkelt und liegt quer am Hals, der linke Arm ist kaum sichtbar, da ein Schatten darüberfällt. Außerdem sieht man die Spitze des Knies, zum rechten Unterarm hochgezogen.

Machen Sie sich auf manch schauerliche Geburtsgeschichte gefasst – ob Sie sie hören wollen oder nicht!

ZUM NACHDENKEN

Begleitung bei der Geburt

Es ist zweifellos von Vorteil, bei der Geburt einen nahen Menschen als Unterstützung bei sich zu haben.

- **Frauen, die während der Wehen** kontinuierlich emotional und körperlich unterstützt werden, brauchen seltener Schmerzmittel oder einen medizinischen Eingriff, wie PDA (s. S. 404 f.), assistierte Geburt (s. S. 436 f.) oder Kaiserschnitt (s. S. 438 f.) und haben eher eine kurze Entbindung.

- **Frauen, die ihre Begleitperson** als hilfreich erlebten, sehen ihre Geburt positiver, nehmen Mutterschaft und Stillen leichter und sind weniger anfällig für Wochenbettdepression.

- **Ihre Begleitung** muss nicht der Vater des Kindes sein (natürlich kann er es sein); es gibt sogar Hinweise, dass Frauen besser dazu geeignet sind. Eine enge Freundin, die schon Kinder hat, ist ideal – oder Ihre Mutter.

- **Wenn der Vater** bei der Geburt dabei sein will, sollte er dies aber auf jeden Fall tun.

Es scheint für manche Frauen eine Art Ritus zu sein, die Geburt ihrer Babys in minuziösen Details zu beschreiben, wobei sie buchstäblich einen stundengenauen Bericht liefern. Für sie scheint es eine Art Verarbeitungsprozess zu sein, sie suchen eine immer neue Zuhörerschaft – am liebsten Frauen, die zum ersten Mal schwanger sind. So werden Sie sicher ebenfalls manch schauerliches Geburtserlebnis zu hören bekommen.

Diese Frauen halten es wohl für ihre Pflicht, andere über die »Realität« der Geburt aufzuklären. Sie sagen Ihnen, was Sie tun und was Sie lassen sollten – z. B.: »unbedingt eine Periduralanästhesie machen lassen, sonst ist der Schmerz unerträglich.« Doch jede Frau macht andere Erfahrungen. Lassen Sie sich nicht beirren. Zweifellos erleben manche Frauen eine schwere Geburt. Bei anderen aber verläuft sie glatt und ohne Komplikationen. Sagen Sie der Erzählerin, dass Sie diese Details nicht hören wollen, sich aber gerne mit ihr unterhalten, sobald Ihr Baby geboren ist.

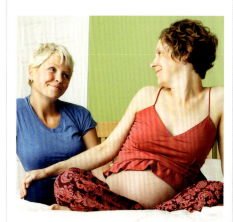

Eine enge Freundin oder Verwandte kann während der Wehen Ihnen und Ihrem Partner eine große Unterstützung sein, und sei es nur zu Hause im ersten Wehenstadium.

NACHBETREUUNG

Nach der Geburt hat die Mutter bis zu zehn Tage Anspruch auf Wochenbettbetreuung durch eine Hebamme, auch nach mehrtägigem Klinikaufenthalt. Bei Stillproblemen darf die Mutter die ganze Zeit Hebammenhilfe nutzen. Erkundigen Sie sich vorab aber genau, welche Kosten Ihre Kasse oder Versicherung übernimmt. Bei der Nachsorge prüft die Hebamme die Rückbildung der Gebärmutter und untersucht den Heilungsprozess einer eventuell vorhandenen Dammnaht. Sie unterweist Sie auch in Übungen zur Rückbildung und Festigung des Beckenbodens. Zudem berät sie bei Stillproblemen, Ernährungsfragen und Fragen zur Babypflege.

Die 25. Woche

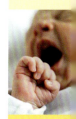

Willkommen im dritten Trimester

| WOCHE | 26 | 27 | 28 | 29 | 30 | 31 | 32 |

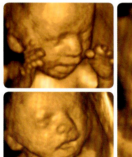 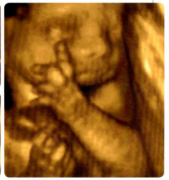

Ein neuer Mensch entsteht Ihr Baby ist beinahe lebensfähig. Bald funktionieren seine Organe außerhalb des Mutterleibs. Sollte es jetzt zur Welt kommen, würde es aber noch medizinische Betreuung benötigen.

Wachstum überwachen Anhand der Maße Ihres Bauches wird berechnet, wie schnell Ihr Baby wächst. Bei Bedenken werden weitere Tests vorgenommen.

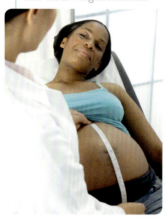

Bequem schlafen Sie müssen Ihren Bauch entlasten – das ist leichter gesagt als getan. Stützen Sie sich im Bett mit mehreren Kissen ab.

Zwischen der 26. und der 40. Woche nimmt Ihr Baby etwa 2,7 kg zu und wächst rund 15 cm.

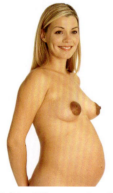 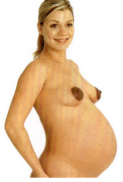

Drittes Trimester Das Baby drückt gegen Ihre unteren Rippen und füllt die Gebärmutter fast vollständig aus. **Bereit für die Geburt** Ihr Bauch ist riesig, Sie sind müde, kurzatmig und aufgeregt.

Neues Geschwisterchen Beziehen Sie Ihre älteren Kinder in die Vorbereitungen ein. Sie helfen gern bei der Auswahl der Kleidung oder des Namens.

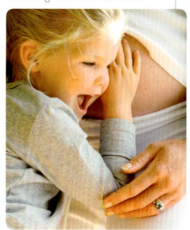

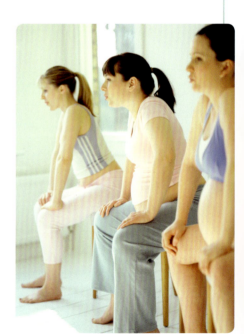

Geburtsvorbereitung Im Geburtsvorbereitungskurs bereiten Sie sich seelisch und körperlich auf die bevorstehende Geburt vor. Sie gewinnen Selbstvertrauen, dass Sie diese Aufgabe bewältigen werden.

Nun sind Sie auf der Zielgeraden – Ihre Gedanken drehen sich zunehmend um die Geburt Ihres Babys.

| 33 | 34 | 35 | 36 | 37 | 38 | 39 | 40 |

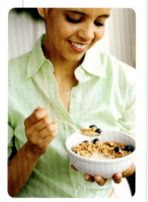

Ballaststoffe Die Aufnahme von Ballaststoffen beugt nicht nur in der Spätschwangerschaft einer Verstopfung vor.

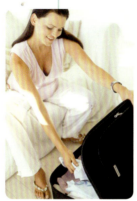

Alles bereit Der Tag der Entbindung rückt näher. Wenn Sie in einer Klinik entbinden wollen, packen Sie rechtzeitig Ihre Tasche mit allem Nötigen.

Kurz vor Schluss Gegen Ende der Schwangerschaft werden Sie sicher über die Größe Ihres Bauches staunen.

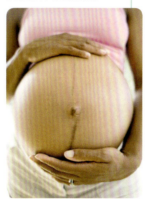

38. Woche Jetzt wird es eng für Ihr Baby. Es hat kaum noch Bewegungsspielraum. Seine Bewegungen sind aber weiterhin spürbar. Achten Sie auf Veränderungen in seiner Aktivität.

Zahlen und Fakten Nach der 38. Woche hat die Plazenta ihre Funktion fast erfüllt und altert.

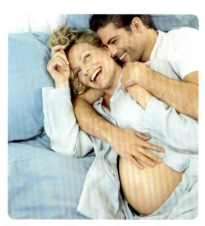

Wehen auslösen Ist der errechnete Geburtstermin ohne Anzeichen von Wehen überschritten, können Sie die Wehentätigkeit anregen. Sex ist dabei eine von vielen Methoden.

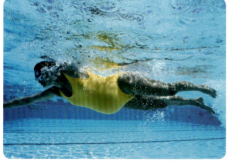

Entlastend Sie können schwimmen, solange Sie Lust dazu haben. Das Wasser trägt Ihr zusätzliches Gewicht und entlastet Sie damit.

Zahlen und Fakten Ab der 33. Woche legt Ihr Baby Fettreserven an; nun ähnelt es immer mehr einem Neugeborenen.

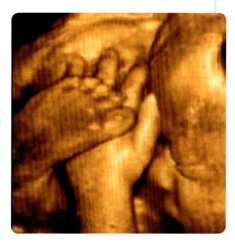

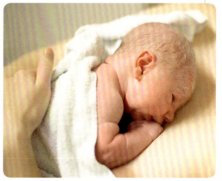

Hallo, Baby Endlich da – das Warten hat sich gelohnt. Der sofortige Hautkontakt ist sehr wichtig für Ihr Baby.

Die 26. Woche

SIE HABEN DAS DRITTE UND LETZTE TRIMESTER ERREICHT UND WERDEN IMMER RUNDLICHER.

Die letzte Etappe ist erreicht. Obwohl Ihr Bauch sicher schon groß ist, wächst er noch weiter. Ihr Baby bewegt sich lebhaft und reagiert auf laute Geräusche und Musik. Die Nervenzellen in seinem Gehirn verknüpfen sich, und sein Koordinationsvermögen wird besser. Halten Sie sich fit, indem Sie einen Kurs zur Schwangerschaftsgymnastik besuchen – zum Spaß, zum Austausch und zur Information.

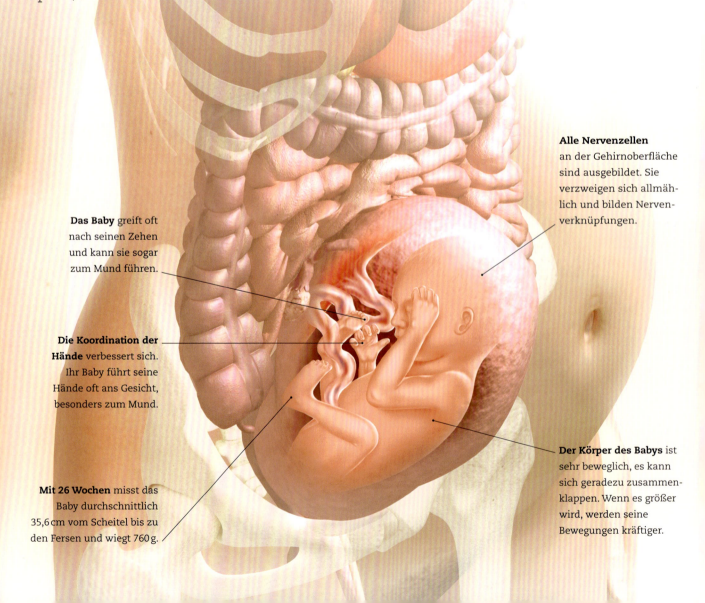

Alle Nervenzellen an der Gehirnoberfläche sind ausgebildet. Sie verzweigen sich allmählich und bilden Nervenverknüpfungen.

Das Baby greift oft nach seinen Zehen und kann sie sogar zum Mund führen.

Die Koordination der Hände verbessert sich. Ihr Baby führt seine Hände oft ans Gesicht, besonders zum Mund.

Der Körper des Babys ist sehr beweglich, es kann sich geradezu zusammenklappen. Wenn es größer wird, werden seine Bewegungen kräftiger.

Mit 26 Wochen misst das Baby durchschnittlich 35,6 cm vom Scheitel bis zu den Fersen und wiegt 760 g.

176. Tag

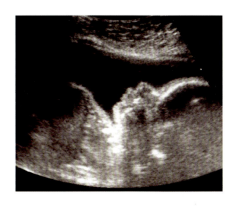

IHR BABY HEUTE

Hier schaut das Baby nach oben. Das Profil ist sehr detailliert, Nase, Lippen und Kinn sind deutlich umrissen. Wie das Bild zeigt, ist der Hals immer noch recht kurz, und der Kopf liegt nah an der Brust.

In den Vorbereitungskursen erfahren Sie vieles über Wehen, Geburt und das Leben mit einem Neugeborenen.

Nun ist es an der Zeit, einen Geburtsvorbereitungskurs (s. S. 199) zu besuchen. Die Kurse können in der Klinik stattfinden, die Sie für die Entbindung ausgesucht haben, oder werden von Familienbildungsstätten, Krankenkassen oder Hebammen angeboten. In diesen Kursen können Sie sich über die Schwangerschaft, die Entbindung und die ersten Wochen nach der Geburt informieren. Sie lernen Entspannungs- oder Atemtechniken und erfahren etwas über die verschiedenen Arten der Schmerzlinderung. Zudem bekommen Sie Tipps, was Sie als Babyausstattung besorgen sollten, und lernen Wichtiges für die Zeit nach der Geburt, z. B. zum Stillen, Schlafen und Wickeln.

Sicher sind Sie gespannt auf die Inhalte des Kurses und freuen sich auf das Treffen mit anderen Frauen, die in der gleichen Situation sind. Manchen werdenden Müttern fällt es nicht leicht, Kontakt zu anderen Menschen aufzunehmen, doch da Sie alle werdende Eltern sind, werden Sie bestimmt Themen finden, über die Sie sich unterhalten können. Gerade das Gespräch mit anderen über deren Beschwerden oder Sorgen kann hilfreich sein, besonders wenn sie ähnliche Gefühle haben wie Sie. Es ist beruhigend zu wissen, dass es anderen ebenso ergeht.

Wenn Sie in Ihrem Kurs Freundinnen finden, bilden diese Kontakte auch eine wichtige Unterstützung für die Zeit nach der Geburt des Babys.

IM BLICKPUNKT: IHR KÖRPER

Rippenschmerzen

Wenn die Gebärmutter wächst, drückt sie gegen den Brustkorb, um sich Platz zu schaffen. Das kann bei der Schwangeren manchmal zu Rippenschmerzen führen, besonders wenn sie einen schmalen Körperbau hat oder Mehrlinge erwartet.

Unangenehm wird es, wenn Ihr Baby häufig tritt oder sich oft in Steißlage befindet, da sein Kopf gegen Ihr Zwerchfell und Ihren Brustkorb stößt.

Sitzen kann den Schmerz verschlimmern, weil dabei die inneren Organe zusammengedrückt werden. Wenn Sie im Sitzen arbeiten, stehen Sie möglichst oft auf, und bewegen Sie sich. Beim Sitzen über längere Zeit versuchen Sie eine bequeme Position zu finden.

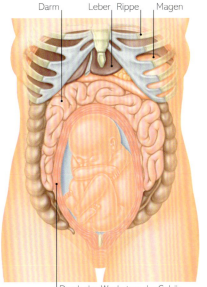

Darm Leber Rippe Magen

Durch das Wachstum der Gebärmutter haben Magen und Darm weniger Platz.

FRAGEN SIE EINEN ARZT

Ich glaube, ich habe eine Scheideninfektion. Gefährdet sie mein Baby? Nein, da der Schleimpfropf im Muttermund eine Barriere gegen die Keime bildet. Die Infektionssymptome – Jucken, Reizung und intensiv riechender Ausfluss – sind unangenehm. Der Arzt verschreibt Ihnen ein geeignetes Medikament.

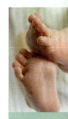

177. Tag

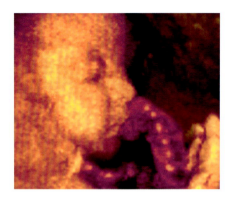

IHR BABY HEUTE

Diese 3-D-Aufnahme zeigt das Baby im Profil. Die Windungen der Nabelschnur sind im Hintergrund hinter dem Kopf des Babys zu sehen. Die Lider sind noch fest geschlossen. Durch Fetteinlagerung hat das Gesicht jetzt eine rundlichere Form.

Zwei Drüsen regulieren Wachstum und Entwicklung Ihres Babys und ermöglichen ihm später, mit Stress umzugehen.

Im Vergleich zur Körpergröße sind die Nebennieren des Babys 20-mal größer als die eines Erwachsenen. Sie haben eine nahezu dreieckige Form und sitzen wie kleine Hütchen auf den oberen Polen der Nieren. Sie bestehen aus einer äußeren Rinde (Kortex), die Steroidhormone wie Kortisol produziert, und dem inneren Mark (Medulla). Adrenalin und das verwandte Hormon Noradrenalin werden vom Nebennierenmark in Stresssituationen ausgeschüttet.

Das Adrenalin bereitet den Körper auf die Reaktion »Kampf oder Flucht« vor, indem es die Freisetzung von Glukose erhöht, die Herzfrequenz steigert und den Blutdruck aufrechterhält oder erhöht. Diese lebensnotwendigen Anpassungsreaktionen braucht Ihr Kind später in belastenden Situationen. Jetzt helfen sie ihm, in der Gebärmutter stabile Lebensbedingungen zu erhalten.

Die Hormone der Nebennierenrinde unterstützen Wachstum und Entwicklung Ihres Babys. Drei Gruppen von Hormonen werden gebildet: Mineralkortikoide, die den Elektrolyt- und Wasserhaushalt im Körper regulieren; Glukokortikoide, die den Fett-, Kohlenhydrat- und Eiweißstoffwechsel regulieren; und Androgene (männliche Sexualhormone) wie Testosteron. Der Kortex verursacht die übermäßige Größe der Nebenniere des Babys. In den ersten paar Wochen nach der Geburt schrumpfen die Nebennieren auf ihre normale Größe.

> **FRAGEN SIE EINEN ARZT**
>
> **Ich habe in beiden Brüsten Knoten entdeckt. Wie schlimm ist das?**
> Besonders im dritten Trimester können die Brüste knotiger werden, weil sich der Körper auf das Stillen vorbereitet. Die Knoten sind meist weich und können ihre Lage verändern; sie können auch empfindlich sein. Dennoch sollte man Knoten in der Brust niemals ignorieren. Ihr Arzt kann Ihnen bestätigen, dass sie mit der Schwangerschaft zusammenhängen.

IM BLICKPUNKT: ZWILLINGE

Wie identisch sind eineiige Zwillinge?

Eineiige Zwillinge besitzen das gleiche Erbgut. Sie sind natürliche Klone, daher sind sie in jeder Hinsicht identisch. Sie sehen sich sehr ähnlich, haben dieselbe Haar-, Augen- und Hautfarbe sowie dieselbe Blutgruppe.

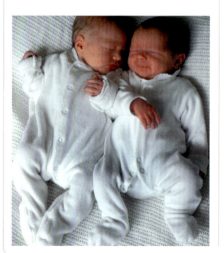

Doch jedes Baby hat seine eigene Umgebung – sogar schon vor der Geburt. Kleine Unterschiede in der Blutversorgung und der Lage in der Gebärmutter können weitreichende Auswirkungen haben.

- **In Gewicht, Größe und Kopfform** können sich eineiige Zwillinge erkennbar unterscheiden.
- **Jeder Zwilling** hat einmalige Fingerabdrücke und Irismuster.
- **Eineiige Zwillinge** können verschiedene Persönlichkeiten haben, auch wegen der feinen Unterschiede in ihrer frühen Umgebung.

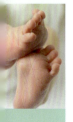

178. Tag

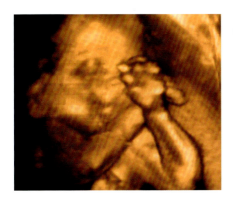

IHR BABY HEUTE

Dieses Baby hält seine Hände vors Gesicht. Rechts oben ist die gerundete Innenwand der Gebärmutter zu sehen. Die Schatten auf dem Bild wirken wie Haare, aber der Ultraschall ist nicht genau genug, um Haare abzubilden, selbst wenn sie jetzt vorhanden wären.

Durch seine Teilnahme am Geburtsvorbereitungskurs kann sich Ihr Partner intensiv an Ihrer Schwangerschaft beteiligen.

Nicht alle werdenden Väter haben Lust auf einen Geburtsvorbereitungskurs. Sie meinen, dass solche Kurse nichts für sie seien, und fürchten, dass man sie auffordern könnte, Übungen mitzumachen, die ihnen peinlich sind.

Wenn Ihr Partner zögert, sprechen Sie mit ihm. Machen Sie ihm klar, wozu die Kurse dienen und warum Sie seine Unterstützung brauchen. Auch er sollte sich über die Geburt informieren, damit er bei der Entbindung gut vorbereitet ist. Empfehlenswert ist auch der Austausch mit Freunden, die ebenfalls als werdende Väter Kurse besuchen. Neben Paarkursen gibt es auch Vorbereitungskurse nur für Männer. Werdende Väter sollten sich in jedem Fall mit den Atemtechniken vertraut machen und sich mit anderen Männern austauschen. Falls Ihr Partner wenig Zeit hat, wählen Sie Sitzungen mit den Inhalten aus, die Ihrer Meinung nach für ihn am wichtigsten sind. Wenn Ihr Partner gut informiert ist, hat er das Gefühl, intensiver an der Schwangerschaft teilzuhaben, und traut sich während der Geburt mehr zu, Sie zu unterstützen.

Was Sie in den Kursen lernen, bringt Sie einander näher. Halten Sie zu Hause viel körperlichen Kontakt, entspannen Sie sich, und fühlen Sie die Bewegungen Ihres Babys.

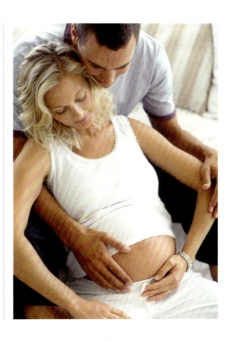

ZUM NACHDENKEN
Elternzeit

- **Den Antrag auf Elternzeit** müssen Sie mindestens sieben Wochen vor Beginn der Elternzeit stellen, wenn diese unmittelbar nach dem Mutterschutz beginnen soll.

- **Teilen Sie Ihrem Arbeitgeber** das Datum mit, ab dem Ihre Elternzeit beginnt.

- **Ihr Partner** sollte seinen Arbeitgeber ebenfalls darüber informieren, damit er zur Inanspruchnahme der Elternzeit berechtigt ist (s. S. 349).

IM BLICKPUNKT: BEZIEHUNGEN
Veränderungen in Ihrer Partnerschaft

Selbst wenn es banal klingt – sobald Ihr Baby geboren ist, dreht sich Ihre Beziehung nicht mehr nur um Sie als Paar. Plötzlich ist ein winziger neuer Mensch da, der eigene Bedürfnisse hat, die zunächst einmal absolut vorrangig sind. Zwangsläufig können Sie und Ihr Partner sich nicht mehr so viel Aufmerksamkeit schenken. Bei vielen Paaren wird die körperliche Intimität seltener, auch weil Sie beide sehr müde sein werden.

Sprechen Sie am besten vor der Geburt gemeinsam darüber, damit Sie sich darauf vorbereiten können. So akzeptieren Sie beide leichter, dass diese Veränderungen ganz normal sind, wenn Sie Eltern werden.

Die 26. Woche

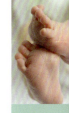

179. Tag

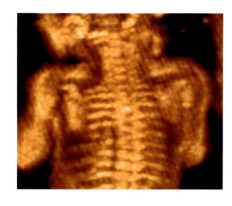

IHR BABY HEUTE

Diese 3-D-Aufnahme zeigt den Rücken des Babys. Die Schallwellen werden vom Skelett stärker reflektiert, daher sind Wirbelsäule, Rippen und Schulterblätter deutlich zu sehen. Diese Technik bietet neue Möglichkeiten, die Entwicklung des Babys sichtbar zu machen.

Auf der Oberfläche des fötalen Gehirns sind jetzt alle Nervenzellen ausgebildet. Nun müssen sie nur noch Verknüpfungen bilden.

Das Gehirn Ihres Babys ist so komplex, dass es die gesamte Schwangerschaft braucht, um zu wachsen und auszureifen. Es bildet ständig neue Verknüpfungen und Bahnen, welche die Sinnesreize weiterleiten.

Die Nerven, die die graue Substanz des Gehirns bilden, wachsen in jeder Großhirnhälfte auf der Oberfläche der Hirnventrikel (Gehirnkammern) vom Zentrum nach außen. Die Seitenventrikel enthalten den sog. Plexus chorioideus – ein lockeres Adergeflecht, das die Gehirn- und Rückenmarkflüssigkeit Ihres Babys produziert. Die Hirnflüssigkeit umfließt schützend das Gehirn und bildet einen Puffer gegen härtere Strukturen wie die umgebenden Schädelknochen.

Die schrittweise Entwicklung der Hirnnervenzellen, die vor mehr als zwölf Wochen begonnen hatte, ist nun abgeschlossen. Das Nervenwachstum kommt in der Nähe der Gehirnoberfläche zum Stillstand. Nun müssen die Nerven ausreifen und sich verzweigen, um vielfache Verknüpfungen, die Synapsen, mit anderen Zellen zu bilden.

Die Gehirnoberfläche Ihres Babys ist in diesem Stadium sehr glatt, aber wenn die Hirnrinde heranreift und sechs deutlich unterscheidbare Schichten ausbildet, nimmt es die bekannte faltige Form an.

IM BLICKPUNKT: IHR BAUCH

Bauch zeigen oder nicht zeigen?

Ob Sie Ihren Bauch in hautenge Kleidung stecken und ihn stolz vorzeigen oder lockere Kleidung wählen, die Ihnen länger passt und Ihre Schwangerschaft kaschiert, ist Ihre persönliche Entscheidung.

■ **Wenn Sie Ihren Bauch gerne zeigen,** fühlen Sie sich bestimmt in Stretchmode wohl, die sich Ihrer Figur anpasst. Der Nachteil ist, dass Ihre Haut auf alles eng Sitzende empfindlich reagieren kann. Enge Oberteile lenken die Aufmerksamkeit auch auf Ihren Busen.

■ **Wenn Sie sich mit verstecktem Bauch wohler fühlen,** wählen Sie weite Kleidung, wie Tuniken, Kittel oder Hemden. Diese sind bequemer und passen auch bei größerem Umfang.

■ **Ihren nackten Bauch zeigen Sie** am besten bei warmem Wetter. Dabei können Sie Oberteile aus der Zeit vor der Schwangerschaft tragen.

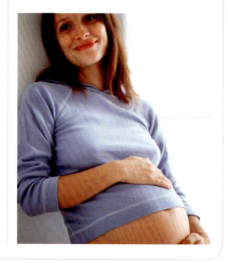

FRAGEN SIE EINE HEBAMME

Ich werde sehr dick – soll ich meinen Schwimmstil ändern?
In diesen letzten Monaten wählen viele Frauen einen bequemeren Schwimmstil. Viele Frauen entscheiden sich für das Brustschwimmen, das auch helfen kann, das Baby in eine optimale Lage zu bringen (s. S. 329). Wenn Sie keine Bahnen schwimmen möchten, können Sie sich im Schwimmbecken einfach entspannen. Der Aufenthalt im Wasser nimmt den Druck vom Bauch und lindert Rückenschmerzen.

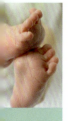

180. Tag

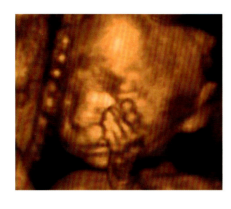

IHR BABY HEUTE

Dieses Bild zeigt ein sehr friedliches Baby: Die Finger liegen an der Wange, die Augen sind geschlossen und das Ohr im Hintergrund gerade noch zu sehen. Links, zur Plazenta hin, ist ein Teil der Nabelschnur erkennbar.

Es wird Jahre dauern, bis Sie den Charakter des Kindes kennen, aber schon in der Gebärmutter hat es Vorlieben.

Während Ihr Baby weiter wächst, fragen Sie sich bestimmt, wie es wohl später sein wird: gelassen oder schwierig? Lustig oder ernst? Gerne allein oder eher gesellig? Laut und wild oder ruhig? Es wird immer wieder diskutiert, ob Babys bereits mit fester Persönlichkeit geboren werden oder ob die angeborene Persönlichkeit erst mit zunehmendem Alter geformt wird und sich entwickelt. Wahrscheinlich ist beides richtig – manche Charakteraspekte sind bereits vor der Geburt festgelegt, andere entwickeln sich später.

Vermutlich haben Sie schon festgestellt, dass Ihr Baby bestimmte Vorlieben oder Abneigungen hat: Zum Beispiel tritt oder bewegt es sich als Reaktion auf laute Musik oder auf eine bestimmte Art von Musik. Doch ist es schwierig zu sagen, ob mehr Aktivität bedeutet, dass Ihr Baby sich freut, oder nicht.

Ihr Baby erhält in der Gebärmutter vielfältige Reize. Ab dem zweiten Trimester kann es Schwingungen wahrnehmen und hört nicht nur Geräusche im Innern Ihres Körpers, wie Ihren Herzschlag, sondern auch solche von außen wie Gespräche der Menschen. Ihr Baby merkt, ob Sie sich bewegen oder ruhig sind, und Sie nehmen bestimmte Bewegungsmuster von ihm wahr – nicht zuletzt, dass es aktiver ist, wenn Sie ruhen.

Zum Teil übt es jetzt Aktivitäten, die es nach der Geburt sein Leben lang braucht, wie Atem- und Schluckbewegungen, aber es lutscht auch gerne am Daumen.

FÜRS BABY EINKAUFEN

Das braucht Ihr Baby:
- **Milch:** Muttermilch ist gratis und das Beste für Ihr Baby. Für Flaschennahrung brauchen Sie Flaschen, Sauger, Milchpulver und ein Sterilisiergerät.
- **Windeln:** Sie können sich zwischen Wegwerf- und Stoffwindeln oder für eine Kombination aus beiden entscheiden (s. S. 291).
- **Schlafgelegenheit:** Das Baby kann in einem Kinderbett schlafen, wenn Sie keine Wiege oder keinen Stubenwagen wollen. Kaufen Sie bei einem gebrauchten Bett eine neue Matratze.
- **Strampelanzüge und Bodys**
- **1–2 Mützen** (oder Hauben), Babysocken oder -schuhe
- **Transport:** Ein Sportkinderwagen (mit Liegefläche, bis Ihr Baby sitzen kann) oder ein Tragesitz.
- **Autositz:** Ein Kindersitz ist gesetzlich vorgeschrieben. Kaufen Sie keinen gebrauchten.

Darauf kann Ihr Baby verzichten:
- **Wickeltisch:** Eine Matte oder ein Handtuch auf dem Boden ist sicherer.
- **Flaschenwärmer:** Wärmen Sie die Milch in einem Gefäß an.
- **Reisebett:** Leihen Sie sich bei Bedarf eines aus.

Sie sparen Geld, wenn Sie im Internet einkaufen, in Secondhandläden und auf Basaren stöbern. Tauschen Sie Kleidung und Spielzeug mit Freunden.

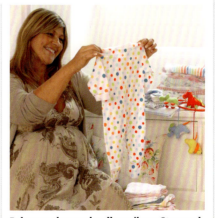

Babys wachsen schnell aus ihren Strampelanzügen heraus. Vielleicht bekommen Sie gut erhaltene von Freunden. Zu enge Füßlinge können Sie abschneiden.

Die 26. Woche

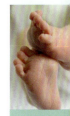

181. Tag

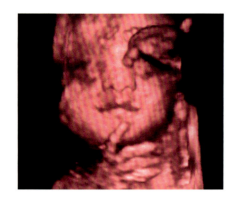

IHR BABY HEUTE

Dieses 3-D-Ultraschallbild zeigt, dass die Lippenform Ihres Babys im jetzigen Stadium bereits deutlich ausgeprägt ist. Die Lippen sind der empfindsamste Teil des gesamten Körpers, und Ihr Baby führt seine Hand häufig dorthin.

Die Bewegungen von Händen und Füßen sind koordiniert, es kann eine Faust machen und seine Zehen festhalten.

Das Koordinationsvermögen der Hände verbessert sich jetzt enorm, und Ihr Baby führt die Hände immer wieder zum Gesicht, vor allem zum Mund. Das Gesicht und besonders die Lippen sind äußerst empfindsam. Durch diese erhöhte Sensibilität erhält der Fötus starke positive Rückmeldungen, wenn er sanfte, gezielte Bewegungen zwischen Hand (und Fuß) und Mund gut koordiniert ausführt. In der Gebärmutter ist noch eine Menge Platz für Bewegungen und Ihr Baby kann sich mühelos wie ein Taschenmesser zusammenklappen – mit seinen Füßen am Mund oder sogar oben am Kopf – und Purzelbäume schlagen.

Die Knochen Ihres Babys härten von innen her, daher bestehen ihre äußeren Ränder noch aus weichem Knorpel.

FRAGEN SIE EINE HEBAMME

Warum wird mir immer so heiß, wenn ich Sport mache? Während der Schwangerschaft kann Ihre Körpertemperatur wegen der Gewichtszunahme und der Erhöhung des Progesteronspiegels erhöht sein.

Auch die zunehmenden Anforderungen an Ihren Körper sorgen dafür, dass Ihnen warm ist. Sport erzeugt zusätzlich Wärme und lässt die Temperatur weiter ansteigen. Da die Schwangerschaftshormone eine Erweiterung der Blutgefäße verursachen, wird Ihre Haut stärker durchblutet (das rosige »Glühen« mancher Schwangerer), und Ihr Körper gibt die Wärme leichter über die Haut ab. Dadurch schwitzen Sie auch schneller.

Sport erhöht die Körpertemperatur zwar für kurze Zeit (während der Aktivität), danach kühlen Sie aber schneller wieder ab.

Halten Sie beim Sport die folgenden Regeln ein:
- **Trinken Sie lauwarmes Wasser** vor, während und nach dem Training.
- **Tragen Sie lockere Kleidung**, in der Ihre Haut atmen kann.
- **Vermeiden Sie Sport** in warmem und feuchtem Klima.

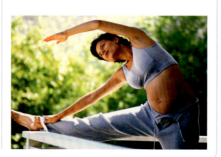

IM BLICKPUNKT: IHR BABY

Das Geburtsgewicht

Ihre Gewichtszunahme in der Schwangerschaft beeinflusst das Geburtsgewicht Ihres Babys, was sich wiederum auf seine spätere Gesundheit auswirkt. Die Schwangerschaft ist also ein Balanceakt, denn Frauen müssen genug, aber nicht zu viele Kalorien zu sich nehmen und angemessen zunehmen.

Gesundheitsexperten sind zunehmend besorgt darüber, dass viele Babys ein zu hohes Geburtsgewicht haben. Ihren Erkenntnissen zufolge bedeutet dies für die Kindheit und die nachfolgenden Jahre ein erhöhtes Krankheitsrisiko. Übergewicht oder extreme Gewichtszunahme während der Schwangerschaft erhöhen das Risiko für Schwangerschaftsdiabetes (s. S. 473), Kaiserschnitt und Komplikationen bei der Geburt.

Sie können die Uhr zwar nicht zurückdrehen, aber sich von jetzt an gesund ernähren. Es ist auch wichtig, nach dem Stillen und vor einer erneuten Schwangerschaft allmählich zu einem gesunden Gewicht zurückzukehren.

182. Tag

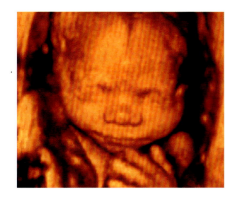

IHR BABY HEUTE

Die Lücke zwischen den beiden Stirnknochen (dunkle Linie) ist jetzt fast geschlossen. Die Knochen auf der rechten und der linken Seite rücken ganz nah aneinander, wobei ein schmaler Spalt verbleibt, um das weitere Wachstum von Kopf und Gehirn zu ermöglichen.

In diesem Stadium der Schwangerschaft können beunruhigende Träume häufiger auftreten.

Lebhafte Träume treten bei Frauen im dritten Trimester häufig auf. Wahrscheinlich träumen Sie nicht mehr als gewöhnlich, aber weil Sie nur schwer eine bequeme Schlafposition finden und nachts öfter zur Toilette gehen müssen, erinnern Sie sich mehr als sonst an Ihre Träume (normalerweise wachen Sie während des Träumens nicht auf und erinnern sich morgens meist nicht daran).

Es ist normal, von Babys und kleinen Kindern in Not oder Gefahr zu träumen. Selbst wenn Ihnen solche Träume beängstigend erscheinen – machen Sie sich bewusst, dass sie keineswegs auf bevorstehende Ereignisse hindeuten. Das Träumen ist eine Möglichkeit für das Unterbewusstsein, alle negativen Gefühle zu filtern, sodass Sie sie nicht real erleben müssen. Die Träume mögen jetzt störend sein, aber letztlich helfen sie Ihnen, die normalen Sorgen um das Wohl Ihres Kindes zu bewältigen.

KLINIKBESICHTIGUNG

Zur Vorbereitung auf die Geburt gehört auch die Auswahl der Klinik für die Entbindung. Bei einer Klinikbesichtigung sehen Sie nicht nur, wo Sie wahrscheinlich entbinden werden und wie die Stationen aussehen, sondern Sie erfahren auch praktische Details, etwa zum Aufnahmeverfahren, was Sie mitbringen müssen und zu den Besuchszeiten. So können Sie und Ihr Partner sich seelisch auf den großen Tag und auf die Zeit nach der Geburt vorbereiten.

Nutzen Sie die Gelegenheit, um Informationen einzuholen. Erkundigen Sie sich, wie die Klinik auf Ihren Geburtsplan eingeht (s. S. 303). Fragen Sie, wie viele Geburten im Jahr erfolgen und wie viele andere Mütter auf der Station liegen, und falls Sie es wünschen, ob Sie ein Einzelzimmer bekommen können.

Sie erfahren, welche Betreuung Ihnen in den ersten 24 Stunden zur Verfügung steht. In den meisten Kliniken ist es heute üblich, dass das Baby Tag und Nacht bei der Mutter ist. Fragen Sie, ob Sie persönliche Gegenstände von zu Hause mitbringen können. Bitten Sie um Informationen, wer Ihr Baby voraussichtlich entbinden wird und wie die ständige Betreuung während der Geburt organisiert ist.

Weitere wichtige Fragen, die Sie stellen sollten: Gibt es Geburtswannen bzw. Wasserbecken? Welche Formen der Schmerzlinderung werden angeboten? Sind TENS-Geräte verfügbar, die Sie nutzen können? Welche Betreuung gibt es beim Stillen, sind Milchpumpen verfügbar?

Gibt es eine Neugeborenen-Intensivstation (s. S. 452f.) bzw. was geschieht in einem Notfall mit Ihnen und Ihrem

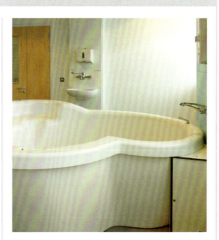

Baby? Besichtigen Sie gegebenenfalls die Intensivstation, auch wenn Sie sie vermutlich nicht brauchen werden. Falls Ihr Baby Intensivpflege benötigt, ist es hilfreich, die Ausstattung gesehen und ihre Einsatzbereiche kennengelernt zu haben.

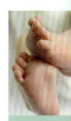

Die 27. Woche

IHR BABY IST JETZT SO AKTIV, DASS ES SIE MANCHMAL WACH HÄLT.

Jetzt wird es eng in der Gebärmutter. Ihr Baby tritt und boxt Sie ordentlich mit seinen Füßen und Fäusten, wenn es sich streckt und dreht. So unangenehm die Stöße auch sein mögen: Sie bestätigen Ihnen, dass Ihr Baby gut gedeiht. Entspannen Sie sich im Bett oder in der Badewanne, und beobachten Sie Ihren Bauch – es ist lustig zu sehen, wie er sich immer wieder an verschiedenen Stellen ausbuchtet.

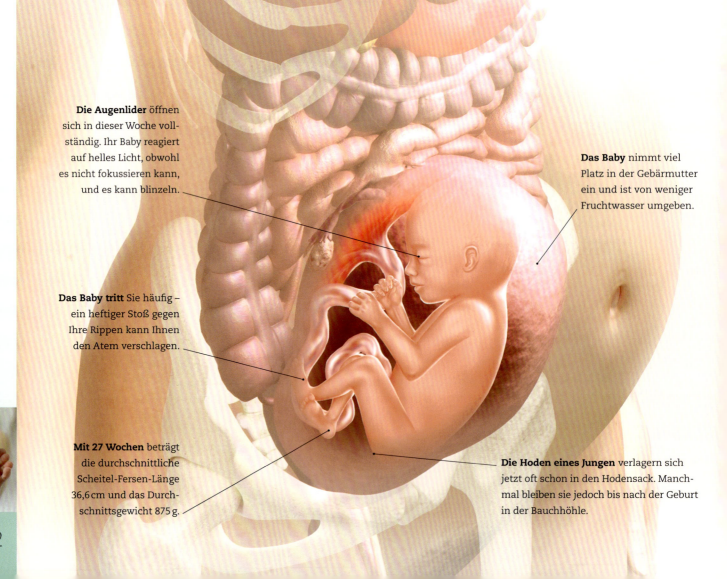

Die Augenlider öffnen sich in dieser Woche vollständig. Ihr Baby reagiert auf helles Licht, obwohl es nicht fokussieren kann, und es kann blinzeln.

Das Baby nimmt viel Platz in der Gebärmutter ein und ist von weniger Fruchtwasser umgeben.

Das Baby tritt Sie häufig – ein heftiger Stoß gegen Ihre Rippen kann Ihnen den Atem verschlagen.

Mit 27 Wochen beträgt die durchschnittliche Scheitel-Fersen-Länge 36,6 cm und das Durchschnittsgewicht 875 g.

Die Hoden eines Jungen verlagern sich jetzt oft schon in den Hodensack. Manchmal bleiben sie jedoch bis nach der Geburt in der Bauchhöhle.

183. Tag

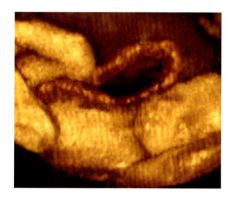

IHR BABY HEUTE

Die spiralig gewundene Nabelschnur ist auf dieser Abbildung sehr deutlich zu sehen. Die Nabelschnur wächst mit dem Fötus und hat in dieser Schwangerschaftsphase ungefähr die gleiche Länge wie Ihr Baby: etwa 36,6 cm.

Wenn man schlafen will, ist das Herumturnen Ihres Babys oft lästig. Nehmen Sie es aber als Zeichen, dass alles in Ordnung ist.

Sicher haben Sie bemerkt, dass Ihr Baby manchmal aktiver ist als sonst – oft genau dann, wenn Sie sich entspannen oder schlafen wollen. Das liegt wahrscheinlich daran, dass Sie die Bewegungen des Fötus weniger wahrnehmen, wenn Sie beschäftigt oder abgelenkt sind, weil Sie ihm dann weniger Aufmerksamkeit schenken. Sobald Sie ruhig sind und die Füße hochlegen oder ins Bett gehen, beginnt Ihr Baby seine Purzelbäume zu schlagen.

Denken Sie daran, dass Babys in der Gebärmutter – wie Neugeborene auch – viel schlafen, sodass es Zeiten gibt, in denen Sie keine Aktivität spüren. Auch Ihr Baby ruht sich zwischendurch aus. Dabei hat jeder Fötus einen anderen Schlaf-Wach-Zyklus, und es gibt keine Regeln dafür, wann er munter und wann er ruhig sein sollte.

Wenn Sie das Bewegungsmuster Ihres Babys kennen und beunruhigt sind, dass Sie seine Bewegungen nicht fühlen, legen Sie sich auf die Seite, und entspannen Sie sich, oder hören Sie Musik, und beobachten Sie, ob Ihr Baby darauf reagiert. Falls Sie sich weiterhin Sorgen machen, gehen Sie zum Arzt oder zur Hebamme, die Sie untersucht und die Herztöne des Fötus kontrolliert.

Manche Frauen zählen die Tritte ihres Babys und notieren die Bewegungen in einer Tabelle. Sofern es nicht vom Arzt oder der Hebamme empfohlen wurde, brauchen Sie eine solche Tabelle nicht, da Sie sich dann vielleicht unnötig Sorgen machen. Babys haben ein individuelles Bewegungsmuster – das ist viel wichtiger als die Anzahl der Tritte.

> **FRAGEN SIE EINE MUTTER**
>
>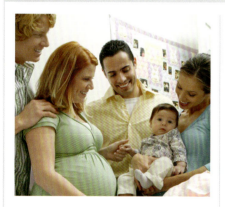
>
> **Ich habe noch nie auf ein Baby aufgepasst und weiß nicht einmal, wie man es wickelt. Was kann ich tun?** Sie sind nicht allein: So geht es den meisten werdenden Eltern heutzutage. Ich hatte vor der Geburt meines Kindes kaum Kontakt zu Babys, aber viele Fragen. Wie wickelt man sie? Was machen Babys den ganzen Tag? Was ist, wenn ich mein Baby fallen lasse? Um das zu lernen, besuchen Sie einen Geburtsvorbereitungskurs. Hier werden Sie eine Menge erfahren und praktische Übungen machen. Vielleicht haben Sie auch Eltern mit einem Baby im Bekanntenkreis. Bei mir hatte eine Freundin ein drei Monate altes Baby, und ich habe sie öfter besucht und bin ihr zu Hand gegangen. Das gab mir viel Sicherheit im Umgang mit einem Baby. Versuchen Sie das doch auch, wenn Sie die Gelegenheit dazu haben. Füttern und wickeln Sie das Baby unter den aufmerksamen Augen seiner Mutter. So bekommen Sie mehr Selbstvertrauen, und Ihre Ängste wegen der Babypflege verlieren sich.

> **TATSACHE IST ...**
>
> **Während der Schwangerschaft ist Ihr Blutvolumen um** 50 Prozent größer als sonst.
>
> Die Blutmenge, die das Herz bei jedem Schlag pumpt, steigt um etwa 40 Prozent, und Sie haben rund 20 Prozent mehr rote Blutkörperchen.

Die 27. Woche

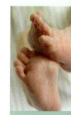

184. Tag

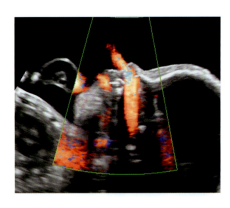

IHR BABY HEUTE

Dieses farbige Ultraschallbild zeigt, wie der Fötus Fruchtwasser (rot, in Richtung Schallwellen fließend) ein- und ausatmet. Es atmet einen Schwall aus dem Nasenloch aus, gleichzeitig eine kleinere Menge durch den Mund ein, ohne dass es in die Lunge gelangt.

Die Augen und das Sehvermögen Ihres Babys entwickeln sich weiter – und seine Lider öffnen sich!

Obwohl sich die Lider Ihres Babys in der neunten Woche der Schwangerschaft ausgebildet haben, bleiben sie bis zu dieser Woche fest verschlossen. Der Fötus befindet sich nicht in vollständiger Dunkelheit: Während die Gebärmutter wächst, wird ihre Wand immer dünner und lässt mehr Licht durch. Jetzt haben die Augen ein Entwicklungsstadium erreicht, in dem sie sich öffnen können. Die empfindliche Struktur der Augäpfel bleibt bis zum letzten Schwangerschaftsmonat durch eine feine Haut geschützt.

Ihr Baby reagiert noch nicht bewusst auf Licht, kann sich aber zu starkem Licht hindrehen oder, durch ein lautes Geräusch aufgeschreckt, blinzeln wie Kinder und Erwachsene. Auf der Netzhaut bilden sich nun die lichtempfindlichen Stäbchen und Zapfen aus. Die Zapfen sind für die Farbwahrnehmung verantwortlich und entwickeln sich später als die zahlreicheren Stäbchen. Die Stäbchen übermitteln ein Schwarz-Weiß-Bild und sind für das Sehen in der Nacht und am Rand des Blickfeldes wichtig. Zwischen Netzhaut und Sehnerv entstehen Verknüpfungen, welche die empfangenen Informationen übertragen, die in der Sehrinde im hinteren Teil des Gehirns entschlüsselt werden.

Ihr Baby führt seine Hände häufig zum Gesicht. Da es seine Gliedmaßen jetzt so gut koordinieren kann, berührt es die Augen dabei nicht.

> **FRAGEN SIE EINE HEBAMME**
>
> **Ich habe Schlupfwarzen. Werde ich stillen können?** Babys saugen an der Brust, nicht an den Brustwarzen. Wenn Sie Ihr Baby korrekt anlegen (s. S. 448), sollten Schlupfwarzen bzw. Hohlwarzen kein Problem sein. Etwa zehn Prozent der Frauen haben Schlupfwarzen. Ob Sie stillen können, finden Sie heraus, indem Sie es versuchen, sobald das Baby da ist. Verschiedene Methoden helfen dabei – fragen Sie die Hebamme, oder wenden Sie sich über eine lokale Stillgruppe oder über La Leche Liga Deutschland an eine Stillberaterin (s. S. 480).

IM BLICKPUNKT: ZWILLINGE

Zwillingswachstum im letzten Trimester

In den letzten drei Monaten werden Sie wahrscheinlich sehr dick.
Je mehr Babys in Ihrem Körper sind, desto mehr ist er gefordert, Platz und optimale Wachstumsbedingungen zu schaffen.

Empfehlenswert ist, in der ersten Schwangerschaftshälfte nicht mehr als 500 g pro Woche und in der zweiten etwas mehr zuzunehmen.

Ab etwa der 28.–29. Woche verlangsamt sich das Wachstum von Zwillingen und Mehrlingen im Vergleich zu Einlingsbabys. Aber sie bewegen sich noch so viel wie möglich, wobei die Fruchtwassermenge bis zur 36. Woche weiter zunimmt.

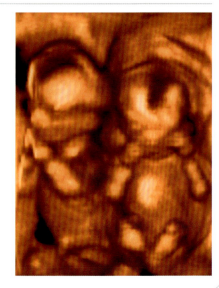

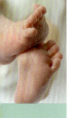

185. Tag

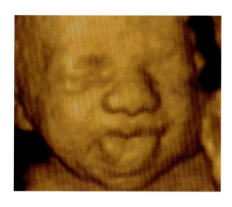

IHR BABY HEUTE

Ihr Baby streckt oft die Zunge heraus, besonders bevor oder nachdem es Fruchtwasser geschluckt hat. Die geschluckte Flüssigkeit gelangt nicht in die Lunge, sondern in den Magen. Den Ultraschall nimmt der Fötus nicht wahr und reagiert daher nicht darauf.

Es ist ein natürlicher Instinkt, dass Eltern ihre Kinder besonders beschützen wollen. Das beginnt meist schon vor der Geburt.

Wahrscheinlich wollen Sie Ihren Bauch und Ihr Baby besonders schützen. Der Bauch stellt beinahe eine Art Warnsignal für andere Menschen dar und macht ihnen bewusst, dass Sie schwanger sind. In manchen Situationen fühlen Sie sich vielleicht verwundbar, z.B. im Gedränge oder beim Einkaufen. Wenn Sie sich bedrängt fühlen, weisen Sie die Menschen darauf hin, dass Sie schwanger sind, sodass man Ihnen Platz macht oder, falls nötig, einen Sitzplatz anbietet.

Beim Autofahren sind Sie wahrscheinlich vorsichtiger als sonst, werden leichter nervös oder sind eine kritische Beifahrerin. Sie können sehr ärgerlich werden, wenn andere Menschen Ihrer Meinung nach leichtsinnig Auto fahren.

Dieser Beschützerinstinkt ist ein natürlicher Teil des Mutterwerdens. Sie möchten Ihr Kind optimal beschützen und versorgen. Doch Sie können sich darauf verlassen, dass keine andere Umgebung für Ihr Baby sicherer ist als die Gebärmutter. Ihr Körper versorgt den Fötus mit Wärme, Nahrung und Sauerstoff. Das Fruchtwasser umgibt und schützt ihn und dient als Puffer gegen Drängelei und Stöße in Menschenmengen.

FRAGEN SIE EINEN ARZT

Warum benötige ich einen Glukose-Toleranz-Test?
Manche Schwangere entwickeln einen sog. Schwangerschaftsdiabetes (s. S. 473), der nach der Geburt des Babys verschwindet. Bei manchen Frauen liegt ein erhöhtes Risiko vor: im Fall einer familiären Vorgeschichte, eines Schwangerschaftsdiabetes in einer früheren Schwangerschaft und bei einem hohen BMI. Gehören Sie einer Risikogruppe an, wird Ihnen zwischen der 24. und 28. Woche ein oraler Glukose-Toleranz-Test (oGTT) vorgeschlagen.

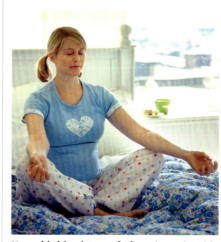

Hypnobirthing ist wunderbar, aber es ist wichtig, verschiedene Entspannungs- und Visualisierungstechniken zu erlernen und diese während der Schwangerschaft regelmäßig zu üben.

DIE FAKTEN

Hypnobirthing

Die Idee von Hypnobirthing, entbinden in einem so entspannten Zustand, dass Sie kaum Schmerzen fühlen, klingt zu gut, um wahr zu sein. Doch verschiedene Studien haben gezeigt, dass die Selbsthypnose Frauen hilft, weniger Angst vor der Geburt zu haben. Auch brauchen sie weniger Schmerzlinderung und medizinische Eingriffe.

- **Sie erlernen Selbsthypnose-,** Entspannungs-, Visualisierungs- und Atemtechniken, die Sie befähigen, die Geburt mit einer ruhigen, positiven Einstellung anzugehen.
- **Durch die Hypnose** bekommen Sie ein Gefühl der Kontrolle über Ihren Körper und können Schmerzen während Wehen und Geburt leichter bewältigen.
- **Der Schlüssel ist häufiges Üben** und eine unterstützende Begleitperson, die Ihnen hilft, sich in den Techniken zu vervollkommnen und diese während der Wehen anzuwenden.
- **Fragen Sie Ihre Hebamme,** ob sie Ihnen einen Kurs in der Nähe empfehlen kann.

Die 27. Woche

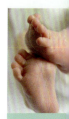

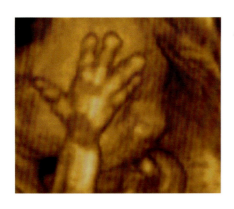

186. Tag

IHR BABY HEUTE

Auf diesem 3-D-Bild sind alle Finger vor dem Gesicht ausgestreckt. Die Finger lange Zeit in dieser Position zu halten ist anstrengend, sodass das Baby die Handgelenke meist leicht gebeugt und die Finger gekrümmt hält – immer bereit, nach allem in Reichweite zu greifen.

Die Fortpflanzungsorgane sind ausgebildet: die Hoden haben sich beim Jungen gesenkt, beim Mädchen sind alle Follikel vorhanden.

FRAGEN SIE EINE MUTTER

Ist es normal, dass wir ständig streiten, obwohl wir uns eigentlich auf unser Baby freuen sollten?
Das Warten auf das Baby belastet die stärkste Beziehung. Die Sorge, ob wir ein gesundes Baby bekommen würden, und die Vorbereitung auf die Elternschaft bildeten den Kern unserer Streitereien. Oft waren wir bei Fragen der Kindererziehung gegensätzlicher Meinung. Ich war empfindlich, gereizt und launisch, obwohl ich es nicht so meinte.
  Wir unterhielten uns in Ruhe darüber und vereinbarten, die Sache nicht zu dramatisch zu sehen, indem wir strittige Themen vermeiden und bei anderen Dingen Kompromisse schließen wollten. Bei Streitigkeiten dachte ich: Ich liebe diesen Mann, wir werden ein Baby haben, ist dieser Streit auf lange Sicht wirklich wichtig? Auch nahmen wir uns Zeit, schöne Dinge zu unternehmen, an denen wir vor meiner Schwangerschaft Spaß hatten. Wir lachten viel, versuchten Stress abzubauen und die Dinge im rechten Licht zu sehen. So waren wir bis zur Ankunft des Babys beide viel entspannter.

Beim Jungen verlagern sich die Hoden nun in den Hodensack. Dabei sammelt sich oft etwas Flüssigkeit (Hydrozele) um die Hoden an. Sie verschwindet vor oder nach der Geburt.
  Der Kremastermuskel, ein Teil des Samenstrangs, kann die Hoden in den Leistenkanal zurückziehen, um deren Temperatur zu regulieren: Der Muskel entspannt sich, wenn eine Kühlung der Hoden erforderlich ist. Werden die Hoden zu kühl, zieht der Muskel sie an den wärmenden Körper zurück. Ist es Ihrem Baby bei der Erstuntersuchung etwas kalt, werden die Hoden eingezogen, sodass ein Hodenhochstand vorgetäuscht werden kann. In der Gebärmutter ist eine Temperaturregulierung nicht erforderlich. Es kann sein, dass ein oder beide Hoden bei der Geburt noch in der Bauchhöhle liegen. Die Diagnose stellt der Arzt bei der Erstuntersuchung des Babys. Er sagt Ihnen auch, wie man die Verlagerung der Hoden in den Hodensack unterstützen kann.
  Anders als der Eierstock, der bereits alle Eifollikel enthält, die er jemals bilden wird, beginnen die Hoden mit der Samenproduktion erst in der Pubertät.
  Die Unterschiede in der Wachstumsgeschwindigkeit und der Gewichtszunahme werden jetzt deutlicher, sodass Jungen bei der Geburt etwas schwerer sind als Mädchen.

GEWICHTSZUNAHME IM DRITTEN TRIMESTER

Im dritten Trimester ist eine stetige Gewichtszunahme wichtig. Wenn Sie vor der Schwangerschaft normalgewichtig waren, sollten Sie bis zur 35. oder 36. Woche etwa 0,5 kg pro Woche zunehmen, danach nur noch wenig. Den größten Anteil an Ihrer Zunahme hat Ihr Baby, gefolgt von zusätzlichem Fett, das Sie für Schwangerschaft und Stillzeit benötigen. Bei der Vorsorge wird Ihr Gewicht laufend kontrolliert.

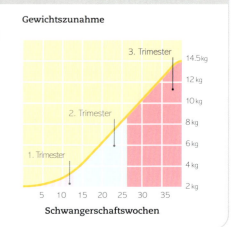

187. Tag

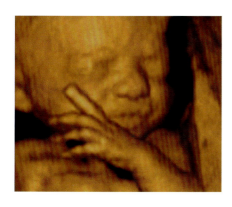

IHR BABY HEUTE

In dieser Woche öffnen manche Babys zum ersten Mal ihre Augen, aber nur für kurze Zeit. Da dies per Ultraschall schwer einzufangen ist, bekommen Sie es kaum zu sehen. Ihr Baby erkennt etwas Licht, aber sein Schlaf-Wach-Zyklus richtet sich nicht nach Tag und Nacht.

Mit jedem Tag wird Ihr Baby größer, und Sie nehmen seinen Körper und seine Bewegungen immer bewusster wahr.

So wunderbar es auch ist, die Bewegungen Ihres Babys in Ihrem Bauch zu fühlen – manchmal kann es etwas unbequem werden. Da Ihr Baby wächst, hat es immer weniger Platz, um sich zu bewegen, besonders wenn es sich streckt. Die Bewegungen reichen von sanftem Rudern bis zu dem Gefühl, Ihr Baby hätte Schluckauf. Manchmal tritt der Fötus sehr fest zu; wenn er unterhalb der Rippen liegt, kann der Tritt Ihnen den Atem verschlagen, und Sie haben danach starke Schmerzen. Das Treten kann Sie auch aus dem Schlaf aufwecken, und viele Babys sind in der Nacht aktiver. Falls Sie in einer Position sitzen oder liegen, die dem Fötus nicht behagt – wenn Sie z.B. zu lange auf einer Seite liegen –, kann er Sie so lange treten, bis Sie Ihre Lage ändern.

Auch wenn diese Bewegungen gelegentlich unangenehm sind oder Sie überraschen können, sind sie meistens doch so sanft, dass Sie nur an Ihr wachsendes Baby erinnert werden und sich darüber freuen können.

FRAGEN SIE EINEN ARZT

Wenn jetzt die Wehen einsetzen würden, könnte mein Baby überleben? Bis vor Kurzem haben Babys, die vor der 28. Woche geboren wurden, oft nicht überlebt. Bei den heutigen Fortschritten in der Intensivpflege für Frühgeborene überleben manchmal sogar 22 Wochen alte Babys außerhalb der Gebärmutter.

Nach der 24. Woche steigen die Überlebenschancen zunehmend. Die Wahrscheinlichkeit von Komplikationen liegt jedoch höher als bei Babys, die näher am Geburtstermin zur Welt kommen.

Extrem unreife Babys haben auch bei bester medizinischer Pflege ein erhöhtes Risiko von Behinderungen; bereits die Entbindung ist eine Belastung für sie.

Es ist sicherlich beruhigend zu wissen, dass die Pflege von Frühgeborenen sehr erfahrene Ärzte, Hebammen sowie Krankenschwestern übernehmen. Die Entbindung sollte möglichst in einer Klinik mit spezieller Neugeborenen-Intensivstation erfolgen (s. S. 452f.).

Frühgeborene brauchen viel Zeit, um die fehlenden Entwicklungsschritte »aufzuholen«. Je näher am Geburtstermin (37.–42. Woche) Sie entbinden, desto besser ist es für Ihr Baby.

IM BLICKPUNKT: SICHERHEIT

Bettausstattung

Benutzen Sie die richtige Bettausstattung, und achten Sie auf die Sicherheit beim Schlafen (s. S. 444).

- **Allgemein wird heute empfohlen,** Babys im Schlafsack schlafen zu legen und nur, wenn die Raumtemperatur sehr niedrig liegt, zusätzlich eine Decke zu verwenden. Es gibt spezielle Schlafsäcke für Sommer und Winter.
- **Solange Ihr Baby jünger als zwölf Monate ist,** legen Sie kein Kissen ins Bettchen.
- **Verwenden Sie keine Steppbetten,** Federbetten oder Babynestchen, weil sie die Abgabe von Körperwärme behindern. Zudem könnte das Baby unter das Bett rutschen und ersticken.

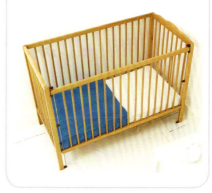

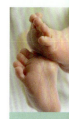

188. Tag

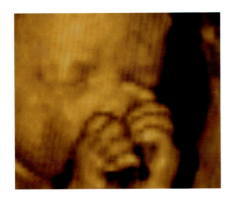

IHR BABY HEUTE
Das Daumenlutschen wird koordinierter, wenn die nun empfindsamen Lippen die Finger umschließen. Im Ultraschall sieht es aus, als genieße das Baby das Daumenlutschen. Ihr Baby erfährt dabei eine wichtige Sinnesrückmeldung. Möglicherweise wirkt es auch beruhigend.

Nun freuen Sie sich sicher schon auf die Zeit des Mutterschutzes, bei bestimmten Beschwerden werden Sie früher freigestellt.

Sofern Sie sich wohlfühlen, werden Sie bis zum Beginn des Mutterschutzes arbeiten. Viele Frauen sind dann froh, endlich zu Hause bleiben zu können. Für manch andere ist es aber auch frustrierend, wenn sie fristgerecht aufhören zu arbeiten, und das Baby später geboren wird als erwartet. Sollte die Arbeit Sie ermüden, versuchen Sie Ihren Arbeitstag umzustellen und den Berufsverkehr nach Möglichkeit zu umgehen. Falls Sie zum Antritt Ihres Mutterschaftsurlaubs eine Abschiedsfeier veranstalten, wollen die Kollegen Ihnen bestimmt etwas für das Baby schenken. Wünschen Sie sich am besten Gutscheine – so können Sie selbst etwas aussuchen und vermeiden doppelte Geschenke. Viele Geschäfte führen Geschenklisten für Babyausstattung, aus denen Sie wählen können.

> **RÜCKENSCHMERZEN IM DRITTEN TRIMESTER**
>
> **Zu den häufigsten Beschwerden in der Schwangerschaft** zählen Rückenschmerzen. Der Rücken bereitet Probleme wegen des zunehmenden Gewichts und weil die Gelenke schwächer werden. Körperlich trainierte Frauen leiden übrigens weit weniger darunter als untrainierte. Es gibt verschiedene Möglichkeiten, wie Sie Rückenschmerzen vorbeugen und sie lindern können.
>
> Kräftigen Sie mit gezielten Übungen die Muskulatur im Unterleib, denn sie stützt Ihren Bauch und Ihren Rücken. Auf S. 250 finden Sie ein wirksames Bauchtraining. Gut ist es auch, wenn Sie Übungen zur Stärkung der Arme und Beine machen, denn nach der Geburt müssen Sie viel tragen: die Auto-Babyschale, das Baby und Einkäufe. Stärken Sie daher Ihre Muskeln schon in der Schwangerschaft.
>
> Mit den folgenden Tipps vermeiden Sie Rückenschmerzen im dritten Trimester.
>
> ■ **Kraft bewahren:** Stärkende Übungen für alle Körperteile (s. S. 196) helfen Ihnen, die Gewichtszunahme während der Schwangerschaft zu meistern und sich weiterhin fit zu fühlen.
> ■ **Stütze:** Ein Schwangerschaftsgürtel befreit Ihren Rücken von der Last des Bauches. Er stützt auch den Magen ab und lindert den Druck in den Beinen. Das ist besonders nützlich, wenn Sie Zwillinge oder Mehrlinge erwarten.
> ■ **Schlafen:** Legen Sie sich beim Schlafen ein Kissen zwischen die Beine, um die Belastung des Rückens zu mindern. Ein Schwangerschaftskissen entlastet gleichzeitig Bauch und Rücken.
> ■ **Dehnen:** Leichte Übungen helfen, den Rücken zu lockern, und verhindern Muskelverspannungen.
> ■ **Sitzen:** Sitzen Sie so, dass Sie von der Rückenlehne des Stuhls gestützt werden (s. S. 219). Falls nötig, verwenden Sie ein Kissen, um den unteren Rückenbereich zusätzlich abzustützen.

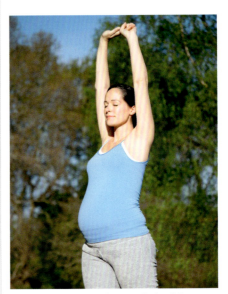

Dehnen verhindert eine Muskelverhärtung, sodass Sie sich weniger verspannt fühlen. Ziehen Sie bequeme Kleidung an, und strecken Sie sich, so oft Sie können. Dehnen Sie sich vor und nach jedem Training.

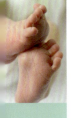

189. Tag

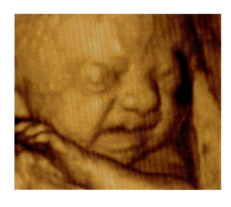

IHR BABY HEUTE

Manchmal schaut der Fötus ziemlich grimmig. In der Gebärmutter schneidet Ihr Baby oft Grimassen – als würde es sie üben, um sich auf die Zeit nach der Geburt vorzubereiten. Dann braucht es sie, um seine Bedürfnisse und Gefühle mitzuteilen.

Während Sie ein entspannendes Bad nehmen, ist es lustig anzuschauen, wie Ihr Baby Ihren Bauch immer wieder verformt.

Ihr Bauch ist ein Wunderding. Ihr Baby hat sich in den vergangenen 27 Wochen schon sehr verändert und wird bis zur Geburt weiter wachsen.

In Ihrem Bauch bewegt sich Ihr Baby in alle Richtungen. Nehmen Sie sich einmal Zeit, zuzuschauen, wie es strampelt und sich dreht! Sie können sehen, wie es sich bewegt, und erkennen sogar den Fußabdruck, wenn es Sie tritt.

Ein Bad ist eine gute Gelegenheit, Ihren Bauch zu beobachten – vielleicht ist Ihr Baby jetzt aktiver als sonst, weil Sie entspannt sind –, und Sie können seine Bewegungen in Ruhe verfolgen. Beziehen Sie Ihren Partner ein. Bitten Sie ihn, Ihren Bauch zu berühren, wenn Ihr Baby eine aktive Phase hat.

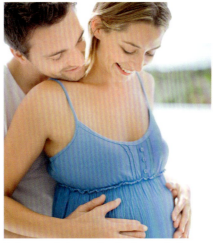

Es ist wunderbar zu beobachten, wie Ihr Baby sich bewegt. Womöglich werden Sie dieses Gefühl nach der Geburt ein wenig vermissen.

FRAGEN SIE EINE HEBAMME

Mein Bauchumfang war bei den letzten beiden Arztbesuchen unverändert. Warum wächst mein Baby nicht? Während der Schwangerschaft wird Ihr Bauchumfang gemessen, um die Höhe des Gebärmutterfundus zu ermitteln, die das Wachstum des Babys anzeigt. Weil die jeweils angewandte Methode individuell verschieden ist, ist es wichtig, dass die Messung immer von derselben Person vorgenommen wird. Zu Beginn der Schwangerschaft gibt eine solche Messung keinen Hinweis auf die Größe des Kindes, aber ab der 26.–28. Woche kann das Wachstum auf diese Weise festgestellt werden. Dennoch ist diese Einschätzung nicht hundertprozentig genau, auch wenn immer dieselbe Person misst.

Sollte es Bedenken geben, werden Sie vermutlich an einen Facharzt überwiesen. Er beurteilt, ob Sie weitere Untersuchungen benötigen.

IM BLICKPUNKT: VÄTER

Sind Sie müde?

Schwanger zu sein ist ermüdender, als die meisten Männer es sich vorstellen. Im dritten Trimester verstärkt sich der Druck auf die Blase Ihrer Partnerin, sodass sie in der Nacht öfter auf die Toilette gehen muss. Der große Bauch wird unbequem, und es kann für sie schwierig werden, die richtige Schlafposition zu finden – trotz mehrerer Stützkissen. Wenn man ihre enorme körperliche Veränderung mitrechnet – von der Verschiebung der Organe bis zum veränderten Hormonhaushalt –, ist es nachvollziehbar, dass sie unruhig schläft.

Stellen Sie sich darauf ein, dass Ihre Partnerin in der Nacht aufsteht und Sie dadurch gestört werden. Frühes Zubettgehen kann helfen, aber ebenso brauchen Sie etwas Zeit zum gemeinsamen Entspannen. Insgesamt wird unterbrochener Schlaf ab jetzt für Sie beide zum Alltag gehören. Für dieses Problem gibt es keine schnelle Lösung, aber Sie könnten Ihr abendliches soziales Leben etwas einschränken.

Die 27. Woche

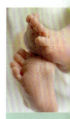

Die 28. Woche

SCHON VOR DER GEBURT BEGINNT IHR BABY, EIN VERHALTENSMUSTER ZU ENTWICKELN.

Ihr Baby hat nun einen regelmäßigen Schlaf-Wach-Zyklus. Atmung, Gähnen und Schlucken zeigen einen klareren Rhythmus. Ihr eigenes Leben kann Ihnen dagegen weniger geregelt erscheinen. Bei der Arbeit läuft nicht mehr alles wie gewohnt. Vielleicht treffen Sie Freunde seltener, weil Sie seltener Lust auf Gesellschaft haben. Aber isolieren Sie sich nicht, bleiben Sie telefonisch oder per E-Mail in Kontakt.

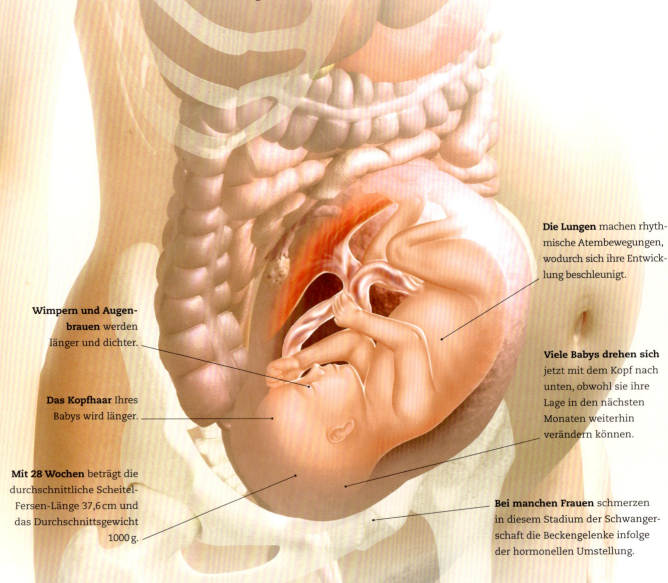

Die Lungen machen rhythmische Atembewegungen, wodurch sich ihre Entwicklung beschleunigt.

Wimpern und Augenbrauen werden länger und dichter.

Viele Babys drehen sich jetzt mit dem Kopf nach unten, obwohl sie ihre Lage in den nächsten Monaten weiterhin verändern können.

Das Kopfhaar Ihres Babys wird länger.

Mit 28 Wochen beträgt die durchschnittliche Scheitel-Fersen-Länge 37,6 cm und das Durchschnittsgewicht 1000 g.

Bei manchen Frauen schmerzen in diesem Stadium der Schwangerschaft die Beckengelenke infolge der hormonellen Umstellung.

190. Tag

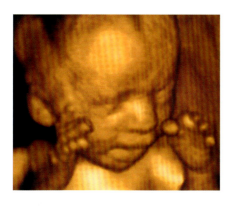

IHR BABY HEUTE

Im Ultraschall erscheint der Bereich zwischen den Stirnbeinen als dunkle Linie auf der Fontanelle oben auf Babys Kopf. Doch das ist keine auf der Haut verlaufende Linie: Weil hier keine Knochen sind, dringen mehr Ultraschallwellen durch, als reflektiert werden.

Bemühen Sie sich in Ihrem Beruf, an allen mittel- bis langfristigen Projekten beteiligt zu sein, damit Sie integriert bleiben.

Mutterschaft und Beruf unter einen Hut zu bringen, kann schon während der Schwangerschaft schwierig sein. Je nach Stellung können Sie von der Planung langfristiger Projekte ausgeschlossen werden, da Ihre Kollegen voraussetzen, dass Sie bald nicht mehr da sind oder länger in Elternzeit gehen. Manche Kollegen behandeln Sie vielleicht nur deshalb anders, weil sie annehmen, dass Sie Ihre Arbeit nicht mehr wie sonst machen können. Möglicherweise haben Sie das Gefühl, dass Sie von Zukunftsplanungen ausgeschlossen sind oder dass Ihre Meinung nicht berücksichtigt wird, da Sie bei der Umsetzung nicht mehr da sein werden.

Niemand kann heute sicher sein, ob er in einem halben oder einem Jahr seine Arbeitsstelle noch hat, doch Sie haben den Vorteil zu wissen, wie lange Sie noch arbeiten werden und wann Sie wieder in Ihren Beruf zurückkehren wollen. Erledigen Sie weiterhin Ihre Arbeit, und machen Sie durch Ihr Handeln deutlich, dass Sie in alle Projekte einbezogen werden wollen, auch wenn Sie bei deren Abschluss nicht mehr da sein werden. Wenn Sie im Moment die Absicht haben, bald nach dem Mutterschutz weiterzuarbeiten, machen Sie das allen Kollegen klar, die an Ihrem langfristigen Engagement zweifeln.

Sie können auch mithelfen, Ihre Abwesenheit zu planen, indem Sie z.B. Vorschläge zur Delegierung Ihrer Tätigkeiten machen. Wenn Sie jetzt alles organisieren, ist es in den kommenden Wochen viel einfacher, den Mutterschaftsurlaub anzutreten.

FRAGEN SIE EINE MUTTER

Sollen wir eine Babywanne kaufen oder können wir unsere Badewanne benutzen? Ich dachte zunächst, eine Babybadewanne sei nicht notwendig, aber als wir eine gekauft hatten, fand ich sie wirklich nützlich. Ein Vorteil ist, dass Sie sie in jedem Raum benutzen können.

Anfangs war ich beim Baden unseres Kindes ziemlich unsicher, weil andere Eltern mir erzählt hatten, dass sie es schwierig fanden, ein zappelndes Baby in einer vollen Wanne sicher festzuhalten. Eine kleinere Wanne ist weniger beängstigend, und Sie fühlen sich sicherer beim Halten des Babys.

Die Wanne wird jedoch nach etwa sechs Monaten zu klein für Ihr Baby und kann dann viel Stauraum wegnehmen (sofern Sie sie nicht verschenken). Sobald Ihr Baby besser aufrecht sitzen kann – etwa im Alter von sechs Monaten –, können Sie einen Babysitz für die normale Badewanne verwenden.

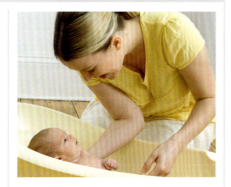

TATSACHE IST …

Die wachsende Gebärmutter drückt Ihr Zwerchfell zusammen, sodass es schwierig wird, tief einzuatmen.

Doch Sie atmen sogar mehr Luft ein. Geben Sie dem natürlichen Drang, ein Hohlkreuz zu machen, nach. Dadurch kann der Brustkorb mehr Luft aufnehmen und Sie balancieren das Gewicht Ihres Bauches aus.

Die 28. Woche

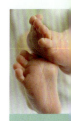

191. Tag

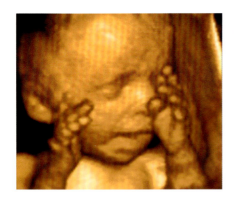

IHR BABY HEUTE

Auf dieser Abbildung wirkt der Fötus recht glücklich. Babys lächeln und schneiden Grimassen, runzeln die Stirn und strecken die Zunge heraus. Alle diese Verhaltensweisen werden jetzt besser sichtbar: Im 3-D-Ultraschall lassen sie sich gut beobachten.

Der Schlaf-Wach-Zyklus Ihres Babys ähnelt bereits dem Muster, das es in den Tagen und Wochen nach der Geburt haben wird.

Bis jetzt war das Gähnen Ihres Babys ein zufälliges »Gelegenheitsprodukt«, doch nun wiederholt es sich öfter und mehrmals nacheinander. Der Schluckreflex hatte sich bereits in der 25. Woche entwickelt; es dauert aber noch einige Zeit, bis er besser koordiniert wird.

Die Atembewegungen Ihres Babys sind für die normale Entwicklung des Lungengewebes entscheidend wichtig. Beim Atmen gelangt kein Fruchtwasser in die Lunge. Die Lunge ist mit Flüssigkeit gefüllt, die das Lungengewebe selbst produziert. Bei den Atembewegungen werden kleine Mengen davon ausgeschieden. Bei jedem Atemzug wird das Zwerchfell nach unten geschoben und der Brustkorb wird eingezogen, wenn sich der Kehlkopf entspannt. Dabei kann die Flüssigkeit aus der Lunge strömen. Doch nur ein geringer Anteil (0,5 Prozent) der Flüssigkeit fließt mit jedem Atemzug heraus, aber etwa 20 Prozent der in der Lunge befindlichen Luft.

Ihr Baby atmet schon seit einigen Wochen, doch bis jetzt geschah dies eher zufällig. Nun reflektiert das Atemmuster Ihres Babys zunehmend seinen besser entwickelten Schlaf-Wach-Zyklus, und es wird rhythmischer.

IM BLICKPUNKT: ERNÄHRUNG

Die Kalorienaufnahme steigern

Das letzte Trimester Ihrer Schwangerschaft beginnt endlich, und Sie sind womöglich hungrig wie nie zuvor! Das ist vollkommen normal, denn Ihr Baby nimmt nun schnell zu, um sich auf seine Ankunft vorzubereiten.

Die Deutsche Gesellschaft für Ernährung rät im 3. Trimester bei einer unverminderten körperlichen Aktivität zu einer zusätzlichen täglichen Energiezufuhr von 500 kcal. Falls die körperliche Aktivität nun zurückgeht, sollten Sie jedoch weniger zusätzliche Kalorien zu sich nehmen.

Auch in der weiteren Schwangerschaft wird der tägliche Verzehr von drei Portionen Gemüse und zwei Portionen Obst empfohlen. Ernähren Sie sich abwechslungsreich und ausgewogen mit gesunden Imbissen und leichten Mahlzeiten.

Es ist wichtig, dass Sie, während Sie Ihre Kalorienaufnahme steigern, weiterhin aktiv bleiben – nicht zuletzt, weil sich dies positiv auf Ihre Verdauung auswirkt und Verstopfung vorbeugt.

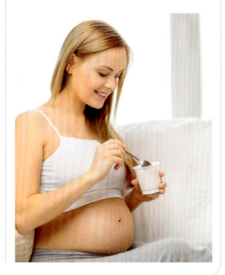

IM BLICKPUNKT: GESUNDHEIT

HELLP-Syndrom

Das HELLP-Syndrom ist eine schwere Form der Gestose (Schwangerschaftsvergiftung).

Dabei verschlechtern sich die Blutgerinnungswerte drastisch und bestimmte Leberwerte steigen stark an. Das häufigste Anzeichen eines HELLP-Syndroms sind starke Schmerzen im Oberbauch, die bis in den Rücken ausstrahlen können.

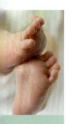

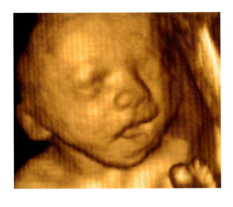

192. Tag

IHR BABY HEUTE

Dieses Baby hat gerade gegähnt. Das Gähnen ist jetzt koordinierter und erfolgt oft mehrmals nacheinander. Was auf dieser Abbildung rechts unten wie Fingerspitzen aussieht, ist in Wirklichkeit ein zum Mund geführter Fuß.

Zum Thema Schwangerschaft hat jeder eine Meinung, die er Ihnen mitteilen will – ob Sie es wollen oder nicht.

Obwohl Sie auf Ihre Schwangerschaft vermutlich sehr stolz sind und vorsichtig mit Ihrem Bauch umgehen, kann es lästig sein, wenn andere Menschen Sie überfürsorglich behandeln. Jeder sagt, was Sie tun und lassen sollten, um gesund zu bleiben. Manche Frauen finden dies beruhigend, doch andere sind genervt und fühlen sich belästigt. Wenn Ihnen all diese Ratschläge unangenehm sind, denken Sie daran, dass die Mitmenschen es gut meinen.

Natürlich ist es Ihr Körper, und Sie tun, was für Sie und Ihr Baby das Beste ist. Wenn es Ihnen zu viel wird, sprechen Sie mit den betreffenden Menschen – oft ist es auch der Partner, die Mutter oder Schwiegermutter. Erklären Sie ihnen, dass Sie Ihr Bestes tun, dass Sie wissen, was während der Schwangerschaft zu tun und zu lassen ist, und dass Sie die Ratschläge Ihres Arztes bzw. Ihrer Hebamme befolgen. Danken Sie höflich für die Anteilnahme, und versichern Sie, dass Sie gut auf sich und Ihr Baby aufpassen.

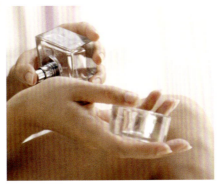

Wählen Sie Ihr Parfüm sorgfältig aus, denn es kann sein, dass Ihnen von manchen Düften, sogar von lang vertrauten, in der Schwangerschaft übel oder schwindlig wird.

IM BLICKPUNKT: GESUNDHEIT

Blutdruckkontrollen

Etwa ein Viertel der Frauen, die erstmals schwanger sind, entwickelt einen Bluthochdruck. Er kann durch Präeklampsie (s. S. 474) verursacht werden, eine ernsthafte Erkrankung, die Leber und Nieren schädigen und zu einer Eklampsie führen kann.

Wenn Sie eine Präeklampsie haben, beobachtet der Arzt Ihren Blutdruck genau. Sie werden so lange behandelt, bis Ihre Schwangerschaft so weit fortgeschritten ist, dass man die Geburt einleiten oder einen Kaiserschnitt durchführen kann.

DIE FAKTEN

Gut duften

Schweben Sie durch Ihre Schwangerschaft und fühlen sich frisch wie eine Blume? Oder haben Sie das Gefühl, nicht so gut zu riechen wie sonst, auch weil Sie mehr schwitzen? Verstärkter vaginaler Ausfluss ist kein Grund zur Sorge, aber wenn er übel riecht oder eine gelbliche oder grünliche Farbe hat, könnten Sie eine Infektion haben und sollten zum Arzt gehen.

So duften Sie weiterhin gut:

- **Duschen oder baden Sie regelmäßig,** und benutzen Sie jedes Mal ein Deodorant. Feuchttücher helfen, tagsüber frisch zu bleiben.
- **Benutzen Sie Körpersprays** und -lotionen, wenn Sie Ihr normales Parfüm nicht vertragen. Diese sind leichter und verursachen seltener Kopfschmerzen.
- **Tragen Sie keine enge Kleidung,** sondern lockere Sachen aus Naturstoffen, die Schweiß aufsaugen und Ihre Haut atmen lassen.
- **Verwenden Sie Slipeinlagen,** falls nötig, damit Sie sich frisch fühlen, es gibt sogar welche mit Duft.

Die 28. Woche

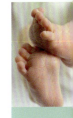

Wachstum und Gesundheit des Fötus

Ebenso wie Ihre Gesundheit und Ihr Wohlbefinden überwacht werden, kontrolliert der Arzt oder die Hebamme, wie sich Ihr Baby entwickelt. Gibt es Bedenken wegen seiner Gesundheit, werden weitere Untersuchungen durchgeführt.

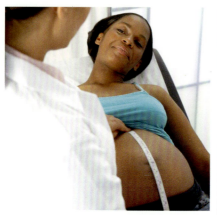

Durch das Messen Ihres Bauches prüft die Hebamme das Wachstum Ihres Babys.

Messungen

Bei den Vorsorgeterminen wird der Bauch gemessen, um das Wachstum des Babys festzustellen. Der Messwert in Zentimetern vom oberen Rand Ihres Schambeins bis zum oberen Ende der Gebärmutter (Fundus) sollte etwa Ihrer aktuellen Schwangerschaftswoche plus/minus 2 cm entsprechen. Wenn Sie z.B. in der 26. Woche sind, sollte die Messung 24–28 cm ergeben. Ihr Fundusstand ist zwischen der 24. und der 36.–37. Woche messbar. Wenn Ihr Baby zum Ende der Schwangerschaft ins Becken eingetreten ist, lässt sich seine Größe so nicht mehr feststellen. Bei einer Abweichung von drei oder mehr Zentimetern veranlasst der Arzt eine Ultraschalluntersuchung, um die Größe Ihres Babys (s. unten) und die Fruchtwassermenge zu ermitteln. Wenn sich hierbei ein Problem zeigt, verordnet er häufigere Ultraschalluntersuchungen. Die Analyse des Wachstumsverlaufs ermöglicht eine genauere Einschätzung, ob Ihr Baby normal wächst.

In einigen Fällen, z.B. wenn Sie stark übergewichtig sind, Zwillinge erwarten oder große Gebärmutterfibrome haben, kann man das Wachstum nur durch Ultraschall genau bestimmen.

WAS DIE MESSERGEBNISSE BEDEUTEN

Wachstumstabellen

Wenn es gegen Ende der Schwangerschaft Bedenken gibt, dass Ihr Baby nicht richtig wächst, werden Sie öfter per Ultraschall untersucht. Dadurch kann das Wachstum grafisch dargestellt und überwacht werden.

Die Messungen von Kopf- und Bauchumfang sowie der Gliedmaßen sind am wichtigsten, da ein ungleichmäßiges Wachstum in diesen Bereichen ein Problem aufzeigen kann.

Die drei Linien in den Grafiken stellen die normale Wachstumsspanne dar. Die rote Linie in der Mitte, die 50. Perzentile, zeigt das durchschnittliche Wachstum. Die rosafarbenen Linien darüber und darunter, die 90. und die 10. Perzentile, markieren die obere und untere Spannbreite. Da der Umfang von Kopf und Bauch über einige Zeit erfasst wird, erhält man eine eindeutige Kurve.

Hier wächst der Kopf normal, aber beim Bauch hat sich das Wachstum verlangsamt, vermutlich infolge eines Plazentaproblems. Krankheiten der Mutter, wie z.B. Bluthochdruck (s. S. 283) oder Diabetes (s. S. 473), können die Durchblutung der Plazenta beeinträchtigen.

Wenn der Blutfluss zum Kind eingeschränkt ist, werden Sauerstoff und Nährstoffe im Blut verstärkt zu den wichtigsten Organen des Babys – Herz und Gehirn – geleitet, und die Bauchorgane sind unterversorgt. Dadurch wächst der Bauch weniger als der Kopf.

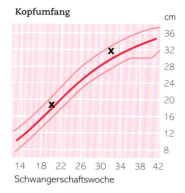

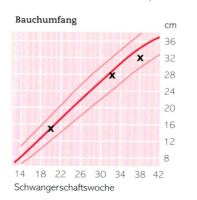

Ultraschallkontrollen in der Spätschwangerschaft

Gegen Ende der Schwangerschaft ist Ihr Baby nicht mehr in voller Länge auf dem Monitor sichtbar. Daher errechnet man seine Größe anhand verschiedener Maße – wie schon in der 20. Woche (s. S. 214). Ermittelt werden Kopfdurchmesser, Kopfumfang und Bauchumfang, die über einige Zeit aufgezeichnet werden (s. Kasten gegenüber). Die Länge des Oberschenkelknochens wird ebenfalls gemessen. Wenn die Größe Ihres Babys unter der 10. Perzentile liegt, oder wenn sein Bauchumfang zu gering ist, stellt man mit weiteren Tests fest, ob es ihm gut geht (s. unten). Ein Messwert über der 90. Perzentile kann auf Schwangerschaftsdiabetes (s. S. 473) hinweisen und muss überprüft werden. Wiegt Ihr Baby über 5 kg, wird Ihr Arzt mit Ihnen besprechen, ob ein Kaiserschnitt einer vaginalen Geburt vorzuziehen ist.

Wohlbefinden des Babys

Gibt es Bedenken, dass Ihr Baby nicht ausreichend wächst, wird der fötale Herzschlag überwacht und/oder ein biophysikalisches Profil erstellt. Dabei beobachtet man, ob Ihr Baby auf Außenreize reagiert und ob es Anzeichen für eine fötale Gefährdung gibt. Die Tests werden z. B. durchgeführt, wenn bei Ihnen eine Erkrankung bekannt ist, die das Wachstum des Kindes beeinträchtigen kann (s. Kasten gegenüber). Sie finden etwa ab der 32. Schwangerschaftswoche regelmäßig statt, damit mögliche Wachstumsprobleme Ihres Babys rechtzeitig erkannt werden. Manche Facharztpraxen bzw. Kliniken bieten eine spezielle Form der Ultraschalluntersuchung, den Doppler-Ultraschall, an (s. Kasten oben), mit dem sich die Durchblutung der Plazenta bestimmen lässt.

Aufzeichnung der fötalen Herztöne

Dabei wird die Gesundheit Ihres Babys mit einem Cardiotokographen (CTG; s. S. 418) kontrolliert. Zwei Schallköpfe werden an Ihrem Bauch befestigt: Einer registriert die Aktivitäten der Gebärmutter, der andere zeichnet den Herzschlag des Babys auf. Der Puls wird durch Kontraktionen und fötale Bewegungen beschleunigt. Als »beruhigend« gilt das Testergebnis, wenn sich der Herzschlag in 20–30 Minuten zweimal beschleunigt und keine großen Verlangsamungen auftreten. Etwa 10–20 Prozent der Föten zeigen weniger als zwei Beschleunigungen. Dann wird zur Sicherheit der Test wiederholt – vielleicht hat das Baby gerade geschlafen.

Biophysikalisches Profil (BPP)

Hat der Arzt aufgrund der Herztöne Bedenken, kann er ein BPP erstellen. Dieser Test kombiniert die CTG-Auswertung mit der Fruchtwassermenge, fötaler Bewegung, Muskelspannung und fötaler Atmung. Für jeden Teil des Tests gibt es zwei Punkte, sodass bei einem »beruhigenden« BPP-Ergebnis acht Punkte herauskommen.

WAS DIE MESSERGEBNISSE BEDEUTEN

Doppler-Ultraschalluntersuchung

Das ist eine spezielle Ultraschalltechnik, die den Blutfluss zwischen der Plazenta und dem Baby zeigt. Wenn die Plazenta normal arbeitet, ist der Blutfluss normal. Besteht ein Problem, funktioniert der Blutfluss in der Nabelschnur nicht richtig, sodass das Herz des Babys sich anstrengen muss, um das Blut zu pumpen. In Extremfällen ist der Blutfluss zwischen den Herzschlägen unterbrochen, oder das Blut fließt zurück. In diesem Fall rät man zur Einleitung der Geburt, sofern das Kind genügend ausgereift ist.

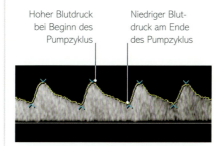

Hoher Blutdruck bei Beginn des Pumpzyklus
Niedriger Blutdruck am Ende des Pumpzyklus

Eine normale Doppler-Aufzeichnung zeigt einen kontinuierlichen Blutfluss von der Plazenta zum Baby. Zu Beginn eines Pumpzyklus ist der Blutdruck hoch, gegen Ende fällt er ab, hört aber nie auf.

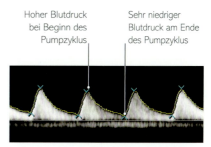

Hoher Blutdruck bei Beginn des Pumpzyklus
Sehr niedriger Blutdruck am Ende des Pumpzyklus

Eine anomale Doppler-Aufzeichnung zeigt einen gestörten Blutfluss, bei dem am Ende eines Pumpzyklus zu wenig Blut fließt. Das Baby bekommt nicht ausreichend Sauerstoff, das Wachstum ist evtl. beeinträchtigt.

FRAGEN UND ANTWORTEN

Ich habe gehört, dass man die Kindsbewegungen zählen soll. Stimmt das?

Eine Zählung, bei der Sie über einige Zeit aufzeichnen, wie oft Ihr Baby Sie tritt, wurde früher empfohlen.

Heute rät man den Schwangeren eher, auf das individuelle Bewegungsmuster ihres Babys zu achten, da dies verlässlichere Hinweise auf das Wohlbefinden des Babys gibt. Wenn Sie eine Veränderung in den Bewegungen erkennen, wenden Sie sich an Ihren Arzt.

Kann sich mein Baby zu viel bewegen?

Je mehr Bewegung, desto besser, auch wenn es Sie nachts wach hält oder unangenehm ist. Ein aktiver Fötus bedeutet nicht, dass Sie ein unruhiges Kind bekommen.

193. Tag

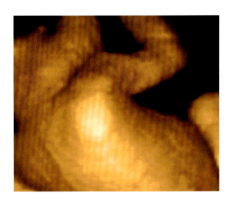

IHR BABY HEUTE

Das Baby hat dem Ultraschallkopf den Rücken zugedreht. Seine Haut wirkt nicht mehr so durchscheinend, da nun Unterhautfettgewebe gebildet wird. Dieses Fett trägt einen großen Teil zu dem Gewicht bei, das Ihr Baby ab jetzt zulegt.

Die Augenbrauen und Wimpern Ihres Babys wachsen ebenso wie das Kopfhaar. Der Fötus nutzt den Platz in Ihrer Gebärmutter.

Die Augen Ihres Babys sind jetzt geöffnet, Augenbrauen und Wimpern sind weiter gewachsen. Sein Kopfhaar wird länger.

Vermutlich nimmt Ihr Baby den gesamten verfügbaren Platz in der Gebärmutter ein, wobei es sich vorübergehend auch in Beckenendlage (mit dem Gesäß nach unten) befinden kann. Das ist bei einem Drittel der Schwangerschaften in diesem Stadium der Fall, aber es ist unwahrscheinlich, dass sich die Lage des Fötus vor der 36. oder 37. Woche stabilisiert. Da die Form der Gebärmutter eine Kopflage begünstigt, bleiben nur drei bis vier Prozent der Babys nach der 37. Woche in der Steißlage. Zu diesem Zeitpunkt ist es für Sie und die Hebamme oft sehr schwer, die Lage des Kindes festzustellen. Ein Fußtritt an einer bestimmten Stelle allein sagt nicht viel über die Position aus. Der Fötus ist sehr beweglich: Vielleicht liegen die Füße auch am Kopf.

BLUTTESTS

Zwischen der 26. und der 30. Woche wird Ihr Blut untersucht, um sicherzugehen, dass keine Anämie vorliegt. Besteht ein Eisenmangel, verschreibt der Arzt Eisentabletten, damit rote Blutkörperchen gebildet werden, denn der Hämoglobinspiegel fällt zum Ende der Schwangerschaft infolge des höheren Flüssigkeitsgehalts im Blut.

Eisenpräparate können als Nebenwirkung Magen-Darm-Probleme verursachen. Ist das bei Ihnen der Fall, dann lassen Sie sich ein anderes Präparat verschreiben, und beobachten Sie, ob die Beschwerden nachlassen. Rezeptfreie Flüssigpräparate sind verträglicher – fragen Sie den Arzt, ob diese für Sie geeignet sind.

Mit der gleichen Blutprobe werden nochmals Ihre Blutgruppe und der Rhesusfaktor überprüft. Wenn Sie rhesus-negativ sind, wird Ihnen der Arzt Anti-D-Immunglobulin spritzen für den Fall, dass Ihr Baby rhesus-positiv ist.

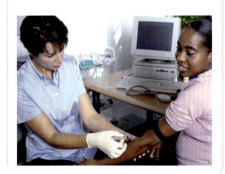

IM BLICKPUNKT: GESUNDHEIT

Schmerzen im Beckengürtel

Wenn das Niesen wehtut, Sie wie eine alte Frau »watscheln« und das Umdrehen im Bett mühsam ist (s. S. 470), leiden Sie, wie jede fünfte Schwangere, an einer Symphysenlockerung. Durch die Hormonumstellung werden die Bänder der Schambeinfuge (Symphyse) dehnbarer. Das kann sehr schmerzhaft sein. Das kann helfen:
- Halten Sie die Knie beieinander, wenn Sie ins Bett gehen, aufstehen oder ins Auto ein- bzw. aussteigen (eine Plastiktüte auf dem Sitz erleichtert das Drehen).
- Schlafen Sie auf der Seite, legen Sie ein Kissen zwischen Ihre Beine.
- Tragen Sie bequeme Schuhe.
- Vermeiden Sie schmerzhafte Tätigkeiten, wie Hausarbeit oder das Schieben eines Einkaufswagens.
- Ein warmes Bad entspannt.
- Lassen Sie sich einen orthopädischen Gürtel verschreiben, der das untere Becken stützt.
- Physiotherapie oder Akupunktur sollen laut Studien Linderung bringen.

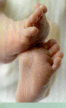

194. Tag

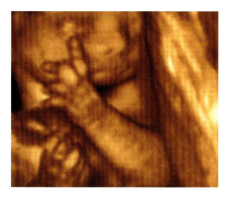

IHR BABY HEUTE

Auf diesem Bild liegt ein Finger in Augennähe. Die Augen sind die meiste Zeit geschlossen, aber ein einfacher Reflex würde verhindern, dass ein Finger (oder Zeh) das Auge berührt. Zudem reichen die Fingernägel noch nicht bis zu den Fingerspitzen.

Es ist nicht einfach, allein Nachwuchs zu bekommen, aber mit der richtigen Unterstützung können Sie sich auf das Baby freuen.

Es ist beruhigend zu wissen, dass viele Frauen Ihre Babys ganz allein bekommen und das Leben keineswegs als ewigen Kampf empfinden. Natürlich ist es ohne Partner weniger einfach, sich rund um die Uhr um ein Baby zu kümmern, doch mit zusätzlicher Unterstützung können Sie es gut bewältigen. Selbst in einer Beziehung fühlt man sich hin und wieder alleine. Sie haben bestimmt gute Gründe, warum Sie sich ein Baby wünschen, z. B. weil Sie schon älter sind. Die bewusste Entscheidung gibt Ihnen Stärke und einen klaren Blick.

Für alle schwangeren Frauen ist es wichtig, jemanden zu haben, mit dem sie sprechen und dem sie vertrauen können. Das kann die eigene Mutter, eine gute Freundin oder eine nahe Verwandte sein. Da Sie weitreichende Entscheidungen für Ihre Zukunft treffen müssen, brauchen Sie Unterstützung, genaue Informationen und Zeit zum gründlichen Nachdenken – ohne Angst, Panik oder Druck von anderen. Jemanden zu haben, dem Sie wirklich vertrauen und auf dessen Unterstützung Sie zählen können, wenn es nötig ist – besonders während der Geburt und in den ersten Wochen danach –, verschafft große Entlastung. So können Sie ruhiger und klarer über Ihre Lage nachdenken und Pläne schmieden.

EIN NETZWERK ZUR UNTERSTÜTZUNG

Schwangere brauchen seelische und praktische Unterstützung – ganz besonders, wenn sie alleinstehend sind.

■ **Nehmen Sie alle Ihre Vorsorgetermine wahr,** und bauen Sie ein gutes Verhältnis zum Arzt oder der Hebamme auf – sie sind eine unschätzbare Informationsquelle.

■ **Melden Sie sich für einen Geburtsvorbereitungskurs an.** Bevorzugen Sie möglichst Kurse tagsüber, da diese seltener von Paaren besucht werden.

Dort können Sie ein Netzwerk von Freundinnen knüpfen. Besuchen Sie auch Kurse für Yoga und Aquarobic.

■ **Überlegen Sie gut,** wer Sie bei der Geburt begleiten soll: eine zuverlässige Freundin oder vielleicht Ihre Mutter, die sich wahrscheinlich sehr freuen würde.

■ **Nehmen Sie Hilfe** von Freunden und der Familie an – die meisten möchten Anteil nehmen, jetzt und nach der Geburt.

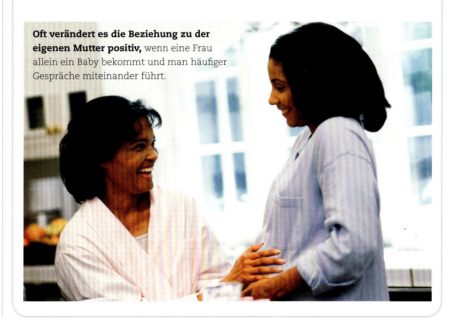

Oft verändert es die Beziehung zu der eigenen Mutter positiv, wenn eine Frau allein ein Baby bekommt und man häufiger Gespräche miteinander führt.

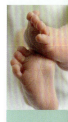

Die 28. Woche

195. Tag

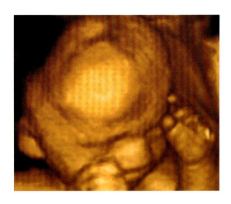

IHR BABY HEUTE

Obwohl der Ultraschall es nicht zeigt, hat Ihr Baby jetzt Haare auf dem Kopf. Augenbrauen und Wimpern sind gewachsen. Haarwachstum und -farbe tragen wesentlich zum allgemeinen Erscheinungsbild Ihres Babys bei – was im Ultraschall nicht zu erkennen ist.

Frauen, die im Sommer schwanger sind, leiden unter der Hitze, aber auch im Winter kann es anstrengend sein.

Die meisten Frauen zögern verständlicherweise, einen Wintermantel für die Zeit der Schwangerschaft zu kaufen, den sie danach vielleicht nie mehr anziehen. Die gute Nachricht: Vermutlich werden Sie überhaupt keinen brauchen! Gegen Ende der Schwangerschaft wird Ihnen sehr warm sein, sodass Sie wahrscheinlich lieber mehrere Wollsachen übereinander anziehen als einen warmen Mantel. Bei mehreren Lagen können Sie unterwegs leichter etwas ablegen, falls Ihnen zu heiß wird.

Oder stöbern Sie in der Garderobe Ihres Partners, und leihen Sie sich einen Mantel oder eine Jacke aus, die Ihren Bauch bedeckt, falls Sie längere Zeit im Freien verbringen wollen. Eine weitere Möglichkeit ist ein Secondhandladen, wo Sie ein warmes Kleidungsstück für wenig Geld erstehen können; für die wenigen Schwangerschaftswochen wird es Ihnen gute Dienste leisten. Sie können auch Ihren eigenen Mantel tragen und die Lücke am Bauch mit einem langen Schal ausfüllen.

Kaufen Sie sich für die Wintermonate einen breiten Schal oder ein Umschlagtuch, das Sie und Ihr Kind auch nach der Geburt warm halten wird. Solche warmen Schultertücher halten Sie warm, wenn Sie Ihr Baby im Tragetuch haben, aber auch wenn Sie Ihr Baby unerwartet außer Haus stillen müssen.

Denken Sie auch an Vorsichtsmaßnahmen bei Eis und Schnee. Tragen Sie feste flache Schuhe, wenn Sie ausgehen, damit Sie bei Glätte nicht ausrutschen.

BLICKPUNKT: ZWILLINGE

Praktische Überlegungen

Wenn Sie zwei oder mehr Babys erwarten, müssen Sie einige Vorbereitungen treffen. Um das Risiko des plötzlichen Säuglingstods zu verringern, sollten Babys in den ersten sechs Monaten im gleichen Zimmer schlafen wie ihre Eltern. Beide Neugeborenen können bis zum dritten Lebensmonat gemeinsam in einem Kinderbett liegen (s. S. 335).

Es ist gesetzlich vorgeschrieben, dass jedes Baby einen eigenen Autositz hat – bereits dann, wenn Sie von der Klinik nach Hause fahren.

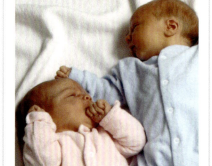

FRAGEN SIE EINE ERNÄHRUNGSBERATERIN

Ich habe gehört, dass ich im letzten Trimester mehr Thiamin (Vitamin B1) benötige. Stimmt das? Thiamin gehört zur Gruppe der B-Vitamine, die die Verdauung kohlenhydratreicher Nahrungsmittel (s. S. 14) unterstützen und zusätzliche Energie im Körper freisetzen, die Sie im letzten Trimester der Schwangerschaft definitiv benötigen.

Frauen, die anfangs unter starker Übelkeit litten, leiden manchmal an Thiamin-Mangel und benötigen eventuell ein Supplement. Da das Vitamin vom Körper nicht gespeichert wird, ist eine regelmäßige Zufuhr wichtig.

Für Fleischesser ist Schweinefleisch ein hervorragender Thiamin-Lieferant, z. B. Pfannengerührtes mit magerer Schweinelende oder Kassler.

Vegetarier und Veganer erhalten durch Haferflocken, Vollkornreis, Hefeextrakt und Müsli Thiamin.

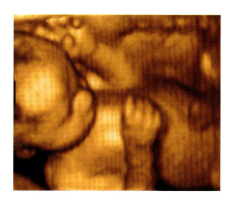

196. Tag

IHR BABY HEUTE

Das Fruchtwasservolumen nähert sich zurzeit dem Maximum, sodass Ihr Baby weiterhin Platz hat, um sich zu bewegen. Hier liegt der Fötus unten auf der Höhe der Nabelschnur. Er ändert seine Lage immer noch mehrmals am Tag.

Wenn Sie als Erste im Freundeskreis ein Baby bekommen, kann es passieren, dass sich manche Freundschaften verändern.

Freundschaften verändern sich in verschiedenen Lebensphasen. Vermutlich haben Sie in der Schulzeit, in der Ausbildung und im Beruf unterschiedliche Freundeskreise, wobei eine oder zwei enge Freundinnen Ihnen oft die ganze Zeit erhalten bleiben. Freundschaften entwickeln sich häufig, wenn man sich in einer ähnlichen Lebensphase befindet. Daher fühlen Sie sich, wenn Sie schwanger sind oder kleine Kinder haben, mit anderen Frauen in gleicher Situation wahrscheinlich am wohlsten. In Geburtsvorbereitungskursen, Stillgruppen, beim Babyschwimmen oder später in Musikkursen für Kleinkinder finden Sie neue Freundinnen.

Da Sie neue Freundschaften schließen, können sich alte Beziehungen verändern. Für Freundinnen ohne Kinder ist es meist nicht einfach, Ihre neue Mutterrolle und die starke Liebe zu Ihrem Kind zu verstehen, sodass Sie sich auseinanderleben. Manche Freundschaften bleiben, unabhängig der neuen Situation auch unverändert.

FRAGEN SIE EINE HEBAMME

In einer Anzeige wurde ein gebrauchter Autositz angeboten. Spricht etwas dagegen, ihn zu kaufen? Kaufen Sie keinen gebrauchten Autositz, wenn Sie über seine Herkunft nicht absolut sicher sind, da er an einem Unfall beteiligt gewesen oder beschädigt sein kann.

Experten für Autosicherheit empfehlen, einen gebrauchten Sitz nur von einem Bekannten zu übernehmen, und nur dann, wenn Sie absolut sicher sind, dass er keinen Unfall mitgemacht hat und die Gebrauchsanweisung noch vorhanden ist. Kaufen Sie einen Autositz nicht in einem Secondhandladen, über Kleinanzeigen oder das Internet.

BLICKPUNKT: ERNÄHRUNG

Entscheidung für biologische Ernährung

Ob man Bio-Lebensmittel verwendet, ist eine persönliche Frage, die von Ihren Überzeugungen und finanziellen Möglichkeiten abhängt.

Biologisch angebautes Obst und Gemüse wird mit weniger Pestiziden, synthetischen Düngern und Unkrautvernichtern erzeugt. Fleisch, Geflügel, Eier und Milchprodukte aus biologischer Erzeugung stammen von Tieren, die artgerecht gehalten werden und z. B. keine Antibiotika erhalten. Daher sind biologische Lebensmittel frei von Rückständen und Zusatzstoffen. Doch in Deutschland gelten für alle Nahrungsmittel strenge Richtlinien für Schadstoffe.

Trotz jahrelanger Forschung haben groß angelegte Studien nicht eindeutig bewiesen, dass biologische Nahrungsmittel mehr Nährstoffe erhalten als konventionelle. Einige Studien legen nahe, dass manches Obst und Gemüse mehr antioxidative Vitamine enthält, vielleicht, weil ihr Wassergehalt geringer ist und die Vitamine konzentrierter sind. Einer neueren Studie zufolge liefert Bio-Milch mehr Omega-3-Fettsäuren als nicht biologisch erzeugte Milch.

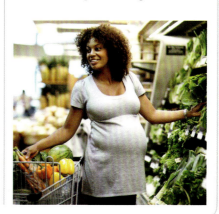

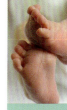

Die 28. Woche

Die 29. Woche

NUTZEN SIE DAS DRITTE TRIMESTER, UM ALLES WICHTIGE NOCH VOR DER GEBURT ZU ORGANISIEREN.

Haben Sie in dieser Phase etwas Langeweile, und leiden Sie unter Rückenschmerzen? Es gibt viele sinnvolle Möglichkeiten, sich abzulenken. Sie können sich z. B. über Stillgruppen informieren, Ihre Elternzeit planen und eine Einkaufsliste für die Babyausstattung, wie Windeln, Wickelunterlage, Strampelhosen und Lätzchen, erstellen. Vielleicht macht es Ihnen Spaß, jede Woche schon einige Sachen zu kaufen.

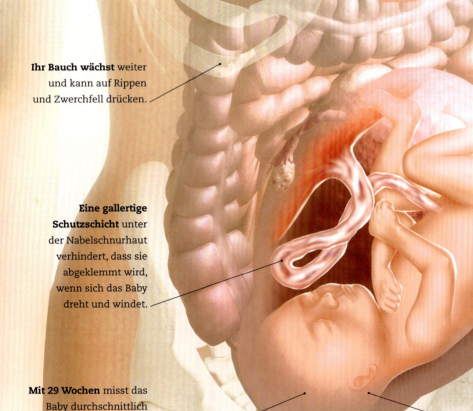

Ihr Bauch wächst weiter und kann auf Rippen und Zwerchfell drücken.

Eine gallertige Schutzschicht unter der Nabelschnurhaut verhindert, dass sie abgeklemmt wird, wenn sich das Baby dreht und windet.

Mit 29 Wochen misst das Baby durchschnittlich 38,6 cm vom Scheitel bis zur Ferse und wiegt 1200 g.

Das feine Lanugohaar, das den Körper des Babys bedeckt, verschwindet allmählich. Bei der Geburt können noch einige Haare auf dem Rücken zu sehen sein.

Das Gehirn nimmt an Größe zu; es entstehen die typischen Windungen, die bei einem ausgereiften Gehirn zu sehen sind.

197. Tag

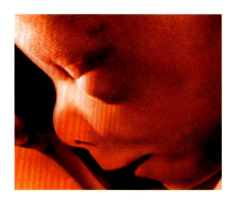

IHR BABY HEUTE

Diese Woche bezeichnet eine Art Wendepunkt in der Entwicklung Ihres Babys. Käme es jetzt zur Welt, müsste es zwar beatmet werden, doch die Lunge ist so weit ausgereift, dass es außerhalb des Mutterleibs deutlich bessere Überlebenschancen hätte als bisher.

Es ist nie zu früh, darüber nachzudenken, wie sich die Elternzeit finanziell auswirkt und ob oder wann Sie wieder arbeiten wollen.

Die Mutterschutzzeit ist für viele Frauen die erste Gelegenheit, längere Zeit nicht arbeiten zu müssen. Das kann eine enorme Veränderung bedeuten, auch wenn Sie wissen, dass Sie bald mit Ihrem Baby beschäftigt sein werden. Als Angestellte haben Sie während der gesamten Mutterschutzfrist Anspruch auf Mutterschaftsgeld und den Zuschuss des Arbeitgebers.

Wenn Sie nach der Mutterschutzfrist nicht arbeiten wollen, können Sie Elternzeit beanspruchen; diese dauert maximal drei Jahre. In diesem Fall steht Ihnen für maximal 14 Monate Elterngeld zu (s. S. 348f.)

Da sich in der Elternzeit trotz Elterngeld Ihr Einkommen verringert, sprechen Sie mit Ihrem Partner über die Einkünfte und Ausgaben, und wie Sie mit der neuen finanziellen Situation zurechtkommen werden.

Bestimmt haben Sie sich bereits Gedanken gemacht, wie lange Sie Elternzeit nehmen wollen bzw. ob und wie Sie die Elternzeit mit Ihrem Partner teilen wollen. Vielleicht gibt es die Möglichkeit, dass Sie in Ihrer »Babyphase« Teilzeit arbeiten. Das ist für viele Frauen, und auch für manche Väter, eine gute Möglichkeit, beides – Familie und Beruf – zu verbinden. Sprechen Sie mit Ihrem Arbeitgeber über die Möglichkeit einer flexiblen Arbeitszeit oder Teilzeitarbeit. Erkundigen Sie sich aber auch, ob Sie ein oder zwei Tage in der Woche zu Hause arbeiten können. Natürlich müssen Sie sich auch beizeiten Gedanken über die Möglichkeiten der Kinderbetreuung machen.

DIE RICHTIGEN WINDELN

Bevorzugen Sie Wegwerfwindeln oder Stoffwindeln?

■ **Wegwerfwindeln** haben eine gute Passform, sind sehr saugfähig und halten Ihr Baby auch über Nacht trocken. Doch sie sind teuer und bedeuten viel Müll.

Neuerdings gibt es auch umweltfreundliche Wegwerfwindeln, die aus wiederverwerteten Rohstoffen bestehen und ohne optische Aufheller hergestellt werden.

■ **Stoffwindeln** sind auf lange Sicht billiger, obwohl Sie anfangs viel Geld für die Windeln ausgeben müssen. Da sie gewaschen und getrocknet werden müssen (was ebenso die Umwelt belastet), sind Stoffwindeln mit mehr Arbeit verbunden. In manchen Städten gibt es Windeldienste, die schmutzige Windeln abholen und sie sauber wieder bringen. Stoffwindeln müssen häufiger gewechselt werden als Wegwerfwindeln. Zwar lassen Stoffwindeln sich etwas schwieriger wickeln, aber moderne Stoffwindeln haben einen Klettverschluss, deswegen brauchen Sie keine Sicherheitsnadel mehr.

■ **Die Kombination aus beidem ist ebenfalls möglich:** Kaufen Sie Wegwerfwindeln für unterwegs oder wenn der Babysitter auf Ihr Baby aufpasst, und verwenden Sie in der restlichen Zeit Stoffwindeln.

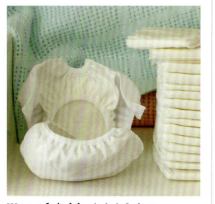

Wegwerfwindeln sind einfach zu verwenden und ideal für unterwegs. Aber sie kosten mehr als Stoffwindeln, die man waschen und immer wieder benutzen kann, sogar beim nächsten Baby.

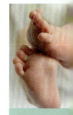

198. Tag

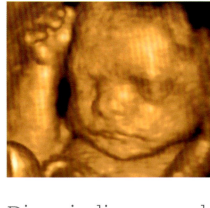

IHR BABY HEUTE

Dieses Bild zeigt eine typische Haltung – das Kinn zur Brust geneigt und ein Arm seitlich am Gesicht. Links ist noch ein Knie zu sehen, daneben ein Stück Nabelschnur. Ihr Baby liegt jetzt wahrscheinlich mit dem Kopf nach unten, aber es kann sich noch drehen.

Die spiralig gewundene Nabelschnur verbindet Ihr Baby mit der Plazenta, seinem Lebenserhaltungssystem bis zur Geburt.

Die Nabelschnur erreicht meistens etwa die gleiche Endlänge wie das Baby (obwohl es auch Ausnahmen gibt), ungefähr 50–60 cm. Sie hat insgesamt bis zu 40 Windungen, die siebenmal häufiger nach links als nach rechts gedreht sind. Das Spiralmuster ist bereits neun Wochen nach der Empfängnis festgelegt, wobei die Nabelschnur an dem Ende, das zum Baby führt, mehr Windungen aufweist als am Plazentaende; das dürfte durch die Bewegungen des Fötus verursacht werden. Die Nabelschnur enthält drei Blutgefäße: zwei Arterien, die kohlendioxidreiches Blut vom Baby zur Plazenta leiten, und eine Vene, die sauerstoffreiches Blut von der Plazenta zum Baby transportiert. Sie hat einen Durchmesser von 1,5–3 cm und besitzt eine gallertige Schicht von Bindegewebe, die verhindert, dass sie zusammengedrückt wird.

Gelegentlich kommt es vor, dass die Nabelschnur nur eine Arterie besitzt. In den allermeisten Fällen ist das ohne Bedeutung; es kann jedoch auch auf eine Chromosomenstörung hinweisen, was eine Amniozentese klären kann.

FRAGEN SIE EINEN ARZT

Bekommt mein Baby gesundheitliche Probleme, wenn es ein niedriges Geburtsgewicht hat?
Als niedrig gilt ein Gewicht unter 2,5 kg. Die meisten kleinen Babys wachsen gut, einige können aber Probleme haben. Sie sind so klein, weil sie noch unausgereift sind. So verringern Sie das Risiko: Ernähren Sie sich ausreichend, um entsprechend zuzunehmen (s. S. 99), rauchen Sie nicht, verzichten Sie auf Alkohol, vermeiden Sie Stress, und nehmen Sie alle Vorsorgetermine wahr, damit die Entwicklung Ihres Babys überwacht werden kann.

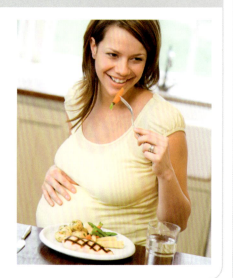

IM BLICKPUNKT: IHR KÖRPER

Ruhelose Beine

Manche Schwangere leiden unter dem sog. Syndrom der ruhelosen Beine, dem Restless-Legs-Syndrom (RLS), bei dem ein unwiderstehlicher Bewegungsdrang in den Beinen besteht. Am häufigsten tritt es in Ruhephasen auf; dadurch kann es zu massiven Schlafstörungen führen. Die Ursache ist noch nicht eindeutig geklärt. Das RLS verschwindet gewöhnlich nach der Schwangerschaft. So können Sie die Symptome verringern:

■ **Achten Sie darauf,** dass Sie über die Ernährung ausreichend Eisen zu sich nehmen (s. S. 154).

■ **Wenn Sie im Bett liegen** und die Symptome auftreten, stehen Sie auf, und tauchen Sie Ihre Füße in eine Wanne mit kaltem Wasser, bis sie sich eiskalt anfühlen. Im Bett legen Sie Ihre Füße dann auf einen Kissenstapel.

■ **Meiden Sie anregende Stoffe,** wie Koffein, und essen Sie vor dem Zubettgehen etwas, was das schlaffördernde Tryptophan enthält (s. S. 177). Treiben Sie kurz vor dem Schlafengehen keinen Sport.

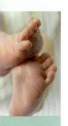

199. Tag

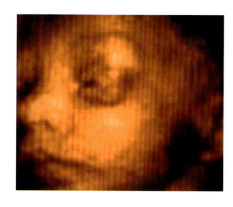

IHR BABY HEUTE

Hier sieht man das erste Mal die offenen Augen. Die Lider sind geöffnet, die dunkle Pupille ist zu sehen. Da Ultraschall keine Farben wiedergibt, hat das Weiße im Auge die gleiche Farbe wie die Lider und das Gesicht. Die »Augenbrauen« sind in Wirklichkeit Schatten.

Wenn Sie allmählich das Gefühl haben, hinter Ihrem Bauch zu verschwinden, wird es Zeit, dass Sie etwas für sich selbst tun.

Wie viele schwangere Frauen haben Sie vielleicht das Gefühl, dass man nur noch Ihren Bauch wahrnimmt, und Ihre Person dahinter verschwunden ist. Vielleicht werden Sie nicht mehr gefragt, wie Sie sich fühlen oder was es Neues bei Ihnen gibt. Anstatt »Wie geht es dir?«heißt es: »Ist mit dem Baby alles in Ordnung?«

Für die anderen und sogar für Sie selbst mag es schwierig werden, sich vorzustellen, dass Sie immer noch als eigene Person existieren, nicht nur als Schwangere oder Mutter. Wenn Sie deswegen frustriert sind, tun Sie sich selber etwas Gutes: Lassen Sie sich verwöhnen, oder genießen Sie ein Essen zu zweit, damit Sie sich wieder als etwas Besonderes fühlen.

IM BLICKPUNKT: ERNÄHRUNG

Über den Tag verteilt

Sie brauchen viele hochwertige Proteine, um das Wachstum Ihres Babys zu fördern und Ihre Gesundheit zu erhalten. Essen Sie zu jeder Mahlzeit entweder Eier, Käse, mageres Fleisch, Fisch, Hülsenfrüchte oder Vollkornprodukte. Ergänzen Sie diese Nahrungsmittel durch viel Obst und Gemüse, Nüsse und einige komplexe Kohlenhydrate (s. S. 92).

Verteilen Sie die tägliche Nahrungsmenge auf fünf bis sieben kleine Mahlzeiten. Wenn es z. B. zu Mittag normalerweise Suppe und ein Sandwich gibt, essen Sie am Vormittag die Suppe und später das Sandwich. Bereiten Sie kleine Mahlzeiten vor, wie rohes Gemüse, Käse, Nüsse und Obst, die Sie über den Nachmittag verteilt essen. Am frühen Abend könnten Sie eine leichte Mahlzeit und später Obst essen.

Verzehren Sie diese »Minimahlzeiten«, wenn Sie hungrig sind. Vergessen Sie aber nicht, dass Sie schnell mehr essen als nötig, weil Ihre Hormone auf Ihren Appetit einwirken.

FRAGEN SIE EINEN ARZT

Ich habe Schmerzen im unteren Gesäßbereich und im Bein. Was ist die Ursache? Es könnte Ischias sein, ein scharfer Schmerz, der über das Gesäß und das Bein hinunterzieht, wenn der Ischiasnerv – der längste Nerv im Körper – im unteren Gesäßbereich zusammengedrückt wird. Ischias kommt nicht nur in der Schwangerschaft vor, kann aber in dieser Zeit schlimmer werden. Gegen die Schmerzen helfen warme Bäder, eine warme Kompresse sowie eine leichte Massage durch einen erfahrenen Heilpraktiker oder Physiotherapeuten.

Yoga oder Geburtsvorbereitungskurse im Wasser können die Rückenmuskeln stärken.

Achten Sie auch auf Ihre Haltung (s. S. 249). Der Physiotherapeut kann Ihnen Übungen zeigen, die den Schmerz lindern und ein erneutes Auftreten verhindern.

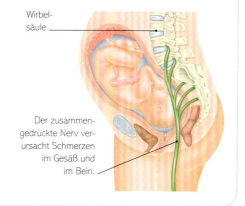

Wirbelsäule

Der zusammengedrückte Nerv verursacht Schmerzen im Gesäß und im Bein.

Die 29. Woche

200. Tag

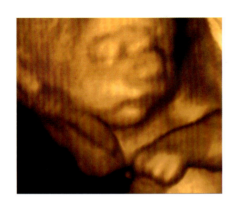

IHR BABY HEUTE

Der Schlaf-Wach-Zyklus hat sich inzwischen besser ausgebildet, doch auch wenn Ihr Baby sich bewegt, ist es nicht immer wach. Mit geöffneten Augen ist es nur kurze Zeit aktiv. Viele Bewegungen, die Sie spüren, erfolgen im Schlaf.

Die Wachstumsgeschwindigkeit Ihres Babys ändert sich im Verlauf der Schwangerschaft.

Das Wachstum Ihres Babys erfordert eine ständige Nährstoffzufuhr. Die meisten Nährstoffe werden über die Plazenta unverändert weitergeleitet, manche Substanzen werden von der Plazenta selbst und einige wenige von Ihrem Baby produziert. Zu den letzteren zählt das Hormon Thyroxin, für dessen Herstellung der Fötus Jod braucht, das über die Plazenta von der Mutter kommt. Der Spiegel dieses Hormons muss sehr genau reguliert werden. Die Plazenta bildet eine nahezu perfekte Barriere gegen Thyroxin und ermöglicht Ihnen und Ihrem Baby dadurch, den Spiegel unabhängig voneinander zu regulieren.

In der Frühschwangerschaft hängt die Größe des Fötus weitgehend von genetischen Eigenschaften ab, aber jetzt werden Umfeldfaktoren wichtiger. Im Allgemeinen wird die Geburtsgröße des Babys zu 40 Prozent durch genetische und zu 60 Prozent durch äußere Faktoren bestimmt. Von der 24. Woche bis zu den letzten zwei bis drei Wochen wächst das Baby mit einer konstanten Geschwindigkeit, danach verlangsamt sich das Wachstum. (Zwillinge wachsen bis zur 28. Woche so, als wären sie allein in der Gebärmutter, danach geht es langsamer weiter.) Die inneren Organe des Fötus tragen jetzt den größten Anteil zu seinem Wachstum bei. Besonders die Leber und das Gehirn vergrößern sich, und die Muskelmasse nimmt zu. Durch die Einlagerung von Fett unter der Haut bekommt Ihr Baby runde Konturen.

> **TATSACHE IST ...**
>
> **Die Häufigkeit von eineiigen Zwillingen** ist seit einigen Jahren konstant.
>
> Eineiige Zwillinge machen ein Drittel aller Zwillingsschwangerschaften aus, unabhängig von Herkunft und Alter der Mutter.

IM BLICKPUNKT: ZWILLINGE

Für Zwillinge einkaufen

Die Kleidung, die Sie kaufen, sollte leicht an- und auszuziehen sowie pflegeleicht sein. Sie werden wahrscheinlich viel Babykleidung geschenkt bekommen, sodass Sie nur die Grundausstattung kaufen sollten. Für jedes Baby benötigen Sie mindestens:
- Sechs Unterhemden
- Sechs Strampelanzüge
- Zwei Jacken
- Eine oder zwei Mützen (Sonnenhut für den Sommer), Lätzchen

Bedenken Sie beim Windelkauf, dass Zwillinge bei der Geburt oft kleiner sind als Einzelbabys; daher brauchen Sie in der ersten Zeit verschiedene Größen.

Kaufen Sie einen Zwillingskinderwagen in guter Qualität – er wird längere Zeit im Einsatz sein. Ein Modell mit Sitzen nebeneinander ist einem Tandem-Wagen vorzuziehen, weil Ihre älteren Babys sich dann sehen und miteinander kommunizieren können.

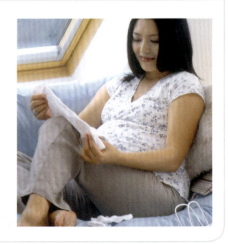

201. Tag

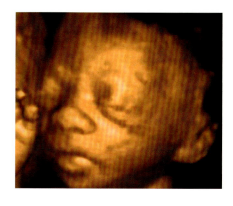

IHR BABY HEUTE

Obwohl sich die meisten Babys im 3-D-Ultraschall ähneln, kann man besonders markante Merkmale gut sehen wie etwa die Form der Ohren, Lippen oder Nase. Ab jetzt werden diese Merkmale individueller und sind klarer erkennbar.

Stillen ist etwas ganz Natürliches, aber anfangs werden Sie vielleicht Probleme haben. Nehmen Sie an einer Stillberatung teil.

Fühlen Sie sich unter Druck gesetzt, was das Stillen angeht? Stillen hat gesundheitliche Vorteile für Mutter und Baby, und es verstärkt die Bindung. Wahrscheinlich sind Sie schon gefragt worden, ob Sie stillen wollen oder nicht, aber es kann sein, dass Sie die Antwort bisher gar nicht kennen. Schließlich haben Sie es noch nicht versucht!

Die meisten Frauen wollen stillen, manche fühlen sich aber bei dem Gedanken unwohl, es zu tun – besonders in der Öffentlichkeit. Lassen Sie sich von einer Stillberaterin in der Klinik oder bei einer Stillgruppe in Ihrer Nähe beraten. Es gibt auch Kurse, die Sie in der Schwangerschaft besuchen können; dort bekommen Sie die Vorteile des Stillens erklärt und lernen, wie man das Baby richtig anlegt, damit Mutter und Kind sich wohlfühlen.

Weil das Stillen natürlich ist, denkt man, dass es auch einfach ist. Es kann aber etwas dauern, bis Sie den Dreh heraushaben. Auch die Hebamme kann Ihnen zeigen, wie Sie Ihr Baby richtig anlegen. Probieren Sie es ganz unvoreingenommen aus. Hat es sich erst einmal eingespielt, ist das Stillen gesund für das Baby, gut für Ihre Figur und eine wunderbare Möglichkeit, Ihrem Baby nah zu sein.

IM BLICKPUNKT: ERNÄHRUNG

Gesunde Bakterien

Biologisch kultivierte und fermentierte Nahrungsmittel, wie Joghurt, eingelegtes Gemüse, Sauerkraut und Miso (das ist eine japanische Sojapaste), enthalten Enzyme und Bakterien, die die Verdauung unterstützen und die gesunde Darmflora stärken.

Essen Sie mehr von diesen Nahrungsmitteln, wenn Sie unter Darmträgheit oder sogar unter Verstopfung leiden.

DIE FAKTEN

Milchfluss

Bei manchen schwangeren Frauen kann Milch aus der Brust austreten, z.B. wenn die Brüste massiert werden, beim Sex oder manchmal auch ohne ersichtlichen Grund. Etwas Milchfluss in der Schwangerschaft bedeutet, dass alles in Ordnung ist. Doch auch Frauen ohne dieses Symptom sind in der Lage, Milch zu produzieren und Ihr Baby zu stillen.

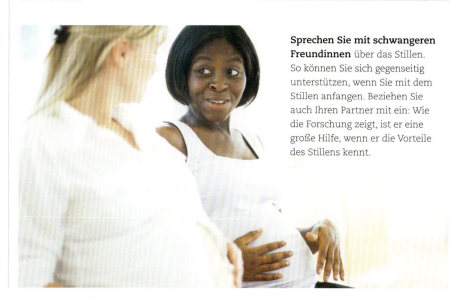

Sprechen Sie mit schwangeren Freundinnen über das Stillen. So können Sie sich gegenseitig unterstützen, wenn Sie mit dem Stillen anfangen. Beziehen Sie auch Ihren Partner mit ein: Wie die Forschung zeigt, ist er eine große Hilfe, wenn er die Vorteile des Stillens kennt.

Die 29. Woche

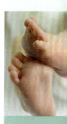

202. Tag

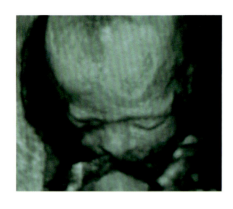

IHR BABY HEUTE

Äußerlich ist Ihr Baby voll ausgebildet, aber im Körperinnern tut sich immer noch eine Menge: Viele Organe reifen weiter heran. Sogar nach der Schwangerschaft finden weitere Entwicklungen statt, besonders im Gehirn und in der Lunge.

Rückenschmerzen sind für Schwangere kein notwendiges Übel: Verschiedene Maßnahmen beugen vor und lindern.

Yoga und andere Dehnübungen sind in der Schwangerschaft sehr zu empfehlen, weil sie die großen Bänder stärken. Schlaffe Körperbereiche verspannen sich leicht und schmerzen. Auch wenn es bequemer ist, sich bei Schmerzen (besonders Rückenschmerzen) zu schonen und Sport zu meiden, vermindern sanfte Dehnübungen und Bewegung oft Muskelkrämpfe und verbessern die Funktion der Wirbelsäule, was die Schmerzen lindert. Bewegung schenkt Ihnen neue Energie und hilft Ihnen, leichter zu entbinden und sich nach der Geburt schneller zu erholen. Machen Sie bei Rückenschmerzen zuerst Dehn- und Entspannungsübungen. Bei starken Schmerzen bitten Sie Ihren Partner, den Bereich mit 3–4 Tropfen Lavendelöl, gelöst in einem Esslöffel Traubenkernöl, zu massieren. Wenn es sich schmerzhaft entzündet anfühlt, legen Sie mehrmals am Tag für 5–10 Minuten Eis auf.

> **FRAGEN SIE** EINE MUTTER
>
> **Schwanger sein langweilt mich! Wie soll ich die nächsten Monate überstehen?**
> Ich fühlte mich etwa sechs Monate lang genauso. Die letzten drei Monate vergingen aber schnell, weil mehr passierte. Neben Vorsorgeuntersuchungen und Vorbereitungskursen mussten die Elternzeit geplant und laufende Berufsprojekte beendet werden. Ich habe das Kinderzimmer hergerichtet, Babysachen gekauft, und ich traf meine Freundinnen – so verging die Zeit schnell.

> **IM BLICKPUNKT:** IHR KÖRPER
>
> ### Den Rücken entlasten
>
> **Da das Gewicht des Babys** Ihre Bauchmuskeln belastet und Ihre Bänder wegen der Schwangerschaftshormone dehnbarer sind, können die Bauchmuskeln Ihre Wirbelsäure nur wenig stützen. Umso mehr arbeiten andere Muskeln, um Sie aufrecht zu halten, was leicht zu Rückenschmerzen führt. Heben und Bücken verschlimmern die Schmerzen. So vermeiden Sie zusätzliche Belastung:
> - **Um einen schweren Gegenstand hochzuheben,** stellen Sie sich ganz nah davor, und gehen Sie in die Hocke. Fassen Sie die Last mit geradem Rücken, und drücken Sie sich mit Ihren Oberschenkelmuskeln nach oben. Wenn Sie nach etwas greifen wollen, das auf dem Boden liegt, setzen oder knien Sie sich dazu hin.
> - **Wenn Sie einen schweren Gegenstand bewegen müssen,** ist Schieben besser als Ziehen. So werden Ihre Beine belastet und nicht der Rücken.
> - **Beim Ein- und Aussteigen ins Auto oder ins Bett** verdrehen Sie Hüfte, Becken und Rücken nicht. Zum Aufstehen aus dem Bett drücken Sie sich aus der Seitenlage mit den Armen hoch.
>
>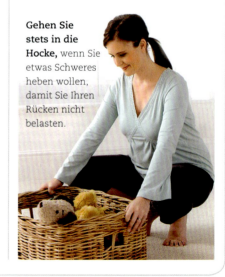
>
> **Gehen Sie stets in die Hocke,** wenn Sie etwas Schweres heben wollen, damit Sie Ihren Rücken nicht belasten.

203. Tag

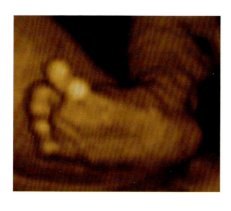

IHR BABY HEUTE

Hier sehen Sie eine Großaufnahme vom Fuß des Fötus. Er kann diesen Fuß spielend leicht zum Kopf führen und wieder zurück. Daher können Sie sich nicht darauf verlassen, dass, wenn Sie einen Tritt spüren, der Kopf an der gegenüberliegenden Stelle ist.

In der Schwangerschaft erhalten Sie viele Informationen. Oft ist es schwierig einzuschätzen, welche Quellen zuverlässig sind.

In der heutigen Gesellschaft werden Frauen mit Informationen zur Schwangerschaft regelrecht überflutet – aus Zeitungen, Zeitschriften, Büchern und dem Internet. Doch zwei verschiedene Quellen können über ein Thema zwei unterschiedliche Ansichten wiedergeben. Obwohl das Internet jede Menge nützliche Informationen bietet, hat es einige Nachteile: Sie wissen meist nicht, wer auf einer Website einen Artikel geschrieben hat. Es kann sein, dass er nicht von einem Fachmann stammt und manche Ratschläge sogar allgemeinen medizinischen Empfehlungen widersprechen. So kann es verwirren und beängstigen, wenn Sie ständig im Internet schauen, und alles lesen, was Sie finden.

Durch Artikel, die davon handeln, dass Sie die Gesundheit und das Wohlbefinden Ihres Babys durch ein bestimmtes Verhalten gefährden, können Sie sehr verunsichert werden. Sagen Sie sich immer wieder, dass Frauen schon seit Jahrhunderten Babys bekommen – ohne die Hilfe des Internets! Wenn das Lesen möglichst vieler Informationen Ihnen bei Entscheidungen hilft, lesen Sie weiter. Aber wenn es Sie verwirrt, lassen Sie es sein! Dann ist es vernünftiger, stattdessen nur ein zuverlässiges Buch oder eine gute Informationsquelle auszuwählen.

Nutzen Sie seriöse Internetseiten, um Informationen zur Schwangerschaft zu sammeln. Im Zweifelsfall fragen Sie immer die Hebamme oder den Arzt um Rat.

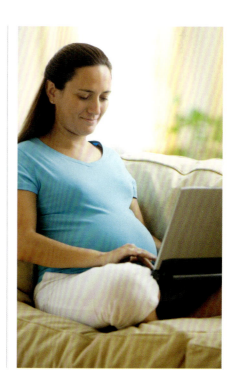

FRAGEN SIE EINE HEBAMME

Ich möchte mein Baby mit der Flasche ernähren. Was muss ich jetzt schon kaufen? Sie brauchen Kunststoffflaschen mit Saugern, ein Gerät zum Sterilisieren (s. S. 449) mit Zubehör und die Babynahrung Ihrer Wahl. Alle Produkte gibt es in großer Auswahl – nehmen Sie das, was Ihnen am besten erscheint.

Wenn Sie Ihr Neugeborenes besser kennen, kann es sein, dass Sie den Sauger oder die Babynahrung wechseln müssen. Legen Sie deshalb vor der Geburt keine Vorräte an.

IM BLICKPUNKT: ERNÄHRUNG

Heidelbeeren für das Immunsystem

Laut einer amerikanischen Studie besitzen Heidelbeeren unter 40 verschiedenen Früchten die meisten Antioxidanzien. Heidelbeeren sind auch Ballaststofflieferanten und daher in der Schwangerschaft besonders empfehlenswert, wenn Sie unter Verstopfung leiden. Außerdem enthalten sie Nährstoffe, die Zellschäden verhindern oder beheben können. So stärken Sie Ihr Immunsystem und Ihre Abwehrkräfte gegen Infektionen.

Die 29. Woche

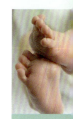

Die 30. Woche

SIE ERMÜDEN SCHNELLER, ABER DAS HÄLT SIE SICHER NICHT DAVON AB, WEITER IHR NEST ZU BAUEN.

Wenn die Entbindung naht, entwickeln viele Frauen einen Nestbauinstinkt – das Bedürfnis, die Wohnung aufzuräumen und zu putzen. Obwohl Sie sich natürlich ein schönes Heim für das Baby wünschen, sollten Sie sich nicht zu sehr verausgaben. Ihr Beruf und die regelmäßigen Vorsorgetermine sind anstrengend genug. Wenn Sie das Gefühl haben, dass Sie eine Pause brauchen, hören Sie auf Ihren Körper und ruhen Sie sich aus.

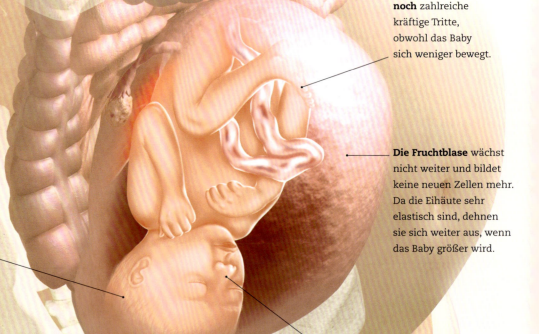

Sie spüren immer noch zahlreiche kräftige Tritte, obwohl das Baby sich weniger bewegt.

Die Fruchtblase wächst nicht weiter und bildet keine neuen Zellen mehr. Da die Eihäute sehr elastisch sind, dehnen sie sich weiter aus, wenn das Baby größer wird.

Im Gehirn prägen sich die Nervenzellen zu bestimmten Bereichen aus, die jeweils spezifische Funktionen, wie Gedächtnis und Bewegungskoordination, regulieren werden. Bis jetzt ist das Nervensystem noch sehr unausgereift.

Mit 30 Wochen beträgt die durchschnittliche Scheitel-Fersen-Länge 39,9 cm und das Durchschnittsgewicht 1300 g.

Die Nasenspitze Ihres Babys ist nach oben gebogen, und der Nasenrücken wird ausgeprägter.

204. Tag

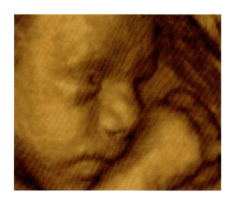

IHR BABY HEUTE

Auf dem Bild sind die Augen für einen kurzen Rundumblick geöffnet. In der Gebärmutter ist es nicht völlig dunkel, und je weiter die Schwangerschaft fortschreitet, umso mehr Licht kann eindringen. Ihr Baby gewöhnt sich allmählich an die Helligkeit.

Bald werden die Vorsorgeuntersuchungen alle zwei Wochen stattfinden. Sie sollten sie unbedingt wahrnehmen.

Denken Sie daran, dass eine Schwangerschaft ein natürlicher, gesunder Prozess ist. Durch die vielen Vorsorgetermine und die Zeit, in der Sie im Wartezimmer der Arzt- oder Hebammenpraxis sitzen – und dabei vielleicht manche Schauergeschichte zu hören bekommen –, können Sie das Gefühl bekommen, Sie hätten ein medizinisches Problem. Doch auch selbst wenn Sie zur Vorsorge in die Klinik gehen, sind Sie gesund; Sie sind einfach nur schwanger.

Bei jeder Vorsorgeuntersuchung müssen Sie eine Urinprobe abgeben, die auf Eiweiß (Protein) untersucht wird. Wenn es Ihnen immer schwerer fällt, Ihren Urin in dem winzigen Behälter aufzufangen, macht das nichts – es ist nur ganz wenig Urin nötig. Wenn Sie nichts sehen können, halten Sie das Gefäß beim Wasserlassen in den Strahl, um etwas davon aufzufangen. Der Urin ist steril (außer Sie haben eine Harnwegsinfektion). Haben Sie keine Angst davor, etwas auf die Hand zu bekommen – waschen Sie sich hinterher einfach gründlich die Hände.

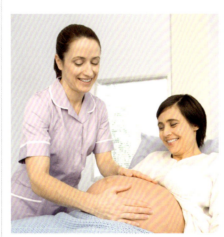

Regelmäßige Vorsorgeuntersuchungen bei der Ärztin kosten Zeit, aber sie geben Ihnen die Sicherheit, dass es Ihrem Baby gut geht.

FRAGEN SIE EINEN ARZT

Wir wissen, dass unser Baby ein Down-Syndrom hat. Wie können wir uns darauf vorbereiten? Wenn Sie es schon wissen, haben Sie mehr Zeit, die Tatsache zu akzeptieren. Eine besondere Ausstattung ist nicht notwendig, aber Sie werden emotionalen Beistand brauchen. Wenden Sie sich jetzt an die Menschen, von denen Sie glauben, dass sie am besten helfen können. Weitere Unterstützung erhalten Sie von dem Arbeitskreis Down-Syndrom (s. S. 480). Über Selbsthilfegruppen in Ihrer Nähe bekommen Sie Kontakt zu anderen Eltern von Down-Kindern.

DIE FAKTEN

Geburt ohne Arzt und Hebamme

Entbinden ohne Hilfe von Hebamme oder Arzt mag verrückt erscheinen, aber eine kleine Minderheit von Frauen glaubt, dass dies (auch Freebirthing genannt) die einzig wahre Art ist, ein Baby zur Welt zu bringen. Manche Schwangere planen eine Hausgeburt ohne Hilfe, nachdem sie bei einer früheren Entbindung negative Erfahrungen gemacht haben; andere wünschen sich ihre Geburt »natürlich«, ohne medizinisches Eingreifen.

■ **Allein Entbinden ist nicht verboten,** aber sehr riskant, weil eine scheinbare Bilderbuch-Entbindung schnell zu einem Notfall werden kann, bei dem nur erfahrene Mediziner helfen können. Es können Komplikationen auftreten, bei denen das Baby z. B. Sauerstoff braucht.

■ **Manche Frauen haben eine ungeplante plötzliche Geburt** – meist aufgrund einer sehr kurzen Wehendauer. Dabei sind Mutter und Kind wohlauf. Aber die Entscheidung, bewusst allein zu entbinden, sollte man nicht leichtfertig treffen.

Die 30. Woche

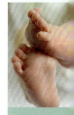

205. Tag

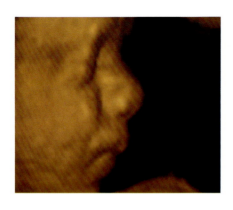

IHR BABY HEUTE

Der Nasenrücken ist ausgeprägter als in der Frühschwangerschaft. Die Nasenspitze kann noch immer nach oben gebogen wirken und sieht wie eine Stupsnase aus. Wenn das Gesicht länger wird, wandert die Nasenspitze leicht nach unten.

Die Nervenzellen Ihres Babys entwickeln sich, können aber noch nicht Schmerz, Temperatur oder Berührung empfinden.

In den immer zahlreichen Gehirnwindungen der grauen Substanz kann man jetzt elektrische Aktivität feststellen. Dieser Bereich im Gehirn reguliert höhere Funktionen, etwa Gedächtnis, Bewusstsein, Muskelkontrolle und Sinneswahrnehmungen wie Sehen und Hören.

Die Nervenzellen der Hirnrinde entwickeln sich nach und nach zu sechs verschiedenen Lagen mit unterschiedlichen Funktionen. Dieser Prozess ist etwa in fünf Wochen abgeschlossen, danach müssen die Zellen noch weiter reifen. Bei der Geburt besitzt Ihr Baby fast die volle Anzahl an Nervenzellen, ihr Wachstum setzt sich bis in die frühe Kindheit fort.

Damit die Nerven wirksam arbeiten und die Signale schneller weitergeben können, brauchen sie eine Isolierung. Bei der sog. Myelinisierung erhalten die Nervenfasern eine Ummantelung, die vor allem aus Fetten besteht. Obwohl alle Bestandteile des Nervensystems bereits ab einer frühen Entwicklungsphase vorhanden sind, benötigen die Sinnesnerven, die Nerven zur Muskelsteuerung sowie Rückenmark und Gehirn die gesamte Schwangerschaft, um sich zu entwickeln und als Einheit zu funktionieren.

Die Nerven im Gehirn und Rückenmark leiten die Sinnesempfindungen für Schmerz, Temperatur und Fühlen weiter. Da die Myelinbildung bis zu den letzten Schwangerschaftswochen andauert, nimmt Ihr Baby Schmerz, Temperatur und Berührung jetzt noch nicht wahr.

> **FRAGEN SIE EINE HEBAMME**
>
> **Der Gedanke an die Geburt gefällt mir gar nicht! Wie kann ich verhindern, dass ich zu viel Angst davor habe?** Im dritten Trimester wird Ihnen die Realität der Geburt bewusst. Schwangerschaftsbeschwerden sowie Braxton-Hicks-Kontraktionen (s. S. 410), die Sie vielleicht schon gespürt haben, geben Ihnen eine Vorstellung davon, was Sie erwartet.
>
> Denken Sie daran, dass die Geburt umso einfacher wird, je ruhiger und entspannter Sie sind. Stellen Sie sich etwas Positives vor, und konzentrieren Sie sich darauf, dass Wehen »positive Schmerzen« sind, um Ihr Baby zur Welt zu bringen. Ihrem Baby wird es gut gehen, wie lange die Geburt auch dauert, und Schmerzen kann man kontrollieren. Auch wenn Sie sich jetzt für eine natürliche Geburt entscheiden, können Sie immer noch Linderung bekommen, wenn Sie sie brauchen.
>
> Genießen Sie die letzten Monate Ihrer Schwangerschaft, gönnen Sie sich eine Massage, und beschäftigen Sie sich mit anderen Dingen. Stellen Sie sich für die Geburt vor, dass Sie Ihr Baby auf der Welt willkommen heißen, und konzentrieren Sie sich darauf statt auf Ängste.

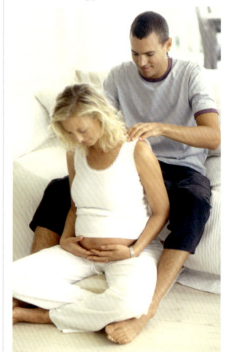

Eine Massage entspannt und kann eine willkommene Zuwendung sein, wenn Sie wegen der kommenden Geburt in sich gekehrt sind.

206. Tag

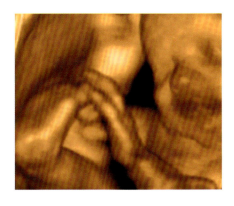

IHR BABY HEUTE

Ihr Baby greift häufig mit einer Hand nach der anderen oder, wie dieses Bild zeigt, nach einem Fuß. Das ist eine wichtige Sinnesrückmeldung an das Gehirn, während die Nerven im Gehirn ausreifen und ummantelt werden, damit sie Reize effektiver übertragen können.

Richten Sie das Kinderzimmer jetzt ein, solange Sie noch genug Energie zum Einkaufen und Dekorieren haben.

In den ersten sechs Monaten sollte Ihr Baby im selben Zimmer schlafen wie Sie, aber viele werdende Eltern richten gerne schon jetzt das Kinderzimmer ein. In diesem Zimmer können Sie die Babykleidung und die Geschenke, die Sie für Ihr Baby bekommen, aufbewahren. Sie können Ihr Kleines dort auch stillen und einen Wickeltisch aufstellen.

In Secondhandläden, die gebrauchte Babyausstattung verkaufen, können Sie einige der großen Gegenstände günstig besorgen. Wenn Sie sich ein gebrauchtes Babybett anschaffen, kaufen Sie eine neue Matratze dafür. Nicht mehr benötigte Bettlaken und Handtücher von befreundeten Eltern sind eine weitere Möglichkeit, Geld zu sparen. Wenn es nicht Ihr erstes Baby ist, werden Sie vermutlich das meiste der Babyausstattung bereits haben.

Natürlich ist es gut, vorbereitet zu sein, denn manche Babys kommen vor dem errechneten Termin, aber Sie brauchen sich nicht gleich für mehrere Monate eindecken. Wenn noch etwas fehlt oder ausgeht, was Sie benötigen, können Sie es jederzeit besorgen, nachdem Ihr Baby da ist.

Richten Sie das Zimmer für Ihr Baby möglichst vor der Geburt ein. Sie werden in den ersten Wochen Ihrer Elternschaft genug andere Dinge um die Ohren haben.

> **FRAGEN SIE** EINE HEBAMME
>
> **Brauche ich einen Kinderwagen oder einen Sportwagen?** Die meisten werdenden Eltern tun sich mit der Auswahl schwer, da es eine Vielzahl von Varianten und Typen gibt. Welches Transportmittel Sie für Ihr Baby benötigen, hängt von den Umständen ab.
>
> Wenn Sie hauptsächlich mit dem Auto unterwegs sind, ist ein Autositz sinnvoll, der sich auf ein Fahrgestell aufsetzen lässt, oder ein Autositz und eine Tragetasche. Wenn Sie viel zu Fuß gehen, eignet sich ein Sportwagen besser als ein Kinderwagen. Bedenken Sie, wie lange Ihr Kind in dem Sportwagen sitzen wird: Er muss bequem sein, für die ersten sechs Monate auf eine flache Liegefläche umstellbar sein und für später einen einstellbaren Sitz haben. Zudem muss er wetterfest sein.
>
> Wenn Sie viel in der Stadt unterwegs sind, sollten Sie neben dem Kinderwagen noch eine leichtere Variante in Betracht ziehen. Es lohnt sich, sich in Geschäften und im Internet umzusehen, um die verschiedenen Modelle zu vergleichen und den besten Preis zu finden.

Die 30. Woche

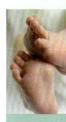

NACHGEFRAGT

Die Geburt planen

Ihr Entbindungstermin naht – jetzt denken Sie vielleicht intensiver darüber nach, wie Sie die Wehen und die Geburt bewältigen werden. Wenn Sie genau informiert sind, können Sie Ihre Entscheidungen viel selbstbewusster treffen.

Ihre Wünsche für die Geburt
Bei der Überlegung, welche Art von Geburt Sie sich wünschen, sind viele Faktoren zu beachten. Eine der wichtigsten Entscheidungen ist, wo Sie entbinden möchten. Wahrscheinlich denken Sie auch über Einzelheiten Ihrer Entbindung nach, etwa welche Geburtsposition Sie bevorzugen und welche Formen der Schmerzlinderung Sie möchten (s. S. 396ff.).

Bleiben Sie auf jeden Fall flexibel. Auch wenn Sie eine bestimmte Art der Entbindung vorziehen, könnte es gegen Ihre Wahl Bedenken geben, z. B. weil medizinische Gründe dagegen sprechen oder weil während der Geburt Probleme auftauchen. So wird die Enttäuschung nicht zu groß, falls sich nicht alles nach Plan entwickelt. Üblicherweise übernimmt bei gesunden Frauen mit unkomplizierter Schwangerschaft eine Hebamme die Betreuung während der Entbindung. Der Arzt greift nur dann ein, wenn die Meinung eines Mediziners erforderlich ist.

Ort der Entbindung Zu Beginn der Schwangerschaft haben Sie vermutlich darüber nachgedacht, wo Sie gerne entbinden würden. Auch wenn Sie schon einen bestimmten Wunsch geäußert haben, können Sie Ihre Entscheidung nochmals überdenken und Ihre Meinung am Ende der Schwangerschaft noch einmal ändern.

Wo Sie entbinden können, hängt von den Umständen ab. Falls während der Schwangerschaft Komplikationen aufgetreten sind, wie z. B. Schwangerschaftsdiabetes (s. S. 473) oder Bluthochdruck (s. S. 283), wäre eine Geburt im Krankenhaus vorzuziehen. Wenn Ihre Schwangerschaft dagegen problemlos verlaufen ist und Sie in den Vorbereitungskursen mehr über die Entbindung erfahren haben, entscheiden Sie sich vielleicht für eine Hausgeburt in familiärer Umgebung oder für eine ambulante Geburt. Eine weitere Alternative wäre ein Geburtshaus.

Irgendwann im dritten Trimester machen Sie wahrscheinlich einen Krankenhausbesuch, um die Entbindungsstation der Klinik in Ihrer Nähe zu besichtigen und sich über die dortigen Methoden und Möglichkeiten zu informieren.

Eine aktive Geburt Im Geburtsvorbereitungskurs lernen Sie verschiedene Techniken, mit deren Hilfe Sie die Schmerzen während der Geburt besser bewältigen können. Meist handelt es sich um Atem- und Entspannungstechniken, die Ihnen helfen, sich auf die Entbindung zu konzentrieren, ohne Ihre Beweglichkeit einzuschränken. Bewegung

HAUSGEBURT

Rund 12 000 Hausgeburten gibt es in Deutschland jährlich. Nach einer unkomplizierten Schwangerschaft ist eine Hausgeburt meist risikofrei und die Wahrscheinlichkeit einer medizinischen Intervention gering.

Einer sehr umfangreichen britischen Studie zufolge mussten jedoch 45 Prozent der Erstgebärenden während einer Hausgeburt in ein Krankenhaus eingeliefert werden. Auch war für das Baby das Risiko für negative Geburtsfolgen um 1 Prozent erhöht.

Diskutieren Sie die Möglichkeit einer Hausgeburt mit Ihrer Hebamme und Ihrem Partner. Finden Sie heraus, wie lange es notfalls dauern würde, ein Krankenhaus zu erreichen, und welches für Sie infrage kommt.

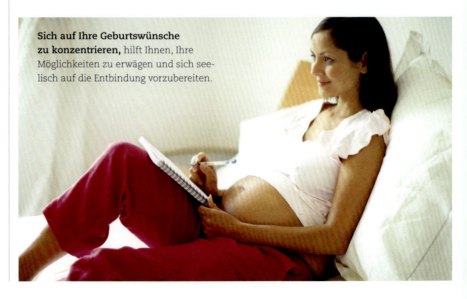

Sich auf Ihre Geburtswünsche zu konzentrieren, hilft Ihnen, Ihre Möglichkeiten zu erwägen und sich seelisch auf die Entbindung vorzubereiten.

und eine aufrechte Gebärposition sollen die Wehenarbeit erleichtern und die Schwerkraft nutzen, um Ihr Baby in den Geburtskanal zu schieben.

Wenn Sie eine aktive Geburt wünschen, wirkt sich das auf die Art der Schmerzlinderung (s. unten) und die Überwachung des Geburtsverlaufs aus. So kann eine ständige Überwachung Ihre Beweglichkeit einschränken (s. S. 418). Wenn eine kontinuierliche Überwachung des Kindes erforderlich ist, besprechen Sie mit der Hebamme, wie Sie trotzdem in Bewegung bleiben können, z. B. indem Sie sich auf einen Geburtsball setzen oder in den Vierfüßlerstand gehen.

Möglichkeiten der Schmerzlinderung Die Art der Schmerzlinderung, die Sie einsetzen können, hängt davon ab, wie aktiv Sie sein wollen (s. oben), welche Wirkung verschiedene Schmerzmittel auf Ihr Geburtserlebnis haben und wie diese Mittel auf das Baby wirken.

Natürliche Methoden wie Atemtechniken, Wassergeburt und TENS (s. S. 399) sowie manche medizinische Möglichkeiten (s. S. 402f.) ermöglichen eine aktive Geburt. Eine örtliche Betäubung, wie die Periduralanästhesie (s. S. 404ff.), schränkt die Beweglichkeit ein und kann bedeuten, dass der Drang zu pressen nachlässt.

Einen Geburtsplan erstellen

Die schriftliche Formulierung Ihrer Wünsche hilft Ihnen, Ihre Gedanken zu ordnen und die Informationen an die Hebamme weiterzugeben. Ein Geburtsplan gibt auch Ihrer Begleitperson die Möglichkeit, bei Bedarf Ihre Interessen zu vertreten. Ebenso können Sie z. B. angeben, welche Hilfsmittel im Falle eines Geburtshindernisses eingesetzt werden sollen.

Halten Sie Ihren Plan einfach und überschaubar. Wenn Sie mit Ihren Geburtshelfern zusammenarbeiten, haben Sie das Gefühl, auch in Entscheidungen einbezogen zu werden.

GEDANKEN ÜBER DIE GEBURT

Wichtige Fragen

Bedenken Sie während Ihrer Planung Folgendes:
- Wer soll Ihnen bei der Geburt beistehen?
- Wünschen Sie eine aktive Geburt?
- Welche Art der Schmerzlinderung wünschen Sie?
- Wenn Sie eine assistierte Geburt haben, bevorzugen Sie Zange oder Saugglocke?
- Soll Ihr Begleiter während eines möglichen Kaiserschnitts bei Ihnen sein?
- Soll die dritte Geburtsphase natürlich verlaufen, oder sollen Narkosemittel eingesetzt werden?
- Wie wollen Sie Ihr Baby ernähren?

Fragen Sie das Klinikpersonal:
- Welche Methoden der Geburtseinleitung werden angewandt? Wird Ihr Baby vor den Wehen überwacht, wenn Sie keine Einleitung wünschen?
- Ändern sich die Art der Schmerzlinderung und der Geburtsort bei einer Geburtseinleitung?
- Gibt es Geburtsbecken?
- Dürfen Sie Hilfsmittel wie Öle für Aromatherapie oder Musik mitbringen?
- Wie viel Privatsphäre haben Sie?
- Können Sie von einer Ärztin entbunden werden?
- Bleibt Ihr Kind während Ihres Klinikaufenthalts bei Ihnen?
- Ist eine Kinderklinik angegliedert, oder muss das Baby im Fall von Komplikationen verlegt werden?
- Können Sie nach Hause gehen, wenn Sie sich wohlfühlen, oder werden Sie erst nach einer bestimmten Zeit entlassen?

BERÜHMTE NAMEN

Geburtsmethoden

In der Mitte des 20. Jahrhunderts erfolgten Geburten in der westlichen Welt auf sehr »medizinische« Weise. Als Reaktion darauf entwickelten sich verschiedene Geburtsphilosophien, die die Frauen darin bestärkten, dass die Geburt etwas Natürliches ist. Viele dieser Denkansätze finden sich in den heute üblichen Geburtsmethoden.

Dr. Grantley Dick-Read, ein britischer Geburtshelfer, erkannte in den 1950er-Jahren den Zusammenhang zwischen Wehenschmerz und Angst vor der Geburt. Seine Atem- und Entspannungstechniken zur Schmerzbewältigung sind heute Standard.

Dr. Ferdinand Lamaze wurde vom Wissenschaftler Dr. Pawlow inspiriert, der Hunden antrainiert hatte, auf Reize zu reagieren. In den 1950er-Jahren wandte Lamaze die Idee bei Geburten an, um Frauen einen positiven Umgang mit den Wehenschmerzen anzutrainieren.

Sheila Kitzinger, eine Gynäkologin, die in den 1960er-Jahren bekannt wurde, tritt dafür ein, dass Frauen ihre Geburtsmethode selbst wählen.

Frédérick Leboyer, ein französischer Geburtshelfer, wurde in den 1970er-Jahren bekannt. Er glaubt, dass eine traumatische Geburt das spätere Leben negativ beeinflusst, und tritt für eine »sanfte Geburt« ein, bei der das Baby nach der Entbindung Hautkontakt hat und in ein warmes Bad gelegt wird.

Michel Odent befürwortet aktive Geburtstechniken und glaubt, dass Frauen während der Geburt instinktiv handeln.

Janet Balaskas gründete 1981 eine Bewegung für aktive Geburt. In ihrer Klinik in London lehrt sie Entspannung, Atmung und Yoga.

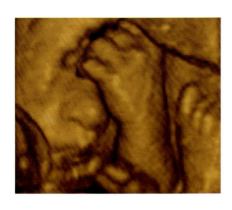

207. Tag

IHR BABY HEUTE

Auf diesem Bild hält das Baby eine Hand an die Stirn. Rechts sieht man einen Teil eines Fußes. Die Vertiefung zwischen der Nase und Oberlippe ist zu sehen, und die Nase hat die typische Stupsnasenform. Es sieht eng aus, aber es gibt noch Bewegungsfreiheit.

Ihr Baby ist eingebettet in die Fruchtblase mit dem Fruchtwasser. Sie umgibt es, bis mit dem Blasensprung die Wehen einsetzen.

Während Ihre Gebärmutter sich im Verlauf der Schwangerschaft vergrößert hat, hat sich die Fruchtblase ausgedehnt und an Ihr Baby und die Fruchtwassermenge angepasst. Ab jetzt wächst die Fruchtblase nur noch durch Dehnung und nicht mehr durch Bildung neuer Zellen.

Die Fruchtblase besteht aus einer inneren Schicht, dem Amnion, und einer äußeren, dem Chorion. Das dünnere Amnion kann über das Chorion gleiten, wenn Ihr Baby dagegendrückt. Keine der beiden Schichten besitzt Nervenzellen; aus diesem Grund empfinden Sie beim Blasensprung keine Schmerzen. Zusammen sind die Schichten nur 0,5 mm dick. Kollagenfasern in jeder Schicht machen sie enorm dehnbar – das ist in den letzten Monaten lebenswichtig, um ein zu frühes Einreißen der Häute zu verhindern. Tatsächlich sind die Häute so fest, dass sie bis zum Einsetzen der Wehen nicht einreißen (s. S. 411).

Die beiden Schichten, die sowohl das Fruchtwasser umschließen als auch eine Barriere für mögliche Infektionen vom Muttermund her darstellen, enthalten Substanzen, die Prostaglandine bilden. Prostaglandine spielen bei der Einleitung der Geburt eine wichtige Rolle. Deshalb setzen die Wehen oft dann ein, wenn die Fruchtblase geplatzt ist.

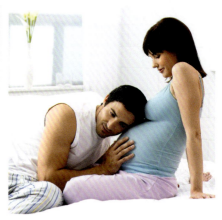

In dieser Zeit haben Babys im Mutterleib häufig Schluckauf – Sie spüren das als leichte, rhythmische Bewegungen in Ihrem Bauch.

TATSACHE IST …

Das Geschlecht des Babys kann bei einer Amniozentese oder Chorionzottenbiopsie (s. S. 152 f.) zuverlässig bestimmt werden. Diese Tests werden aber nur aus medizinischen Gründen durchgeführt.

Entgegen der landläufigen Meinung sagen Größe und Form des Bauches nichts über das Geschlecht aus. Sogar beim Ultraschall können Fehler auftreten. Der neue NIPT (s. S. 142) ist ein nicht-invasives Verfahren, bei dem auch das Geschlecht bestimmt werden kann.

IM BLICKPUNKT: VÄTER

Tritte und Schluckauf

Jetzt können Sie die Bewegungen Ihres Babys, oft Tritte und Fausthiebe, sehen. Das wird meistens abends passieren, wenn Ihre Partnerin sich entspannt. Die Bewegungen Ihres Babys zu beobachten, ist eine tolle Möglichkeit für Sie, die Bindung zu Ihrem Baby und zu Ihrer Partnerin zu vertiefen.

Das Baby reagiert auf Ihre Stimme, auf Musik und kann sogar bei unerwarteten Geräuschen »hüpfen«. Man erkennt aber nicht, ob es sich freut oder eher irritiert ist.

Ihr Baby hat auch manchmal Schluckauf (s. S. 204). Dabei fühlen Sie seine Bewegungen deutlicher als bei jeder anderen Aktivität, denn Schluckauf hält über einen längeren Zeitraum an, während Tritte und Fausthiebe ganz zufällig vorkommen.

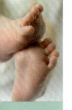

208. Tag

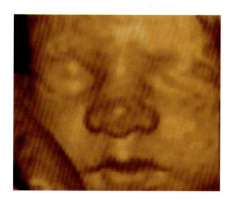

IHR BABY HEUTE

Die Lippenform und die Vertiefung zwischen Nase und Oberlippe sind hier besonders gut zu sehen. Wenn Sie oder Ihr Partner eine markante Vertiefung (Philtrum) über der Oberlippe haben, hat Ihr Baby sie vielleicht ebenfalls, oder es hat eine Mischform.

In der Regel wird ein Baby nur so groß, wie seine Mutter es auf natürlichem Weg zur Welt bringen kann.

Die Breite Ihrer Hüften sagt nicht immer etwas über die Beckengröße aus. Schlanke Hüften deuten keineswegs auf eine schwere Geburt hin, und breite, »gebärfreudige« Hüften müssen keine leichte Geburt bedeuten.

Bekannt ist, dass die Körpergröße der Mutter die Größe des Babys beeinflusst – selbst wenn die endgültige Größe des Kindes genetisch festgelegt ist. Sogar wenn Ihr Kind später 1,80 m groß werden sollte: Falls Sie selbst klein sind, wird Ihr Kind bei der Geburt auch relativ klein sein. Sind Sie zierlich, können Sie kein 5,5 kg schweres Baby zur Welt bringen. Daher hält Ihr Körper die Geburtsgröße Ihres Kindes in Grenzen. Ihr Baby holt danach entsprechend auf.

In manchen Fällen besteht ein Missverhältnis zwischen dem Becken und dem Kopf des Kindes, bei dem das Baby viel zu groß oder das Becken viel zu klein ist. Dann werden die genauen Maße durch eine Computertomografie ermittelt. Erst während der Wehen stellt sich heraus, ob das Baby den Geburtskanal gut passiert.

FRAGEN SIE EINE HEBAMME

Geht Zwillingen der Platz für Bewegungen aus? Es scheint so zu sein, dass Zwillinge im dritten Trimester früher ihre endgültige Position finden und ruhiger sind als Einzelbabys. Bei Zwillingsschwangerschaften verändert sich die Position der Babys ab der 32.–34. Woche viel seltener. Wie Ihre Zwillinge entbunden werden, hängt davon ab, wie der unten liegende Zwilling im Verhältnis zum Becken liegt. Liegt er mit dem Kopf nach unten, sollte eine vaginale Entbindung möglich sein. Der zweite kann dann meist vorsichtig in Kopflage gebracht werden.

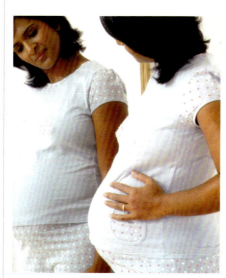

Wenn Sie sich über Ihren Bauchumfang wundern, machen Sie sich vielleicht Sorgen, wie Sie Ihr Baby zur Welt bringen sollen. Aber keine Angst, die Natur ist auf Ihrer Seite.

ZUM NACHDENKEN

Ein Hilfsnetzwerk

Viele Frauen hoffen, dass nach der Geburt Ihr Körper über Nacht zu seiner alten Form findet, sie vor Energie strotzen und wild auf Unternehmungen sind. Realistischer ist, dass Sie sich mit dem Stillen abmühen und bis zum Nachmittag Ihre Zähne noch nicht geputzt haben. Wenn Sie nicht im Chaos leben wollen, handeln Sie jetzt, damit später nicht Groll und Erschöpfung vorherrschen.

- Sprechen Sie mit Ihrem Partner darüber, wie Sie sich als Eltern die Hausarbeit teilen werden.
- Ihre Aufgabe wird die Ernährung des Neugeborenen sein, deshalb brauchen Sie Hilfe im Haushalt, besonders in den ersten Wochen. Spannen Sie z. B. Familie, Freunde oder eine Haushaltshilfe ein. Geben Sie die Arbeit ab, damit Sie über das Einkaufen, Kochen oder Putzen nicht nachdenken müssen.
- Junge Eltern brauchen ihren Freiraum. Einige Wochen nach der Geburt können Sie einen Babysitter organisieren. Wenn Sie stillen, pumpen Sie Milch ab.

Die 30. Woche

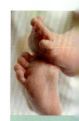

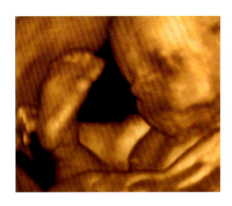

209. Tag

IHR BABY HEUTE

Immer mehr Geräusche dringen in die Gebärmutter, und Ihr Baby reagiert auf die lautesten. Die Flüssigkeit, in der der Fötus schwimmt, verändert den Klang, den er hört: Es ist der gleiche Effekt, wie wenn Sie mit dem Kopf unter Wasser schwimmen.

Ihr Blutvolumen erreicht erst in einigen Wochen das Maximum, aber Ihr Kreislauf arbeitet in dieser Phase mehr als je zuvor.

Ihr maximales Blutvolumen beträgt zwischen der 25. und der 35. Woche etwa fünf Liter – eine Zunahme um 25 Prozent. Für dieses erhöhte Blutvolumen muss Ihr Herz mehr und schneller schlagen. Ihre Blutgefäße haben sich in dieser Schwangerschaftsphase so weit wie möglich erweitert, um diesen zusätzlichen Blutfluss zu bewältigen. Sie merken, dass Sie mehr schwitzen und Ihre Haut sich heißer anfühlt (das ist das rosige Leuchten, das viele Frauen nun haben).

Außer dem zusätzlichen Blut haben Sie auch mehr Flüssigkeit im Körper. Dadurch wird das Körpergewebe voller. Es kommt häufig vor und ist normal, dass Gesicht, Finger und Knöchel anschwellen (s. S. 466f.). Da das Anschwellen auch ein Anzeichen einer Präeklampsie (s. S. 474) sein kann, ist es allerdings wichtig, dass Ihre Hebamme bzw. der Arzt Sie untersucht.

> **FRAGEN SIE** EINE HEBAMME
>
> **Ich merke, dass ich sehr leicht außer Atem komme. Muss ich mir Sorgen machen?**
> Nein, wenn Sie schwanger sind, müssen Ihre Lungen viel mehr arbeiten, um dem höheren Sauerstoffbedarf Ihres Körpers gerecht zu werden. Damit Sie mehr Luft einatmen können, schieben sich die Rippen nach außen, und Ihre Lungenkapazität nimmt so deutlich zu. Gleichzeitig geraten Sie dabei außer Atem.
> In den letzten drei Monaten kommen viele Schwangere schon bei leichten Anstrengungen außer Atem, weil die wachsende Gebärmutter gegen die Lunge drückt. Kurzatmigkeit kann aber auch ein Anzeichen für eine Anämie sein (s. S. 472), die behandelt werden muss. Das Atmen wird wieder einfacher, wenn Ihr Baby zur Geburt ins Becken eingetreten ist (s. S. 361).

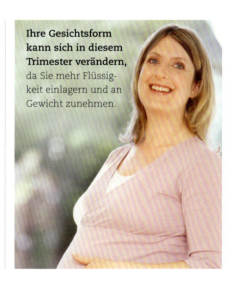

Ihre Gesichtsform kann sich in diesem Trimester verändern, da Sie mehr Flüssigkeit einlagern und an Gewicht zunehmen.

> **IM BLICKPUNKT:** ZWILLINGE
>
> ### Sicher trainieren
>
> **Wenn Sie Zwillinge erwarten,** sollten Sie im dritten Trimester keine kraftbetonten Übungen machen. Die letzten drei Monate sind für Sie besonders anstrengend, sodass Sie wahrscheinlich sowieso kein Verlangen haben werden, sich viel zu bewegen.
> Bald werden Sie auch dicker sein als die Frauen, die nur ein Baby erwarten, und so wird auch Ihr Umfang Sie an manchen Aktivitäten hindern. Wenn Sie aktiv bleiben wollen, gehen Sie spazieren, schwimmen Sie, oder nehmen Sie an Yoga- oder Pilateskursen teil.
> Wenn Sie im dritten Trimester Sport ausüben wollen, fragen Sie Ihren Arzt oder Ihre Hebamme, ob Sie dürfen und auf was Sie achten sollen. Sie überwachen die Fortschritte Ihrer Babys und beraten Sie, wie viel Aktivität ratsam ist. Befolgen Sie in jedem Fall die Richtlinien für ein sicheres Training (s. S. 18).

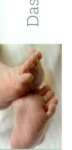

210. Tag

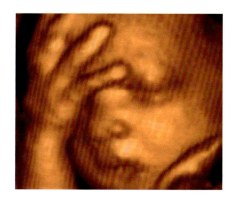

IHR BABY HEUTE

Kann es sein, dass Ihr Baby sich müde fühlt? Auf manchen Ultraschallbildern sieht es fast so aus. Tatsächlich verbringt der Fötus die meiste Zeit eher schlafend als in wachem Zustand. Anscheinend ist es notwendig, dass ein Baby in der Schwangerschaft die meiste Zeit schläft.

Es dauert noch, bis die Mutterschutzfrist beginnt, doch wenn Sie oft müde sind, sollten Sie Ihre Tätigkeiten entsprechend anpassen.

Gegen Ende des dritten Trimesters fühlen Sie sich müder als gewöhnlich. Die Strapazen für Ihren Körper machen sich bemerkbar, deshalb fühlen Sie sich schnell unwohl und müde. Dinge, die Sie früher nicht gestört haben, wie längeres Stehen oder langes Gehen, werden zunehmend schwieriger. Schon der Weg zur Arbeit und zurück kann anstrengend sein. Fragen Sie, ob Sie Ihre Arbeitszeiten ändern können, damit Sie nicht im Berufsverkehr unterwegs sein müssen. Scheuen Sie sich nicht, in Bus und Bahn zu fragen, ob jemand Ihnen seinen Sitzplatz überlässt. Wenn es an Ihrem Arbeitsplatz einen Ruheraum gibt, sollten Sie sich über Mittag oder am frühen Nachmittag kurz hinlegen und ausruhen.

Sprechen Sie mit Ihrem Arbeitgeber über Möglichkeiten, wie Sie mit weniger Körpereinsatz arbeiten können. Bitten Sie um Hilfe, wenn Sie beispielsweise schwere Aktenordner tragen müssen oder wenn bei Ihrer Arbeit lange Wege erforderlich sind. Mit einigen Umstellungen können Sie bis zu Ihrer Mutterschutzzeit arbeiten, aber hören Sie vor allem auf Ihren Körper: Wenn Sie müde sind, ruhen Sie sich aus; wenn Ihre Füße und Beine schmerzen, setzen Sie sich hin.

GEBURTSBECKEN

Eine Geburt im Wasser kann nicht nur die Schmerzen, die Beschwerden und die Anstrengung während der Entbindung lindern, sondern auch entspannen und den Blutdruck senken. Studien zeigen, dass warmes Wasser am unteren Rückenbereich (wo im Rückenmark die Nerven aus der unteren Unterleibsregion enden) Wehenschmerzen lindert und die Produktion von Endorphinen oder natürlichen Schmerzkillern anregt. Ob Sie sich für ein Geburtsbecken oder ein warmes Bad entscheiden: Wasser hilft sehr gut, die Wehen zu bewältigen.

Wenn Sie im Wasser gebären, versorgt die Nabelschnur Ihr Baby weiter mit Sauerstoff, aber es muss rasch an die Oberfläche geholt werden, damit es eigenständig atmen kann.

Sie können ein tragbares Becken für zu Hause mieten oder in vielen Kliniken eines benutzen (s. S. 343). Achten Sie darauf, dass diese Angaben auf Ihrem Geburtsplan stehen. Eine Wassergeburt ist nicht zu empfehlen, wenn Ihre Entbindung als risikoreich gilt.

IM BLICKPUNKT: ZWILLINGE

Kaiserschnitt

Mehr als die Hälfte aller Zwillinge wird per Kaiserschnitt entbunden (s. S. 438f.). Oft wird der Kaiserschnitt geplant, und die Mutter bekommt keine Wehen. Dies ist für die Babys oft der beste Weg, zur Welt zu kommen, und ein kleiner Preis, den die Mutter zahlen muss. Eine vaginale Entbindung kann bei Zwillingen besonders für den zweiten schwierig werden. Nach der Geburt des ersten können Komplikationen auftreten, sodass der zweite schnell geholt werden muss.

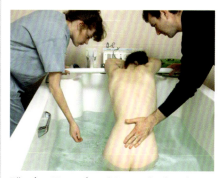

Für eine Hausgeburt können Sie ein Geburtsbecken mieten. In der Klinik sind Geburtswannen oft vorhanden.

Die 30. Woche

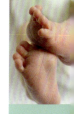

Die 31. Woche

AUCH WENN SIE EINEN GEBURTSPLAN ERSTELLT HABEN – BLEIBEN SIE FLEXIBEL.

Wahrscheinlich haben Sie bestimmte Vorstellungen von einem idealen Geburtserlebnis. Aber legen Sie sich nicht zu sehr fest: Viele Faktoren können Einfluss darauf haben, wo und wie Ihr Baby geboren wird. Es kann gut sein, dass Sie Ihre Meinung noch ändern, sogar nachdem die Wehen eingesetzt haben. Ihre Geburtshelfer beantworten Ihnen gerne alle Fragen, nutzen Sie daher deren Erfahrung und Fachwissen.

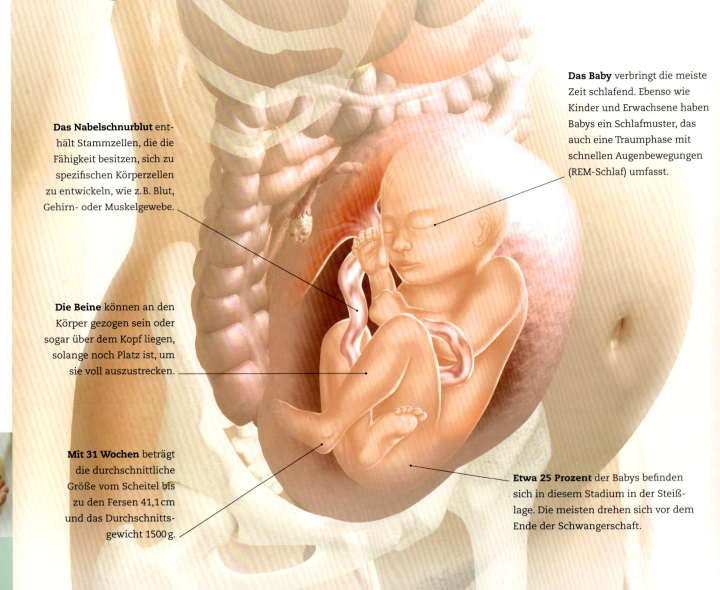

Das Nabelschnurblut enthält Stammzellen, die die Fähigkeit besitzen, sich zu spezifischen Körperzellen zu entwickeln, wie z.B. Blut, Gehirn- oder Muskelgewebe.

Die Beine können an den Körper gezogen sein oder sogar über dem Kopf liegen, solange noch Platz ist, um sie voll auszustrecken.

Mit 31 Wochen beträgt die durchschnittliche Größe vom Scheitel bis zu den Fersen 41,1 cm und das Durchschnittsgewicht 1500 g.

Das Baby verbringt die meiste Zeit schlafend. Ebenso wie Kinder und Erwachsene haben Babys ein Schlafmuster, das auch eine Traumphase mit schnellen Augenbewegungen (REM-Schlaf) umfasst.

Etwa 25 Prozent der Babys befinden sich in diesem Stadium in der Steißlage. Die meisten drehen sich vor dem Ende der Schwangerschaft.

211. Tag

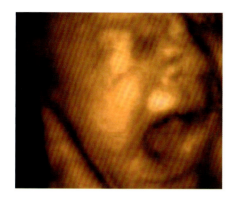

IHR BABY HEUTE

Jetzt gähnt Ihr Baby genauso häufig wie in den ersten Wochen nach der Geburt. Warum die Föten vor der Geburt gähnen, ist bis heute nicht ganz geklärt. Wenn Sie Ihr Kind im Ultraschall gähnen sehen, müssen Sie wahrscheinlich ebenfalls gähnen.

Machen Sie sich, bevor Sie mit Ihrem Baby nach Hause kommen, Gedanken darüber, wo es schlafen wird.

Es wird empfohlen, das Baby in den ersten sechs Monaten in einem Kinderbett oder einer Wiege im Schlafzimmer der Eltern schlafen zu lassen. Wenn es in Ihrem Zimmer schläft, ist es in der Nähe, wenn es in der Nacht schreit, und Sie sind gleich bei ihm. Das ist besonders praktisch, wenn Sie stillen.

Bedenken Sie, dass Babys nicht ruhig schlafen: Sie zappeln, geben Laute von sich und drehen sich. Diese Geräusche können Sie oder Ihren Partner stören. Wenn Ihr Partner am nächsten Tag arbeiten muss, setzen diese zusätzlichen Störungen ihm zu. Ihnen kann es ebenfalls so gehen, aber Sie können vermutlich tagsüber etwas Schlaf nachholen oder sich ausruhen, wenn Ihr Baby schläft. Machen Sie es so, wie es für Sie drei am besten ist – vielleicht kann Ihr Partner auch vorübergehend in einem anderen Zimmer schlafen. Manche jungen Eltern sind durch das Leben mit dem Neugeborenen so erschöpft, dass sie schlafen, egal ob ihr Baby ein wenig unruhig ist oder nicht. Wenn das Baby sein eigenes Zimmer hat und Sie Angst haben, dass Sie es nicht schreien hören, können Sie ein Babyfon benutzen. Nachts um 3.00 Uhr kann Ihnen der kurze Weg ins Kinderzimmer allerdings sehr lang erscheinen.

BABY IM ELTERNBETT?

Möchten Sie, dass Ihr Baby mit in Ihrem Bett schläft, besonders wenn Sie stillen? Das ist nicht zu empfehlen, solange es jünger als drei Monate ist, wenn es eine Frühgeburt war, weniger als 2,5 kg wiegt, oder wenn Sie oder Ihr Partner rauchen, Alkohol getrunken haben, Beruhigungsmittel genommen haben oder extrem müde sind. Falls das Baby später bei Ihnen schläft, stellen Sie sicher, dass Sie nicht versehentlich auf das Baby rollen.

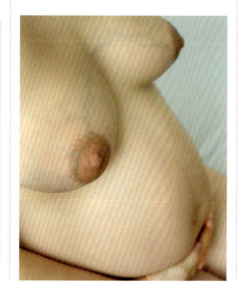

IM BLICKPUNKT: IHR KÖRPER

Brustveränderung

Jetzt beginnt Ihre Brust, sich auf das Stillen vorzubereiten. Dabei erleben Sie unerwartete Veränderungen und Beschwerden. Ihre Brüste werden voller und fühlen sich deutlich schwerer an; der Warzenhof wird dunkler. Sie fühlen Knoten und Unebenheiten in Ihren Brüsten, wenn die Vormilch (Kolostrum) gebildet wird, die manchmal aus der Brust austreten kann (s. S. 295).

Die Talgdrüsen (Montgomery-Drüsen) rund um den Warzenhof vergrößern sich ebenfalls zu deutlichen Knötchen. Sie sind später für den Luftabschluss zwischen Brustwarze und Mund des Babys beim Stillen wichtig. Infolge der erhöhten Durchblutung treten die Venen hervor. Ihre Brüste fühlen sich auch weicher an und sind empfindlicher als gewöhnlich, besonders bei Berührung.

Ihre Brüste verändern sich, weil sich der Körper auf das Stillen vorbereitet. Da sie sich in dieser Phase voll und schwer anfühlen, ist es wichtig, einen Büstenhalter zu tragen, der sie gut stützt. Kaufen Sie sich einen Schwangerschafts-BH.

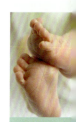

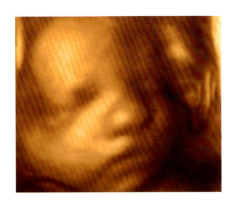

212. Tag

IHR BABY HEUTE

Sie wissen jetzt, zu welchen Zeiten Ihr Baby besonders aktiv ist oder eher ruhig. Es hat in der Gebärmutter noch eine Menge Platz zum Bewegen, aber wahrscheinlich gibt es eine Lieblingsstelle, die mehr Tritte abbekommt als andere.

Ihr Baby hat nun einen deutlichen Schlaf-Wach-Rhythmus, der sich entweder nach Ihrem richtet oder ganz individuell ist.

Wann und wie das Baby seinen Schlaf-Wach-Rhythmus im Bauch der Mutter entwickelt, ist noch unklar. Es ist nicht bekannt, ob Ihr Rhythmus den Rhythmus des Kindes beeinflusst, oder ob das Baby seine eigene innere Uhr entwickelt. Vermutlich reagiert der Fötus auf die kleinen Lichtmengen, die in den letzten Schwangerschaftswochen in die Gebärmutter dringen. Gehirnuntersuchungen zeigen jedoch, dass das Baby in dieser Phase sehr unterschiedliche Aktivitätsperioden hat.

Es gibt einen deutlichen Zyklus, in dem sich Perioden der Ruhe, des Schlafes mit schnellen Augenbewegungen (REM), des Wachseins mit Aktivität, aber ohne Augenbewegungen, sowie des Wachseins mit viel Aktivität und Augenbewegungen abwechseln. Während dieses Schlaf-Wach-Rhythmus werden die Aktivitäten des Babys koordinierter, da die aktiven Phasen mit rhythmischem Atmen und einem erhöhten Herzschlag sowie mit Augenbewegungen gekoppelt sind.

In dieser Schwangerschaftsphase zeigt die elektrische Aktivität im Gehirn des Fötus Muster, die auf Perioden von Schlaf oder Wachsein hinweisen. Ein EEG würde zeigen, dass die ruhigste Periode, der Tiefschlaf, fast die Hälfte der Zeit ausmacht. Der nächsthäufige Zustand ist der REM-Schlaf (der Zustand, in dem Kinder und Erwachsene träumen). In dieser Zeit ist im Gehirn große Aktivität zu verzeichnen. Während der REM-Phasen kann Ihr Baby ruhig sein oder sich viel bewegen, daher kann man nicht sagen, ob es in dieser Zeit in Wirklichkeit wach ist oder ob es träumt. Paradoxerweise ist die elektrische Aktivität dann am geringsten, wenn der Fötus am muntersten ist – in diesem wachen Zustand verbringt er aber nur zehn Prozent der Zeit.

STAMMZELLGEWINNUNG

Das Blut in der Nabelschnur Ihres Babys ist reich an Stammzellen – den Bausteinen von Organgewebe, Blut und Immunsystem. Manche Eltern lassen diese Zellen (auf eigene Kosten) entnehmen und aufbewahren für den Fall, dass ihr Kind oder ein anderes Familienmitglied später erkranken sollte. Laut Studien lassen sich viele Krankheiten mit Stammzellen behandeln.

Nachgewiesen ist, dass Zellen aus dem Nabelschnurblut eines Familienmitglieds wesentlich wirksamer sind als Zellen eines fremden Spenders oder das Knochenmark eines Verwandten. Neuere Studien haben jedoch auch ergeben, dass die Wahrscheinlichkeit, das Blut selbst zu benötigen, bei 1:5000 bis 1:20000 liegt.

Das Einlagern ist sehr teuer. Alternativ können Sie das Nabelschnurblut einer öffentlichen Blutbank spenden, sodass es für Patienten eingesetzt wird, die es dringend benötigen. Das Blut wird in einem einfachen, schmerzfreien Verfahren gesichert und kann Ihrem Kind oder einem anderen Menschen das Leben retten.

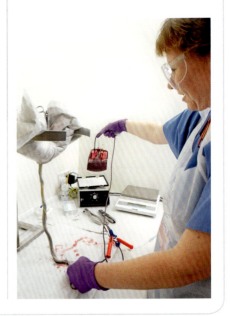

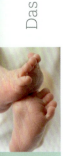

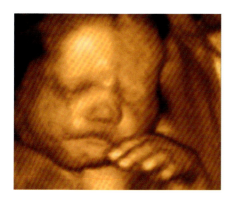

213. Tag

IHR BABY HEUTE

Lassen Sie sich von den vielfältigen Gesichtsausdrücken überraschen, die Ihr Baby immer öfter zeigt. Hier zieht der Fötus die Mundwinkel nach unten, doch in der nächsten Minute kann er gähnen, Grimassen schneiden oder friedlich schlafen.

Ihr Baby sollte vor allem wohlbehalten und mit möglichst wenig Belastung für Sie beide zur Welt kommen.

Viele Frauen wünschen sich eine natürliche Geburt ohne Schmerzlinderung oder andere medizinische Eingriffe. Falls eine natürliche Geburt nicht möglich ist, haben viele Frauen das Gefühl, sie hätten es »nicht geschafft«. Sie fühlen sich schuldig oder werden depressiv, weil z. B. eine Schmerzlinderung oder ein Kaiserschnitt notwendig war.

Manche Frauen haben eine höhere Schmerzgrenze und bewältigen die Wehen mit einfachen Atem- oder Entspannungstechniken, während andere mehr Hilfe brauchen. Schmerz ist subjektiv, kein anderer kann Ihren Schmerz fühlen. Wenn es Ihnen zu viel wird, bitten Sie um Hilfe. Die Hebamme klärt Sie über die Möglichkeiten (s. S. 402ff.) auf.

Eine Geburt ist harte Arbeit, die Erfahrung sollte aber kein traumatisches Erlebnis sein. Schmerzfrei zu sein, kann bedeuten, dass Sie die Geburt als eher angenehm erleben. Das medizinische Team befindet sich im Entbindungszimmer, um Ihnen zu helfen, und ist zur Stelle, wenn Wohlbefinden und Sicherheit von Mutter und Kind es erfordern.

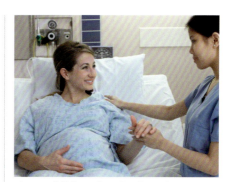

Eine natürliche Geburt ist ein großer Wunsch vieler Frauen, aber stellen Sie sich auch darauf ein, dass ein medizinischer Eingriff notwendig werden könnte.

BEFRAGEN SIE EIN EXPERTENTEAM ZUM THEMA NATÜRLICHE GEBURT

Ich möchte eine natürliche Geburt, aber jeder sagt, dass ich meine Meinung ändern werde, sobald ich in den Wehen liege. Haben die anderen recht?

Mutter: Nichts kann Sie auf Wehenschmerzen vorbereiten. Meine sorgfältigen Pläne schienen unrealistisch, als der Schmerz kam. Sie können Ihre Ansicht jederzeit während der Geburt ändern.

Auch wenn ich enttäuscht war, dass ich es nicht ohne Schmerzbehandlung geschafft habe, sie hat den Vorteil, dass sie dabei hilft, sich auf das Wichtigste zu konzentrieren: ein gesundes Baby zur Welt zu bringen. Wenn Sie dieses Ziel erreichen, war die Geburt ein Erfolg, egal was zwischendurch geschah. Versuchen Sie durchzuhalten, solange Sie können, aber Sie tun sich und dem Baby keinen Gefallen, wenn Sie beide völlig erschöpft sind.

Hebamme: Viele Frauen sind durch die Intensität des Geburtserlebnisses geschockt und vergessen ihren idealistischen Geburtsplan. Lassen Sie lieber Notfallpläne zu, und seien Sie unvoreingenommen. Schmerzlinderung (s. S. 397ff.) und Eingriffe sollen Ihnen und dem Baby die Geburt erleichtern und werden nur vorgenommen, wenn sie erforderlich sind. Manche Frauen bewältigen die Wehen gut, andere brauchen etwas Hilfe.

Wenn Sie Ihre Ansicht während der Entbindung ändern, ist es nicht schlimm. Für eine Mutter, die ihre Schmerzen kontrollieren kann, geht die Entbindung schneller vorbei, und sie hat mehr Kraft für den Neuankömmling.

Die 31. Woche

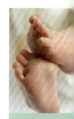

NACHGEFRAGT

Zwillinge

Nur noch wenige Wochen – inzwischen ist Ihr Bauch sicher sehr groß, und Sie sind aufgeregt wegen der bevorstehenden Geburt. Vermutlich machen Sie sich Sorgen, wie Sie all die Belastungen während und nach der Geburt bewältigen.

Vorbereitung auf die Geburt
Obwohl bei Mehrlingsschwangerschaften ein höheres Komplikationsrisiko besteht, sind sie heute sicherer denn je. Die Fortschritte in der Versorgung vor und nach der Geburt haben die Aussichten für weniger ausgereifte Babys – die größte Sorge bei Mehrlingen (s. unten) – drastisch verbessert.

Bereiten Sie sich am besten auf die Geburt vor, indem Sie viel ruhen. Wenn Sie sich tagsüber ausruhen oder hinlegen, verbessert sich der Blutfluss zur Plazenta, was wiederum das Wachstum Ihrer Babys begünstigt. Beckenbodenübungen (s. S. 69) sind bei Mehrlingsschwangerschaften wichtig, da Ihr Beckenboden stärker belastet wird.

ZUM NACHDENKEN

Bonding

Mütter, die Zwillinge oder Mehrlinge erwarten, sorgen sich oft, wie sie eine Bindung zu mehr als einem Baby herstellen sollen. Es ist wahr, dass der Bindungsprozess bei Mehrlingen schwieriger sein kann. Schließlich ist es nicht leicht, sich in mehr als eine Person gleichzeitig zu verlieben, vor allem, wenn Sie von der Babypflege schon erschöpft sind. Wenn Sie das erkennen und in der Zeit nach der Geburt Hilfe haben, verlieren Sie Ihre Ängste.

Nehmen Sie die Hilfsangebote an, dann können Sie ausruhen oder sich jeweils mit nur einem Zwilling beschäftigen.

ZWILLINGE

Lage der Babys in der Gebärmutter

In den letzten Wochen drehen sich die Babys in ihre Geburtspositionen. Am häufigsten liegen beide Babys vertikal. Bei 75 Prozent der Zwillinge ist der erste in Kopflage und der zweite in Kopf- oder Steißlage, oder ein Kind liegt quer in der Gebärmutter.

Ein Kaiserschnitt wird immer empfohlen, wenn Sie drei oder mehr Babys erwarten oder wenn der erste Zwilling in Steißlage bzw. quer liegt (25 Prozent der Fälle).

Eine vaginale Entbindung ist am wahrscheinlichsten, wenn sich beide Zwillinge in Kopflage befinden.

Bei anderen Lagen gibt es unterschiedliche Meinungen, was am besten ist. Besprechen Sie dies mit Ihrem Frauenarzt.

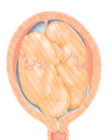 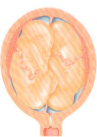 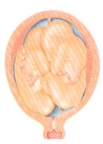 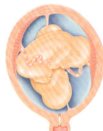

Beide Babys in Kopflage | Ein Baby in Kopflage, eines in Steißlage | Beide Babys in Steißlage | Ein Baby in Kopflage, ein Baby quer

Kürzere Schwangerschaft Zwillinge oder Mehrlinge kommen gewöhnlich früher zur Welt als Einzelbabys. Ein Grund ist der Platzmangel im Bauch. Zudem nimmt die Leistungsfähigkeit der Gebärmutter gegen Ende der Schwangerschaft ab. Daher ist die ideale Schwangerschaftsdauer kürzer: Bei Zwillingen werden 37 Wochen als volle Zeit gerechnet, bei Drillingen sind es durchschnittlich 34 Wochen und bei Vierlingen etwa 32 Wochen. Das mittlere Geburtsgewicht beträgt für jeden Zwilling 2,5 kg.

Vielleicht entbinden Sie sogar noch früher: Fast 50 Prozent der Zwillinge sind Frühgeborene. Durch die Intensivpflege überleben heutzutage mehr als 80 Prozent der Babys mit weniger als 1 kg Geburtsgewicht, von denen manche schon in der 23. Woche zur Welt kommen.

Individuen
Auch wenn Ihre Zwillinge eineiig sind, sind sie Individuen. Betrachten Sie sie als individuelle Menschen, so können Sie leichter eine Beziehung zu jedem einzelnen aufbauen. Schon in der Schwangerschaft können sich die Föten in ihren Bewegungsmustern unterscheiden.

214. Tag

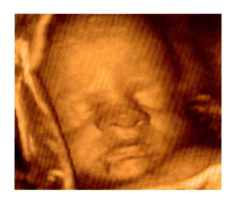

IHR BABY HEUTE

Hier liegt der Arm neben dem Gesicht. Ein 3-D-Ultraschall zeigt auch das Körperinnere des Babys dreidimensional. Wenn man also ein Bild vom Gesicht möchte, kann man manchmal auch in einen davor liegenden Arm oder ein Bein hineinschauen.

In der Gebärmutter und in den ersten Wochen seines Lebens ist Ihr Baby auf Ihr gut ausgebildetes Immunsystem angewiesen.

Würde Ihr Immunsystem Ihr Baby für einen Fremdkörper halten, würde es das Baby angreifen. Das passiert zum Glück nicht. Ihr Baby besitzt noch nicht die Fähigkeit, Antikörper zu bilden (die Sie angreifen würden). Beim Schutz vor Infektionen ist es daher vollkommen auf Sie angewiesen – nicht nur in der Gebärmutter, sondern auch nach der Geburt. Der Schutz nach der Geburt ist möglich, weil in der Schwangerschaft Antikörper aus Ihrem Immunsystem über die Plazenta in den Blutkreislauf des Babys gelangen. Wenn Sie immun sind gegen Krankheiten wie Masern, Mumps, Kinderlähmung und andere schwere Infektionen, wird Ihr Baby Ihre Antikörper gegen diese Erkrankungen tragen. Diese sog. passive Immunität geht nach zwei Monaten verloren. Aus diesem Grund muss Ihr Baby ein eigenes Immunsystem aufbauen, um sich vor diesen und anderen Krankheiten zu schützen.

IM BLICKPUNKT: IHR KÖRPER

Zahlreiche Studien haben untersucht, wie sich Sport in der Schwangerschaft auswirkt. Fazit ist, dass bei gesunden Frauen gemäßigter Sport von Vorteil für Mutter und Baby ist. Sport ist nicht nur gut für Ihre Gesundheit und gibt Ihnen mehr Energie, sondern hilft Ihnen, sich für die Entbindung, die harte Arbeit ist, in Form zu bringen.

Man hört oft »Lügengeschichten« über Sport in der Schwangerschaft – hier sind einige davon:

■ **Sport schadet meinem Baby, wenn ich mich zu viel bewege.** Ihr Baby ist durch das Fruchtwasser geschützt und wird von der Plazenta ernährt. Wenn Sie sich an die Sicherheitsrichtlinien (s. S. 18) halten, keinen Hochleistungssport betreiben und keine Aktivitäten ausüben, bei denen Sie leicht fallen oder sich verletzen können, setzen Sie Ihr Baby keinem Risiko aus.

■ **Die Übungen verbrauchen einen Teil der Nährstoffe, die mein Baby benötigt.** Das Wachstum Ihres Babys wird bei den Vorsorgeuntersuchungen kontrolliert, sodass Sie kontinuierlich sehen können, ob Ihr Baby sich normal entwickelt oder ob Sie Ihre Kalorienzufuhr erhöhen sollten. Wenn Sie deswegen Bedenken haben, nehmen Sie an den Trainingstagen ein wenig mehr gesunde Kalorien zu sich.

■ **Bauchübungen können meinem Baby schaden.** Sie können Bauchübungen machen, sollten aber im zweiten und dritten Trimester keine Übungen durchführen, bei denen Sie auf dem Rücken liegen, denn Ihr Baby kann auf Ihre große Hohlvene drücken. Passiert das, fällt Ihr Blutdruck, und die Sauerstoffversorgung des Kindes wird gefährdet. Als erstes Anzeichen fühlen Sie sich etwas benommen. Wenn Sie

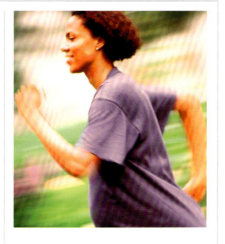

sich auf die linke Seite drehen, verschwinden die Symptome. Sprechen Sie mit Ihrem Arzt oder Ihrer Hebamme, wenn Sie verunsichert sind. Sie können sich auch mit den Übungen von S. 250 fit halten, die kein Risiko für Sie und Ihr Baby darstellen.

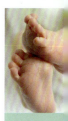

215. Tag

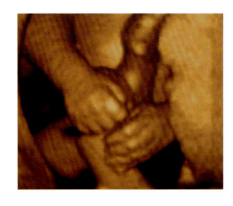

IHR BABY HEUTE

Hier halten die Hände die Nabelschnur an ihrem Ansatzpunkt fest, wo später der Bauchnabel sein wird. Ihre Windungen und die gallertartige Schutzschicht verhindern, dass die Nabelschnur abknickt oder von den Fingern zusammengedrückt wird.

Wenn Sie in häuslicher Atmosphäre, aber mit zusätzlichem Beistand entbinden möchten, kommt in ein Geburtshaus infrage.

Geburtshäuser werden von Hebammen geleitet. Hier wird eine möglichst natürliche Geburt angestrebt. Geburtshäuser können an eine Klinik angeschlossen sein oder als selbstständige Einrichtung bestehen. Da die Mehrzahl der Frauen ohne medizinisches Eingreifen entbindet, bieten Geburtshäuser eine gute Alternative zu der eher sterilen Krankenhaus-umgebung. Die Atmosphäre in einem Geburtshaus ist entspannter und familiärer als in einer Klinik. Sie werden kontinuierlich von Hebammen betreut; auf Wunsch begleitet Sie eine bestimmte Hebamme während der Wehen und der Geburt. Die Hebammen in den Geburtshäusern besitzen sehr viel Erfahrung mit Geburten ohne medizinischen Eingriff. So haben Sie die besten Möglichkeiten für eine unkomplizierte Geburt. Im Geburtshaus können Sie entbinden, wenn Ihre Schwangerschaft problemlos verlief und voraussichtlich keine spezielle medizinische Pflege oder Überwachung der Geburt erforderlich ist. Sollte es Komplikationen geben, werden Sie ins nächste Krankenhaus gebracht – dieser Fall tritt aber selten auf.

> ### DAHEIM IST ES AM SCHÖNSTEN
>
> **Die Aussicht, im eigenen Bett zu schlafen** und liebe Menschen um sich zu haben, ist ein guter Grund für eine Hausgeburt. Zu Hause fühlen Sie sich weniger gehemmt. Sie können besser umherwandern, so laut sein, wie Sie wollen, die Schwerkraft nutzen und verschiedene Geburtsstellungen ausprobieren – alles, was Wehen und Entbindung verkürzen und erleichtern kann. Ihre Hebamme berät Sie dazu. Bleiben Sie aber trotzdem flexibel: Vielleicht wollen Sie doch ins Krankenhaus gehen.

> ### FRAGEN SIE EINE HEBAMME
>
> **Ich werde eine Hausgeburt haben. Können meine älteren Kinder, vier und sechs Jahre alt, bei der Geburt dabei sein?** Die Geburt eines Babys ist ein wunderbares Ereignis. Dennoch sollten Sie sich gut überlegen, ob Ihre Kinder wirklich dabei sein sollen – versetzen Sie sich auch in die Lage Ihrer Kinder! Kleine Kinder könnten verstört werden, wenn sie ihre Mutter in Wehenschmerzen erleben. Zudem könnten sie erschrecken, wenn sie ihr neues Geschwisterchen aus Ihrem Körper herauskommen sehen – voll mit Käseschmiere. Andererseits bewältigen Kinder dieses Erlebnis gut, wenn sie wissen, was sie erwartet. Erzählen Sie ihnen alles, und erklären Sie, dass die Schreie und das Stöhnen notwendig sind und dem Baby beim Herauskommen helfen. Bereiten Sie Ihre Kinder darauf vor, dass es bluten wird und dass das Baby an einer (ziemlich grausigen) Schnur hängt. Wenn überhaupt, dann lassen Sie Ihre Kinder am besten neben Ihrem Kopf stehen, oder, und noch besser, Sie holen sie sofort nach der Entbindung ins Zimmer.

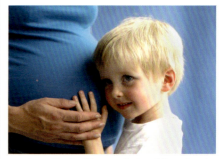

Bereiten Sie Ihr älteres Kind auf die Ankunft des neuen Geschwisterchens vor. Lassen Sie es Ihre Schwangerschaft möglichst intensiv miterleben: Erlauben Sie ihm, Ihren wachsenden Bauch zu berühren, mit dem Baby zu sprechen, und nehmen Sie es zu Vorsorgeterminen mit.

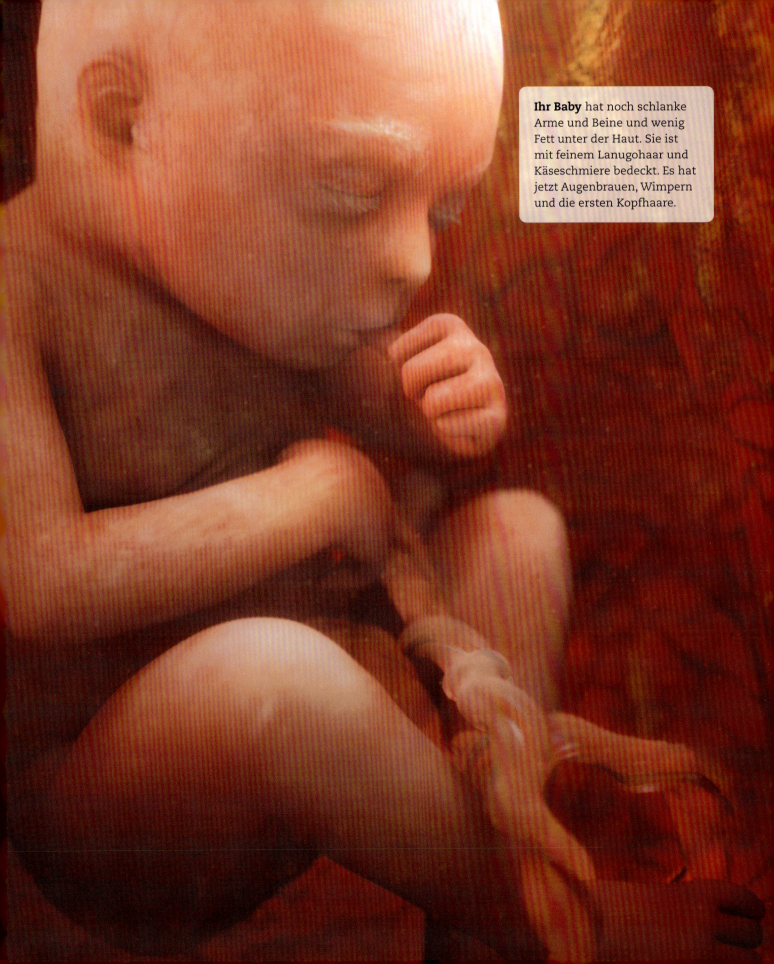

Ihr Baby hat noch schlanke Arme und Beine und wenig Fett unter der Haut. Sie ist mit feinem Lanugohaar und Käseschmiere bedeckt. Es hat jetzt Augenbrauen, Wimpern und die ersten Kopfhaare.

216. Tag

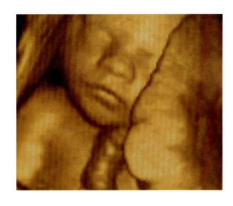

IHR BABY HEUTE

Der Fötus ruht auf der Plazenta, die man auf der rechten Bildseite zusammen mit der Nabelschnur unterhalb des Kinns sieht. Die Augen sind geschlossen; bei der Aufnahme schlief das Baby tief und fest.

Sobald die Produktion von roten Blutzellen bei Ihrem Baby in Gang ist, könnte Ihr Immunsystem ihm theoretisch schaden.

Inzwischen werden die roten Blutkörperchen Ihres Babys nicht mehr in seiner Leber, sondern im Knochenmark gebildet. Seine Blutgruppe wird durch Ihre und die Ihres Partners bestimmt. Eine kleine Anzahl der Blutzellen des Babys tritt aus der Plazenta heraus; Ihr Immunsystem erkennt sie als Fremdkörper und greift sie an.

Ihre Blutgruppe ist dabei nicht von Bedeutung: Obwohl Antikörper gegen die Blutgruppen A, B, AB oder 0 die Zellen von Ihrem Baby in Ihrem Blutkreislauf angreifen, sind sie zu groß, um die Plazenta zu passieren und das Baby selbst anzugreifen. Doch der Rhesusfaktor spielt eine Rolle: Wenn Sie rhesus-negativ sind (s. S. 123) und Ihr Partner rhesus-positiv, könnte Ihr Baby auch rhesus-positiv sein.

Rhesus-negative Frauen bilden Antikörper gegen rhesus-positive Blutkörperchen, die die Plazenta passieren, die roten Blutkörperchen des Babys angreifen und eine Anämie verursachen können. Erstschwangerschaften sind selten betroffen. Als Vorsorgemaßnahme für zukünftige Schwangerschaften erhält eine rhesus-negative Mutter während der Schwangerschaft und nach der Geburt Anti-D-Immunglobulin, wenn sich bestätigt, dass das Baby rhesus-positiv ist. Anti-D zerstört die übergetretenen roten Blutkörperchen des Babys und verhindert so, dass die Mutter Antikörper entwickelt.

DAS FRUCHTWASSER

Ihr Baby scheidet am Tag etwa einen halben Liter Urin aus und nimmt gleich viel Flüssigkeit auf. Das Fruchtwasser hat in der 35. Woche ein maximales Volumen von einem Liter. Danach nimmt die Menge ab und beträgt bei einer übertragenen Schwangerschaft nur noch 100–200 ml (s. S. 393).

Eine niedrige Fruchtwassermenge (Oligohydramnion, s. S. 473) kann auf eine Wachstumsverzögerung oder auf Nierenprobleme des Babys hinweisen. Zu viel Fruchtwasser (Polyhydramnion, s. S. 473) tritt bei Zwillingen oder Drillingen auf; manchmal besteht ein Zusammenhang mit Fehlbildungen beim Baby oder Diabetes bei der Mutter.

In der 41. Woche wird oft die Einleitung der Geburt empfohlen (s. S. 432). Wünschen Sie das nicht, prüft man mit Ultraschall die Fruchtwassermenge. Ist diese gering, ist eine Einleitung ratsam.

IM BLICKPUNKT: GESUNDHEIT

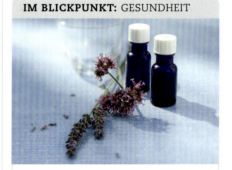

Guter Schlaf

Schlaflosigkeit ist häufig in der Schwangerschaft und führt zu Müdigkeit, Angespanntheit, Ängstlichkeit und Reizbarkeit.

- **Tee** aus Passionsblume ist in der Schwangerschaft unbedenklich. Vor dem Schlafengehen entspannt er und wirkt schlaffördernd.
- **Ätherische Öle** aus Lavendel und Römischer Kamille können Sie zur Entspannung ins Badewasser geben oder auf das Kopfkissen träufeln.
- **Die homöopathischen Mittel** Passiflora C6, Coffea cruda C6 und Nux vomica C6 helfen bei Schlafproblemen. Nehmen Sie sie vor dem Schlafengehen, oder wenn Sie nachts aufwachen.
- **Bachblüten** (s. S. 372) bauen Stress ab und fördern den Schlaf.

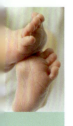

217. Tag

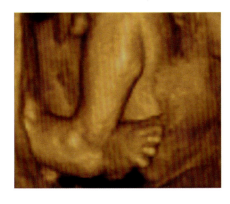

IHR BABY HEUTE

Hier sind die Beine überkreuzt. Ihr Baby hat immer noch genügend Platz, um seine Beine voll auszustrecken oder um sich so einzurollen, dass seine Füße an seinem Kopf liegen.

Eine Periduralanästhesie lindert die Schmerzen während der Geburt und bietet eine sichere Schmerztherapie.

Viele Frauen möchten eine schmerzfreie Geburt mithilfe der Periduralanästhesie (PDA, s. S. 404f.), am besten noch bevor die Wehen einsetzen. Eine PDA kann allerdings erst dann gesetzt werden, wenn die Wehen sich etabliert haben, sodass Sie doch etwas Schmerzen aushalten müssen. Im Allgemeinen wirkt eine PDA gut, aber manchmal ist die Schmerzblockierung nicht vollständig, oder sie wirkt auf einer Seite besser als auf der anderen. Manche Frauen möchten eine Betäubung, weil sie wissen, dass sie die Wehenschmerzen wahrscheinlich nicht bewältigen werden. Andere entscheiden sich zunächst dagegen, ändern ihre Meinung aber im Geburtsverlauf.

Ein geplanter (elektiver) Kaiserschnitt (s. S. 438f.) wird im Allgemeinen aus medizinischen Gründen durchgeführt, z. B. bei Placenta praevia (s. S. 212), und nicht einfach auf Wunsch. Ein Kaiserschnitt ist eine große Bauchoperation. Manchmal ist er sicherer als eine vaginale Geburt, aber Sie erholen sich davon langsamer als von einer vaginalen Entbindung. Daher sollte er nur durchgeführt werden, wenn es unbedingt erforderlich ist.

DIE FAKTEN
Tokophobie

Tokophobie ist die starke Angst vor Schwangerschaft und Geburt. Es gibt zwei Formen: Die primäre Tokophobie besteht schon vor der Schwangerschaft und beginnt im Jugendalter; die sekundäre Tokophobie hängt mit einem früheren traumatischen Geburtserlebnis zusammen. Die Angst äußert sich in Albträumen, Beklemmung oder Panikattacken.

Wenn Sie an Tokophobie leiden, lassen Sie sich von einem Frauenarzt beraten, der sich mit psychischen Problemen auskennt, oder sprechen Sie direkt mit einem Psychologen. Manche Fachleute raten zu einer Hypnotherapie, um die Ängste zu bewältigen. Ein geplanter Kaiserschnitt (s. S. 438f.) wird empfohlen, wenn sich die Angst vor einer natürlichen Geburt nicht bezwingen lässt.

IM BLICKPUNKT: BEZIEHUNGEN
Sex genießen

Sie müssen wahrscheinlich etwas experimentieren, um angenehme Stellungen zu finden. Die meisten Frauen empfinden die Missionarsstellung mit fortschreitender Schwangerschaft als unbequem, da ihr Partner auf ihren Bauch drückt. Vielleicht genießen Sie es, oben zu liegen, sodass Sie keinen Druck auf Ihren Bauch spüren.

Auch seitliche Positionen, bei denen Ihr Partner hinten liegt, können angenehm sein. Als angenehm empfinden viele Schwangere Stellungen, bei denen sie knien und der Partner von hinten eindringt.

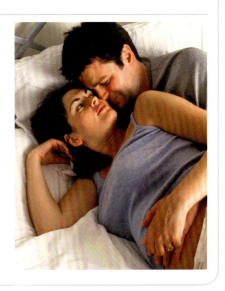

Die 31. Woche

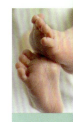

Die 32. Woche

DER ARZT ODER DIE HEBAMME ÜBERWACHT DIE LAGE DES BABYS IN DER GEBÄRMUTTER.

Das Baby befindet sich noch nicht in der endgültigen Geburtsposition, aber seine Lage wird bei jeder Routineuntersuchung kontrolliert. Es hat noch genug Platz in der Gebärmutter, um seine Gliedmaßen zu bewegen, und wird deutlich kräftiger und aktiver. Mit dem immer größeren Bauch fällt es Ihnen vermutlich schwer, sehr aktiv zu sein und im Sitzen oder Liegen eine bequeme Position zu finden.

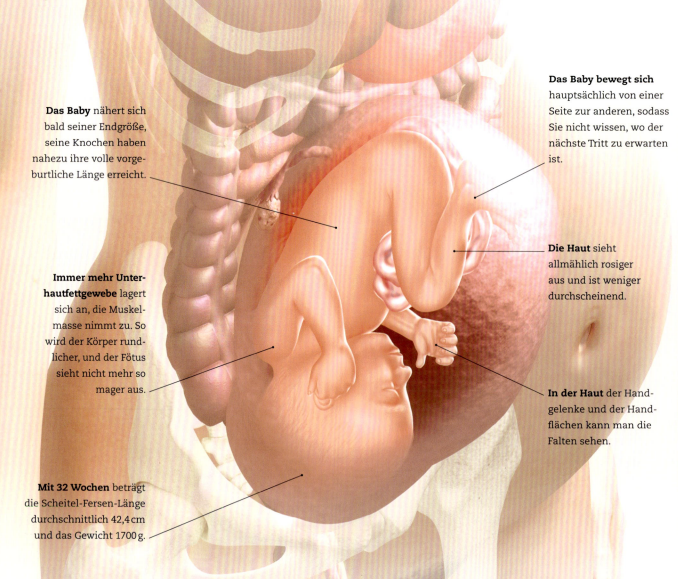

Das Baby nähert sich bald seiner Endgröße, seine Knochen haben nahezu ihre volle vorgeburtliche Länge erreicht.

Immer mehr Unterhautfettgewebe lagert sich an, die Muskelmasse nimmt zu. So wird der Körper rundlicher, und der Fötus sieht nicht mehr so mager aus.

Das Baby bewegt sich hauptsächlich von einer Seite zur anderen, sodass Sie nicht wissen, wo der nächste Tritt zu erwarten ist.

Die Haut sieht allmählich rosiger aus und ist weniger durchscheinend.

In der Haut der Handgelenke und der Handflächen kann man die Falten sehen.

Mit 32 Wochen beträgt die Scheitel-Fersen-Länge durchschnittlich 42,4 cm und das Gewicht 1700 g.

Das dritte Trimester

218. Tag

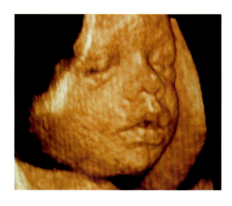

IHR BABY HEUTE

Das Fruchtwasser erreicht in den nächsten zwei Wochen sein maximales Volumen, danach nimmt die Menge ab. Die an vier Stellen im Ultraschall gemessene Fruchtwassertiefe kann insgesamt 15–20 cm betragen. So hat Ihr Baby genügend Platz zum Bewegen.

Wenn Sie in der Schwangerschaft Musik hören, bekommt Ihr Baby sie ebenfalls mit – das kann sich positiv auswirken.

Vielleicht haben Sie bemerkt, dass Ihr Baby aktiver wird, wenn Sie Musik hören. Man hat festgestellt, dass ungeborene Babys sich passend zur Musik bewegen und sogar atmen. Es gibt die These, dass Sie die Entwicklung des Gehirns bei Ihrem Baby fördern können, indem Sie ihm bestimmte Musik vorspielen.

Eine Studie besagte etwa, dass der Aufbau eines besonderen Mozart-Arrangements die Gehirnentwicklung in einem größeren Ausmaß anrege als andere Musikstile und sogar als andere klassische Komponisten. Doch diese Theorie wurde verworfen. In anderen Forschungen zeigte sich, dass Studenten, die klassische Musik hörten, ihr räumliches Vorstellungsvermögen für kurze Zeit verbessern konnten. Die gleiche Untersuchung wurde aber mit Kindern oder Babys nicht durchgeführt.

Ob sie die Intelligenz Ihres Babys fördert oder nicht – klassische Musik hilft Ihnen zu entspannen, was während der Schwangerschaft immer empfehlenswert ist. Und wenn Sie sich zu der Musik sanft hin und her bewegen, freut sich Ihr Baby, dass es in den Schlaf gewiegt wird.

FRAGEN SIE EINE HEBAMME

Was ist eine »aktive Geburt«? Hierbei bleiben Sie während der ersten Geburtsphase in Bewegung. In der zweiten Phase können Sie stehen, sitzen, hocken, knien oder in den Vierfüßlerstand gehen. So lindern Sie die Schmerzen und erleichtern Wehen und Entbindung. Durch die Schwerkraft unterstützt der Druck des Babys nach unten das Öffnen des Muttermundes. So gebären Sie aktiv:

- **Hocken (s. S. 424):** Mit etwas Übung beschleunigen Sie so wirksam die Geburt. Für die Hocke brauchen Sie Unterstützung von Ihrem Partner, durch eine Wand oder die Lehne eines stabilen Stuhls.
- **Knien** Sie sich hin und lehnen Sie sich über einen Gymnastikball oder Sitzsack.
- **Im Geburtsbecken** können Sie sich im Wasser entspannen.
- **Wenn Sie einen Tropf zur Einleitung der Geburt benötigen** (s. S. 432), bitten Sie um einen mobilen, der Ihnen Bewegungsfreiheit gibt.
- **Eine mobile Periduralanästhesie** ermöglicht Ihnen, aktiv zu bleiben.
- **Hören die Wehen im Liegen auf,** stehen Sie auf und bewegen sich.

IM BLICKPUNKT: IHR KÖRPER

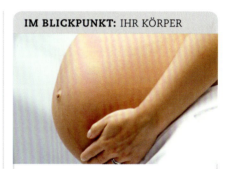

Hervortretender Bauchnabel

Sie werden überrascht sein, wie sehr Ihr perfekt geformter Nabel inzwischen hervortritt. Das passiert durch den Druck der rasch größer werdenden Gebärmutter gegen Ihren Bauch, sodass Ihr Bauchnabel buchstäblich herausgedrückt wird. Manche Frauen finden ihren hervortretenden Nabel unansehnlich und tragen Röcke oder Hosen mit einem hohen Bund, um ihn zu bedecken. Auch mit einem Bauchband (s. S. 179) können Sie ihn verbergen. Ein hervortretender Bauchnabel ist eine ganz normale Folge der Schwangerschaft. Er bildet sich einige Monate nach der Geburt wieder zurück. Wie andere Körperteile kann auch der Bauchnabel weicher sein als früher.

Die 32. Woche

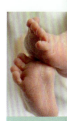

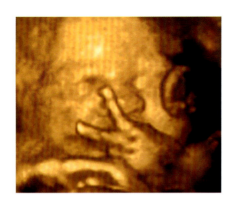

219. Tag

IHR BABY HEUTE

Die Koordination der Hände verbessert sich weiter, da das Gehirn auf die Rückmeldungen besser reagieren kann. Die Augen öffnen sich häufiger, aber nur für kurze Zeit, sodass kein Finger versehentlich zu nah herankommt.

In diesem Stadium hat Ihr Baby bald seine Geburtsgröße erreicht. Es muss aber noch Fett einlagern und Muskeln aufbauen.

In dieser Schwangerschaftsphase nimmt die Muskel- und Fettmasse des Babys weiterhin zu. Seine Haut ist nun dicker, nicht mehr so durchscheinend und sieht eher rosa als rot aus, weil die Blutgefäße darunter mit mehr Fleisch bedeckt sind. Seine Hirnanhangsdrüse produziert Wachstumshormone, doch bevor es tatsächlich auf der Welt ist, beeinflussen diese sein Wachstum nicht. Entscheidend sind jetzt Insulin und insulinähnliche Wachstumsfaktoren. Da das Skelett Ihres Babys nur noch wenig wächst, ist die Geburtsgröße fast erreicht. Der Fötus ist jedoch noch immer sehr dünn. Ein erfahrener Arzt kann das Gewicht Ihres Babys im Ultraschall gut abschätzen, doch das Geburtsgewicht hängt stark davon ab, wann Ihr Kind geboren wird. Es wächst während der ganzen Schwangerschaft weiter, obwohl das Wachstum in den letzten Wochen eher auf der Fetteinlagerung als auf einem Muskelaufbau beruht.

Neueste Untersuchungen zeigen, dass es Gene mit einer elternspezifischen Prägung gibt, d.h., sie sind entweder vom Vater oder von der Mutter geprägt, die Einfluss auf das Wachstum haben. Ist es vom Vater geprägt, fördert es eher das Wachstum, stammt es von der Mutter, begrenzt es das Wachstum eher, um die Ressourcen der Frau zu schonen.

IM BLICKPUNKT: ZWILLINGE

Die Babys anziehen

Zwillinge sehen bezaubernd aus, wenn sie gleich angezogen sind, daher werden Sie sicher viele gleich aussehende Kleidungsstücke kaufen und geschenkt bekommen.

Man kann aber eineiige Zwillinge viel leichter auseinanderhalten, wenn sie unterschiedlich angezogen sind. Zudem lässt sich so leichter eine Beziehung zu ihnen als zwei Einzelpersonen aufbauen – das ist gut für ihre Entwicklung.

Babys ist es egal, was sie anhaben, aber wenn sie immer gleich angezogen werden und sich bis zum Kleinkindalter daran gewöhnt haben, verstört es sie, wenn sie danach unterschiedliche Sachen tragen sollen. Wie Sie Ihre Babys kleiden, ist natürlich Ihre Entscheidung, aber vielleicht möchten Sie sich Folgendes überlegen – Sie könnten:

■ **Ihre Babys passend, aber in verschiedenen Farben anziehen** oder in der gleichen Farbe, aber in unterschiedlichem Stil.

■ **Sie nur gelegentlich gleich anziehen,** z.B. für ein Familienfoto oder einen besonderen Anlass.

■ **Mit der gleich aussehenden Kleidung,** die Sie geschenkt bekommen, jeweils nur ein Kind anziehen. Die nächste Partie identischer Kleidung bekommt dann der andere Zwilling.

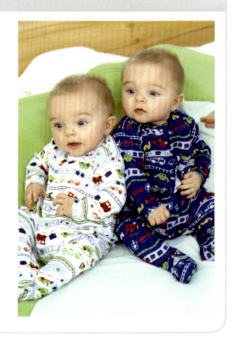

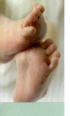

220. Tag

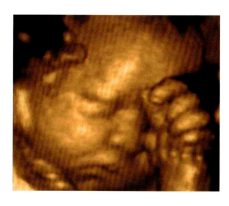

IHR BABY HEUTE

Hier liegt die Nabelschnur über der Schulter des Babys. Das kommt häufig vor; jedes Baby hat die Nabelschnur irgendwann neben sich liegen, besonders während dieser Wochen, in denen es seine Lage oft verändert.

Kleinere Stöße in der Schwangerschaft sind normal, Ihr Baby bekommt sie wahrscheinlich nicht einmal mit.

FRAGEN SIE EINE MUTTER

Mir fällt es immer schwerer, mich auf die Arbeit zu konzentrieren. Wie überstehe ich die nächsten Wochen? Wenn Ihr Baby und Sie immer kräftiger werden, haben Sie vermutlich weniger Energie, und Ihre Konzentration lässt nach. Das ist normal, kann aber die Arbeit beeinträchtigen. Machen Sie regelmäßig Pausen, und legen Sie Ihre Füße hoch, oder schließen Sie kurz Ihre Augen. Trinken Sie genug, denn Wassermangel beeinträchtigt das Leistungsvermögen. Kleine Zwischenmahlzeiten geben Ihnen neue Energie. Eisenreiche Nahrungsmittel wie Trockenfrüchte sind wichtig, denn bei Eisenmangel werden Sie schneller müde.

Schreiben Sie in einem kleinen Notizbuch alles Wichtige auf, egal wie banal es klingt. So vermeiden Sie Fehler und können sich auf das konzentrieren, was zu erledigen ist. Hilfreich ist auch, den Tag mit einer »Aufgabenliste« zu beginnen und die Punkte nach Priorität abzuhaken.

Versuchen Sie genug zu schlafen, damit Sie sich am nächsten Morgen etwas frischer fühlen.

Ihr Bauch wird größer und größer. Sie werden merken, dass Ihr Bauch sich beim Gehen ebenfalls zu bewegen scheint und bei jedem Schritt hin und her schwankt. Wahrscheinlich denken Sie nicht immer daran, dass Sie jetzt viel dicker sind als sonst. Daher versuchen Sie sich vielleicht durch enge Stellen oder zwischen Tischen und Stühlen in einem Restaurant durchzuquetschen, wo Sie früher hindurchgepasst hätten und heute stecken bleiben! Auch wenn Sie mit Ihrem Bauch manchmal irgendwo anstoßen, brauchen Sie sich darüber keine Sorgen zu machen: Ihr Baby liegt geschützt im Fruchtwasser, das bei gelegentlichem Anrempeln wie ein Kissen wirkt. Bald haben Sie Ihre alte oder beinahe alte Form wieder, und es wird Ihnen seltsam vorkommen, dass Sie gerade noch mit Ihrem dicken Bauch umgehen mussten.

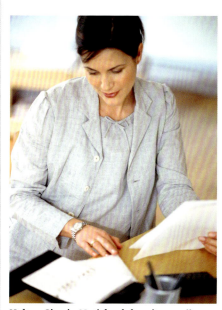

Halten Sie ein Notizbuch bereit, um alles zu notieren, was heute zu tun ist, was Sie bei einem Anruf besprechen wollen und wer einen Brief oder eine E-Mail bekommen soll.

IM BLICKPUNKT: GESUNDHEIT

Herzrasen

Wenn Ihr Herz schneller schlägt, gelegentlich einen Schlag aussetzt oder wenn Sie Ihren Puls stärker spüren, spricht man von Herzrasen (s. S. 469). Es kommt in der Spätschwangerschaft häufig vor. In der Regel besteht kein Anlass zur Sorge: Herzklopfen oder Herzrasen ist meist eine Folge der veränderten Kreislauffunktion, verstärkt durch die Belastung im Bauchbereich. Auch Stress und Ängste können eine Rolle spielen. Wenn das Herzrasen in Verbindung mit Brustschmerzen oder Kurzatmigkeit auftritt oder immer häufiger vorkommt, wenden Sie sich an den Arzt.

Die 32. Woche

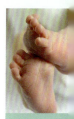

221. Tag

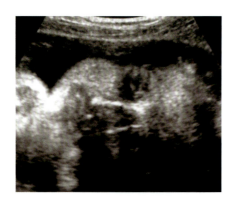

IHR BABY HEUTE

Anhand der Messung von Kopf, Bauch und Oberschenkelknochen auf dem Ultraschallbild kann der Arzt das Gewicht Ihres Babys berechnen. Interessanterweise werden Jungen ab jetzt etwas schwerer als Mädchen.

Ihr Baby baut Muskeln auf und seine Muskelspannung verbessert sich, seine Bewegungen werden komplexer und kräftiger.

Die Muskelspannung (Tonus) des Babys braucht einige Zeit, bis sie sich vollständig entwickelt hat. Ab dieser Schwangerschaftswoche kann der Fötus den Kopf besser kontrollieren, und der Muskeltonus in den Beinen ermöglicht geschmeidigere und komplexere Bewegungen. Dieses Mal liegen die Arme und Hände in der Entwicklung hinter den Beinen und Füßen zurück und benötigen weitere drei Wochen, um den gleichen Tonus- und Bewegungsstand zu erreichen.

In den letzten Wochen sieht man den Fötus zunehmend in der bekannten »Embryostellung«. Das liegt nicht nur am Platzmangel, sondern auch daran, dass die Beugemuskeln von Ellbogen, Hüften und Knien eine stärkere Spannung haben als die Streckmuskeln in den Armen und Beinen.

Ihr Baby bewegt sich jetzt mehr als zu jedem anderen Zeitpunkt. Sie fühlen nur die Bewegungen, die die Gebärmutterschleimhaut treffen. Daneben gibt es noch viele kleine Aktivitäten, die Sie nicht spüren. Die Bewegungen in der Gebärmutter sind wichtig für das Koordinationsvermögen Ihres Babys; sie stärken seine Knochen und erhöhen die Muskelmasse. Die Zahl der Muskelzellen nimmt bis zur 38. Woche zu, danach verlängern und dehnen sich die Zellen als Reaktion auf die Aktivität.

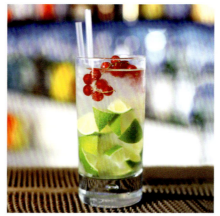

Sie müssen nicht zuschauen, wenn alle um Sie herum eine Party feiern: Genießen Sie frische Fruchtsäfte mit Eis, aufgefüllt mit prickelndem Soda, Tonic Water oder Ginger Ale.

ALKOHOLFREIE GETRÄNKE

Vorschläge für gesunde Getränke:
- Milchshake mit nährstoffreichen frischen Beeren
- Grapefruitsaft/Johannisbeersaft/Mineralwasser
- Apfelsaftschorle
- Orangensaft oder -schorle
- Zitronensaft/Ananassaft/Orangensaft/Grenadine/Soda
- Apfelsaft/Birnensaft

Bei Schwangerschaftsdiabetes ersetzen Sie zuckerhaltige Getränke durch deren zuckerfreie Varianten.

FRAGEN SIE EINE HEBAMME

Kann ein Orgasmus Wehen auslösen? In einer problemlos verlaufenden Schwangerschaft löst ein Orgasmus keine Vorwehen (s. S. 431) aus, und am Ende der Schwangerschaft werden Wehen nur dann ausgelöst, wenn sie ohnehin einsetzen würden.

Wenn Sie Anzeichen für Vorwehen oder einen Blasensprung (s. S. 411) haben, sollten Sie auf Sex verzichten: Während sexueller Erregung wird das Hormon Oxytocin vermehrt ausgeschüttet, das Gebärmutterkontraktionen verursacht. Ein Orgasmus kann auch Braxton-Hicks-Kontraktionen (s. S. 410) verstärken.

Wenn Sie Ihren Geburtstermin erreicht oder überschritten haben, kann Sex das Einsetzen der Wehen auf zweierlei Weise fördern: Die Prostaglandine im männlichen Samen machen den Muttermund weich, und Kontraktionen, die durch einen Orgasmus angeregt wurden, entwickeln sich leichter zu Vorwehen.

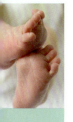

222. Tag

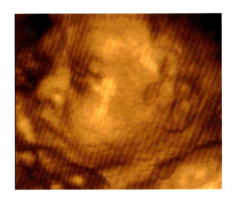

IHR BABY HEUTE

Dieses Bild zeigt eine gefurchte Stirn, die Augen scheinen offen zu sein. Ebenso wie die Muskeln der Gliedmaßen lassen sich jetzt auch die Gesichtsmuskeln einsetzen und werden ausprobiert. Der Gesichtsausdruck gibt aber nicht unbedingt die Stimmung des Fötus wieder.

Wie Ihr Baby liegt, wirkt sich auf die Entbindung aus, aber es ist jetzt noch viel Zeit, in der es seine Lage verändern kann.

Bei jeder Vorsorgeuntersuchung wird die Lage Ihres Babys geprüft (s. S. 336). Etwa jedes sechste Baby liegt in der 32. Woche in Steißlage, aber bis zum Geburtstermin sind es nur noch drei oder vier Prozent. Jetzt hat der Fötus noch viel Platz, um sich zu drehen. Ab der 35. oder 36. Woche wird es enger, und damit unwahrscheinlicher, dass er seine Lage noch verändert.

Der Arzt oder die Hebamme kann Ihnen Tipps geben, was Sie tun können, um das Baby dazu zu bringen, sich zu drehen (s. S. 329). Arzt oder Hebamme können außerdem versuchen, das Baby von außen zu drehen.

Wenn sich Ihr Baby in Steißlage befindet, kann man in der 37.–38. Schwangerschaftswoche mit einem zusätzlichen Ultraschall die Lage des Kindes kontrollieren, denn allein anhand der Tastuntersuchung lässt sich nicht absolut sicher feststellen, wie das Baby liegt.

IM BLICKPUNKT: VÄTER

Die richtige Balance

Die Spätschwangerschaft bringt es mit sich, dass Ihre Partnerin weniger unternehmen kann. Das kann von weniger Sport bis zur unerledigten Hausarbeit reichen. Vielleicht ärgert sie sich darüber, dass sie die Arbeiten nicht mehr so leicht erledigen kann wie früher, nicht mehr so beweglich und bis zu einem gewissen Grad abhängig ist.

In diesen Wochen können Sie ihr eine große Hilfe sein, aber beachten Sie, dass es zwischen Unterstützung und Überbehüten nur ein schmaler Grat ist. Es kann Ihre Partnerin frustrieren, wenn Sie nun alles erledigen und überfürsorglich sind. Versuchen Sie sie zu entlasten, wenn sie Hilfe braucht, aber lassen Sie ihr auch Freiraum.

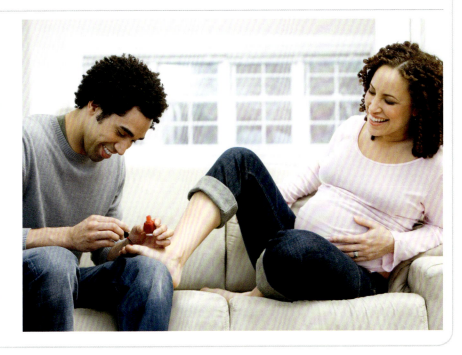

Die 32. Woche

223. Tag

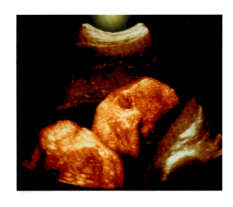

IHR BABY HEUTE

Auf diesem Bild sehen Sie, wie viel Fruchtwasser Ihr Baby zu diesem Zeitpunkt noch um sich hat. Im Ultraschall erscheint die Flüssigkeit schwarz. Manchmal sieht man Sprenkel darin: Das sind Haut- und Haarzellen, die sich ablösen, wenn das Baby wächst.

Wenn Sie während des Sommers im dritten Trimester sind, fühlen Sie sich vielleicht nicht jeden Tag frisch und wohl.

Bei heißem Wetter bringt Ihr Baby Sie ordentlich ins Schwitzen! Trinken Sie viel Wasser, damit Sie nicht austrocknen. Wenn es Ihnen zu heiß wird, sprühen Sie sich mit kaltem Wasser aus einer Zerstäuberflasche ein – diese können Sie auch im Kühlschrank lagern. Tragen Sie ärmellose Kleidung aus Naturfasern, wie Leinen und Baumwolle, die schön luftig ist. Wenn Sie Ihre Arme bedecken wollen, tragen Sie kurzärmelige Jacken oder Baumwollstrickjacken. Setzen Sie einen Sonnenhut und eine Sonnenbrille auf, vor allem wenn Sie für längere Zeit direkten Sonnenstrahlen ausgesetzt sind.

Sandalen lassen Ihre Füße atmen und sind auch eine gute Lösung bei geschwollenen Füßen (s. S. 466f.).

IM BLICKPUNKT: IHR BABY

Herztöne Ihres Babys

Das Herz Ihres Babys schlägt seit der frühesten Schwangerschaft, und es ist sehr beruhigend, den Pulsschlag selbst zu hören. Es gibt verschiedene Instrumente, z. B. ein Pinard-Stethoskop oder ein Doppler-Ultraschallgerät (s. rechts), um die Herztöne des Ungeborenen abzuhören.

Das Babyherz schlägt etwa 120- bis 160-mal in der Minute – um einiges schneller als Ihr eigenes Herz, bei dem der Puls normalerweise unter 100 liegt.

Das Abhören der Herztöne dient allein dazu, sicherzustellen, dass sie im Normalbereich liegen und dass alles in Ordnung ist. Ist der Rhythmus unregelmäßig oder beschleunigt bzw. verlangsamt sich der Herzschlag unerwartet, veranlasst der Arzt bzw. die Hebamme weitere Untersuchungen. Manche Frauen fühlen sich ihrem Baby in den Momenten, in denen sie seinen Herzschlag hören, besonders verbunden.

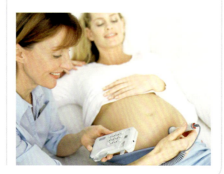

DIE FAKTEN

Nach der Geburt

Folgendes müssen Sie für die Zeit der Geburt wissen:

- **Gleich nach der Geburt** können Sie am ganzen Körper zittern. Vielleicht müssen Sie sich auch übergeben – das ist normal und kein Grund zur Sorge.
- **Neugeborene Babys beherrschen das Saugen an der Brust nicht sofort** (s. S. 448f.). So wie Sie brauchen auch sie Übung.
- **Nachwehen** (Gebärmutterkontraktionen beim Stillen) können fast genauso schmerzhaft sein wie Geburtswehen.
- **Das erste Mal Wasser zu lassen** und den Darm zu entleeren kann unangenehm sein.
- **In den ersten Tagen** können Sie sich sehr verletzlich fühlen und brauchen viel Zuwendung.
- **Der Wochenfluss (Lochien)** kann am Anfang zum Problem werden, sogar wenn Sie saugstarke Damenbinden benutzen.
- **Die Bindung zum Neugeborenen** entsteht nicht bei allen Müttern sofort, doch Geduld lohnt sich.

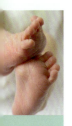

224. Tag

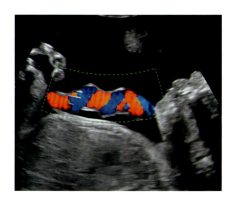

IHR BABY HEUTE

Auf diesem Bild ist der Blutfluss in der Nabelschnur sichtbar. Die Farben verdeutlichen die Richtung des Flusses. Die kleineren Arterien, die das Blut zur Plazenta transportieren, erscheinen blau, während die große Vene, um die sie sich winden, rot dargestellt ist.

Sie schlafen am besten und auch ausreichend, wenn Sie zuvor richtig abschalten und sich entspannen.

Vielleicht schlafen Sie nicht mehr so gut, weil Sie wegen Ihres Bauches nicht die richtige Schlafposition finden oder weil Ihnen im Augenblick so viel durch den Kopf geht. Nehmen Sie sich jeden Abend Zeit, zusammen mit Ihrem Partner zu entspannen und zu kuscheln. Schon zehn Minuten, in denen Sie sich einfach auf Ihren Körper, Ihren Partner und Ihr Baby konzentrieren, können beleben und erfrischen.

Suchen Sie sich eine bequeme Position, und lenken Sie Ihre Aufmerksamkeit auf das Innere Ihres Körpers statt auf all die äußeren Sorgen. Konzentrieren Sie sich zuerst darauf, langsamer zu atmen. Denken Sie dann an eine Situation, in der Sie sich entspannt und glücklich fühlten, z. B. im Urlaub, als Sie am Strand spazieren gingen. Als Nächstes spannen Sie alle Muskeln an, und entspannen Sie sie wieder, oder stellen Sie sich vor, dass eine Wärmewelle langsam durch Ihre Gliedmaßen und Ihren Körper wandert, sodass sie sich warm, schwer und entspannt anfühlen.

Sie können Ihren Partner mit einbeziehen, indem er z. B. seine Hand oder seinen Kopf auf Ihren Bauch legt. Versuchen Sie, beide synchron zu atmen. Nur ganz nah bei ihm zu sein, auch ohne zu sprechen, kann Sie entspannen und Sie beide einander näherbringen.

KLEIDUNG FÜRS TRAINING

Im letzten Trimester kann bequeme Kleidung, in der Sie sich wohlfühlen, Sie zum Sport motivieren.

Auch in der Schwangerschaft können Sie in Sportkleidung gut aussehen, wobei diese Ihren Bauch und Ihre Brüste stützen sollte. Tragen Sie die richtige Größe. Falls Sie sich in Kleidung zwängen, aus der Sie schon seit drei Monaten herausgewachsen sind, schränkt das Ihre Beweglichkeit und Ihre Atmung unangenehm ein.

Es gibt gut geschnittene Sportkleidung, die Ihrem Baby-Bauch reichlich Platz bietet. Wenn Sie Ihren Bauch bei Ihren Übungen lieber verstecken wollen, tragen Sie ein großes T-Shirt und eine weite Jogginghose oder bequem geschnittene Shorts. Wichtig ist bei der Kleiderauswahl in erster Linie, dass Sie sich wohl und sicher fühlen.

Stützgürtel entlasten Ihre Bauch- und Rückenmuskulatur. Sie sind bei Herz-Kreislauf-Übungen sehr hilfreich. Besonders wenn Sie Zwillinge oder Mehrlinge erwarten, wird Ihnen solch ein Gürtel Erleichterung verschaffen. Die meisten Fabrikate bestehen aus elastischem Material und haben einen Klettverschluss, sodass Sie den Gürtel problemlos auf Ihren Bauchumfang einstellen können.

Auch ein Schwangerschaftsmieder bietet guten Halt und stützt das zusätzliche Gewicht ab.

Für die Brust brauchen Sie in dieser Schwangerschaftsphase zusätzlichen Halt. Ein gut sitzender Sport-BH ist wichtig für jegliche Aktivität, da das empfindliche Brustgewebe durch den wachsenden Druck Ihrer großen und schweren Brüste geschwächt sein kann. Wenn Sie das Gefühl haben, dass ein Sport-BH Ihre Brust nicht genügend hält, ziehen Sie ihn über Ihrem normalen Büstenhalter an.

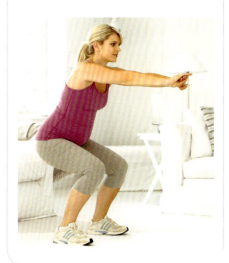

Die 32. Woche

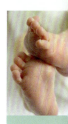

Die 33. Woche

ES IST SCHWER, SICH VORZUSTELLEN, WIE DAS LEBEN MIT IHREM NEUGEBORENEN SEIN WIRD.

Alle Schwangeren, auch wenn sie bereits Kinder haben, können sich die Zeit nach der Geburt des Babys nur schwer vorstellen. Die Träume und Hoffnungen der letzten Monate werden Wirklichkeit, können sich aber von den Erwartungen stark unterscheiden. Oft hilft es, sich auf praktische Dinge zu konzentrieren oder auch sich zu überlegen, wie man die alte Figur wiedererlangt.

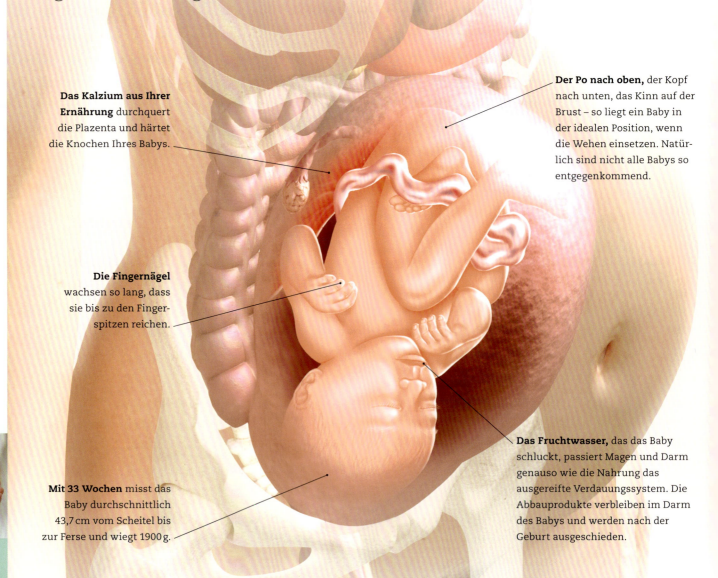

Das Kalzium aus Ihrer Ernährung durchquert die Plazenta und härtet die Knochen Ihres Babys.

Die Fingernägel wachsen so lang, dass sie bis zu den Fingerspitzen reichen.

Mit 33 Wochen misst das Baby durchschnittlich 43,7 cm vom Scheitel bis zur Ferse und wiegt 1900 g.

Der Po nach oben, der Kopf nach unten, das Kinn auf der Brust – so liegt ein Baby in der idealen Position, wenn die Wehen einsetzen. Natürlich sind nicht alle Babys so entgegenkommend.

Das Fruchtwasser, das das Baby schluckt, passiert Magen und Darm genauso wie die Nahrung das ausgereifte Verdauungssystem. Die Abbauprodukte verbleiben im Darm des Babys und werden nach der Geburt ausgeschieden.

225. Tag

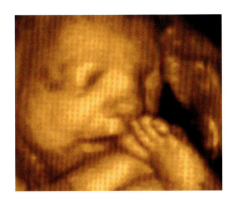

IHR BABY HEUTE

Auf diesem Bild hält der Fötus die Hände unter dem Kinn, und man sieht einen Fuß an Mund und Nase. Man könnte meinen, das Baby sei ein Schlangenmensch, es hat noch sehr bewegliche Gelenke.

Wenn Sie Ihren Babybauch betrachten, denken Sie vielleicht, dass Ihre Figur nie mehr so sein wird wie früher – aber sie wird!

In dieser Phase des dritten Trimesters nehmen Sie noch immer 0,5–1 kg pro Woche zu, doch die Gewichtszunahme verlangsamt sich in den letzten Schwangerschaftswochen. Auf Ihrem gedehnten Bauch wölbt sich Ihr Bauchnabel nach außen – er kann stark hervortreten und durch die Kleidung zu sehen sein (s. S. 319). Vielleicht hat sich im zweiten Trimester auch eine dunkel pigmentierte Linie in der Bauchmitte, die so genannte Linea nigra, gebildet (s. S. 170).

Auch wenn Sie glücklich und aufgeregt sind, dass Sie ein Baby bekommen, sorgen Sie sich vielleicht, ob Sie nach der Geburt Ihre frühere Figur wiederbekommen. Es ist ganz normal, dass Sie darüber nachdenken, wie Ihr Bauch nach der Geburt aussehen wird. Mit sanftem Training und gesunden Ernährungsgewohnheiten, die Sie auch nach der Geburt beibehalten, werden Sie mit Sicherheit Ihre alte Figur wiedererlangen; auch Ihr Bauchnabel wird sich von allein zurückbilden. Vergessen Sie aber nicht, dass alles seine Zeit braucht: Schließlich hat es neun Monate gedauert, bis Sie dieses Gewicht erreicht hatten!

FRAGEN SIE EINE HEBAMME

Ich möchte bis zur Geburt arbeiten – ist das erlaubt? Sie können weiterarbeiten, müssen diesen Wunsch Ihrem Arbeitgeber aber ausdrücklich mitteilen. Überlegen Sie es sich gut. Die Spätschwangerschaft kann extrem ermüdend sein. Wenn Ihre Arbeit geistig und/oder körperlich anstrengend ist, ist es besser, die Mutterschutzzeit termingerecht anzutreten. Sie brauchen die Zeit, um sich auf die Ankunft Ihres Babys vorzubereiten.

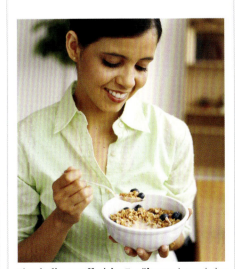

Eine ballaststoffreiche Ernährung ist zu jeder Zeit gesund. Insbesondere aber im letzten Trimester der Schwangerschaft beugt sie häufig auftretender Verstopfung vor. Essen Sie viel Vollkornbrot und Getreideprodukte.

IM BLICKPUNKT: ERNÄHRUNG

Ballaststoffe

Ballaststoffe regen auf natürliche Weise eine regelmäßige Darmtätigkeit an, daher verhindern oder lindern sie Verstopfung – ein häufiges Problem im dritten Trimester.

Wenn Sie sich mit Vollkornprodukten, Hülsenfrüchten, Samen und Kernen, Obst und Gemüse ernähren, bekommen Sie ausreichend Ballaststoffe. Erwachsene sollten täglich 30 g Ballaststoffe zu sich nehmen, was nicht jeder erreicht. Enthalten jedoch alle Ihre Mahlzeiten ballaststoffreiche Vollwertprodukte und Hülsenfrüchte wie Linsen, Bohnen und Erbsen, und essen Sie mindestens fünf Gemüse- und Obstportionen täglich, sind Sie auf gutem Wege.

Ballaststoffe sättigen mehr, daher essen Sie nicht über Ihren Bedarf hinaus und nehmen nicht übermäßig zu. Nach einem ballaststoffreichen Frühstück verspüren Sie nicht nach einer Stunde schon wieder Hunger. Sie erleichtern auch den Umgang mit Diabetes, senken den Cholesterinspiegel und verringern das Risiko einer Herzerkrankung.

226. Tag

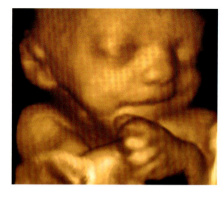

IHR BABY HEUTE

In dieser Woche entwickeln sich die Fingernägel Ihres Babys vollständig und reichen dann bis zu den Fingerspitzen. Da es im Fruchtwasser schwimmt, sind die Fingernägel noch weich, daher kann sich Ihr Baby erst nach der Geburt kratzen.

Alle 40 Minuten schluckt Ihr Baby so viel Fruchtwasser, dass es seinen Magen füllt, und scheidet es danach wieder aus.

Ihr Baby schluckt am Tag etwa einen halben Liter Fruchtwasser und scheidet es wieder aus. Das Fruchtwasser versorgt es mit Nährstoffen, vor allem Proteinen, und ist damit wichtig für die gesunde Entwicklung des Darmes. Der Geschmackssinn Ihres Babys hat sich nun so weit entwickelt, dass es anhand der getrunkenen Flüssigkeit erkennen kann, wann Sie würzige Speisen gegessen haben.

Das Fruchtwasser dringt nicht in die Lungen ein, fließt aber durch die Speiseröhre in den Magen, wo es kurze Zeit verbleibt. In diesem Stadium füllt sich der Magen alle 40 Minuten. Ab der 35. Woche, wenn der Magen größer wird, vergrößert sich der Abstand auf 80 Minuten. Muskelkontraktionen transportieren die Flüssigkeit schubweise zuerst in den Dünndarm, dann in den Dickdarm. Im Darm wird das Wasser zurückgewonnen, sodass nur Ausscheidungsprodukte (Mekonium) in den Dickdarm gelangen. Das Mekonium sammelt sich im Dickdarm, der bei der Geburt des Babys damit angefüllt ist. Es wird normalerweise in den ersten Lebenstagen ausgeschieden. Das Mekonium enthält hauptsächlich Hautzellen, Reste von Lanugohaar sowie Käseschmiere und hat eine dunkelgrüne Farbe.

> **IM BLICKPUNKT: GEBURT**
>
> ## Falscher Alarm
>
> **In den nächsten Wochen,** während Sie und Ihr Partner auf die Ankunft Ihres Babys warten, können Sie ein- oder zweimal fälschlicherweise glauben, dass die Wehen beginnen, vor allem beim ersten Baby. Solche Übungswehen können zu jeder Zeit auftreten – sie nehmen keine Rücksicht auf wichtige Besprechungen oder Termine.
>
> Es hilft Ihnen beiden, sich mit allen Anzeichen für einsetzende echte Wehen (s. S. 409 f.) vertraut zu machen. Sollten Sie Zweifel haben, fragen Sie lieber bei Ihrer Hebamme nach, anstatt zu viele Vermutungen anzustellen. Sie hat viel Erfahrung mit »falschem Alarm«, sodass es ihr nichts ausmacht, wenn Sie sich bei ihr melden.

> **JUCKREIZ**
>
> **Juckreiz auf dem Bauch** kommt bei Schwangeren häufig vor: Da die Haut sich dehnt und dünner wird, kann sie austrocknen. Eine Feuchtigkeitscreme hält sie geschmeidig.
>
> Falls Sie unter starkem Juckreiz auf dem Bauch, an Handflächen und Fußsohlen leiden, sollten Sie zum Arzt gehen. Dieses Jucken kann auf eine Cholestase (s. S. 473) hinweisen, eine seltene Erkrankung in der Schwangerschaft, die durch unter der Haut abgelagerte Gallensalze verursacht wird. Ein Ausschlag ist dabei nicht zu sehen. Die Krankheit kann einen Vitamin-K-Mangel hervorrufen. Vitamin K ist wichtig für die Blutgerinnung, ein Mangel erhöht die Gefahr von Blutungen bei Mutter und auch beim Kind. Medikamente zur Bindung der Gallensalze und Vitamin-K-Tabletten sind wirksame Behandlungsmethoden. Die Krankheit verschwindet nach der Geburt, ohne die Leber zu schädigen.

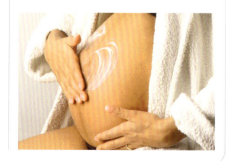

227. Tag

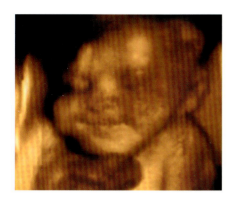

IHR BABY HEUTE

Ihre Körperhaltung hat einen Einfluss auf die Position Ihres Babys in der Gebärmutter. Die Schwerkraft wirkt auch auf den Fötus. Ob Sie stehen oder sitzen und auf welcher Seite Sie liegen, bestimmt daher seine Lage mit.

Mit Ihrem immer größeren Bauchumfang haben Sie beim Gehen wahrscheinlich das Gefühl, Sie müssten Ihren Bauch stützen.

Wahrscheinlich sehen Ihre sportlichen Aktivitäten jetzt anders aus, weil Ihr Bauch immer größer wird. Das Laufband haben Sie wohl schon durch lange, flotte (oder nicht so flotte!) Spaziergänge ersetzt. Wenn Ihr Bauch und Ihr Becken bei den Spaziergängen wehtun, versuchen Sie vermutlich ganz automatisch, den Bauch mit den Händen zusätzlich zu stützen, um so Becken und Rücken zu entlasten. Manche Frauen sagen, es fühle sich an, als könnte das Baby »herausfallen«.

Probieren Sie doch einmal einen Schwangerschaftsgürtel aus. Dieses nützliche Hilfsmittel aus elastischem Material stützt den Bauch und kann auch Rückenschmerzen vorbeugen.

Schon beim gemächlichen Gehen wackelt der Bauch in der Spätschwangerschaft hin und her, und Sie stützen ihn instinktiv mit den Händen ab.

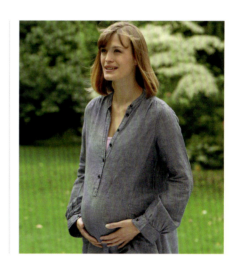

EIN BABYFON KAUFEN

Babyfone gibt es etwa seit 1980. Heute sind die verschiedensten Modelle erhältlich, sodass Sie die Qual der Wahl haben. Alle Geräte funktionieren nach demselben Prinzip. Ein Babyfon besteht aus zwei Grundelementen: Ein Teil übermittelt die Stimme des Babys, der andere befindet sich bei den Eltern, damit sie hören, wenn ihr Baby schreit oder unruhig ist. Video-Babyfone werden zunehmend beliebt, da man das Baby darüber hören und sehen kann.

Häufige Funktionen sind eine Anzeige mit Leuchtdioden, Netz- oder Batteriebetrieb, Zwei-Wege-Kommunikation und ein Temperatursensor. Wählen Sie das Gerät, das Ihren Wünschen und Ihrem Geldbeutel am besten entspricht.

IM BLICKPUNKT: IHR BABY

Drehung des Babys

Ihre Bewegungen in der Spätschwangerschaft beeinflussen die Kindslage. Ideal ist die Kopflage mit dem Gesicht zu Ihrem Rücken. Diese Position können Sie begünstigen:

- **Verbringen Sie einige Minuten im Vierfüßlerstand** und bewegen Sie sanft die Hüften hin und her, ohne den unteren Rücken zu belasten.
- **Sitzen Sie auf einem Pezziball** mit leicht gespreizten Beinen, die Knie tiefer als die Hüfte, und schaukeln Sie Ihr Becken.
- **Sitzen Sie so, dass Ihr Becken höher ist als die Knie,** und neigen Sie sich nach vorne.
- **Knien Sie auf dem Boden,** und lehnen Sie sich über einen Sitzsack, ein Kissen oder einen Pezziball.
- **Sitzen Sie im Schneidersitz** mit geradem Rücken, und legen Sie die Fußsohlen aneinander. Drücken Sie die Knie zur Seite, die Ellbogen ruhen auf der Innenseite der Oberschenkel.
- **Brustschwimmen** fördert die Öffnung des Beckens.

Die 33. Woche

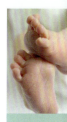

228. Tag

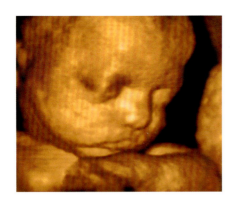

IHR BABY HEUTE

Auf diesem Bild sieht man, dass der Nasenrücken des Babys nun besser ausgebildet ist. Das Gesicht nimmt eine rundlichere Form an, manche Föten sehen ab jetzt recht pummelig aus. Die Schatten um den Kopf vermitteln zunehmend den Eindruck von Haaren.

In dieser Schwangerschaftsphase sind die Fingernägel Ihres Babys gewachsen und erreichen die Fingerspitzen.

Die Fingernägel Ihres Babys erscheinen ab der 23. Woche. Da die Arme in ihrer Entwicklung den Beinen stets voraus sind, beginnen die Zehennägel sich erst vier Wochen später zu formen.

Dabei bildet sich an den Finger- oder Zehenspitzen zunächst eine Nagelfalte. An der Basis der Nagelfalte fangen die Zellen an zu verhornen (Keratinisierung). Die Nägel wachsen aus neuen Zellen, die von dem weichen Nagelbett produziert werden. Es dauert jeweils neun Wochen, bis die Nägel die Finger- bzw. Zehenspitzen erreichen.

Der Nagel hat überall dieselbe Farbe. Der weiße Bereich erscheint deshalb hell, weil darunter kein stark durchblutetes Nagelbett liegt, sodass die Illusion von Farbe entsteht. Da die Nägel Ihres Babys bei der Geburt bereits die Fingerspitzen erreicht haben, müssen Sie sie bald danach kürzen. Die Nägel eines Neugeborenen sind sehr zart und weich, daher finden Sie es vielleicht einfacher, sie abzufeilen, als sie zu schneiden.

Sie können die Nägel auch mit einer Baby-Nagelschere kürzen, wenn Ihr Baby schläft und nicht zappelt.

IM BLICKPUNKT: IHR KÖRPER

Yoga ist eine ausgezeichnete Form der Schwangerschaftsgymnastik, die Sie in einem speziellen Kurs für Schwangere (s. S. 333) erlernen können.

Die Kursleiterin stellt Ihnen ein Programm zusammen, das Sie auch gut zu Hause werden machen können. Die Dehnübungen unten sind ideal, um das Becken zu öffnen und die Beine zu stärken. Üben Sie sie schon während der Schwangerschaft, dann können Sie sie unter den Wehen einsetzen. In der Hocke ist es hilfreich, wenn Ihr Partner Sie von hinten stützt.

Gehen Sie in die Hocke, sofern es Ihnen leicht fällt, diese Position mit auf dem Boden liegenden Fersen und geradem Rücken zu halten.

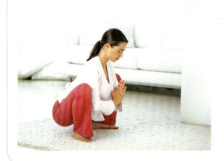

Strecken Sie im Sitzen das linke Bein nach vorne aus, und stellen Sie den rechten Fuß auf. Drehen Sie den Körper sanft und stützen sich auf dem Boden ab.

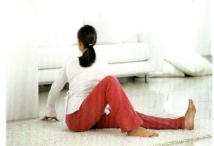

Strecken Sie ein Bein nach hinten und ziehen das andere unter Ihren Bauch. Dehnen Sie sich nach oben, und atmen Sie tief durch.

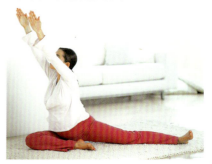

229. Tag

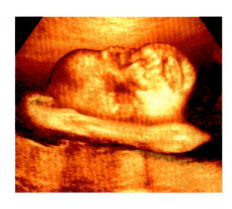

IHR BABY HEUTE

Hier liegt das Baby auf der Seite, der Arm unter dem Kopf befindet sich teilweise außerhalb der 3-D-Ansicht. Das ermöglicht einen Blick in das Innere des Armes. Die Knochen im Ellbogen und Unterarm erscheinen teilweise als helle Reflexionen.

Nun dauert es nicht mehr lange, bis Ihr Baby auf der Welt ist – machen Sie sich schon Gedanken über Ihr Leben nach der Geburt?

Freunde und Familie sprechen wahrscheinlich bereits darüber, was nach der Geburt geschieht und wie es für Sie sein wird, ein Baby zu haben.

Wenn es Ihr erstes Baby ist, können Sie sich vermutlich nicht wirklich vorstellen, wie Ihr Leben als Mutter aussehen wird. Auch wenn Sie schon ein Kind haben, hatten Sie noch nie ein zweites oder drittes, sodass Sie ebenfalls nicht wissen, was Sie genau erwartet. Natürlich ist Ihnen klar, dass der Alltag mit einem Neugeborenen anstrengend sein kann. Sprechen Sie mit nahestehenden Menschen darüber, wie Sie sich fühlen – aufgeregt, ängstlich oder gut vorbereitet? Wahrscheinlich wechseln die Gefühle oft. Sprechen Sie auch Ihre Gedanken und Hoffnungen für die Zeit an, wenn das Baby da ist – z. B. wenn Sie die Großeltern besuchen –, und ob Sie eine Tauffeier planen oder nicht. So wird Ihnen deutlicher bewusst, dass Sie nicht nur schwanger sind, sondern auch bald ein neues Familienmitglied haben.

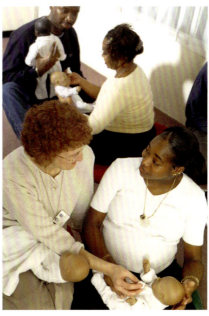

Geburtsvorbereitungskurse sind eine gute Gelegenheit, sich mit anderen auszutauschen, die in der gleichen Lage sind wie Sie. Manchmal entstehen gute Freundschaften.

> **FRAGEN SIE** EINE HEBAMME
>
> **Was nutzt es mir, wenn ich einen Geburtsvorbereitungskurs besuche?**
> Hier bekommen Sie viele Informationen und Anregungen rund um die Geburt. Sie können Ihre Ängste und Sorgen mit anderen teilen und Fragen zu Geburtsmethoden besprechen. Sie lernen auch andere zukünftige Eltern kennen. Oft entwickeln sich in den Kursen Freundschaften, die nach der Geburt weiter bestehen.
> Sie werden beraten über:
> - **Bewährte Techniken bei der Entbindung**, wie Atemtechniken, Massage und Visualisierungsübungen.
> - **Formulierung** (und Einhaltung) des Geburtsplans (s. S. 303).
> - **Verschiedene Möglichkeiten der Schmerzlinderung** und natürliche Alternativen (s. S. 396ff.).
> - **Praktische und emotionale Unterstützung** durch die Begleitperson.
> - **Benötigte Dinge für** eine Entbindung im Krankenhaus oder eine Hausgeburt.
> - **Sie erfahren, wie Sie sich auf die Geburt vorbereiten können,** was Sie in den ersten Tagen erwartet und wie Sie den Heilungsprozess nach der Geburt fördern.
> - **Sie bekommen Tipps,** wie Sie ein Neugeborenes betreuen, seine Windeln wechseln, das Baby baden und richtig stillen.

> **TATSACHE IST ...**
>
> **Der Zeitraum** vom Beginn der Geburtswehen bis zur vollständigen Öffnung des Muttermundes wird Eröffnungsphase genannt.
>
> Bei einer Erstgeburt öffnet sich der Muttermund etwa 1 cm pro Stunde.

Die 33. Woche

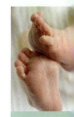

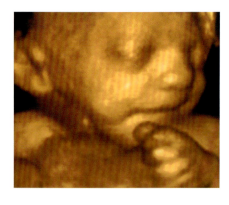

230. Tag

IHR BABY HEUTE

Auf diesem Bild ist wohl die Andeutung eines Lächelns zu sehen. Ihr Baby lächelt in Ihrem Bauch häufiger, streckt die Zunge heraus und zieht alle möglichen Grimassen. Es bekommt auch noch Schluckauf, den Sie manchmal spüren können.

Die Zeit mit einem Neugeborenen vergeht wie im Flug. Machen Sie sich am besten jetzt schon Gedanken über die Kinderbetreuung.

Es erscheint ziemlich verfrüht, über die Kinderbetreuung nachzudenken, bevor Ihr Baby überhaupt geboren worden ist. Doch jetzt haben Sie noch Zeit, die verschiedenen Möglichkeiten gründlich zu durchdenken. Es gibt grundsätzlich zwei Formen der Kinderbetreuung: bei Ihnen zu Hause oder außerhalb. Im ersten Fall können Sie eine Kinderfrau anstellen, die entweder im Haus lebt oder nur tagsüber da ist. Auch ein Au-pair (vorzugsweise wenn Sie zu Hause arbeiten) ist möglich; vielleicht ist ein Familienmitglied oder eine Freundin bereit, zu Ihnen zu kommen, um Ihr Kind zu betreuen. Bei einer Betreuung außer Haus gibt es mehrere Alternativen wie Kinderkrippen, Betriebskinderkrippen, Tagesmütter und auch Verwandte, die Ihr Kind bei sich betreuen.

Bevor Sie sich für eine der verschiedenen Möglichkeiten entscheiden, informieren Sie sich über die Kosten und die Angebote in Ihrer Nähe. Besuchen Sie eine Kinderkrippe oder Tagesmutter in der Nähe, um zu sehen, was sie bieten, und entscheiden Sie dann, was Sie wollen und was nicht. Gute Einrichtungen und Betreuer sind gefragt. Selbst wenn Sie noch nicht genau wissen, wann Sie wieder arbeiten werden, können Sie sich vormerken lassen, damit Sie die Wahlmöglichkeit haben, wenn es so weit ist.

KALZIUM AUFNEHMEN

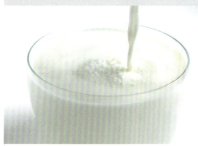

Ihr Baby erhält Kalzium über die Plazenta. Es benötigt es für die Entwicklung des Skeletts, der Zähne und des Blutes.

Ihr Körper optimiert die Kalziumzufuhr zu Ihrem Baby. Fehlt Kalzium in der Nahrung, entnimmt er es Ihren Knochen – Ihr Baby wird also keinen Kalziummangel erleiden, Sie dagegen schon. Um Kalzium aufzunehmen, benötigt der Körper Vitamin D.

Achten Sie auch darauf, viele kalziumhaltige Nahrungsmittel, vor allem Milchprodukte, zu essen, da diese dem Verlust von Knochenmasse besonders gut vorbeugen. Nur ein Glas Milch liefert 300 mg des täglichen Bedarfs von 800 mg. Auf S. 114 finden Sie weitere Kalziumlieferanten.

IM BLICKPUNKT: VÄTER

Bei der Geburt dabei sein

Viele werdende Väter haben eine gewisse Scheu, bei der Geburt dabei zu sein.

Sie fühlen sich ratlos, wenn sie ihre Partnerin in Geburtsschmerzen erleben und ihr nicht helfen können.

Doch Sie können Ihre Partnerin während der Entbindung auf vielerlei Weise unterstützen: Achten Sie auf ihre Wünsche, und sprechen Sie für sie, wenn sie dazu nicht selbst in der Lage ist. Halten Sie ihre Hand, tupfen Sie ihr Gesicht mit einem feuchten Tuch ab, massieren Sie sie, bringen Sie ihr etwas zu trinken, muntern Sie sie auf, und beruhigen Sie sie.

Der Besuch eines Geburtsvorbereitungskurses (s. S. 331) hilft auch Ihnen. Sie erfahren mehr über Wehen und Geburt, und wie Sie Ihre Partnerin körperlich und seelisch unterstützen können.

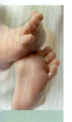

231. Tag

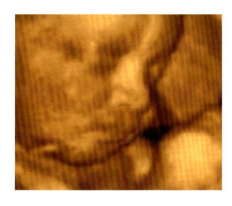

IHR BABY HEUTE

Die Lunge Ihres Babys ist bald so weit entwickelt, dass sie nach der Geburt funktionstüchtig ist. In der 33. Woche brauchen die meisten zu früh geborenen Kinder bei der Atmung noch etwas Hilfe. Ihr Baby übt die Atembewegungen jetzt schon regelmäßig.

Es ist wichtig, genau zu überlegen, wer Sie bei der Geburt begleiten soll. Denken Sie daher rechtzeitig darüber nach.

Als Begleitperson können Sie mitnehmen, wen Sie wollen, doch Sie sollten keine ganze Truppe von Leuten dabeihaben. Falls Sie sich mehr als einen Begleiter wünschen, holen Sie vorher das Einverständnis Ihrer Geburtshelfer ein, und legen Sie dieses Ihrem Geburtsplan (s. S. 181 und 303) bei. Vielleicht wollen Sie außer Ihrem Partner auch Ihre Mutter, Ihre Schwester oder eine enge Freundin fragen. Es könnte auch passieren, dass Ihr Partner Sie aus beruflichen Gründen nicht begleiten kann. Sie können in Ihrem Geburtsplan aufschreiben, wen Sie dabeihaben möchten. Natürlich sollten Sie zuerst mit derjenigen Person darüber sprechen, die Sie sich statt Ihres Partners oder zusätzlich zu ihm wünschen. Vielleicht ist sie nicht so begeistert von der Idee, an Ihrer Entbindung teilzunehmen. Dies ist ein besonderes Ereignis. Lassen Sie die Begleitperson selbst entscheiden, ob sie dabei sein will.

Jetzt ist auch der richtige Zeitpunkt, darüber zu sprechen, ob Sie ein Video von der Geburt haben wollen. Vielleicht ist es Ihnen lieber, wenn Ihr Partner Sie unterstützt, statt mit der Kamera zu hantieren.

ZUM NACHDENKEN

Aktive Geburtsvorbereitung

Durch die aktive Geburtsvorbereitung sollen sich die Frauen in ihrem Körper wohlfühlen und das Selbstvertrauen gewinnen, dass sie über die Reserven für eine erfolgreiche Entbindung verfügen. Die Kurse sind meist für alle Frauen geeignet, unabhängig von der Fitness, der Beweglichkeit und der Schwangerschaftsphase.

■ **Aktive Geburtsvorbereitung** bietet Übungen zur körperlichen und geistigen Geburtsvorbereitung.
■ **Yoga für Schwangere stärkt den Körper,** verbessert die Haltung sowie den Kreislauf und lehrt, wie man mit Entspannungs- und Atemtechniken Stress abbaut.
■ **Wie bei allen Geburtsvorbereitungskursen** treffen Sie andere werdende Eltern und können Ihre Schwangerschaftserfahrungen teilen.
■ **Die Kosten für die Teilnahme** der werdenden Mütter werden weitestgehend von der Krankenkasse übernommen. Die Väter müssen diese in der Regel selbst bezahlen.

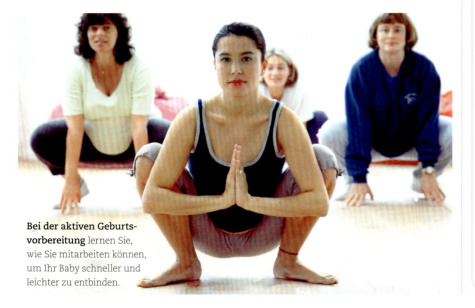

Bei der aktiven Geburtsvorbereitung lernen Sie, wie Sie mitarbeiten können, um Ihr Baby schneller und leichter zu entbinden.

Die 33. Woche

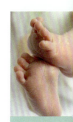

Die 34. Woche

IHR BABY IST FAST VOLLSTÄNDIG »AUSGERÜSTET« FÜR DIE WELT DRAUSSEN.

Sollte Ihr Baby in dieser Woche zur Welt kommen, bräuchte es bei der Atmung und Ernährung noch etwas Hilfe. Doch es ist beruhigend zu wissen, dass sein Zustand im Wesentlichen so gut ist, dass es überleben würde. Wahrscheinlich werden die Wehen nicht so früh einsetzen. Nutzen Sie jetzt die Gelegenheit, die Entspannungs- und Atemtechniken zu üben, die Sie im Geburtsvorbereitungskurs gelernt haben. Je vertrauter Sie damit sind, desto hilfreicher sind sie während der Geburt.

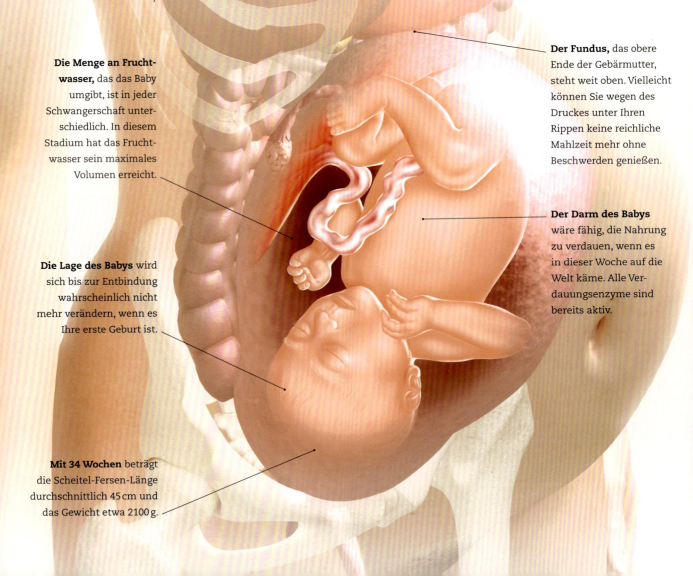

Die Menge an Fruchtwasser, das das Baby umgibt, ist in jeder Schwangerschaft unterschiedlich. In diesem Stadium hat das Fruchtwasser sein maximales Volumen erreicht.

Die Lage des Babys wird sich bis zur Entbindung wahrscheinlich nicht mehr verändern, wenn es Ihre erste Geburt ist.

Mit 34 Wochen beträgt die Scheitel-Fersen-Länge durchschnittlich 45 cm und das Gewicht etwa 2100 g.

Der Fundus, das obere Ende der Gebärmutter, steht weit oben. Vielleicht können Sie wegen des Druckes unter Ihren Rippen keine reichliche Mahlzeit mehr ohne Beschwerden genießen.

Der Darm des Babys wäre fähig, die Nahrung zu verdauen, wenn es in dieser Woche auf die Welt käme. Alle Verdauungsenzyme sind bereits aktiv.

232. Tag

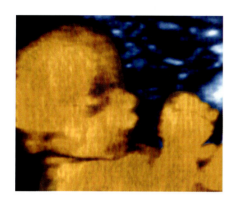

IHR BABY HEUTE

Vielleicht befindet sich Ihr Baby schon in der Kopflage. Der Kopf ist der schwerste Teil, und die Schwerkraft sowie die Form Ihres Bauches begünstigen eine Kopflage. Fragen Sie die Hebamme bzw. den Arzt, ob sie die Lage des Kindes feststellen können.

Vorzeitige Wehen sind bei einer Zwillingsschwangerschaft wahrscheinlich, daher überwachen Ihre Geburtshelfer Sie genau.

Jetzt sind es noch sechs Wochen bis zum Geburtstermin, wenn Sie ein Einzelbaby erwarten. Bei einer Zwillingsschwangerschaft hingegen können die Babys ab jetzt jederzeit kommen. Die 37. Schwangerschaftswoche gilt als der Endtermin für Zwillinge, etwa die Hälfte wird bereits vorher geboren. Frauen, die Zwillinge erwarten, haben ein größeres Risiko für Bluthochdruck, Präeklampsie, Plazentainsuffizienz, Schwangerschaftsdiabetes und vorzeitige Wehen. Andererseits bringen viele Frauen ihre Zwillinge natürlich zur Welt. Viele Ärzte warten bis zur 40. Woche; danach wird die Einleitung der Geburt erwogen.

Wenn die Babys nicht in Kopflage sind oder die Plazenta sich in einer ungünstigen Lage befindet, etwa am Gebärmutterhals, wird ein Kaiserschnitt empfohlen. Manche Ärzte entbinden Zwillinge lieber per Kaiserschnitt, weil der zweite Zwilling während der Geburt Probleme bekommen kann, vor allem wenn er nicht in der Kopflage ist. Bei nicht ausgereiften Babys ist die Gefahr von Komplikationen größer als bei Babys, die näher am Endtermin geboren werden.

Wenn Ihre Zwillinge sich eine Plazenta oder eine Fruchtblase teilen, wird in der 34.–37. Woche eine Geburtseinleitung oder ein Kaiserschnitt vorgeschlagen, falls ein Baby nicht so wächst wie das andere (s. S. 130).

TATSACHE IST ...

Das durchschnittliche Geburtsgewicht von Zwillingen beträgt 2,5 Kilogramm.

Dagegen wiegen Einzelbabys durchschnittlich 3,5 kg. Dieser Unterschied ist nicht ungewöhnlich. Das Durchschnittsgewicht bei Drillingen beträgt 1,8 kg, bei Vierlingen 1,4 kg.

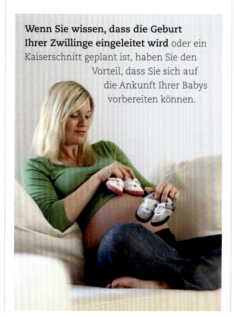

Wenn Sie wissen, dass die Geburt Ihrer Zwillinge eingeleitet wird oder ein Kaiserschnitt geplant ist, haben Sie den Vorteil, dass Sie sich auf die Ankunft Ihrer Babys vorbereiten können.

FRAGEN SIE EINEN ARZT

Ich bekomme meine Zwillinge in einigen Wochen. Können sie im selben Kinderbett schlafen? Nachdem sie monatelang den engen Platz in der Gebärmutter geteilt haben, erscheint es natürlich, dass neugeborene Zwillinge zusammen schlafen. Untersuchungen zeigen, dass das einige Vorteile bringt. So ist es für Zwillinge von etwa gleicher Größe nicht nur sicherer, bis zum dritten Monat zusammenzuschlafen, auch die Körpertemperaturen und Schlafzyklen regulieren sich besser, wenn beide zusammenlagen.

Man kann sie Seite an Seite oder Kopf an Kopf legen. Jedes Baby sollte seine eigene Decke bzw. seinen Schlafsack haben, um eine Überhitzung zu verhindern. Auch Zwillinge sollten in die sichere Schlafposition – auf den Rücken – gelegt werden (s. S. 444).

Viele Experten empfehlen ab dem dritten Monat für jeden Zwilling einen eigenen Schlafplatz, damit man ihnen einzeln Aufmerksamkeit schenken kann und sie einen eigenen Schlafzyklus entwickeln können.

Die 34. Woche

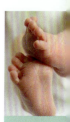

233. Tag

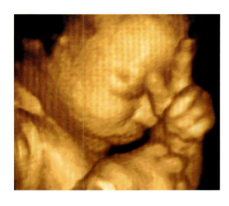

IHR BABY HEUTE

Auf diesem 3-D-Bild lässt der Schatten auf Augenbrauen und Wimpern den Eindruck von Haaren entstehen. Da sich dieses Baby in der Kopflage befindet, liegt der obere Teil des Kopfes im Schatten, der vom Becken der Mutter geworfen wird.

Mit seinem gut entwickelten Gehör hat Ihr Baby es in der Gebärmutter nicht so ruhig, wie man vermutet.

Obwohl manche schrille Töne nicht in die Gebärmutter dringen, ist es dort für Ihr Baby nicht so ruhig, wie Sie vielleicht glauben. Es gibt ein ständiges Hintergrundgeräusch, das durch Ihren Herzschlag, Ihren Atem und Ihr Magenrumpeln erzeugt wird.

Während Gebärmutter und Fruchtwasser verhindern, dass leise Geräusche Ihr Baby erreichen, dringen Stimmen ganz leicht durch. Ihr Baby erwirbt jetzt ein Gedächtnis für bekannte Geräusche. Das bekannteste Geräusch ist natürlich Ihre Stimme.

Bei lauten oder unbekannten Geräuschen erschrickt Ihr Kind und dreht sich; dadurch kann sich sein Herzschlag beschleunigen.

IM BLICKPUNKT: IHR BABY

Kindslage und Einstellung

Die Hebamme bestimmt bei jeder Vorsorgeuntersuchung Kindslage und Einstellung. Die Kindslage bezeichnet, wie das Baby in der Gebärmutter liegt, vertikal oder horizontal – eine horizontale Lage bezeichnet man als Querlage. Die »Einstellung« besagt, wie der vorangehende Teil im Geburtskanal liegt.

Am häufigsten ist die Kopflage mit dem Kopf nach unten und dem Gesäß nach oben. Bei der Steißlage (s. ganz rechts) liegt das Kind mit dem Po oder den Füßen nach unten und dem Kopf nach oben. Bei einer Fußlage ist der Kopf oben, ein Bein und ein Fuß sind nach unten ausgestreckt, das andere Bein ist gebeugt. In einer vorderen Kopflage (s. rechts) liegt das Baby mit seinem Kopf nach unten und hat das Gesicht zu Ihrer Wirbelsäule gedreht.

Bei einer hinteren Kopflage liegt sein Rücken zu Ihrer Wirbelsäule, wodurch die Geburt länger dauern kann und eine assistierte Geburt wahrscheinlich wird.

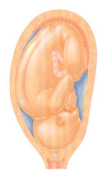 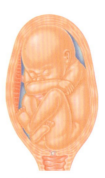

Vordere Kopflage **Beckenendlage**

FRAGEN SIE EINE HEBAMME

Was ist eine Damm-Massage und wie funktioniert sie? Massieren Sie den Damm (den Bereich zwischen Scheide und After) täglich fünf Minuten mit Öl, um das Risiko eines Dammrisses oder -schnittes (s. S. 427) während der Geburt zu verringern. So haben Sie nach der Geburt am Damm auch weniger Schmerzen.

So gehen Sie vor:

■ Waschen Sie sich die Hände. Geben Sie etwas kaltgepresstes Öl, wie Olivenöl, auf den Damm und auf Ihre Daumen, und führen Sie beide Daumen in die Scheide ein. Ziehen Sie die inneren Schamlippen sanft auseinander, bis Sie ein leichtes Stechen fühlen.

■ Bei diesem Gefühl halten Sie den Druck konstant, bis es verschwunden ist. Massieren Sie dann die untere Hälfte der Scheide mit Ihren Daumen. Ziehen Sie die in der Scheide festgehaltenen Daumen nach vorn, um die Haut zu dehnen.

■ Falls Sie nicht sicher sind, wie Sie den ersten Teil richtig ausführen, stecken Sie Ihre Finger in die Mundwinkel, und ziehen Sie den Mund zu den Seiten. Dabei entsteht ein ähnliches »brennendes« Gefühl.

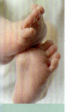

234. Tag

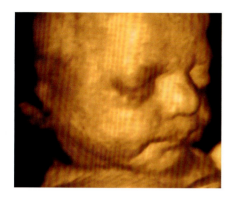

IHR BABY HEUTE

Schon seit einiger Zeit ist es nicht mehr möglich, das gesamte Baby auf einem Ultraschallbild zu sehen. Der Schallkopf ist nicht weit genug entfernt, um das Baby im Ganzen aufzunehmen. Man muss ihn ringsherum bewegen, um jeweils einen Bereich zu untersuchen.

Nun beginnt in Kürze die Mutterschutzfrist – bestimmt freuen Sie sich darauf, Ihr neues Leben in Ruhe vorbereiten zu können.

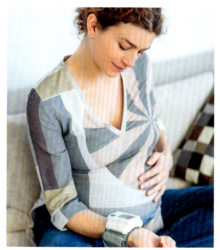

Ihr Blutdruck wird in diesem Stadium regelmäßig gemessen, da erhöhte Werte ein Anzeichen für eine Präeklampsie sein können.

IM BLICKPUNKT: GESUNDHEIT

Wichtige Kontrollen

Bei einigen der regelmäßigen Tests im dritten Trimester werden Sie auf Präeklampsie (s. S. 474) untersucht. Bluthochdruck und Eiweiß im Urin können auf eine Präeklampsie hindeuten. Weitere Anzeichen für diese Krankheit sind Wassereinlagerungen (Ödeme), vor allem geschwollene Knöchel und geschwollenes Gesicht.

Die Mutterschutzfrist beginnt sechs Wochen vor dem errechneten Geburtstermin und endet acht Wochen nach der Entbindung (bei Früh- und Mehrlingsgeburten zwölf Wochen). Sie dürfen in diesen sechs Wochen der Mutterschutzfrist nur dann weiterbeschäftigt werden, wenn Sie dies selbst ausdrücklich wünschen. Eine solche Entscheidung können Sie auch jederzeit widerrufen.

Überlegen Sie es sich jedoch gut, ob Sie tatsächlich weiterarbeiten wollen. Ihr Baby hat es verdient, dass Sie sich bewusst auf seine Ankunft vorbereiten und sich körperlich schonen.

Während der Schutzfrist nach der Entbindung besteht absolutes Beschäftigungsverbot. Die beiden Mutterschutzfristen (vor und nach der Geburt) betragen immer mindestens 14 Wochen. Alle Tage, die durch eine »vorzeitige« Entbindung verloren gehen, werden an die acht- bzw. zwölfwöchige Schutzfrist nach der Geburt angehängt. Außerhalb der Mutterschutzfristen kann der Arzt ein Beschäftigungsverbot aussprechen.

FRAGEN SIE EINE HEBAMME

Wer bezahlt das Mutterschaftsgeld?
Eine finanzielle Absicherung bzw. Schutz vor Verdienstausfällen sichert der Mutterschutzlohn (Lohnfortzahlung) oder das Mutterschaftsgeld.

Da werdende Mütter in den Schutzfristen vor und nach der Geburt in der Regel nicht arbeiten, würde in dieser Zeit ein Verdienstausfall entstehen. Als Ausgleich, also statt der normalen Arbeitsvergütung, erhalten gesetzlich versicherte Mütter von ihrer Krankenkasse das so genannte Mutterschaftsgeld.

Dieses Mutterschaftsgeld bezieht sich auf den in den vergangenen drei Monaten erhaltenen Nettoverdienst, ist aber auf maximal 13 Euro pro Kalendertag begrenzt. Der Höchstbetrag liegt bei 390 Euro im Monat. Ist das Gehalt einer Mutter im Regelfall höher als dieser Betrag, muss der Arbeitgeber das Mutterschaftsgeld insoweit aufstocken, dass es ihrem normalen Nettoverdienst entspricht.

Anspruch auf das Mutterschaftsgeld haben alle Frauen, die am Anfang der sechswöchigen Schutzfrist vor der Entbindung in einer der gesetzlichen Krankenkassen versichert waren. Der Mutterschutzlohn hingegen wird nicht von der Krankenkasse übernommen, sondern vom Arbeitgeber bezahlt.

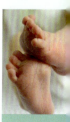

235. Tag

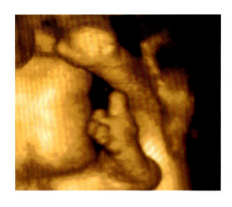

IHR BABY HEUTE

Hier sieht man einen Fuß mit gespreizten Zehen. Nicht alle Bewegungen, die Sie fühlen, beruhen auf Tritten. Manchmal zuckt der Fötus mit den Schultern oder boxt mit der Faust, manchmal spüren Sie den Kopf oder Po, wenn er die Gebärmutterwand berührt.

Ihr Bauchumfang geht immer mehr auf das Baby allein zurück, da die Fruchtwassermenge jetzt jede Woche leicht abnimmt.

Das Fruchtwasser, das Ihr Baby umgibt und schützt, hat jetzt ein maximales Volumen erreicht, und die Plazenta hat ihr Wachstum fast beendet.

Das Fruchtwasser ist entscheidend für die Entwicklung der Lungen, das Ausreifen des Darmes, die Eiweißversorgung und die Temperaturregulierung Ihres Kindes. Eine ausreichende Flüssigkeitsmenge ermöglicht Ihrem Baby auch, sich leicht zu bewegen, da es sich in einem fast schwerelosen Zustand befindet. Etwa ein Liter Fruchtwasser umgibt Ihr Baby. Doch die Spannweite ist sehr groß: Mengen zwischen 300 ml und zwei Litern gelten als normal. Daher spiegelt die Größe Ihrer Gebärmutter nicht die Größe Ihres Babys wider. Manchmal ist zu wenig Fruchtwasser vorhanden, was als Oligohydramnion (s. S. 473) bezeichnet wird. Wenn zu viel Fruchtwasser das Baby umgibt, spricht man von einem Polyhydramnion (s. S. 473). In solch einem Fall werden Sie genau überwacht, eine vorzeitige Entbindung kann erforderlich sein.

Wenn das Volumen des Fruchtwassers in der Spätschwangerschaft abnimmt, ist Ihr Baby nicht mehr so gut abgepolstert. Seine Bewegungen können deutlicher zu sehen sein, obwohl es insgesamt weniger Platz hat, um sich zu bewegen.

> **TATSACHE IST ...**
>
> **Eine der größten Sorgen von Frauen** in der Spätschwangerschaft ist, dass ihre Fruchtblase in der Öffentlichkeit platzen könnte.
>
> Doch es passiert nur selten, dass das Fruchtwasser in einem Schwall ausläuft. Meist sind es nur wenige Tropfen, weil der Kopf des Babys auf den Muttermund drückt und verhindert, dass viel Flüssigkeit austreten kann. Geschieht es unterwegs, werden die Menschen hilfsbereit sein.

IM BLICKPUNKT: VÄTER

Was ist in Ihrer Kliniktasche?

Sobald Ihre Partnerin Wehen hat, werden Sie sich darauf konzentrieren, sie praktisch und emotional zu unterstützen. So wie Sie ihr helfen, ihren Klinikkoffer schon vorher zu packen (s. S. 358), können Sie auch Ihre eigene Tasche packen. Verständlicherweise werden Väter im Entbindungszimmer nicht so gut versorgt und bekommen nichts zu essen. Doch auch Sie werden mehrere Stunden im Krankenhaus sein.

Diese Dinge sollten Sie einpacken:
- Snacks
- Getränke
- Ein Kissen
- Etwas zum Lesen oder ein Spiel
- Ausreichend Kleingeld, um Parkgebühren zu bezahlen sowie Kaffee, Tee und Kaltgetränke aus dem Automaten zu holen
- Wichtige Telefonnummern – oder speichern Sie sie jetzt auf Ihrem Handy
- Fotoapparat

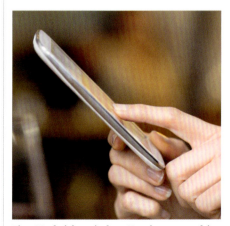

Eine Nachricht mit dem Handy zu verschicken ist eine gute Möglichkeit, um Familie und Freunde zu informieren. Denken Sie daran, vorher alle Nummern zu speichern.

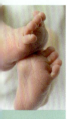

236. Tag

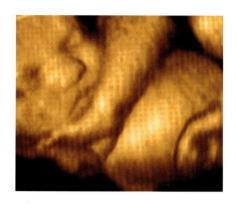

IHR BABY HEUTE

In dieser Phase kann Ihr Baby quer in der Gebärmutter liegen wie dieses hier. Aber je weiter die Schwangerschaft fortschreitet, desto unwahrscheinlicher ist diese Lage. Nach mehreren Geburten ermöglicht die Form der Gebärmutter diese Lage eher.

Atem- und Entspannungstechniken erlernen Sie in den Vorbereitungskursen, aber Sie sollten sie auch zu Hause üben.

Wenn Sie angespannt und ängstlich sind, kann sich der Schmerz viel schlimmer anfühlen. Daher ist es hilfreich, wenn Sie lernen, sich zu entspannen und ruhig zu bleiben. Sie haben noch sechs Wochen bis zur Geburt – viel Zeit, um Atem- und Entspannungstechniken zu üben, die Ihnen während der Geburt helfen. Übung macht den Meister: Es kann einige Zeit dauern, den Geist zu trainieren, bis Sie auf Wunsch entspannen können, besonders wenn Sie Schmerzen haben.

Nehmen Sie sich so oft wie möglich Zeit, um Ihre Atmung zu trainieren, am besten jeden Tag. Schließen Sie die Augen, und atmen Sie langsamer; atmen Sie durch die Nase ein und durch den Mund aus. Während Sie einatmen, stellen Sie sich vor, wie Ihr Atem in Ihren Körper dringt und Sie entspannt, und während Sie ausatmen, wie Schmerzen oder Spannungen Ihren Körper verlassen. Sie können Ihren Partner mit einbeziehen: Bitten Sie ihn, mit Ihnen gemeinsam das Atmen zu üben oder Ihre Atmung zu zählen – bei jedem Einatmen langsam bis drei, beim Ausatmen bis fünf zählen. Wenn Sie diese Techniken in der Spätschwangerschaft ruhig und entspannt trainieren, können Sie sie am bevorstehenden großen Tag wirksam anwenden.

Essen Sie vor dem Training eine Banane, sie versorgt Sie stetig mit Energie.

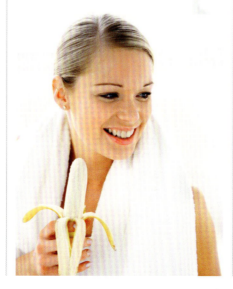

TATSACHE IST …

In öffentlichen Verkehrsmitteln in Japan würden Sie dank der »Sittenwächter« einen Sitzplatz bekommen.

Wenn Ihnen in einem öffentlichen Verkehrsmittel niemand seinen Platz überlässt, sind Sie nicht allein. In Japan gibt es »Sittenwächter«, die darauf achten, dass junge Leute ihre Sitzplätze denen überlassen, die sie benötigen.

IM BLICKPUNKT: ERNÄHRUNG

Fitnessnahrung

Der Bedarf an Nährstoffen ist hoch, wenn Sie schwanger sind. Dies ist keine Zeit für nährstoffarme, kalorienreiche Naschereien. Wählen Sie die Nährstoffe, die Sie Ihrem Körper zuführen, sorgfältig aus.

Essen Sie vor dem Training einen kleinen Snack, der z. B. aus unraffinierten Kohlenhydraten und Eiweiß besteht. Wenn Sie hungrig sind, essen Sie über den Tag verteilt öfter kleine Mahlzeiten und Snacks.

Hier einige Vorschläge für gesunde Snacks:
- Ein halbes Brötchen, bestrichen mit zwei Teelöffeln Erdnussbutter
- Ein Apfel oder eine Banane und eine Handvoll Mandeln
- Eine Birne mit zwei Scheiben Gouda
- Karotten-, Sellerie- und Gurkenscheiben und/oder Grissini mit zwei Esslöffeln Hummus (Kichererbsenpüree) als Dip
- Hüttenkäse oder Frischkäse auf Kräckern oder Vollkorntoast

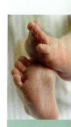

Die 34. Woche

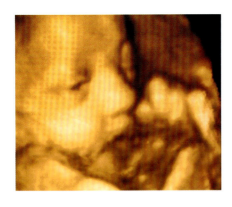

237. Tag

IHR BABY HEUTE

Ihr Baby ist jetzt in der Lage, alle Enzyme zu bilden, die die Nahrung im Verdauungstrakt verarbeiten. Wenn es zu früh zur Welt käme, könnte es sich normal ernähren; doch manche Babys müssen ihren Saugreflex noch besser koordinieren lernen.

Ihre Plazenta ist ein wichtiges Versorgungssystem, das die Entwicklung und das gesunde Wachstum Ihres Babys sicherstellt.

Die Plazenta wächst zwar am schnellsten in den ersten drei Monaten der Schwangerschaft, im letzten Trimester spielt sie jedoch für den Transfer von Nährstoffen und Energie zu Ihrem Baby eine besonders wichtige Rolle.

Die Kohlenhydrate aus Ihrer Nahrung werden in Glukose umgewandelt, die Plazenta überträgt Glukose auf ihr Baby und deckt so seinen Energiebedarf. Ein Teil wird in schützende Fettspeicher umgewandelt. Diese sind wichtig, denn wird Ihr Baby zu früh geboren, hat es noch keine Zeit, selbst genug Fett anzusammeln, um sich warm zu halten.

Das Protein aus Ihrer Nahrung wird in seine Bausteine, die Aminosäuren, zerlegt. Die Plazenta sorgt dafür, dass im Blut Ihres Babys etwa 30 Prozent mehr Aminosäuren zirkulieren als in Ihrem. Eine proteinreiche Ernährung ist wichtig für das Wachstum neuer Zellen und der lebenswichtigen Organe Ihres Babys.

Auch Fette aus Ihrer Nahrung sind in diesem Trimester wichtig. Sie werden zerlegt und gelangen als Omega-3-Fettsäuren durch die Plazenta zu Ihrem Baby. Dort werden sie zur Bildung von Gewebe gebraucht, aus dem sich Nervensystem, Gehirn und Augen entwickeln.

RICHTIG AUFSTEHEN

Nachdem Sie Übungen auf dem Boden ausgeführt oder im Bett gelegen haben, kann es schwierig sein, aufzustehen. Diese einfache Bewegung belastet Ihre gedehnten Bauchmuskeln stark, und da der Körperschwerpunkt verändert ist, fällt das Aufstehen schwer.

Die unten gezeigte Technik wurde ursprünglich von Yogalehrern entwickelt.

Nehmen Sie sich wie bei allen anstrengenden Bewegungen in dieser Schwangerschaftsphase immer Zeit – führen Sie sie langsam aus, und atmen Sie langsam und tief durch.

1. Schritt: Drehen Sie sich mit angewinkelten Knien auf die rechte Seite. Ziehen Sie ein Knie zur Taille, die rechte Hand bleibt auf einer Linie mit dem hochgezogenen Knie.

2. Schritt: Verlagern Sie Ihr Gewicht auf die linke Hand und das linke Knie. Rechtes Knie unter die rechte Hüfte und rechte Hand unter die rechte Schulter bringen und langsam in den Vierfüßlerstand gehen.

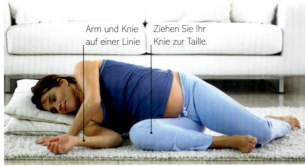

Arm und Knie auf einer Linie | Ziehen Sie Ihr Knie zur Taille.

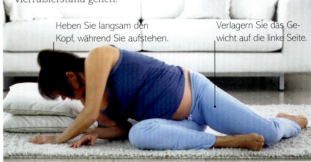

Heben Sie langsam den Kopf, während Sie aufstehen. | Verlagern Sie das Gewicht auf die linke Seite.

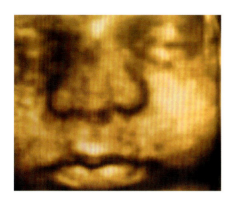

238. Tag

IHR BABY HEUTE

Diese Nahaufnahme vom Gesicht des Fötus zeigt ganz deutlich die Lippenform und die leicht geöffneten Lider. Der leichte Schatten auf der linken Bildseite stammt von der Gebärmutterwand, die in dieser Schwangerschaftsphase ganz nah am Baby liegt.

Wenn Sie sich für eine Hausgeburt entschieden haben, stellen Sie unbedingt sicher, dass alles rechtzeitig vorbereitet ist.

FRAGEN SIE EINE HEBAMME

An welche zusätzlichen Utensilien muss ich bei einer Hausgeburt denken? Legen Sie alles, was Sie für die Wehen und die Geburt benötigen, an dem Ort bereit, wo Sie entbinden möchten – die Sachen für das Baby getrennt von Ihren eigenen.

Außer praktischen Dingen wie Kleidung, Körperpflegemittel und Binden möchten Sie vielleicht auch Musik, Telefonnummern und eine Kamera zur Hand haben. Auch ein gut gefüllter Kühlschrank ist nützlich. Machen Sie eine Liste von Lebensmitteln, mit denen Sie sich vor dem Geburtstermin eindecken. Ihr Baby braucht Windeln, Watte, Unterhemden, Kleidung, Bettlaken und Decken.

Wenn Sie weitere Kinder haben, müssen Sie sich darum kümmern, wo sie untergebracht werden sollen.

Auch wenn Sie eine Hausgeburt planen, erfordern manche Umstände einen Transport ins Krankenhaus. Diese können vor, während und nach der Geburt eintreten, daher sollten Sie für alle Fälle eine Kliniktasche (s. S. 358) gepackt haben.

Über Generationen haben Frauen Ihre Babys zu Hause bekommen, erst im 20. Jahrhundert wurde die Krankenhausgeburt üblich. Die meisten Schwangerschaften und Geburten verlaufen ohne Komplikationen und erfordern keine medizinischen Eingriffe.

Wenn Sie sich für eine Hausgeburt entschieden hatten und dann Ihre Meinung ändern, weil Sie z.B. eine Periduralanästhesie möchten, oder wenn das Baby Hilfe braucht, werden Sie in ein Krankenhaus gebracht.

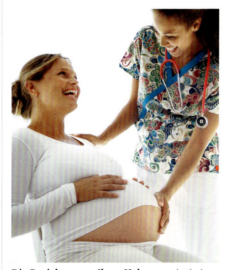

Die Beziehung zu Ihrer Hebamme ist bei einer Hausgeburt noch wichtiger, da sie Ihr einziger medizinischer Beistand sein wird.

ZUM NACHDENKEN

Test auf B-Streptokokken

Etwa 20–30 Prozent aller schwangeren Frauen haben B-Streptokokken im Körper, die in der Scheide oder im Darm vorkommen. Für Erwachsene sind diese Gruppe-B-Streptokokken (GBS) meist harmlos, bei Neugeborenen können sie jedoch eine schwere Infektion hervorrufen.

■ **Ein vorgeburtlicher Test** auf Streptokokken findet nicht routinemäßig statt, wird aber von Ärzten angeboten. Sie können sich zwischen der 34. und der 37. Woche untersuchen lassen. Ist das Ergebnis positiv, werden Ihnen während der Wehen Antibiotika verabreicht, die das Baby vor einer Infektion schützen.

■ **Der Test ist zu 100 Prozent sicher.** Dazu wird ein Scheiden- und Darmabstrich gemacht.

■ **Werden Streptokokken festgestellt,** und erfolgt die Behandlung sofort bei Wehenbeginn, besteht für das Baby kaum eine Infektionsgefahr.

■ **Eine Infektion** ist bei einer zweiten Schwangerschaft möglich, auch wenn Sie bei der ersten nicht infiziert waren.

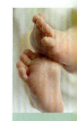

Die 34. Woche

Die 35. Woche

VERSUCHEN SIE, AKTIV ZU BLEIBEN, AUCH WENN SIE JETZT BEIM GEHEN EIN WENIG WATSCHELN.

Auch wenn Sie sich nur schwer motivieren können – jetzt Sport zu treiben lohnt sich! Je mehr Sie sich bewegen, umso mehr Energie haben Sie. Sanftes Training kann auch manche Beschwerden der Spätschwangerschaft lindern. Das Bewegungsmuster des Babys verändert sich, da es wenig Platz hat. Statt kurzer Tritte spüren Sie jetzt ein längeres Drücken. Es bereitet sich weiter auf die Außenwelt vor – es lernt zu saugen und seinen Blick zu fokussieren.

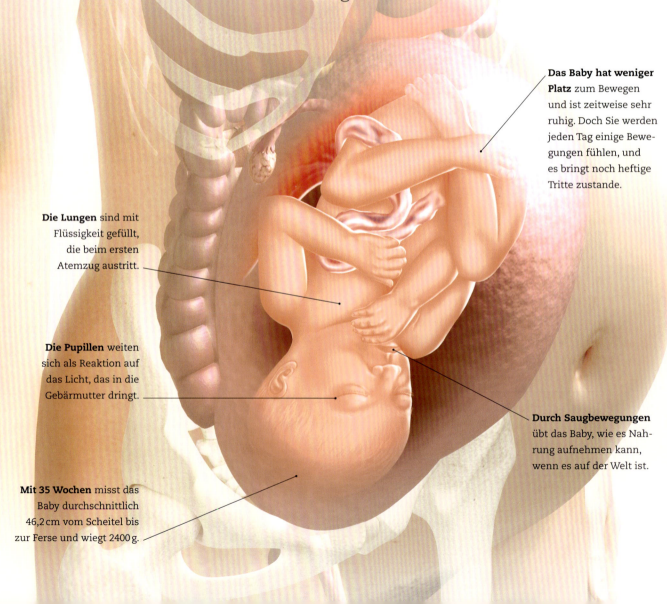

Das Baby hat weniger Platz zum Bewegen und ist zeitweise sehr ruhig. Doch Sie werden jeden Tag einige Bewegungen fühlen, und es bringt noch heftige Tritte zustande.

Die Lungen sind mit Flüssigkeit gefüllt, die beim ersten Atemzug austritt.

Die Pupillen weiten sich als Reaktion auf das Licht, das in die Gebärmutter dringt.

Durch Saugbewegungen übt das Baby, wie es Nahrung aufnehmen kann, wenn es auf der Welt ist.

Mit 35 Wochen misst das Baby durchschnittlich 46,2 cm vom Scheitel bis zur Ferse und wiegt 2400 g.

239. Tag

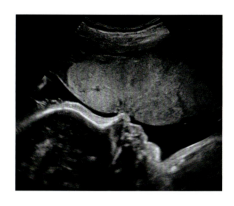

IHR BABY HEUTE

Hier sieht man das Profil des Babys, wobei die Nasenspitze die Plazenta berührt. Die Plazenta wächst nicht mehr und wird jetzt dünner. In ihrem Innern reift sie aber weiter und bleibt ein sehr leistungsfähiges Versorgungsorgan, das den Energiebedarf Ihres Babys deckt.

Ihr Umfang hat allmählich Auswirkungen auf Ihre täglichen Aktivitäten, daran müssen Sie sich erst einmal gewöhnen.

Ihre Haltung ändert sich, da Ihr Bauch weiter wächst. Um das Gewicht auszugleichen, das Sie tragen, lehnen Sie sich etwas zurück, vor allem wenn Sie bergab gehen.

Wahrscheinlich haben Sie auch einen Watschelgang, bei dem Sie Ihr Gewicht von einer Seite zur anderen schieben. In wenigen Wochen, wenn das Baby allmählich ins Becken eintritt (s. S. 361), werden Sie noch stärker watscheln.

In dieser Schwangerschaftsphase ist es ganz normal, wenn Sie sich langsamer bewegen als sonst. Sie plagen sich ab, um aus dem Bett oder vom Stuhl hochzukommen oder etwas vom Boden aufzuheben. Tätigkeiten wie Schuhe zubinden oder Zehennägel lackieren erscheinen geradezu unmöglich. Mit einigen Tricks bewältigen Sie solche Aufgaben: Wenn Sie z. B. Ihre Füße auf einen Schemel stellen, können Sie die Schuhbänder zubinden, ohne sich zu weit zu bücken. Zögern Sie nicht, um Hilfe zu bitten. Auch wenn es Sie stört, auf andere angewiesen zu sein – es ist nur vorübergehend.

FRAGEN SIE EINE HEBAMME

Kann ich im Krankenhaus eine Wassergeburt haben? Das hängt davon ab, ob Ihre Entbindungsstation über ein Geburtsbecken verfügt bzw. eines ausleiht. Manche können aus baulichen Gründen keine Wasserbecken anbieten, wenn die Wassermenge für den Boden zu schwer ist.

Das Geburtsbecken könnte auch bereits belegt sein, wenn Ihre Wehen einsetzen. Auf manchen Stationen dürfen Sie nur während der Wehen das Becken benutzen, aber darin nicht entbinden.

IM BLICKPUNKT: IHRE GESUNDHEIT

Schwangerschaft mit Diabetes

Wenn Sie in der Schwangerschaft einen Diabetes entwickelt haben (Schwangerschaftsdiabetes, s. S. 473) oder bereits Diabetikerin waren, müssen Sie ärztlich intensiv betreut werden, denn Diabetes in der Schwangerschaft bringt Risiken mit sich.

Bei der Mutter zählen dazu Bluthochdruck, Blutgerinnsel, Präeklampsie (s. S. 474), Polyhydramnion (s. S. 473) und ein erhöhtes Risiko für einen Kaiserschnitt. Für das Ungeborene besteht die erhöhte Gefahr von Geburtsfehlern und von zu schnellem oder zu langsamem Wachstum.

Eine Überwachung des Blutzuckerspiegels senkt das Risiko, dass das Baby Fehlbildungen bekommt, tot geboren wird oder übermäßig groß ist, was bei der Geburt problematisch werden kann. Der Schlüssel für eine gesunde Schwangerschaft und ein gesundes Baby liegt in der Kontrolle des Blutzuckerspiegels, die man oft durch Ernährungsumstellung erreicht. Sie brauchen die Hilfe eines Spezialisten, um Ihre Ernährung so umzustellen, dass sie mehr Kohlenhydrate und Ballaststoffe und weniger Fette und Zucker enthält. Manche Frauen benötigen auch Tabletten oder selten Insulininjektionen.

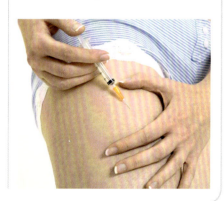

Die 35. Woche

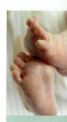

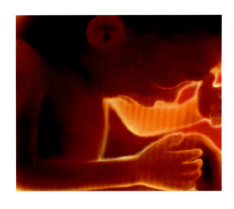

240. Tag

IHR BABY HEUTE

Im Augenhintergrund Ihres Babys reifen die Nervenzellen für das Schwarz-Weiß-Sehen sowie das Farbsehen heran. Die Zellen für die Farbwahrnehmung entwickeln sich zuletzt, verarbeiten aber vermutlich mehr als die Hälfte der Informationen, die das Auge erreichen.

Ihr Baby blinzelt und lernt, das Auge scharf zu stellen; seine Pupillen reagieren auf das Licht, das zu ihm dringt.

Die Augen Ihres Babys beginnen sich zwei Wochen nach der Empfängnis zu entwickeln, und alle wichtigen Augenstrukturen werden in den folgenden vier Wochen ausgebildet. Das Auge jedoch wächst während der ganzen Schwangerschaft, und der Sehnerv entwickelt sich nach der Geburt weiter.

Seit der 26. Schwangerschaftswoche können sich die Augen öffnen, aber bis jetzt waren die Augenbewegungen kaum koordiniert. Die ersten zufälligen Bewegungen sind ab der 18. Woche festzustellen. Ab der 26. Woche lassen sie sich häufiger beobachten, und in den letzten Wochen wechseln Ruhephasen mit schnellen Augenbewegungen (REM) ab.

Etwas Licht dringt in die Gebärmutter, und Ihr Baby reagiert jetzt viel stärker auf starkes Licht.

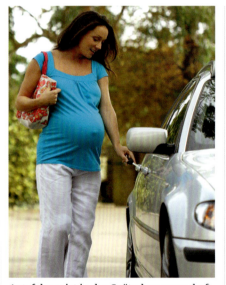

Autofahren ist in der Spätschwangerschaft noch möglich, aber es kann unbequem sein, längere Zeit im Auto zu sitzen.

FRAGEN SIE EINE MUTTER

Ich bin besorgt, dass meine Mutterschaftsvertretung die Arbeit besser machen wird als ich. Sind diese Ängste normal? Ja, ganz normal. Ich hatte ebenfalls die Sorge, meine Vertretung würde mich in den Schatten stellen. Aber sobald mein Baby da war, wurde alles, was mit der Arbeit zu tun hatte, von meiner neuen Rolle verdrängt. Anstatt Fähigkeiten einzubüßen, wurde ich zu einem Multitasking-Talent. Als ich wieder zu arbeiten begann, fiel mir die Arbeit leichter als die Babybetreuung.

Machen Sie sich keine Gedanken. Sie haben eine Arbeitsplatzgarantie und werden wieder effektiv arbeiten, sobald Ihr Baby später fremdbetreut wird. Genießen Sie unterdessen Mutterschutz und Elternzeit. Diese einmalige Zeit vergeht schnell.

UNTERWEGS SEIN

In der Regel ist es ungefährlich, in den letzten Schwangerschaftsmonaten Auto zu fahren. Doch wenn Sie das Gefühl haben, dass Sie sich nicht aufs Fahren konzentrieren können, oder wenn es unbequem für Sie ist, lassen Sie es sein. Achten Sie beim Fahren darauf, dass der Sicherheitsgurt direkt unter Ihrem Bauch angebracht ist (s. S. 253), damit Ihr Baby im Falle eines Unfalls nicht in Gefahr gerät.

In öffentlichen Verkehrsmitteln nutzen Sie Ihren Zustand bewusst zu Ihrem Vorteil, um einen Sitzplatz zu bekommen. Im Zug oder Bus im Gedränge angerempelt zu werden, könnte nicht nur Ihrem Baby schaden, sondern mit Ihrem veränderten Schwerpunkt fallen Sie auch leichter hin oder haben Beschwerden. Zudem kann langes Stehen Schwellungen in den Knöcheln und Füßen verursachen.

Falls Sie sich unwohl oder schwindelig fühlen, steigen Sie aus, und setzen Sie sich etwa 20 Minuten lang in einer ruhigeren Umgebung hin, möglichst mit hochgelegten Füßen. Nehmen Sie für unterwegs immer Mineralwasser zum Trinken mit.

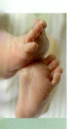

241. Tag

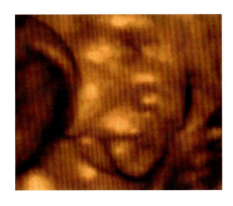

IHR BABY HEUTE

Ihr Baby streckt oft die Zunge heraus, was zur Entwicklung des Saugreflexes beiträgt. Der Suchreflex befähigt Ihr Kind, die Brustwarze zu finden, der starke Saugreflex übernimmt die Koordination von Saugen, Atmen und Schlucken.

In der Mutterschutzzeit suchen Sie vielleicht nach Möglichkeiten, Geld zu sparen. Auch Babykleidung ist günstig zu bekommen.

Die Garderobe Ihres Neugeborenen muss nicht teuer sein.
Scheuen Sie sich nicht, Freunde und Familienmitglieder nach abgelegter Babykleidung zu fragen. Wer die Familienplanung abgeschlossen hat, gibt seine Babykleidung in der Regel gerne weiter. Sie können auch im Geburtsvorbereitungskurs eine Tauschbörse initiieren. Mütter, die schon Kinder haben, die ein anderes Geschlecht haben als das jetzt erwartete, oder allzu viele rosa Teile, leihen ihre Sachen gerne aus. Auch wenn der Gedanke gewöhnungsbedürftig ist, dass Ihr Baby gebrauchte Sachen trägt, können Sie sicher sein, dass die Kleidung kaum getragen wurde.

Suchen Sie im Internet nach Sonderangeboten. Auf Auktionsseiten können Sie oft Designerkleidung für einen Bruchteil des Originalpreises ergattern. Gehen Sie zu Schlussverkäufen oder Babybasaren, wo viele gute Stücke angeboten werden. Für Kleidungsstücke wie Strampelanzüge brauchen Sie nicht viel Geld auszugeben, vieles gibt es günstig im Supermarkt.

Wahrscheinlich bekommen Sie auch zur Geburt viel Kleidung geschenkt. Falls Sie genau wissen, was Sie haben möchten, lassen Sie in Ihrem Lieblingsgeschäft eine Geschenkliste aufstellen, oder wünschen Sie sich Gutscheine für dieses Geschäft. Beim Kauf von teureren Klei-

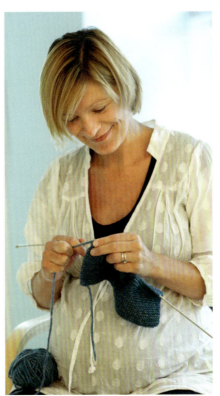

Wenn Sie Babysachen selbst stricken, können Sie Geld sparen und werden stolz sein, Ihr Baby in eigenen Kreationen zu sehen.

dungsstücken sollten Sie bei den Größen für drei bis sechs Monate suchen, damit Ihr Kind sie länger tragen kann. Es wäre schade, wenn Ihr Baby innerhalb weniger Wochen aus einem Kleidungsstück herauswächst, das Ihnen gut gefällt.

> **IM BLICKPUNKT: VÄTER**
>
> ### Manschetten?
>
> **Haben Sie Bedenken, wie Sie die Geburt durchstehen sollen?** Konzentrieren Sie sich auf Ihre Partnerin, und kümmern Sie sich um ihre Bedürfnisse – das lenkt Sie ab und reduziert Ihre Ängste. Begleiten Sie sie in den kommenden Wochen zu den Vorsorgeuntersuchungen. Dort können Sie Ihre Sorgen ansprechen und erhalten wichtige Informationen.
>
> Wenn Sie sich während der Entbindung etwas benommen fühlen, verlassen Sie den Raum. Die Hebamme wird sich weiter um Ihre Partnerin kümmern. Falls Sie sich einer Ohnmacht nahe fühlen, setzen Sie sich sofort hin, und beugen Sie sich nach vorne, mit dem Kopf zwischen den Beinen. Versuchen Sie langsam und tief zu atmen, damit Sie nicht in Panik geraten. So geht das Gefühl rasch vorüber.
>
> Ihnen sollte nicht zu warm werden. Denken Sie daran, regelmäßig zu essen und zu trinken, damit Sie keinen Schwächeanfall wegen eines zu niedrigen Blutzuckerspiegels riskieren.

Die 35. Woche

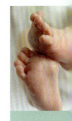

242. Tag

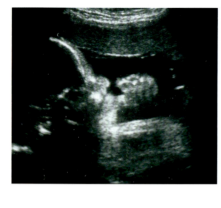

IHR BABY HEUTE

Dieses 2-D-Ultraschallbild hat den Moment eingefangen, in dem das Baby gerade an seinem Daumen lutscht. Ihr Baby lernt allmählich, diese Tätigkeit mit den Atembewegungen abzustimmen, auch wenn es nicht von Luft, sondern von Fruchtwasser umgeben ist.

In der Gebärmutter übt Ihr Baby bereits den Saugreflex, der es nach der Geburt befähigt, Nahrung aufzunehmen.

FRAGEN SIE EINE HEBAMME

Meine Mutter hat angeboten, nach der Geburt einige Zeit zu uns zu kommen. Ist das eine gute Idee? Manche Paare möchten ihr Baby lieber allein kennenlernen und brauchen die ersten Tage, um sich ans Elterndasein zu gewöhnen. Außerdem ist es gut, wenn Sie die Babypflege auf Ihre Art umsetzen können. Andererseits kann tatkräftige Hilfe von unschätzbarem Wert sein.

Letztlich hängt es von Ihrer Beziehung zu Ihrer Mutter ab. Wenn Sie sich gut verstehen und glauben, dass sie Sie unterstützen kann, wird sie eine Entlastung sein. Doch sagen Sie ihr auch, dass Sie ihre Hilfe zwar begrüßen, aber bestimmte Dinge auf Ihre eigene Art machen wollen.

Bitten Sie Ihre Mutter darum, Ihnen mehr im Haushalt zu helfen als beim Baby – auch damit Ihr Partner sich in dieser wichtigen Zeit nicht ausgeschlossen fühlt.

In dieser Schwangerschaftsphase haben Sie sicherlich keine Lust mehr, stundenlang nach Babyausstattung shoppen zu gehen. Sie können viel Zeit sparen, wenn Sie sich Kataloge von Babyausstattern besorgen und oder im Internet bestellen.

Der Saugreflex ist schon früher vorhanden, aber der Fötus ist erst jetzt kräftig genug, um richtig saugen zu können. Ihr Baby übt regelmäßig das Saugen, das ihm – zusammen mit dem Suchreflex – später die Nahrungsaufnahme ermöglicht.

Nach der Geburt werden Sie den Suchreflex sehen: Ihr Baby dreht den Kopf in die Richtung, von der aus seine Wange berührt wurde. Es bewegt seinen Mund in allmählich kleiner werdenden Kreisen, bis es die Brustwarze gefunden hat.

Sobald die Nahrungsaufnahme gut klappt, verschwindet der Saugreflex – etwa im vierten Lebensmonat. Von da an kann Ihr Kind den Vorgang besser steuern, sich umdrehen und die Brustwarze direkt ansaugen.

In der Gebärmutter besteht keine Gefahr, dass das Fruchtwasser versehentlich in die Lungen Ihres Babys gelangen könnte. Die Lungen sind bereits mit Flüssigkeit gefüllt, und der dadurch vorhandene hohe Druck sowie der Kehlkopf des Fötus verhindern das Eindringen von Fruchtwasser.

Nach der Geburt ermöglichen verschiedene Reflexe Ihrem Baby das gleichzeitige Trinken und Atmen. Um richtig trinken zu können, atmen Babys immer durch die Nase.

SIND SIE BEREIT FÜR IHR BABY?

Vielleicht glauben Sie, dass Sie bald zu müde sind zum Einkaufen. Einige Dinge sollten Sie unbedingt bis zur 37. Woche besorgen, denn die Wehen können vorzeitig einsetzen. Kaufen Sie die Pflegeartikel für das Baby, die Sie direkt nach der Geburt benötigen (s. S. 269), einen Autositz und eine Tragetasche. Einen Kinderwagen brauchen Sie nicht sofort.

Falls Ihnen das Einkaufen in der Spätschwangerschaft schwerfällt, bestellen Sie einiges übers Internet.

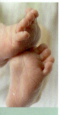

243. Tag

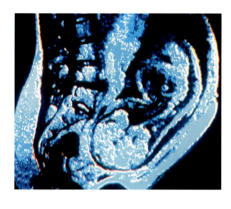

IHR BABY HEUTE

Dieses Magnetresonanzbild zeigt einen Querschnitt des schwangeren Bauches. Die Wirbelsäule der Mutter ist links auf dem Bild zu sehen, das Baby liegt mit dem Kopf nach unten im Becken. Eine solche Aufnahme wird selten benötigt, ist aber völlig unbedenklich.

Wahrscheinlich analysieren Sie in diesen letzten Wochen Ihrer Schwangerschaft jeden Schmerz und jedes Unwohlsein genau.

In dieser Schwangerschaftsphase befürchten Sie vermutlich bei jedem Stechen, dass die Wehen einsetzen. Denken Sie aber daran, dass die meisten Schmerzen und Beschwerden trotz der fortgeschrittenen Schwangerschaft wahrscheinlich eher auf Verstopfung oder gedehnte Bänder als auf Wehen zurückzuführen sind.

Allmählich können Sie auch Braxton-Hicks-Kontraktionen spüren; bei diesen Vorwehen zieht sich die Gebärmutter zusammen, um sich auf die Geburt vorzubereiten. Zudem wird durch diese Kontraktionen mehr Blut in die Plazenta geleitet. Versuchen Sie gegebenenfalls, Ihre Stellung zu verändern; gehen Sie herum, oder nehmen Sie ein warmes Bad, um sich zu entspannen.

Wenn Sie nicht sicher sind, ob es sich um Braxton-Hicks-Kontraktionen handelt, fragen Sie die Hebamme.

FRAGEN SIE EINE MUTTER

Was brauche ich zum Stillen?
Folgende Dinge fand ich sehr praktisch:
- **Stillbüstenhalter:** Er lässt sich vorne öffnen (s. rechts) oder hat Körbchen mit Reißverschluss. Der BH muss genau passen (Ihre Brüste werden größer, sobald die Milch einschießt). Sie brauchen mindestens zwei Still-BHs.
- **Eine Creme für die Brustwarzen** wirkt beruhigend, wenn diese eingerissen sind.
- **Stilleinlagen** (Einmal-Einlagen oder waschbare). Schieben Sie sie in Ihren Büstenhalter, um die heraustropfende Milch aufzufangen. Wahlweise können Sie die überschüssige Milch mit Brustschalen auffangen.
- **Stillkissen:** Das u-förmige Kissen ist nicht unbedingt erforderlich, aber für Sie und Ihr Baby beim Stillen sehr bequem.
- **Baumwolltücher,** um Spritzer aufzufangen.
- **Milchpumpe** und Flaschen oder Beutel für die abgepumpte Milch.

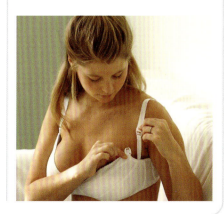

ZUM NACHDENKEN

Stillen

Wenn Sie stillen wollen, ist dies die beste Entscheidung für Sie und Ihr Baby (s. S. 448f.). Doch das Stillen klappt nicht immer bei allen Müttern auf Anhieb.

So bereiten Sie sich am besten vor:

- **Lesen Sie alles darüber.** Es ist gut, wenn Sie auf einige Unannehmlichkeiten gefasst sind, denn dann werden Sie davon nicht überrascht. Außerdem können Sie dann Maßnahmen treffen, um die Probleme zu vermeiden. Informieren Sie sich genau, wie Sie Ihr Baby richtig anlegen (s. S. 448).
- **Sprechen Sie über Ihre Sorgen** mit der Hebamme oder einer Freundin, die schon gestillt hat.
- **Sehen Sie zu, wie man es macht.** Besuchen Sie eine Stillgruppe. Wenn Ihnen das Stillen in der Öffentlichkeit unangenehm ist, lassen Sie sich zeigen, wie es diskret möglich ist. Sie können auch eine Freundin fragen, ob Sie ihr zusehen dürfen.
- **Suchen Sie sich eine Stillberaterin** – vielleicht auf Empfehlung einer Freundin, oder wenden Sie sich an die örtliche Stillgruppe.

Die 35. Woche

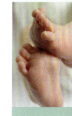

NACHGEFRAGT

Rechte und Hilfen

Ein Baby bringt eine entscheidende Veränderung des Lebens mit sich – Zeit und oft auch Geld werden knapp. Mutterschaftsgeld und Elterngeld erleichtern Eltern diese Situation. Informieren Sie sich über Ihre Rechte und mögliche Hilfen.

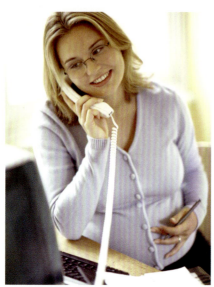

Es ist wichtig, über die Rechte und Pflichten Bescheid zu wissen.

Ihre Rechte

Alle arbeitenden schwangeren Frauen genießen in der Schwangerschaft besonderen Schutz – den Mutterschutz. Der Gesetzgeber hat alle Kriterien, die unter den Mutterschutz fallen, im Mutterschutzgesetz (MuSchG) festgehalten. Das Mutterschutzgesetz dient in erster Linie dazu, die werdende Mutter und das ungeborene Kind vor Gefahren am Arbeitsplatz zu schützen, und garantiert der werdenden Mutter entsprechende Rechte. Darüber hinaus haben junge Eltern Anspruch auf finanzielle Unterstützung, in erster Linie durch das Elterngeld.

Das Mutterschutzgesetz

Das Mutterschutzgesetz gilt für alle Arbeitnehmerinnen, egal, ob sie in Verwaltung, Betrieben, Familienhaushalten oder in der Landwirtschaft arbeiten.

Auch die Art des Arbeitsverhältnisses spielt keine Rolle: Der Mutterschutz gilt für Vollzeit- und Teilzeitkräfte, geringfügig Beschäftigte, Schülerinnen und Studentinnen, Aushilfen, für haupt- und nebenberufliche Arbeitnehmerinnen und für Auszubildende. Im Mutterschutzgesetz ist festgeschrieben, wie Schwangere vor Gefahren am Arbeitsplatz geschützt werden müssen.

Unabhängig vom Umfang Ihrer Arbeitszeit oder der Dauer Ihres Beschäftigungsverhältnisses ist im Mutterschutzgesetz Folgendes geregelt:
- Nachtarbeit, Mehr- und Sonntagsarbeit sind verboten.
- Der Arbeitsplatz muss den Bedürfnissen angepasst werden: keine Akkord- oder Fließbandarbeit, keine schweren Lasten, Recht auf Pausen, Schutz vor gesundheitsgefährdenden Stoffen usw.
- Für die Vorsorgeuntersuchungen wird die Arbeitnehmerin freigestellt.

Die Mutterschutzfrist beginnt sechs Wochen vor dem berechneten Geburtstermin und endet acht Wochen nach der Geburt, bei Mehrlingen oder einer Frühgeburt zwölf Wochen. In dieser Zeit erhält die Mutter von der Krankenkasse Mutterschaftsgeld.

Kündigungsschutz Schwangere dürfen von Beginn der Schwangerschaft bis vier Monate nach der Geburt laut Mutterschutz nicht gekündigt werden. Der Kündigungsschutz gilt auch in der Probezeit. Vom Kündigungsverbot ausgeschlossen sind laut Mutterschutz andere Kündigungsgründe des jeweils bestehenden Arbeitsverhältnisses, z. B.:
- befristeter Arbeitsvertrag,

IHRE RECHTE
Erholungsurlaub

Wenn Sie noch Resturlaub hatten, bevor Sie in Mutterschutz gingen, verfällt dieser nicht. Sie können ihn nehmen, sobald Sie nach der Geburt wieder berufstätig sind.

Die Ausfallzeiten wegen mutterschutzrechtlicher Beschäftigungsverbote gelten laut Mutterschutz als Beschäftigungszeiten. Also können Schwangere, die ihren Urlaub vor dem Beschäftigungsverbot noch nicht oder nicht vollständig genommen haben, nach Ablauf der Fristen den Resturlaub in dem laufenden oder im kommenden Urlaubsjahr beantragen.

AKTUELLE INFORMATIONEN
Bleiben Sie auf dem Laufenden

Die gesetzlichen Elternrechte können sich ändern. Dies gilt insbesondere für Regelungen, die Mutterschafts-, Eltern- und Kindergeld sowie die Elternzeit betreffen. Die jeweiligen Informationen auf diesen Seiten geben den Stand von 2019 wieder. Erkundigen Sie sich bei den entsprechenden Stellen nach den aktuell gültigen Regelungen. In Deutschland erhalten Sie aktuelle Informationen unter www.bmfsfj.de.

FRAGEN UND ANTWORTEN

Habe ich nach der Elternzeit Anspruch auf meinen alten Arbeitsplatz?
Nein, einen Anspruch gibt es nicht. Vereinbaren Sie das möglichst vorher schriftlich mit Ihrem Arbeitgeber. Ist der Arbeitgeber dazu nicht bereit, sollten Sie auf jeden Fall vor der Elternzeit über dieses Thema und Alternativen reden.

Ist das Elterngeld steuerfrei?
Grundsätzlich ja, es unterliegt aber der Progression, d. h., es wird für die Ermittlung des auf das steuerpflichtige Einkommen anzuwendenden Steuersatzes zum Einkommen hinzugerechnet. Deshalb kann es sinnvoll sein, für eine erhöhte Steuerzahlung etwas Geld zurückzulegen.

Ich habe gerade meinen Traumjob angeboten bekommen, bin aber in der achten Woche schwanger. Was soll ich tun? Soll ich den Arbeitgeber informieren?
Sie müssen Ihre Schwangerschaft im Vorstellungsgespräch nicht mitteilen. Auch nach Vertragsschluss sind Sie grundsätzlich nicht zur Mitteilung Ihrer Schwangerschaft verpflichtet. Gemäß Mutterschutzgesetz sollen werdende Mütter ihrem Arbeitgeber jedoch ihre Schwangerschaft und den mutmaßlichen Tag der Entbindung mitteilen, sobald ihnen ihr Zustand bekannt ist.

- Ende des Beschäftigungsverhältnisses unmittelbar vor Beginn der Schutzfrist,
- Insolvenz des Arbeitgebers.

Mutterschaftsgeld Während der Schutzfrist zahlt die gesetzliche Krankenversicherung werdenden Müttern auf Antrag Mutterschaftsgeld in einer Höhe von bis zu 13 Euro pro Kalendertag. Nicht-Mitglieder einer gesetzlichen Krankenversicherung erhalten auf Antrag vom Bundesversicherungsamt einmalig ein Mutterschaftsgeld von maximal 210 Euro (s. auch S. 337).

Elternzeit

Im Anschluss an die Mutterschutzfrist haben Mutter oder Vater Anspruch gegenüber dem Arbeitgeber auf unbezahlte Freistellung bis zur Vollendung des dritten Lebensjahres ihres Kindes. Die Elternzeit kann auch von beiden Eltern gleichzeitig oder von Vater und Mutter abwechselnd genommen werden. Bei Geburten ab dem 1. Juli 2015 können Mütter und Väter 24 Monate Elternzeit auf den Zeitraum zwischen dem dritten Geburtstag und der Vollendung des achten Lebensjahres übertragen. Zudem besteht in der Elternzeit ein Anspruch auf Teilzeitarbeit, wenn ein Arbeitgeber mehr als 15 Arbeitnehmer beschäftigt und keine dringenden betrieblichen Gründe dagegensprechen.

Wer Elternzeit nimmt, darf bis zu 30 Wochenstunden arbeiten. In der Elternzeit sind Sie krankenversichert.

Elterngeld

Das Elterngeld soll Müttern und Vätern ermöglichen, sich in der ersten Zeit intensiv um das Baby zu kümmern. Eltern von Kindern, die ab dem 1. Juli 2015 geboren wurden, haben die Wahl zwischen dem Bezug von Basiselterngeld oder von ElterngeldPlus. Beides kann auch kombiniert werden. Das Basiselterngeld wird an Mutter und Vater zusammen maximal 14 Monate gezahlt. Ein Elternteil hat Anspruch auf maximal zwölf Monate, die anderen beiden Monate sind die sog. »Partnermonate«. Alleinerziehende können die vollen 14 Monate Elterngeld in Anspruch nehmen.

ElterngeldPlus erleichtert es, Elternzeit und Teilzeitarbeit miteinander zu kombinieren. Die Bezugszeit wird verlängert: Aus einem Elterngeldmonat werden zwei ElterngeldPlus-Monate. Arbeiten Mutter und Vater zur gleichen Zeit für vier Monate zwischen 25 und 30 Stunden pro Woche, erhalten sie vier zusätzliche ElterngeldPlus-Monate.

Das Basiselterngeld beläuft sich auf 65–67 Prozent des Nettogehaltes des Elternteils, der nach der Geburt zu Hause bleibt. Es beträgt mindestens 300 Euro und maximal 1800 Euro im Monat, im ElterngeldPlus-Bezug mindestens 150 Euro und höchstens 900 Euro.

Beihilfen

Es gibt verschiedene Rechtsansprüche und Sozialleistungen, die für Schwangere, Eltern und Kind von Bedeutung sein können. Dabei kommt es immer auf den Einzelfall an. Informieren Sie sich bei einer Familienberatungsstelle vor Ort über Leistungen, die für Sie in Betracht kommen können, wie z. B. Wohngeld oder Kinderzuschlag.

Für Eltern bzw. Alleinerziehende in finanziellen Notlagen gibt es einmalige Beihilfen, beispielsweise für eine Erstlingsausstattung oder auch bei einem erforderlichen Umzug.

IHRE RECHTE

Weitere Rechte und Unterstützung

- **Kindergeld:** Ab dem 1.7.2019 beträgt es für das erste und zweite Kind 204 Euro pro Monat. Es wird durch die Familienkassen der Agenturen für Arbeit ausgezahlt. Angehörige des öffentlichen Dienstes und Empfänger von Besorgungsbezügen erhalten Kindergeld von ihrem Dienstherrn bzw. Arbeitgeber. Anspruch auf Kindergeld hat die Person, in deren Haushalt das Kind lebt.

- **Stillzeit:** In Deutschland haben Mütter, die arbeiten und stillen, laut Mutterschutz Anspruch auf Stillpausen: insgesamt eine Stunde oder zweimal eine halbe Stunde Stillzeit pro Tag. Auch die europäische Sozialcharta sieht eine ähnliche Regelung vor.

244. Tag

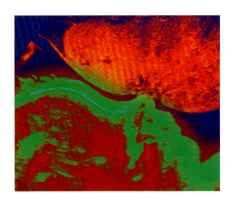

IHR BABY HEUTE

Die Plazenta, der rote Bereich oben im Bild, erhält jetzt einen halben Liter Blut pro Minute aus Ihrem Blutkreislauf. Um diese Belastung zu bewältigen, hat sich Ihr Blutvolumen in den ersten Schwangerschaftsmonaten enorm erhöht.

Es ist nie zu spät, um die Kondition zu verbessern, und was Sie jetzt tun, wird Ihnen bei der Geburt zugutekommen.

Auch in den letzten Schwangerschaftswochen sollten Sie weiterhin aktiv bleiben. Regelmäßiges und kontinuierliches Training steigert Ihre Kondition sowie Ihr Selbstwertgefühl und sorgt für mehr Energie.

Üben Sie Aktivitäten aus, die Ihnen Spaß machen: Viele Frauen bevorzugen in dieser Phase Schwimmen und Spazierengehen. Diese Formen der Bewegung verbessern nicht nur die Kondition, sondern helfen auch, sich zu entspannen und loszulassen.

Es ist schwierig, genaue Angaben darüber zu machen, wie lange Sie trainieren sollten. Das hängt natürlich auch damit zusammen, wie intensiv Sie trainieren – denken Sie nur an den Unterschied zwischen einem Sprint und einem Marathon: Der Sprint erfordert kurzzeitig intensiv Energie, der Marathon eine längerfristige Energiezufuhr.

Hören Sie immer auf Ihren Körper, und hören Sie auf, wenn Sie sich überanstrengen könnten. Essen Sie gut, wenn Sie trainieren: Regelmäßige, kleine Mahlzeiten versorgen Ihren Körper mit Energie (s. S. 339) und decken besonders im dritten Trimester den Nährstoffbedarf Ihres Babys.

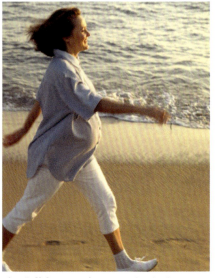

Ein täglicher Spaziergang schenkt Ihnen Energie – eine gute Vorbereitung für spätere Spaziergänge mit dem Kinderwagen.

FRAGEN SIE EINEN ARZT

Warum werden manche Babys zu früh geboren? Bestimmte Faktoren erhöhen das Risiko einer Frühgeburt. Dazu zählt, ob die Schwangere selbst oder ihre Mutter oder eine Schwester bereits eine Frühgeburt hatte, ob sie während der Schwangerschaft und zuvor gesund war. Auch Mehrlingsschwangerschaften oder fötale Probleme, wie geringes Wachstum, die auf Faktoren wie Rauchen zurückzuführen sein können, sowie andere Krankheiten des Fötus spielen eine Rolle.

DIE KÄNGURUPFLEGE

Wenn Ihr Baby auf der Neugeborenen-Intensivstation liegt (s. S. 452 f.), können Sie mit der sog. Kängurupflege einen sehr engen Kontakt zu ihm herstellen. Dabei legen Sie Ihr Baby so auf Ihre nackte Brust, dass sein Kopf ganz nah an Ihrem Herzen liegt.

Diese Methode entstand in Bogota, der Hauptstadt Kolumbiens, aufgrund eines Mangels an Inkubatoren. Die Kangurumethode hat viele Vorteile für frühgeborene Babys – besonders Herzschlag und Atmung regulieren sich schnell, sodass sie länger schlafen können. Die Körpertemperatur des Babys wird durch die Körpertemperatur der Mutter reguliert. So muss es selbst keine Energie aufwenden, um sich warm zu halten.

Dadurch spart es seine Energie für andere lebenswichtige Funktionen auf, wie die Entwicklung des Gehirns und die Gewichtszunahme. Auch das Stillen klappt besser und manche Babys verlieren bei dieser Methode nicht einmal einen Teil ihres Geburtsgewichts.

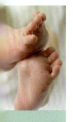

245. Tag

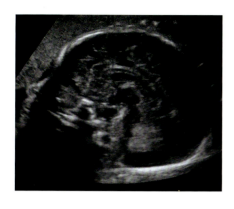

IHR BABY HEUTE

Das Gehirn des Babys entwickelt sich weiter. Diese Ultraschallaufnahme zeigt, dass durch die Entwicklung der Windungen in den beiden Gehirnhälften die charakteristische Hirnoberfläche entstanden ist. Die hellen Schattierungen stammen vom knöchernen Schädel.

Die Tatsache, dass Sie bald Mutter sind, wird Ihnen in diesen Wochen erst ganz deutlich bewusst.

Vor der Geburt ist es oft schwierig, eine Beziehung zum Kind zu entwickeln, auch wenn Sie sich während der Schwangerschaft ganz eng mit ihm verbunden fühlen.

Die Bindung entsteht durch einen chemischen Prozess im Gehirn während der Geburt. Babys anderer Eltern können Sie unberührt lassen, aber Ihr eigenes Baby wird in Ihnen bestimmt Gefühle auslösen, die Sie niemals erwartet hätten. Es ist ganz normal, sich über das Mutterwerden Gedanken zu machen – über die Verantwortung, die Betreuung dieses hilflosen Wesens, die Frage, ob Sie alles richtig machen, und wie sich Ihr Leben verändern wird. Doch sobald Ihr Baby da ist, werden Ihre Prioritäten und Gefühle ganz deutlich – auch wenn eine Bindung nicht immer sofort entsteht.

In manchen Fällen kann eine postnatale Depression (s. S. 475) oder ein vorübergehender Babyblues Ihr Muttergefühl beeinträchtigen.

FRAGEN SIE EINE HEBAMME

Werde ich meine Zwillinge stillen können? Ja, aber lassen Sie sich von einer Stillberaterin mit Zwillingserfahrung beraten. Sie zeigt Ihnen am Anfang die richtige Stillposition und das Anlegen Ihrer Babys (s. S. 448). So haben Sie mehr Selbstvertrauen, wenn Sie dann allein sind.

Für manche Zwillingsmütter ist das gleichzeitige Stillen beider Babys mithilfe eines speziellen Stillkissens am praktischsten. Solch ein Stillkissen können Sie sich jetzt schon kaufen.

Die Stillberaterin bzw. die Hebamme zeigt Ihnen, welche Stillpositionen für Zwillinge günstig sind.

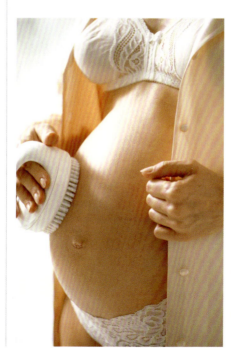

IM BLICKPUNKT: IHR KÖRPER

Verwöhnen Sie sich

Vielleicht fühlen Sie sich nicht besonders schön, aber das ist ein Grund mehr, sich ein wenig zu verwöhnen. Wahrscheinlich haben Sie nicht mehr viel Zeit für Schönheitspflege, sobald Ihr Baby da ist.

■ **Gönnen Sie sich eine Maniküre,** aber ohne Nagelverlängerung – scharfe Nägel mag Ihr Baby nicht!

■ **Genießen Sie eine Gesichtsmassage;** sie tut gut und entspannt.

■ **Lassen Sie sich die Haare schneiden,** denn es kann eine Weile dauern, bis Sie wieder zum Friseur gehen können. Wählen Sie einen Schnitt, der leicht zu pflegen ist, wenn Sie Ihr Baby haben.

■ **Gehen Sie eine oder zwei Wochen vor der Geburt zur Pediküre.** Sie werden begeistert sein, wenn Ihr Bauch verschwunden ist und Sie wieder Ihre (schön gepflegten) Füße sehen können.

Wenn Sie Ihren Bauch fotografieren wollen, sollte er so gut wie möglich aussehen. Durch sanftes Abrubbeln und die Pflege mit Feuchtigkeitscreme bleibt die Haut geschmeidig. Leider hilft dies nicht gegen Schwangerschaftsstreifen, aber Ihre Haut sieht schöner aus.

Die 35. Woche

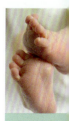

Die 36. Woche

BESPRECHEN SIE MIT IHREM PARTNER ODER EINER ANDEREN BEGLEITPERSON IHREN GEBURTSPLAN.

Schieben Sie wichtige Dinge nicht bis zur letzten Minute auf. Ihr »Aktionsplan« sollte stehen, wenn die Wehen einsetzen – was schneller der Fall sein kann, als Sie denken. Planen Sie auch die Unterbringung der älteren Kinder und die Versorgung Ihres Haustiers. Wenn nötig, bitten Sie Eltern und Freunde um Hilfe. Packen Sie Ihren Klinikkoffer, und entspannen Sie sich.

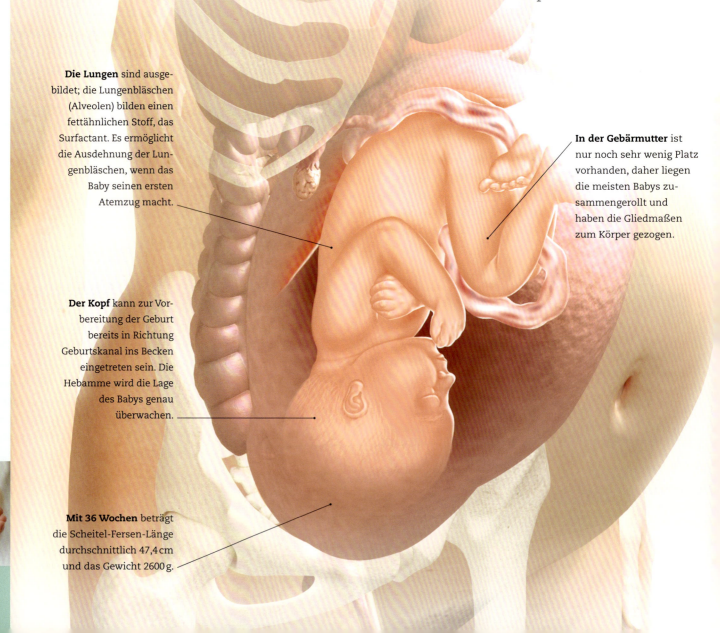

Die Lungen sind ausgebildet; die Lungenbläschen (Alveolen) bilden einen fettähnlichen Stoff, das Surfactant. Es ermöglicht die Ausdehnung der Lungenbläschen, wenn das Baby seinen ersten Atemzug macht.

In der Gebärmutter ist nur noch sehr wenig Platz vorhanden, daher liegen die meisten Babys zusammengerollt und haben die Gliedmaßen zum Körper gezogen.

Der Kopf kann zur Vorbereitung der Geburt bereits in Richtung Geburtskanal ins Becken eingetreten sein. Die Hebamme wird die Lage des Babys genau überwachen.

Mit 36 Wochen beträgt die Scheitel-Fersen-Länge durchschnittlich 47,4 cm und das Gewicht 2600 g.

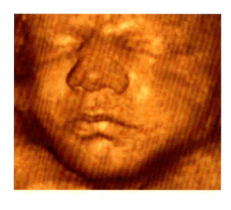

246. Tag

IHR BABY HEUTE

Augen- und Haarfarbe des Babys sind genetisch festgelegt und stehen vor der Geburt fest. Leider gibt ein Ultraschallbild, wie detailliert es auch ist, nur die Strukturen wieder und zeigt keine Farben.

Sie werden überrascht sein, dass sich Ihr soziales Leben bereits verändert hat, dabei ist das Baby noch nicht einmal da!

Bleiben Sie in letzter Zeit lieber zu Hause? Das ist ganz normal und kommt in der letzten Schwangerschaftsphase oft vor. Vielleicht zögern Sie, Verabredungen für die nächsten Wochen zu treffen oder Theaterkarten zu kaufen, weil Sie diese Vorhaben womöglich gar nicht wahrnehmen können. Doch verabreden Sie sich ruhig noch mit Freunden – sie verstehen es, wenn Sie absagen, je näher der Termin rückt. Vielleicht sind Sie, nun da Sie in Mutterschutz sind, auch froh, gelegentlich aus dem Haus zu kommen. Nutzen Sie in den letzten Wochen die Gelegenheit, mit Ihrem Partner auszugehen. Wenn das Baby erst da ist, sind Verabredungen zum Abendessen viel schwieriger.

FRAGEN SIE EINE HEBAMME

Meine Füße sind geschwollen und verspannt. Kann ich etwas dagegen tun? Geschwollene Füße und Knöchel (Ödeme) beruhen auf einer übermäßigen Einlagerung von Flüssigkeit aufgrund des erhöhten Blutvolumens (s. S. 466f.). Das ist in der Spätschwangerschaft ein häufiges Problem.

Mit folgenden Maßnahmen können Sie die Schwellung verringern: Legen Sie die Beine beim Sitzen hoch, lassen Sie die Füße kreisen, oder legen Sie sich auf den Boden, und lehnen Sie die Beine an die Wand hoch. Kompressionsstrümpfe (s. S. 225) verbessern den Kreislauf ebenfalls. Trinken Sie ausreichend, vor allem Wasser – das verbessert die Nierenfunktion, wodurch weniger Wasser gespeichert wird. Nehmen Sie keine Diuretika ein, denn diese können dem Ungeborenen schaden.

IM BLICKPUNKT: IHR KÖRPER

Schwimmen wirkt beruhigend

Auch wenn Sie sich für Sport zu schwer fühlen – Schwimmen ist in der Spätschwangerschaft großartig. Das Wasser stützt das Gewicht Ihres Bauches, sodass Sie sich viel leichter fühlen als sonst. Schwimmen Sie langsam, und entspannen Sie sich im Wasser. Ein Aqua-Natal-Kurs bietet spezielle Übungen für schwangere Frauen.

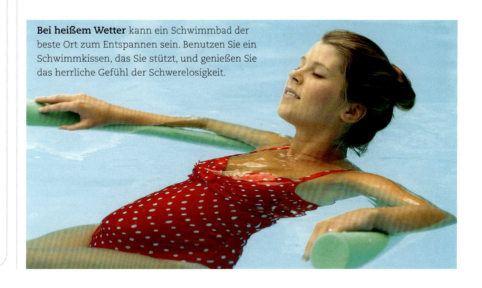

Bei heißem Wetter kann ein Schwimmbad der beste Ort zum Entspannen sein. Benutzen Sie ein Schwimmkissen, das Sie stützt, und genießen Sie das herrliche Gefühl der Schwerelosigkeit.

Die 36. Woche

247. Tag

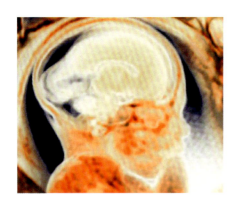

IHR BABY HEUTE

Diese Magnetresonanzaufnahme zeigt Details vom Gehirn des Babys. Damit lassen sich Strukturen im Zentralnervensystem besonders gut darstellen. Da Aufnahme und Interpretation dieser Bilder schwierig und aufwendig sind, gehören sie nicht zu den Routineuntersuchungen.

Nun bildet sich Farbpigment in den Augen Ihres Babys, doch die endgültige Augenfarbe steht erst mit ein, zwei Jahren fest.

Welche Farbe werden die Augen Ihres Babys haben? Die Iris reguliert den Lichteinfall in die Augen und verleiht ihnen ihre Farbe. Dabei wird die Augenfarbe durch die Menge an Melanin, dem Hautfarbstoff, in der Iris bestimmt.

Ihr Baby muss nicht die gleiche Augenfarbe haben wie Sie oder Ihr Partner. Die meisten hellhäutigen Babys werden mit einer sehr geringen Menge an Melanin in den Augen geboren, und die Iris erscheint grau oder blau. Bei dunkelhäutigen Babys ist ein hoher Anteil an Melanin vorhanden, sodass die Augen dunkelgrau oder braun sind. Die Farbe verändert sich nach der Geburt, da als Reaktion auf Licht Melanin produziert wird. Erst im Alter von einem bis zwei Jahren zeigt sich die endgültige Augenfarbe Ihres Kindes.

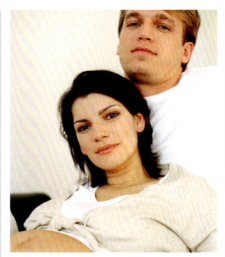

Wenn Sie und Ihr Partner eine unterschiedliche Augen- und Haarfarbe haben, fragen Sie sich vielleicht, welche Ihr Baby haben wird. Seine definitive Augen- und Haarfarbe zeigen sich erst eine ganze Zeit nach der Geburt.

VISUALISIERUNG ÜBEN

Visualisierung ist eine wirksame, positive Art, sich auf die Geburt vorzubereiten. Trainieren Sie diese Methode in den letzten Wochen vor der Geburt, beginnen Sie zunächst mit einfachen Entspannungsübungen.

Vom Kopf ausgehend, spannen und entspannen Sie bewusst jeden einzelnen Muskel bis zu den Zehen und konzentrieren sich dabei auf Ihre Atmung. Stellen Sie sich nun die Geburt vor, wobei jeder Schritt eine positive Bedeutung hat. Ihr Baby schwebt im Wasser und schaukelt sanft, wenn die Kontraktionen einsetzen. Ihre angespannten Muskeln bilden die starke Wand Ihrer Gebärmutter, die Ihr Kind auf die Welt geleitet. Die Wehen sind wie Wellen, mit denen Sie Ihr Baby vorwärtsschieben.

IM BLICKPUNKT: IHR KÖRPER

Kaiserschnitt

Wenn Sie wissen, dass Sie Ihr Baby durch einen Kaiserschnitt bekommen, sollten Sie wissen, was Sie nach der Geburt erwartet. Selbst wenn Sie mobil sind, müssen Sie viel ausruhen. Ein Kaiserschnitt ist eine große Operation, daher dürfen Sie in den ersten Wochen keine schweren Lasten heben und tragen. Wenn Sie schon kleine Kinder haben oder allein zu Hause sind, versuchen Sie, möglichst viel Hilfe für die Zeit nach der Operation zu bekommen. Vermeiden Sie Einkäufe, da man beim Einkaufen meist schwere Taschen schleppen muss. Manches können Sie online bestellen.

Sie sollten sechs Wochen lang nicht Auto fahren. Wenn Sie sich schon vorher fit fühlen, fragen Sie Ihre Versicherung, ob es in Ordnung ist. Achten Sie darauf, dass der Sicherheitsgurt Sie nicht einengt, und vermeiden Sie besondere Manöver oder zu schnelles Fahren. In der Regel dauert es bis zu sechs Wochen, bis Sie sich von einem Kaiserschnitt völlig erholt haben.

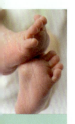

248. Tag

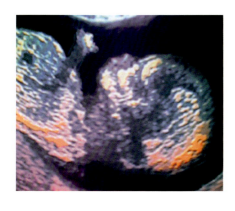

IHR BABY HEUTE

Nach dieser Woche ist die Lunge weitgehend funktionsfähig, und das Kind kann atmen, wenn es zu früh zur Welt kommt. Das Baby ist zu diesem Zeitpunkt aber noch nicht ausgereift. Erst ab der 37. Woche ist es reif genug und gilt nicht mehr als Frühgeburt.

Auch das Leben Ihres Partners verändert sich jetzt. Beziehen Sie ihn in die Geburtsvorbereitungen ein.

Im Vorfeld der Geburt steht verständlicherweise die Frau im Mittelpunkt, aber auch der zukünftige Vater sollte nicht vergessen werden. Vielleicht hat Ihr Partner etwas Angst und fürchtet, dass er es nicht schafft, im Entbindungszimmer zu bleiben, oder er weiß nicht, wie er darauf reagieren wird, wenn er Sie in Schmerzen erlebt. Manche Männer fühlen sich schuldig, weil Sie den Schmerz nicht auch ertragen müssen und während der Geburt nicht mehr helfen können.

Vielleicht macht Ihr Partner sich auch Gedanken darüber, dass er in nur wenigen Wochen die Verantwortung für ein Neugeborenes mit übernehmen muss. Sprechen Sie mit ihm, wenn er besorgt wirkt, und beziehen Sie ihn so viel wie möglich ein. Wenn Sie einen Geburtsplan erstellt haben (s. S. 181 und 303), gehen Sie ihn gemeinsam durch. Sprechen Sie darüber, was geschehen wird und wie Ihr Partner Ihnen bei der Entbindung helfen kann. Üben Sie zusammen Stellungen und Atemtechniken für die Geburt, damit er sich zutraut, Sie zu unterstützen. Wenn er zu Ihrer letzten Vorsorgeuntersuchung mitgeht, kann er mit der Hebamme über seine Bedenken sprechen.

IM BLICKPUNKT: VÄTER

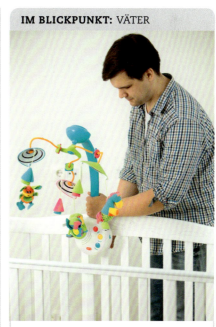

Bereit für die Geburt

Haben Sie als werdender Vater alle Aufgaben erledigt? Dazu zählen:
- **Kaufen Sie einen Autositz,** und passen Sie ihn auf den Sitz an. Bereits für den Heimweg aus der Klinik brauchen Sie ihn.
- **Bauen Sie das Babybett auf,** wenn Sie es bald benutzen werden.
- **Schaffen Sie Stauraum** für Kleidung, Bettzeug, Windeln und andere Utensilien.

FRAGEN SIE EINE HEBAMME

Ich bekomme nächste Woche meine Zwillinge. Werde ich sie beide gleich intensiv lieben? Wahrscheinlich werden Sie als Eltern jeweils dem Baby mehr Liebe und Aufmerksamkeit schenken, das Sie zum jeweiligen Zeitpunkt am meisten braucht, und nicht ein Kind dem anderen insgesamt vorziehen.

Möglicherweise verzögert der anstrengende Alltag mit zwei Babys den Bindungsprozess, aber das ist nicht nur bei Zwillingsgeburten der Fall, sondern kann ebenso nach einer traumatischen Entbindung vorkommen, wenn die Eltern sehr erschöpft sind, oder wenn es bei einem Baby anfangs Stillprobleme gibt oder wenn eines mehr schreit als das andere. Das bedeutet nicht, dass im Laufe der Zeit keine Bindung entsteht.

In jeder Familie ist die Liebe zwischen Eltern und Kindern mal schwächer und mal stärker. Wenn eine Mutter zwei Kinder nacheinander geboren hat, kann sie jedes Kind auf seine andere Art lieben, aber das heißt nicht, dass ihre Liebe für ein Kind das andere benachteiligt. Wenn Sie nach der Geburt noch Bedenken haben, sprechen Sie mit der Hebamme darüber.

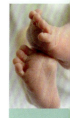

Die 36. Woche

249. Tag

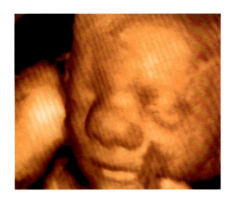

IHR BABY HEUTE

Das Herz Ihres Babys schlägt sehr schnell, zwischen 110 und 160 Schlägen pro Minute. Auch nach der Geburt bleibt der Herzschlag so schnell. Es dauert mehrere Jahre, bis der Puls wie bei Erwachsenen bei etwa 70 Schlägen pro Minute liegt.

Damit die Lunge in diesen letzten Wochen voll funktionsfähig wird, findet jetzt eine wichtige Entwicklung statt.

Wenn Sie sich die Lunge als einen Baum vorstellen, ist die Luftröhre (Trachea) der Stamm. Dieser bildet mehrere Äste, die Bronchien, die sich mehrfach verzweigen, um dann die feineren Strukturen auszubilden: die Lungenbläschen (Alveolen) als Blätter des Baumes. In den Lungenbläschen findet der Gasaustausch statt. Die Lungenbläschen entwickeln sich ab der 24. Woche, ihre Zahl nimmt in der Schwangerschaft weiter zu. Sie besitzen Zellen, die Surfactant produzieren, um ein Zusammenfallen der Bläschen zu verhindern; diese werden jetzt voll funktionsfähig.

VERORDNETE BETTRUHE

Gegen Ende der Schwangerschaft können Umstände eintreten, die eine Klinikeinweisung und absolute Bettruhe erfordern:
- **Bei einer Präeklampsie** (s. S. 474), damit Maßnahmen zur Senkung des Blutdrucks getroffen werden können.
- **Bei einer vaginalen Blutung,** deren Ursachen eine tief liegende Plazenta (s. S. 214f.) oder eine Plazentaabtrennung (s. S. 473) sein können.

Vielleicht müssen Sie in den letzten Schwangerschaftswochen in der Klinik unter ständiger Beobachtung sein, weil es Bedenken wegen Ihrer Gesundheit oder der Ihres Babys gibt. Dabei werden die Herzschläge Ihres Babys überwacht.

IM BLICKPUNKT: IHR KÖRPER

Stark und kräftig

Versuchen Sie, bis zur Geburt Ihre Muskelkraft zu erhalten, sich zu dehnen und leichte Übungen zu machen, denn das tut Ihrem Körper gut – Rückenschmerzen lassen nach, die Belastung der Knochen wird geringer, und Sie fühlen sich frischer und entspannter. Solange Sie sich wohlfühlen und die Richtlinien auf S. 18 befolgen, können Sie Ihre Aktivitäten fortsetzen.

Das Wichtigste ist, dass Sie jetzt auf Ihren Körper hören. Wenn Sie Schmerzen haben, sich schlapp fühlen oder Schwindelanfälle haben, beenden Sie das Training, und gehen Sie zum Arzt. Wahrscheinlich ermüdet Sie Ihr zusätzliches Gewicht – richten Sie Ihre Aktivitäten danach aus. Vielleicht müssen Sie weniger intensiv und kürzer trainieren, aber solange Sie sich gut fühlen, brauchen Sie nicht ganz aufzuhören.

Die Übungen auf S. 90 und S. 250 sind weiterhin gut geeignet, aber führen Sie in dieser Phase keine Übungen mehr durch, bei denen Sie längere Zeit auf dem Rücken liegen.

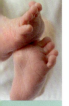

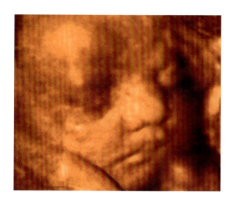

250. Tag

IHR BABY HEUTE

Viele Babys sind noch von reichlich Fruchtwasser umgeben, aber Schatten, die von der Plazenta und der Gebärmutter stammen, sowie die eingerollte Lage des Fötus machen es zunehmend schwieriger, klare Aufnahmen vom Baby zu bekommen.

Treffen Sie jetzt praktische Vorkehrungen für den Fall, dass die Wehen einsetzen.

Da Sie nur noch rund vier Wochen vor sich haben, ist es jetzt an der Zeit, dass Sie alle wichtigen Telefonnummern haben und Ihr Partner jederzeit erreichbar ist – denn die Wehen können jederzeit einsetzen. Ihr Partner sollte darauf achten, dass sein Handy eingeschaltet ist, und es so arrangieren, dass er in den nächsten Wochen keine Reisen unternehmen muss.

Wenn Sie Kinder oder Haustiere haben, sollten Sie für die Zeit Ihres Klinikaufenthalts für deren Unterbringung gesorgt haben. Älteren Kindern können Sie erklären, was passieren wird, sodass sie darauf vorbereitet sind, wenn sie bei den Großeltern oder Freunden oder Verwandten bleiben sollen. Im Fall eines Kaiserschnitts werden Sie auch nach Ihrer Ankunft zu Hause jemanden brauchen, der auf Ihre älteren Kinder aufpasst.

Sagen Sie Ihren Kindern, dass Sie wiederkommen und nicht krank sind, aber ins Krankenhaus müssen, wenn das Baby kommt. Je nachdem, wie alt Ihre Kinder sind, können Sie mit ihnen zusammen ein Schmusetier für das Baby kaufen oder ihnen eine Aufgabe zuteilen, z. B. das Öffnen der Geburtsgeschenke. Auch ein Geschenk vom Baby für die ältere Schwester oder den älteren Bruder kann eine schöne Geste sein.

Im Vorfeld der Geburt sollte Ihr Kleinkind sich an die Angehörigen gewöhnen, die es in der Zeit betreuen werden, die Sie im Krankenhaus sein werden. So wird es die Tage ohne Sie problemlos meistern.

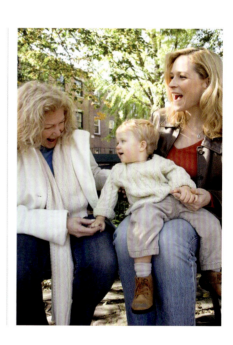

TATSACHE IST …

Nach einer Studie haben 52 Prozent der Frauen, die vorhatten, ohne Schmerzlinderung zu entbinden, sie doch genutzt.

Viele Frauen unterschätzen den Geburtsschmerz – der mit anderen Schmerzen nicht zu vergleichen ist – und informieren sich im Vorfeld zu wenig über die Möglichkeiten der Schmerzlinderung (s. S. 402 f.).

FRAGEN SIE EINE HEBAMME

Mein Frühgeborenes liegt auf der Baby-Intensivstation. Ich pumpe jeden Tag Milch ab – hilft ihm das?
Ja, sehr sogar. Mit der Muttermilch wird die natürliche Abwehrkraft der Mutter auf das Baby übertragen. Da Frühgeborene anfälliger für Infektionen sind, können Sie ihm damit am besten helfen, solange es auf der Intensivstation liegt. Muttermilch ist auch deshalb die besten Nahrung, da sie für Ihr Baby am leichtesten zu verdauen ist. Das ist bei Frühgeborenen besonders wichtig, da ihr Verdauungssystem meist unreif ist.

Wenn Sie für Ihr Frühgeborenes Muttermilch abpumpen, können Sie auch eine Bindung zu Ihrem Kind herstellen. Diese Zeit ist für Sie sicher sehr belastend, und Sie fühlen sich oft hilflos. Zu wissen, dass Sie auf diese Weise etwas Großartiges für Ihr Baby tun, hilft auch Ihnen.

Die 36. Woche

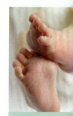

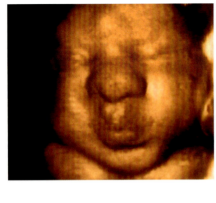

251. Tag

IHR BABY HEUTE

Die meisten Babys liegen jetzt in Längsrichtung mit dem Kopf im Becken der Mutter. Obwohl der Platz in den letzten Wochen sehr eng wird, könnte Ihr Baby sich sogar jetzt noch aus der Beckenendlage in die Kopflage drehen.

In der Lunge Ihres Babys finden viel Entwicklungen statt. Sie ermöglichen ihm, alleine zu atmen, sobald es auf der Welt ist.

Die Blutversorgung der Lunge Ihres Babys spiegelt die Entwicklung der Atemwege wider. Das Blut fließt aus der rechten Herzkammer in den Lungenstamm, der sich in die rechte und linke Lungenarterie verzweigt, die jeweils in den rechten und linken Lungenflügel sowie in eine Öffnung direkt zum Körper führen. Diese Öffnung verschließt sich bald nach der Geburt, wenn die Lunge sich entfaltet.

Da Ihr Ungeborenes die Lunge in der Gebärmutter nicht zum Gasaustausch benötigt, wird sie nur schwach durchblutet – zehnmal weniger als nach der Geburt. In dieser Schwangerschaftsphase ist das Blutversorgungssystem der Lunge vollständig entwickelt, die Blutgefäße zu den Lungenbläschen hin haben sich fein verzweigt. Beim Durchqueren des Geburtskanals wird der Brustkorb des Babys zusammengedrückt und das Wasser aus den Lungen gepresst. So bereitet sich die Lunge auf den ersten Atemzug vor. Bei einem Kaiserschnitt muss das Baby dieses Wasser selbst herauspressen. Geplante Kaiserschnitte erfolgen daher nach der 39. Woche. Früher geholte Babys benötigen in den ersten Stunden etwas Unterstützung bei der Atmung.

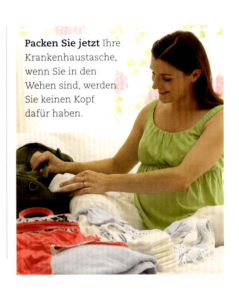

Packen Sie jetzt Ihre Krankenhaustasche, wenn Sie in den Wehen sind, werden Sie keinen Kopf dafür haben.

WAS GEHÖRT IN DEN KLINIKKOFFER?

Packen Sie für sich und für Ihr Baby. Ist ein Kaiserschnitt geplant, packen Sie Wäsche für mehrere Tage ein.

Für Sie:
- Bequeme Tageskleidung für den Fall, dass Sie aufstehen und sich ankleiden wollen
- Nachtwäsche
- Unterwäsche
- Stillbüstenhalter
- Hausschuhe
- Morgenmantel
- Haarbürste
- Zahnbürste
- Toilettenartikel
- Binden
- Stilleinlagen und Creme für die Brustwarzen

Für Ihr Baby:
- Tragetasche/Babyschale
- Strampler
- Unterwäsche
- Windel/Windelhöschen
- Jäckchen
- Mützchen
- Spucktuch (Baumwollwindel)
- Warme Decke
- Warme Socken (Wolle)

Weitere nützliche Dinge:
- Fotoapparat und/oder Kamera
- Kuschelkissen und bequemes Kissen zum Draufsetzen
- Bücher, Tagebuch, Schreibzeug
- Lieblingsmusik
- Adressbuch
- Süßigkeiten u.a.

Auch Ihr Partner sollte für sich eine Tasche packen (s. S. 338) und das Auto für den Transport vorbereiten. Denken Sie an Snacks und Getränke, etwa Nüsse, Müsliriegel, Reiswaffeln, Trockenfrüchte und Mineralwasser.

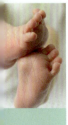

Das dritte Trimester

252. Tag

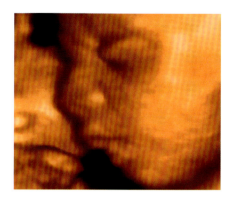

IHR BABY HEUTE

Vielleicht stellen Sie Veränderungen im Bewegungsmuster Ihres Babys fest, die auf die abnehmende Fruchtwassermenge und den Platzmangel zurückzuführen sind. Andererseits fühlen Sie die Bewegungen leichter, weil Ihr Baby öfter die Gebärmutterwand berührt.

Jede schwangere Frau braucht in den letzten Wochen Hilfe. Wenn Sie alleinstehend sind, ist Unterstützung noch wichtiger.

DIE FAKTEN

Babyparty

Eine Babyparty zur Feier der bevorstehenden Geburt ist eine gute Gelegenheit, sich mit den Freundinnen zu treffen. Organisieren Sie die Party selbst, oder bitten Sie Ihre beste Freundin darum. Ein Hinweis an die beste Freundin: Überraschungspartys sind toll, aber überlegen Sie, ob das für die zukünftige Mutter tatsächlich das Richtige ist.

Denken Sie nach über:

- **Ein Verwöhnthema:** Die Gäste könnten sich gegenseitig maniküren und pediküre machen, oder Sie könnten für den Nachmittag sogar eine Kosmetikerin engagieren.
- **Legen Sie zusammen,** um der werdenden Mutter etwas Nützliches zu schenken wie einen Autositz oder einen Wellness-Tag.
- **Ein Spielenachmittag,** z.B. mit einem Quiz rund um die Babypflege.
- **Erfrischungen:** Saft oder andere nicht alkoholische Getränke, Knabbereien und Kuchen.

Wenn Sie eine Babyparty veranstalten, bekommen Sie wahrscheinlich viele nützliche Geschenke für sich und Ihr Baby.

Ob Sie freiwillig allein leben oder unerwartet in dieser Situation sind – wahrscheinlich sehen Sie der kommenden Zeit mit gemischten Gefühlen entgegen. Zweifellos bringt das Alleinsein mehr Verantwortung und Sorgen mit sich, doch mit etwas Hilfe von guten Freunden und der Familie können Sie diese letzten Wochen Ihrer Schwangerschaft positiv erleben.

Wenn Sie befürchten, dass Sie allein entbinden müssen, verabreden Sie mit einer engen Freundin oder einem Familienmitglied eine Telefonbereitschaft. Vielleicht braucht er oder sie die Erlaubnis vom Arbeitgeber, um beim Einsetzen der Wehen bei Ihnen sein zu können. Beschäftigen Sie sich viel vor der Geburt, und machen Sie Pläne für Ihre Aktivitäten während der Mutterschutzzeit. Scheuen Sie sich nicht, andere bei den letzten Einkäufen für das Baby oder beim Herrichten der Wohnung für das Baby um Hilfe zu bitten. Viele helfen Ihnen gerne bei den Vorbereitungen.

Das Wichtigste ist, dass Sie auf sich achten: Bereiten Sie Mahlzeiten vor, die Sie einfrieren, damit Sie für die Zeit nach der Geburt genügend gesunde Speisen vorrätig haben.

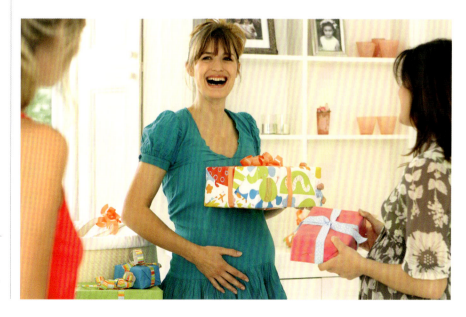

Die 36. Woche

Die 37. Woche

IHR BAUCH SIEHT VERMUTLICH SO AUS, ALS WÜRDE ER SICH LANGSAM NACH UNTEN SENKEN.

Sie haben nun Ihren maximalen Bauchumfang erreicht. Bald tritt Ihr Baby ins Becken ein und ist für die Geburt bereit. Auch Ihr Bauch verlagert sich nach unten – damit verändert sich Ihre Körperform. Das bedeutet noch nicht, dass die Geburt direkt bevorsteht – haben Sie keine Angst, dass das Baby »herausfallen« könnte. Vermutlich haben Sie noch Zeit, um den Mutterschutz zu genießen und alles zu organisieren.

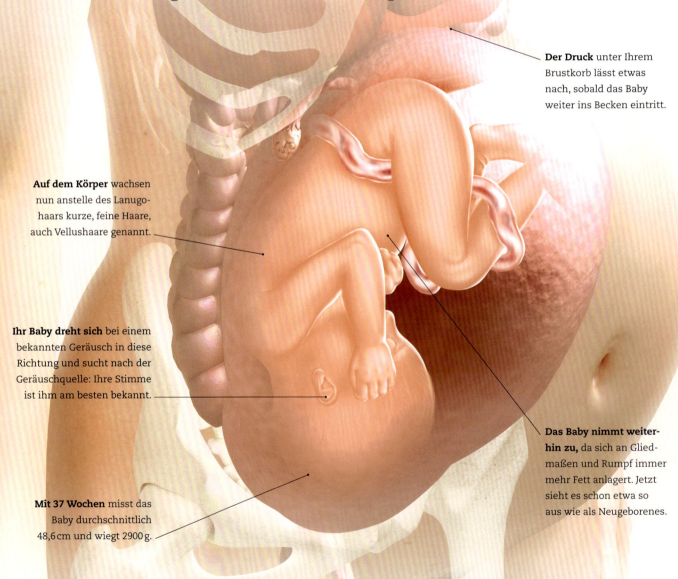

Der Druck unter Ihrem Brustkorb lässt etwas nach, sobald das Baby weiter ins Becken eintritt.

Auf dem Körper wachsen nun anstelle des Lanugohaars kurze, feine Haare, auch Vellushaare genannt.

Ihr Baby dreht sich bei einem bekannten Geräusch in diese Richtung und sucht nach der Geräuschquelle: Ihre Stimme ist ihm am besten bekannt.

Mit 37 Wochen misst das Baby durchschnittlich 48,6 cm und wiegt 2900 g.

Das Baby nimmt weiterhin zu, da sich an Gliedmaßen und Rumpf immer mehr Fett anlagert. Jetzt sieht es schon etwa so aus wie als Neugeborenes.

253. Tag

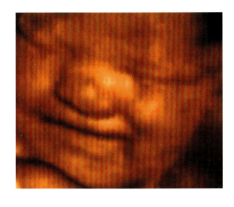

IHR BABY HEUTE

Dieses Baby liegt mit dem Rücken zum Rücken seiner Mutter. Diese Lage nimmt es im Moment häufig ein, sie wird aber seltener, wenn die Schwangerschaft fortschreitet. Ab diesem Zeitpunkt kann der Arzt oder die Hebamme ertasten, wo der Rücken des Babys liegt.

Inzwischen genießen Sie sicherlich Ihren Mutterschutzurlaub und organisieren den Alltag in aller Ruhe.

Die Mutterschutzfrist ist eine bedeutende Zeit in der Schwangerschaft. Wenn Sie aus der Rolle der berufstätigen Frau heraustreten, kann die Erkenntnis, dass nun eine neue Rolle als Mutter auf Sie zukommt, erst einmal sehr verunsichern – doch Sie haben ja Zeit, um sich daran zu gewöhnen.

Der Mutterschutz ist sicher eine willkommene Atempause, wenn Sie alles ruhiger angehen können und morgens keine Eile haben. Sie sind auch weniger müde, wenn Sie nicht arbeiten. Planen Sie trotzdem einige Unternehmungen, um wie gewohnt den Tag zu strukturieren.

Bleiben Sie mit den Kollegen in Verbindung. Vielleicht denken Sie, dass Sie während des Mutterschutzes Ihre berufliche Identität verlieren. Das ist eine häufige Sorge, aber wenn Sie keine Elternzeit nehmen, ist der Mutterschutz vorbei, bevor Sie es richtig merken, und schon sitzen Sie wieder an Ihrer Arbeit.

Genießen Sie die Zeit vor der Geburt, und machen Sie das Beste daraus (s. S. 366), um alles zu organisieren und sich auf den Neuankömmling vorzubereiten.

> **FRAGEN SIE EINE HEBAMME**
>
> **Fühle ich mich anders, wenn mein Baby ins Becken eintritt?**
> Das Atmen wird einfacher, weil Ihre Lunge mehr Platz hat. Ihr Bauch kann kleiner wirken, da er sich nach unten und nach vorne senkt, wenn der Kopf Ihres Babys in den Geburtskanal eintritt. Durch den Druck auf die Blase müssen Sie wahrscheinlich öfter Wasser lassen. Sie können auch leichte Beckenschmerzen haben.

EINTRITT DES KOPFES INS BECKEN

Vom Eintreten spricht man, wenn der Kopf des Babys sich als Vorbereitung auf die Geburt in den Beckenraum schiebt. Das kann in diesen letzten Wochen bis zur Geburt jederzeit geschehen. Während der letzten Schwangerschaftswochen tastet die Hebamme Ihren Bauch ab, um zu sehen, ob der Kopf sich bereits ins Becken senkt.

Wie weit der Kopf ins Becken eingetreten ist, wird in Fünfteln angegeben. Wenn drei oder vier Fünftel des Kopfes oberhalb des Beckenrandes zu ertasten sind, ist das Baby noch nicht eingetreten. Wenn nur noch zwei Fünftel des Kopfes getastet werden können, ist das Baby vollständig eingetreten, ist nur ein Fünftel zu tasten, sagt man, das Baby ist tief eingetreten.

Ihr Bauch sieht anders aus, wenn das Baby eingetreten ist (s. oben). Wenn Sie Beschwerden im Becken- und Dammbereich haben, vermeiden Sie langes Stehen.

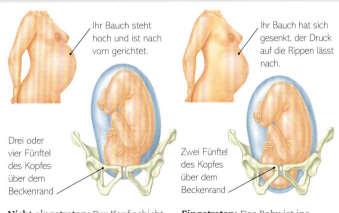

Ihr Bauch steht hoch und ist nach vorn gerichtet.

Ihr Bauch hat sich gesenkt, der Druck auf die Rippen lässt nach.

Drei oder vier Fünftel des Kopfes über dem Beckenrand

Zwei Fünftel des Kopfes über dem Beckenrand

Nicht eingetreten: Der Kopf schiebt sich ins Becken, aber mehr als drei oder vier Fünftel können noch über dem Beckenrand ertastet werden.

Eingetreten: Das Baby ist ins Becken eingetreten. Dadurch verändert sich das Aussehen Ihres Bauches.

Die 37. Woche

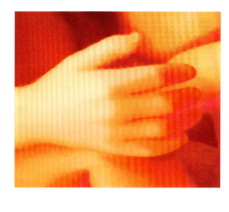

254. Tag

IHR BABY HEUTE

Ihr Baby ist mit einer sehr dünnen Schicht Käseschmiere bedeckt, obwohl sie auf dem Bild kaum zu sehen ist. Zunächst hat sie die Haut vor einem Feuchtigkeitsverlust geschützt, jetzt verhindert sie den direkten Kontakt der Haut mit dem Fruchtwasser.

Hat der Nestbautrieb Sie erwischt? Das Bedürfnis, eine angenehme Umgebung für das Baby zu schaffen, ist tief verwurzelt.

Der Nestbauinstinkt meldet sich meist in den letzten Schwangerschaftswochen und ist mit einem Energieschub verbunden und dem Drang, die Wohnung in Ordnung zu bringen.

Geben Sie diesem Antrieb nach: Kochen, putzen, organisieren Sie, räumen Sie auf, aber gehen Sie es ruhig an. Wenn Sie stundenlang auf den Knien herumrutschen, werden Sie schneller in den Wehen liegen, als Sie erwartet haben.

Manche Männer entwickeln ebenfalls einen Nestbautrieb, der aber eher das Auto und den Garten betrifft. Sie können sich dann auf ein glänzendes Fahrzeug, einen adretten Innenhof und einen gepflegten Rasen freuen.

Zeigt sich bei Ihnen kein Nestbautrieb? Engagieren Sie eine Putzhilfe, oder nehmen Sie den Haushalt locker: Ihr Baby interessiert sich nicht dafür, ob die Küchenschränke sauber sind.

DIE FAKTEN

In Gips verewigt!

Machen Sie einen Gipsabdruck von Ihrem Bauch! Sie können eine Komplettpackung kaufen oder (viel billiger) normalen Gips selbst anrühren.

Sie benötigen:
- Gipsbandagen, in mehrere Streifen geschnitten
- Viel Vaseline
- Einen Eimer mit warmem Wasser
- Einen bis zwei Helfer (nicht unbedingt erforderlich, sie beschleunigen aber den Vorgang)

So wird es gemacht:
1. Ziehen Sie einen alten Slip an (je kleiner, desto besser).
2. Streichen Sie reichlich Vaseline auf Bauch und Brüste.
3. Nehmen Sie eine für Sie bequeme Haltung ein.
4. Tauchen Sie die Streifen nacheinander ins Wasser und legen sie überlappend auf, bis eine dicke Lage entsteht.
5. Bleiben Sie sitzen, und warten Sie, bis der Gips trocken ist – das ist auch ein guter Grund, um sich auszuruhen.
6. Nehmen Sie den Gips ab, wenn er steinhart ist, und bemalen Sie ihn, wenn Sie möchten.

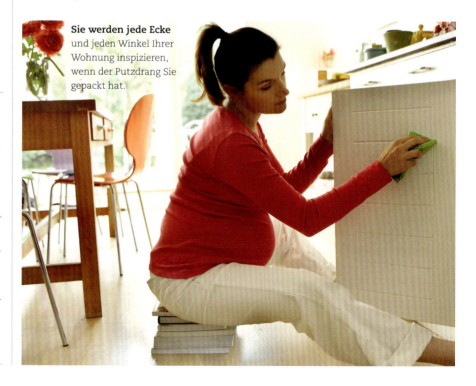

Sie werden jede Ecke und jeden Winkel Ihrer Wohnung inspizieren, wenn der Putzdrang Sie gepackt hat.

255. Tag

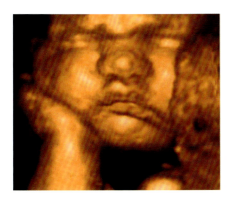

IHR BABY HEUTE

Ein kleiner Teil der Nabelschnur liegt am Mund, wodurch dieses Baby einen ziemlich mürrischen Gesichtsausdruck bekommt. Die Plazenta ist rechts im Bild zu sehen und verdeckt das Gesicht teilweise.

Vermutlich haben Sie das Gefühl, dass Ihr Bauch Ihr Leben stark beherrscht, da er Ihre Bewegungen beeinflusst.

Es kann durchaus sein, dass Ihr Umfang Sie frustriert, weil er die alltäglichen Tätigkeiten erschwert. Einfache Bewegungen, wie durch eine Tür zu gehen oder von der Couch aufzustehen, können jetzt schwieriger sein, und Sie haben das Gefühl, dass alles etwas länger dauert. Haben Sie Geduld, und konzentrieren Sie sich darauf, die nächsten Wochen zu überstehen. Bald werden Sie Ihre frühere Körperform wiederhaben.

DIE FAKTEN
Lotusgeburt

Bei einer Lotusgeburt wird die Nabelschnur nach der Geburt nicht innerhalb von einigen Minuten durchtrennt, sodass das Baby mit der Plazenta verbunden bleibt, bis sich die Nabelschnur auf natürlichem Weg vom Nabel löst – das ist meist einige Tage nach der Geburt der Fall. Bei einer Klinikgeburt wird dies sehr wahrscheinlich nicht gestattet.

Befürworter dieser Form der Abnabelung, auch Lotusgeburt genannt, sind der Ansicht, dass die Babys auf diese Weise eine sanftere Geburt erleben, da ihnen der Stress der plötzlichen Trennung von der Plazenta erspart bleibt.

Es ist ganz normal, wenn Sie während der Schwangerschaft öfter kleinere Mahlzeiten essen. Ihre Gebärmutter ist inzwischen so groß geworden, dass alle anderen Organe verschoben und auf viel kleinerem Raum zusammengezwängt sind. Ihr Magen hat einfach weniger Platz für Nahrung, sodass Sie nicht mehr so viel essen können wie früher. Sobald Ihr Magen leer ist, haben Sie wieder Hunger. Essen Sie gesunde Snacks, aber greifen Sie nicht ständig in die Keksdose!

In der Spätschwangerschaft passen Sie kaum noch hinter das Lenkrad. Fahren Sie möglichst kurze Strecken, oder machen Sie regelmäßig Pause, wenn Sie länger fahren müssen. Legen Sie immer den Sicherheitsgurt an (s. S. 253).

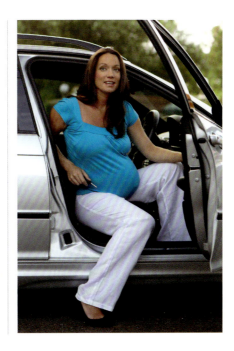

IM BLICKPUNKT: IHR BABY
Stillen, ja oder nein?

Vielleicht haben Sie schon überlegt, ob Sie stillen möchten. Halten Sie sich diese Entscheidung möglichst noch offen. Manche Frauen, die unbedingt stillen wollen, finden es schwieriger als erwartet, anderen, die den Gedanken daran erst nicht mögen, fällt es sehr leicht.

Selbst wenn Sie nicht so lange stillen können, wie Sie möchten, sollten Sie Ihrem Baby in den ersten Tagen die Brust geben. Ihre gesunde Ernährung ergibt gesunde Muttermilch mit einzigartigen Antikörpern und schützenden Substanzen, die das Immunsystem Ihres Babys stärken.

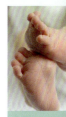

256. Tag

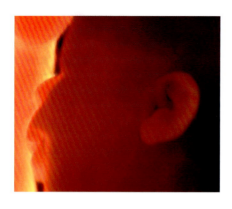

IHR BABY HEUTE

Ihr Baby ist nun gut gerüstet für die Zeit nach der Geburt. Außen- wie Innenohr sind vollständig ausgebildet; es ist an die Geräusche Ihres Kreislaufs und an Ihren Herzschlag gewöhnt, und es erkennt Ihre Stimme.

Ihr Baby verliert das Flaumhaar, mit dem sein Körper mehrere Wochen lang bedeckt war.

Lanugo ist ein sehr feiner Haarflaum, der den Körper Ihres Babys bedeckt. Anders als die Haare von Erwachsenen münden diese Haare nicht in Talgdrüsen. Das Lanugohaar fällt jetzt allmählich aus und bleibt in den letzten Wochen vor der Geburt im Fruchtwasser. Einen Teil der abgestoßenen Lanugohaare schluckt Ihr Baby mit dem Fruchtwasser, was aber kein Grund zur Sorge ist: Diese Haare versorgen Ihr Baby mit wichtigen Proteinen, die für seine Entwicklung unentbehrlich sind. Etwa zwei Drittel der Proteine im Fruchtwasser werden täglich vom Fötus geschluckt und von seinem Darm aufgenommen; auf diese Weise deckt er 15 Prozent seines Eiweißbedarfs.

Das feine Lanugohaar wird nach und nach durch die Vellushaare ersetzt – dies sind kurze, weiche, nicht pigmentierte Haare, wie sie Frauen und Kinder oft haben. Terminalhaare sind die dicken, derben und langen Haare, die zuerst als Augenbrauen, dann als Wimpern und schließlich als Kopfhaar wachsen.

IM BLICKPUNKT: IHR KÖRPER

Druck auf die Blase

Im dritten Trimester müssen Sie regelmäßig auf die Toilette, ebenso wie im ersten Trimester. Verantwortlich ist das schwere Baby, das von oben auf die Blase drückt. Wenn das Wasserlassen schmerzhaft ist, haben Sie vielleicht eine Harnwegsinfektion. Lassen Sie sich von der Hebamme oder dem Arzt untersuchen.

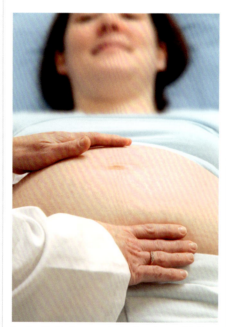

In der Spätschwangerschaft untersucht die Hebamme Ihren Bauch, um die Lage des Babys zu bestimmen. Wenn es in Steißlage liegt, kann eine Wendung (s. rechts) in die Kopflage versucht werden. Dreht es sich nicht, ist möglicherweise ein Kaiserschnitt erforderlich.

FRAGEN SIE EINEN ARZT

Ich habe von Ärzten gehört, die bei Babys in Steißlage eine »Wendung« vornehmen. Wie funktioniert das? Manche Frauenärzte versuchen, ein Baby in der Spätschwangerschaft durch eine äußere Wendung zu drehen; die Erfolgsrate liegt bei etwa 50 Prozent.

Der Arzt übt sanften Druck auf den Bauch der Mutter aus und versucht so, das Baby in die Kopflage zu bringen. Er überwacht es dabei per Ultraschall. Sie bekommen vermutlich ein Mittel, das die Gebärmuttermuskeln entspannt.

Falls das Ultraschallbild zeigt, dass sich das Baby in einer kritischen Lage befindet, wird die Prozedur abgebrochen.

Wenn Sie rhesus-negativ sind, bekommen Sie nach der äußeren Wendung Anti-D-Immunglobulin injiziert (s. S. 123) – dies mindert die Blutungsgefahr rund um die Plazenta. Eine äußere Wendung wird nicht empfohlen, wenn Sie Mehrlinge erwarten, eine Blutung hatten, wenn die Plazenta tief liegt (s. S. 212), die Fruchtblase geplatzt ist, oder wenn es ein Problem mit dem Baby gibt.

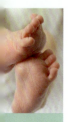

257. Tag

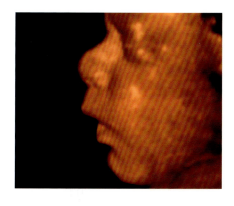

IHR BABY HEUTE

3-D-Ansichten vermitteln in dieser Schwangerschaftsphase ein sehr deutliches Bild. Jeder Teil des Gesichts ist vollständig entwickelt, und Ihr Baby kann sehr ausdrucksstark wirken. In einigen Tagen ist es voll ausgereift.

Machen Sie sich keine Sorgen, dass Sie sich während der Wehen blamieren könnten – Ihre Geburtshelfer haben schon viel erlebt!

Viele Frauen haben Angst, während der Wehen die Kontrolle zu verlieren – dass sie z.B. beim Pressen Urin verlieren oder Stuhlgang haben. Wenn beim Pressen etwas Stuhl austritt, werden Sie es kaum mitbekommen; die Hebamme zieht Handschuhe an und entfernt ihn mit Mull. Auch Sie selbst wird es nicht sehr interessieren, während Sie in den Wehen liegen – Sie wollen nur, dass das Baby zur Welt kommt.

Bleiben Sie gegenüber den Methoden zur Schmerzlinderung offen – Sie können jetzt noch nicht wissen, wie Sie darüber während der Wehen denken werden.

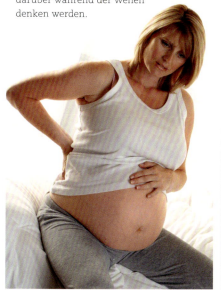

FRAGEN SIE EIN EXPERTENTEAM

Was ist, wenn ich die Wehenschmerzen nicht ertrage?

Arzt: Nehmen Sie sich Zeit, um sich vorab über die Möglichkeiten der Schmerzlinderung zu informieren. Dann wissen Sie während der Wehen bereits, was es gibt, auch wenn Sie nicht vorhaben, es anzuwenden.

Es ist keine Schande, wenn Sie von Ihrem Geburtsplan abweichen; das Endziel ist, ein gesundes Baby zur Welt zu bringen, Ihre Energie zu erhalten und bei Laune zu bleiben. Bitten Sie um Schmerzlinderung, sobald Sie das Gefühl haben, dass es Ihnen zu viel wird.

Mutter: Als ich in den Wehen lag, hat mir der Schmerz buchstäblich den Atem verschlagen. Ich hatte wirklich das Gefühl, es nicht mehr ertragen zu können. Die Stellung wechseln, umhergehen, einen Pezziball zu Hilfe nehmen – all das bietet Ablenkung, auch wenn es eher die Zeit schneller vergehen lässt, als dass es die Schmerzen nimmt. Ich sagte mir immer wieder: »Du schaffst es!«

Ich erinnerte mich an den Satz: »Wenn der Schmerz am schlimmsten ist, hast du den Übergang geschafft, der den Beginn der Geburt signalisiert.« Das hat mir geholfen zu erkennen, dass es bald so weit war. Konzentrieren Sie sich ganz auf Ihren Wunsch, Ihr Baby im Arm zu halten, und betrachten Sie jede Wehe als einen Schritt hin zu diesem wunderschönen Augenblick.

Hebamme: Mütter, die auf Schmerzen vorbereitet sind, ertragen sie besser, weil sie sie schlimmer erwartet haben, und können sie mit Atemübungen und Massage bewältigen. Versuchen Sie, die eigenen Grenzen zu erkennen. Wenn die Schmerzen unerträglich werden, bitten Sie um Schmerzlinderung.

Keine Frau kann voraussehen, wie ihre Wehen und die Geburt verlaufen und wie sie die Schmerzen empfindet; manchmal erschwert auch das Baby die Situation, beispielsweise wenn es ungünstiger liegt. Gehen Sie es langsam an. Wenn Sie genug haben, sparen Sie Ihre Energie, indem Sie sich helfen lassen. Das Wichtigste ist, dass Sie Ihr Baby gesund auf die Welt bringen.

Die 37. Woche

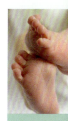

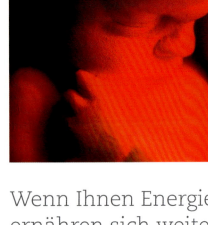

258. Tag

IHR BABY HEUTE

Ihr Baby kann sich erinnern und erkennt die Tonhöhe und das Muster des vertrautesten Geräusches, das es in Ihrem Bauch hört – Ihre Stimme. Wahrscheinlich haben Sie auch bemerkt, dass laute Geräusche Ihr Baby in diesen letzten Wochen erschrecken können.

Wenn Ihnen Energie fehlt, ruhen Sie so oft wie möglich und ernähren sich weiterhin ausgewogen.

Bei vielen Frauen geht im dritten Trimester der Appetit zurück und sie schaffen es nicht mehr, eine vollständige Mahlzeit zu essen.

Es ist wichtig, dass Sie sich weiterhin ausreichend Kalorien zuführen und sich gut mit Energie versorgen. Essen Sie öfter kleinere Mahlzeiten und ernähren Sie sich ausgewogen mit Kohlenhydraten, Proteinen, Obst und Gemüse (s. S. 14–17).

Neben Ihren kleinen Mahlzeiten haben Sie nun wahrscheinlich öfter Appetit auf Snacks – stecken Sie sich ein paar gesunde Snacks für unterwegs ein.

Leichte Aktivität wie ein täglicher Spaziergang wird Ihnen ebenfalls helfen, Ihre Müdigkeit zu überwinden.

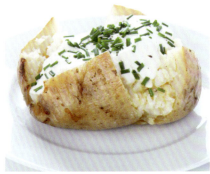

Eine gebackene Kartoffel, mit oder ohne Füllung, ist eine gute Minimahlzeit, die Sie mit Kohlenhydraten versorgt. Auch Pasta liefert Kohlenhydrate und somit viel Energie.

MACHEN SIE DAS BESTE AUS IHRER MUTTERSCHUTZZEIT

Der Mutterschutz bietet eine gute Gelegenheit, um sich auf die Geburt des Babys vorzubereiten.

■ **Nehmen Sie sich Zeit zum Ausruhen.** Nehmen Sie sich nicht zu viel vor, sondern sparen Sie Ihre Energie für die Geburt und die Wochen danach auf.

■ **Bereiten Sie Ihren Klinikkoffer vor** (s. S. 358) oder alles, was Sie für eine Hausgeburt benötigen (s. S. 341).

■ **Machen Sie eine Liste** aller Personen, die Sie nach der Geburt benachrichtigen wollen.

■ **Packen Sie natürliche Heilmittel zusammen,** die Ihnen unter der Geburt und danach helfen, z. B. die homöopathischen Mittel Arnica C30 gegen Prellungen, Schmerzen und zur Förderung des Heilungsprozesses, Kalium phosphoricum C30 gegen Erschöpfung, Calendula C30 für die Heilung nach einem Dammschnitt oder einem Kaiserschnitt und Aconitum C30 gegen Schock und Trauma. An Lavendelöl können Sie zwischendurch riechen, um sich zu entspannen und zu beruhigen. Vergessen Sie auch Ihre Notfalltropfen (s. S. 372) nicht.

■ **Bereiten Sie Gerichte vor und frieren sie ein.** Es ist sehr entlastend, wenn fertige Mahlzeiten vorrätig sind, wenn Sie mit Ihrem Neugeborenen beschäftigt sind und keine Zeit und Kraft zum Kochen haben.

■ **Sortieren Sie die Kleidung Ihres Babys** nach Größen, damit Sie nicht in Kleiderbergen wühlen müssen, um etwas Passendes zu finden.

■ **Bereiten Sie die Geburtsanzeigen vor:** Adressieren Sie die Umschläge, oder entwerfen Sie eine Ankündigung per E-Mail. Sie brauchen nur noch ein Foto von Ihrem Baby und die Einzelheiten hinzuzufügen.

■ **Gehen Sie zur Maniküre, Pediküre oder Massage.** Nach der Geburt werden Zeit und Geld knapper! Nutzen Sie die Gelegenheit, sich etwas Gutes zu gönnen.

■ **Tun Sie etwas Kreatives** – dekorieren Sie das Kinderzimmer, besticken Sie ein Kissen, legen Sie ein Album an, schreiben Sie Tagebuch oder einen Brief an Ihr Baby.

■ **Gehen Sie mit Freunden und Familie essen.** Ist das Baby erst einmal da, kann es eine Weile dauern, bis Sie wieder Lust haben auszugehen. Erst müssen Sie sich ans Elterndasein gewöhnen und Ihr Zuhause mit dem Baby auskosten.

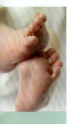

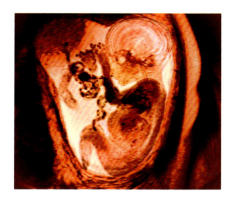

259. Tag

IHR BABY HEUTE

Dieses Baby befindet sich in der Steißlage; die Nabelschnur führt zur Plazenta oben links auf dem Bild. Schätzungsweise fünf von 100 Babys liegen nach der 37. Woche in der Beckenendlage und drehen sich bis zur Geburt kaum noch.

Ihr Baby kann inzwischen viele Geräusche hören; sie sind ihm bereits vertraut, wenn es nun bald auf der Welt ist.

In dieser späten Schwangerschaftsphase dringen Geräusche leicht durch die Gebärmutterwand. Es besteht kein Zweifel, dass der Fötus sie vor der Geburt hört und darauf reagiert. Ihr Baby erschrickt bei lauten Geräuschen, dreht sich aber auch zu den Geräuschen hin, die ihm vertraut vorkommen, und sucht nach der Quelle. Ihr Baby erkennt nicht nur eine große Anzahl von Klangfrequenzen, sondern unterscheidet auch zwischen verschiedenen Geräuschen; es lernt und erinnert sich an vertraute Geräusche wie Ihre Stimme oder die Ihres Partners.

Ihr Baby atmet schneller, wenn es sich auf Geräusche konzentriert, und sein Herzschlag beschleunigt sich. Obwohl Ihr Baby bei der Geburt hören kann, wird das Trommelfell danach noch dünner und beweglicher und reagiert besser auf Geräusche.

> **FRAGEN SIE EINE HEBAMME**
>
> **Was ist, wenn ich nicht stillen kann?** Viele Frauen zweifeln daran, aber die meisten haben genug Milch. Mit etwas Hilfe können Sie Ihr Baby richtig anlegen und problemlos stillen. In dieser Phase kann sogar schon etwas Kolostrum (s. S. 295) austreten.
>
> Denken Sie daran, dass die Milch nicht direkt nach der Geburt einschießt (s. S. 448). Versuchen Sie auch bei Problemen durchzuhalten. Sie müssen nicht aufgeben, nur weil es im Moment bequemer ist, oder weil eine Freundin oder ein Familienmitglied meint, stillen sei nicht notwendig.
>
> Auch wenn es Ihnen nicht gelingt, zu stillen, können Sie Ihrem Baby trotzdem beim Fläschchengeben ganz nahe sein.

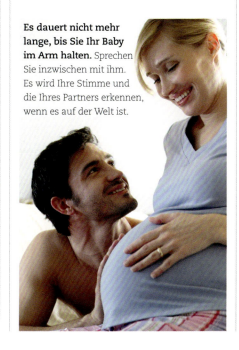

Es dauert nicht mehr lange, bis Sie Ihr Baby im Arm halten. Sprechen Sie inzwischen mit ihm. Es wird Ihre Stimme und die Ihres Partners erkennen, wenn es auf der Welt ist.

> **IM BLICKPUNKT: VÄTER**
>
> ### Die letzten Wochen
>
> **Vermutlich sind Sie als werdender Vater im Hinblick** auf die bevorstehende Geburt Ihres Babys etwas verunsichert. Zunächst erwarten Sie viele Veränderungen zu Hause. Sobald Ihre Partnerin im Mutterschutz ist, wird sie alles für den Neuankömmling vorbereiten und braucht dabei Ihre Hilfe.
>
> Unterstützen Sie Ihre Partnerin in der nächsten Zeit praktisch und emotional, doch achten Sie auch auf sich selbst.
>
> Nutzen Sie jede Gelegenheit zum Ausruhen. Selbst wenn Ihre Partnerin die nächtliche Babybetreuung weitgehend übernimmt, werden Sie in den ersten Wochen nach der Geburt wenig schlafen. Treffen Sie sich mit Freunden, aber nicht bis tief in die Nacht. Setzen Sie Ihr Fitnessprogramm fort.
>
> Es ist normal, dass Sie sich Gedanken darüber machen, was Sie erwartet – als Geburtsbegleiter und als Vater –, aber seien Sie beruhigt: Es wird sich alles geben. Konzentrieren Sie sich darauf, bald Ihr Neugeborenes im Arm zu halten.

Die 37. Woche

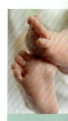

Die 38. Woche

SICHERLICH KÖNNEN SIE ES JETZT KAUM NOCH ERWARTEN, IHR BABY IM ARM ZU HALTEN.

Das Baby ist beinahe bereit, Sie sind mehr als bereit, also wann wird die Geburt stattfinden? Wahrscheinlich noch nicht – vor allem, wenn es Ihre erste Schwangerschaft ist. Noch etwa eine Woche lang ist Ihr Bauch der beste Ort für Ihr Baby, bis alle Entwicklungen abgeschlossen sind. Wenn Sie schon Kinder haben, können Sie ihnen sagen, dass das neue Geschwisterchen nun nicht mehr lange auf sich warten lässt.

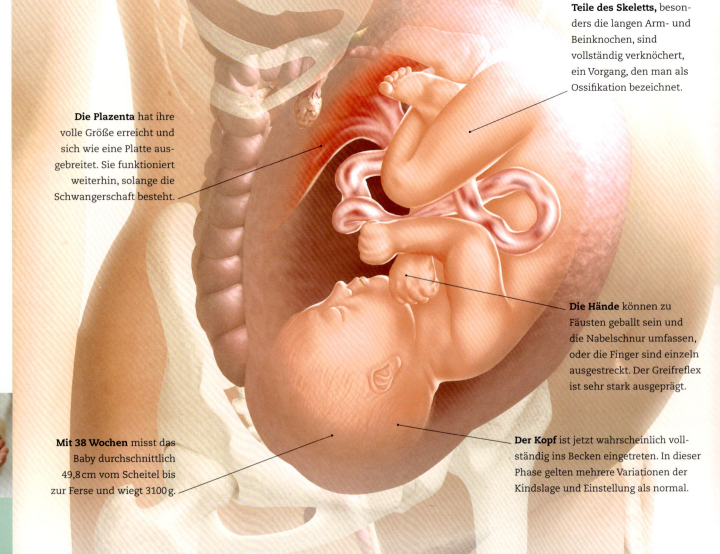

Teile des Skeletts, besonders die langen Arm- und Beinknochen, sind vollständig verknöchert, ein Vorgang, den man als Ossifikation bezeichnet.

Die Plazenta hat ihre volle Größe erreicht und sich wie eine Platte ausgebreitet. Sie funktioniert weiterhin, solange die Schwangerschaft besteht.

Die Hände können zu Fäusten geballt sein und die Nabelschnur umfassen, oder die Finger sind einzeln ausgestreckt. Der Greifreflex ist sehr stark ausgeprägt.

Mit 38 Wochen misst das Baby durchschnittlich 49,8 cm vom Scheitel bis zur Ferse und wiegt 3100 g.

Der Kopf ist jetzt wahrscheinlich vollständig ins Becken eingetreten. In dieser Phase gelten mehrere Variationen der Kindslage und Einstellung als normal.

Das dritte Trimester

260. Tag

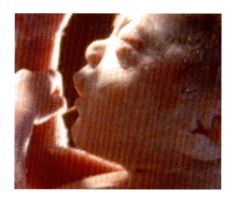

IHR BABY HEUTE

Das Baby ist nun voll ausgereift. Seine Merkmale sind deutlich ausgebildet. Ab jetzt wächst es sozusagen einfach weiter und legt an Gewicht zu – das ist notwendig, damit es nach der Geburt genügend Energie hat und seine Körpertemperatur regulieren kann.

Wenn Sie pragmatisch und positiv denken, kann die Geburt zu einem guten, unvergesslichen Erlebnis werden.

TATSACHE IST ...

Hypnose in der Schwangerschaft hilft Ihnen, der Geburt gelassen entgegenzusehen.

Eine Studie zeigte, dass Erstgebärende dadurch zudem eine kürzere Entbindung erleben. Die durchschnittliche Dauer der Presswehen in der zweiten Phase betrug eine Stunde statt normalerweise zwei Stunden.

Der wahrscheinlich beste Weg, sich später an möglichst viele Details von der Geburt Ihres Babys zu erinnern, ist es, bis zum Einsetzen der Wehen bei Kräften zu bleiben und ausgeruht zu sein. So bestehen beste Aussichten, dass Sie während der Wehen genug Kraft haben und einen klaren Kopf behalten.

Wenn Sie Kraft und Energie besitzen, können Sie während der Wehen aufrecht und aktiv bleiben; dadurch verringert sich auch das Bedürfnis nach schmerzlindernden Mitteln wie Pethidin (s. S. 403), das Ihre Wahrnehmung stark dämpft, sodass Sie sich kaum an Einzelheiten erinnern können. Daher ist es wichtig, dass Ihre Begleitperson während der gesamten Entbindung bei Ihnen ist – sie kann später Ihre Gedächtnislücken füllen. Auch Fotos und Videos sind hilfreich.

Wenn Sie sich nach der Geburt an manches nicht erinnern können, bitten Sie die Hebamme, Ihnen das Geburtsprotokoll zu zeigen. Vielleicht wollen Sie Ihre Erfahrungen auch in einem Tagebuch festhalten.

IM BLICKPUNKT: VÄTER

Die Geburtshelfer und Sie

Während der Wehen halten vielleicht vor allem Sie den Kontakt zum Geburtshelfer-Team. Hebammen, Ärzte und Pflegepersonal arbeiten ruhig, professionell und sicher, sodass Sie manchmal vielleicht das Gefühl haben, einfach beiseitegeschoben zu werden und nicht gehört zu werden. Das kann besonders dann frustrierend für Sie sein, wenn Sie Schwangerschaft und Geburt engagiert miterleben wollten.

Denken Sie daran, dass Hebamme und Arzt versuchen, derjenigen Person Hilfe zu bieten, die sie am meisten benötigt – nämlich Ihrer Partnerin. Wenn Sie sich Gehör verschaffen wollen, schreiben Sie Ihre Fragen am besten vor dem Zusammentreffen mit dem Klinikpersonal auf. Die Hebammen geben ihr Bestes, um Sie einzubeziehen, und helfen Ihnen, Ihre Partnerin zu unterstützen.

Bedenken Sie, dass Sie die wichtigste Bezugsperson Ihrer Partnerin sind und dass Ihre positive Einstellung ein bedeutender Faktor für eine erfolgreiche Schwangerschaft und Entbindung darstellt. Seien Sie daher geduldig und beharrlich, aber nicht aufdringlich.

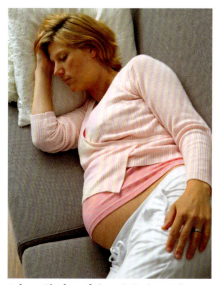

Achten Sie darauf, dass Sie in den nächsten Wochen viel Ruhe haben, damit Sie für die Geburt in bester Verfassung sind.

Die 38. Woche

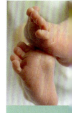

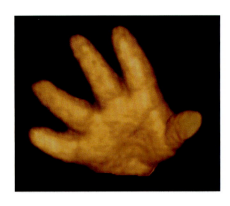

261. Tag

IHR BABY HEUTE

Diese 3-D-Nahaufnahme der Hand zeigt die Hautfalten. Ebenso wie die Fingerabdrücke einmalig sind, sind auch die tieferen Hautfalten an den Händen und Füßen ganz individuell. Der Greifreflex ist stark, und Ihr Baby greift nach allem, was seine Handfläche berührt.

Ihr Baby profitiert von der verbleibenden Zeit in der Gebärmutter, aber seine Entwicklung ist fast vollständig abgeschlossen.

DIE FAKTEN

Mit oder ohne Haar?

Ein Thema, über das selten gesprochen, aber viel nachgedacht wird, ist die Frage, ob man die Schamhaare vor der Entbindung rasieren oder kürzen soll.

Das hängt davon ab, wie sehr es Sie stört. Nur weil Ihre beste Freundin ihre Schamhaare entfernt hat, brauchen Sie nicht das Gleiche zu tun – abgesehen von allem anderen ist das Jucken der nachwachsenden Haare nach der Geburt nicht sehr angenehm.

Für die Zeit nach der Entbindung können Sie aus hygienischen Gründen Ihre Schamhaare kürzen oder rasieren, damit z.B. Blut, das nach der Geburt abgeht, nicht an den Haaren festklebt.

Wenn ein Kaiserschnitt geplant ist, werden im Krankenhaus zumindest die oberen zwei Zentimeter rasiert. Vielleicht möchten Sie das lieber selbst zu Hause tun.

Ihr Baby ist in der Gebärmutter sehr beengt. Es wird höchste Zeit, dass es sich in die Kopflage dreht – wenn es das noch nicht getan hat – und langsam ins Becken eintritt, um sich auf den Weg in die Welt zu machen.

Ihr Baby hat jetzt wenig Platz, um sich zu bewegen, und hat sich vermutlich bereits in die bequeme Kopflage gedreht. Die Form der Gebärmutter begünstigt die Kopflage, und wenn es einmal in dieser Position ist, müsste sich Ihr Baby sehr anstrengen, um sich wieder zu drehen. Es ist noch viel Fruchtwasser vorhanden. Dieses umgibt und schützt Ihr Baby, das in diesem beengten Raum noch immer versucht, möglichst aktiv zu sein.

Das Verhalten Ihres Babys entspricht jetzt genau dem eines Neugeborenen: Es dreht sich zum Licht und gähnt genauso viel; es atmet weiterhin kleine Mengen Fruchtwasser mit gleichmäßigen rhythmischen Bewegungen ein und aus.

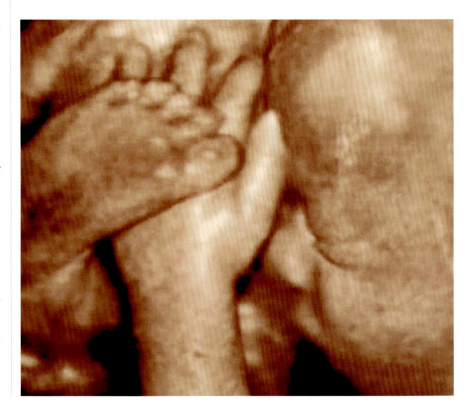

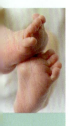

262. Tag

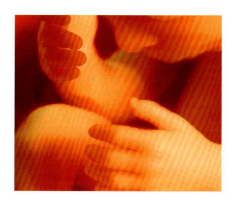

IHR BABY HEUTE

Mit jedem Tag, der vergeht, wird die Geburt wahrscheinlicher. Braxton-Hicks-Kontraktionen können auftreten, wodurch der Muttermund weicher wird und sich auf die Wehen vorbereitet. Durch das Fruchtwasser spürt Ihr Baby diese leichten Kontraktionen kaum.

Organisieren Sie spätestens jetzt die entsprechende Hilfe und Unterstützung für die Zeit nach der Geburt.

Sogar zum Ende der Schwangerschaft ist es schwer vorstellbar, dass Ihr Baby geboren und bei Ihnen leben wird. Sie und Ihr Partner werden sich an das Leben mit ihm sicher schnell gewöhnen und es auch ohne Unterstützung schaffen. Doch es lohnt sich, für alle Fälle Hilfsmöglichkeiten parat zu haben.

Worauf Sie sich nicht vorbereiten können, ist die Tatsache, dass Sie durch den Schlafmangel während der Schwangerschaft und die Anstrengungen der Geburt erschöpft sein werden. Hinzu kommen die nächtlichen Schlafunterbrechungen und die Umstellung auf das Elterndasein. Vielleicht brauchen Sie jemanden, der Sie praktisch und emotional unterstützt.

Es hilft sehr, wenn Sie vorab schon ein Netzwerk aufgebaut haben. Ideal sind nahestehende Familienmitglieder oder Freunde, bei denen Sie wissen, dass sie bei Bedarf helfen, aber die auch verstehen, wann Sie allein sein wollen. Schon eine Stunde Hilfe ist eine willkommene Atempause und gibt Ihnen die Möglichkeit, etwas Leckeres zu kochen, sich hinzulegen oder zu duschen.

Die Telefonnummern von Stillberaterin und Hebamme sollten greifbar sein, damit Sie sie um Rat fragen können. Lassen Sie sich auch die Nummern der anderen werdenden Mütter aus dem Geburtsvorbereitungskurs geben – niemand versteht Ihre Situation besser.

Nehmen Sie auch Hilfe bei der Hausarbeit oder beim Einkaufen an. Wenn jemand diese Aufgaben übernimmt, können Sie sich entspannen und auf Ihr Baby konzentrieren.

Versuchen Sie die Zahl der Besucher in den ersten Tagen zu begrenzen und bitten Sie nur um kurze Besuche. Obwohl Sie Ihr Baby bestimmt allen vorstellen möchten, warten Sie lieber, bis mehr Ruhe eingekehrt ist.

IM BLICKPUNKT: ERNÄHRUNG

Gesunde Snacks

Üppige Mahlzeiten belasten Sie wahrscheinlich stark, besonders am Ende des dritten Trimesters. Wenn die Zeit zwischen den Mahlzeiten zu lang ist, kann Ihnen wiederum schwindlig werden, oder Sie sind geschwächt, weil der Blutzuckerspiegel sinkt – denn Ihr Baby entzieht Ihrem Blut ständig Glukose.

Gesunde Snacks sind der Schlüssel zu einer guten Ernährung:

- **Reichlich frisches Obst** in einer Schale oder im Kühlschrank versorgt Sie schnell mit Zucker und ist besser als Schokolade.
- **Legen Sie sich einen Vorrat** an Trockenfrüchten und Nüssen an.
- **Hart gekochte Eier** im Kühlschrank sind eine schnell verfügbare und nahrhafte Zwischenmahlzeit.
- **Stieleis aus Fruchtsaft,** ob gekauft oder selbst gemacht, ist erfrischend.

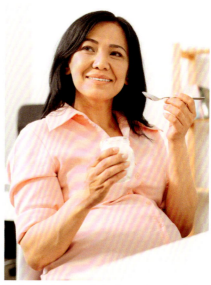

Joghurt ist eine nahrhafte und gesunde Zwischenmahlzeit zu jeder Tageszeit. Müsli oder Trockenfrüchte sorgen für Abwechslung und zusätzliche Nährstoffe.

Die 38. Woche

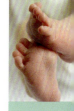

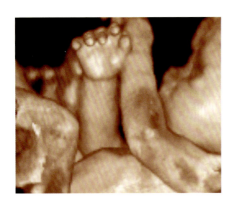

263. Tag

IHR BABY HEUTE

Was genau die Wehen auslöst, ist nach wie vor ein Geheimnis. Gibt Ihr Körper das Signal oder spielt das Baby eine Rolle beim Startschuss? Jede Geburt ist anders, und der Zeitablauf der zweiten Geburt kann sich von der ersten vollkommen unterscheiden.

Nach und nach härten sich alle Knochen des Babys dank der ausreichenden Versorgung mit Kalzium aus.

Die Knochen Ihres Babys härten sich durch den Vorgang der Ossifikation (Verknöcherung): Aus Kalzium werden harte Knochen gebildet. Um den erhöhten Bedarf zu decken, nimmt Ihr Körper verstärkt Kalzium aus der Nahrung auf. In dieser Schwangerschaftsphase verknöchern die Oberarmknochen, die Oberschenkelknochen und die Schienbeinknochen der Unterschenkel. Da die Verknöcherung nur in bestimmten Wochen der Schwangerschaft stattfindet, kann man dies im Ultraschall als Maßstab nutzen, um die Schwangerschaft genau zu datieren. Die Verknöcherung lässt sich bei Mädchen einige Wochen früher beobachten als bei Jungen; die Kniescheibe verknöchert erst nach der Geburt.

FRAGEN SIE EINEN ARZT

Ich hatte eine schwache Blutung. Muss ich mir Sorgen machen?
Nehmen Sie eine Blutung in der Spätschwangerschaft ernst, da eine vorzeitige Plazentaablösung der Grund sein kann. Dabei löst sich die Plazenta von der Gebärmutterwand (s. S. 473). Auch eine tief liegende Plazenta (Placenta praevia) kann eine Blutung verursachen (s. S. 212). Geht in der Spätschwangerschaft blutdurchzogener Schleim ab, kann es sich um das »Zeichnen« handeln (s. S. 391 und 411). Gehen Sie bei Blutungen immer zum Arzt, um Probleme auszuschließen.

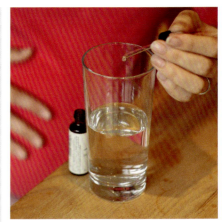

Notfalltropfen (Bachblüten): Geben Sie vier Tropfen in ein Glas Wasser, und trinken Sie es in kleinen Schlucken. Sie können die Tropfen auch mit einer Pipette auf die Zunge geben. Lesen Sie immer die Gebrauchsinformation, bevor Sie ein Arzneimittel anwenden.

TATSACHE IST …

Nur weil Ihr Partner bei seiner Geburt überdurchschnittliches Gewicht hatte, muss Ihr Baby es nicht auch haben.

Das Geburtsgewicht hängt von den Genen Ihres Babys ab. Wenn Ihr Partner groß und schwer ist, und Sie zierlich sind und ein kleines Baby waren, drücken Sie die Daumen, dass Ihre Gene dominant sind!

BACHBLÜTEN-THERAPIE

Bestimmte Mischungen aus Blütenessenzen sollen helfen, sich zu entspannen und zu konzentrieren. Die bei uns bekannteste Mischung sind wahrscheinlich die Notfalltropfen, auch Emergency Essence genannt. Sie können Ihnen bei der Geburt, in den Wochen davor und auch danach hilfreich sein.

Ob Sie ängstlich, besorgt, niedergeschlagen oder verstört sind, sich gestresst fühlen oder Auftrieb während einer langen und schmerzhaften Entbindung brauchen – diese Mittel können positiv wirken.

Geben Sie einige Tropfen auf Ihre Zunge, oder mischen Sie sie wie oben gezeigt mit Wasser.

Notfalltropfen gibt es auch als Salbe, die aufgetragen wird, sowie als Spray, mit dem Sie sich und Ihre Umgebung besprühen können.

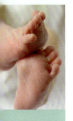

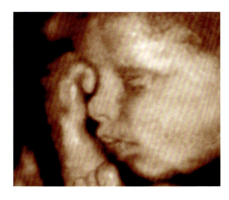

264. Tag

IHR BABY HEUTE

Ihre Gebärmutter wird etwas kleiner, da der Kopf Ihres Babys tiefer ins Becken eingetreten ist und sein Körper sich nach unten bewegt. Dadurch lässt der Druck auf Ihre Rippen nach, was zu diesem Zeitpunkt eine angenehme Entlastung bedeutet.

Wenn Sie bereits Kinder haben, ist es sehr wichtig, sie einfühlsam auf den erwarteten Neuankömmling vorzubereiten.

Wie Sie das neue Baby Ihren Kindern am besten vorstellen, hängt von deren Alter ab. Ein Kleinkind kann sich völlig gleichgültig und unbeeindruckt zeigen, und es interessiert sich vermutlich mehr für das Spielzeug des neuen Babys als für die Tatsache, dass es ein neues Geschwisterchen hat. Ein älteres Kind kann auf den neuen Ankömmling betroffen und eifersüchtig reagieren, da es nicht mehr im Mittelpunkt steht und weniger Aufmerksamkeit von Mama und Papa bekommt.

Bereiten Sie Ihr Kind einige Wochen vorher darauf vor, und erklären Sie ihm, dass das Baby viel Zeit in Anspruch nehmen wird, regelmäßig gefüttert und gewickelt werden muss und dass die nächsten Wochen anstrengend werden. Betonen Sie, welche große Hilfe Ihr Kind sein kann, und zeigen Sie ihm, was das Neugeborene alles brauchen wird, wenn es da ist. Betrachten Sie gemeinsam Bücher, die erklären, wie Familien sich durch ein weiteres Baby verändern. Fragen Sie Ihr Kind, ob es über seine Gefühle sprechen will und wie sich seiner Meinung nach die Situation durch das Baby verändern wird.

Bitten Sie die Großeltern oder gute Freunde, jetzt und nach der Geburt einige besondere Unternehmungen mit dem großen Kind zu organisieren, damit es mehr Aufmerksamkeit bekommt.

> **FRAGEN SIE EINE HEBAMME**
>
> **Meine Mutter hatte eine schwere Geburt mit mir. Wird es mir auch so gehen wie ihr?** Wie viele Frauen kennen Sie einige Details von Ihrer eigenen Geburt.
>
> Manche glauben, sie würden eine ähnliche Entbindung haben wie ihre Mutter mit ihnen – dass z. B. ihr Baby genau so früh oder spät kommt wie sie selbst oder dass sie eine sehr schnelle oder langsame, assistierte Geburt haben werden. Das muss nicht unbedingt stimmen.
>
> Überlegen Sie, welche wichtigen Entwicklungen in der Gynäkologie es seit damals gegeben hat; sogar wenn Sie ähnliche Komplikationen haben sollten, werden diese heute anders behandelt. Zudem sind Sie vielleicht kräftiger und gesünder, als es Ihre Mutter zur Zeit Ihrer Geburt war, und bewältigen sie daher besser.

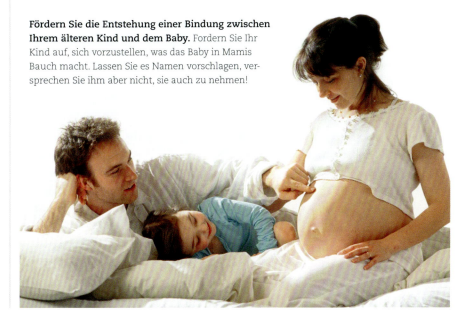

Fördern Sie die Entstehung einer Bindung zwischen Ihrem älteren Kind und dem Baby. Fordern Sie Ihr Kind auf, sich vorzustellen, was das Baby in Mamis Bauch macht. Lassen Sie es Namen vorschlagen, versprechen Sie ihm aber nicht, sie auch zu nehmen!

Die 38. Woche

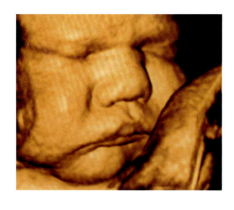

265. Tag

IHR BABY HEUTE

Die Messung vom oberen Rand der Gebärmutter bis zum Beckenrand kann eine Vorstellung von der Größe Ihres Babys geben, ist aber nicht sehr genau. Vielleicht ist Ihr Baby noch nicht ins Becken eingetreten, und die es umgebende Flüssigkeitsmenge ist variabel.

Neugeborene können aufgrund des Greifreflexes den Finger einer anderen Person festhalten.

Ihr Baby hat in der Gebärmutter einen starken Greifreflex entwickelt. Dieser Griff ist nach der Geburt so stark, dass er das Gewicht des Neugeborenen tragen könnte. Der Greifreflex bleibt bis zum sechsten Lebensmonat bestehen. Danach kann das Kind selbst entscheiden, ob es nach einem Gegenstand greifen will oder nicht.

Einen ähnlichen Reflex gibt es auch am Fuß – der Plantar- oder Fußsohlenreflex. Wenn Sie über die Fußsohle streichen, versuchen die Zehen nach Ihrem Finger zu greifen. Der Plantarreflex verschwindet erst im zwölften Lebensmonat. Ein weiterer Reflex ist das Spreizen der Zehen, wenn man seitlich am Fuß entlangstreicht. Die Reflexe scheinen grundlegende Instinkte zu sein. Obwohl man annimmt, dass sie zum Schutz des Babys dienen, ist ihre genaue Funktion nicht vollständig geklärt.

TATSACHE IST ...

Die Wehen sind bei der zweiten Geburt normalerweise kürzer als bei der ersten Geburt.

Meist bedeutet das eine leichtere Geburt, doch weitere Faktoren, wie Größe oder Lage des Babys, spielen ebenso eine Rolle.

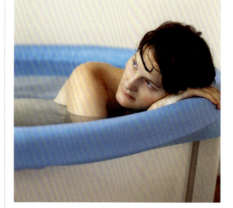

Ein Geburtsbecken ist nicht nur zum Entspannen gut, sondern kann die Geburt beschleunigen. Vermutlich regt das Wasser die Ausschüttung des Hormons Oxytocin an, das Wehen auslöst.

FRAGEN SIE EINE HEBAMME

Ist es wahr, dass eine natürliche oder Wassergeburt das Beste für das Baby ist? Die meisten Fachleute würden zustimmen, dass eine unkomplizierte vaginale Geburt die sicherste Entbindungsart für Mutter und Baby ist. Wasser als Methode der Schmerzlinderung bei unkomplizierten Geburten gilt ebenfalls als sicher.

Manchmal ist eine unkomplizierte vaginale Entbindung jedoch nicht möglich. Wenn bei Mutter oder Kind ein gesundheitliches Problem auftritt, empfiehlt das medizinische Team den sichersten Weg, um das Baby zur Welt zu bringen.

Denken Sie im Voraus darüber nach, mit welcher Geburtsart Sie sich wohlfühlen, bleiben Sie aber auch flexibel, und warten Sie ab, wie die Entbindung verläuft.

Fragen Sie nach, ob es in der Klinik, in der Sie entbinden wollen, ein Geburtsbecken gibt.

DIE FAKTEN

Eulenfolklore

Eulen spielen in Mythologie und Volksglauben eine besondere Rolle. Viele Kulturen bringen sie mit Schwangerschaft in Verbindung.

- **Nach einem alten französischen Volksglauben** bekommt eine Schwangere ein Mädchen, wenn sie den Schrei einer Eule hört.
- **In Wales glaubt man,** durch den Ruf einer Eule würden schwangere Frauen gesegnet.
- **Im alten Babylon** sollten Eulenamulette Schwangere schützen.

266. Tag

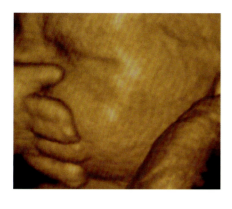

IHR BABY HEUTE

Auf diesem Bild liegt der Handrücken vor dem Mund. Ihr Baby übt bei jeder Gelegenheit das Saugen an Daumen oder Fingern, da es die Zehen nicht mehr ohne Weiteres erreichen kann.

Kennen Sie das Geschlecht Ihres Babys nicht, wächst jetzt sicher die Aufregung. Nun wird es Zeit, sich einen Namen überlegen.

Das Geschlecht des Babys zu kennen kann nützlich sein. Sie können sich für einen Namen entscheiden, Kleidung kaufen und das Kinderzimmer entsprechend einrichten. Vergessen Sie nicht, dass der Ultraschall auch eine irreführende Information geben kann. Verlässlichere Methoden das Geschlecht eines Babys herauszufinden, ist eine Untersuchung wie Amniozentese oder Chorionzottenbiopsie (s. S. 152 f.) sowie der NIPT (s. S. 142), die aber nur aus medizinischen Gründen durchgeführt werden. Wenn Sie das Geschlecht kennen, werden Sie die Überraschung nach der Geburt nicht erleben, aber Sie können während der Schwangerschaft eine engere Bindung zu Ihrem Baby herstellen und sich besser vorstellen, wie er oder sie als Neugeborenes sein wird.

Doch wenn Sie es nicht kennen, erleben Sie nach der Geburt eine wohlverdiente Überraschung. Manche Frauen behaupten, ein ganz starkes Gefühl für ein bestimmtes Geschlecht zu haben, und sind dann sehr überrascht, wenn das Baby doch das andere Geschlecht hat. Seien Sie unvoreingenommen, und hoffen Sie nicht auf ein Baby von einem bestimmten Geschlecht – die Chancen stehen leicht zugunsten eines Jungen.

DIE FAKTEN

Jungen und Mädchen

Hier noch einige Ammenmärchen:

- **Sind Ihre Hände weich,** bekommen Sie ein Mädchen, sind sie rau, wird es ein Junge.
- **Wenn der werdende Vater nervös ist,** ist es ein Mädchen, ist er entspannt, wird es ein Junge.
- **Wenn die Mutter mit beiden Händen nach ihrer Kaffeetasse greift,** ist es ein Mädchen, wenn sie sie am Henkel hochhebt, ist es ein Junge.
- **Wenn Sie einen empfindlichen Bauchnabel haben,** ist es ein Mädchen, bei kalten Füßen wird es fast sicher ein Junge.

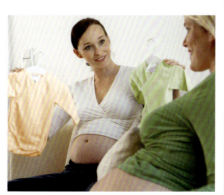

Auch wenn Sie das Geschlecht Ihres Babys nicht kennen, können Sie schon Kleidung kaufen. Viele Sachen für Neugeborene eignen sich gleichermaßen für Mädchen und Jungen.

FRAGEN SIE EINEN ARZT

Mein Baby nimmt eine hintere Kopflage ein. Wie beeinträchtigt das meine Geburt? Eine Hinterhauptslage (s. S. 336) kann die Wehen verlängern, was mehr ermüdet und stärkere Rückenschmerzen verursachen kann. In diesem Fall können Sie dieselben Maßnahmen versuchen wie bei der Wendung eines Babys in Steißlage (s. S. 329), um das Baby zu einer Drehung anzuregen.

Meistens dreht sich das Baby durch die Kontraktionen, wenn die Wehen voll eingesetzt haben. Dreht es sich nicht, kann eine assistierte Geburt mit Zange oder Saugglocke (s. S. 436 f.) erforderlich sein.

TATSACHE IST …

Ihr Körper ist dafür geschaffen, die Wehenschmerzen zu bewältigen!

Der Endorphinspiegel in Ihrem Körper steigt während der Wehen, damit Sie sie leichter bewältigen können. So nimmt mit der Intensität der Wehen auch Ihre Fähigkeit zu, sie zu meistern.

Die 38. Woche

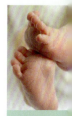

Die 39. Woche

DIE ZEIT SCHEINT STILLZUSTEHEN, UND JEDES KLEINE STECHEN VERSETZT SIE IN ALARMBEREITSCHAFT.

Allmählich können Anzeichen von wirklichen Wehen auftreten. Es gibt vielleicht ein paar Mal einen falschen Alarm, doch rufen Sie lieber die Hebamme oder den Arzt an – sie können die Lage am besten einschätzen. Durch die Aufregung liegen Ihre Nerven und die Ihres Partners blank. Niemand kann voraussagen, wie die Wehen sich entwickeln, doch sprechen Sie im Voraus ab, welche Rolle Ihr Partner dabei übernehmen kann.

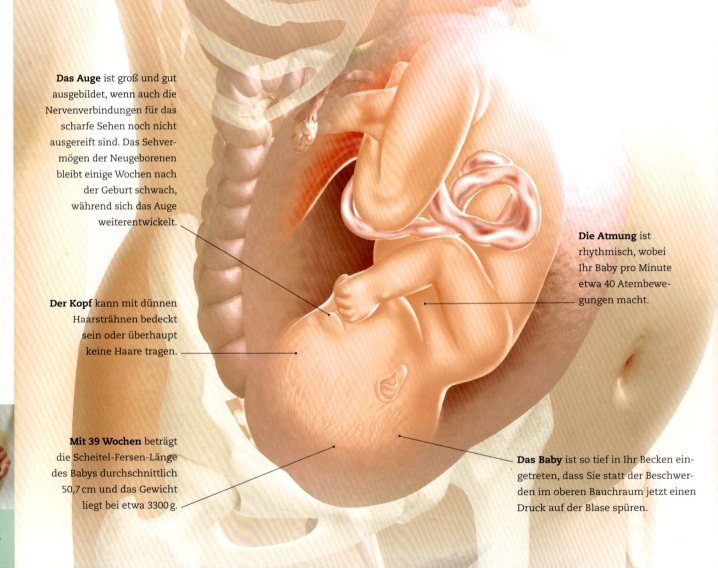

Das Auge ist groß und gut ausgebildet, wenn auch die Nervenverbindungen für das scharfe Sehen noch nicht ausgereift sind. Das Sehvermögen der Neugeborenen bleibt einige Wochen nach der Geburt schwach, während sich das Auge weiterentwickelt.

Der Kopf kann mit dünnen Haarsträhnen bedeckt sein oder überhaupt keine Haare tragen.

Mit 39 Wochen beträgt die Scheitel-Fersen-Länge des Babys durchschnittlich 50,7 cm und das Gewicht liegt bei etwa 3300 g.

Die Atmung ist rhythmisch, wobei Ihr Baby pro Minute etwa 40 Atembewegungen macht.

Das Baby ist so tief in Ihr Becken eingetreten, dass Sie statt der Beschwerden im oberen Bauchraum jetzt einen Druck auf der Blase spüren.

267. Tag

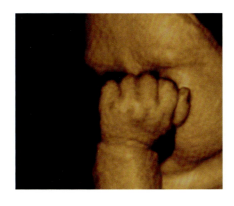

IHR BABY HEUTE

Auf diesem Bild hält das Baby seine Faust vor dem Gesicht. Alle Bewegungen des Fötus dienen dazu, seine Muskeln zu stärken und die Koordination zu verbessern, ob es ein Tritt ist oder das Öffnen und Schließen der Faust.

Wenn die Geburt bevorsteht, bleibt nur das Abwarten. Bleiben Sie aktiv – dann vergeht die Zeit viel schneller.

In den nächsten beiden Wochen brauchen Sie viel Ruhe. Da Ihr Umfang zunimmt und Sie müder werden, ist es ganz natürlich, dass Sie die verbleibende Zeit der Schwangerschaft zu Hause verbringen möchten – die Füße hochgelegt und den Anrufbeantworter eingeschaltet, um alle Fragen nach der Ankunft des Babys abzufangen.

Das wäre zwar herrlich, aber vergessen Sie nicht, dass Aktivität der beste Weg ist, um die Wehen anzuregen. Darüber hinaus heben die Hormone, die sogar beim Spazierengehen ausgeschüttet werden, die Stimmung und helfen, die Wehen mit einer positiven Einstellung anzugehen.

Nehmen Sie sich jeden Tag ein bis zwei kleine Tätigkeiten vor – mit einer Freundin zu Mittag essen, gemütlich schwimmen oder die letzten Dinge fürs Baby besorgen. Wenn Sie müde sind, machen Sie eine Pause, und legen Sie die Füße hoch. Achten Sie darauf, dass Ihre Tätigkeiten Sie nicht übermäßig erschöpfen oder möglicherweise gefährden; da sich Ihr Körperschwerpunkt verlagert hat, sollten Sie nicht gerade jetzt die Wände im Kinderzimmer tapezieren oder schwere Einkaufstüten tragen.

Damit Ihnen die Wartezeit nicht zu lang wird, empfiehlt es sich, die Zeit so gut wie möglich auszufüllen. Doch vergessen Sie nicht, dass in nur zwei Wochen Ihr Neugeborenes Ihre ganze Zeit beanspruchen wird.

DIE FAKTEN

Die Kraft der Musik

Untersuchungen haben gezeigt, dass Frauen, die während der Wehen Musik hören, weniger gestresst sind und seltener eine Schmerzlinderung brauchen. Es gibt auch Anzeichen dafür, dass Babys, die mit Musikbegleitung zur Welt kommen, ruhiger sind.

Im Vergleich verschiedener Rhythmen wirkte klassische Instrumentalmusik am entspannendsten. Bekannte Melodien lenken Sie von den Schmerzen ab und helfen, sich auf die Atmung zu konzentrieren. Spielen Sie vor der Geburt eine Auswahl von Liedern auf Ihren iPod.

Wählen Sie die Musik aus, die Sie am meisten beruhigt oder belebt. Wehen sind ein bisschen wie ein Marathonlauf, und die Auswahl der richtigen Titel kann helfen, die Ziellinie leichter zu erreichen.

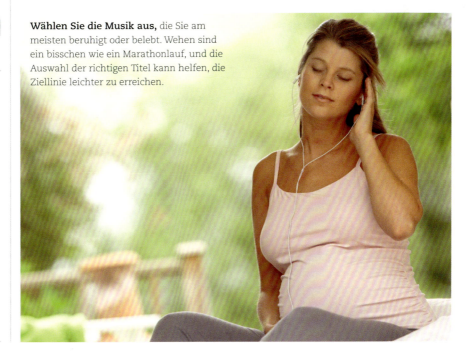

Die 39. Woche

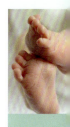

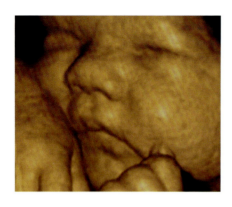

268. Tag

IHR BABY HEUTE

Obwohl der Kopf Ihres Babys tief in Ihr Becken eingetreten ist, hat er noch seine runde Form. Erst wenn die Wehen einsetzen, schieben sich die Schädelknochen übereinander, und die Kopfform wird länglich, sodass Ihr Baby den Geburtskanal leichter passieren kann.

Obwohl Ihr Baby mit wunderschönen großen Augen geboren wird, dauert es einige Zeit, bis es in der Ferne scharf sehen kann.

Die Augen Ihres Babys sind bei der Geburt schon sehr groß. Obwohl die Augen bis zur Pubertät langsam weiterwachsen und die Linsen während des ganzen Lebens wachsen, hat das Auge bei der Geburt schon drei Viertel seiner Endgröße erreicht. Die Zellen für das Farbsehen (Zapfen) und das Schwarz-Weiß-Sehen (Stäbchen) sind in der Netzhaut vorhanden, aber die Sehkraft ist noch schwach. Sie entspricht etwa der Fähigkeit, die oberste Buchstabenreihe beim Sehtest zu erkennen; das bezeichnet man als eine Sehkraft von 20/400. Deshalb scheint Ihr Baby seiner Umgebung zunächst keine Beachtung zu schenken. Das Scharfstellen der Linse fällt ihm schwer, die Augenmuskeln sind noch schwach. Es kann jedoch Gegenstände in etwa 25 cm Entfernung erkennen; dies entspricht der Entfernung zwischen Ihrer Brust und Ihrem Gesicht. So kann Ihr Baby beim Trinken Ihr Gesicht sehen.

Erst mit sechs bis acht Wochen kann es einen Gegenstand fixieren, vier Monate später die Entfernungen einschätzen, und nach zwei Jahren hat es die ideale Sehkraft von 20/20.

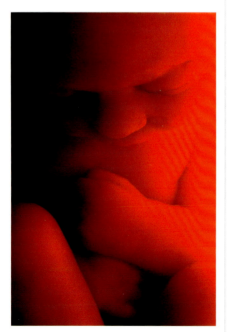

Während der letzten Wochen nimmt Ihr Baby ständig zu, weil unter der Haut Fett eingelagert wird. Würde es jetzt geboren, hätte es ein molliges, rundliches Aussehen.

TATSACHE IST …

95 Prozent der Babys werden nicht am errechneten Geburtstermin geboren – 25 Prozent von ihnen kommen früher und 70 Prozent später.

Die Spanne zwischen der 37. und der 42. Schwangerschaftswoche gilt medizinisch als normaler und ungefährlicher Geburtszeitraum.

Fünf Wochen sind eine lange Wartezeit; sprechen Sie daher eine Nachricht auf Ihren Anrufbeantworter: »Wir melden uns, sobald das Baby da ist.« Bleiben Sie weiterhin aktiv: Gehen Sie zum Friseur, treffen Sie Freunde, und – am wichtigsten – schlafen Sie viel.

FRAGEN SIE EINE HEBAMME

Ich fluche nicht oft, aber stimmt es, dass ich meinen Partner während der Wehen beschimpfen könnte? Möglicherweise, aber niemand wird es Ihnen vorwerfen! Die Entbindung kann unglaublich schmerzhaft sein, und Sie sind wahrscheinlich gereizt, zittrig, und Ihnen ist sogar übel. Machen Sie sich keine Gedanken über das, was Sie sagen und tun: Konzentrieren Sie sich lieber auf die Geburt.

Die meisten Begleiter nehmen die Beschimpfung nicht persönlich. Sie merken, dass Sie unter den Wehen nicht ganz Sie selbst sind, und verstehen, was Sie durchmachen. Auch gegenüber Ihren Geburtshelfern könnten Sie gereizt sein, aber sie sind es gewöhnt!

269. Tag

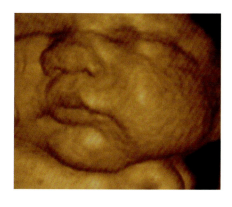

IHR BABY HEUTE

Dieses Bild zeigt, wie das eingelagerte Fett die Backen rundet. Das genaue Gewicht hängt davon ab, an welchem Tag Sie entbinden, da Ihr Baby in der Gebärmutter weiter zunimmt, wenn auch langsamer als bisher.

Wenn Sie eine Hausgeburt planen, können Sie durch gute Organisation die Arbeit der Hebamme sehr erleichtern.

Wenn Sie Ihr Baby zu Hause zur Welt bringen wollen, vergewissern Sie sich in dieser Woche, dass alles aufgeräumt ist und der Raum, in dem Sie entbinden werden, sauber, gemütlich und angemessen geheizt ist.

Die Hebamme bringt alle Utensilien, die sie benötigt, mit zur Geburt – möglicherweise stellt sie sie schon früher bereit. Um ihre Arbeit zu erleichtern, sollte das Bett, auf dem Sie entbinden wollen, von allen Seiten leicht zugänglich sein. Sorgen Sie auch für zusätzliche Kissen und Bettlaken zum Wechseln.

Wichtig ist, dass es eine gute Lichtquelle für die Hebamme gibt, vor allem nach der Geburt, falls Sie genäht werden müssen.

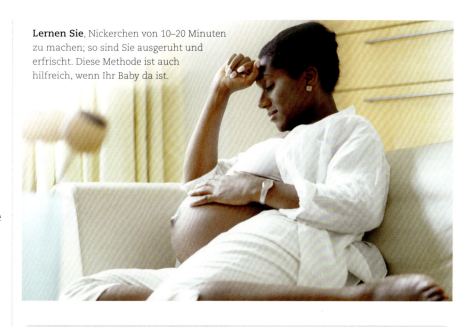

Lernen Sie, Nickerchen von 10–20 Minuten zu machen; so sind Sie ausgeruht und erfrischt. Diese Methode ist auch hilfreich, wenn Ihr Baby da ist.

DIE FAKTEN

Pressen

Ist das Pressen ein natürlicher, instinktiver Vorgang? Alle Frauen verspüren irgendwann während der Wehen den Drang zu pressen. Betäubungsmittel wie eine Periduralanästhesie (s. S. 404f.) dämpfen ihn etwas und manchmal sind unterstützende Maßnahmen nötig. Die Hebamme sagt Ihnen, wann das Pressen am wirksamsten ist.

FRAGEN SIE EINE HEBAMME

Ich bin jetzt schon müde. Wie soll ich jemals die Wehen durchstehen? Nutzen Sie jede Gelegenheit zum Ausruhen, machen Sie ruhig mehrmals am Tag ein Nickerchen. Jedes bisschen Schlaf kommt Ihrem Energiehaushalt zugute, besonders wenn Sie nachts nicht durchschlafen können.

Wenn Sie sich wohlfühlen, machen Sie einige schonende Übungen – sie fördern einen erholsamen Schlaf. Schwimmen hilft Ihnen beispielsweise dabei, aktiv zu bleiben und sich abzulenken, und es belastet weder Ihren Bauch noch Ihre Muskeln oder Gelenke.

Essen Sie vor dem Schlafengehen Nahrungsmittel, die das schlaffördernde Tryptophan enthalten (s. S. 177), und nehmen Sie zudem tagsüber viele energiereiche Kohlenhydrate (s. S. 92) zu sich, um Ihren Blutzuckerspiegel stabil zu halten und einem Energieabfall vorzubeugen.

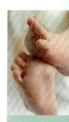

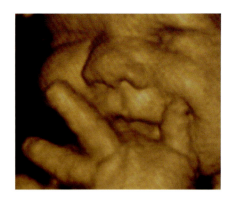

270. Tag

IHR BABY HEUTE

Die Nackenmuskeln Ihres Babys sind stärker geworden, sodass es den Kopf von der Brust heben kann. Doch sobald es geboren ist, fehlt ihm die Tragkraft des Fruchtwassers, und Sie müssen den Kopf Ihres Babys stützen, wenn Sie es halten.

Kann Ihr Baby schon träumen? Viele Bewegungen macht es dann, wenn es tief schläft.

Ihr Baby übt das Atmen seit der zehnten Schwangerschaftswoche, doch jetzt hat sich das Muster verändert – von kurzen, etwa zehn Sekunden dauernden Übungszügen zu einem gleichmäßigen, rhythmischen Atmen mit etwa 40 Atemzügen pro Minute, so wie das Baby nach der Geburt atmen wird.

Auch die Augenbewegungen sind ausgereift, wobei die Perioden der schnellen Augenbewegungen (REM) jeweils knapp über 25 Minuten und die anderen Phasen etwas unter 25 Minuten dauern. Der REM-Schlaf ist gekoppelt mit gesteigerter Aktivität und einem schnelleren Herzschlag. Das Baby muss nicht unbedingt wach sein, wenn es sich bewegt. Obwohl sich Ihr Kind nicht mehr so frei ausstrecken kann wie bisher, sollten Bewegungen nach dem vertrauten Muster mindestens zehnmal am Tag vorkommen – so wissen Sie, dass Ihr Baby gesund ist.

IM BLICKPUNKT: ERNÄHRUNG

Kraftstoff für die Geburt

Wehen sind Arbeit, sie ermüden und machen durstig. Zum Glück wird heute akzeptiert, dass eine Frau in der Frühphase der Geburt essen und trinken kann, sofern keine Anästhesie vorgesehen ist. Doch viele Frauen haben während der Wehen kaum Appetit.

Isotonische Getränke und Wasser liefern die benötigte Energie. Es ist besser, diese in kleinen Schlucken und nicht in großen Mengen auf einmal zu trinken. Packen Sie gesunde Snacks und Getränke in Ihre Kliniktasche (s. S. 358).

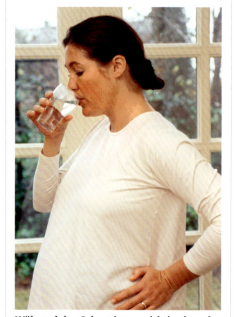

Während der Geburt ist es wichtig, dass der Wasserhaushalt stimmt. Ihr Körper arbeitet hart und Ihnen ist wahrscheinlich heiß.

FRAGEN SIE EINE HEBAMME

Was versteht man unter Zurückschieben der Fruchtblase? Ist das eine Alternative zu einer Geburtseinleitung? Bevor in der 41. Schwangerschaftswoche die Geburt eingeleitet wird, sollte das Zurückschieben der Fruchtblase versucht werden, um einzuschätzen, ob der Muttermund für die Wehen bereit ist.

Dazu fährt die Hebamme mit einem Finger sanft durch den Muttermund und macht eine kreisende Bewegung, um die Fruchtblase vom Muttermund zurückzuschieben. Bei diesem Vorgang werden Hormone freigesetzt, die Wehen auslösen können. Obwohl die Methode unangenehm sein und eine leichte Blutung verursachen kann, ist sie nicht wirklich schmerzhaft. Es kommt zu einem schleimigen Ausfluss mit Blutspuren (s. S. 411), der normal ist.

Das Zurückschieben der Fruchtblase erhöht die Wahrscheinlichkeit, dass die Wehen innerhalb von 48 Stunden einsetzen, und vermindert die Notwendigkeit von anderen Methoden der Geburtseinleitung (s. S. 432). Die Hebamme berät Sie dazu, wenn der Termin nahe ist.

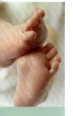

271. Tag

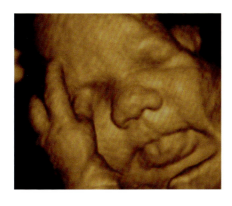

IHR BABY HEUTE

In vieler Hinsicht können Sie selbst die voraussichtliche Größe Ihres Babys abschätzen, vor allem wenn Sie den Vergleich mit einer früheren Schwangerschaft haben. Im Ultraschall kann man das Gewicht schätzen, doch die Fehlerspanne ist zu diesem Zeitpunkt groß.

Warten Sie nicht nur auf die Wehen, sondern machen Sie sich vertraut mit den Anzeichen, die auf die Geburt hinweisen.

ÜBERWACHUNG DES FÖTUS

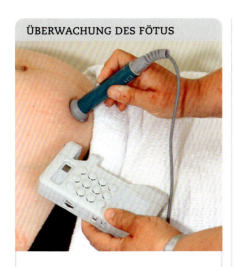

Der Herzschlag des Babys kann mit einem mobilen Ultraschallgerät überwacht werden, ähnlich dem, das bei den Vorsorgeuntersuchungen eingesetzt wird. Sobald die Geburt in vollem Gange ist, hört die Hebamme die Herztöne etwa alle 15 Minuten 30–60 Sekunden lang ab. Dazwischen können Sie sich frei bewegen.

Ein CTG-Gerät (s. S. 418) kontrolliert die Herztöne des Babys und die Wehenfrequenz. Auf dem Bauch der werdenden Mutter befestigt man zwei Sonden, die Herztöne und Wehenaktivität kontinuierlich aufzeichnen.

Wann beginnt eigentlich die Geburt? In der ersten Schwangerschaft ist es manchmal schwierig, die Anzeichen zu erkennen. Manche Frauen bekommen Schmerzen im unteren Rückenbereich, die zuerst eher störend sein können, bevor sie richtig schmerzhaft werden. Das »Zeichnen« (s. S. 411) kann erfolgen, bevor die Wehen wirklich einsetzen. Die Fruchtblase kann platzen und das Fruchtwasser auslaufen. Sollte der Blasensprung nicht von Wehen begleitet sein, informieren Sie dennoch die Klinik.

Das eindeutigste Anzeichen sind letztendlich die Geburtswehen: Dieses schmerzhafte Zusammenziehen der Gebärmutter wird heftiger und regelmäßiger, wenn die Geburt voranschreitet. Die Wehen stehen im Zusammenhang mit dem Eröffnen und Verstreichen des Muttermundes, deshalb untersucht die Hebamme Sie, um zu sehen, wie weit der Muttermund eröffnet ist.

Wenn Sie glauben, dass die Wehen eingesetzt haben, bleiben Sie ruhig. Rufen Sie in Ihrem Krankenhaus an, und beschreiben Sie die Wehen. Wenn sie alle fünf Minuten kommen, jeweils eine Minute dauern (stoppen Sie die Zeit) und so unangenehm sind, dass Sie gezwungen sind, mit Ihrer Tätigkeit aufzuhören, sollten Sie in die Klinik fahren. Wenn Sie Ihr Baby zu Hause bekommen, rufen Sie die Hebamme an.

FRAGEN SIE EINEN ARZT

Wie lange muss ich nach der Geburt im Krankenhaus bleiben? In den meisten Entbindungsstationen ist man recht flexibel, was die Aufenthaltsdauer betrifft. Sprechen Sie mit der Hebamme; die Mindestaufenthaltsdauer im Krankenhaus nach der Entbindung beträgt sechs Stunden.

Viele Mütter bleiben über Nacht, um sich auszuruhen und unter der Anleitung der Hebamme Sicherheit im Umgang mit dem Neugeborenen zu gewinnen.

Wie lange Sie in der Klinik bleiben, hängt größtenteils von Ihrer Entbindungsart ab. Bei einer vaginalen Geburt können Sie bereits nach wenigen Stunden nach Hause gehen. Normal ist ein Krankenhausaufenthalt von etwa drei Tagen, bei einem Kaiserschnitt etwa fünf Tagen. Wenn Ihr Baby zu früh geboren wurde oder es ihm nicht gut geht, rät man Ihnen, im Krankenhaus zu bleiben. Auf der Baby-Intensivstation (s. S. 452 f.) können Sie es besuchen.

Die 39. Woche

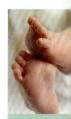

272. Tag

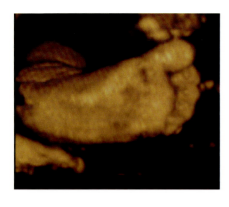

IHR BABY HEUTE

Die Bewegungen, die Sie jetzt fühlen, konzentrieren sich auf wenige Bereiche, da Ihr Baby seine Lage kaum noch verändern kann. Obwohl der Charakter der Bewegungen sich verändert hat, sollten Sie noch jeden Tag mehrere Bewegungen wahrnehmen.

Da Sie auf die letzte Woche zusteuern, sind Sie zwangsläufig etwas ängstlich oder unsicher, aber auch erwartungsvoll.

Es ist normal, wegen der bevorstehenden Geburt nervös zu sein, vor allem beim ersten Baby. Versuchen Sie nicht, Ihre Gefühle zu unterdrücken. Teilen Sie Ihre Ängste mit Ihrem Partner; wahrscheinlich hat er ebenfalls Beruhigung nötig. Bei besonderen Sorgen sprechen Sie mit der Hebamme. Sie ist daran gewöhnt, mit den Ängsten umzugehen, und kann Sie beruhigen. Versuchen Sie, sich geistig zu beschäftigen – das lenkt Sie von Ihren Sorgen ab.

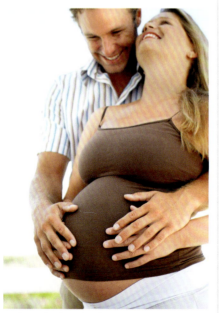

Stehen Sie einander bei – Sie brauchen einander in diesen letzten Wochen mehr denn je.

IM BLICKPUNKT: VÄTER

Die Geburtsphasen und Ihre Aufgaben

Die Dauer der ersten Geburtsphase (s. S. 408ff.) ist ganz unterschiedlich: Bei der ersten Schwangerschaft kann die Latenzphase mit den Vorwehen über 24 Stunden dauern. Fragen Sie Ihre Hebamme um Rat, wenn Sie nicht wissen, was Sie tun sollten. Beim zweiten Baby ist diese Phase sehr kurz und die Wehen kommen viel schneller.

Als wichtigster Beistand Ihrer Partnerin haben Sie die schwierige Aufgabe, den Überblick zu behalten, Ruhe auszustrahlen und ihr emotionale und praktische Hilfe zu geben. Zögern Sie nicht die Hebamme anzurufen – ein kurzes Gespräch mit ihr hilft Ihnen einzuschätzen, wie weit die erste Phase fortgeschritten ist.

In manchen Phasen hat Ihre Partnerin vielleicht keinen klaren Kopf, doch Sie wissen besser als jeder andere, was sie möchte. Daher ist es Ihre Aufgabe, für sie einzutreten und mit dem medizinischen Personal zu sprechen, wenn sie das nicht selbst tun kann. Sie wissen auch, wie sie zu beruhigen und zu ermutigen ist.

In der zweiten Geburtsphase (s. S. 422ff.) braucht sie Sie zum Abstützen in der gewählten Geburtsposition und damit Sie ihr Mut zusprechen. Wenn in der dritten Phase (s. S. 428f.) das Baby geboren ist, können Sie die Nabelschnur durchschneiden und vielleicht Ihr Neugeborenes im Arm halten, während die Plazenta ausgestoßen wird.

FRAGEN SIE EINEN ARZT

Woran merke ich, dass es zu spät ist, um ins Krankenhaus zu gehen?
Allgemein gesagt kann, wenn Sie einen unkontrollierbaren Pressdrang spüren, ein Punkt erreicht sein, an dem Sie es nicht mehr rechtzeitig vor der Entbindung in die Klinik schaffen würden.

Rufen Sie in diesem Fall den Notarzt an, der wiederum den Arzt oder die Hebamme benachrichtigt. Außer dem Notarzt wird auch eine Hebamme vom Bereitschaftsdienst zu Ihnen kommen und die Geburt betreuen.

273. Tag

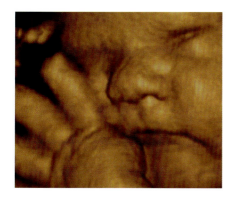

IHR BABY HEUTE

Dieses Baby ist in dieser späten Schwangerschaftsphase noch gut zu sehen, denn es hat genügend Fruchtwasser um sich. Die Fruchtwassermenge kann zu diesem Zeitpunkt ganz unterschiedlich sein; normalerweise beträgt sie etwa einen halben Liter.

Nutzen Sie die Zeit vor dem Wehenbeginn, um Ihren Partner darauf vorzubereiten, wie er Ihnen an dem großen Tag helfen kann.

Bereiten Sie Ihren Partner im Vorfeld auf alles vor, und besprechen Sie, was Ihnen im Wehenverlauf helfen kann. Wenn Sie natürliche Heilmittel einsetzen möchten, stellen Sie eine Arzneitasche zusammen, und erklären Sie ihm, wann Sie die verschiedenen Mittel brauchen.

Bitten Sie Ihren Partner einige Massagetechniken auszuprobieren, z. B. mit einem beruhigenden Öl (s. S. 163). Manche Frauen ertragen es nicht, wenn man sie während der Wehen berührt, andere dagegen empfinden eine Rücken-, Hand- oder Fußmassage sogar als sehr angenehm.

Falls Ihr Partner auch am Geburtsvorbereitungskurs teilgenommen hat, sind ihm die Atem- und Entspannungstechniken bekannt; üben Sie diese noch einmal gemeinsam, und lassen Sie sich, falls dies nötig ist, über die Techniken beraten.

Vielleicht hilft es Ihrem Partner, wenn er mit Freunden oder Verwandten spricht, die kürzlich ebenfalls Vater geworden sind. So kann er hören, welche Erfahrungen andere gemacht haben, was er als Geburtsbegleiter tun sollte und was nicht.

> **TATSACHE IST ...**
>
> **Die meisten Babys** haben in der 40. Woche annähernd die gleiche Größe.
>
> 95 Prozent sind zwischen 45 cm und 55 cm groß. Die Größe ist bemerkenswert einheitlich und hängt mit dem Skelettwachstum zusammen, während das Geburtsgewicht deutlich schwanken kann.

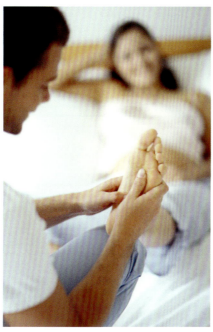

In den frühen Phasen der Geburt wirkt eine Fußmassage entspannend, besonders wenn Sie am Rücken und an den Schultern nicht berührt werden wollen.

> **DIE LETZTEN VORBEREITUNGEN**
>
> **Bei Wehenbeginn** herrscht oft Aufregung, bis man zum Krankenhaus aufbrechen kann. So vermeiden Sie Panik in letzter Minute:
>
> ■ **Vergewissern Sie sich, dass Ihr Klinikkoffer gepackt ist** (s. S. 358). Sie können auch eine Liste mit allen Punkten, die noch zu berücksichtigen sind, an die Pinnwand hängen.
>
> ■ **Es ist ratsam, eine Börse mit Kleingeld** für Parkgebühren und Getränke aus dem Automaten in den Klinikkoffer zu packen.
>
> ■ **Legen Sie fest, wer was macht:** Ihr Partner könnte z. B. die Snacks vorbereiten.
>
> ■ **Machen Sie eine Probefahrt in die Klinik** – stellen Sie fest, wo mit viel Verkehr zu rechnen ist, und machen Sie die Parkmöglichkeiten ausfindig. Berücksichtigen Sie das Verkehrsaufkommen zu verschiedenen Zeiten. Erkundigen Sie sich auch, wie Sie nachts in die Entbindungsstation kommen.
>
> ■ **Geraten Sie vor allem nicht in Panik.** Die meisten werdenden Eltern haben im Krankenhaus noch eine Menge Zeit.

Die 39. Woche

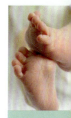

Die 40. Woche

IN EINIGEN TAGEN WERDEN SIE IHR BABY IM ARM HALTEN.

Wie alle werdenden Mütter warten Sie bestimmt voller Spannung auf den letzten Tag der Schwangerschaft. Zweifellos wird das große Ereignis sehr bald eintreten und all das Warten, die Fragen und die Aufregung wert gewesen sein. Sobald Sie Ihr Baby sehen und im Arm halten, werden Sie nicht mehr viel an die vergangenen 40 Wochen zurückdenken, sondern über dieses kleine Wunder staunen.

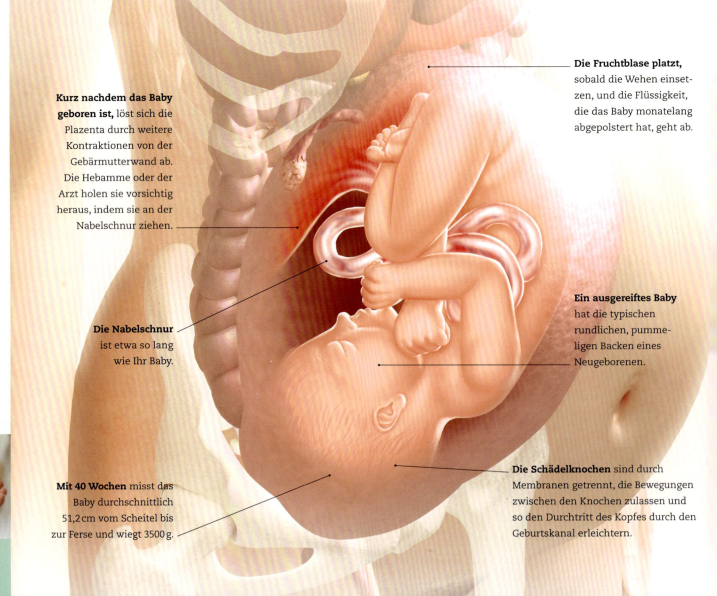

Die Fruchtblase platzt, sobald die Wehen einsetzen, und die Flüssigkeit, die das Baby monatelang abgepolstert hat, geht ab.

Kurz nachdem das Baby geboren ist, löst sich die Plazenta durch weitere Kontraktionen von der Gebärmutterwand ab. Die Hebamme oder der Arzt holen sie vorsichtig heraus, indem sie an der Nabelschnur ziehen.

Ein ausgereiftes Baby hat die typischen rundlichen, pummeligen Backen eines Neugeborenen.

Die Nabelschnur ist etwa so lang wie Ihr Baby.

Mit 40 Wochen misst das Baby durchschnittlich 51,2 cm vom Scheitel bis zur Ferse und wiegt 3500 g.

Die Schädelknochen sind durch Membranen getrennt, die Bewegungen zwischen den Knochen zulassen und so den Durchtritt des Kopfes durch den Geburtskanal erleichtern.

274. Tag

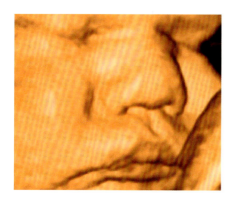

IHR BABY HEUTE

Wenn ein Kaiserschnitt geplant ist, wird er etwa jetzt durchgeführt – damit die Wehen noch nicht eingesetzt haben, aber Ihr Baby auch nicht zu früh geboren wird. Für das Kind ist es am besten, wenn die Entbindung möglichst nah am errechneten Termin erfolgt.

Gehen Sie Ihren Geburtsplan in dieser Spätphase noch einmal durch – vielleicht denken Sie über einiges jetzt anders.

Ein Geburtsplan wird meist in einer frühen Phase der Schwangerschaft geschrieben, und wahrscheinlich haben Sie seitdem nicht oft daran gedacht (s. S. 181 und 303). Jetzt, da die Geburt bevorsteht, prüfen Sie zusammen mit Ihrer Begleitperson noch einmal, ob Sie Ihre Meinung in irgendeinem Punkt geändert haben. Vielleicht möchten Sie jetzt lieber eine natürliche Geburt, oder – im Gegenteil – Sie wünschen sich eine Periduralanästhesie. Ändern Sie den Plan nach Ihren Wünschen, und sprechen Sie gegebenenfalls mit der Hebamme darüber.

Da Ihr Begleiter Ihr Fürsprecher während der Geburt sein wird und Ihre Interessen vertritt, wenn Sie selbst sie nicht äußern können, sollte er Ihre Wünsche verstehen und sie im Kopf haben.

Doch denken Sie daran, dass Sie erst dann genau wissen, wie Sie sich fühlen, wenn Sie tatsächlich in den Wehen liegen. Bleiben Sie daher offen, und stellen Sie sich darauf ein, dass Sie Ihre Pläne eventuell ändern müssen, wenn es im Interesse Ihres Babys liegt.

Fragen Sie Ihren Begleiter nach seiner Meinung. Dies ist auch für ihn ein großes Ereignis: der Augenblick, wenn er sein Baby zum ersten Mal sieht. Er kann Ängste und Sorgen haben und möchte wissen, was an diesem Tag seine Aufgabe ist. Sagen Sie ihm, wie er Ihnen am besten helfen kann, ob es eine Massage ist, oder ob er einfach Ihre Hand halten soll.

FRAGEN SIE EINE HEBAMME

Kann ich eine Geburtseinleitung ablehnen? Sie haben das Recht, zu jedem Eingriff Nein zu sagen. Wenn eine Einleitung der Geburt (s. S. 432) erwogen wird, sollten die Geburtshelfer alle Alternativen erörtern, bevor eine Entscheidung getroffen wird.

Wenn Sie die Einleitung über die 42. Woche hinauszögern wollen, lassen Sie eine Doppler-Ultraschalluntersuchung durchführen, um den Blutfluss in der Plazenta zu kontrollieren. Auch eine Kontrolle der Fruchtwassermenge ist sinnvoll – sie gibt Hinweise auf die Leistungsfähigkeit der Plazenta und das Wohlbefinden Ihres Babys.

EINANDER NAHE BLEIBEN

Wahrscheinlich denken Sie gegen Ende der Schwangerschaft kaum an etwas anderes als an die Geburt und Ihr Baby. Versuchen Sie, sich auch auf andere Dinge zu konzentrieren:

- **Verbringen Sie Zeit mit Ihrem Partner:** Genießen Sie die Mußestunden zu zweit, bevor das Baby Ihre Zeit beansprucht und Sie beide müde und erschöpft sind. Teilen Sie Ihre Hoffnungen und Ängste über die bevorstehenden Veränderungen.
- **Lieben Sie sich:** Vielleicht fühlen Sie sich zu dick oder zu müde dazu. Doch es ist gut, wenn Sie sich an Ihre sexuelle Beziehung erinnern. Und vielleicht löst gerade der Sex die Wehen aus (s. S. 393).

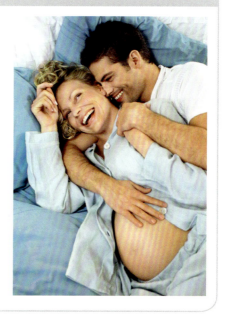

Die 40. Woche

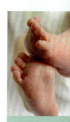

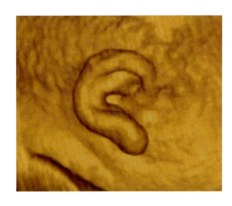

275. Tag

IHR BABY HEUTE

Das Fruchtwasser, das Ihr Baby umgibt, wird irgendwann während der Geburtswehen abgehen. Bei den meisten Frauen geschieht es in den frühen Phasen. Informieren Sie immer die Klinik – falls es vor dem Einsetzen der Wehen passiert, werden Sie untersucht.

Die Knochen Ihres Babys haben sich bis zu einem gewissen Grad gehärtet, dieser Vorgang setzt sich bis zum Teenageralter fort.

Das Skelett Ihres Babys hat sich allmählich von weichem Knorpel in Knochen verwandelt, ein Prozess, den man als Ossifikation (Verknöcherung) bezeichnet (s. S. 372). Die Verknöcherung beginnt in der Mitte der Knochen und setzt sich nach außen fort. Am Ende der Schwangerschaft ist die Verknöcherung über die Länge jedes Knochens abgeschlossen, während die Enden der langen Knochen sowie die Spitzen der Finger- und Zehenknochen knorpelig bleiben. Das ist wichtig für das spätere Knochenwachstum des Kindes.

Die Knochen im oberen Schädelbereich entwickeln sich eher aus membranartigen Strukturen als aus Knorpel. Diese verschmelzen erst mehrere Jahre nach der Geburt und bleiben durch Bindegewebe voneinander getrennt. Dieses Bindegewebe bildet Nahtstellen, die Suturen. Wo mehr als zwei Knochen aufeinandertreffen, entstehen breitere Flächen, die Fontanellen. Diese ermöglichen es, dass sich der Schädel durch Übereinanderschieben der Knochenplatten während der Geburt verformt. Die Suturen und Fontanellen sind auch eine Hilfe für die Hebamme, um die Lage des Babykopfes während der Geburt zu bestimmen.

Nach der Entbindung ist die Kopfform des Babys oft länglich, doch das ändert sich bald, da die Knochen sich wieder in ihrer normalen Position anordnen.

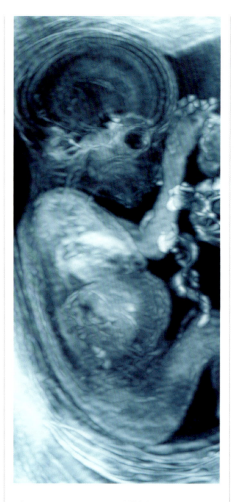

Dieses Magnetresonanzbild (MRI-Scan) zeigt einen Fötus kurz vor der Ausreifung. Gehirn, Wirbelsäule, Herz, Leber und Lunge des Babys sind sichtbar; rechts im Bild die Nabelschnur.

DIE FAKTEN

Plazenta auf Toast?

Der Gedanke, die Plazenta zu essen, könnte Ihnen den Magen umdrehen, doch manche Frauen tun genau das. Das Organ wird für seine spirituellen Eigenschaften verehrt, und Anhänger der Plazentophagie glauben, dass die darin enthaltenen Nährstoffe wie Vitamin B6 sie davor bewahren, eine Wochenbettdepression zu bekommen. Dazu finden Sie im Internet sogar Rezepte, und es werden auch Plazenta-Partys gefeiert. Es gibt allerdings keine Beweise, dass der Verzehr einer Plazenta die Gesundheit begünstigt.

Bei einem anderen, und weniger umstrittenen Brauch wird die Plazenta mit Kräutern belegt und bei einem Fest feierlich vergraben, um die Geburt des Babys zu feiern. Dies gilt als ein wichtiges Bindungsritual für die erweiterte Familie.

Kunst ist eine weitere Möglichkeit: Pressen Sie die Plazenta auf ein Stück Papier, und Sie erhalten einen baumähnlichen Druck.

In manchen Kulturen wird die getrocknete Plazenta für die Herstellung von Heilmitteln verwendet.

Das dritte Trimester

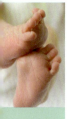

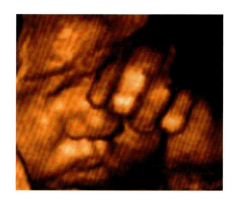

276. Tag

IHR BABY HEUTE

Während der Wehen hat Ihr Baby keinen Platz mehr, um die Hände vors Gesicht zu halten, aber interessanterweise bewegt es sich weiterhin in Ihrem Bauch. Wahrscheinlich bekommen Sie diese Bewegungen kaum mit, weil Sie mit anderem beschäftigt sind.

In dieser Woche beginnt eine Flut von Nachfragen, und es scheint so, als ob die ganze Welt auf die Ankunft Ihres Babys wartet.

In der letzten Schwangerschaftswoche kann der Erwartungsdruck immens sein. Es kommt Ihnen wahrscheinlich vor, als würde jeder darauf warten, dass es endlich so weit ist, besonders bei Ihrem ersten Baby.

Zweifellos kommen Sie in dieser Woche damit zurecht, aber wenn Sie überfällig sind, können die ständigen Anrufe, bei denen Sie immer wieder das Gleiche sagen müssen, ziemlich lästig sein. Versuchen Sie, Geduld zu haben, und denken Sie daran, dass die Leute nur an Ihrer Situation Anteil nehmen möchten.

Es hilft nicht, wenn Sie den erwarteten Geburtstermin mitteilen. Jeder hat dann dieses voraussichtliche Datum im Kopf, doch leider halten sich viele Babys nicht an Termine und kommen lieber dann zur Welt, wenn sie bereit sind (s. S. 378). Bis zur 42. Woche gelten Sie noch nicht wirklich als überfällig. Wenn Ihnen alles zu viel wird, lassen Sie Ihre Anrufe von Ihrem Partner beantworten, und versprechen Sie, sich zu melden, sobald es Neuigkeiten gibt.

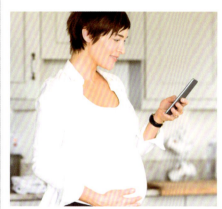

SMS schreiben ist eine gute Möglichkeit, in den letzten Tagen mit anderen in Kontakt zu bleiben und trotzdem Ruhe zu haben.

FRAGEN SIE EINE HEBAMME

Ich habe gehört, dass manche Kliniken unterbesetzt sind und Frauen in den Wehen wenig Unterstützung haben. Stimmt das? Leider ist Personal im Pflegebereich fast überall knapp und das gilt auch für viele Kliniken. Erkundigen Sie sich vorab, welchen Ruf die Klinik, in der Sie entbinden wollen, hat. In seltenen Fällen kann die Entbindungsstation einmal voll belegt sein. Dann erhalten Sie ein Bett in einer anderen Klinik. Die meisten Entbindungsstationen sind nicht lange belegt und organisieren Ihren Rücktransport so bald wie möglich.

IM BLICKPUNKT: IHR KÖRPER

Falsche Wehen

Besonders gegen Ende der Schwangerschaft können Sie tiefe und schmerzhafte Stiche und Wehen, die Braxton-Hicks-Kontraktionen oder Vorwehen, erleben. Man kann diese leicht für echte Wehen halten, und Sie sind dann irrtümlich schon auf dem Weg ins Krankenhaus. Sie können auch eine Zeit lang gleichmäßige Kontraktionen haben, die wieder aufhören.

Es könnte ein Anzeichen für die bevorstehende Geburt sein, wenn sich der Schleimpfropf löst (s. S. 411), ein weiterer Hinweis ist der Blasensprung. Manchmal findet jedoch keines dieser Ereignisse statt, bis die Geburt weiter fortgeschritten ist; geraten Sie daher nicht in Panik, wenn sie bei Ihnen nicht auftreten.

Sie wissen endgültig, dass die Wehen eingesetzt haben, wenn die Kontraktionen regelmäßig, etwa alle 15 Minuten, kommen. Echte Wehen dauern länger, treten mit der Zeit stärker und dichter nacheinander auf und verschwinden nicht, wenn Sie herumgehen oder Ihre Stellung verändern.

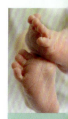

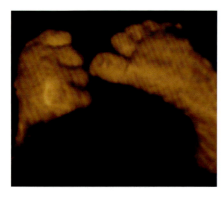

277. Tag

IHR BABY HEUTE

Dieses Bild zeigt, dass Ihr Baby sogar jetzt noch nach seinen Zehen greifen kann (hier ist der Fuß rechts und die Hand links). Da der Fötus wenig Platz hat, kann er seinen Fuß aber nicht mehr neben seinen Kopf legen.

Wenn Ihr Baby noch nicht ins Becken eingetreten ist, hat dies keinen Einfluss auf den Geburtstermin.

Es gibt viele Gründe, warum Ihr Baby noch nicht eingetreten sein könnte: Vielleicht ist Ihr Becken so geformt, dass Sie den Druck der Kontraktionen brauchen, damit sich der Kopf des Babys senkt. Bei sehr sportlichen Frauen kann das Kind spät eintreten, weil ihre straffen Muskeln es in einer anderen Lage halten. Die zweiten und darauffolgenden Babys treten ebenfalls später ein, weil die Bauchmuskeln schlaffer sind und es nicht notwendig ist, den Kopf nach unten zu schieben. Ein großes Baby tritt oft erst ins Becken ein, wenn die Wehen einsetzen.

DIE LAGE IHRES BABYS

Wenn Ihr Baby sich in Kopflage ins Becken schiebt, gibt es verschiedene Positionen, die es einnehmen kann. Die sechs häufigsten sind unten zu sehen. Die Lage des Babys wird dadurch definiert, wo sein Hinterkopf und die Wirbelsäule in der Gebärmutter liegen. Die häufigste Lage ist LOL. Beckenendlagen (s. S. 433) werden durch die Lage des Pos definiert.

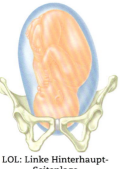
LOL: Linke Hinterhaupt-Seitenlage

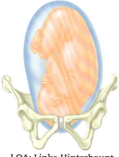
LOA: Linke Hinterhaupt-Vorderlage

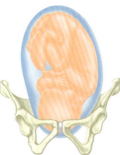
LOP: Linke Hinterhaupt-Hinterlage

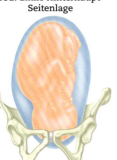
ROL: Rechte Hinterhaupt-Seitenlage

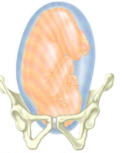
ROA: Rechte Hinterhaupt-Vorderlage

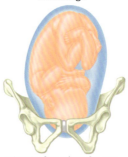
ROP: Rechte Hinterhaupt-Hinterlage

LOL (Linke Hinterhaupt-Seitenlage): Rücken und Hinterkopf sind zur linken Seite der Gebärmutter im rechten Winkel zur Wirbelsäule gerichtet.

LOA (Linke Hinterhaupt-Vorderlage): Rücken und Hinterkopf befinden sich im linken Bereich der Vorderseite der Gebärmutter.

LOP (Linke Hinterhaupt-Hinterlage): Rücken und Hinterkopf sind auf der linken Seite der Gebärmutter zur Wirbelsäule der Mutter gerichtet.

ROL (Rechte Hinterhaupt-Seitenlage): Rücken und Hinterkopf liegen im rechten Winkel zur mütterlichen Wirbelsäule rechts in der Gebärmutter.

ROA (Rechte Hinterhaupt-Vorderlage): Rücken und Hinterkopf liegen rechtsseitig im vorderen Bereich der Gebärmutter.

ROP (Rechte Hinterhaupt-Hinterlage): Rücken und Hinterkopf sind rechts in der Gebärmutter zur Wirbelsäule der Mutter ausgerichtet.

278. Tag

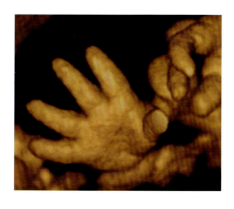

IHR BABY HEUTE

Diese große Abbildung der Hände zeigt sogar die feinen Falten in den Handflächen. Jedes Baby hat ein einzigartiges Faltenmuster in den Handflächen und auf den Fußsohlen, das Sie sehen können, wenn Ihr Baby schließlich da ist.

Bald werden Sie in den Wehen liegen. Es ist normal, dass Sie ein wenig Angst vor der Geburt haben.

Bestimmt haben Sie gemischte Gefühle in Bezug auf die Geburtswehen. Während Sie sich wünschen, Ihr Baby zu bekommen, sind Sie gleichzeitig besorgt, wie Sie die Geburt durchstehen sollen. Die meisten Frauen sind verständlicherweise wegen der Schmerzen beunruhigt und machen sich Sorgen über ihre Gesundheit und die des Babys. Bedenken Sie, dass die Mehrzahl der Geburten normal und ohne Komplikationen verläuft und die meisten Babys gesund sind.

Auch wenn Sie sich in den vergangenen neun Monaten auf die Geburt vorbereitet haben, haben Sie vielleicht das Gefühl, dass Sie für das Leben mit dem Baby noch nicht bereit sind und überfordert sein werden. Einiges davon ist sicher die Angst vor dem Unbekannten.

Vertrauen Sie ruhig darauf, dass Sie wissen werden, wie Sie für Ihr Baby zu sorgen haben. Wahrscheinlich sind Sie bereits auf dem Weg, eine Mutter zu werden, die ihr Baby ernähren und beschützen möchte, und dieser natürliche Instinkt hält an.

FRAGEN SIE EINE HEBAMME

Was ist der Unterschied zwischen einem elektiven und einem Notkaiserschnitt? Ein Kaiserschnitt wird als elektiv bezeichnet, wenn bereits während der Schwangerschaft geplant wird, dass das Baby per Kaiserschnitt auf die Welt kommen soll, also auch noch bevor die Wehen einsetzen. Ein geplanter Kaiserschnitt wird gewöhnlich aus medizinischen Gründen vorgenommen.

Ein Notkaiserschnitt wird vorgenommen, wenn es während der Geburt zu einer Situation kommt, bei der ein Kaiserschnitt der sicherste Weg für die Entbindung ist.

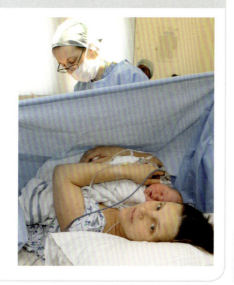

MRSA ALS RISIKO?

Es gibt viele Medienberichte über »Superbakterien« wie MRSA-Stämme. Diese Bakterien leben auf der Haut von gesunden Menschen, ohne Schaden anzurichten, aber bei anfälligen Personen können sie Infektionen verursachen. Gute Hygiene, besonders in Form von Maßnahmen wie Händewaschen, ist eine wirksame Vorbeugungsmaßnahme, und das Risiko, im Krankenhaus eine Infektion zu bekommen, ist gering. Das Pflegepersonal benutzt Desinfektionslösungen, und in Krankenhäusern gibt es auf allen Stationen auch Alkoholgele zum Händewaschen.

Neben den allgemeinen Hygienemaßnahmen verhindern die Kliniken eine Ausbreitung der MRSA, indem sie genau auf mögliche Infektionszeichen achten und infizierte Patienten auf eine Isolierstation bringen und mit Antibiotika behandeln.

Ein MRSA-Screening in der Schwangerschaft wird im Normalfall auch bei geplantem Kaiserschnitt nicht vorgenommen, es sei denn, es gibt in der Anamnese Hinweise auf einen Kontakt der Schwangeren zu MRSA-Trägern.

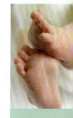

Die 40. Woche

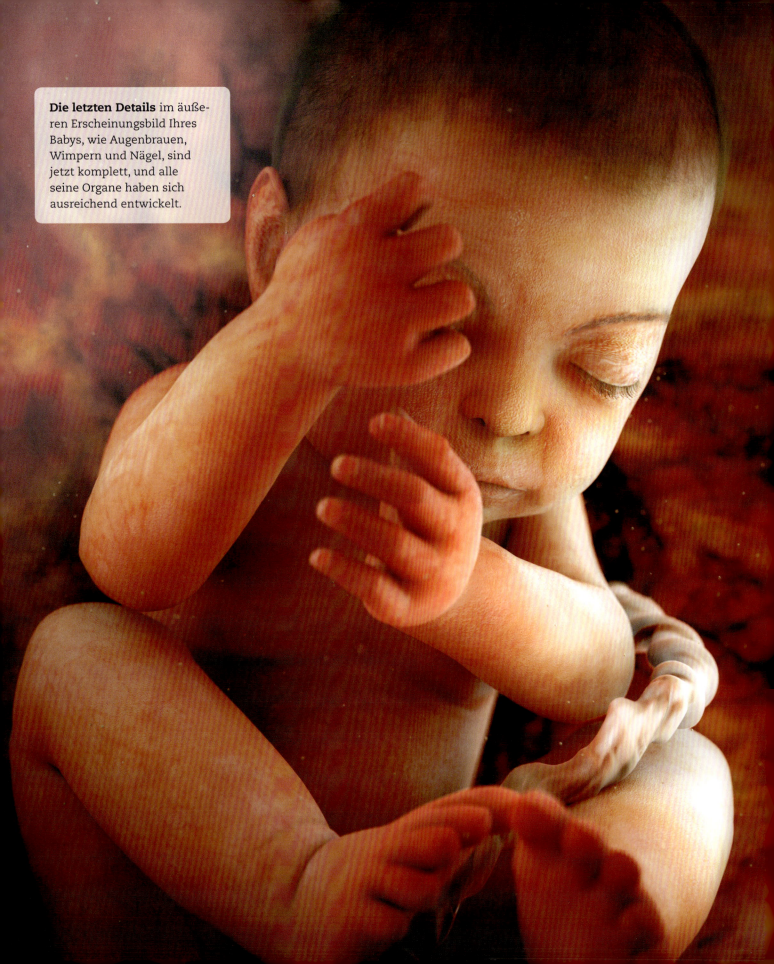

Die letzten Details im äußeren Erscheinungsbild Ihres Babys, wie Augenbrauen, Wimpern und Nägel, sind jetzt komplett, und alle seine Organe haben sich ausreichend entwickelt.

279. Tag

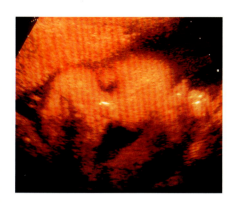

IHR BABY HEUTE

Es war wunderbar, die Fortschritte zu beobachten, die Ihr Baby an jedem Tag der Schwangerschaft gemacht hat. Ultraschallbilder sowie Magnetresonanzaufnahmen ermöglichen einen Einblick in das faszinierende und vielschichtige Leben vor der Geburt.

Der Magen Ihres Neugeborenen bildet sehr wenig Säure, daher kann es in den ersten Monaten nur mit Milch ernährt werden.

HIMBEERBLÄTTERTEE

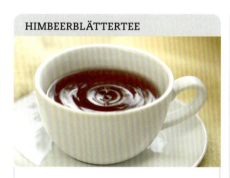

Himbeerblättertee, ein Naturheilmittel, nicht zu verwechseln mit Himbeertee, wird schon seit vielen Jahren eingesetzt, um die Wehen zu stimulieren. Einige kleinere Studien konnten nachweisen, dass die zweite Geburtsphase kürzer war, wenn Schwangere Himbeerblättertee getrunken hatten.

Bei Anwendung nach der 36. Woche sind vorzeitige Wehen nicht zu befürchten. Der Tee ist sehr gesund: Er enthält die Vitamine A, C, E und B sowie die Mineralien Kalzium, Magnesium und Eisen, die für eine gesunde Schwangerschaft erforderlich sind.

Nach der Geburt kann Himbeerblättertee die Gebärmutter anregen, auf die Größe zu schrumpfen, die sie vor der Schwangerschaft hatte, und den Milchfluss anregen.

Anders als ein Erwachsener produziert Ihr Baby wenig Magensäure und behält noch Fruchtwasser im Magen; dadurch bleibt der Säuregehalt niedrig. Solange Ihr Baby in der Gebärmutter Schluckauf hat, kopfüber liegt und versucht, das Atmen mit dem Schlucken abzustimmen, ist es sinnvoll, dass nicht viel Säure im Magen ist.

Nach der Geburt steigt der Säuregehalt im Magen des Neugeborenen innerhalb der ersten 24 Stunden rasch an, erreicht aber erst nach drei Monaten den Säurespiegel von Erwachsenen. Deshalb bekommt ein Baby keine feste Nahrung, bevor es mindestens vier Monate alt ist. Zwischen dem 5. und 7. Monat erhält das Baby seinen ersten Brei. Zu diesem Zeitpunkt kann eine ausschließliche Ernährung mit Milch nicht mehr die benötigten Nährstoffe liefern. Beginnend mit einem Gemüse-Kartoffel-Fleisch-Brei wird jeden Monat eine Milchmahlzeit durch einen Brei ersetzt.

FRAGEN SIE EINE HEBAMME

Was genau ist »Zeichnen«? Der Muttermund ist bei Schwangeren durch einen Schleimpfropf verschlossen, der eine Barriere gegen Infektionen bildet (s. S. 411). Dieser löst sich beim sog. »Zeichnen«. Der Abgang des Schleimpfropfs gilt als Anzeichen für eine baldige Geburt, doch er kann auch bis zu sechs Wochen vorher stattfinden.

DIE FAKTEN

Babytage

Ihr Neugeborenes richtig kennenzulernen ist schwierig, wenn ständig Besucher mit Geschenken und Glückwünschen kommen. Warum sich nicht abschotten und einige Tage allein zu Hause verbringen? Ihr Baby schläft viel, also tun Sie es auch. Es gibt noch genug Zeit, es allen vorzustellen.

Ihre Hormone spielen verrückt, deshalb kann es Hoch- und Tiefpunkte geben, besonders wenn Ihre Milch einschießt (s. S. 448f.). Auch Ihr Partner braucht Zeit, um eine Bindung zum Baby aufzubauen und das Wickeln zu lernen.

Wenn Ihnen nach Ruhe ist, hängen Sie eine Nachricht an die Haustür, schalten Sie das Telefon ab, und kuscheln Sie mit Ihrer neuen Familie.

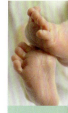

280. Tag

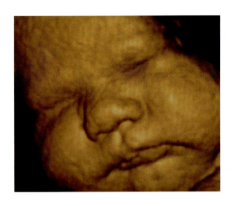

IHR BABY HEUTE

Ihr Baby ist jetzt bereit für die Außenwelt. Mit dem ersten Atemzug nach der Geburt werden plötzliche Veränderungen stattfinden, da es sich sofort von seiner »flüssigen« Umgebung in der Gebärmutter auf ein Leben an der Luft umstellen muss.

Sie haben die 40. Woche vollendet! Das lange Warten hat ein Ende, wenn Sie Ihr Baby endlich im Arm halten.

Glückwunsch! Falls Sie Ihr Baby noch nicht in Ihren Armen halten, werden Sie es bald tun, und Ihr Leben wird sich für immer verändern. Auch die längste Schwangerschaft erscheint kurz, wenn die Wehen einsetzen und Sie wissen, dass es bald so weit ist.

Sie werden die Geburt überstehen, und alle Unannehmlichkeiten werden vergessen sein, wenn Sie einige Male der Familie und Ihren guten Freunden davon berichtet haben. Alles, was vor den ersten Augenblicken mit Ihrem Neugeborenen war, wird unbedeutend, sobald Ihnen bewusst wird, dass Ihnen die erstaunlichste Sache der Welt gelungen ist: ein neues Leben zu schenken. Das ist erst der Beginn der wunderbarsten Jahre Ihres Lebens.

> **TATSACHE IST …**
>
> **58 Prozent der Eltern** glauben, dass der Name ihres Kindes zum Erfolg in seinem Leben beitragen könne.
>
> Eltern fällt es leichter, einen Namen für einen Jungen zu finden als für ein Mädchen, und nur drei Prozent würden den Namen, den sie ihrem Baby gegeben haben, später ändern.

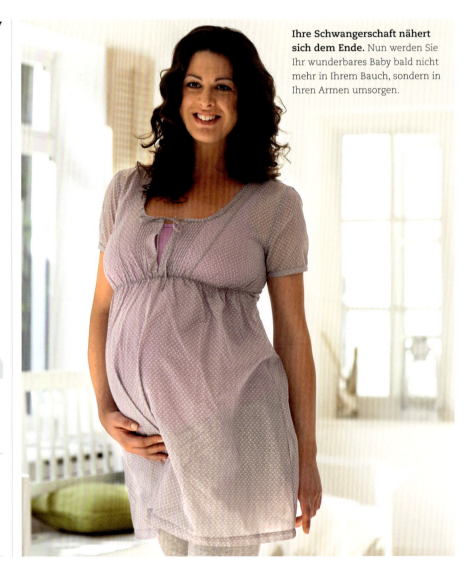

Ihre Schwangerschaft nähert sich dem Ende. Nun werden Sie Ihr wunderbares Baby bald nicht mehr in Ihrem Bauch, sondern in Ihren Armen umsorgen.

Das dritte Trimester

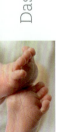

Übertragenes Baby

Ein Baby wird als übertragen bezeichnet, wenn die Wehen in der 40. Schwangerschaftswoche noch nicht eingesetzt haben. Das ist nicht ungewöhnlich, da die meisten Frauen nicht genau in der 40. Woche entbinden. Jeder Zeitpunkt zwischen der 38. und 42. Woche wird als normal betrachtet.

NACHGEFRAGT

Warum sich die Geburt verspätet

Da der genaue Auslöser für die Wehen nicht bekannt ist, ist nicht klar, warum manche Frauen überfällig sind. Eine Übertragung ist beim ersten Baby wahrscheinlicher oder dann, wenn Sie schon einmal ein übertragenes Baby hatten oder wenn es in der Familie liegt. Wenn Ihr Geburtstermin bei einer Ultraschalluntersuchung errechnet wurde, ist das Datum exakter, als wenn es anhand Ihrer letzten Periode bestimmt wurde.

Was wird unternommen?

Nach der 41. Woche besteht ein etwas größeres Risiko für die Gesundheit Ihres Babys, da die Leistungsfähigkeit der Plazenta abnimmt. Meist wird zwischen der 41. und 42. Woche die Geburtseinleitung angeboten (s. S. 432). Auch die folgenden Maßnahmen sind möglich.

Dehnung des Muttermundes
Nach der 40. Woche versucht die Hebamme, die Fruchtblase zurückzuschieben. Sie fährt mit einem Finger sanft durch den Muttermund und schiebt die Fruchtblase vom Muttermund zurück. Auf diese Weise wird der Muttermund weicher und die Chance, dass innerhalb der nächsten 48 Stunden die Wehen einsetzen, steigt um 30 Prozent. Die Methode ist für Sie und für Ihr Baby sicher, kann aber Krämpfe und eine leichte Blutung verursachen.

Kontrollen nach der 42. Woche

Wenn Ihre Schwangerschaft länger als 42 Wochen dauert und Sie keine Einleitung wünschen, bieten die meisten Kliniken eine Ultraschall-Überwachung

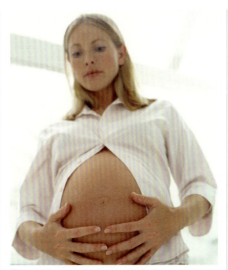

Überfällig zu sein kann Sie belasten, aber es kommt sehr häufig vor und ist ganz normal.

an, um die Herztöne und die Fruchtwassermenge zu kontrollieren; außerdem wird ein- oder zweimal wöchentlich ein CTG (s. S. 418) durchgeführt, um die Funktionstüchtigkeit der Plazenta zu prüfen. Bei einem Problem wird ein Kaiserschnitt oder die Geburtseinleitung (s. S. 432) empfohlen.

Wie Sie sich fühlen

Eine Schwangerschaft über den errechneten Termin hinaus kann Sie körperlich und seelisch sehr belasten. Doch sofern kein medizinisches Problem vorliegt, erhöht sich das Risiko für Ihre Gesundheit nicht wesentlich. Vielleicht machen Sie sich Sorgen, dass Ihr Baby zu groß wird und die Geburt so schwieriger wird. Dies ist jedoch unwahrscheinlich; die meisten übertragenen Babys haben normales Geburtsgewicht.

STRATEGIEN FÜR ZU HAUSE

Wehen auslösen

Die Wehen auslösende Wirkung von Hausmitteln oder alternativen Heilmitteln ist nicht erwiesen, doch einige harmlose Methoden sollen die natürlichen Vorgänge im Körper vor der Geburt anregen können.

■ **Die wahrscheinlich angenehmste Möglichkeit,** das Einsetzen der Wehen zu fördern, ist Sex. Der männliche Samen enthält Prostaglandine, die auf natürliche Weise die Gebärmutter stimulieren. Sex ist für Ihr Baby ungefährlich, sofern der Arzt Ihnen nicht aus einem medizinischen Grund, z.B. fetaler Wachstumsverzögerung oder Plazentablutung, abgeraten hat.

■ **Durch die Stimulation der Brustwarzen** wird Oxytocin freigesetzt; dieses Hormon steuert die Kontraktionen sowie die Reifung des Muttermundes.

■ **Spazierengehen und sportliche Betätigung** können eine leichte Steigerung der Kontraktionen bewirken, wodurch sich das Baby ins Becken schiebt und Druck auf den Muttermund ausübt.

■ **Himbeerblättertee, ein Naturheilmittel,** soll die Gebärmutteraktivität steigern (s. S. 391). Er ist mild, gesundheitsfördernd und wird nicht mit Komplikationen in Verbindung gebracht.

■ **Manche homöopathischen Mittel** werden empfohlen.

Wehen und Geburt

Wenn der lang erwartete Augenblick naht, machen Sie sich bestimmt Gedanken darüber, was Sie während der Wehen und der Geburt erwartet. Sie fragen sich, wie Sie die körperlichen und geistigen Anforderungen in dieser entscheidenden Phase durchstehen werden. Zuallererst sollten Sie sich bestmöglich über den Wehenverlauf und die Möglichkeiten der Schmerzlinderung informieren. Dann können Sie der Geburt zuversichtlich entgegensehen.

Schmerzlinderung

FUNDIERTE KENNTNISSE ÜBER SCHMERZMITTEL ERMÖGLICHEN IHNEN EINE BEWUSSTE ENTSCHEIDUNG.

Während der Wehen benötigen Sie emotionale und körperliche Unterstützung von Ihrer Hebamme und Ihrer Begleitperson. Vielleicht brauchen Sie auch eine Schmerzlinderung. Mithilfe der Hebamme bewältigen Sie die Wehenschmerzen mit natürlichen Methoden, z.B. Atemtechniken. Ist eine stärkere Schmerzlinderung erforderlich, stehen verschiedene medizinische Möglichkeiten zur Verfügung (s. S. 402ff.).

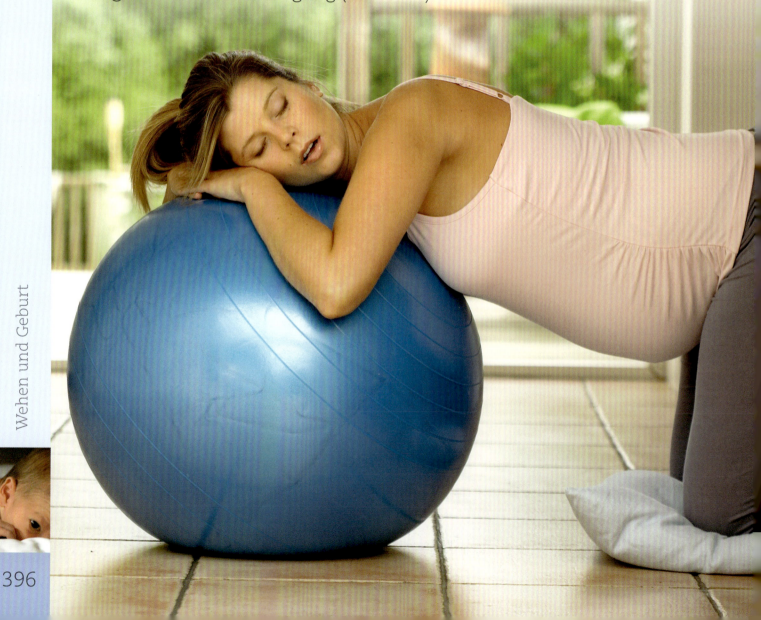

Schmerzen bewältigen

Damit Sie Wehen und Geburt positiv erleben können, ist es wichtig, den Verlauf des Wehenschmerzes zu kennen.

Wehenschmerzen sind einzigartig und unterscheiden sich von anderen Schmerzarten. Normalerweise sind Schmerzen ein Zeichen dafür, dass im Körper etwas nicht stimmt. Wehenschmerzen dagegen signalisieren, dass der Geburtsprozess in Gange ist. Für die Entbindung benötigen Sie eine geschützte Atmosphäre. Manche Frauen bevorzugen eine häusliche Umgebung, was durchaus Vorteile bietet, so sind hier seltener Schmerzmittel erforderlich. Ebenso sind Geburtshäuser mit ihrer familiären Atmosphäre beliebt. Doch auch Entbindungszimmer in Kliniken sind oft wohnlich eingerichtet. Viele Frauen wünschen sich die Sicherheit einer Klinik mit ihren Möglichkeiten der Schmerzlinderung und der medizinischen Betreuung.

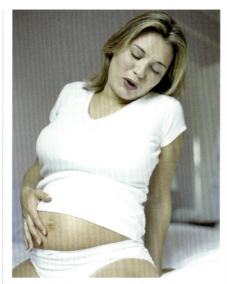

Wenn Sie wissen, wie der Wehenschmerz verläuft, kommen Sie besser mit ihm zurecht.

Reaktionen auf den Schmerz

Niemand weiß genau, was die Wehen auslöst, und bei jeder Frau verlaufen die Wehen individuell. Daher unterscheiden sich auch die Wehenschmerzen stark. Manche Frauen erleben relativ schmerzlose Wehen, manche beschreiben sie als gut zu bewältigen, andere wiederum als unerträglich. Unbestritten ist, dass Angst den Adrenalinspiegel ansteigen lässt, wodurch der Schmerz intensiver empfunden wird. Daneben beeinflussen die emotionale Verfassung sowie Aufregung die Intensität des Wehenschmerzes, aber auch frühere Erfahrungen, kulturelle Überzeugungen und – insbesondere bei Erstgebärenden – die Angst vor dem Unbekannten. Eine gute Vorbereitung vor dem Einsetzen der Wehen und liebevolle Unterstützung während Wehen und Geburt tragen beträchtlich zum Abbau von Ängsten bei.

Vorausplanen

Die Schmerzempfindung verändert sich während der verschiedenen Wehenphasen. Intensität und Dauer der Schmerzen nehmen im Wehenverlauf allmählich zu. Daher sind je nach Wehenphase unterschiedliche Methoden wirksam, um mit dem Schmerz umzugehen (s. Kasten links).

Je vertrauter Sie mit den Methoden der Schmerzbewältigung und den verschiedenen natürlichen und medikamentösen Formen der Schmerzlinderung sind, umso besser werden Sie Wehen und Geburt meistern. Damit Sie über Ihre Schmerzlinderung entscheiden können, müssen Sie verstehen, welche Veränderungen sich während der drei Wehenphasen in Ihrem Körper vollziehen (s. S. 408ff.).

SCHMERZLINDERUNG WÄHREND DER GEBURT

Die Anforderungen an die Schmerzlinderung verändern sich während der Wehen, daher sollten Sie wissen, wann welche Methode wirksam ist.

Frühes erstes Wehenstadium
Die Eröffnung des Muttermundes beginnt. Die Wehen sind schwach und mit natürlichen Methoden wie Massage und Atmung zu bewältigen. Reicht dies nicht aus, dämpfen Analgetika wie Pethidin (s. S. 403) die Schmerzen, ohne die Aktivität der Mutter einzuschränken.

Aktives erstes Stadium Der Muttermund öffnet sich schneller. Vielen Frauen genügen natürliche Methoden oder eine lokale Betäubung, andere benötigen eine stärkere Schmerzlinderung. Eine Periduralanästhesie kann gelegt werden (s. S. 404f.).

Übergangsphase Die Wehen kommen intensiv und rasch nacheinander. Entonox (s. S. 402f.) ist ein adäquates Schmerzmittel, da es auch in dieser späten Phase der Geburt nicht auf das Baby übergeht. Eine Periduralanästhesie kann nachdosiert werden.

Zweites und drittes Stadium Das zweite Stadium dauert von der vollen Eröffnung des Muttermundes bis zur Geburt. Die Wehen sind stark und länger, aber erträglicher, da Sie pressen dürfen. Im dritten Stadium, der Ausstoßung der Plazenta, sind die Wehen schwach, Schmerzmittel sind nicht nötig.

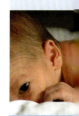

Natürliche Schmerzlinderung

Viele Frauen vertrauen auf die natürliche Schmerzlinderung oder kombinieren medizinische mit natürlichen Methoden.

Während der Wehen werden als natürliche Form der Schmerzlinderung Enzephaline und Endorphine (Glückshormone) ausgeschüttet. Viele Frauen wissen heute, dass es wehenfördernd ist, wenn sie aktiv bleiben, und sie kennen die unterschiedlichen Möglichkeiten der natürlichen Schmerztherapie, die allein oder in Kombination mit Medikamenten während der Schwangerschaft, der Geburt und im Wochenbett eingesetzt werden können. Manche kann man selbst anwenden, andere erfordern einen Therapeuten. Informieren Sie sich frühzeitig über die Vorteile der verschiedenen Therapien sowie ihre Anwendung, wenn Sie sie zur Schmerzlinderung bei der Geburt nutzen wollen.

Aktiv bleiben

Es ist nachgewiesen, dass sich die Schmerzen besser ertragen lassen und die Wehenphase insgesamt kürzer wird, wenn die Schwangere während der Wehen aktiv bleibt. In den Industrienationen wurde die Geburt lange als »medizinischer Fall« angesehen, daher war es üblich, dass Frauen im Bett entbinden mussten. Doch inzwischen unterstützt man es ausdrücklich, dass Frauen während der Wehen umherlaufen und sich eine möglichst angenehme Position suchen.

Zwar ruhen sich viele Frauen zwischen den Wehen gerne im Bett aus, doch sie stellen auch fest, dass sie sich – mit entsprechender Unterstützung – instinktiv bewegen. Im Liegen werden die Schmerzen intensiver empfunden. Das Liegen verlangsamt auch den Geburtsprozess, weil das Baby gegen die Schwerkraft ankämpfen muss. Bestimmte Maßnahmen, wie z. B. CTG-Kontrolle (s. S. 418), Infusionstropf oder manche Analgetika, schränken die Mobilität ein.

ENTSPANNUNGSTECHNIKEN

Während der Wehen können Sie verschiedene Techniken zur Entspannung nutzen. Im entspannten Zustand bleiben Sie ruhiger und sind im Einklang mit Ihrem Körper. Zu diesen Techniken gehören Atemmethoden (s. unten), Musikhören (summen Sie z. B. Ihren Lieblingssong mit) und Meditationsklänge.

Wenn Sie langsam und gleichmäßig atmen, können Sie sich besser konzentrieren und bleiben ruhig. Normalerweise beschleunigt sich die Atmung während einer Wehe. Oder man hält den Atem an, was zu Schwindel führt. Konzentrieren Sie sich auf eine gleichmäßige Atmung. Die Hebamme wird Sie daran erinnern, langsam und gleichmäßig zu atmen. Wenn Sie beim Einatmen bis fünf und beim Ausatmen bis sieben zählen, verlangsamt dies die Atmung, fördert die Entspannung und bewahrt vor Panik.

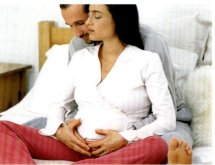
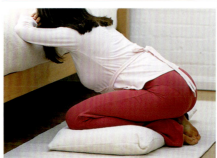

Es ist beruhigend, sich während der Wehen auf die Atmung zu konzentrieren (oben). **Atmen Sie gleichmäßig** und lehnen Sie sich dabei nach vorne (unten).

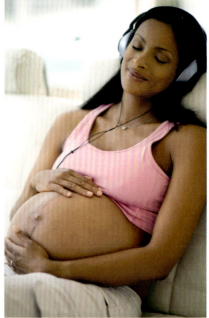

Im ersten Wehenstadium ist Musikhören gut zum Entspannen zwischen den Wehen. Lassen Sie innerlich los, und heben Sie sich Ihre Energie für spätere Wehenphasen auf.

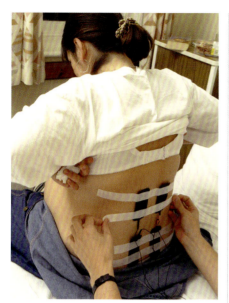

Sobald die TENS-Elektroden am Rücken angebracht sind, können Sie sich frei bewegen.

TENS

Bei der TENS (transkutane elektrische Nervenstimulation) erhalten Sie durch einen kleinen Apparat am Rücken schmerzfreie Nervenreize. Diese schaffen ein Gegengewicht zu den Schmerzsignalen, die von den Nerven der Gebärmutter und des Beckengewebes ans Gehirn gesandt werden. Die Schmerzsignale werden so überdeckt und abgeschwächt. Die TENS können Sie auch gegen Ende der Schwangerschaft (nach der 36. Woche) bei Rückenschmerzen oder stärkeren Braxton-Hicks-Kontraktionen (s. S. 410) einsetzen.

Der Apparat besteht aus einem wenige Zentimeter großen, batteriebetriebenen Kästchen (Stimulator), mit ihm sind vier Polster (Pads) verbunden, die mit Klebeband auf dem Rücken befestigt werden. Das handgesteuerte Gerät sendet winzige elektrische Impulse aus, die ein schmerzloses Kribbeln verursachen. Möglicherweise wird das Gehirn auf diese Weise auch zur Ausschüttung von »Wohlfühlhormonen« angeregt.

Die TENS sollte am besten direkt zu Beginn der Wehen eingesetzt werden, vor allem bei Rückenschmerzen, und danach kontinuierlich weiter angewendet werden. Erkundigen Sie sich vorab, ob die Klinik, in der Sie entbinden wollen, diese Methode anbietet.

Der Vorteil dieser Methode ist, dass Sie die Intensität der Stimulation (Stärke und Frequenz der Impulse) selbst kontrollieren und einstellen können und dabei beweglich bleiben. Es sind keine Nebenwirkungen bekannt, und die Methode ist unbedenklich. Sie lässt sich auch in Kombination mit Schmerzmitteln (s. S. 403) nutzen. Viele Frauen empfinden jedoch die Wirkung als zu gering. Wegen der Rückenpolster ist eine Massage schlecht möglich. Bei Wassergeburten ist das Gerät nicht einsetzbar.

Wasser

Viele Frauen empfinden ein Bad während der Wehen als sehr beruhigend und hervorragend zur Schmerzbewältigung. Das warme Wasser entspannt die Muskulatur, fördert die Entspannung, und der Auftrieb im Wasser lindert den Druck auf das Becken. Diese natürliche Form der Schmerzlinderung ist heute in vielen Kliniken selbstverständlich. Zudem gibt es in vielen Kliniken und Geburtshäusern inzwischen Geburtsbecken, wo Sie Ihr Baby auch im Wasser zur Welt bringen können. Fragen Sie Ihre Hebamme, ob sie Erfahrung mit Wassergeburten (s. S. 427) hat. Für eine Hausgeburt kann man Geburtsbecken auch ausleihen.

Hypnose

Selbsthypnose basiert auf Visualisierung und Atemtechniken, durch die Sie einen Zustand tiefer Entspannung erreichen und Ihre Ängste abbauen. Als Methode zur Wehenbewältigung wird sie immer beliebter. Eine Methode der Selbsthypnose ist das HypnoBirthing,

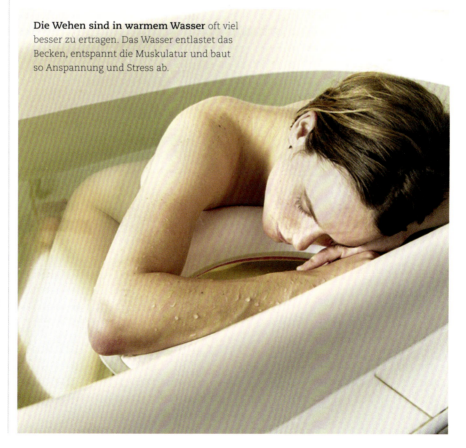

Die Wehen sind in warmem Wasser oft viel besser zu ertragen. Das Wasser entlastet das Becken, entspannt die Muskulatur und baut so Anspannung und Stress ab.

Natürliche Schmerzlinderung

FRAGEN UND ANTWORTEN

Werde ich es schaffen, während der Wehen aktiv zu bleiben?
Die meisten Frauen bleiben aktiv und werden auch dazu angeleitet. Praktisch sind Hilfsmittel wie Stuhl, Sitzsack oder Pezziball. Körperliche Aktivität fördert den Fortgang der Wehen, Positionswechsel machen den Schmerz erträglicher. Besprechen Sie bei der Ankunft in der Klinik mit der Hebamme, dass Sie möglichst aktiv bleiben möchten.

Verliere ich die Kontrolle, wenn ich während der Wehen Hypnose anwende?
Nein. Sie sind tief entspannt, haben aber weiterhin die Selbstkontrolle und wissen, was Sie tun. Selbsthypnose baut Ängste ab, was die Bewältigung des Wehenschmerzes erleichtert. Ihr Geburtsbegleiter kann Ihnen helfen, sich darauf zu konzentrieren.

Ich hatte bereits einen Kaiserschnitt. Schließt das eine Wassergeburt aus?
Von einer Wassergeburt wird in diesem Fall abgeraten. Die Hebamme möchte Sie und das Baby während der Wehen konstant überwachen, was im Wasser nicht möglich ist, denn es besteht ein geringes Risiko für einen Gebärmutterriss. Dann tritt ein plötzlicher, akuter Schmerz auf, und Ihr Herzschlag beschleunigt sich. Oft wird der Riss auch durch eine Veränderung der kindlichen Herztöne festgestellt.

Gibt es einen optimalen Zeitpunkt, zu dem ich in das Geburtsbecken steigen sollte?
Nein, wann Sie in das Becken steigen, können Sie selbst entscheiden. Oft empfiehlt man im frühen Wehenstadium ein Bad. Manche Hebammen warten aber auch ab, bis der Muttermund 4 cm eröffnet ist, weil das Wasser möglicherweise so entspannend wirkt, dass sich die Wehen verlangsamen.

das sich unmittelbar auf die Theorie von Dr. Grantly Dick-Read, dem Vater der natürlichen Geburt, bezieht. Mithilfe von Entspannungs- und Selbsthypnosetechniken werden Angst und Spannung durch Vertrauen, Ruhe und Wohlbefinden ersetzt. So soll eine natürliche, schmerzmittelfreie Geburt möglich sein. Kurse und CDs dazu gibt es inzwischen auch in Deutschland. In den USA wird diese Methode bereits bei vielen Geburtsvorbereitungskursen an Kliniken vermittelt. Die Begleitperson spielt beim HypnoBirthing eine wichtige Rolle.

Akupunktur

Dabei werden feine Nadeln in bestimmte Körperpunkte eingestochen, um die körpereigene Endorphinproduktion anzuregen und so den Schmerz zu verringern. Diese traditionelle chinesische Therapiemethode basiert auf der Annahme, dass es im Körper Energiebahnen gibt, auf denen Lebensenergie (Chi) fließt. Dabei können Blockaden im Energiefluss auftreten. Durch das Einstechen der Nadeln werden die Blockaden gelöst, und das Energiegleichgewicht im Körper wiederhergestellt. Vielen Frauen hilft diese Therapie bei der Linderung leichter Schwangerschaftsbeschwerden, manche nutzen sie auch während der Wehen. Akupunktur hat keine schädlichen Nebenwirkungen auf Mutter oder Baby. Unter der Geburt werden die Nadeln normalerweise an Punkten gesetzt, die die Mobilität nicht einschränken, z.B. am Ohr. Wenn Sie Akupunktur während der Wehen nutzen wollen, wenden Sie sich an eine Therapeutin, die in diesem Bereich erfahren ist.

MASSAGE UND BERÜHRUNG

Viele Frauen empfinden eine Massage während der Wehen als entspannend, wohltuend und schmerzlindernd. Auch für die Begleitperson kann sie entspannend sein. Idealerweise hat er oder sie die Massagetechnik im Vorbereitungskurs von der Hebamme gelernt und sie bereits geübt. Eine Massage des unteren Rückenbereichs lindert Schmerzen. Eine Kopf-, Nacken- und Schultermassage löst Spannungen und baut Müdigkeit ab.

Die Berührungstechniken Shiatsu und Akupressur wirken ebenfalls gegen Schmerzen und Anspannung. Dabei übt man auf bestimmte Punkte Druck aus, um den Endorphinspiegel zu erhöhen. Auch diese Technik müssen Sie vorher erlernen. Erkundigen Sie sich bei Ihrer Hebamme nach entsprechenden Therapeuten.

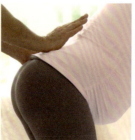

Ihr Begleiter kann mit dem Handballen festen Druck am Ansatz der Wirbelsäule ausüben. Abwechselnd wird mit beiden Händen der untere Rückenbereich bearbeitet.

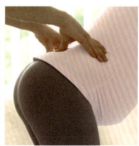

Mit den Daumen den unteren Rückenbereich in einer kreisförmigen Bewegung vom Ansatz der Wirbelsäule nach unten zum Gesäß massieren. Das entspannt die Muskeln.

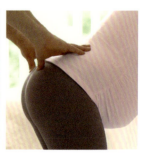

Durch festen Druck der Daumen auf das Gesäß und den unteren Rücken lassen sich während der Wehen Verspannungen lösen.

Homöopathie

Die Homöopathie basiert auf dem Prinzip, »Ähnliches mit Ähnlichem« zu heilen. Es gibt verschiedene homöopathische Mittel, die während der Wehen und der Geburt unbedenklich selbst anzuwenden sind. Sie sind in homöopathischen Hausapotheken enthalten. Manche Mittel müssen in kurzen Abständen regelmäßig eingenommen werden. Sie können sich auch von einem Homöopathen entsprechend Ihren individuellen Bedürfnissen Mittel zusammenstellen lassen. Die Wirksamkeit der Homöopathie ist wissenschaftlich nicht nachgewiesen, doch viele Frauen berichten von positiven Erfahrungen.

Aromatherapie

Aromaöle werden aus Pflanzen gewonnen und besitzen therapeutisch wirksame Eigenschaften. Solche Öle können bei der Geburt anregend, erfrischend und beruhigend auf die Mutter – und auch auf den Begleiter – wirken. Bestimmte Öle, z. B. Lavendel, sollen Ängste reduzieren, was wiederum die Schmerzbewältigung verbessert. Das Auflegen von heißen und kalten Kompressen mit Aromaölen wirkt beruhigend, das Einmassieren verdünnter Öle (in einem Trägeröl) in die Haut hat ebenfalls positive Wirkung. Manche Hebammen sind in Aromatherapie ausgebildet. Fragen Sie in der Klinik nach, ob es dort solche Angebote gibt.

Reflexzonenmassage

Bei der Reflexzonenmassage massiert man an den Füßen die sog. Reflexzonen, die mit verschiedenen Körperteilen in Verbindung stehen, um den Kreislauf zu verbessern und mögliche Ängste und Verspannungen abzubauen. Reflexzonenmassage kommt manchmal im frühen Wehenstadium zum Einsatz, am besten zwischen den Wehen, da viele Frauen sich während der Wehen zur Unterstützung der Wehentätigkeit frei bewegen wollen.

GEBURTSBERICHT: EINE NATÜRLICHE HAUSGEBURT

Nicole, 31, bekam ihr zweites Kind. Ihre erste Tochter, 3, war problemlos zur Welt gekommen. Auch diese Schwangerschaft verlief ohne Komplikationen, Sie entschied sich für eine Hausgeburt.

Nicoles Geburtsbericht: Ich war acht Tage überfällig, als meine Hebamme den Muttermund dehnte (s. S. 393), um die Wehen anzuregen. Der Schleimpfropf ging ab (s. S. 411), und ich hatte unregelmäßige Wehen. In der Nacht kamen die Wehen im 20-Minuten-Takt. Ich nahm ein warmes Bad, zwei Paracetamol und ging wieder ins Bett. Meine Tochter wachte um 6:45 Uhr auf, und wir frühstückten gemeinsam. Die Wehen kamen nun alle zehn Minuten und wurden stärker, daher blieb mein Partner zu Hause.

Um 8 Uhr kamen die Wehen alle fünf Minuten, verstärkten sich weiter und dauerten 50–60 Sekunden. Mein Partner rief die Hebamme an, die sofort kommen wollte. Ich schloss das TENS-Gerät an (s. S. 399). Das half mir, einen klaren Kopf zu bewahren. Im Stehen wiegte ich das Becken vor und zurück und zu den Seiten. Außerdem benutzte ich einen Pezziball. Mein Partner massierte meine Schultern und den Unterbauch. Seine warmen Hände waren beruhigend.

Um 8:40 Uhr kam die Hebamme. Sie kontrollierte Blutdruck, Puls und Temperatur, tastete meinen Bauch ab, hörte die Herztöne des Babys ab und nahm eine Urinprobe. Der Muttermund war 5 cm eröffnet. Er verstrich, der Kopf drückte nach unten, doch die Fruchtblase war noch intakt. Mein Partner legte eine CD mit Entspannungsmusik ein.

Um 9:50 Uhr kamen die Wehen alle zwei Minuten, waren sehr stark und dauerten 60 Sekunden. Ich ging um-her und lief dann auf der Stelle. Meine Mutter kam und ging mit meiner Tochter in den Park. Mir war heiß, ich trank etwas Kaltes, und die Hebamme tupfte mein Gesicht mit einem kühlen, feuchten Tuch ab. Dann ging ich in den Vierfüßlerstand, schaukelte und bog den Rücken durch.

Um 10:30 Uhr waren die Wehen sehr schmerzhaft, und ich bekam etwas Lachgas (s. S. 402f). Das atmete ich nun bei jeder neuen Wehe ein, ging weiterhin umher und verwendete den TENS-Apparat. Meine Hebamme kontrollierte immer wieder die Herztöne.

Um 11 Uhr setzte der Pressdrang ein. Das Fruchtwasser ging ab, die Wehen waren sehr stark und kamen minütlich. Ich geriet in Panik, aber die Hebamme redete mir gut zu. Mein Partner wies mich an, langsam zu atmen. Der Muttermund war voll eröffnet, ich durfte pressen. Irgendwie fand ich die Energie dazu und fühlte, wie der Kopf erschien. Ich atmete ein, konzentrierte mich und schob mein Baby heraus. Mein Sohn wurde um 11:14 Uhr geboren, er wog 4100 g. Mein Partner schnitt die Nabelschnur durch, als sie nicht mehr pulsierte. Die Nachgeburt erfolgte ohne Medikamentengabe (s. S. 429). Ich legte mein Baby an die Brust, um die Ausschüttung des Hormons Oxytocin anzuregen, das die Ausstoßung der Plazenta unterstützt.

Kommentar der Hebamme: Nicole und ihr Partner hatten sich gut vorbereitet und arbeiteten als Team. Nicole blieb aktiv und konzentriert. Das Panikgefühl in der Übergangsphase ist normal. Sie konnte es rasch überwinden, fand neue Kräfte und konnte natürlich entbinden. Die Wehen dauerten neun Stunden, das ist für eine Zweitgeburt normal.

Natürliche Schmerzlinderung

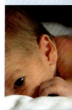

Schmerzmedikamente

Zur Schmerzlinderung gibt es verschiedene Medikamente. Viele können mit natürlichen Methoden kombiniert werden.

TATSACHE IST …

Bis vor etwa 150 Jahren gab es bei einer Geburt nur wenige Möglichkeiten zur Schmerzlinderung.

Die Geschichte der geburtshilflichen Schmerztherapie begann um 1850 mit Chloroform. Lachgas und Opioide folgten. Zu Beginn des 20. Jahrhunderts war die Begeisterung für schmerzlindernde Medikamente so groß, dass Frauen in den Wehen manchmal fast bewusstlos waren. Die Tendenz zur natürlichen Geburt um 1970 war eine Reaktion auf diesen Missbrauch. Am Ende der 1970er-Jahre brachte die Periduralanästhesie eine neue Revolution.

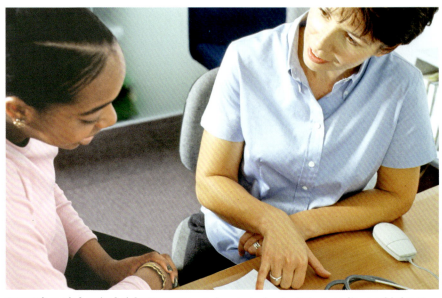

Besprechen Sie bereits bei der Vorsorge mit dem Arzt oder der Hebamme die verschiedenen Möglichkeiten der Schmerzlinderung bei der Geburt sowie ihre Vor- und Nachteile.

Manchmal reicht die natürliche Schmerzlinderung nicht aus, um die immer stärker werdenden Wehen durchzustehen. Dann entscheiden sich viele Frauen für eine Kombination aus natürlichen Techniken und Medikation. Manchmal, z.B. wenn die Geburt eingeleitet (s.S. 432) oder beschleunigt wird (s.S. 415), bauen sich die Wehen nicht langsam auf, sondern sind sofort sehr intensiv und erfordern eine stärkere Schmerztherapie.

Es gibt verschiedene Arten von Schmerzmitteln für die Wehen. Entonox (Lachgas) ist eine Mischung aus Sauerstoff und Distickstoffmonoxid, Opioide wie Pethidin und Diamorphin werden als Injektion und Periduralanästhesie verabreicht. Bei einem Kaiserschnitt kann eine Spinalanästhesie verabreicht werden, die der Periduralanästhesie ähnelt, jedoch stärker ist und nach der Geburt schnell abklingt. Für die Wehen eignet sie sich nicht, da sie maximal 2–3 Stunden anhält und nicht aufgestockt werden kann. Bei einer Zangengeburt kann ein Pudendusblock Scheide und Damm betäuben. Selten erfolgt ein Kaiserschnitt unter Vollnarkose, z.B. wenn eine Periduralanästhesie nicht möglich ist.

Schmerzmittel werden individuell verabreicht. Informieren Sie sich gut, dann werden Sie weniger Angst haben. Lesen Sie Broschüren, stellen Sie Fragen, nehmen Sie an Geburtsvorbereitungskursen und Informationsabenden zum Thema Anästhesie teil.

Entonox (Lachgas)

Dieses Mittel enthält 50 Prozent Distickstoffmonoxid und 50 Prozent Sauerstoff. Distickstoffmonoxid ist die schmerzstillende Komponente. Es wird über ein Rohr in der Wand oder eine Gasflasche am Bett zugeführt

PRO UND CONTRA

Entonox (Lachgas)

Vorteile

- Gut für die Übergangsphase, wenn der Drang zu pressen stark, der Muttermund aber noch nicht vollständig geöffnet ist.
- Für die gesamte Geburt geeignet.
- Klingt schnell ab und ist für Sie und Ihr Baby sicher.
- Kann mit anderen Schmerzmitteln wie einer TENS kombiniert werden.

Nachteile

- Wird nur während einer Wehe eingesetzt, oft begleitet von Schwindel und Übelkeit. Diese lassen nach Zufuhr sofort nach, doch manche empfinden das als sehr unangenehm.

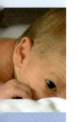

und kann im Krankenhaus eingesetzt werden. Die Gebärende atmet es über eine Gesichtsmaske oder ein Mundstück ein, und zwar bei Beginn einer Wehe, damit es an ihrem Höhepunkt maximale Wirkung entfaltet. Es wirkt schnell und lässt fast sofort nach, daher wird es nicht zwischen den Wehen eingeatmet. Manche Frauen berichten, dass ihnen schwindlig und/oder übel davon wurde.

Medikamente

Die Präparate, die zur Schmerzlinderung bei der Geburt gegeben werden, gehören verschiedenen Wirkstoffgruppen an. Da alle Medikamente, die während der Geburt eingenommen werden, über die Plazenta zum Kind gelangen, werden sie möglichst selten eingesetzt. Sind sie nach der Geburt noch in seinem Blutkreislauf, kann das Neugeborene schlaff und schläfrig sein und Atemprobleme haben.

Spasmolytika Sie sind krampflösend und entspannen die glatte Muskulatur. Sie können als Spritze oder Zäpfchen gegeben werden. Diese Präparate helfen auch, wenn sich der Muttermund nicht öffnet.

Spasmoanalgetika Zu dieser Gruppe gehören sehr viele unter der Geburt gegebene Medikamente. Diese Kombinationspräparate haben eine krampflösende (spasmolytische) und eine schmerzstillende (analgetische) Komponente.

Analgetika Sie sind die typischen Schmerzmittel und werden eingeteilt in die peripher wirksamen (z. B. Paracetamol) und die zentral wirksamen Präparate (Opioide).

Opioide/Pethidin/Diamorphin Diese morphiumähnlichen Stoffe sind schlaffördernd. Das in der Geburtshilfe am häufigsten verabreichte Opioid ist Pethidin, zunehmend kommt auch Diamorphin zum Einsatz. Das Präparat kann eingenommen, in die Vene oder in einen Muskel gespritzt werden. Es macht allerdings so müde, dass die Frauen nicht mehr bei der Geburt mitarbeiten. Unter Umständen können Opioide den Atemantrieb des Kindes hemmen und sich auf seine Temperaturregulation auswirken. Vielen Frauen wird übel. Die Stoffe werden daher in der deutschen Geburtshilfe nicht mehr überall eingesetzt.

WANN SIND SCHMERZMITTEL NOTWENDIG?

Für eine medikamentöse Schmerztherapie gibt es im Wesentlichen zwei Gründe: der persönliche Umgang mit Schmerzen (frühere Erfahrungen, Angst) und ein langwieriger, erschöpfender Geburtsverlauf. Während der Geburt aktiviert normalerweise der Körper selbst Schmerzmittel, die Endorphine (körpereigene Morphine). Auch Stresshormone werden ausgeschüttet: Kortikoide und Adrenaline. Sie helfen der Frau, die Geburt zu ertragen.

Damit die Geburt harmonisch verlaufen kann, ist es allerdings darüber hinaus notwendig, alle störenden Faktoren von außen abzuschirmen.

Von der Wirkung der Schmerzmittel während der Geburt ist auch das Baby betroffen. Unter anderem haben die Medikamente Auswirkungen auf seine Aufnahmefähigkeit unmittelbar nach der Geburt, auf seine Atmung und eventuell auch auf das Stillen. Deshalb werden Schmerzmittel nicht zu jedem Zeitpunkt der Geburt verabreicht.

Auch wenn es schwer fallen mag: Machen Sie sich immer bewusst, dass der Geburtsschmerz Sie Ihrem Kind Schritt für Schritt näherbringt. Wehren Sie sich nicht dagegen. Versuchen Sie es zunächst immer mit natürlichen Methoden der Schmerzlinderung. Versuchen Sie, jede Wehe zu »begrüßen«. Dann stehen Sie die Wehen vielleicht ganz ohne Medikamente durch.

PRO UND CONTRA

Opioide

Vorteile

- Opioide fördern die Entspannung während der Wehen und wirken damit kräfteschonend.
- Opioide können vom Arzt oder von der Hebamme verschrieben werden. Der Arzt kann Opioide bereits gegen Ende der Schwangerschaft verschreiben, sodass bei einer Hausgeburt die Hebamme diese als Schmerzmittel verabreichen kann.

Nachteile

- Viele Frauen berichten von Übelkeit als Nebenwirkung. Vor allem bei Pethidin kommt es zu Übelkeit und Erbrechen.
- Opioide verursachen Schwindel, was unter den Wehen ungünstig ist.
- Manche Frauen berichten von einem Kontrollverlust unter Pethidin, sodass sie kein Gefühl mehr dafür haben, wie die Wehen voranschreiten.
- Opioide sind plazentagängig und gelangen in den Blutkreislauf des Babys. Sie haben eine beruhigende Wirkung und können deshalb bei dem Kind nach der Geburt Atemprobleme verursachen.

Die Verabreichung dieser Medikamente muss daher zeitlich genau geplant werden. Sie dürfen nicht zu nahe an der Austreibungsphase gegeben werden.

- Opioide können die Atmung der Mutter während der Wehen beeinträchtigen. Dies ist wahrscheinlicher, wenn die Mutter bereits Atemwegserkrankungen hatte, wie Asthma oder ein Emphysem.
- Opioide verlangsamen die Darmtätigkeit. Wird später eine Vollnarkose erforderlich, erhöht dies das (geringe) Risiko, dass der Mageninhalt unter der Narkose in die Lungen inhaliert wird.

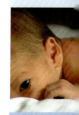

PRO UND CONTRA

Periduralanästhesie – ja oder nein?

Vorteile

- Eine Periduralanästhesie (PDA) schafft in 90 Prozent der Fälle absolute Schmerzfreiheit; bei zehn Prozent der Frauen bleibt ein geringes Schmerzgefühl, dennoch verbessert sich das Befinden deutlich.
- Eine PDA ist für das Baby völlig ungefährlich.
- Falls zu irgendeinem Zeitpunkt eine medizinische Maßnahme erforderlich wird, kann bei einer bestehenden PDA das Anästhetikum nachdosiert werden – z.B. bei einer Zangen- oder Saugglockengeburt (s. S. 436f.) oder einem Kaiserschnitt (s. S. 438f.). So lässt sich eine Vollnarkose umgehen.

Nachteile

- Etwa jede zehnte Frau wird unter der PDA nicht völlig schmerzfrei.
- Manche Frauen bekommen Kopfschmerzen, die über die Entfernung des Katheters hinaus andauern (s. S. 406).
- Gelegentlich kommt es zu einem Blutdruckabfall.

Eine PDA hat auch Risiken, die allerdings sehr gering sind:

- Wie bei allen invasiven Verfahren kann das Einspritzen eine Infektion verursachen. Eine Hirnhautentzündung kommt bei etwa einer von 100 000 Frauen vor, ein Periduralabszess bei etwa einer von 50 000 Frauen.
- Es besteht ein Risiko von 1:170 000, dass sich im Periduralraum ein Blutgerinnsel bildet (epidurales Hämatom).
- Es besteht ein Risiko von 1:100 000, dass sich der Katheter in die Rückenmarksflüssigkeit schiebt und Bewusstlosigkeit auslöst, und eine Gefahr von 1:250 000, dass die PDA eine Lähmung verursacht.

Periduralanästhesie

Die PDA oder Epiduralanästhesie ist die häufigste örtliche Betäubung während der Geburt und die wirksamste Methode bei Geburtsschmerz.

So wirkt die PDA Die PDA wird von einem Narkosearzt verabreicht. Er sticht nach örtlicher Betäubung eine Hohlnadel in das Gewebe neben dem Rückenmark, den sog. Epi- oder Periduralraum. Dann schiebt er einen Katheter – ein sehr feines Röhrchen – bis in den Bereich zwischen der äußeren und der inneren harten Rückenmarkshaut vor. Dort befinden sich die schmerzleitenden Nervenfasern. Sie lassen sich durch Medikamente blockieren. Dabei werden die Nervenwurzeln, die den Schmerzreiz ans Gehirn übertragen, betäubt. Durch den Katheter kann das Medikament bei Bedarf immer wieder nachgespritzt werden.

Für die Dauer der Anästhesie kann es zu Taubheitsgefühlen, Wärmeempfinden und zur Beeinträchtigung der Muskelkraft kommen. Viele Frauen müssen deshalb die ganze Zeit liegen und empfinden dies als unangenehm. Zwar gibt es inzwischen eine sog. mobile PDA (s. unten), bei der die Frauen sich bewegen können, aber dann sind auch die Wehen stärker zu spüren.

Mobile PDA Diese Form der Kombination aus Betäubungs- und Schmerzmitteln, die auch das Umhergehen, den Lagewechsel und die Verwendung geburtserleichternder Hilfen wie Pezziball erlauben, wird heutzutage zunehmend eingesetzt. Dadurch kann zur Geburt die Schwerkraft genutzt werden. Bei sehr starken Wehen kann die PDA höher dosiert werden. Manche Kliniken bieten die patientenkontrollierte Epiduralanästhesie an (PCEA). Dabei können die Frauen über eine Pumpe selbst steuern, wie viel Schmerzmittel sie bekommen. Spezielle Sicherungen verhindern dabei eine Überdosierung.

Wann wird die PDA gelegt? Die Geburt muss bereits in vollem Gange sein, da die PDA den Geburtsverlauf verzögern kann. Darum wartet man mit dem Legen des Katheters meist, bis der Muttermund bereits 3 cm geöffnet ist. Auch kurz vor der Austreibungsphase wird die PDA nicht mehr gerne eingesetzt, damit eine bereits fortgeschrittene Geburt nicht zum Stillstand kommt. Um die Risiken zu minimieren, müssen Sie während des Einstichs in den Rücken völlig ruhig bleiben.

Wenn Sie eine PDA in Erwägung ziehen, sprechen Sie schon zu Beginn der Wehen mit Ihrer Hebamme darüber, damit sie den Narkosearzt informieren kann. Der Anästhesist wird mit Ihnen ein Aufklärungsgespräch führen und kurz Ihre medizinische Vorgeschichte erfragen, um sicherzustellen, dass keine individuellen Risiken bestehen. Stellen Sie dabei alle Fragen, die Sie haben, damit später gegebenenfalls eine rasche Entscheidung möglich ist.

Unter bestimmten Umständen ist von einer PDA abzuraten, z.B. wenn die Frau eine Rückenmarksoperation hatte oder blutverdünnende Medikamente nimmt. In sehr seltenen Fällen besteht bei der Gebärenden eine Infektion, die durch eine PDA verschlimmert werden kann.

Nebenwirkungen Eine PDA hat verschiedene geringfügige Nebenwirkungen. So kann die Medikation einen Blutdruckabfall verursachen. Daher wird der Blutdruck kontinuierlich überwacht (s. rechts). Fällt er ab, bekommen Sie Flüssigkeit und Medikamente, und die weitere Dosierung wird herabgesetzt.

Häufig entsteht ein Juckreiz im Bereich des Katheters. Das Jucken kann behandelt werden, bessert sich aber in den meisten Fällen von selbst.

Nicht selten tritt bei einer PDA Schüttelfrost auf. Häufiger ist dies aber nach einer konzentrierten Verabreichung eines Lokalanästhetikums, z.B. bei einem Kaiserschnitt. Es kann auch sein, dass Ihre Körpertemperatur ansteigt.

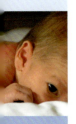

DIE DURCHFÜHRUNG DER PERIDURALANÄSTHESIE

Im Folgenden wird erklärt, wie eine Periduralanästhesie durchgeführt wird. Das wird Ihnen vermutlich die Entscheidung erleichtern. Wenn Sie sich für eine PDA entscheiden, wird der Arzt oder die Hebamme Ihnen die Vorgehensweise auch noch einmal erklären, und Sie können selbstverständlich zu diesem Zeitpunkt auch Fragen stellen.

Vorbereitung auf eine PDA

Vor dem Anlegen der PDA wird Ihnen in eine Vene im Arm oder auf dem Handrücken ein Röhrchen gesetzt, über das Sie eine Infusion mit kreislaufstabilisierenden Mitteln erhalten, damit Ihr Blutdruck nicht plötzlich abfällt. Dann nehmen Sie unter Anleitung der Hebamme eine geeignete Position ein – entweder setzen Sie sich auf die Bettkante und beugen sich nach vorne, oder Sie legen sich leicht eingerollt in Seitenlage an den Bettrand.

Zur Vorbereitung der Periduralanästhesie wird der untere Rückenbereich desinfiziert und der Rücken zur Infektionsvorbeugung mit sterilen Tüchern abgedeckt.

Die Einstichstelle wird örtlich betäubt, damit Sie das Einführen der Hohlnadel nicht spüren. Sie empfinden dabei vielleicht ein Kratzen und einen kurzen Stich im Bereich zwischen den Wirbeln.

Das Verfahren Solange die PDA angelegt wird, müssen Sie ruhig bleiben; der Narkosearzt wird den Katheter zwischen den Wehen einführen.

Fällt es Ihnen schwer, still zu sitzen oder zu liegen, versuchen Sie sich auf die Atmung zu konzentrieren.

Wenn der Arzt die Hohlnadel einsticht und die geeignete Stelle im Periduralraum der Wirbelsäule sucht, haben Sie vielleicht ein Druckgefühl.

Anschließend wird eine dünne Kanüle durch die Hohlnadel in den Periduralraum geschoben. Die Nadel wird entfernt und der Katheter, der auf Ihrem Rücken mit Pflaster befestigt wird, bleibt im Periduralraum, bis das Baby entbunden ist. Er ist sehr dünn, weich und biegsam, daher können Sie ohne Bedenken darauf liegen oder sich damit bewegen.

Umgang mit der PDA Sobald die Periduralanästhesie erfolgreich angelegt worden ist, verabreicht der Arzt Ihnen mit einer Spritze die erste Dosis des Medikaments.

Ist sichergestellt, dass die PDA an der richtigen Stelle sitzt und wirksam ist, können die nachfolgenden Dosen von der Hebamme gegeben werden.

Nach dem Legen der PDA wird der Blutdruck gemessen. Er wird während der nächsten halben Stunde kontinuierlich überwacht und danach regelmäßig kontrolliert.

Es dauert jeweils etwa 20 Minuten, bis eine Medikamentendosis richtig wirkt. Die Wirkung hält ein bis zwei Stunden an.

Die PDA wird so oft wie nötig nachdosiert, gewöhnlich etwa alle drei bis vier Stunden, damit die Wehen gut zu bewältigen sind.

Der Narkosearzt muss ständig erreichbar sein, um bei möglichen Problemen sofort handeln zu können.

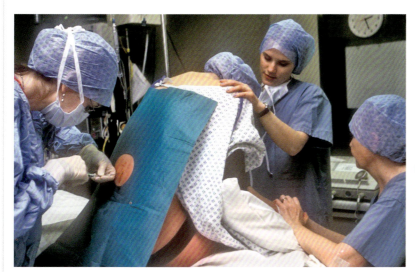

Vor Verabreichung der PDA wird der Rücken mit einem sterilen Tuch abgedeckt. Die Einstichstelle wird lokal betäubt, damit Sie das Einführen der Periduralnadel nicht spüren.

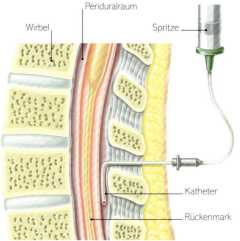

Das Narkosemittel wird über einen Katheter in den Periduralraum geleitet, ohne dass das Rückenmark und die Rückenmarkshaut berührt werden.

Dann wird ein Bluttest durchgeführt, um eine Infektion auszuschließen, die ebenfalls Fieber verursachen kann. Bis das Ergebnis vorliegt, bekommen Sie vorbeugend ein Antibiotikum und Paracetamol zur Normalisierung der Körpertemperatur.

Probleme bei einer PDA Ebenso wie Nebenwirkungen kann es gelegentlich auch Probleme mit der Wirksamkeit einer PDA geben. Das Betäubungsmittel verteilt sich vielleicht nicht gleichmäßig im Periduralraum, weil der Katheter z. B. nur auf einer Seite sitzt. Das kann dazu führen, dass der Schmerz nur in einer Körperhälfte betäubt wird. In diesem Fall versucht der Narkosearzt, den Katheter neu auszurichten, und verabreicht nochmals eine Dosis. Wirkt auch diese nicht, kann nur noch die gesamte PDA neu angelegt werden.

Manchmal bleibt eine Stelle schmerzempfindlich, gewöhnlich in der Leistengegend oder am Unterbauch. Das passiert, wenn das lokale Betäubungsmittel ein einzelnes Nervenende nicht erreicht hat. Auch dann kann der Anästhesist den Sitz des Katheters korrigieren. Vereinzelt wird zur Betäubung dieses Bereichs ein stärkeres Mittel verwendet. Bleibt der Bereich sehr schmerzempfindlich, kann der Anästhesist eine PDA in Kombination mit einer Spinalanästhesie, die sog. CSE (s. unten), anwenden.

Eine epidurale Schmerztherapie kann das zweite Wehenstadium verlängern und erhöht die Wahrscheinlichkeit einer Zangen- oder Saugglockengeburt. Vor allem wenn im späten Wehenverlauf eine hohe Dosis des Betäubungsmittels gegeben worden ist, beeinträchtigt das die Fähigkeit zu pressen. Doch trotz der häufigen – falschen – Annahme verursacht eine Periduralanästhesie keine lang anhaltenden Rückenschmerzen nach der Geburt.

Spinalanästhesie

Bei der Spinalanästhesie wird wie bei der PDA ein Betäubungsmittel in den Rücken injiziert, um die Nervenenden im Beckenbereich zu blockieren. Dabei führt der Anästhesist jedoch im Gegensatz zur PDA die Nadel durch den Periduralraum hindurch und durchsticht die Rückenmarkshaut (Dura), um das Narkosemittel in die Flüssigkeit zu spritzen, die das Rückenmark umgibt. Die Nadel wird danach entfernt. Die benötigte Nadel ist kleiner als bei der Periduralanästhesie, und daher schmerzt der Einstich weniger. Die schmerzstillende Wirkung tritt sehr schnell ein – während sie bei der Periduralanästhesie erst nach etwa 20–30 Minuten erfolgt, und man benötigt eine kleinere Menge Narkosemittel. Es kommt seltener zu Kopfschmerzen als bei der PDA (s. Kasten unten), weil dank der Verwendung sehr feiner Spinalnadeln weniger Rückenmarksflüssigkeit austritt. Hierbei kann das Schmerzmittel jedoch nicht nachdosiert werden. Deshalb kommt diese Methode vor allem dann zum Einsatz, wenn am Anfang der Geburt keine PDA gelegt wurde und die Schmerzen zum Ende der Geburt noch gelindert werden sollen oder wenn schnell ein Notkaiserschnitt durchgeführt werden muss.

Kombinierte Spinal-Epidural-Anästhesie (CSE)

Dabei wird eine Spinalinjektion verabreicht und zusätzlich ein Periduralkatheter gelegt. Die CSE kann bei Problemen mit einer PDA oder bei einem Kaiserschnitt zum Einsatz kommen. Die Schmerzlinderung hält etwa zwei Stunden an. Diese Technik wird nicht in jeder Klinik angeboten.

Pudendusanästhesie

Bei dieser Methode wird ein Betäubungsmittel in den Bereich des Sitzhöckers gespritzt, sodass die Schmerzweiterleitung im Dammgewebe und dem äußerem Genital »geblockt« ist. Die Pudendusnadel ist ziemlich lang und dick, daher wird die Einstichstelle zuvor mit einem Spray lokal betäubt. Die Wirkung tritt rasch ein und hat keinerlei Auswirkung auf das Baby. Der Pudendusblock wird vor allem im späten Geburtsverlauf angewandt, kurz bevor das Köpfchen durchtritt. Diese Methode wird heutzutage immer seltener eingesetzt.

KOPFSCHMERZEN NACH EINER PDA

Manche Frauen berichten von Kopfschmerzen nach einer PDA, die mehr als 24 Stunden nach der Geburt entstehen können und im vorderen Stirnbereich auftreten. Die Kopfschmerzen verschlimmern sich beim Sitzen und Gehen und bessern sich stark im Liegen.

Diese Schmerzen treten bei etwa einer von hundert Frauen auf und werden dadurch verursacht, dass die PDA-Nadel zu weit eindringt und die Umhüllung der Dura durchbricht – die Membran, die die Rückenmarksflüssigkeit in Rückenmark und Gehirn festhält. Aus dem kleinen Loch tritt etwas Rückenmarksflüssigkeit aus, das verursacht die Kopfschmerzen. Das Risiko lässt sich deutlich verringern, wenn man während des Anlegens der PDA ruhig bleibt. Bei etwa 70 Prozent der Frauen heilt dieses Loch von selbst ab.

Sie werden angehalten, viel zu trinken sowie normale Schmerzmittel zu nehmen, wie Paracetamol und Ibuprofen, und werden regelmäßig vom Narkosearzt untersucht.

Dauern die Kopfschmerzen an, wird ein sog. Blutpatch durchgeführt. Dabei wird Eigenblut in den Periduralraum gespritzt. Dieses gerinnt und verschließt damit das Loch, sodass keine Rückenmarksflüssigkeit mehr austreten kann. Der Unterdruck im Gehirn hört auf – und die Kopfschmerzen verschwinden schließlich.

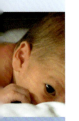

GEBURTSBERICHT: SCHMERZLINDERUNG DURCH PERIDURALANÄSTHESIE

Alice bekam ihr erstes Baby. Die Schwangerschaft verlief ohne Komplikationen. Sie hatte mit ihrem Partner einen Geburtsplan verfasst und sich eine natürliche Geburt gewünscht, bei der sie aktiv bleiben und TENS sowie Bäder zur Wehenbewältigung nutzen wollte. Eine PDA wollte sie nach Möglichkeit vermeiden.

Alices Geburtsbericht:
Mein Partner und ich kamen während der frühen Wehen in der Klinik an. Ich benutzte TENS, doch die Wehen wurden immer schlimmer. Ich hatte nicht gedacht, dass sie so schmerzhaft sind. Als der Muttermund etwa 3 cm eröffnet war, entfernte ich die TENS-Pads und nahm ein Bad. Mein Partner massierte meinen Rücken und unterstützte mich, doch es fiel ihm schwer, meine Schmerzen nachzuvollziehen.

Nach 15 Minuten stieg ich aus der Wanne, da sich die Schmerzen kaum besserten. Ich setzte mich auf einen Pezziball, um aktiv zu bleiben. Mein Partner behandelte mich mit Massage und Akupressur. Die nächste Stunde überstand ich gut, war danach aber erschöpft und konfus. Bei der nächsten Untersuchung war der Muttermund erst 5 cm eröffnet – das war sehr enttäuschend.

Die Hebamme empfahl mir ein Gespräch mit dem Narkosearzt. Dieses endete damit, dass ich mich für eine Periduralanästhesie entschied. Ich sagte dem Arzt, dass ich bei einer Knieoperation schon einmal eine PDA bekommen hatte und danach stundenlang einen Juckreiz hatte. Der Arzt vermutete, dass das Jucken von einem Medikament (Fentanyl) in der Nachdosierung verursacht worden war, und wollte auf dieses verzichten.

Der Anästhesist wandte eine niedrig dosierte kombinierte Spinal-Epidural-Anästhesie an, die mich innerhalb von fünf Minuten völlig schmerzfrei machte. Meine Beine waren anfangs ein wenig schwer, nach einer Stunde aber wieder in Ordnung.

Nach der Betäubung konnte ich aufatmen und mich wieder auf die Wehen konzentrieren. Ich freute mich, dass ich einen großen Teil der Wehen ohne Schmerzmittel bewältigt hatte, war aber auch froh über die Entscheidung zur CSE.

Am Abend wurde meine süße kleine Tochter ohne Komplikationen geboren.

Kommentar des Anästhesisten:
Alice war offen hinsichtlich der Schmerztherapie. Ihr war klar, dass je nach Geburtsphase unterschiedliche Formen der Linderung sinnvoll sein können. Nach der PDA konnte sie sich entspannen und sich auf die Wehen konzentrieren.

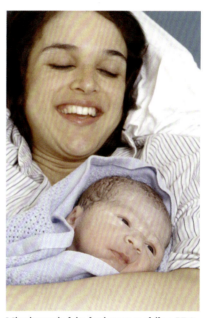

Mit einer niedrig dosierten mobilen PDA ertragen Sie die Schmerzen leichter und bleiben beweglich.

Vollnarkose

Nur im absoluten Notfall wird die Vollnarkose angewandt. Ein Kaiserschnitt wird manchmal unter Vollnarkose ausgeführt, beispielsweise wenn eine örtliche Betäubung nicht wirkt, die Mutter Probleme mit der Blutgerinnung oder eine Blutinfektion hat oder das Baby in einer schweren Notlage ist.

Das Verfahren Es wird ein venöser Zugang im Arm gelegt. Über diesen gibt der Anästhesist eine Kombination verschiedener »Einschlafmedikamente«, die in der Regel nach 10 bis 30 Sekunden wirken. Diese Schlaf- und Schmerzmittel sowie Medikamente zur Muskelerschlaffung können auch über eine Atemmaske verabreicht werden. Damit Mutter und Kind ausreichend Sauerstoff bekommen, wird der Mutter vor Einleitung der Narkose eine Sauerstoffmaske vorgehalten. Nach dem Einschlafen legt der Narkosearzt einen Schlauch in die Luftröhre ein (Intubation), um die Atmung zu sichern und ein Eindringen von Speichel, Magensaft oder Mageninhalt in die Lunge (Aspiration) zu verhindern.

Während der Operation überwacht der Narkosearzt die Mutter, die Hebamme versorgt das Baby. Bei einer Entbindung unter Vollnarkose ist die Begleitperson in der Regel nicht anwesend.

Nach der Operation wird die Mutter einige Zeit im Aufwachraum überwacht. Erst danach kommt sie auf ihr Zimmer. Sofern das Baby nicht medizinisch versorgt werden muss, bleibt es bei der Mutter. Neben einer Vollnarkose ist keine örtliche Betäubung erforderlich, daher ist es normal, wenn Sie nach dem Aufwachen Schmerzmittel benötigen. Sie bekommen sie ein oder zwei Tage lang. Wichtig ist, dass Sie sich bald wieder bewegen.

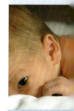

407

1. Geburtsphase

DAS WARTEN AUF DAS EINSETZEN DER WEHEN IST AUFREGEND UND SPANNEND ZUGLEICH.

Manche Frauen wollen nun endlich die Geburt hinter sich bringen, andere fühlen sich noch nicht bereit dafür. Diese Zeit ist emotional sehr anstrengend – bleiben Sie möglichst ruhig. In diesem Kapitel lesen Sie, wie Sie die Anzeichen für die bevorstehende Geburt erkennen und wie sich Ihr Körper auf die Entbindung vorbereitet.

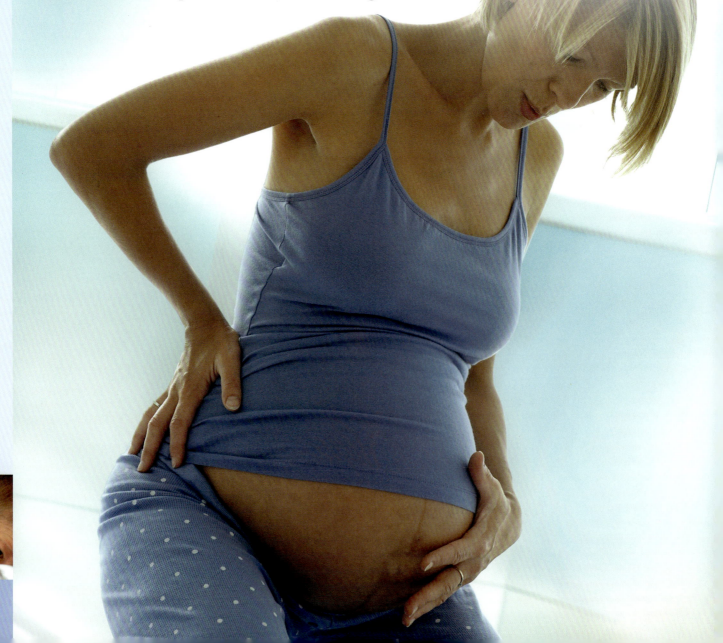

Der Geburtsbeginn

Zum Ende der Schwangerschaft wird der Muttermund weicher und der Körper bereitet sich auf die Wehen und die Geburt vor.

In den letzten Tagen der Schwangerschaft können verschiedene mehr oder weniger deutlich spürbare Anzeichen die bevorstehende Geburt ankündigen. Bei jeder Frau verlaufen die Wehen anders. Manche Symptome können vor dem Einsetzen der Wehen, aber auch während der Wehen auftreten.

Körperliche Anzeichen

Gegen Ende der Schwangerschaft verspüren Sie vielleicht ein Völlegefühl oder Krämpfe – ähnlich den Menstruationskrämpfen – im Becken- oder Darmbereich. Oft tritt phasenweise ein dumpfer Schmerz im unteren Beckenbereich auf. Sie haben häufigen Stuhldrang bis zu leichtem Durchfall, oft auch Sodbrennen und Blähungen. Sofern Ihre Schwangerschaft nicht als besonders risikoreich eingestuft ist, müssen Sie bei diesen Anzeichen noch nicht ins Krankenhaus gehen.

Emotionale Verfassung

Viele Frauen beschäftigen sich in dieser Wartezeit verstärkt mit dem Haushalt. Diese häusliche Aktivität wird als instinktives Verhalten betrachtet: Die Mutter bereitet das »Nest« für den Neuankömmling vor, man spricht vom »Nestbautrieb«. Der Gedanke an die Wehen kann sehr gemischte Gefühle hervorrufen – Ängste, Aufregung, Ungeduld. Viele Frauen haben Angst vor den Schmerzen, die dabei auf sie zukommen. Niemand kann Sie hundertprozentig auf das vorbereiten, was Sie während der Wehen bewältigen müssen, doch je mehr Sie über die verschiedenen Formen der Schmerztherapie wissen (s. S. 396ff.), umso zuversichtlicher werden Sie sein. Es ist erwiesen, dass Frauen, die gut informiert und vorbereitet in die Wehen gehen, weniger Angst haben und die Wehenschmerzen besser ertragen.

Um Ihren Körper auf die bevorstehende Aufgabe vorzubereiten, sollten Sie viel ruhen und sich entspannen. Schlafen Sie nachts ausreichend und legen Sie sich auch tagsüber kurz hin.

> **CHECKLISTE**
>
> ## Zur Vorbereitung
>
> Der Geburtsbeginn, die Zeit, bevor die Wehen einsetzen, kann Stunden oder gar Tage dauern, vor allem bei Erstgebärenden. Sorgen Sie in dieser Phase gut für sich, damit Sie noch fit sind, wenn die Wehen kommen.
>
> ■ **Ruhen Sie sich viel aus,** damit Sie nicht völlig erschöpft sind, wenn die Wehen beginnen.
>
> ■ **Wenn Sie Probleme haben, zur Ruhe zu kommen,** sei es aus Angst oder wegen Beschwerden, wenden Sie Entspannungstechniken an, wie Atmung und Visualisierung. Damit können Sie sich in einen ruhigen Gemütszustand versetzen.
>
> ■ **Essen Sie regelmäßig, um bei Kräften zu bleiben.** Wenn Sie keinen Appetit auf eine reichhaltige Mahlzeit haben, essen Sie öfter eine Kleinigkeit, z.B. vollwertige Snacks wie Trockenobst, Nüsse oder Vollkornbrot. Trinken Sie auch viel.
>
> ■ **Wenn Sie Rückenschmerzen haben, duschen Sie warm oder nehmen Sie ein Bad.** Seien Sie aber vorsichtig beim Duschen – dabei kann Ihnen leicht schwindelig werden. Baden Sie auch nicht zu lange in sehr heißem Wasser. Das könnte Ihrem Baby schaden.
>
> ■ **Eine Massage des unteren Rückenbereichs ist beruhigend,** entspannend und lindert Beschwerden – bitten Sie Ihren Partner darum.

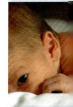

TATSACHE IST …

Niemand weiß genau, was die Wehen auslöst und die Geburt beginnen lässt.

Eine Vermutung lautet, dass am Ende der Schwangerschaft die Plazenta einen Anstieg wehenfördernder Hormone im Blut auslösen kann.

Eine andere Möglichkeit ist, dass sich durch die Größe des Kindes die Spannung in der Gebärmutterwand so erhöht, dass die Wehen in Gang gesetzt werden.

Ebenso spielt die Bildung von Hormonen wie Kortikoliberin (Corticotropin-releasing-Hormon, CRH) durch die Gebärmutter und die Plazenta eine Rolle, ebenso wie entzündungsbeeinflussende Stoffe, die sog. Zytokine.

Was auch der Auslöser ist, auf jeden Fall signalisiert das Baby dem mütterlichen Körper, dass es für die Geburt bereit ist.

Verschiedene Wehenarten

Während Schwangerschaft und Geburt treten verschiedene Arten von Wehen auf.

Braxton-Hicks-Kontraktionen Bereits früh in der Schwangerschaft sind unregelmäßige Gebärmutterkontraktionen zu spüren, die Braxton-Hicks-Kontraktionen.

Senk- oder Stellwehen Sie kommen ab der 35. Woche vor und dienen dem Tiefertreten des Kindes ins Becken. Sie können bereits schmerzhaft sein.

Vorwehen Sie treten etwa drei bis vier Tage vor der Geburt auf und drücken den Kopf des Kindes in den Beckeneingang.

Eröffnungswehen Sie leiten die Geburt ein. Dabei öffnet sich der Muttermund. Als vorzeitige Wehen werden Eröffnungswehen bezeichnet, die vor dem errechneten Geburtstermin auftreten.

Austreibungswehen In der Austreibungsphase kommen die Wehen alle vier bis zehn Minuten. Dabei steigern sich Druck und Frequenz der Wehen.

Presswehen Diese intensiven Wehen zum Abschluss der Austreibungsperiode schieben das Kind heraus und treten alle zwei bis drei Minuten auf.

Nachgeburtswehen Sie dienen der Ablösung der Eihäute und der Plazenta und unterstützen die Blutstillung sowie die Rückbildung in der Gebärmutter.

Einstellung des Kopfes

Beim ersten Baby kann sich der Kopf bereits in der 36. Woche ins Becken senken; man bezeichnet dies als Einstellung. Bei weiteren Schwangerschaften geschieht das oft erst kurz vor Wehenbeginn. In der Regel lässt sich auf zweierlei Art bestimmen, dass sich die Lage des Kindes verändert hat. Zum einen stellen Sie fest, dass Sie im oberen Bauchraum weniger Beschwerden haben, weil die Verlagerung nach unten den Druck verringert. Zum anderen verspüren Sie mehr Druck oder Schmerzen im Becken- oder Scheidenbereich, da sich der Kopf des Babys nun dort bewegt. Sie haben einen leicht watschelnden Gang und müssen häufiger Wasser lassen. Manchmal drückt das Baby auf Nerven,

ANZEICHEN DES WEHENBEGINNS

Auch wenn jede Frau ihre Wehen anders erlebt und es daher keine festen Regeln für den Geburtsbeginn gibt, gibt es Hinweise darauf, dass die Geburt in Kürze oder in den nächsten Tagen einsetzen wird. Ein klassisches Anzeichen dafür ist das »Zeichnen« (s. gegenüber). Dabei geht der Schleimpfropf ab, der das Baby während der Schwangerschaft vor Infektionen geschützt hat.

Ebenso weist das Weichwerden des Muttermundes eindeutig auf bevorstehende Wehen hin; dies kann natürlich nur durch eine Untersuchung festgestellt werden.

Ein weiterer Hinweis auf die Geburt ist der Blasensprung (s. gegenüber). Bei den meisten Frauen erfolgt er allerdings erst im weiteren Wehenverlauf.

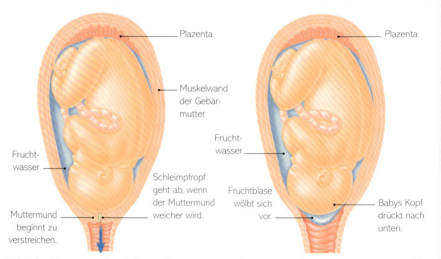

Wird der Muttermund weicher und verstreicht schließlich, geht der Schleimpfropf, der das Baby während der Schwangerschaft vor Infektionen geschützt hat, ab. Dieses »Zeichnen« zeigt sich als gelblicher, zähflüssiger, mit etwas Blut durchzogener Ausfluss.

Die Membran der Fruchtblase wölbt sich durch den Muttermund, wenn der Kopf des Babys nach unten drückt. Reißt die Membran, steht die Geburt kurz bevor oder hat bereits eingesetzt. Das Fruchtwasser geht schwallartig oder tröpfchenweise ab.

> **CHECKLISTE**
>
> ## Wann Hilfe nötig ist
>
> Gehen Sie in folgenden Situationen in die Klinik, oder rufen Sie den Arzt oder die Hebamme an:
>
> ■ **Sie haben eine vaginale Blutung,** ähnlich oder stärker als die Regelblutung.
>
> ■ **Es geht Fruchtwasser** oder eine grünliche Flüssigkeit ab.
>
> ■ **Das Baby bewegt sich nicht wie erwartet.**

die im Becken verlaufen, und es können Ischiasschmerzen auftreten – stechende Schmerzen, die außen am Bein bis zu den Zehen hinunterziehen (s. S. 470).

Das »Zeichnen«

In der Schwangerschaft bildet sich im Muttermund ein Schleimpfropf, der verhindert, dass eine Infektion in die Gebärmutter hochsteigt. Am Ende der Schwangerschaft, wenn der Muttermund weich wird und sich öffnet, lockert sich dieser Schleimpfropf und geht durch die Scheide ab. Dieses sog. »Zeichnen« macht sich als Ausfluss bemerkbar. Manche Frauen nehmen dies nicht so deutlich wahr. Der Ausfluss ist zäh, klar oder gelblich. Oft sind kleine Blutspuren enthalten, eine Folge kleiner Risse im Muttermund, die bei der Ablösung des Pfropfes entstehen.

Viele Frauen glauben, dass sofort nach dem Zeichnen die Wehen einsetzen, aber oft beginnen sie erst Tage später. Wird das Zeichnen von Symptomen wie schmerzhafte, häufige Wehen, starke Blutung oder Abgang von Flüssigkeit (Blasensprung) begleitet, wenden Sie sich sofort an die Hebamme oder die Klinik.

Blasensprung

Der Blasensprung, also das Reißen der Fruchtblasenmembran, erfolgt normalerweise, sobald die Geburt eingesetzt hat, kann aber auch schon früher geschehen. Oft steht nun die Geburt unmittelbar bevor. Bei manchen Frauen geht das Fruchtwasser schwallartig ab, bei anderen in einem leichten Tröpfeln. Da viele Frauen in der Schwangerschaft auch Probleme mit der Blasenkontrolle haben, ist es manchmal nicht leicht zu unterscheiden, ob es sich um Urin oder Fruchtwasser handelt. Sie können dazu eine Binde verwenden. Wird sie schnell durchfeuchtet, hat vermutlich der Blasensprung stattgefunden. Auch der Geruch des Fruchtwassers unterscheidet sich eindeutig von Urin.

Überwachung nach dem Blasensprung Wenn Sie glauben, einen Blasensprung gehabt zu haben, aber noch keine Wehen spüren, rufen Sie die Hebamme oder die Klinik an, um sich beraten zu lassen. Gibt es keine Komplikationen und steht der errechnete Geburtstermin bevor, wird oft empfohlen, noch eine Zeit lang zu Hause auf das Einsetzen der Wehen zu warten. Oder man bittet Sie, zu einer Untersuchung vorbeizukommen. Nach dem Blasensprung ist Ihr Baby nicht mehr durch die Membran geschützt, und es besteht ein erhöhtes Infektionsrisiko. Die Hebamme kann einen Scheidenabstrich auf Keime untersuchen und kann auch die Herztöne abhören (s. S. 418), um sicherzugehen, dass mit dem Baby alles in Ordnung ist.

In diesem Fall können Sie wieder nach Hause gehen. Nach einer vereinbarten Zeit wird erneut untersucht, ob die Geburt voranschreitet. Setzen die Wehen nicht innerhalb von 24 Stunden ein, kann eine Geburtseinleitung (s. S. 432) erwogen werden.

Erste Wehen

Wenn sich der Körper auf die Wehen vorbereitet, spüren Sie leichte, unregelmäßige Kontraktionen. Im Unterschied zu den Vorwehen bauen sie sich langsam auf, lassen den Muttermund weich werden und eröffnen ihn.

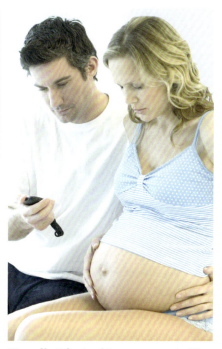

Wenn die Geburt naht, treten unregelmäßige Wehen auf; sie werden mit Voranschreiten des Geburtsprozesses stärker und regelmäßiger.

> **CHECKLISTE**
>
> ## Wann bin ich in den Wehen?
>
> Viele Frauen fragen sich, woran sie erkennen können, dass die Geburtswehen begonnen haben. Die folgenden Anzeichen weisen auf das Einsetzen des Geburtsprozesses hin.
>
> ■ **Sie haben Wehen, die stärker und intensiver werden** und länger dauern, während sich die Abstände zwischen den Wehen verkürzen.
>
> ■ **Positionswechsel oder Bewegung** lindern die Intensität der Wehen nicht.
>
> ■ **Die Wehen beginnen im Oberbauch** und ziehen durch die Gebärmutter und den unteren Rücken nach unten. Sie treten also nicht nur im Unterbauch auf.
>
> ■ **Die Fruchtblase reißt** (s. links) während der Wehen.

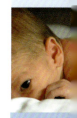

Das Fortschreiten der Geburt

Stärkere und regelmäßigere Wehen, die Eröffnungswehen, dehnen den Muttermund weiter, bis er mit 10 cm voll eröffnet ist.

ÜBERSTÜRZTE GEBURT

Selten einmal können Wehen und Geburt unerwartet schnell erfolgen, sodass Sie eine ungeplante Hausgeburt haben oder Ihr Kind auf dem Weg ins Krankenhaus bekommen. Dies ist bei zweiten und weiteren Geburten oder nach einer früheren überstürzten Geburt häufiger. Bei einer sog. Sturzgeburt fällt das Kind direkt auf den Boden.

Wenn Sie zu Hause sind
Bleiben Sie ruhig, und rufen Sie den Notarzt. Bitten Sie ihn, Ihren Arzt oder die Hebamme anzurufen. Kontaktieren Sie Ihren Partner oder jemand anderes, der helfen kann. Ist jemand bei Ihnen, kann diese Person den Rettungsdienst anrufen. Waschen Sie Ihre Hände, und holen Sie Handtücher. Wenn Zeit ist, decken Sie den Boden oder das Bett mit Plastikfolie oder Zeitungen ab. Stellen Sie eine Plastikschüssel für die Plazenta bereit. Wenn der Pressdrang einsetzt, atmen Sie ruhig und hecheln Sie. Setzen oder knien Sie sich auf dem Boden oder Ihrem Bett auf ein sauberes Handtuch, damit Ihr Baby nicht hart fällt. Die Fruchtblase platzt wahrscheinlich. Wenn sich der Damm hervorwölbt und der Kopf des Babys erscheint, können Sie pressen.

Sobald der Kopf geboren ist, schieben Sie den Körper mit der nächsten Wehe heraus. Die Begleitperson kann die Kopfseiten umfassen und leicht nachhelfen. Wird das Kind in der Fruchtblase geboren, wird diese mit den Fingern geöffnet. Wischen Sie das Gesicht des Babys ab, damit die Luftwege frei werden. Notieren Sie möglichst den Zeitpunkt der Geburt. Nehmen Sie Ihr Baby sofort an Ihren Körper, um es warm zu halten; dann trocknen Sie es ab, und wickeln Sie es in ein Handtuch oder eine Decke. Legen Sie es an Ihre Brust; dies unterstützt die Ausstoßung der Plazenta. Wenn ein Schwall Blut oder die Nabelschnur abgeht, ist dies ein Zeichen dafür, dass die Plazenta geboren worden ist. Legen Sie die Plazenta in einem Handtuch in eine Schüssel, damit sie untersucht werden kann. Binden Sie die Nabelschnur mit einem Faden ab; Hebamme oder Arzt werden sie durchtrennen.

Im Auto Wenn der Pressdrang einsetzt, sollte Ihr Partner zur Seite fahren und den Warnblinker anschalten. Wird Ihr Baby im Auto geboren, wärmen Sie es auf Ihrem Bauch. Trocknen Sie es ab und wickeln es in ein sauberes Tuch. Rufen Sie den Rettungsdienst.

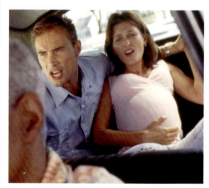

Bei einem unkontrollierbaren Pressdrang auf dem Weg ins Krankenhaus müssen Sie anhalten und den Notarzt rufen.

Jede Frau erlebt die Wehen anders, daher kann man nicht genau sagen, wie es für Sie ist. Die Geburtsphasen verlaufen jedoch bei allen Frauen identisch. Im ersten Stadium, der Eröffnungsphase, werden die Wehen regelmäßig. Sie dauert bis zur vollständigen Eröffnung des Muttermundes (s. S. 415). Für manche Frauen ist dies der schwerste Teil der Geburt, vor allem wenn sie auf Schmerzmittel verzichten. Beim ersten Baby dauert es durchschnittlich zehn bis zwölf Stunden, bis der Muttermund eröffnet ist. Diese Eröffnungszeit kann in zwei Phasen unterteilt werden, die frühe Latenzphase und die aktive Phase (s. unten). Auf die Eröffnung folgt die Übergangsphase – der Muttermund öffnet sich ganz, die Austreibung steht bevor (s. S. 416).

Die Latenzphase

Während dieser frühen Phase, die bei Erstgebärenden über einen Tag dauern kann, werden die Wehen allmählich unangenehmer, sind aber weiterhin relativ schwach. Sie kommen häufiger, aber noch unregelmäßig. Der untere Teil der Gebärmutter und der Muttermund werden dünner. Diesen Prozess bezeichnet man als Verstreichen (s. Kasten S. 414). Wenn der Muttermund etwa 3–4 cm eröffnet ist und Sie regelmäßige, starke Wehen haben, hat die aktive Phase eingesetzt (s. unten). Die Veränderungen am Muttermund in der Latenzphase können langsam oder schnell erfolgen. Das ist nicht vorhersehbar.

Die aktive Phase Nun werden die Kontraktionen stärker und dauern 45–90 Sekunden. Sie werden auch regelmäßiger und besser vorhersehbar: Innerhalb von zehn Minuten können es

WANN IST ES ZEIT, IN DIE KLINIK ZU GEHEN?

Viele Paare sind unsicher, wann sie in die Klinik gehen sollten. Bei einer risikoarmen Schwangerschaft fühlen Sie sich in der frühen Wehenphase sicherlich zu Hause wohler und warten mit der Fahrt ins Krankenhaus ab, bis die aktive Phase einsetzt. Dann kommen die Wehen regelmäßig etwa alle fünf Minuten und sind schmerzhaft. Gehen Sie nun ins Krankenhaus. In der Klinik wird untersucht, wie es Ihrem Baby geht. Falls Sie eine Schmerzlinderung wünschen, erfordert dies eine medizinische Überwachung. Eine PDA (s. S. 404) ist deshalb auch nur im Krankenhaus durchführbar.

Bei einer Risikoschwangerschaft oder einem früheren Kaiserschnitt, einer Steißlage des Babys oder einer Infektion mit Streptokokken B rufen Sie in der frühen Wehenphase in der Klinik an und besprechen Sie, wann Sie kommen sollten.

Sobald Sie in der aktiven Phase sind, sollten Sie ins Krankenhaus aufbrechen, um sicherzustellen, dass Ihr Baby dort geboren wird. Eine ungeplante Geburt zu Hause oder gar im Auto ist für Mutter und Kind nicht wünschenswert. Das geschieht zwar selten, insbesondere bei Erstgebärenden, kann aber durchaus vorkommen.

Fahrt in die Klinik Legen Sie im Voraus fest, wer Sie in die Klinik bringen wird – Ihr Partner, eine Verwandte oder Freundin. Fahren Sie auf gar keinen Fall selbst. Halten Sie eine Tasche für den Krankenhausaufenthalt mit dem Nötigsten für Sie und Ihr Baby zum Mitnehmen bereit (s. S. 358).

Aufnahme in der Klinik Sobald Sie ins Krankenhaus kommen, werden Sie von den Geburtshelfern betreut. Nach der Aufnahme der Personalien stellt die Hebamme oder ein Arzt fest, wie weit die Geburt bereits vorangeschritten ist. Weiterhin wird der Gesundheitszustand von der Mutter und dem Kind überprüft. Ist die Geburt noch zu wenig vorangeschritten, werden Sie wieder nach Hause geschickt. Bei einer Aufnahme auf der Entbindungsstation werden Sie und Ihr Baby nochmals genauer untersucht, anschließend können Sie sich im Entbindungszimmer einrichten.

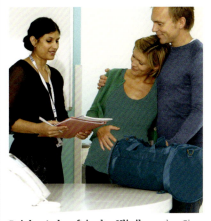

Bei der Ankunft in der Klinik werden Sie untersucht, um festzustellen, wie weit die Geburt vorangeschritten ist.

---

drei bis vier Wehen sein. Je schneller die Wehen aufeinanderfolgen und je stärker sie werden, desto rascher öffnet sich der Muttermund. Selbst für die Hebamme kann es jedoch schwer zu erkennen sein, wann genau die aktive Phase einsetzt. Meist ist dies bei etwa 4 cm Muttermundweite der Fall. Vom Beginn der aktiven Phase bis zur Geburt können zehn bis zwölf Stunden vergehen, bei Zweitgeburten geht es oft bedeutend schneller.

In der aktiven Phase verändert sich die Art der Wehen. Die Schmerzen konzentrieren sich weniger auf den Unterbauch, sondern beginnen weiter oben und ziehen hinunter ins Becken und den unteren Rückenbereich, wenn Ihr Baby nun hinabgeschoben wird. Die Wehen äußern sich in einer schmerzhaften Verhärtung der Muskeln, die sich zunächst wie starke Regelschmerzen

IM BLICKPUNKT: HAUSGEBURT

Wenn die Wehen einsetzen

Bei einer geplanten Hausgeburt hat die Hebamme mit Ihnen beizeiten abgesprochen, wann Sie sie bei Einsetzen der Wehen anrufen sollen bzw. wie Sie sie erreichen können. Da Sie zu Ihnen kommen muss, bedenken Sie auch die Verkehrssituation vor Ort. Vielleicht bittet sie Sie, wieder anzurufen, wenn die Wehen in engeren Abständen kommen.

Während Sie auf die Hebamme warten, können Sie umhergehen oder sich in einem warmen Bad entspannen. Haben Sie ein Geburtsbecken gemietet, sollte dieses benutzungsbereit sein. Bitten Sie Ihren Partner, auf dem Boden alte Tücher oder Folie auszubreiten. Kleine nährstoffreiche Snacks und viel Wasser halten Sie bei Kräften für die bevorstehenden Stunden.

Sie können im Voraus auch besprechen, ob Ihre Hebamme eine zweite Kollegin hinzuruft oder ob sie mit einem Arzt zusammenarbeitet, der im Bedarfsfall jederzeit dazukommt. Sollte die Hebamme tatsächlich im Verkehr aufgehalten werden oder schreitet die Geburt schneller voran als erwartet, rufen Sie den Rettungsdienst an.

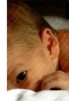

VERÄNDERUNG DES MUTTERMUNDES

Der Muttermund ist der Gebärmutterhals mit der Öffnung zur Scheide. Damit Ihr Baby geboren werden kann, muss der Muttermund weich und elastisch werden und sich öffnen, sodass das Baby aus der Gebärmutter in die Scheide gelangen kann.

Zum Ende der Schwangerschaft sorgen die Prostaglandine in Ihrem Blut dafür, dass der Muttermund weich wird und sich verformen lässt. Während der Schwangerschaft ist er gewöhnlich rund 2–3 cm lang, in der Spätschwangerschaft oder den frühen Wehen verstreicht er durch die Wirkung der Vorwehen.

In den ersten Geburtsstadien ist der Muttermund meist auf 1 cm verkürzt. Beim weiteren Verstreichen wird er von der Gebärmutter hochgezogen. Nach und nach öffnet er sich ganz (s. Kasten gegenüber), und das Baby kann herausgepresst werden.

In nachfolgenden Schwangerschaften können das Verstreichen und das Eröffnen des Muttermundes gleichzeitig erfolgen.

Wenn die Wehen kommen, verliert der Muttermund seine Festigkeit. Durch die Prostaglandine im Blut und die Wirkung der Vorwehen wird er weicher.

Unteres Segment der Gebärmutter
Muttermund

Sobald der Muttermund weich geworden ist, verkürzt er sich. Das wird als »Verstreichen« bezeichnet. Es geschieht entweder vor der Aufdehnung des Muttermundes oder gleichzeitig mit der Eröffnung.

Der Muttermund wird von der Gebärmutter nach oben gezogen.
Verstrichener Muttermund

DIE STADIEN

Der Begriff »Stadien« bezieht sich auf die Lage des Kopfes im Verhältnis zum mütterlichen Becken. Dabei wird das Absenken des Kopfes mit Zahlen zwischen –5 und +5 angegeben. Eine negative Zahl bedeutet, dass der Kopf sich noch im oberen Beckenbereich befindet. Eine positive Zahl (0 bis +4) bedeutet, dass der Kopf sich durchs Becken schiebt, und +5 bedeutet, dass der Kopf in der Scheidenöffnung erscheint (geboren wird). Idealerweise sollten Sie erst pressen, wenn der Kopf im Becken steht, selbst wenn der Muttermund schon voll eröffnet ist.

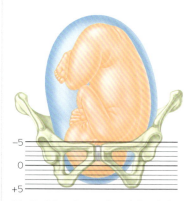

Die Position des Kopfes wird auf einer Skala von –5 bis +5 angegeben.

---

anfühlt und dann auf dem Höhepunkt intensiver wird. Die Hebamme kann anhand des Schmerzlevels sowie der Häufigkeit und Stärke der Kontraktionen feststellen, ob Sie sich in der aktiven Phase befinden. Mithilfe eines CTG-Gerätes, das die Herztöne Ihres Babys sowie Wehenstärke und -häufigkeit aufzeichnet, kann die Hebamme den Geburtsverlauf verfolgen und ihn als Partogramm notieren (s. S. 419).

Bei Erstgebärenden eröffnet sich der Muttermund durchschnittlich 0,5 cm bis 1 cm pro Stunde; bei weiteren Geburten geht es schneller. Unter einer PDA (s. S. 404) ist der Wehenverlauf oft langsamer. Sobald feststeht, dass Sie sich in der aktiven Phase befinden, kann die Hebamme ungefähr sagen, wann die Entbindung erfolgen wird. Allerdings ist das nur ein grober Anhaltspunkt.

Während der aktiven Phase möchten Sie vielleicht ein Schmerzmedikament, falls Sie bislang noch keines bekommen haben (s. S. 402ff.).

Abdominale und vaginale Untersuchungen

Der Bauch wird abgetastet, um die Lage des Kindes zu bestimmen und festzustellen, ob sein Kopf ins Becken eintritt. Es können mehrere vaginale Untersuchungen vorgenommen werden. Wenn die Hebamme prüft, ob Fruchtwasser abgeht, nimmt sie eine Untersuchung mit einem Spekulum vor.

Die Lage des Kindes bestimmt sie üblicherweise mithilfe von Zeige- und Mittelfinger. Sie untersucht Sie so oft wie nötig, um sicherzustellen, dass die Geburt normal voranschreitet, aber nicht zu oft, um das Infektionsrisiko gering zu halten und Ihnen nicht zu viel Unannehmlichkeiten zuzumuten. Die folgenden Befunde werden bei einer vaginalen Untersuchung erhoben.

Einstellung/Absenken des Kopfes

Die Hebamme kontrolliert, wie weit der Kopf ins Becken eingetreten ist (s. Kasten oben).

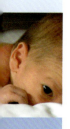

Verstreichen des Muttermundes
Die Hebamme stellt fest, wie weit sich der Muttermund verkürzt hat – also verstrichen ist (s. Kasten gegenüber).

Aufdehnung des Muttermundes
Die Hebamme kontrolliert, wie weit der Muttermund eröffnet ist (s. Kasten unten). Die aktive Geburtsphase setzt bei einer Weite von 3–4 cm ein; mit etwa 10 cm ist er voll eröffnet. Erst dann kann das Kind geboren werden.

Lage des Kindes Die Lage wird danach bestimmt, welcher Teil des Kindes vorangeht. Babys können mit dem Kopf oder dem Gesäß nach unten (Beckenendlage, s. S. 433) geboren werden, manchmal liegen sie auch quer. Bei der Kopflage kontrolliert die Hebamme auch, in welcher Stellung das Gesicht zum Geburtskanal liegt – ob es sich um eine hintere oder vordere Hinterhauptslage, eine Vorderhauptslage, eine Stirnlage oder eine Gesichtslage handelt.

Am einfachsten wird ein Baby aus der Hinterhauptslage geboren. Dabei liegt sein Hinterkopf vorne im Geburtskanal. In dieser Position passt der Kopf sich am besten in die Beckenkrümmung ein und kann sich während der Wehen leichter senken. Auch aus einer Vorderhauptslage ist eine vaginale Geburt möglich. Sie kann aber länger dauern und schmerzhafter sein. Babys in Querlage können nicht vaginal entbunden werden. Gelegentlich dreht sich das Kind noch während der Wehen. Geschieht dies nicht, muss es per Kaiserschnitt oder mithilfe von Zange oder Saugglocke (s. S. 436f.) entbunden werden.

Absenken des Babys Die Hebamme untersucht Sie zwischen den Wehen regelmäßig. Auch für Sie ist es hilfreich zu wissen, wie weit sich der Kopf während einer Wehe im Becken absenkt. Geschieht dies problemlos, ist das ein Zeichen dafür, dass das Baby gut in Ihr Becken passt und die Wehen effizient sind.

MUTTERMUNDERÖFFNUNG

Sobald der Muttermund elastisch und weich ist (s. Kasten gegenüber), beginnt er sich aufzudehnen, damit Ihr Baby geboren werden kann. Bei einer Erstgeburt weitet sich der Muttermund durchschnittlich 0,5–1 cm pro Stunde, bei nachfolgenden Geburten oft schneller. Sie können Ihr Baby erst herauspressen, wenn der Muttermund mit 10 cm voll eröffnet ist.

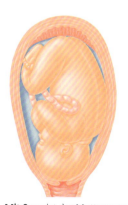
Mit 2 cm ist der Muttermund verstrichen und beginnt sich zu öffnen. Die Wehen können noch unregelmäßig sein.

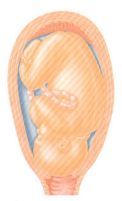
Bei 6 cm hat die aktive Geburtsphase eingesetzt. Die Wehen kommen öfter, regelmäßiger und sind stärker.

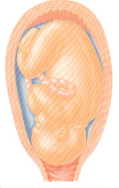
Mit 10 cm ist der Muttermund voll eröffnet. Die Wehen kommen beinahe ununterbrochen, bald werden Sie Ihr Baby gebären.

FRAGEN UND ANTWORTEN

Wie wahrscheinlich ist es, dass es bei den Wehen medizinische Eingriffe geben wird?
In der Klinik können Ihnen bestimmte Maßnahmen vorgeschlagen werden, z. B. die Sprengung der Fruchtblase, das Einführen eines Katheters, ein Venentropf, durch den Sie Flüssigkeit oder Medikamente bekommen, und die Beschleunigung der Geburt durch Medikamente. Manche Eingriffe sind sinnvoller als andere.

Ist die künstliche Sprengung der Fruchtblase in der Klinik ein Routineeingriff?
Nein, die Blasensprengung (Amniotomie, s. S. 432) ist kein Routineeingriff, kann aber erwogen werden, wenn die Geburt zu langsam voranschreitet. Eine Blasensprengung ist schmerzlos und verkürzt den Geburtsverlauf um etwa ein bis zwei Stunden, verringert das Risiko eines niedrigen Apgar-Indexes beim Baby (s. S. 428) und auch die Wahrscheinlichkeit, dass Sie Medikamente zur Geburtsbeschleunigung brauchen (s. unten). Sie verstärkt allerdings die Wehenintensität. Notwendig ist sie, wenn am Kopf des Babys eine Elektrode angebracht werden soll (s. S. 419). Sie kann auch als Teil einer Geburtseinleitung erfolgen (s. S. 432).

Wie wird die Geburt durch Medikamente beschleunigt?
Ein langsamer Wehenverlauf lässt sich durch das Medikament Syntocinon, eine synthetische Form des Wehenhormons Oxytocin, beschleunigen. Syntocinon wird über einen Tropf verabreicht. Dabei muss das Baby überwacht werden (s. S. 418) – bei zu starken Wehen kann es in eine Notlage geraten. Sobald der Tropf abgenommen ist, wird das Syntocinon ausgeschieden, sodass zu starke Wehen sich rasch wieder abschwächen.

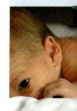

Übergangsphase

Die Übergangsphase bezeichnet die Zeit zwischen dem Ende der ersten und dem Beginn der zweiten Geburtsphase, der Austreibungsphase. Sie kann sehr kurz sein oder bis zu zwei Stunden dauern, durchschnittlich dauert sie etwa 30 Minuten. Oft ist sie der schwierigste Teil der Geburt, da die Wehen immer intensiver werden, alle 30–90 Sekunden kommen und 60–90 Sekunden dauern. Wurde keine Periduralanästhesie gelegt, verspüren Sie starken Druck im Rücken- und Afterbereich und einen unglaublichen Drang zu pressen. Das dürfen Sie aber noch nicht, weil der Muttermund noch nicht voll eröffnet ist. Das Kind schiebt sich durch den knöchernen Beckenring und drückt dabei auf den Beckenboden und den Darm. Selbst unter einer PDA verspüren Sie den zunehmenden Druck aufs Becken. Wenn Sie pressen, bevor der Muttermund vollständig eröffnet ist, kann der Muttermund einreißen oder anschwellen, was den Geburtsverlauf verlängert.

Es kann sein, dass Sie in dieser Phase erbrechen müssen. Auch Zittern, Schaudern oder Hitzewallungen treten auf.

Wie Sie diese Phase durchstehen

In dieser Phase meinen viele Frauen, es nicht mehr aushalten zu können. Die Wehen werden immer stärker, dennoch dürfen Sie nicht pressen. Durch den Druck auf das Becken kann man zwischen den Wehen kaum noch entspannen. Sie brauchen daher viel Unterstützung von Ihrer Begleitperson und der Hebamme, zumal Sie erschöpft sind, vielleicht verängstigt, und das Gefühl haben, nichts mehr unter Kontrolle zu haben und nicht durchzuhalten.

Mithilfe der Hebamme finden Sie die für Sie beste Position. In dieser Phase ist eine aufrechte Position nicht unbedingt geeignet; der Druck aufs Becken wird im Sitzen oder beim Knien mit erhobenem Gesäß besser gelindert. Atmen Sie durch die Wehen hindurch. Die Hebamme zeigt Ihnen, wie Sie hecheln sollten, um dem Pressdrang zu widerstehen. Manchmal hilft es, während der Wehen umherzugehen und sich auf diese Tätigkeit zu konzentrieren, bis Sie aktiv pressen können. Sie können auch versuchen, auf einem Pezziball oder im Schaukelstuhl zu wippen. Bleibt zwischen den Wehen genügend Zeit, bitten Sie Ihren Partner, Ihnen den unteren Rücken zu massieren.

Viele Frauen sind in dieser Phase völlig erschöpft und verlieren das Ziel der Geburt aus den Augen. Konzentrieren Sie sich auf die Tatsache, dass Ihr Baby nun bald geboren wird.

Schmerzlinderung In dieser Phase werden kaum noch intravenös Medikamente verabreicht, weil diese das Baby schläfrig machen können. Möglich ist eventuell noch eine PDA.

IM BLICKPUNKT: IHRE BEGLEITPERSON

Unterstützung in der Eröffnungsphase

Während der Eröffnungsphase hat Ihr Begleiter wichtige Aufgaben. Er trägt dazu bei, dass es Ihnen gut geht, stützt Sie in verschiedenen Positionen und steht Ihnen mental bei. Das ist besonders am Ende der ersten Phase wichtig, wenn Sie in die Übergangsphase eintreten (s. oben). An diesem Punkt geraten viele Frauen in Panik und verlieren die Selbstkontrolle. Ihr Begleiter versichert Ihnen, dass Sie alles richtig machen und dass die Geburt bevorsteht.

Er kann auch Ihr körperliches Befinden verbessern, z. B. ein feuchtes, kühles Tuch auf Gesicht und Nacken legen, mit Ihnen atmen und Sie ans Hecheln erinnern, damit Sie dem Pressdrang widerstehen.

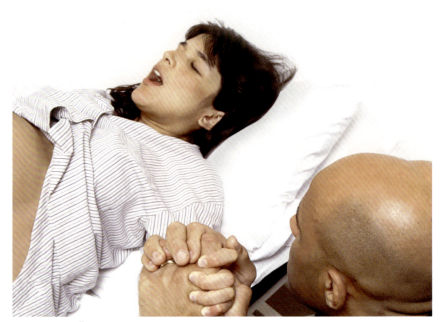

Während der Übergangsphase werden Sie völlig überrumpelt von der Intensität und Häufigkeit der Wehen. Die Unterstützung des Partners ist jetzt äußerst wichtig. Sein Zuspruch trägt dazu bei, dass Sie sich weiterhin auf die Geburt konzentrieren können.

WENN DIE GEBURT NICHT VORANGEHT

Wenn sich der Muttermund in der Eröffnungsphase nicht weitet oder das Baby sich nicht so schnell absenkt wie erwartet, nimmt die Hebamme eine genaue Untersuchung vor. Dazu werden folgende drei Maße bestimmt:

- die Größe des Kindes und seine Lage in der Gebärmutter,
- die Intensität der Wehen sowie
- der Geburtskanal (Größe und Form des mütterlichen Beckens).

Diese Faktoren wirken zusammen, jeder einzelne ist für eine reibungslose Geburt von Bedeutung. Es gibt verschiedene Gründe, warum eine Geburt nicht voranschreitet. So kann der Kopf zu groß sein für das mütterliche Becken. Dann besteht ein Missverhältnis zwischen Becken und kindlichem Kopf. Möglicherweise sind auch die Wehen nicht effektiv genug, oder das Baby liegt ungünstig.

Kopf-Becken-Missverhältnis

Ein Verdacht auf ein solches Missverhältnis besteht manchmal bereits in der Spätschwangerschaft, wenn die Hebamme ein enges Becken oder einen hervortretenden Sakralknochen feststellt. Dies lässt eine langsamere oder schwierigere Geburt befürchten. Doch es hängt nicht nur vom mütterlichen Becken ab, ob eine vaginale Geburt möglich ist. Auch bei einer nicht optimalen Form kann man eine vaginale Entbindung versuchen. Denn nicht nur die Form des Beckens ist von Bedeutung, sondern das Zusammenspiel zwischen Baby und Becken.

Eine vaginale Geburt kann auch noch versucht werden, wenn sich trotz Verdachts auf ein kleines Becken der Kopf des Babys eingestellt hat. Die Wehen werden genau überwacht (s. S. 419). Gibt es Anzeichen, dass das Baby unter Stress gerät oder die Geburt zu langsam voranschreitet, kann ein Kaiserschnitt vorgenommen werden. Auch wenn der Kopf zum Ende der Wehen noch nicht ins Becken eingetreten ist, ist ein Kaiserschnitt ratsam.

Selbst wenn das Baby schwer ist und der Wehenverlauf langsam, verläuft die Geburt oft ganz normal.

Unzureichende Wehenaktivität

Geht die Geburt nicht voran, weil der Muttermund sich nur langsam oder gar nicht mehr weitet, kontrolliert die Hebamme die Frequenz der Wehen. Sie sollten alle zwei bis drei Minuten kommen. Durch Abtasten des Bauches bestimmt sie die Stärke der Kontraktionen: Je fester der Bauch während der Wehen wird, umso effektiver sind die Wehen. Sind sie nicht stark genug, können Maßnahmen zur Beschleunigung der Geburt eingesetzt werden.

Dies kann zum einen eine künstliche Sprengung der Fruchtblase sein, wenn sie noch nicht geplatzt ist, eine sog. Blasensprengung (s. S. 432). Dadurch lässt sich die Geburtsdauer um ein bis zwei Stunden verkürzen; allerdings kann eine stärkere Schmerzlinderung erforderlich werden. Bleibt die Blasensprengung ohne Wirkung, kann das Medikament Syntocinon verabreicht werden, um die Wehenaktivität zu erhöhen (s. S. 432). Zunächst wird eine kleine Dosis gegeben; sie wird schrittweise erhöht, bis alle zehn Minuten kräftige Wehen auftreten. In diesem Fall wird das Baby mittels CTG überwacht (s. S. 418), um sicherzustellen, dass es durch die starken Wehen nicht unter Stress gerät.

Verstärken sich die Wehen mehrere Stunden nach Beginn der Medikamentengabe weiterhin nicht, wird ein Kaiserschnitt angeraten.

Hintere Hinterhauptslage

Die beste Lage ist die vordere Hinterhauptslage, der Hinterkopf des Kindes liegt zur Bauchseite der Mutter.

Liegt der Hinterkopf gegen den Rücken der Mutter, ist es für das Kind schwieriger, sich zu drehen und den Geburtskanal hinunterzugelangen. In solch einem Fall versucht die Hebamme, die Drehung des Kindes anzuregen. Gelingt dies nicht, kommt oft die Saugglocke oder die Zange zum Einsatz (s. S. 436 f.).

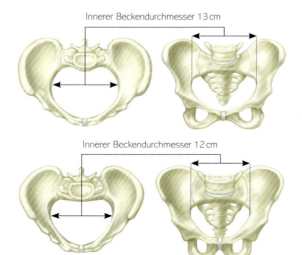

Innerer Beckendurchmesser 13 cm

Innerer Beckendurchmesser 12 cm

Als gynäkoides Becken bezeichnet man ein kreisförmiges Becken. Die großzügigen Proportionen dieses typisch »weiblichen« Beckens bieten dem Kopf genügend Raum zum Durchtritt.

Als androides Becken bezeichnet man ein dreieckiges Becken. Darin hat der Kopf des Babys weniger Platz für den Durchtritt, und es kommt bei einer vaginalen Geburt öfter zu Problemen.

NACHGEFRAGT

Überwachung während der Wehen

Während der Wehenphase werden die Herztöne des Babys und die Kontraktionen regelmäßig kontrolliert, um sicherzustellen, dass die Geburt wie erwartet voranschreitet und es Mutter und Kind gut geht.

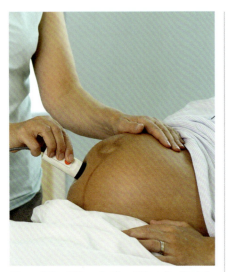

Ein mobiles Ultraschallgerät hat den Vorteil, dass Sie sich bewegen können, während der Herzschlag Ihres Babys überwacht wird.

Die Herztöne Ihres Babys sind ein Indiz dafür, wie es ihm unter den Wehen geht. Sie werden in regelmäßigen Abständen aufgezeichnet. Gibt es ein Problem oder besteht eine Risikoschwangerschaft, ist eine kontinuierliche elektronische Überwachung durch einen Cardiotokographen (CTG) ratsam (s. Kasten unten). Er zeichnet Herztöne und Wehenaktivität auf. Die Daten werden in eine Tabelle übertragen, das sog. Partogramm (s. gegenüber).

Episodische Kontrolle

Sie erfolgt durch ein mobiles Ultraschallgerät, einen Hand-Doppler (Sonicaid). Damit können die Herztöne des Kindes durch die Bauchdecke hindurch abgehört werden. In der Austreibungsphase müssen die Herztöne häufiger kontrolliert werden.

Kontrolle durch CTG

Dabei werden die Herztöne des Babys sowie die Frequenz der Wehen mithilfe zweier Geräte überwacht. Die Herztöne werden durch einen Schallkopf aufgezeichnet. Sie können sie damit auch selbst hören. Die Wehen werden mit einem Druckmesser aufgezeichnet. Dazu werden die Messsonden mit Gurten auf Ihrem Bauch befestigt. Sie sollten trotz der Apparate stehen, sitzen oder hocken können. In manchen Kliniken gibt es bereits mobile CTGs, die ein Umhergehen ermöglichen. Dabei erfolgt die Kontrolle durch Radiowellen.

WIE DAS CTG FUNKTIONIERT

Externe elektronische Überwachung

Die Herztöne des Babys und die Wehenaktivität werden durch auf dem Bauch befestigte Messsonden kontrolliert. Diese sind über Kabel mit dem CTG-Gerät verbunden. Die Ergebnisse können auf dem Display des CTGs abgelesen werden.

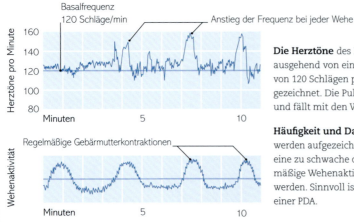

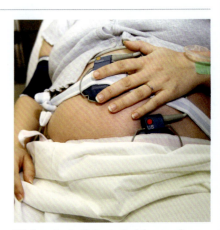

Die Herztöne des Babys werden ausgehend von einem Basiswert von 120 Schlägen pro Minute aufgezeichnet. Die Pulsfrequenz steigt und fällt mit den Wehen.

Häufigkeit und Dauer jeder Wehe werden aufgezeichnet. So kann eine zu schwache oder unregelmäßige Wehenaktivität erkannt werden. Sinnvoll ist dies auch bei einer PDA.

Die kontinuierliche Aufzeichnung der Herztöne und der Wehenaktivität erfolgt mithilfe zweier Sonden, die auf Ihrem Bauch befestigt werden.

INTERNE ÜBERWACHUNG

Kopfelektrode

Geben die Herztöne des Babys
Anlass zur Sorge, kann eine kleine Elektrode direkt am Schädel des Babys genauere Ergebnisse liefern als die äußere Kontrolle. Die Elektrode wird durch den Muttermund eingeführt und am Kopf befestigt.

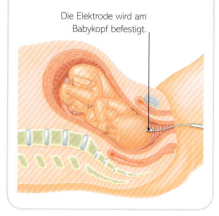

Die Elektrode wird am Babykopf befestigt.

Interne Überwachung Wenn die Herztöne des Babys darauf schließen lassen, dass es sich in einer Notlage befindet, oder die Töne nur schwach hörbar sind, raten Arzt oder Hebamme zu einer internen Überwachung. Dabei wird eine kleine Elektrode am Schädel des Babys angebracht, die die elektrischen Impulse des Herzens registriert. An der Elektrode ist ein Kabel befestigt, das durch den Muttermund mit dem CTG verbunden ist und die Herztöne aufzeichnet. Auf Ihrem Bauch wird ein Schallkopf zur abdominalen Aufzeichnung der Wehenfrequenz angebracht.

Die Elektrode wird bei einer vaginalen Untersuchung eingeführt. Für das Baby kann das Ansetzen der Elektrode ein wenig unangenehm sein, und es besteht ein geringes Risiko einer Infektion, die nach der Geburt mit Antibiotika behandelt werden kann.

Selbst wenn die Risiken gering sind, sollte eine Elektrode nicht routinemäßig angesetzt werden. Die Hebamme erklärt Ihnen zuvor die Funktionsweise, damit Sie verstehen, warum diese Überwachung vorgenommen wird.

Wenn Sie an einer Viruserkrankung leiden, wie Hepatitis B oder C oder HIV, sollte keine Elektrode angebracht werden, weil dadurch die Krankheit während Wehen und Geburt auf das Kind übertragen werden kann. Nach Einsetzen der Elektrode können Sie sich in Reichweite des Monitors bewegen.

Zeigt das CTG an, dass sich Ihr Baby in einer Notlage befindet, kann eine Blutprobe vom Schädel genommen werden, um den Säurespiegel zu bestimmen. Ist er hoch, wird ein Kaiserschnitt oder eine assistierte Geburt empfohlen.

Partogramm

Ein Partogramm stellt die Ergebnisse verschiedener Untersuchungen während des Geburtsvorgangs grafisch dar. Besonders hilfreich ist dabei die Aufzeichnung bzw. Darstellung des Wehenverlaufs.

Daneben werden fortlaufend die Veränderungen des Muttermundes und die Lage des Kopfes im Verhältnis zum Becken notiert. So kann die Hebamme feststellen, wann die aktive Phase beginnt. Außer der Wehentätigkeit und der Schmerzintensität werden auch Blutdruck, Puls und Körpertemperatur der Mutter sowie die Herztöne des Babys aufgezeichnet.

RISIKEN UND NUTZEN

Soll ich eine CTG-Kontrolle vornehmen lassen?

Die CTG-Überwachung während der Wehen ist eine wichtige Form der Vorsorge für Mutter und Baby, doch es wird auch diskutiert, ob die Vorteile oder die Risiken überwiegen. Als Kompromiss führen viele Kliniken die Kontrolle nur phasenweise durch. Sie können eine CTG-Kontrolle auch ganz ablehnen. Dann werden Sie sicher um eine schriftliche Erklärung gebeten, dass Sie selbst die Verantwortung dafür übernehmen, falls während Wehen und Geburt Probleme auftreten.

Risiken Studien zeigen, dass bei kontinuierlicher CTG-Überwachung häufiger ein Kaiserschnitt oder eine Zangen- bzw. Sauggockengeburt (s. S. 436f.) erfolgt, weil auffällige Veränderungen der fötalen Herztöne leichter zu erkennen sind. Manche Auffälligkeiten, wie ein beschleunigter Herzschlag oder ein Abfall der Herzfrequenz nach einer Wehe, können durch eine verringerte Sauerstoffversorgung des Babys verursacht werden. Die Hebamme kann meist nicht feststellen, ob die Veränderungen durch Sauerstoffmangel verursacht werden oder ob es dem Baby gut geht. Bei Verdacht auf eine Gefährdung des Babys wird ein Notkaiserschnitt empfohlen. Zeigt sich während der Austreibungsphase eine Veränderung der Herztöne, wird eine Zange oder die Saugglocke eingesetzt.

Nutzen Ob eine kontinuierliche Überwachung per CTG Vorteile bietet, ist nicht völlig geklärt. Für manche Frauen ist es beruhigend, die Herztöne ihres Babys zu hören. Die Überwachung senkt das Risiko eines Krampfanfalls nach der Geburt, der Ausdruck einer Gehirnverletzung durch Sauerstoffmangel ist. Diese Krampfanfälle sind jedoch selten und kommen bei etwa 2,5 von 1000 Geburten mit und bei 5 von 1000 Geburten ohne Überwachung vor. Eine CTG-Kontrolle kann möglicherweise seltenen Komplikationen, wie einem Hirnschaden oder dem Tod des Babys, vorbeugen.

NACHGEFRAGT

Positionen für die Eröffnungsphase

Es fördert den Geburtsverlauf, wenn Sie während der Eröffnungsphase aktiv bleiben. Wenn Sie gut vorbereitet sind und in der Schwangerschaft verschiedene Geburtspositionen erlernt haben, werden Sie diese nun instinktiv anwenden.

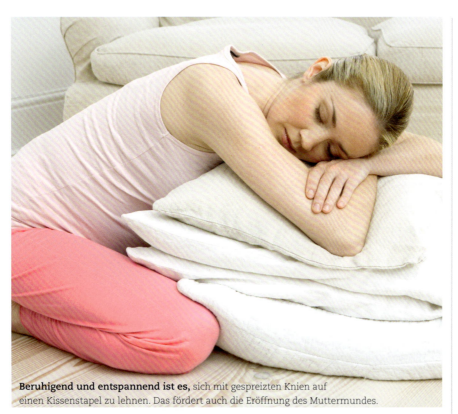

Beruhigend und entspannend ist es, sich mit gespreizten Knien auf einen Kissenstapel zu lehnen. Das fördert auch die Eröffnung des Muttermundes.

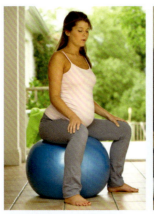
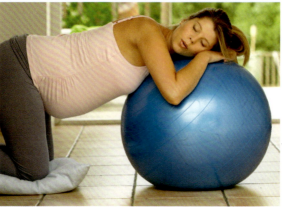

Mithilfe eines Pezziballs können Sie aufrechte Positionen einnehmen und sind gleichzeitig abgestützt (links). Beim Sitzen auf dem Ball oder im Knien können Sie die Hüften kreisen und so den Geburtsverlauf fördern (rechts).

In der ersten Geburtsphase sind viele Stellungen hilfreich. Es ist erwiesen, dass Positionsveränderungen die Effizienz der Wehen steigern und Schmerzen reduzieren. Insbesondere aufrechte Stellungen nutzen die Schwerkraft für das Tiefertreten des Babys.

Aktive Positionen

Stellungen, die Ihnen erlauben, aktiv zu bleiben, fördern den Geburtsverlauf. Oft wird das Vorwärts- und Rückwärtsschaukeln des Beckens, erst im Uhrzeigersinn und dann gegen den Uhrzeigersinn – im Stehen oder sitzend auf einem Pezziball –, als schmerzlindernd empfunden. Der Vierfüßlerstand auf Händen und Knien fördert die Konzentration und ermöglicht ein Kreisen des Beckens. Das Schaukeln in einem Schaukelstuhl wirkt beruhigend. Auch das Gehen auf der Stelle und das Herumwandern finden viele Frauen hilfreich.

Unterstützte Positionen

Sie sind besonders bei einer hinteren Hinterhauptslage des Babys hilfreich (der Rücken des Babys liegt am Rücken der Mutter). Wenn Sie sich während einer Wehe mit den Händen auf einem Tisch oder Stuhl abstützen sowie langsam und gleichmäßig atmen, hält dies die Konzentration aufrecht. Ihr Partner kann Ihnen gleichzeitig Schultern und Rücken massieren.

Viele Frauen sitzen gern rittlings mit dem Gesicht zur Lehne auf einem Stuhl oder auch auf der Toilette, Kopf und Arme auf ein Kissen gestützt. In dieser Position können Sie sich zwischen den Wehen auch kurz ausruhen.

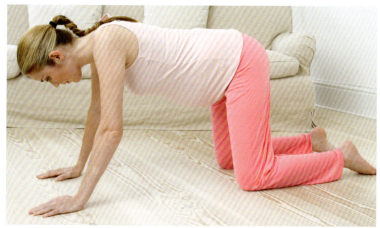

Im Vierfüßlerstand knien – das entlastet den Rücken. Dabei können Sie auch die Hüften nach vorne und hinten bewegen oder sie kreisen. Das ist während der frühen Wehenphase angenehm.

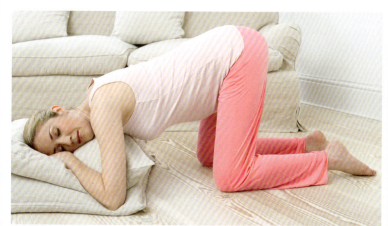

Im Knien vorbeugen und sich auf Kissen abstützen, das Gesäß bleibt oben: Auch das lindert Rückenschmerzen und hilft, während der Übergangsphase (s. S. 416) dem Pressdrang zu widerstehen.

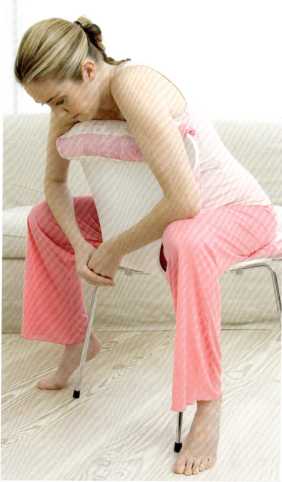

Rittlings auf einem Stuhl zu sitzen ist erholsam: Sie können sich mit gespreizten Beinen nach vorne lehnen und sind dabei gut abgestützt.

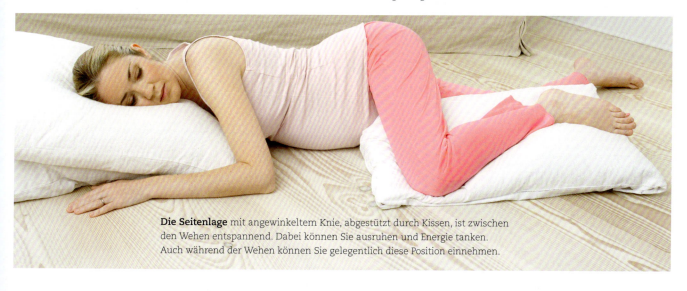

Die Seitenlage mit angewinkeltem Knie, abgestützt durch Kissen, ist zwischen den Wehen entspannend. Dabei können Sie ausruhen und Energie tanken. Auch während der Wehen können Sie gelegentlich diese Position einnehmen.

2. und 3. Geburtsphase

DER AUGENBLICK DER ENTBINDUNG IST IN SICHT – BALD HALTEN SIE IHR BABY IM ARM.

Die Austreibungsphase beginnt, wenn der Muttermund voll eröffnet ist und das Baby tief ins Becken eingetreten ist. Dabei verspüren Sie einen überwältigenden Pressdrang, und sobald die Hebamme Ihnen grünes Licht dazu gibt, können Sie Ihr Baby nach draußen schieben. Die dritte Geburtsphase, die Ausstoßung der Plazenta, beendet die Wehen.

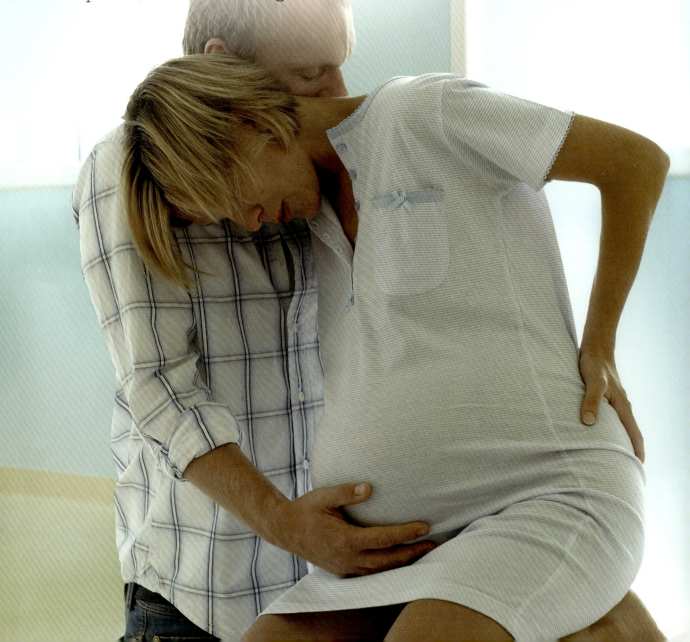

Die Geburt Ihres Babys

In der Austreibungsphase beschleunigt sich der Geburtsprozess, da Sie Ihr Baby nun aktiv in die Welt hinausschieben.

Mit Beginn der Austreibungsphase verspüren Sie einen unglaublichen Pressdrang. Sobald die Hebamme festgestellt hat, dass der Muttermund voll eröffnet ist, dürfen Sie pressen. Nun haben Sie endlich wieder das Gefühl, die Geburt unter Kontrolle zu haben – die Presswehen schieben Ihr Baby durch den Geburtskanal.

Die Austreibungsphase

Die 2. Phase (Austreibungsphase) beginnt, wenn der Muttermund seine volle Weite erreicht hat – 10 cm –, und endet mit der Entbindung des Babys. Diese Geburtsphase dauert etwa 30 Minuten bis zwei Stunden, bei nachfolgenden Geburten oft nur 15 bis 30 Minuten. Haben Sie sich für eine Epiduralanästhesie entschieden, dauert diese Phase länger.

Weil der Muttermund stark gedehnt ist und die Wehen sehr heftig sind, ist diese Phase oft sehr schmerzhaft. Durch den Druck auf den Enddarm verspüren Sie den Drang, mitzupressen.

> **TATSACHE IST ...**
>
> **Der Geburtskanal** erfordert eine Reihe von Dreh- bzw. Schraubbewegungen des Babys.
>
> Der Innenraum des kleinen Beckens hat im Verlauf des Geburtsweges unterschiedliche Durchmesser: Der Beckeneingang ist queroval, die Mitte beinahe rund und der Beckenausgang längsoval. Der ovale Kopf des Kindes muss sich also passgenau durch das Becken drehen, damit der Widerstand möglichst gering ist.

IM BLICKPUNKT: IHRE BEGLEITPERSON

Unterstützung in der Austreibungsphase

In dieser zweiten Geburtsphase muss Ihnen Ihre Begleitperson Rückhalt und Sicherheit vermitteln und Sie immer wieder neu aufbauen.

Sie hilft Ihnen durch Zuspruch, mit den kräftezehrenden Presswehen fertig zu werden. Es wird Augenblicke geben, in denen Sie mental nicht voll ansprechbar sind, dann muss sie an Ihrer Stelle mit den Geburtshelfern sprechen.

Ihr Geburtsbegleiter bietet nicht nur emotionale Unterstützung, sondern auch körperliche, wenn Sie in der Austreibungsphase verschiedene Stellungen einnehmen, wie etwa das Hocken oder eine andere Position, die Ihnen angenehm ist. Er kann Ihnen den Rücken massieren, er kann Sie festhalten und trösten und Ihnen helfen, sich während der Wehen und zwischendurch auf die Atmung zu konzentrieren.

Ihr Begleiter beobachtet auch, wie das Köpfchen des Babys erscheint, und er beschreibt Ihnen, was er sieht, oder zeigt Ihnen den Kopf mithilfe eines Spiegels. Das ist sehr motivierend, denn Sie wissen nun, dass das Ende in Sicht ist.

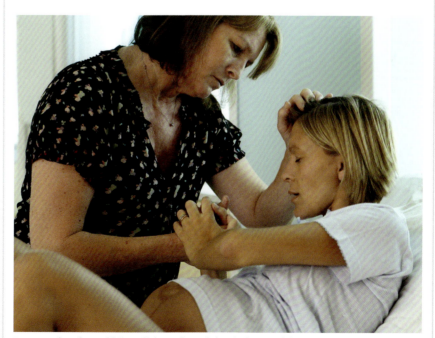

Der emotionale und körperliche Beistand durch Ihre Begleitperson kann während der Austreibungsphase ganz entscheidend sein, wenn Sie alle Kräfte aufbieten müssen, um das Baby in Ihr Becken und durch den Geburtskanal zu schieben.

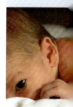

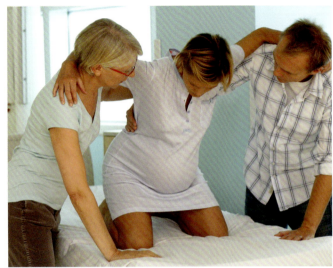

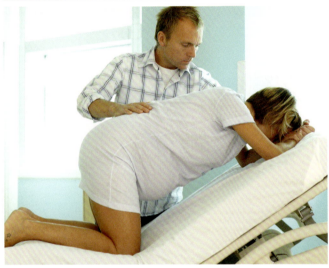

Wenn Sie knien, können Begleiter und Hebamme Sie beim Pressen abstützen (oben). **Der Vierfüßlerstand** im hochgestellten Krankenhausbett wird oftmals als angenehm empfunden (unten).

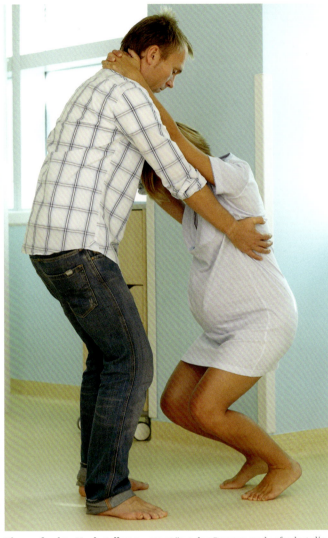

Eine aufrechte Hockstellung unterstützt das Pressen und erfordert die standfeste Unterstützung des Begleiters. Er kann Sie unter den Armen fassen, während Sie Ihre Arme um seinen Hals legen.

Durch gezielte Entspannungs- und Atemübungen können Sie Ihre Kraft aktiv zur Geburtsunterstützung einsetzen. Zudem können Sie sich in den kurzen Zeiten zwischen den Presswehen entspannen und Energie sammeln. Für manche Frauen ist das intensive Pressen allerdings schwierig, weil sie durch die lange Wehenzeit erschöpft sind.

Positionen für die Austreibungsphase

Auch wenn Sie müde sind und gerne liegen würden, sollten Sie in der Austreibungsphase aktiv bleiben. Ihr Begleiter und die Hebamme können Sie vielfältig unterstützen, damit Sie die angenehmste Stellung finden.

Aufrecht stehen Eine aufrechte Stellung hat in der Austreibungsphase mehrere Vorteile. Vor allem nutzen Sie dabei die Schwerkraft, um Ihr Baby nach unten zu schieben; zudem können Sie nach unten besser pressen. Die aufrechte Haltung verbessert auch die Ausrichtung des Babys im Geburtskanal, sie kann die Effizienz der Kontraktionen erhöhen und schafft mehr Raum im Becken. Eine aufrechte Stellung verkürzt vermutlich auch die Dauer der Presswehen, sie beschleunigt die Geburt und macht den Einsatz von Zangen oder Saugglocke oder einen Dammschnitt weniger wahrscheinlich (s. S. 436f. und 427).

Geeignete Positionen Empfehlenswert sind während der Austreibungsphase aufrechte Stellungen wie Sitzen und Hocken. Falls Sie lieber sitzen, setzen Sie sich aufrecht oder halb liegend hin. Wenn Sie lieber auf dem Bett sitzen, nehmen Sie einen 45°-Winkel ein. Dies unterstützt die Atmung und mindert das Risiko einer aortocavalen Kompression, bei der das Gewicht der Gebärmutter und des Babys auf die großen Blutgefäße drückt (Aorta und Vena cava), was den Blutkreislauf von Mutter und Baby behindert und Schwindelgefühle verursacht. Falls dies passiert, legen Sie sich auf die linke Körperseite, um den Druck vom Becken zu nehmen und die Sauerstoffversorgung des Körpers zu verbessern.

Knien oder Hocken unterstützt den Weg des Babys durch das Becken, daher gehen viele Frauen für die Geburt automatisch in die Hocke oder den Vierfüßlerstand. Stellungen im Hocken und Knien verbreitern den Beckenkanal um etwa 28 Prozent im Vergleich zu einer Liegeposition. Das bedeutet, dass Ihr Baby auf seinem Weg durch Ihr Becken und den Geburtskanal mehr Platz hat. Manche Frauen finden nur schwer eine bequeme Hockstellung, da diese Position ungewohnt ist und sie daher bald ermüdet. Bitten Sie in diesem Fall Ihren Begleiter, Sie in der Hocke abzustützen.

Vielleicht stellen Sie fest, dass die Seitenlage Ihre bevorzugte Stellung ist. Ihr Partner kann dabei eines Ihrer Beine abstützen, um das Becken so weit wie möglich zu öffnen. Es gibt Hinweise, dass auch die Seitenlage Dammrisse verhindern kann.

Hilfsmittel nutzen Viele Frauen finden die Unterstützung durch Hilfsmittel wie Sitzsack, Pezziball, Kissen oder Bodenkissen im Knien oder Vorwärtsbeugen nützlich.

Wann Sie pressen dürfen

Ihr Baby dreht nun Kopf und Schultern, damit es geboren werden kann. Dabei empfinden Sie einen intensiven Pressdrang. Die Hebamme wird Ihnen helfen, sich zu konzentrieren, und Ihnen sagen, wann Sie dem Pressdrang nachgeben dürfen, der automatisch mit einer Wehe auftritt. Konzentrieren Sie sich mit jeder Wehe auf das Hinunterschieben in den Beckenbereich. Sie können Ihr Kinn auf die Brust legen, um während einer Wehe so lange wie möglich pressen zu können; dabei werden Sie mehrmals kräftig einatmen müssen. Beim Pressen können Sie durchaus auch laut sein. Vielleicht atmen Sie aber lieber tief und ruhig. Tun Sie das, was Ihr Körper will und was am besten funktioniert. Hören Sie auf die Instinkte Ihres Körpers, und nehmen Sie die Position ein, die Ihnen am angenehmsten ist und in der Sie am besten gebären können (s. links). Es kostet viel Anstrengung und Energie, ein Baby auf die Welt zu bringen – aber Sie besitzen diese Fähigkeit, und Sie werden es schaffen.

Hebamme und Begleitperson ermutigen Sie dabei, unterstützen Sie während dieser Phase nach Kräften und helfen Ihnen, an sich zu glauben.

Der Weg des Babys

Die Austreibungsphase dauert bei einer ersten Geburt zwischen 30 Minuten und zwei Stunden. Bei späteren Geburten kann sie beträchtlich kürzer sein, manchmal nur ein paar Minuten. Die Kombination aus Wehenkraft (die nun etwa alle zwei bis fünf Minuten kommen) und Ihrem aktiven Pressen schiebt das Baby weiter hinunter zum Beckenausgang. Dabei intensiviert sich der Druck auf Rücken und After, und wenn die Scheide voll gedehnt wird, verspüren Sie einen stechenden Schmerz. Nun bittet Sie die Hebamme, mit dem Pressen aufzuhören, damit der Damm sich dehnen kann und der Kopf des Babys nicht zu plötzlich geboren wird, was starke Dammrisse verursachen könnte. Durch Hecheln können Sie dem Pressdrang widerstehen.

Der Kopf erscheint Zunächst senkt sich der Kopf mit jeder Wehe weiter ab, rutscht dann aber im Geburtskanal leicht zurück. Schließlich wird er

> **IM BLICKPUNKT:** WIE SIE SICH FÜHLEN
>
> ## Die Austreibungsphase bewältigen
>
> **In der Austreibungsphase gewinnt oft der Instinkt die Oberhand.** Vielleicht merken Sie gar nicht mehr, was um Sie herum geschieht, wenn Sie dem überwältigenden Pressdrang nachgeben. Vor der Geburt haben Sie sich bestimmt Gedanken darüber gemacht, wie Sie sich während der Geburt verhalten.
>
> Manche Frauen haben Angst, beim Pressen Stuhlgang zu haben. Das kommt sehr häufig vor und ist völlig normal. Hebammen und Ärzte sind daran gewöhnt. Sie selbst nehmen es vielleicht gar nicht wahr.
>
> Statt sich über Ihr Verhalten Gedanken zu machen, motivieren Sie sich damit, dass Sie nun mehr Kontrolle über die Wehen haben und Ihr Baby aktiv hinausschieben. Vielleicht sind Sie während der Presswehen ziemlich laut – oder Sie pressen ruhig und intensiv.
>
> Wenn Sie sich auf die bevorstehende Ankunft Ihres Babys konzentrieren, halten Sie leichter durch.

> **PRESSWEHEN UNTER EINER PDA**
>
> **Eine Periduralanästhesie kann die Wahrnehmung** des Pressdrangs beeinträchtigen. In diesem Fall kontrolliert die Hebamme zunächst, ob das Baby womöglich Anzeichen einer Notlage zeigt. Vielleicht wartet sie ab, bis der Kopf etwas tiefer im Geburtskanal ist, bevor sie Ihnen sagt, dass Sie pressen sollen. Oder sie tastet Ihre Gebärmutter ab, um zu erkennen, wann eine Wehe beginnt, und leitet Sie dann zum Pressen an.

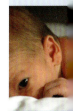

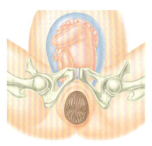 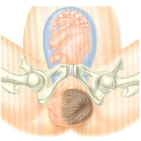 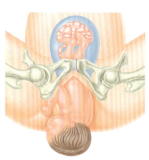

Wenn der Kopf erscheint, dauert es nur noch ein oder zwei Wehen, bis er geboren ist.

Der Kopf dreht sich, nachdem er geboren ist, zur Seite, sodass die erste Schulter leichter heraustreten kann.

Sobald beide Schultern geboren sind, gleitet der restliche Körper ohne Hindernisse heraus.

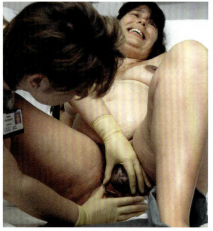 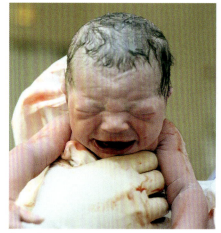

Wenn der Kopf erscheint, kontrolliert die Hebamme, ob die Nabelschnur nicht um den Hals liegt. Mit leichtem Zug an den Kopfseiten unterstützt sie die Geburt der Schultern.

Ihr Baby ist mit Blut und der dicken, fettigen Käseschmiere bedeckt, die seine Haut in der Gebärmutter geschützt hat.

> **SCHULTERDYSTOKIE**
>
> **Bei einer Schulterdystokie** stellen sich die kindlichen Schultern nach der Geburt des Kopfes in ungünstiger Weise ein, sodass sie im Becken der Mutter hängen bleiben und der weitere Geburtsverlauf sich verzögert. Da der Kopf problemlos geboren worden ist, wird die Lage oft erst jetzt erkannt. Es muss umgehend gehandelt werden, denn wenn das Baby nicht schnell entbunden wird, leidet es unter Sauerstoffmangel. Die Hebamme oder der Arzt legt die Mutter flach hin und stellt die Beine in Beinstützen, um den Geburtsweg zu weiten; hilft das nicht, gibt es verschiedene andere Techniken. Meist muss ein Dammschnitt (s. gegenüber) erfolgen, um die schnelle Entbindung zu unterstützen.
>
> Eine Schulterdystokie kommt häufiger vor, wenn das Baby sehr groß ist oder die Mutter ein kleines Becken hat, ebenso bei Frauen mit Diabetes oder Übergewicht. Ist bei einer Geburt eine Schulterdystokie aufgetreten, wird dies im Mutterpass vermerkt.

auf dem Höhepunkt einer Wehe in der Scheide sichtbar. Dann rutscht er noch einmal zurück. Bei den weiteren Wehen bleibt er schließlich in der Scheidenöffnung stehen. Jetzt dauert es nicht mehr lange, bis Ihr Baby geboren ist.

Auf dem Weg durch den Geburtskanal ist das Kinn des Babys gegen die Brust gedrückt, und der Kopf schiebt, beugt und dreht sich immer weiter nach unten, je stärker die Wehen werden. Das Gesicht liegt zu Ihrem Rücken gewandt; dadurch ist es möglich, dass der größte Teil des Kopfes den breitesten Bereich des Beckens passieren kann. Das Kind wendet dabei seinen Kopf zunächst zur Seite, da der Beckeneingang queroval ist. In der Beckenmitte dreht es den Kopf noch einmal und kommt schließlich mit dem Gesicht nach hinten, seltener auch nach vorne gewandt, im Beckenausgang an. Sobald der Kopf geboren ist, kontrolliert die Hebamme oder der Arzt, ob die Nabelschnur um den Hals geschlungen ist. Ist dies der Fall, wird sie hochgehoben und der Hals befreit. Die Hebamme entfernt Schleim aus Nase und Mund des Babys. Nach der Geburt nimmt der Kopf seine normale, aufrechte Position ein.

Die Geburt des Körpers Nach der Geburt des Kopfes dreht sich Ihr Baby leicht, sodass bei der nächsten Wehe eine Schulter geboren werden kann. Die Hebamme unterstützt das Erscheinen der Schulter durch leichtes Ziehen an den Kopfseiten. Nach der Geburt der ersten Schulter dreht sich das Baby nochmals, um die zweite Schulter zu befreien. Danach gleitet der restliche Körper heraus, und Ihr Baby ist geboren!

Kontrolle von Mutter und Kind

In der Austreibungsphase überwacht die Hebamme die Herztöne des Kindes und die Wehentätigkeit. Dauert die zweite Geburtsphase so lange, dass die Gefahr besteht, dass das anhaltende Pressen die Mutter an den Rand der Erschöpfung bringt, kann eine assistierte Geburt mit Zange oder Saugglocke (s. S. 436 f.) empfohlen werden.

Dammschnitt (Episiotomie)

Bei einem Dammschnitt wird die Geburtsöffnung künstlich erweitert, indem man mit einer langen, geraden Schere von der Scheide aus den Damm einschneidet. Dadurch soll verhindert werden, dass das mütterliche Dammgewebe bei der Geburt zerreißt oder überdehnt wird. Früher wurde der Dammschnitt beinahe routinemäßig ausgeführt, heute nur noch in bestimmten Fällen, z.B. bei einer Zangengeburt, bei einer Notlage des Babys oder wenn das Baby sehr groß oder der Damm sehr fest ist. Vor der Durchführung müssen Sie Ihre Einwilligung dazu geben.

Der Bereich wird zunächst örtlich betäubt. Die heute gebräuchlichste Schnittführung ist die mediane Episiotomie, also die in der Mittellinie. Die mediolaterale Episiotomie, der schräge Schnitt von der Scheidenmitte nach links oder rechts, bringt dagegen den meisten Raumgewinn, z.B. bei einem sehr engen Geburtskanal. Nach der Geburt wird der Schnitt vernäht. Im Wochenbett können häufig Beschwerden wie eine schlecht verheilende Dammnaht, Schmerzen beim Wasserlassen oder der Stuhlentleerung sowie Sitz- und Gehbeschwerden auftreten, insbesondere nach einem schrägen Schnitt.

Dammriss

Kleine Dammrisse können bei jeder Entbindung entstehen; vor allem bei Erstgebärenden sind sie beinahe die Regel. Man unterteilt dabei vier Schweregrade: Beim Dammriss ersten Grades handelt es sich um eine reine Verletzung der Haut. Beim zweiten Grad ist auch die oberflächliche Muskulatur des Dammes betroffen. Der Dammriss dritten Grades reicht bis zum Afterschließmuskel, der teilweise oder vollständig durchtrennt wird, beim vierten Grad ist auch die Vorderwand des Enddarms mitbeteiligt. Dammrisse ab dem zweiten Grad müssen vernäht werden. Dammrisse dritten Grades kommen meist nur bei assistierten Geburten vor.

GEBURTSBERICHT: WASSERGEBURT

Lena, 22, war zum ersten Mal schwanger, es gab keine Probleme. In der 36. Woche besprach sie mit ihrer Hebamme, dass sie sich eine Wassergeburt im Geburtshaus wünschte.

Lenas Geburtsbericht: Zwei Tage über dem Termin bekam ich unregelmäßige Wehen. Der Schleimpfropf löste sich, und ich hatte Rückenschmerzen. Am nächsten Morgen wachte ich um 6:30 Uhr mit regelmäßigen Wehen auf. Mithilfe von Atemtechnik, Bewegung und einem Pezziball bewältigte ich die Wehen. Als sie alle fünf Minuten kamen und eine Minute dauerten, rief ich im Geburtshaus an. Die Hebamme sagte, sie würde alles vorbereiten.

Um 11:35 Uhr kam ich mit meinem Partner im Geburtshaus an. Die Hebamme untersuchte mich und hörte die Herztöne des Babys ab. Der Muttermund war 5 cm eröffnet, der Kopf eingestellt. In der Geburtswanne konnte ich mich frei bewegen und meine Stellung verändern. Das warme Wasser linderte die Rückenschmerzen und die Wehen. Ich wurde ruhiger und entspannte mich. Ich kniete im Wasser, wiegte mein Becken vor und zurück und zu den Seiten. Mein Partner unterstützte mich dabei. Wieder hörte die Hebamme die Herztöne des Babys ab.

Um 15:20 Uhr kamen die Wehen alle ein bis zwei Minuten. Sie waren sehr stark. Die Hebamme und mein Partner redeten mir gut zu, und ich konnte mich weiterhin konzentrieren. Um 15:50 Uhr wurde der Kopf geboren, zwei Minuten später glitt mein Baby ins Wasser. Die Hebamme gab es mir, und wir blieben einige Augenblicke im Wasser. Zur Ausstoßung der Plazenta – ohne Medikamente – kam ich heraus. Um 16:20 Uhr war die Nachgeburt erfolgt. Ich musste nicht genäht werden.

Kommentar der Hebamme: Lena fand das warme Wasser während der Wehen sehr angenehm und entspannend. Sie probierte verschiedene Stellungen aus. Das Wasser tat ihr sehr gut. Sie und ihr Partner blieben hoch konzentriert. Die Wehen schritten gut voran und dauerten weniger als zehn Stunden. Alles in allem war es eine wunderschöne Geburt.

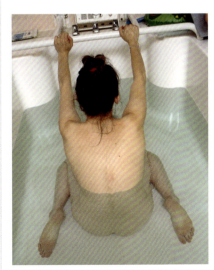

Das Knien in warmem Wasser linderte die Wehenschmerzen.

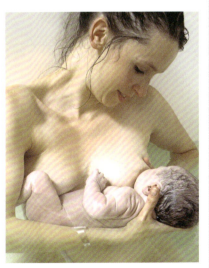

Nach der Geburt legte die Hebamme Lena ihr Baby zum Stillen an die Brust.

Nach der Geburt

Kurz nach der Geburt wird die Nabelschnur durchtrennt. Die Gebärmutter zieht sich zusammen und stößt die Plazenta aus.

Die Nachgeburtsphase

Die dritte Geburtsphase dauert von der Geburt des Babys bis zum Austreten der Eihäute und der Plazenta. Die Geburt der Plazenta kann auf natürlichem Wege geschehen (physiologisch verlaufende Plazentarperiode) oder durch eine Injektion in den Oberschenkel beschleunigt werden (aktive Leitung). Die Hebamme bespricht dies vor der Geburt mit Ihnen.

Die Nabelschnur durchtrennen

Einige Minuten nach der Geburt hört die Nabelschnur auf zu pulsieren und wird durchtrennt. Bis dahin wird Ihr Baby noch mit Blut aus der Plazenta versorgt. Die Nabelschnur wird an zwei Stellen abgeklemmt, etwa 1 cm und 4 cm vom Bauch entfernt, und zwischen den Klemmen mit einer Schere durchgeschnitten.

Aktive Leitung der Nachgeburt

Nach der Geburt des Babys kann man ein Medikament – meist Syntometrin – in den Oberschenkel spritzen, das die Gebärmutteraktivität anregt, sodass Plazenta und Eihäute schneller ausgestoßen werden. Dadurch schließen sich die Blutgefäße, was das Risiko schwerer Nachgeburtsblutungen verringert (s. Kasten gegenüber). Die Ausstoßung der Plazenta kann so schon fünf bis zehn Minuten nach der Geburt erfolgen. Wegen des Risikos einer Nachgeburtsblutung empfehlen viele Kliniken eine Einleitung der Nachgeburt, so auch wenn die Gebärende ein Fibrom oder einen Polypen hat.

Die Hebamme legt eine Hand über das Schambein, um ein Herabziehen der Gebärmutter zu verhindern, wenn sie an der Nabelschnur zieht. Mit der anderen Hand übt sie leichten Zug an der Nabelschnur aus, damit Eihäute und Plazenta sich lösen.

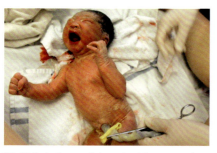

Die Nabelschnur wird wenige Minuten nach der Geburt abgeklemmt und durchtrennt, die Verbindung zwischen Plazenta und Baby gelöst.

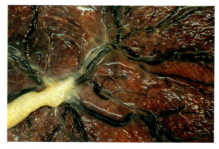

Die scheibenförmige Plazenta wiegt etwa 500 g. Ein Netzwerk aus Blutgefäßen umgibt die in der Mitte abgehende Nabelschnur.

ERSTE UNTERSUCHUNGEN

Apgar-Index

Nach einer, fünf und zehn Minuten werden Atmung (A), Herzschlag/Puls (P), Bewegungsverhalten/Grundtonus (G), Hautfarbe/Aussehen (A) und Reaktionen/Reflexauslösbarkeit (R) Ihres Babys überprüft. (Bei asiatischen und dunkelhäutigen Babys wird die Farbe von Mund, Handflächen und Fußsohlen kontrolliert.) Es wird jeweils ein Wert von 0 bis 2 vergeben. Eine Gesamtsumme von 7 nach einer Minute ist normal; bei weniger ist medizinische Betreuung erforderlich.

Apgar-Index	2	1	0
Aussehen/Hautfarbe	Insgesamt rosig	Gliedmaßen bläulich	Blass-bläuliche Hautfarbe
Atmung	Regelmäßiges, kräftiges Schreien	Unregelmäßig, schwach	Fehlt
Puls/Herzschlag	Über 100 pro Minute	Unter 100 pro Minute	Fehlt
Grundtonus/Muskeltonus	Kräftige, aktive Bewegung	Mäßige Aktivität	Schlaff, kein Tonus
Reflexauslösbarkeit	Kräftige Reaktion (Bewegen/Schreien)	Leichte Reaktion wie Grimassieren	Keine Reaktion

Natürliche Nachgeburt

Wenn sich die Plazenta mit den Eihäuten von selbst löst und die Ausstoßung nicht durch Medikamente beschleunigt wird, spricht man von einer natürlichen Nachgeburtsphase, die bis zu einer Stunde dauern kann. Die Hebamme leitet Sie zum Pressen an; vielleicht finden Sie die Hockstellung hilfreich. Nach dem Austritt der Plazenta wird sie auf ihre Vollständigkeit überprüft. So geht man sicher, dass keine Reste in der Gebärmutter verbleiben, was eine Nachgeburtsblutung verursachen kann (s. unten).

Das Befinden nach der Geburt

Nach der riesigen Anstrengung der Geburt ist eine körperliche Reaktion völlig normal. Viele Frauen bekommen Schüttelfrost, manche leiden an Übelkeit oder müssen erbrechen. Auch ein emotionaler Zusammenbruch ist nicht ungewöhnlich. Sobald sichergestellt ist, dass Sie und Ihr Kind wohlauf sind, werden Ihre Geburtshelfer Sie miteinander allein lassen, damit Sie einander kennenlernen können.

NACHGEBURTSBLUTUNG

Als Nachgeburtsblutung wird ein Blutverlust von mehr als 500 ml nach Ausstoßung der Plazenta bezeichnet. Diese Blutung kann etwa nach einer Zangengeburt, sehr langen Wehen oder einem Kaiserschnitt auftreten. Eine Ursache kann aber auch eine Plazentaretention sein, d.h. eine verzögerte oder unvollständige Ausstoßung der Plazenta. Dazu kommt es häufiger bei einer natürlichen Nachgeburt.

Da man die Nachgeburtsblutung heute mit Antibiotika und Bluttransfusionen gut behandeln kann, sind Komplikationen im Laufe der letzten Jahre bedeutend seltener geworden.

DAS AUSSEHEN IHRES BABYS

Neugeborene sind normalerweise nicht besonders hübsch.
Zum Glück finden wir Eltern unser Baby wunderschön. Neugeborene sind mit Käseschmiere überzogen sowie mit Fruchtwasser und Blut verschmiert. Babys, die bereits Mekonium ausgeschieden haben, können auch grüne Flecken auf Haut und Nägeln haben.

Zudem ist der Kopf bei Neugeborenen oft länglich verformt mit einer Schwellung oben auf dem Kopf, der sog. Geburtsschwellung. Sie entsteht durch den Druck auf dem Weg durch den Geburtskanal. Die Nase kann seitlich eingedrückt sein, die Augen geschwollen. Manchmal sind die Genitalien geschwollen. Doch all diese Auffälligkeiten bilden sich innerhalb von etwa 24 Stunden zurück. Der Kopf nimmt seine normale Form an, und

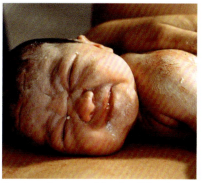

Ihr Neugeborenes sieht ziemlich mitgenommen aus, was sich aber in ein, zwei Tagen normalisiert.

Ihr Baby sieht bald so aus, wie Sie es erwartet haben.

Viele Babys haben nach der Entbindung Geburtsmale, sog. Storchenbisse. Diese roten Flecken auf Augenlidern und Nacken sind kein Grund zur Sorge, sie verblassen im Laufe der Zeit.

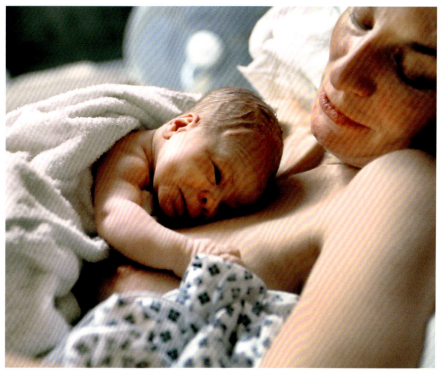

Hautkontakt hält Ihr Baby schön warm – bei Neugeborenen funktioniert die Temperaturregulation noch nicht optimal – und er fördert Ihre Bindung zueinander.

Besondere Geburten

JEDE GEBURT VERLÄUFT ANDERS – MANCHMAL WERDEN GEBURTSHILFLICHE EINGRIFFE ERFORDERLICH.

Vielleicht wissen Sie schon vorher, dass Sie wegen einer Erkrankung oder besonderer Vorkommnisse in der Schwangerschaft einen geburtshilflichen Eingriff brauchen, z.B. eine Geburtseinleitung oder einen Kaiserschnitt. Auch während der Wehen können Maßnahmen notwendig werden. Nach einer Frühgeburt braucht das Baby eine Intensivpflege. In jedem Fall wird alles für Ihre Sicherheit und die Ihres Kindes getan.

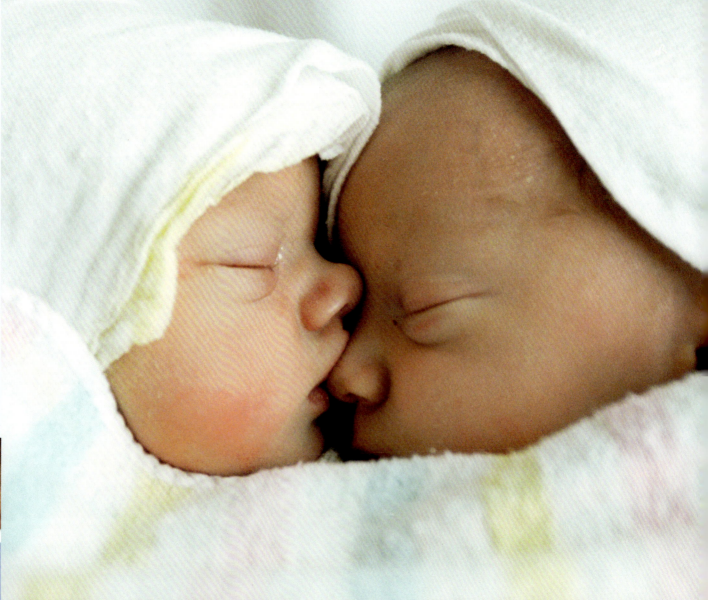
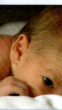

Frühgeburt

Der Begriff »Frühgeburt« bezieht sich auf den Geburtszeitpunkt (vor der 37. Woche) oder auf ein Geburtsgewicht unter 2500 g. Etwa 9 Prozent der Babys kommen in Deutschland zu früh zur Welt.

Eine vorzeitige Entbindung kann aus medizinischen Gründen erforderlich sein (s. unten), oder die Wehen setzen spontan zu früh ein. Je früher das Kind geboren wird, umso größer ist die Gefahr, dass es an Komplikationen leidet, z.B. Atemproblemen oder Infektionen.

Dank der enormen Fortschritte in der Versorgung überleben Frühgeborene heute oft schon ab der 22. Schwangerschaftswoche. Viele Frühgeborene müssen zunächst auf der Intensivstation versorgt werden (s. S. 452f).

Geplante Frühgeburt

Wenn die Gesundheit von Mutter oder Baby in Gefahr ist, kann eine vorzeitige Entbindung notwendig werden. So kann z.B. bei einer Herzerkrankung der Mutter die Fortführung der Schwangerschaft eine starke Belastung darstellen, oder eine Präeklampsie (s. S. 474) kann Mutter und Kind gefährden. Eine frühzeitige Entbindung wird auch angeraten, wenn der Ultraschall zeigt, dass die Plazenta nicht voll funktionstüchtig ist und das Baby nicht genügend Sauerstoff erhält. Dabei wird vor der 32. Woche meist per Kaiserschnitt entbunden; nach der 32. Woche ist eine Einleitung der Geburt (s. S. 432) möglich.

Vorzeitiger Wehenbeginn

Die Ursachen für plötzlich eintretende Wehen vor der 37. Woche sind häufig unklar. Jedoch treten sie mit höherer Wahrscheinlichkeit auf bei einer größeren Fehlbildung der Gebärmutterwand, wie z.B. Fibromen (s. S. 218), oder bei einer Muttermundschwäche. Eine

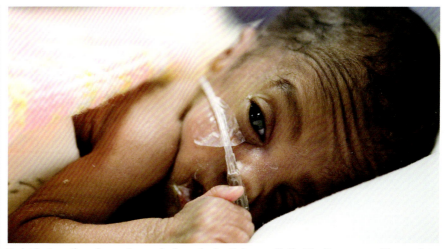

Es ist beängstigend zu sehen, wie das winzige Baby an all die Monitore angeschlossen ist. Doch die Technik hilft dem Baby beim Atmen und Trinken und sichert so seine Entwicklung.

Entzündung der Eihäute, die das Baby umgeben, kann auch frühzeitige Wehen auslösen.

Was kann man tun? Vorzeitige Wehen, die sich von den Braxton-Hicks-Kontraktionen durch ihre Wirkung auf den Gebärmutterhals unterscheiden, lassen sich medikamentös unterdrücken.

Die Wehenhemmer (Tokolytika) behandeln nicht die Ursache vorzeitiger Wehen, doch man gewinnt Zeit. So kann das Kind durch die Gabe von Glukokortikoiden die notwendige Lungenreife noch vor der Geburt erlangen. Die Mutter kann zudem in eine Perinatalklinik (s. S. 452) eingewiesen werden.

Manchmal bekommt die Mutter Antibiotika, da Frühgeborene anfällig sind für bakterielle Infektionen, die während der Geburt über den Gebärmutterhals aufsteigen.

> **PROGNOSE EINER FRÜHGEBURT**
>
> **Eine Frühgeburt kann man kaum vorhersagen.** Wenn Sie schon einmal eine Frühgeburt hatten, wird durch Tests das aktuelle Risiko bestimmt. Etwa im fünften Monat kann der Muttermund per Ultraschall untersucht werden – ein verkürzter Muttermund erhöht das Risiko. Durch Vaginalabstriche lassen sich Bakterien feststellen, die häufiger eine Frühgeburt auslösen. Sie können durch eine Antibiotika-Salbe reduziert werden.
>
> Auch ein erhöhter Gehalt des »Klebstoffs« Fibronektin weist auf ein höheres Frühgeburtsrisiko hin. Bei einer Muttermundschwäche kann der Muttermund durch eine Cerclage bis zur Geburt verschlossen werden.

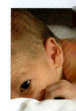

Geburtseinleitung

Die medikamentöse Geburtseinleitung gehört zu den gebräuchlichsten geburtshilflichen Maßnahmen in den westlichen Ländern.

Die Geburt kann eingeleitet werden, wenn die Fortsetzung der Schwangerschaft ein Risiko für Mutter oder Kind darstellt. Der häufigste Grund ist eine Übertragung der Schwangerschaft über die 41. oder 42. Woche hinaus, weil die Plazenta dann nicht mehr voll funktionstüchtig ist. Bereits früher kann die Einleitung z. B. bei einer Zwillingsgeburt oder aus medizinischer Indikation, etwa bei Diabetes, sinnvoll sein. Alternativ kann die Hebamme zunächst den Muttermund dehnen (s. S. 393), um ein spontanes Einsetzen der Wehen zu fördern.

Eine Geburtseinleitung ist nicht identisch mit einer Beschleunigung der Wehentätigkeit. Dabei bekommen Sie Medikamente zur Intensivierung der Wehen, nachdem die Geburt bereits spontan eingesetzt hat (s. S. 415).

Kontrolle des Muttermundes

Vor einer Geburtseinleitung wird der Muttermund bei einer vaginalen Untersuchung kontrolliert. Die Einleitung ist einfacher, wenn der Muttermund kurz und weich, also »reif«, ist und nicht mehr fest. Auch die Lage des Muttermundes und die Position des kindlichen Kopfes im Becken (s. S. 414) spielen eine Rolle für die Beurteilung, ob die Geburt eingeleitet werden soll.

Reifung des Muttermundes

Bei noch unreifem Muttermund kann ein Prostaglandin-Gel in den hinteren Teil der Scheide eingebracht werden. Diese natürlich wirkende Substanz regt die Wehentätigkeit an. Meist ist diese Behandlung wirksam. Manchmal reift jedoch selbst nach mehrmaliger Gabe der Muttermund nicht; dann wird nach einigen Tagen ein neuer Versuch unternommen. Bei anderen Frauen wiederum hat schon eine kleine Dosis eine intensive Wirkung.

Blasensprengung

Eine Amniotomie, die künstliche Sprengung der Fruchtblase, gehört zu den wichtigsten Schritten bei der Geburtseinleitung. Sie wird vorgenommen, wenn der Muttermund reif und leicht eröffnet ist und der Kopf des Kindes ins Becken eingetreten ist. Dabei sticht man mithilfe von Instrumenten ein kleines Loch in die Fruchtblase, sodass ihr Fruchtwasser abfließen kann. Dadurch wird der Muttermund weicher, zudem zieht sich die Muskelwand der Gebärmutter zusammen. Löst dieser Eingriff keine Wehen aus, bekommen Sie das Hormon Oxytocin als Tablette oder über einen Tropf. Dieses Hormon leitet die Kontraktionen ein (s. unten).

Oxytocin und Syntocinon

Oxytocin ist ein natürliches Hormon, das die Gebärmutter stimuliert sowie die Häufigkeit und Intensität der Wehen erhöht. Die synthetische Form, Syntocinon, besitzt die gleiche Wirkung. Sie erhalten das Medikament über einen Tropf in eine Armvene. Bei korrekter Anwendung sind diese Substanzen sicher und wirksam. Sie müssen jedoch mit Bedacht angewandt werden, da zu intensive Wehen die Sauerstoffversorgung des Babys unter einer Wehe verringern können. Als Vorsichtsmaßnahme werden die Wehen und die Herztöne des Babys kontinuierlich überwacht (s. S. 418).

> **FRAGEN UND ANTWORTEN**
>
> **Sind medizinische Eingriffe nach einer Geburtseinleitung wahrscheinlicher?**
> Nach einer Einleitung muss oft eine Zange oder Saugglocke (s. S. 436 f.) eingesetzt oder ein Kaiserschnitt durchgeführt werden. Dies ist häufiger beim ersten Baby, bei Muttermundproblemen (s. rechts) oder bei einer Einleitung zu einem frühen Zeitpunkt der Schwangerschaft der Fall.
>
> Medizinische Maßnahmen werden erforderlich, wenn die Geburt zu langsam voranschreitet oder einsetzt. Auch aus Sorge um die Verfassung des Babys während der Einleitung greift man manchmal ein.
>
> **Ist eine eingeleitete Geburt schmerzhafter als eine spontan einsetzende?**
> Manche Frauen berichten, dass sie nach der Einleitung sehr schnell starke Wehen bekommen. Da sie sich nicht schrittweise an die Zunahme des Wehenschmerzes gewöhnen konnten, ertragen sie den Schmerz oft schwerer, und es werden häufiger stärkere Formen der Schmerzlinderung, wie eine PDA, notwendig.

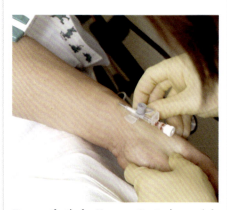

Das synthetische Hormon Syntocinon wird über einen Tropf verabreicht und soll die Wehentätigkeit anregen.

Steißlage/Beckenendlage

Mit 32 Wochen liegen 15 Prozent der Babys mit dem Po nach unten. Am Geburtstermin liegen nur noch fünf Prozent in Steißlage.

Steißgeburten sind in der Regel schwieriger. Wenn Ihr Baby gegen Ende der Schwangerschaft noch in Steißlage liegt, wird man Ihnen Hilfen anbieten, um das Kind zu drehen (s. unten).

Wendung des Babys

Es gibt verschiedene Techniken, mit denen es manchmal gelingt, das Baby von der Steißlage in eine andere Position zu drehen. Der Frauenarzt kann am Ende des achten Monats versuchen, das Baby durch sanften Druck auf Ihren Bauch in die Schädellage zu bringen. Man spricht dabei von einer »äußeren Wendung« (»Rolle vorwärts«). Dazu bekommen Sie ein wehenhemmendes Medikament, damit sich Ihre Gebärmutter entspannt. Die Herztöne des Babys werden während der Manipulation fortlaufend kontrolliert.

Die äußere Wendung kann allerdings eine Frühgeburt oder eine vorzeitige Plazentalösung verursachen. Die Erfolgsrate dieses manuellen Eingriffs wird auf ungefähr 50 Prozent geschätzt. Manchmal hilft auch Akupunktur oder Osteopathie dem Baby, die richtige Lage einzunehmen. Bleibt das Baby in Beckenendlage, wird meist zu einem Kaiserschnitt geraten.

Diagnose während der Wehen

Gelegentlich kommt es vor, dass eine Beckenendlage erst während der Wehen festgestellt wird, weil bei der Tastuntersuchung des Bauches oft schwer zu erkennen ist, ob der Kopf oder das Gesäß unten liegt.

Man kann unter der Geburt immer noch versuchen, das Kind zu wenden. Allerdings sind die Erfolgsaussichten gering. Ist die Fruchtblase bereits gesprungen, ist eine Drehung nicht mehr möglich.

Entbindung des Babys

Der Geburtsverlauf bei einer Beckenendlage ist für das Kind anstrengender als bei einer Schädellage. Für die Mutter fühlt sich die Geburt zunächst nicht anders an, als wenn das Kind mit dem Kopf zuerst kommt. Bei der Geburt steht ein größeres Geburtshelfer-Team bereit.

Das Kind muss sich mit dem Steiß im Geburtskanal genauso einfügen und drehen, als käme es mit dem Kopf zuerst. Sobald der Po geboren ist, rutscht der Kopf in den Beckenring. Da es dann sehr eng ist, drückt der Kopf die Nabelschnur ab, und das Kind muss schnell vollständig geboren werden. Der Kopf muss die gleichen Drehbewegungen machen wie vorher der Körper. Deshalb wird das Kind von den Geburtshelfern in bestimmter Weise angefasst (Manualhilfe), gedreht und hochgehoben. Die Mutter kann nicht mehr die von ihr bevorzugten Körperhaltungen einnehmen, sondern muss gut mit den Geburtshelfern kooperieren. Meist sind geburtshilfliche Eingriffe, wie Zange oder Saugglocke, notwendig, ebenso ein Dammschnitt.

Drohen Komplikationen, wird ein Kaiserschnitt vorgenommen, z.B. wenn das Baby in eine Notlage gerät, die Nabelschnur unter das Gesäß rutscht, sich der Muttermund zu langsam eröffnet, oder das Baby nicht tiefer tritt.

BECKENENDLAGEN

Eine Beckenendlage gibt es in drei Positionen. Bei der reinen Steißlage sind die Beine nach oben zum Kopf geschlagen. Eine vaginale Entbindung ist am ehesten möglich. Bei der Steiß-Fuß-Lage sind die Oberschenkel an den Körper gezogen und die Knie gebeugt. Eine vaginale Entbindung kann möglich sein. Bei der Fußlage liegen die Füße über dem Muttermund, eine vaginale Entbindung ist unwahrscheinlich.

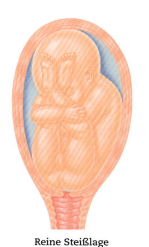

Reine Steißlage   Steiß-Fuß-Lage   Fußlage

Mehrlingsgeburt

Wenn Sie Mehrlinge erwarten, ist das Risiko von Geburtskomplikationen höher. Mutter und Babys werden genauestens überwacht.

Von Natur aus kommen Mehrlinge bei etwa jeder 90. Schwangerschaft vor. Die Wahrscheinlichkeit, Mehrlinge zu empfangen, ist größer nach Fruchtbarkeitsbehandlungen, bei einem fortgeschrittenen Alter der Mutter, oder wenn es in der Familie häufiger Zwillingsgeburten gibt.

Schwangerschaftsvorsorge

Mehrlingsschwangerschaften sind riskanter, daher finden häufiger Vorsorgeuntersuchungen statt. Oft werden die Babys zu früh geboren und haben ein geringes Geburtsgewicht, sie werden dann auf einer Neugeborenen-Intensivstation betreut (s. S. 452).

Gegen Ende der Schwangerschaft finden zusätzliche Ultraschalluntersuchungen statt, um das Wachstum der Babys zu prüfen. Gelegentlich bekommt ein Zwilling weniger Sauerstoff als der andere. Die Fruchtwassermengen werden gemessen, die Herztöne kontrolliert.

Mögliche Komplikationen

Manche Komplikationen machen einen Kaiserschnitt erforderlich.

Fötale Komplikationen Das Zwillings-Transfusionssyndrom kommt nur bei eineiigen Zwillingen mit einer gemeinsamen Plazenta vor (s. S. 51). Dabei gibt es Verbindungs- oder Kurzschlussgefäße auf der Plazenta, sodass nicht beide Babys gleichmäßig mit Blut versorgt werden. Unbehandelt ist dies für beide riskant. Zur Behandlung reduziert man durch eine Drainage das Fruchtwasser oder verödet die Kurzschlussgefäße auf der Plazenta mit einer Lasersonde.

Selten einmal entwickeln sich Zwillinge in einer gemeinsamen Fruchtblase, sog. monoamniotische Zwillinge. Das Hauptrisiko dabei ist, dass sich die Nabelschnüre verwickeln und die Sauerstoffversorgung behindern.

Komplikationen bei der Mutter

Bei einer Zwillingsschwangerschaft besteht ein erhöhtes Risiko für Komplika-

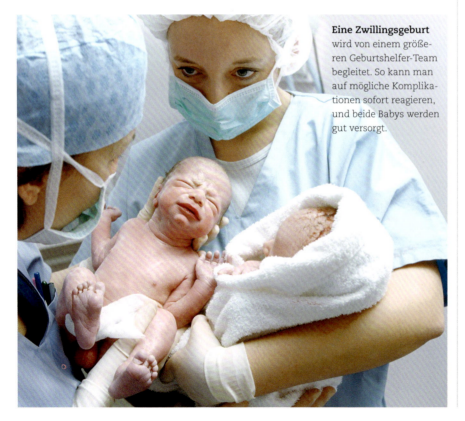

Eine Zwillingsgeburt wird von einem größeren Geburtshelfer-Team begleitet. So kann man auf mögliche Komplikationen sofort reagieren, und beide Babys werden gut versorgt.

FRAGEN UND ANTWORTEN

Kann ich mitentscheiden, wie meine Babys geboren werden?
Wenn Sie Zwillinge bekommen, besprechen Sie Ihre Wünsche bereits während der Schwangerschaft mit der Hebamme oder dem Arzt.

Die Entscheidung für eine vaginale Geburt ist von verschiedenen Faktoren abhängig, z. B. der Lage der Babys. Nach Möglichkeit gehen die Geburtshelfer auf Ihre Wünsche ein.

Kann ich meine Zwillinge zu Hause zur Welt bringen?
Eine Hausgeburt ist möglich, aber nicht ratsam. Bei einer Zwillingsgeburt sind mehr Geburtshelfer erforderlich, und die Wahrscheinlichkeit eines Eingriffs, z. B. einer Zangengeburt, ist vor allem beim zweiten Kind größer. Für Ihre Babys ist es sicherer, im Krankenhaus zur Welt zu kommen.

GEBURTSBERICHT: ZWILLINGSGEBURT

Julia erfuhr beim ersten Ultraschall, dass sie Zwillinge erwartete. Ihre anfänglichen Ängste überwand sie, als sie sah, wie ihre Babys sich entwickelten. Die Wehen setzten in der 36. Woche ein.

Julias Geburtsbericht: Ich war völlig verblüfft, als ich hörte, dass ich Zwillinge bekommen würde. Das hatte es in meiner Familie noch nie gegeben. Die Schwangerschaft war nicht leicht, ich war ständig müde und hatte einen riesigen Bauch. Die Ultraschalluntersuchungen, die mir zeigten, dass mit meinen Babys alles in Ordnung ist, beruhigten mich aber jedes Mal.

In der 36. Woche setzten die Wehen ein. Um 2 Uhr nachts platzte die Fruchtblase. Mein Partner brachte mich innerhalb von 15 Minuten ins Krankenhaus. Er war wohl ziemlich in Panik. Jonathan, unser erster Zwilling, wurde kurz nach 16 Uhr geboren, die Wehen waren also ziemlich lang. Ich bekam eine Pethidin-Spritze. Celia kam 20 Minuten später. Sie öffneten die zweite Fruchtblase, da ihre Herztöne schwach waren, aber bei der Geburt ging es ihr gut.

Nach der Geburt ließ das Geburtshelfer-Team uns mit unseren Babys allein. Das war die schönste Zeit. Alle Sorgen waren wie weggeblasen, wir waren nun einfach Mutter und Vater.

Kommentar der Hebamme: Viele Frauen haben wie Julia erst einmal Angst, was während der Wehen geschehen wird. Während der Schwangerschaft hatte Julia bereits mehrmals mit mir und dem Arzt darüber gesprochen, blieb aber dennoch besorgt.

Als sie auf die Entbindungsstation kam, sah sie, dass das Personal höchst professionell und erfahren war. Dies schenkte ihr die Zuversicht, Wehen und Geburt zu meistern. Beiden Babys ging es sehr gut, als sie die Klinik verließen, und auch Julia erholte sich rasch.

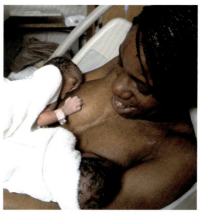

Trotz des höheren Risikos enden die allermeisten Zwillingsgeburten mit der sicheren Entbindung beider Babys.

tionen, z.B. eine Präeklampsie (s. S. 474) – möglicherweise infolge der zusätzlichen Belastung der Nieren – oder eine Schwangerschaftscholestase (s. S. 473). Die Gründe dafür sind unbekannt. Da der Kreislauf stark belastet wird, kann eine Thrombose entstehen. Deshalb kann eine vorzeitige Geburt sinnvoll sein.

Einsetzen der Wehen

Die Wehen setzen häufiger zu früh ein, und die Babys haben öfter ein unterdurchschnittliches Gewicht. Bei Zwillingen beginnen die Wehen meist etwa in der 37. Woche, bei Drillingen in der 34. und bei Vierlingen in der 32. Woche. Das durchschnittliche Geburtsgewicht bei Zwillingen beträgt 2,5 kg, bei Drillingen 1,8 kg und bei Vierlingen 1,4 kg.

Wehen und Geburt bei Zwillingen

Suchen Sie sich eine Klinik, in der man Erfahrung mit Zwillingsgeburten hat. Neben der Hebamme sollte ein Arzt als Geburtshelfer anwesend sein. Eine Zwillingsgeburt dauert nicht länger als die Geburt eines Einzelkindes.

Meist wird die Gebärende kontinuierlich per CTG überwacht (s. S. 418) – jedes Baby mit einer eigenen Sonde auf dem Bauch der Mutter. Manchmal wird ein Baby auch durch eine Elektrode am Kopf (s. S. 419) kontrolliert, wenn seine Herztöne nur schwer festzustellen sind.

Entbindung des ersten Zwillings

Für den ersten Zwilling liegt die Wahrscheinlichkeit, dass Zange oder Saugglocke zum Einsatz kommt, gleich hoch wie für ein einzelnes Kind. Allerdings kann der Einsatz solcher Hilfsmittel nötig werden, damit der Arzt rasch Zugriff auf den zweiten Zwilling bekommt. Nach der Entbindung des ersten Kindes wird seine Nabelschnur abgetrennt. Die Plazenta bleibt in der Gebärmutter, bis das zweite Baby geboren ist.

Entbindung des zweiten Zwillings

Die Geburtshelfer stellen durch eine Tastuntersuchung oder Ultraschall fest, ob das zweite Baby in Kopf- oder Steißlage liegt. Wenn der Kopf oder Po des zweiten Babys ins Becken eintritt, kann zur Anregung der Wehentätigkeit die zweite Fruchtblase geöffnet werden. Die normale Geburt sollte in etwa 30 Minuten erfolgen; Zange oder Saugglocke sind nur erforderlich, wenn Probleme auftreten. Nur selten wird das erste Baby vaginal und das zweite per Kaiserschnitt entbunden. Dies kann eventuell notwendig werden, wenn eine schnelle Entbindung erforderlich ist und eine vaginale Geburt nicht sicher erscheint.

Nachgeburt Bei Zwillingen besteht ein größeres Risiko einer Nachblutung, daher wird meist eine aktive Steuerung der dritten Geburtsphase empfohlen (s. S. 428).

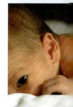

Assistierte Geburt

Bei der assistierten Geburt wird eine Zange oder Saugglocke zur Entbindung eingesetzt. Das beugt weiteren Komplikationen vor.

> **CHECKLISTE**
>
> ### Gründe für eine assistierte Geburt
>
> Verschiedene Gründe machen eine assistierte Geburt wahrscheinlicher.
>
> ■ Ihr Baby hat auffällige Herztöne, die Anzeichen für eine Notlage sein können.
>
> ■ Sie haben schon lange Presswehen, doch die Geburt geht nur langsam voran.
>
> ■ Sie sind erschöpft und haben keine Kraft mehr zu pressen.
>
> ■ Sie leiden an einer Krankheit und dürfen nicht lange pressen.

Als medizinisch assistierte Geburt wird die grundsätzliche Betreuung durch ein Geburtshelfer-Team bezeichnet, als assistierte Geburt im engeren Sinne der Einsatz von Zange oder Saugglocke. Dabei können leichte »Nebenwirkungen«, wie Blutergüsse, entstehen, größere Komplikationen sind selten.

Wie bei jeder medizinischen Maßnahme erfolgt eine assistierte Geburt nur dann, wenn es für die Gesundheit von Mutter und Kind notwendig erscheint.

Die Durchführung

Der betreuende Arzt erklärt Ihnen zunächst, warum der Einsatz von Zange oder Saugglocke erforderlich ist, und er erläutert die möglichen Komplikationen. Zu jeder Maßnahme müssen Sie Ihre Einwilligung geben. Ihre Beine werden auf Beinhaltern gelagert. Scheide und Damm werden gereinigt und der Damm betäubt, ein Katheter wird in die Blase eingeführt. Dann werden die gebogenen Löffel der Zange um die Seiten des Kopfes gelegt bzw. die Saugglocke durch einen Unterdruck am Kopf des Babys befestigt. Während der nächsten Wehe werden Sie angeleitet zu pressen. Ihr Baby sollte nun innerhalb von etwa 20 Minuten geboren werden. Ein Dammschnitt ist erforderlich, damit der Kopf geboren werden kann. Nach der Geburt des Kopfes wird das Hilfsmittel entfernt und der Körper normal entbunden.

Geburtszange

Geburtszangen wurden im 17. Jahrhundert von dem britischen Arzt Chamberlen entwickelt und sind somit seit Jahrhunderten in Gebrauch. Natürlich wurden sie im Laufe der Zeit weiterentwickelt. Sie sind eine effektive und verlässliche Methode der assistierten Geburt, müssen jedoch von einem ausgebildeten, erfahrenen Arzt eingesetzt werden. Die Löffel werden so angelegt, dass sie den Kopf des Babys im Bereich der Ohren und Wangen umfassen. Dann zieht der Arzt den Kopf vorsichtig nach unten, während die Mutter unter der Wehe presst. So führt der Arzt das Kind aus dem Geburtskanal heraus. Zangen können gegen Ende der Entbindung auch zur Ausrichtung des Kopfes eingesetzt werden, wenn das Baby zunächst in einer hinteren Hinterhauptslage liegt (s. S. 417). Nach dem Drehen des Kopfes erfolgt die weitere Entbindung wie oben beschrieben.

> **FORMEN DER ASSISTIERTEN GEBURT**
>
> **Die Unterstützung der Geburt durch Saugglocke oder Zange** ist eine ungefährliche, seit Langem bewährte Maßnahme, die einen Kaiserschnitt verhindern kann. Welches Hilfsmittel zum Einsatz kommt, hängt auch von der Erfahrung des betreuenden Arztes ab.

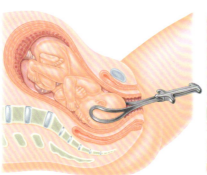

Die metallenen Zangen umschließen die Kopfseiten des Babys und führen den Kopf mit jeder Wehe nach unten.

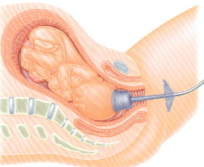

Bei einer Saugglocke wird ein weicher Saugnapf am Kopf des Babys angebracht und das Baby vorsichtig herausgezogen.

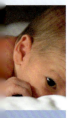

Vor- und Nachteile einer Zangengeburt

Es gibt mehrere Vorteile der Zange gegenüber der Saugglocke. Die Zange unterstützt die Geburt auch bei schwachen Wehen oder erschöpfungsbedingtem Nachlassen des Pressens. Zangen versagen praktisch niemals. Wenn der Arzt die Löffel um den Kopf des Babys legen kann, ist in der Regel eine vaginale Entbindung möglich, ohne dass ein Notkaiserschnitt erforderlich wird.

Der Nachteil der Zange besteht darin, dass Damm und Scheide häufiger verletzt werden als bei der Saugglocke.

Die Saugglocke

Die Saugglocke wurde in den 1950er-Jahren entwickelt. Ihr Saugnapf besteht aus Metall oder aus synthetischem Material und ist mit einer Kette oder einem Griff sowie einer Vakuumpumpe verbunden. Die Saugglocke wird auf den Kopf des Babys gesetzt; sie haftet, indem man mit der Pumpe einen Unterdruck erzeugt. Während die Mutter unter einer Wehe nach unten presst, zieht der Arzt an dem Griff das Baby heraus.

Saugglockengeburten gelten nach der 34. Schwangerschaftswoche als sehr sicher. Davor ist der Kopf des Babys zu empfindlich für die Saugwirkung.

Vor- und Nachteile der Saugglocke

Die Saugglocke ist oft einfacher anzuwenden und verursacht weniger Verletzungen an Scheide und Damm als die Zangenlöffel. Ein Dammschnitt ist nicht zwangsläufig erforderlich. Die Saugglocke kann eingesetzt werden, bevor der Muttermund voll eröffnet ist. Es besteht das Risiko einer Schwellung am Kopf des Kindes, ernsthafte Komplikationen sind jedoch selten. Allerdings versagt die Saugglocke in bis zu 20 Prozent der Fälle, vor allem dann, wenn das Kind keine ideale Position eingenommen hat, wenn die Wehentätigkeit schwach ist, der Kopf des Babys bereits angeschwollen ist, oder die Mutter zu erschöpft ist zum Pressen. Löst sich die Saugglocke unter der Geburt, kann sie erneut angebracht werden, oder es kommt stattdessen die Zange zum Einsatz. Manchmal muss dann auch ein Kaiserschnitt durchgeführt werden.

Schmerzlinderung

Eine assistierte vaginale Entbindung ist meist schmerzhaft, daher ist eine ausreichende Schmerzlinderung sehr wichtig. Manchmal reicht schon die lokale Betäubung von Damm und Scheide aus, vor allem wenn Arzt und Hebamme davon ausgehen, dass die Geburt rasch erfolgt, und das Baby bereits den Großteil des Geburtskanals passiert hat.

Bei schwierigeren assistierten Geburten, z. B. wenn sich das Kind nicht in einer vorderen Hinterhauptslage befindet (s. S. 417), kann eine Periduralanästhesie gelegt werden (s. S. 404). Das ist besonders hilfreich, wenn der Arzt es für möglich hält, dass die Zangen- oder Saugglockengeburt nicht erfolgreich ist und ein Notkaiserschnitt notwendig werden könnte.

Wenn dann bereits eine PDA besteht, kann sie nachdosiert werden.

MÖGLICHE KOMPLIKATIONEN

In den meisten Fällen sind Mutter und Baby nach einer assistierten Geburt wohlauf, gelegentlich können Probleme auftreten.

Probleme während der Entbindung Eine sog. Schulterdystokie, bei der die Schultern unter der Geburt hängen bleiben (s. S. 426), kommt bei Zangen- oder Saugglockengeburten häufiger vor. Meist können die Schultern durch einfache Maßnahmen befreit werden. In seltenen Fällen kann sich daraus ein Notfall entwickeln, und ein erfahrener Arzt muss die Entbindung zu Ende bringen.

Auswirkungen auf das Baby Die Zangenlöffel können an den Kopfseiten vorübergehende Quetschungen verursachen. Sie können im Bereich der Augen sogar Nerven abdrücken, sodass das Baby ein oder zwei Tage lang nicht richtig blinzeln kann. Die Saugglocke kann oben am Kopf einen Bluterguss verursachen, und der Kopf kann anfangs dort, wo die Saugglocke angebracht war, länglich verformt wirken. Das sieht erschreckend aus, bildet sich aber nach etwa zwei Wochen zurück. Zu schweren Komplikationen beim Baby gehören ein Schädelbruch nach einer Zangengeburt oder eine Hirnblutung nach einer Saugglockengeburt – beides ist aber sehr selten.

Auswirkungen auf die Mutter Ein Dammschnitt ist wahrscheinlicher, besonders beim Einsatz der Zange. Mit dem Schnitt wird der After vor schwereren Verletzungen während der Geburt geschützt. Trotzdem reißt manchmal der After ein. Dies muss nach der Geburt sorgfältig genäht werden, ebenso wie weitere Risse im Dammbereich.

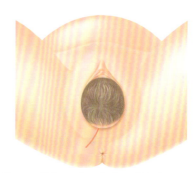

Der mediolaterale Schnitt erfolgt ins Muskelgewebe und wird schräg von der Scheide und dem Damm weggeführt.

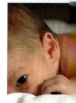

Kaiserschnitt

Ein Kaiserschnitt ist geboten, wenn dies für die Gesundheit von Mutter und Baby notwendig ist.

Beim Kaiserschnitt (Sectio caesarea) holt man das Baby auf operativem Weg aus der Gebärmutter. Dazu wird der Unterbauch an der Schamhaargrenze quer eingeschnitten. Eine Kaiserschnittrate von 10–15 Prozent gilt als vertretbar, doch in den meisten Industrienationen liegt sie bei weit über 20 Prozent, in Deutschland bei gut 25 Prozent.

Keineswegs alle dieser Kaiserschnittgeburten sind medizinisch unabdingbar. Für die Kliniken ist diese Geburtsmethode besser zu kontrollieren und zu planen.

Manche Frauen meinen zwar, ein Kaiserschnitt sei für das Baby sicherer als eine vaginale Geburt, doch aus medizinischen Gründen ist er bei einer komplikationslosen Schwangerschaft kaum zu rechtfertigen.

Arten des Kaiserschnitts

Generell unterscheidet man zwischen einem primären Kaiserschnitt und einem sekundären Kaiserschnitt.

Ein primärer Kaiserschnitt wird im Voraus geplant, und die Geburt hat noch nicht begonnen, d. h., es gab weder einen Blasensprung noch Eröffnungswehen. Für einen primären Kaiserschnitt gibt es absolute (Schnitt unbedingt nötig) und relative (situationsabhängige) Indikationen. Absolute Indikationen sind etwa eine regelwidrige Lage des Kindes (z. B. Querlage), Lebensgefahr für Mutter und/oder Kind (z. B. Gebärmutterriss) sowie spezielle Vorerkrankungen der Mutter (z. B. schwere Wirbelsäulenverletzungen) oder des Kindes (z. B. Bauchdeckendefekte). Zu den relativen Indikationen zählen u. a. der Verdacht auf ein Missverhältnis zwischen kindlicher Größe und mütterlichem Becken sowie die Beckenendlage.

Von einem sekundären Kaiserschnitt spricht man, wenn die Geburt bereits begonnen hat, d. h., wenn die Fruchtblase gesprungen ist oder Eröffnungswehen eingesetzt haben. Unabhängig vom Schwangerschaftsalter kann man in diesem Fall die Geburt nicht mehr aufhalten, z. B. um eine zu frühe Frühgeburt zu vermeiden. Indikationen für einen sekundären Kaiserschnitt sind z. B. ein Geburtsstillstand aufgrund einer mangelnden Drehung des kindlichen Kopfes, kindliche Herztonveränderungen, ein Nabelschnurvorfall, das Auftreten eines schwangerschaftsinduzierten Bluthochdrucks oder Kindslagen, die die vaginale Geburt schwierig bis unmöglich machen.

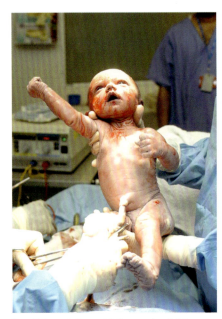

Das Baby wird vorsichtig aus der Gebärmutter gehoben und die Nabelschnur durchtrennt.

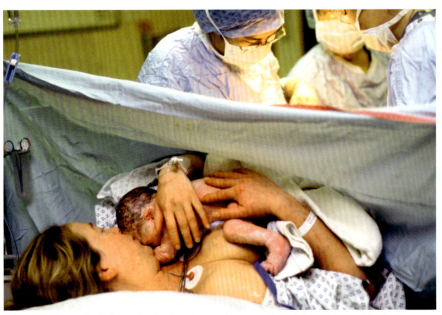

Die Mutter kann ihr Baby sofort in den Arm nehmen, während das OP-Team die Plazenta entbindet und die Wunde versorgt.

Ein Notkaiserschnitt kann primär oder sekundär erfolgen. Der Ausdruck bezieht sich lediglich auf die Dringlichkeit und damit auf die Gefahr, die für Mutter und/oder Kind besteht. Gründe für einen Notkaiserschnitt sind z. B. vorzeitige Plazentalösung, Gebärmutterriss, Eklampsie oder ein anhaltender Abfall der kindlichen Herztöne.

Wunschkaiserschnitt Der sog. elektive Kaiserschnitt ist eine Form des primären Kaiserschnitts. Er wird auf ausdrücklichen Wunsch der Schwangeren durchgeführt. Immer mehr Frauen entscheiden sich gegen eine natürliche Geburt, z. B. weil sie Angst vor der vaginalen Entbindung haben und sich überfordert fühlen. Der Kaiserschnitt scheint hingegen sicher und kaum riskant zu sein. Doch besser ist es, das eigene Selbstbewusstsein zu stärken. Der Kaiserschnitt ist eine große Bauchoperation, über die man sich im Vorfeld gut informieren sollte. Ist er medizinisch nicht notwendig, sollte man sich überlegen, warum man ihn vornehmen lassen lassen möchte.

Einwilligung zum Kaiserschnitt

Ein Kaiserschnitt ist ein ärztlicher Eingriff, in den Sie einwilligen müssen. Eine rechtsgültige Einwilligung setzt voraus, dass Sie wissen, welchem Zweck der Eingriff dient, mit welchen Risiken er verbunden ist und welche Alternativen zur Wahl stehen. Sie haben immer das Recht, einen Kaiserschnitt abzulehnen, selbst wenn dadurch Ihr Leben oder das Ihres Babys gefährdet wird.

Die Narkose

Vor der Operation führen Sie ein Gespräch mit dem Narkosearzt. Er stellt sicher, dass Sie unter der Operation keine Schmerzen haben, und ist auch für die Schmerztherapie nach der Geburt verantwortlich. Meist erfolgt eine örtliche Betäubung, und die Mutter erlebt die Operation bei vollem Bewusstsein. Bei der Spinalanästhesie wird das Betäubungsmittel im Bereich der Lendenwirbelsäule in den Rückenmarkskanal gespritzt (s. S. 406). Wenn Sie zunächst eine natürliche Geburt anstreben, kommt eine Periduralanästhesie zum Einsatz (s. S. 404). Sie kann bei einem notwendig werdenden Kaiserschnitt nachdosiert werden. Ist ein Notkaiserschnitt erforderlich, muss alles ganz schnell gehen, und es bleibt nicht genügend Zeit, bis eine PDA wirkt. In diesen Fällen wird meistens eine Vollnarkose durchgeführt (s. S. 407).

Die Operation

Wenn Sie auf dem OP-Tisch liegen, bekommen Sie einen Venenzugang gelegt, über den Sie alle notwendigen Medikamente erhalten. Das Schamhaar wird rasiert und der Bauch mit sterilen Tüchern abgedeckt sowie mit Desinfektionsmittel eingepinselt. Um die Harnblase vor Verletzungen während der Operation zu schützen, wird ein Katheter gelegt.

Die Operation beginnt mit einem Unterbauchschnitt in der Bikinizone. Beim sog. sanften Kaiserschnitt (Misgav-Ladach-Methode) wird Schicht um Schicht der Bauchdecke möglichst ohne Messer aufgedehnt und schließlich die Gebärmutter geöffnet. Bei der klassischen Methode geschieht dies überwiegend mit Skalpell und Schere. Dann befreit der Operateur den Kopf des Kindes und schält es heraus. Wenn die Nabelschnur durchtrennt ist, übernimmt die Hebamme das Kind. Ist die Mutter wach, kann sie es gleich kennenlernen. Danach versorgen Hebamme und eventuell der Vater das Neugeborene.

Der Operateur entnimmt nun die Plazenta. Nach der Geburt des Kindes und der Plazenta wird die Wunde wieder verschlossen. Bei der klassischen Methode geschieht dies, indem jede Schicht separat wieder zugenäht wird. Bei der Misgav-Ladach-Sectio werden Bauchfell, gerader Bauchmuskel und Unterhautfettgewebe nicht vernäht. Falls es notwendig ist, wird bei beiden Methoden unter die Muskelhaut eine sog. Redon-Drainage gelegt, über die Blut

> **MÖGLICHE KOMPLIKATIONEN**
>
> **Es gibt mehrere häufige, aber geringfügige Probleme** bei einem Kaiserschnitt. So kann unter der Operation sowie an den Tagen danach eine Blutung auftreten oder eine Bluttransfusion notwendig werden. Eine leichte Blasen- oder Wundinfektion ist möglich; eine schwere Infektion ist sehr viel seltener. Selten kann eine Wundinfektion eine Zweitoperation erfordern. Das Risiko eines Blutgerinnsels in den Beckenvenen ist größer, wenn keine blutverdünnenden Medikamente gegeben werden. Bei gesunden Frauen ist das Risiko einer Lungenthrombose gering. Es besteht eine geringe Gefahr, dass durch den Schnitt die Blase oder gar das Baby verletzt wird. Eine Schädigung anderer innerer Organe ist unwahrscheinlich.
>
> Nach einem Kaiserschnitt besteht ein höheres Risiko für eine Wochenbettdepression (s. S. 475). Möglicherweise könnten später Probleme mit der Fruchtbarkeit auftreten.

und Wundsekret abfließen können. Eine Wunddrainage ist häufiger bei Kaiserschnitten nach der klassischen Methode erforderlich. Ein Vorteil der sanften Methode ist die kürzere Operationsdauer (ca. 30 statt 50 Minuten). Nach dem Eingriff wird die Mutter noch etwa zwei Stunden im Aufwachzimmer oder im Kreißsaal überwacht. In dieser Zeit kann sie sich mit ihrem Baby beschäftigen.

Die Genesung

In den ersten beiden Tagen nach dem Kaiserschnitt ist die Patientin weitgehend ans Bett gebunden. Die Operationswunde schmerzt bei Bewegung, das Gehen fällt schwer. Nach etwa drei Tagen sollte die Mutter jedoch wieder »mobil« sein und sich auch um ihr Kind kümmern können.

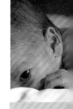

Das Leben mit dem Neugeborenen

Diesen Moment haben Sie die letzten neun Monate herbeigesehnt – das Baby im Arm zu halten ist überwältigend. In den kommenden Wochen erholen Sie sich und erleben eine dramatische Veränderung Ihres Lebens. Dabei erfahren Sie vielfältige Gefühle, von Freude über Verzweiflung bis zu tiefer Erschöpfung. Lassen Sie sich auf den Neuankömmling ein, bestaunen Sie das kleine Wesen, und wachsen Sie zur Familie zusammen.

Die ersten zwölf Stunden

Vor ein paar Minuten waren Sie ein Paar – und jetzt sind Sie Eltern! Der Augenblick, von dem Sie neun Monate lang geträumt haben, ist endlich gekommen … und was geschieht als Nächstes?

Natürlich kommt es darauf an, wie Wehen und Geburt verlaufen sind und wo Sie sind; doch an jedem Ort verlaufen die ersten zwölf Stunden etwa so:

🕐 **1.–2. Stunde** Wenn es Ihrem Baby gut geht, können Sie es sofort zu sich nehmen, mit ihm schmusen und diese magischen ersten Augenblicke auskosten. Die Hebamme oder Ihre Begleitperson trennt nach ein paar Minuten die Nabelschnur durch, bzw. wenn sie nicht mehr pulsiert. Sie selbst sind freudig erregt, erleichtert oder einfach erschöpft. Keine Sorge, wenn Sie erbrechen müssen, Schüttelfrost bekommen oder zu benommen sind, um Ihr Baby in den Arm zu nehmen. Das sind völlig normale Reaktionen nach einer Geburt.

Wenn Ihr Baby munter ist und Sie es stillen wollen, legen Sie es an die Brust. Vielleicht nuckelt es anfangs nur.

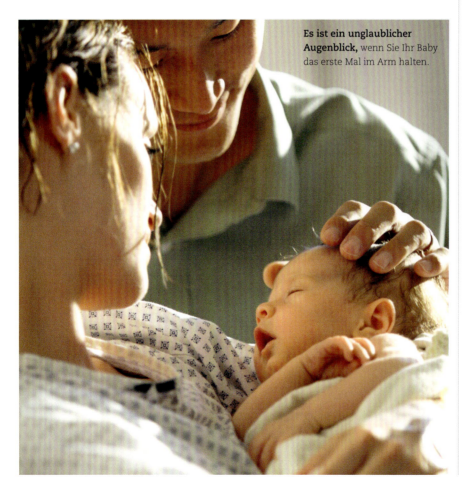

Es ist ein unglaublicher Augenblick, wenn Sie Ihr Baby das erste Mal im Arm halten.

Schmiegen Sie es eng an Ihre Haut: Die Wärme Ihres Körpers ist genau das, was es jetzt braucht. Nach ein, fünf und zehn Minuten wird ein Apgar-Test durchgeführt (s. S. 428). Ihr Baby wird mit einem Handtuch abgetrocknet, das verschluckte Fruchtwasser wird abgesaugt. Das Kind wird gewogen und der Kopfumfang gemessen.

Kurz nach der Geburt des Babys muss sich die Plazenta ablösen. Die Nachgeburt kann auf natürlichem Wege oder medikamentös unterstützt ausgestoßen werden (s. S. 428). Eine Medikamentengabe, die eine Uteruskontraktion anregt, verkürzt die dritte Phase und reduziert nachweislich das Risiko einer Nachgeburtsblutung.

Ein Dammschnitt oder Dammriss muss genäht werden. Dazu erhalten Sie eine örtliche Betäubung. Ihr Begleiter kann so lange bei Ihnen bleiben und das Baby im Arm halten.

In den ersten Stunden wird das Gehör Ihres Babys getestet. Auch bekommt es Vitamin K, als Injektion oder oral. Der Spiegel dieses für die Blutgerinnung wichtigen Vitamins ist bei Neugeborenen oft niedrig. Weil das Vitamin K nicht immer absorbiert wird, wird die Gabe zweimal wiederholt.

🕐 **2.–3. Stunde** Zeit zum Auftanken: Ein kleiner Imbiss nach den Mühen der Geburt schmeckt so gut wie nie zuvor … genießen Sie ihn.

🕐 **3.–4. Stunde** Sie werden verschwitzt sein. Wenn Sie keine Periduralanästhesie hatten, können Sie nun duschen. Bitten Sie Ihre Hebamme oder Ihren Begleiter

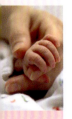

um Hilfe, wenn Sie noch wackelig auf den Beinen sind.

🌓 **5. Stunde** Müssen Sie zur Toilette? Das Wasserlassen brennt anfangs, vor allem nach einer Dammnaht. Gießen Sie beim Wasserlassen warmes Wasser über die Scheide. Die Hebamme möchte wissen, ob alle Organe richtig funktionieren. Sie brauchen dicke Binden für den Wochenfluss (Lochien). Informieren Sie die Hebamme, wenn er sehr stark ist.

🌓 **6. Stunde** Wenn es Ihnen gut geht, Sie untersucht worden sind und Sie und das Baby von den Ärzten grünes Licht bekommen haben, können Sie nach einer ambulanten Geburt nach Hause gehen. Die Nachsorgehebamme können Sie jederzeit kontaktieren. Sonst werden Sie spätestens jetzt auf Ihr Zimmer verlegt.

🌓 **7. Stunde** Nun haben Sie endlich Gelegenheit, in Ruhe die winzigen Zehen, die Beinchen, das feine Kopfhaar und den weichen Flaum auf dem Rücken Ihres Babys zu bewundern. Auf seiner Haut finden sich Spuren von Käseschmiere. Vielleicht sind die Fingernägel lang und splittern – knabbern Sie sie einfach ab. Ihr Baby ist wunderbar und einzigartig.

🌓 **8. Stunde** Lassen Sie Ihre Brust möglichst frei und legen Sie Ihr Baby neben sich, damit es nach Belieben trinken kann. Ihr Körper bildet das nährstoffreiche Kolostrum, das viele Antikörper enthält. Ihr Baby sollte den Warzenhof mit weit geöffnetem Mund umschließen (s. S. 448). Das Stillen regt die Ausschüttung des Hormons Oxytocin an, das die Rückbildung der Gebärmutter fördert. Dabei treten Nachwehen auf – bei nachfolgenden Geburten oft stärker ausgeprägt. Trösten Sie sich damit, dass sich Ihre Gebärmutter bei jeder Wehe zusammenzieht und sich damit auch Ihr Bauch zurückbildet.

🌓 **9. Stunde** Wenn Sie mögen, können Sie nun Besucher empfangen, zu Hause

DIE ERSTE VORSORGEUNTERSUCHUNG: NEUGEBORENENUNTERSUCHUNG

Direkt nach der Entbindung überprüft der Arzt die Körperfunktionen des Babys und verschafft sich einen ersten Eindruck von seinem Gesundheitszustand (Apgar-Index) und seiner Reife.

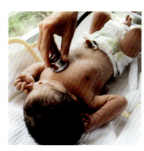

Herz und Lunge werden untersucht.

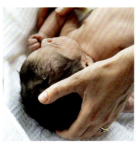

Kopfform und Fontanellen werden untersucht.

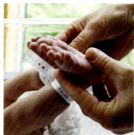

Die Reflexe von Händen und Füßen werden getestet, Finger und Zehen gezählt.

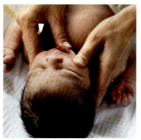

Mund und Gaumen werden untersucht, ob Nase und Speiseröhre frei durchgängig sind.

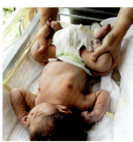

Die Beweglichkeit der Hüften wird kontrolliert und auf Fehlbildungen untersucht.

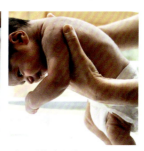

Die Wirbelsäule wird untersucht, ob sie gerade ist und frei von Auffälligkeiten.

wie in der Klinik – aber bitte nur für kurze Zeit.

🌓 **10. Stunde** Der Bindungsprozess – »Bonding« – zwischen Eltern und Kind ist bereits in vollem Gange.

🌓 **11. Stunde** Wenn Sie nicht möchten, dass Ihr Partner allein nach Hause geht, können Sie in einem sog. Familienzimmer den ersten Tag und die erste Nacht gemeinsam als Familie verbringen. Erkundigen Sie sich vorab, ob es diese Möglichkeit in Ihrem Krankenhaus gibt.

🌓 **12. Stunde** Nach diesem Wechselbad aus Schmerzen, Euphorie, Wehen und Geburt müssen Sie sich nun unbedingt ausruhen. Wenn Ihr Baby schläft, halten Sie Besucher fern.

NACH EINEM KAISERSCHNITT

Ihre Genesung

Obwohl Sie eine große Operation hinter sich haben, fordert die Hebamme Sie auf, die Füße zu kreisen, um den Kreislauf in Schwung zu bringen. Nach einer PDA geschieht dies, sobald Sie Ihre Beine wieder spüren, nach einer Vollnarkose, sobald Sie nicht mehr schläfrig sind. Am folgenden Tag können Sie bereits kurz aufstehen und sich waschen.

Sie sind sicher sehr müde und fühlen sich wund. Lassen Sie sich dabei helfen, Ihr Baby an die Brust zu legen. Wenn die Schmerzen zu stark sind, nehmen Sie Schmerzmittel.

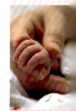

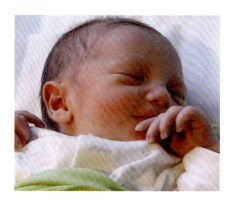

1. TAG
Ihr neues Leben

IHR BABY HEUTE

In den ersten 24 Stunden scheidet Ihr Baby Urin und Mekonium aus, den ersten grünschwarzen, klebrigen Stuhlgang. Mekonium, das Kindspech, besteht aus Schleim, Fruchtwasser, Galle sowie Zellen der Haut und der Darmschleimhaut des Babys.

Endlich liegt Ihr Baby in Ihren Armen! Wenn alles in Ordnung ist, können Sie bald mit ihm nach Hause gehen.

> **CHECKLISTE**
>
> ## Sicher schlafen
>
> Der plötzliche Säuglingstod macht allen jungen Eltern Sorgen. Folgende Maßnahmen senken das Risiko.
>
> ■ **Legen Sie Ihr Baby auf den Rücken,** die Füße ans untere Ende des Bettchens, damit es sich nicht unter die Decke strampeln kann. Am besten legen Sie es in einen Schlafsack.
>
> ■ **Achten Sie darauf, dass ihm nicht zu warm wird.** Lassen Sie seinen Kopf unbedeckt. Kontrollieren Sie, ob es schwitzt oder ob sein Bauch sehr warm ist. Hände und Füße dürfen kühl sein – das ist normal.
>
> ■ **Lassen Sie nicht zu,** dass in Gegenwart des Babys geraucht wird.
>
> ■ **Schlafen Sie niemals mit Ihrem Baby auf dem Sofa.** Der sicherste Schlafplatz in den ersten sechs Monaten ist eine Wiege oder ein Kinderbett in Ihrem Zimmer. Nehmen Sie Ihr Kind nicht mit in Ihr Bett, vor allem wenn Sie oder Ihr Partner rauchen, Alkohol getrunken haben, Schlafmedikamente nehmen oder wenn Sie sehr müde sind.

Endlich sind Sie Mutter! Vielleicht ist es Liebe auf den ersten Blick, wenn Sie Ihr Baby das erste Mal im Arm halten. Oft entwickelt sich die Bindung aber erst im Laufe der nächsten Tage oder Wochen. Körper- und Hautkontakt unterstützen diesen Prozess, für Frühgeborene (s. S. 452) sind sie ganz besonders wertvoll. Trauen Sie sich ruhig, Ihr Baby hochzunehmen. Es kann seinen Kopf noch nicht halten, stützen Sie daher Kopf und Schultern immer mit einer Hand ab. Sie können auch beide Hände unter seine Arme schieben und den Kopf mit den Fingern abstützen.

Bei einer ambulanten Geburt verlassen Sie das Krankenhaus schon wenige Stunden nach der Geburt. Sie können aber auch die erste Nacht im Krankenhaus verbringen. Voraussetzung für die ambulante Geburt ist, dass Sie zu Hause von einer freiberuflichen Hebamme betreut werden, die Sie bereits während der Schwangerschaft »engagiert« haben.

Bei einer stationären Entbindung führt der dortige Kinderarzt die zweite Vorsorgeuntersuchung (U2) durch, bei einer ambulanten vereinbaren Sie selbst einen Termin beim Kinderarzt.

> **DIE REFLEXE IHRES BABYS**
>
> **Neugeborene besitzen Reflexe, die zu ihren Überlebensfähigkeiten gehören.** Neben dem Such- und Greifreflex verfügen Babys über den Moro-Reflex, einen Schutzreflex, der sie bei Gefahr die Arme ausbreiten lässt, und den Schreitreflex – sie machen Gehbewegungen, wenn die Füße eine feste Fläche berühren.
>
>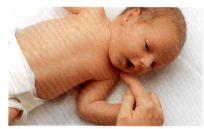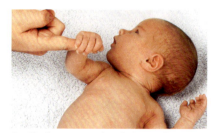
>
> **Suchreflex:** Wenn Sie die Wange Ihres Babys berühren, wendet es sich auf diese Seite und öffnet den Mund.
>
> **Greifreflex:** Wenn Sie mit Ihrem Finger die Handfläche Ihres Babys berühren, umklammert es instinktiv Ihren Finger.

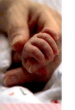

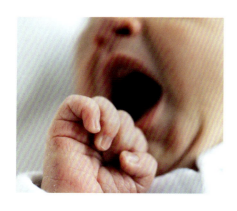

2. TAG
Eingewöhnung

IHR BABY HEUTE

Neugeborene schlafen etwa 16 Stunden am Tag. Manche schlafen in den ersten Tagen fast ständig, andere sind auch viel wach und unruhig. Schläft Ihr Baby sehr viel, müssen Sie es zu den Mahlzeiten aufwecken. Es muss mindestens alle sechs Stunden trinken.

Vielleicht haben Sie ein wenig Angst vor dieser neuen Verantwortung, doch Sie können auf ein unterstützendes Netzwerk bauen.

Eine freiberufliche Hebamme besucht Sie in den ersten zehn Tagen nach der Geburt einmal täglich und bis zur achten Woche noch einige Male bei Bedarf. Die Kosten werden von der Krankenkasse übernommen. Am Anfang stehen körperliche Untersuchungen und die Abklärung eventueller Beschwerden im Vordergrund. Die Hebamme beobachtet die Rückbildung der Gebärmutter, das Abheilen der Dammnaht, die Farbe und Menge des Wochenflusses, Brustveränderungen und den Milchfluss. Beim Neugeborenen dokumentiert sie seine Entwicklung, sein Trinkverhalten sowie die Gewichtszunahme.

Der erste Tag zu Hause mit dem Neugeborenen ist oft schwierig. Sie haben nun die volle Verantwortung in Ihrer neuen Rolle und sind gleichzeitig müde, weil Sie nachts aufstehen und Ihr Baby stillen und wickeln müssen.

Stellen Sie das Babybett direkt neben Ihr Bett, das wird Ihnen die Nächte erleichtern. Wenn Ihr Baby aufwacht, nehmen Sie es einfach zu sich, stillen es und legen es zurück in sein Bettchen. Machen Sie nachts möglichst wenig Unruhe. Lassen Sie das Licht gedämpft, sprechen Sie wenig mit Ihrem Baby. Wickeln Sie es nur, wenn es wirklich nötig ist, und legen Sie es nach dem Stillen sofort wieder schlafen.

AUFSTOSSEN LASSEN

Nach einer Mahlzeit müssen Babys oft aufstoßen. Dabei wird die Luft, die sie beim Trinken verschluckt haben, ausgeschieden.

Sie helfen Ihrem Baby dabei, indem Sie es auf Ihren Schoß setzen oder aufrecht an Ihre Schulter legen und ihm leicht auf den Rücken klopfen. Lassen Sie es zwischendurch und am Ende einer Mahlzeit aufstoßen, vor allem wenn es die Flasche bekommt. Denn wenn Luft den Magen füllt, trinkt es langsamer und erbricht sich leichter.

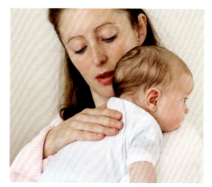

Halten Sie Ihr Baby nach einer Mahlzeit aufrecht an Ihre Schulter. Dabei kann es aufstoßen, und es fühlt sich wohler.

Sie werden schnell entdecken, dass Babys das Anziehen gar nicht mögen. Sie hassen es vor allem, wenn Kleidung über ihren Kopf gezogen wird.

Kaufen Sie pflegeleichte Kleidung, die vorne zu öffnen ist. Ziehen Sie es deshalb nur um, wenn es unbedingt notwendig ist, die Windel ausgelaufen ist oder Ihr Baby spuckt. In den ersten Wochen braucht Ihr Kind keine spezielle Tageskleidung. Es kann tags wie nachts seine Strampelanzüge tragen.

Wenn ihm kalt ist, ziehen Sie ihm einfach eine Schicht mehr an, wickeln es in einen Schal, oder ziehen Sie ihm ein Jäckchen über.

LINDERUNG VON BESCHWERDEN

Dammnaht und Hämorrhoiden

Von Schmerzmitteln abgesehen schafft auch das Erleichterung:

■ Sitzen Sie auf einen Sitzring.

■ Nehmen Sie ein warmes Bad oder duschen Sie die Naht ab.

■ Lindern Sie das Brennen beim Toilettengang mit fließendem warmen Wasser oder urinieren Sie beim Baden.

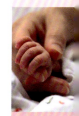

3. TAG
Babypflege

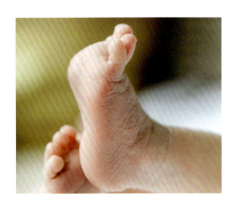

IHR BABY HEUTE

Die Haut des Neugeborenen ist in den ersten Wochen oft sehr trocken. Das ist normal und bessert sich allmählich von selbst. Sie müssen keine Fettcreme auftragen, können aber durchaus etwas Baby- oder Olivenöl sanft einmassieren.

Sobald die Muttermilch einschießt, ist Ihr Baby entspannter und zufriedener und muss nicht mehr so häufig gestillt werden.

Heute stellen Sie vielleicht fest, dass sich Schwellungen an Ihren Händen und Füßen zurückbilden (auch wenn manche Ringe weiterhin nicht passen), denn Sie müssen nun häufig Wasser lassen. Trinken Sie aber bitte weiterhin viel, etwa zwei bis drei Liter am Tag, um einer Blasenentzündung und Verstopfung vorzubeugen und die Milchbildung zu unterstützen. Heute oder morgen haben Sie vielleicht das erste Mal nach der Geburt Stuhlgang, was normal ist. Essen Sie viel frisches Obst und Gemüse sowie Vollkornprodukte und trinken Sie viel Wasser, damit sich die Darmtätigkeit normalisiert.

Bis jetzt haben Ihre Brüste Kolostrum gebildet, die goldgelbe Vormilch oder Erstmilch, die reich an Nährstoffen und Antikörpern ist. Am Ende des dritten Tages schießt die Muttermilch ein, die Ihr Baby länger sättigt. Nach dem Milcheinschuss fühlen sich die Brüste oft prall und hart – »verstopft« – an und tun weh. Wenn sich das Stillen in den nächsten Tagen einspielt, lassen diese Beschwerden nach.

Wenn Sie bereits zu Hause sind, besucht Sie die Hebamme jeden Tag und unterstützt Sie in allen Belangen.

Es ist sehr empfehlenswert, dass der Vater in diesen ersten Tagen ebenfalls zu Hause bleibt – entweder Urlaub nimmt oder seinen Anteil an der Elternzeit. Außer dem Stillen können Väter jeden Aspekt der Babypflege ebenso gut übernehmen wie die Mutter: das Baby trösten, wickeln, baden und anziehen.

Der Nabelstumpf des Babys, das Ende der Nabelschnur, trocknet ein und fällt um den siebten bis zehnten Tag nach der Geburt von selbst ab. Viele Eltern scheuen sich, den Nabel zu berühren, und wissen nicht, ob sie ihn säubern sollen. Wenn er sauber ist, lässt man ihn am besten in Ruhe. Da ein feuchter Nabel allerdings ein Nährboden für Bakterien werden kann, sollte er, wenn er verunreinigt ist, mit Watte ausgewischt werden.

Wird der Nabelstumpf oder der Nabelbereich klebrig, entzündet sich oder riecht, wenden Sie sich an den Arzt oder die Hebamme.

> **KLEINE WÄSCHE**
>
> **Babys müssen nicht täglich gebadet werden.** Solange Sie Po und Gesicht sauber halten, genügt es, das Baby alle paar Tage zu baden. Für die tägliche Wäsche benötigen Sie eine Schüssel mit warmem Wasser, einen sauberen Waschlappen und gegebenenfalls Watte, die nicht fusselt. Waschen Sie zuerst das Gesicht und zum Schluss den Windelbereich. Verwenden Sie für Augen und Po fusselfreie Watte, für andere Bereiche einen Waschlappen.
>
>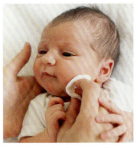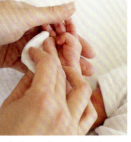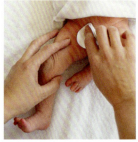
>
> **Waschen Sie das Gesicht** mit feuchter Watte; jedes Auge mit einem frischen Wattepad.
>
> **Wischen Sie Handrücken,** Handflächen und die Fingerzwischenräume sauber.
>
> **Zum Schluss** waschen Sie den Windelbereich. Reinigen Sie auch die Hautfalten.

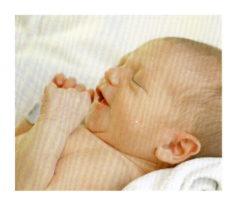

4. TAG

Erster Ausgang

IHR BABY HEUTE

Fast alle Babys verlieren in den ersten Lebenstagen ein wenig an Gewicht, etwa bis zum vierten Tag. Die Hebamme wiegt Ihr Baby regelmäßig. Nimmt es mehr als zehn Prozent seines Körpergewichts ab, bespricht sie mit Ihnen mögliche Maßnahmen.

Ihr Körper erholt sich allmählich von der Geburt – bestimmt wollen Sie nun auch wieder an der »normalen Welt« teilhaben.

Heute sind Sie vielleicht recht unausgeglichen und weinerlich: Das ist der »Babyblues«, eine Folge der hormonellen Veränderungen. Müdigkeit und Erschöpfung nach der Anspannung rund um die Geburt kommen hinzu. Der Babyblues dauert ein paar Tage; mit Ruhe und emotionaler Unterstützung können Sie ihn bald überwinden. Lässt er nicht nach, sprechen Sie mit Ihrer Hebamme – vielleicht leiden Sie an einer Wochenbettdepression (s. S. 475).

Die Brüste sind immer noch empfindlich und übervoll. Stillen nach Bedarf (s. S. 448) verschafft Ihnen Linderung. Müdigkeit behindert den Milchspendereflex (s. S. 448), daher ist es wichtig, tagsüber zu schlafen, wenn das Baby schläft, um die nächtlichen Störungen auszugleichen. Stillen Sie auch nachts an beiden Brüsten, damit sich kein Milchstau bildet, der zu einem Abszess und zu Mastitis (s. S. 475) führen kann. Der Wochenfluss sollte allmählich nachlassen, kann aber frühmorgens und beim Stillen verstärkt sein.

Vielleicht haben Sie gar keine Lust dazu – doch aus dem Haus zu kommen tut Ihrer körperlichen und seelischen Verfassung gut. Übertreiben Sie es aber nicht: Sie brauchen immer noch viel Ruhe.

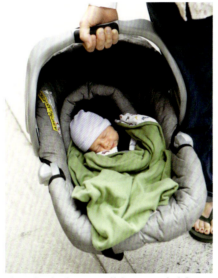

Ein Babysitz ist gesetzlich vorgeschrieben, wenn Sie Ihr Baby im Auto transportieren.

TATSACHE IST …

Am vierten Lebenstag leidet etwa ein Drittel der Babys sichtbar an Gelbsucht.

Die Neugeborenengelbsucht ist meist harmlos. Weil die Leber noch nicht voll funktioniert, ist im Blut ein Überschuss an Bilirubin vorhanden. Ein sehr hoher Bilirubinspiegel wird durch eine Phototherapie (s. S. 477) behandelt.

CHECKLISTE

Mit dem Baby ausgehen

Wenn Sie mit Ihrem Baby noch nicht draußen waren, fällt Ihnen vielleicht die Decke auf den Kopf. Packen Sie vor einem Ausflug alles Notwendige ein.

■ **Packen Sie eine Wickeltasche** mit zwei Windeln, Feuchttüchern, Windelbeutel, Strampelanzug, Mullwindel und gegebenenfalls einer Flasche Milchnahrung.

■ **Ziehen Sie Ihrem Baby mehrere Schichten an:** Jäckchen, Strampelanzug und Strickjacke. Im Winter ziehen Sie einen Overall darüber und legen noch eine Decke in den Wagen.

■ **Ein Baby gibt viel Körperwärme über seinen Kopf ab** – setzen Sie ihm an kühlen Tagen eine Mütze auf. Handschuhe braucht es nur bei Kälte.

■ **Schützen Sie Ihr Baby im Sommer vor direkter** Sonne und Überhitzung.

■ **Üben Sie vorher, Tragetuch** oder Tragesitz anzulegen und den Kinderwagen aufzubauen.

■ **Tragen Sie Ihr Baby nicht lange im Autositz** – das schadet seinem Rücken.

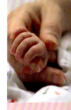

NACHGEFRAGT

Die Ernährung Ihres Babys

Das Stillen ermöglicht Ihrem Baby den besten Start ins Leben und bietet viele Vorteile. Aber auch bei Flaschennahrung können Sie sicher sein, dass Ihr Baby gedeihen wird. In beiden Fällen ist eine gute Vorbereitung entscheidend.

FRAGEN UND ANTWORTEN

Wie oft muss ich mein Baby füttern?
Ein gesundes, termingerecht geborenes Baby wird nach Bedarf gefüttert, also dann, wenn es weint und Hunger hat. Manchmal muss man alle zwei Stunden stillen, manchmal ist es vier oder sechs Stunden lang ohne Mahlzeit zufrieden.

Selbst wenn Sie anfangs glauben, zu wenig Milch zu bilden – Ihr Baby braucht nur kleine Mengen Kolostrum. Sein Bedarf wächst nach den ersten Tagen, dann schießt auch die reife Muttermilch ein (s. rechts).

Werde ich meine Zwillinge stillen können?
Milch wird je nach Nachfrage gebildet, daher können Sie Zwillinge und Drillinge sehr gut stillen.

Sind Ihre Babys zu früh geboren, bietet Muttermilch ihnen einen guten Schutz vor Infektionen, für die Frühgeborene besonders anfällig sind. Daher lohnt sich das Stillen auf jeden Fall, auch für wenige Wochen.

Sie können Ihre Zwillinge gleichzeitig stillen, müssen sich aber Zeit nehmen, um sie richtig anzulegen. Dabei nehmen Sie unter jeden Arm einen Zwilling und stützen beide durch Kissen ab. Sie können auch Milch abpumpen (s. gegenüber) und jeweils ein Baby damit füttern. Wenn Sie glauben, zu wenig Milch zu haben, sprechen Sie mit Ihrer Hebamme. Empfehlenswert ist der Kontakt zu einer Stillgruppe (s. S. 480).

Die Vorteile des Stillens

Muttermilch ist die ideale Anfangsnahrung für jedes Baby. Sie enthält alle Nährstoffe, die es benötigt, und wird nach dem Prinzip von Angebot und Nachfrage gebildet. Wenn Ihr Baby trinkt, reagiert Ihr Körper darauf, indem er mehr Milch bildet. Muttermilch beugt der Entstehung von Allergien, wie Asthma und Neurodermitis, vor, ebenso kindlichem Übergewicht und Diabetes, und reduziert das Langzeitrisiko für Herzkrankheiten.

Stillen hat auch für die Mutter Vorteile. Es unterstützt die Rückbildung des Körpers. Sie werden schneller wieder schlank, da der Körper die Fettreserven zur Milchbildung aufbraucht. Zudem verringert es das spätere Risiko für Brustkrebs und Eierstockkrebs und beugt möglicherweise auch Osteoporose vor.

Und besonders wichtig: Stillen fördert die körperliche und emotionale Nähe zwischen Mutter und Kind.

Der Milcheinschuss

In den ersten Tagen bilden die Brüste Kolostrum, die gelbliche Vormilch. Sie enthält wichtige Nährstoffe und Antikörper, die Ihr Kind vor Infektionen, z. B. der Ohren, der Brust und des Magen-Darm-Traktes, schützen.

Etwa am dritten Tag, manchmal etwas später, beginnt der Körper reife Muttermilch zu bilden. Diese enthält alle Nährstoffe, die ein Baby benötigt. Ihre Brüste sind prall, übervoll und spannen. Achten

DIE RICHTIGE STILLTECHNIK

Anlegen

Nehmen Sie sich Zeit, um sicherzustellen, dass Ihr Baby richtig angelegt ist, weil sich sonst die Brustwarzen entzünden können. Ist das Baby richtig angelegt, ist sein Mund weit geöffnet, und es hat den gesamten Warzenhof (den Bereich um die Brustwarze) im Mund. Die Unterlippe ist nach hinten geschoben, und man sieht, wie es saugt. Sie spüren sein Saugen im Warzenhof.

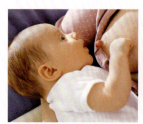 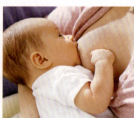 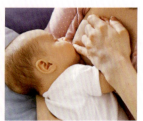

Halten Sie Ihr Baby auf Brusthöhe so, dass Ihre Brustwarze vor seiner Nase und seinem Mund ist.

Wenn Ihr Kind seinen Mund weit öffnet, führen Sie es zur Brust. Sein Mund muss Brustwarze und Warzenhof vollständig umschließen.

Um Ihr Baby von der Brust zu nehmen, schieben Sie Ihren Finger in seinen Mundwinkel. Dadurch lösen Sie den Unterdruck.

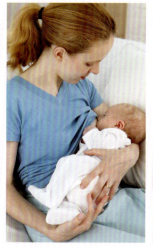 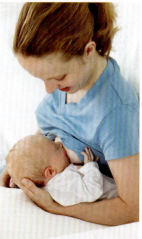 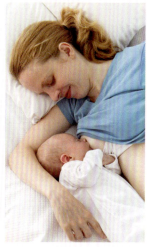

Halten Sie Ihr Baby Bauch an Bauch, das ist für beide bequem, und Ihr Baby kann die Brustwarze gut fassen (oben links). **Der »Fußballgriff«** – mit dem Baby unter dem Arm – ist bei unruhigen Babys geeignet (Mitte). **Seitliches Liegen** ist nach einem Kaiserschnitt eine gute Stillposition (rechts).

Sie darauf, dass sie bei jeder Mahlzeit leergetrunken werden, um einem Milchstau vorzubeugen.

Erfolgreich stillen

Auch wenn das Stillen ein natürlicher Vorgang ist, kann es sich als schwierig erweisen. Setzen Sie sich vor einer Mahlzeit bequem hin, und achten Sie darauf, dass Ihr Baby richtig angelegt ist (s. Kasten links). Das ist die Voraussetzung für erfolgreiches Stillen.

Stützen Sie im Sitzen Ihren Rücken ab. Kissen sind dabei hilfreich. Schmiegen Sie Ihr Baby in Brusthöhe in Ihren Arm, sein Bauch an Ihrem Bauch. Eine Position, bei der Ihr Baby unter Ihrem Arm liegt, ist gut geeignet, wenn die Brüste wehtun, weil das Baby dabei nicht an der Brust zerren kann. Oder legen Sie sich zum Stillen seitlich hin. Sie werden bald feststellen, welche Position Ihnen am angenehmsten ist, und gewinnen nach und nach Vertrauen in Ihre Fähigkeit zu stillen.

Sobald Ihr Baby angelegt ist, wird der Milchspendereflex ausgelöst. Sie spüren ein Kribbeln, wenn die Milch freigesetzt wird, was wiederum die Bildung weiterer Milch anregt. Ihr Baby macht beim Trinken immer wieder eine Pause und hört auf, wenn es satt ist.

Trinken Sie selbst beim Stillen ebenfalls etwas, um die entzogene Flüssigkeit zu ersetzen.

Die Flasche geben

Die Ernährung mit der Flasche erfordert mehr Vorbereitung, doch dabei kann sich Ihr Partner stärker beteiligen. Sie benötigen vier bis sechs Flaschen mit 250 ml und mit 125 ml Inhalt, Neugeborenensauger, eine Flaschenbürste und Anfangsmilchnahrung, außerdem eine Vorrichtung zum Sterilisieren – elektrisch, für

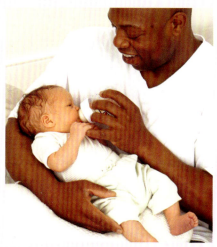

Die Flaschenernährung gibt dem Vater die Möglichkeit, die Bindung zum Baby zu intensivieren, und entlastet Sie.

MILCH ABPUMPEN

Auf Vorrat

Milch abzupumpen steigert die Milchbildung und lässt Sie nachts auch einmal durchschlafen, während Ihr Partner das Baby füttert. Sie können die Milch von Anfang an abpumpen. Viele Frauen warten jedoch, bis sich das Stillen eingespielt hat, etwa nach vier Wochen. Die Milch lässt sich im Kühlschrank in einem sterilen Fläschchen bis zu 24 Stunden aufbewahren. Im Tiefkühlfach können Sie sie bis zu drei Monate lang einfrieren.

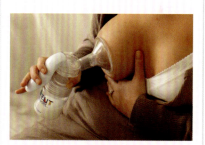

Sie können eine Milchpumpe verwenden, um Milch abzunehmen, oder sie mit der Hand herausdrücken.

die Mikrowelle oder chemisch. Waschen Sie die Fläschchen in warmem Wasser mit einer Flaschenbürste ab, spülen Sie sie aus, und sterilisieren Sie sie. Füllen Sie abgekochtes, abgekühltes Wasser hinein, und geben Sie das Milchpulver entsprechend den Angaben des Herstellers dazu. Prüfen Sie die Temperatur innen an Ihrem Handgelenk: Die Milch sollte sich warm, aber nicht heiß anfühlen. Kühlen Sie sie wenn nötig unter fließendem kaltem Wasser. Dann halten Sie Ihr Baby halb aufrecht mit dem Kopf in Ihrer Ellenbeuge und dem Rücken auf Ihrem Unterarm. Schieben Sie ihm den Sauger vorsichtig in den Mund, und neigen Sie das Fläschchen so, dass die Milch den Sauger ausfüllt, damit es keine Luft schluckt. Bereiten Sie die Flaschenmilch immer frisch zu; schütten Sie Reste weg.

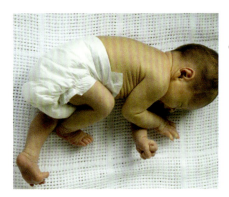

5. TAG
Vorsorge: Die U2

IHR BABY HEUTE

Zwischen dem dritten und zehnten Lebenstag wird Ihr Baby bei der zweiten Vorsorgeuntersuchung gründlich untersucht. Wenn Sie schon zu Hause sind, müssen Sie eine Kinderarztpraxis besuchen. Die Untersuchung umfasst alle Organsysteme Ihres Kindes.

Wenn Sie bereits Kinder haben, nehmen Sie auch deren Bedürfnisse bewusst wahr, und schenken Sie ihnen Aufmerksamkeit.

Durch die Vorsorgeuntersuchungen vom Baby- bis ins Jugendalter werden die Gesundheit und die Entwicklung eines Kindes in regelmäßigen Abständen kontrolliert und die Ergebnisse in das gelbe Vorsorgeheft eingetragen.

Die erste Untersuchung, die U1, findet direkt nach der Geburt statt (s. S. 443). Bei der U2 wird die Atmung überprüft, das Herz abgehört, der Bauch abgetastet, der Nabel kontrolliert und die Geschlechtsorgane untersucht.

Der Arzt kontrolliert, ob der Kreislauf gut arbeitet. Auch die Sinnesorgane, die Beweglichkeit und das Nervensystem werden beurteilt. Die Begutachtung des Skelettsystems zeigt, ob es Fehlhaltungen gibt, ob die Hüftgelenke in Ordnung sind usw. Um Stoffwechselerkrankungen erkennen zu können, wird dem Baby eine kleine Blutprobe entnommen.

Für ältere Kinder bedeutet die Ankunft eines Babys ein einschneidendes Ereignis. Helfen Sie Ihrem Kind, das Geschwisterchen willkommen zu heißen: Überreichen Sie ihm ein kleines Geschenk vom Baby, und binden Sie es altersgemäß in die Versorgung des Babys ein. Ein Zweijähriges kann das Baby streicheln, seine Hand halten und Ihnen Dinge holen, ein Fünfjähriges kann das Baby bereits halten und ihm vorsingen.

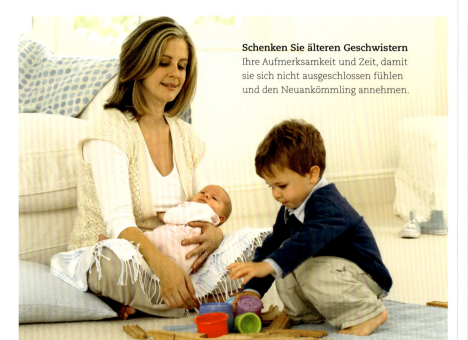

Schenken Sie älteren Geschwistern Ihre Aufmerksamkeit und Zeit, damit sie sich nicht ausgeschlossen fühlen und den Neuankömmling annehmen.

> **DEN ALLTAG BEWÄLTIGEN**
>
> ## Zwillinge und mehr
>
> Wenn Sie die folgenden Tipps beherzigen, bewältigen Sie die Betreuung von Mehrlingen leichter.
>
> ■ Nehmen Sie sich Zeit für Ihre Babys.
>
> ■ Setzen Sie klare Prioritäten, und nehmen Sie jede praktische Hilfe in Anspruch.
>
> ■ Baden Sie Ihre Babys nicht jeden Tag.
>
> ■ Geben Sie Ihren Zwillingen einen Schnuller, wenn sie viel weinen. Konzentrieren Sie sich jeweils auf das Kind, das Sie gerade am dringendsten braucht.
>
> ■ Nehmen Sie jeden Tag eine Auszeit.

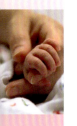

6. TAG
Routine

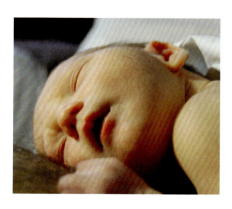

IHR BABY HEUTE

Allmählich entwickeln Sie und Ihr Kind Routine beim Stillen oder Füttern. Es ist normal, wenn Neugeborene nach einer Mahlzeit etwas Milch aufstoßen. Das schadet ihnen nicht. Sprechen Sie mit der Hebamme, wenn Sie sich Sorgen machen.

Allmählich gewinnen Sie und Ihr Partner mehr Sicherheit im Umgang mit Ihrem Baby und mit dem Füttern.

Viele Eltern scheuen sich anfangs vor dem Baden ihres Neugeborenen. Sie haben Angst, dass sie das nasse Kind fallen lassen. Viele Babys widersetzen sich auch heftig dem Ausziehen und dem Kontakt mit Wasser. Wenn Ihr Kind anfangs eine große Abneigung hat, genügt die tägliche Wäsche (s. S. 446). Legen Sie vor dem Bad alles Nötige bereit, und sorgen Sie für einen angenehm warmen Raum ohne Zugluft.

Nach dem Bad trocknen Sie Ihr Baby sofort ab, und ziehen Sie es an.

Windeln gehören für die nächsten zwei Jahre zu Ihrem Leben. Sie müssen die Windel keineswegs routinemäßig vor oder nach einer Mahlzeit wechseln – nur wenn Ihr Baby Stuhlgang hatte oder sie nass ist. Nach dem Öffnen der Windel wischen Sie den Stuhl mit der Windel ab. Säubern Sie den Babypo gründlich mit feuchter Watte oder Wischtüchern; wischen Sie dabei von vorne nach hinten, um die Verbreitung von Keimen zu verhindern. Bei Stoffwindeln tragen Sie Wundschutzsalbe auf. Seien Sie bei Wegwerfwindeln sparsam mit Creme, da sie die Aufnahme des Urins in die Windel behindert. Legen Sie eine neue Windel an.

DAS BABY BADEN

Der Raum muss warm sein; legen Sie Handtuch, frische Windel und saubere Kleidung bereit, damit Ihr Baby nach dem Baden nicht auskühlt. Füllen Sie eine Babywanne zur Hälfte mit körperwarmem Wasser (37 °C). Nach dem Baden trocknen Sie Ihr Kind rasch ab. Verwenden Sie keinen Puder – Ihr Baby könnte ihn einatmen.

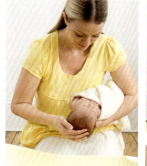

Wickeln Sie Ihr Baby in ein Handtuch, stützen Sie Kopf und Schultern, befeuchten Sie mit einer Hand seinen Kopf.

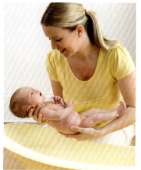

Nehmen Sie es aus dem Handtuch, und legen Sie es in die Wanne, wobei Sie Kopf, Schultern und Po abstützen.

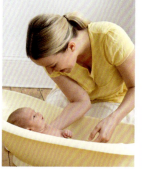

Stützen Sie seinen Kopf ab, und waschen Sie mit einem Waschlappen, zuerst das Gesicht, zum Schluss den Po.

CHECKLISTE
Rückbildungsgymnastik

Beginnen Sie mit Sport erst nach der Nachsorgeuntersuchung (s. S. 462f.), einige Übungen können Sie aber jetzt schon durchführen.

- Achten Sie auf Ihre Haltung und belasten Sie Rücken und Bauch nicht.

- Beckenbodenübungen (s. S. 69).

- Nach einem Kaiserschnitt warten Sie sechs Wochen, bevor Sie mit Übungen beginnen.

- Starten Sie mit wenig belastenden Übungen, und erhöhen Sie nach und nach Dauer und Intensität. Sie können auch mit Bauchübungen beginnen (s. S. 456).

- Bei einer Blutung oder Schwindel hören Sie auf und fragen den Arzt.

Intensivpflege für Babys

Etwa zehn Prozent der Neugeborenen werden in eine Kinderklinik verlegt, rund ein Viertel von ihnen benötigt eine intensivmedizinische Versorgung. Am häufigsten brauchen Neugeborene eine Atemhilfe, bis ihre Lunge ausgereift ist.

Eine Intensivpflege des Babys ist am häufigsten nach einer Frühgeburt (vor der 37. Woche) erforderlich. Viele Neugeborene bleiben nur wenige Tage oder Wochen, manche aber auch Monate auf der Intensivstation.

Intensivstation und Perinatalzentrum

Perinatalzentren sind Einrichtungen zur Versorgung von Früh- und Neugeborenen. Dabei gibt es verschiedene Anforderungen:

Level-1-Zentren werden von Neonatologen (Neugeborenenärzten) und ärztlichen Geburtshelfern geleitet und haben mindestens sechs Plätze, wobei Entbindungsstation, Operationssaal und Neugeborenen-Intensivstation miteinander verbunden sind. Sie verfügen über ständige Arztbereitschaft und einen Neugeborenen-Notarzt. Bei besonderen Risikoschwangerschaften, z. B. bei Mehrlingsschwangerschaften ab drei Kindern, soll die Geburt nur in Level-1-Zentren stattfinden.

Level-2-Zentren haben eine ähnliche Ausstattung, aber nur vier Intensivpflegeplätze für Neugeborene. Sie sind dafür gedacht, einfache Risikogeburten, etwa Zwillinge, zu versorgen.

Perinatale Schwerpunkte in Kliniken können plötzliche kindliche Notfälle aus normalen Geburtsabteilungen für begrenzte Zeit versorgen. Sie werden von Kinderärzten geleitet und haben Beatmungsplätze, aber keine spezielle Intensivstation.

Normale Geburtskliniken sollen nur Schwangere ohne Risikofaktoren und zeitgerechte Geburten betreuen. Das sind etwa 90 Prozent aller Geburten.

Kommunikation und Besuche Eltern sind auf der Neugeborenen-Intensivstation höchst willkommen und werden angeleitet, beim Füttern, Waschen und Wickeln zu helfen. Oft gibt es auch Elternzimmer für gelegentliche Übernachtungen, oder Eltern werden in Eltern-Kind-Einheiten mit aufgenommen. Die enge Einbeziehung der Eltern fördert die frühe Bindung, z. B. durch Stillförderung oder die Kängurupflege. So gewöhnen sich die Eltern an den Umgang und den Alltag mit dem Kind – das ist auch bei Mehrlingsgeburten besonders wichtig.

Die Pflege Ihres Babys

Ihr Baby wird vermutlich mit Medikamenten behandelt, und es werden viele Untersuchungen durchgeführt. Oft ist

---

DIE ROLLE DER ELTERN

Wie Sie Ihrem Baby helfen können

Für Eltern ist es äußerst belastend, wenn das Baby auf einer Intensivstation betreut wird. Oft haben sie das Gefühl, am Leben ihres Kindes gar nicht beteiligt zu sein. Doch das stimmt nicht. Pumpen Sie Ihre Muttermilch ab – sie ist fast immer die beste Ernährung für ein Frühgeborenes.

Auch im Brutkasten (Inkubator) können Sie Ihr Baby berühren und streicheln. Dieser Körperkontakt tut ihm sehr gut. Am besten ist der direkte Hautkontakt in Form der so genannten Kängurupflege. Dabei wird das Baby nackt auf den nackten Oberkörper der Mutter oder des Vaters gelegt und zugedeckt. Sprechen Sie mit Ihrem Kind, lesen und singen Sie ihm vor, damit es mit Ihnen vertraut wird.

Sie können auch beim Wickeln und den Mahlzeiten helfen, selbst dann, wenn diese durch eine Sonde verabreicht werden.

Verbringen Sie viel Zeit mit Ihrem Baby. Wenn Sie stillen, fördert dies auch den Milchspendereflex (s. S. 449). Nehmen Sie sich aber auch Zeit für sich selber, damit Sie ausgeruht und voller Energie sind, wenn Ihr Kind nach Hause kommt.

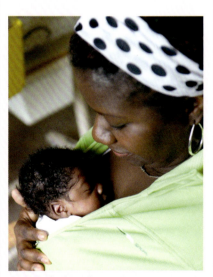

Tragen Sie Ihr Baby an Ihrem Körper und halten Sie Hautkontakt – das fördert das Gedeihen Ihres winzigen Babys.

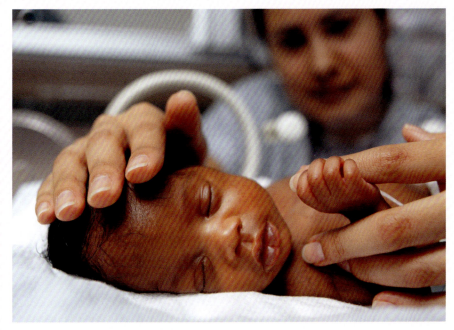

Mutter und Vater werden angeleitet, ihr kleines Baby zu berühren, zu streicheln, zu liebkosen, viel mit ihm zu sprechen und ihm vorzusingen.

DIE INTENSIVSTATION

Personal und Apparate in der Perinatalklinik

Das Team einer Perinatalklinik besteht aus Fachärzten und dem Pflegepersonal: Neben Fachärzten der Frauenheilkunde und Geburtshilfe arbeiten dort Perinatalmediziner – spezialisierte Kinderärzte. Zum therapeutischen Personal gehören beispielsweise Hebammen, Stillberaterinnen, Arzthelferinnen, Diätassistenten, Physiotherapeuten und Sozialarbeiter.

Folgende Geräte stellen die optimale Versorgung des Babys sicher:
- Der Inkubator (Brutkasten) schafft eine warme Umgebung für das Baby.
- Das Beatmungsgerät unterstützt die Atmung, wenn die Lungen noch unreif sind. Dabei sorgt ein Luftbefeuchter dafür, dass die Beatmungsluft warm und feucht ist.
- Der Apnoe-Alarm alarmiert das Personal, wenn die Atmung aussetzt.
- Atemhilfen, wie der »Infantflow«, können eine künstliche Beatmung verhindern.
- Ein Analysegerät bestimmt den Sauerstoff-Kohlenmonoxid-Gehalt im Blut.
- Geräte zur Blutdruckmessung beugen Kreislaufversagen vor.
- Zur Bestimmung des Blutzuckerspiegels werden spezielle Geräte eingesetzt.
- Das Elektrokardiogramm (EKG) zeichnet die Herzfrequenz auf.
- Ein Gerät zur Bestimmung des Bilirubinwerts zeigt das Risiko einer Gelbsucht an.
- Mit einer Ultraviolett-Lampe erfolgt die Lichttherapie zur Behandlung einer Gelbsucht. Die Augen werden dabei geschützt.

ein Brutkasten, manchmal eine Atemhilfe notwendig.

Untersuchungen und Tests Das Blut Ihres Babys wird untersucht auf Infektionen, Anämie und die Nierenfunktion. Weiterhin werden der Sauerstoff- und Kohlendioxidspiegel sowie der Blutzuckerwert kontrolliert.

Die Häufigkeit dieser Untersuchungen hängt davon ab, wie krank oder unreif ein Baby ist. Oft muss das Blut jeden Tag untersucht werden. Meist sind auch Röntgenaufnahmen erforderlich, mit denen Gehirn und Brust, manchmal auch Bauchorgane untersucht werden.

Lebensunterstützende Maßnahmen

Früh- oder Mangelgeborene haben oft Atemprobleme, sind anfällig für Infektionen, können die Körpertemperatur nicht regulieren oder trinken nicht genug. Der niedrige Blutzuckergehalt kann Gehirnschäden verursachen. Daher benötigen sie den Schutz und die Überwachung in einem Brutkasten (Inkubator).

Die meisten Babys werden über einen Tropf mit Flüssigkeit und Medikamenten versorgt, manche brauchen eine intravenöse Ernährung. Oft sind Bluttransfusionen erforderlich, da durch die häufigen Bluttests viel Blut verloren geht und das Knochenmark noch nicht reif genug ist, um die roten Blutkörperchen schnell zu ersetzen.

Zur Vorbeugung gegen Infektionen werden den Babys oft Antibiotika gegeben. Manche Kinder brauchen außerdem blutdruckstabilisierende Medikamente, beatmete Babys auch Medikamente zur Ruhigstellung sowie Schmerzmittel.

TATSACHE IST ...

Babys, die in einer ruhigen, friedlichen Atmosphäre versorgt werden, machen schnellere und bessere Fortschritte.

Forschungen zeigen, dass Babys auf ruhigen Stationen mit gedämpftem Licht früher entlassen werden als Babys, die auf einer unruhigen, hell erleuchteten Station versorgt werden.

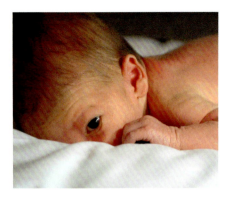

7. TAG
Schreien

IHR BABY HEUTE

Neugeborene bekommen unmittelbar nach der Geburt und bei den ersten Vorsorgeuntersuchungen Vitamin-K-Tropfen verabreicht. Vitamin K beugt inneren Blutungen vor. Für die Vitamin-K-Prophylaxe ist die elterliche Einwilligung erforderlich.

Die Beziehung zwischen Ihnen und Ihrem Baby wird stärker und Sie erkennen seine Bedürfnisse immer besser.

CHECKLISTE

Das Schreien Ihres Babys

Anhand der Checkliste erkennen Sie die Ursache für das Schreien Ihres Babys. Wenn Ihr Baby am Tag über drei Stunden schreit, wenden Sie sich an den Kinderarzt oder die Hebamme.

■ **Hunger ist der Hauptgrund** für das Schreien. Das Baby hört auf, sobald es Brust, Flasche, einen Finger oder Schnuller bekommt.

■ **Schmerzensschreie** sind leicht zu erkennen, da das Baby untröstlich ist, die Beine anzieht oder den Rücken krümmt. Wenden Sie sich an den Kinderarzt oder die Hebamme.

■ **Eine nasse oder schmutzige Windel** ist unangenehm – das Baby schreit.

■ **Ihr Baby braucht Zuwendung.** Tragen Sie es im Tragesitz, während Sie Ihren Tätigkeiten nachgehen, dann beruhigt es sich.

■ **Ihr Baby ist überreizt.** Wenn nichts anderes hilft, legen Sie es in einen ruhigen Raum. Aus zu viel Sorge vergisst man leicht, dass es manchmal nur Ruhe braucht.

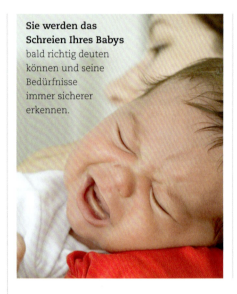

Sie werden das Schreien Ihres Babys bald richtig deuten können und seine Bedürfnisse immer sicherer erkennen.

Schreien ist das einzige Kommunikationsmittel Ihres Babys. Nur so kann es Ihre Aufmerksamkeit erregen. Zwar klingt Babygeschrei anfangs immer gleich, doch Eltern lernen rasch, verschiedene Schreiarten zu unterscheiden (s. Kasten links).

Im Idealfall haben Sie in dieser ersten Woche die Beckenbodenübungen weitergeführt (s. S. 69). Diese sind wichtig zur Kräftigung der Blasenmuskulatur und damit zur Vorbeugung gegen Inkontinenz (s. S. 475). Die Übungen fördern auch den Heilungsprozess und lindern Beschwerden nach einer Dammnaht, da sie die Durchblutung des Dammes verbessern.

DER GUTHRIE-TEST

Manche Babys leiden bei der Geburt an einer Stoffwechselkrankheit, der Phenylketonurie. Diese ist behandelbar, wenn sie früh genug erkannt wird. Dabei befindet sich zu viel Phenylalanin im Blut, was zu geistiger Behinderung führen kann. Rechtzeitig erkannt, können sich die Kinder mit einer speziellen Ernährung aber ganz normal entwickeln. Der amerikanische Kinderarzt Robert Guthrie entwickelte einen Erkennungstest; dafür wird bei jedem Neugeborenen am vierten oder fünften Lebenstag etwas Blut aus der Ferse entnommen und untersucht.

Da dieses biologische Testverfahren aber fehleranfällig ist, wird es so in Deutschland nicht mehr durchgeführt, sondern wurde durch andere Screeningtests ersetzt.

Der Begriff Guthrie-Test blieb jedoch bestehen als Bezeichnung für diese Untersuchungen, mit denen noch weitere Stoffwechsel- und Hormonstörungen erkannt werden können.

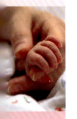

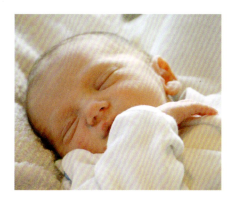

8. TAG

Gesund leben

IHR BABY HEUTE

Die Art der Ernährung – Stillen oder Flasche – wirkt sich auf den Stuhlgang Ihres Babys aus. Der Stuhl von Stillbabys ist flüssiger, gelblich und riecht süßlich. Flaschenbabys haben einen festeren, intensiver riechenden, braunen Stuhl.

Eine gesunde Lebensweise steigert Ihr körperliches und geistiges Wohlbefinden und hilft Ihnen, das Elternsein zu meistern.

Eine ausgewogene Ernährung

(s. S. 14ff.) ist wichtig, damit Sie die Anforderungen des Mutterseins meistern. Das Stillen erfordert etwa 500 Kalorien am Tag zusätzlich.

Trinken Sie viel Wasser, und beschränken Sie Ihren Koffeingenuss. Wenn Sie während der Schwangerschaft einen Eisenmangel hatten oder nach der Geburt viel Blut verloren haben, essen Sie eisenreiche Speisen. Vitamin-C-reiche Nahrungsmittel und Getränke verbessern die Eisenaufnahme im Körper. Trinken Sie auch möglichst keinen Alkohol und rauchen Sie nicht.

Allzu leicht übernehmen Mütter

die gesamte Babypflege, doch beziehen Sie unbedingt Ihren Partner ein. Auch er muss in seine Elternrolle hineinwachsen und hat sicher spezielle Ängste und Sorgen. Wenn er sich an der Versorgung des Babys beteiligt, kann er eine eigene Beziehung zu ihm schaffen. Hat er Routine gewonnen, können Sie eine Auszeit nehmen, solange er das Baby versorgt. Bleiben Sie immer im Gespräch – diese Zeit bedeutet für Sie beide eine enorme Veränderung.

Es braucht etwas Zeit, eine Familie zu werden, aber wenn Sie immer zusammenhalten, werden Sie diesen Wandel gut bewältigen.

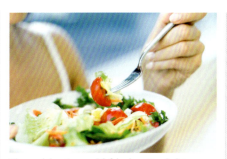

Eine reiche Auswahl frischer Produkte versorgt Sie mit Vitaminen und Mineralstoffen.

TATSACHE IST …

Innerhalb einer Woche nach der Geburt muss das Kind angemeldet werden.

Die Geburt eines Kindes ist bei dem Standesamt des Geburtsortes anzuzeigen. Anzeigepflichtig sind Kliniken, Vater, Hebamme oder Arzt.

DIE WINDELN IHRES BABYS: WAS IST NORMAL, WAS NICHT?

Farbe und Beschaffenheit des Stuhlgangs sind bei jedem Baby anders und geben nur selten Anlass zur Sorge. Manchmal können sie auf eine Erkrankung hinweisen, deshalb sollten Sie bedenkliche »Befunde« kennen. Auch Veränderungen des Urins können Anzeichen einer Erkrankung sein.

Das ist normal
- Der Stuhl kann verschiedene Farben haben: dunkelgrün, grüngelb, hellgelb, orange oder braun sein. Das alles ist normal und ändert sich sogar an ein und demselben Tag.
- Bei Stillbabys ist der Stuhl weich, sämig und hellgelb.
- Bei Flaschenbabys ist der Stuhl eher fest und braun.
- Ihr Baby kann nach jeder Mahlzeit Stuhlgang haben oder nur alle zwei bis drei Tage.
- Der Urin sollte gelb oder klar sein.
- Pinkfarbene oder orangerote Flecken in der Windel entstehen durch Harnsäurekristalle (aus konzentriertem Urin) und sind in den ersten Wochen normal.

Das ist nicht normal
- Weißer oder kittfarbener Stuhl kann auf ein Leberproblem hinweisen.
- Blut im Stuhl kann Folge einer Milchallergie sein.
- Dunkler Urin kann Wassermangel oder Gelbsucht anzeigen.
Wenden Sie sich bei diesen Symptomen an den Kinderarzt.

Die zweite Woche

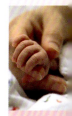

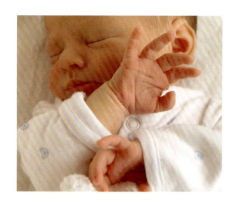

9. TAG
Zeit für Sie

IHR BABY HEUTE

Wenn Ihr Baby große Mengen erbricht und nicht gedeiht, leidet es vielleicht an einem gastroösophagealen Reflux (s. S. 477). Diese Störung wird durch die Unreife der Magenschließmuskeln verursacht; sie kann behandelt werden und gibt sich im Laufe der Zeit.

Allmählich gewöhnen Sie sich an den Alltag einer Mutter – versuchen Sie, jeden Tag Zeit für sich selbst zu finden.

Um unruhige Nächte und die unablässige Beanspruchung zu meistern, brauchen Sie einen Ausgleich. Halten Sie z. B. am Nachmittag ein Nickerchen. Vielleicht fühlen Sie sich isoliert und wissen manchmal nicht genau, welcher Tag ist, so sehr gleichen sich Tage und Nächte. Bitten Sie eine Freundin oder Verwandte, eine Weile auf das Baby aufzupassen, damit Sie einmal hinauskommen. Nehmen Sie sich auch mit Ihrem Partner Zeit für Ihre Paarbeziehung.

TIPPS FÜR MÜTTER

Flacher Bauch

Die Stärkung der Bauchmuskulatur gibt Ihnen Kraft für körperliche Tätigkeiten und bringt Ihre frühere Spannkraft zurück.

- Sitzen Sie aufrecht; ziehen Sie einmal in der Stunde den Bauch für 60 Sekunden ein.
- Stehen Sie gerade und aufrecht, das festigt die Bauchmuskeln.
- Massieren Sie Ihren Bauch in kreisförmigen Bewegungen.
- Machen Sie vorsichtig Bauchübungen. Nach einem Kaiserschnitt warten Sie mindestens 6 Wochen.

STILLPROBLEME

Bei manchen Frauen klappt das Stillen ohne Probleme, und Mutter und Baby stellen sich mühelos darauf ein. Viele Frauen erleben es jedoch als schwierig und benötigen am Anfang Unterstützung.

Übervolle, pralle Brüste und wunde Brustwarzen sind die häufigsten Beschwerden. Doch diese Probleme können Sie vermeiden oder damit umgehen – geben Sie nicht sofort frustriert auf.

Wunde Brustwarzen verhindern Sie durch das richtige Anlegen des Babys (s. S. 448). Übervolle Brüste kann Ihr Baby kaum richtig umfassen. Pumpen Sie vor dem Stillen etwas Milch ab (s. S. 449); das lindert den Druck. Setzen Sie Ihre Brustwarzen möglichst häufig der Luft aus, und verwenden Sie Stilleinlagen, damit die Brustwarzen trocken bleiben. Das Auflegen von gekühlten Kohlblättern auf die Brust ist ein altbewährtes Mittel, es lindert das Wundsein und die Stauung.

Bei übervollen Brüsten pumpen Sie zwischen den Stillzeiten Milch ab, um den Druck zu verringern. Das Auflegen eines warmen Waschlappens auf die Brust wirkt lindernd.

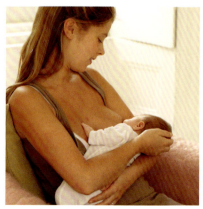

Wenn das Baby richtig angelegt ist, umschließt es die Brustwarze vollständig. Das beugt Wundwerden und Schmerzen vor.

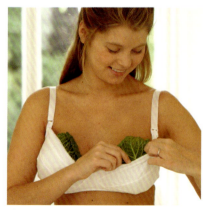

Ein gekühltes Kohlblatt im Büstenhalter kann wohltuend sein, insbesondere bei entzündeten und geschwollenen Brüsten.

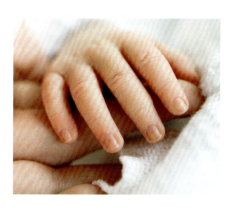

10. TAG
Baby-Zeit

IHR BABY HEUTE

Ihr Baby liebt es, berührt zu werden – Hautkontakt und Zuwendung sind für seine Entwicklung ebenso wichtig wie die Pflege. Wunderbar ist eine Babymassage, die zudem beruhigt. Auch Ihr Partner kann die Massage übernehmen.

In der zweiten Woche nach der Geburt kehrt Ihr Körper allmählich wieder in seinen »vorschwangeren« Zustand zurück.

Das Wochenbett beginnt unmittelbar nach der Geburt und endet nach acht Wochen – so ist es definiert. In den ersten zehn bis 14 Tagen erholt sich Ihr Körper von der Schwangerschaft. Er stellt sich langsam, aber sicher wieder auf einen »nicht schwangeren« Zustand ein: Der Bauch verschwindet, die Hüften bekommen wieder ihre gewohnte Form, die Eierstöcke nehmen ihre Funktion wieder auf.

Sie stellen sich auf das Leben mit dem Baby ein und können auch die Eindrücke und Erfahrungen, die Sie bei der Geburt gemacht haben, verarbeiten.

Ihr Baby nimmt seine Umgebung immer besser wahr – alle seine Sinne sind auf »Empfang« geschaltet. Es liebt Anregungen. Auf etwa 25 cm kann es deutlich sehen und betrachtet gern einen einfachen Gegenstand, z.B. ein Mobile. Babys erkennen bald vertraute Gesichter wieder und lieben es, den Eltern beim Sprechen zuzuschauen. Wenn Sie Ihr Baby an Ihrem alltäglichen Leben teilnehmen lassen, bekommt es alle Anregungen, die es für seine Entwicklung benötigt. Erzählen Sie ihm, was Sie gerade tun und was Sie am Tag planen, lesen Sie ihm vor und hören Sie gemeinsam Musik. Wenn es wach ist, legen Sie es immer wieder auf den Bauch, damit es Kraft in den Armen entwickelt und sich der Hinterkopf nicht flachliegt – ein häufiges Problem bei Babys, die viel auf dem Rücken liegen. Behalten Sie Ihr Baby aber immer im Auge, wenn es in der Bauchlage ist.

SCHLAFENDE BABYS

Neugeborene schlafen tagsüber mindestens zweimal, manche wechseln über den Tag zwischen Schlafen und Trinken ab.

In den ersten Tagen gibt es kaum einen Rhythmus im Schlafverhalten Ihres Babys, da es nicht lange ohne Mahlzeit auskommt.

Ihr Baby schläft überall dort, wo Sie es hinlegen – im Auto, im Kinderwagen oder im Tragesitz. Zu Hause legen Sie Ihr Baby entweder an einen ruhigen Ort zum Schlafen, z.B. in sein Bettchen, oder lassen Sie es bei sich in einem Laufgitter oder auf einem Handtuch auf dem Boden schlafen, wenn es dort sicher ist.

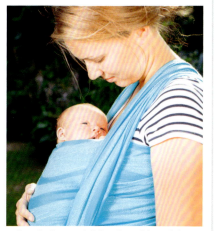

Babys finden es höchst beruhigend, im Tragetuch am Körper der Mutter getragen zu werden, und schlafen dabei zufrieden.

TIPPS ZUR BABYPFLEGE

Nägel und Kratzen

Babynägel wachsen schnell und sind kniffelig zu schneiden! Doch mit langen Nägeln kann Ihr Kind sich wundkratzen. Schneiden Sie nicht das Nagelbett ein; es könnte sich entzünden.

■ Mit speziellen Baby-Nagelscheren bleiben die Nägel oft so lang, dass sich das Baby trotzdem kratzen kann.

■ Am einfachsten ist es, die Nägel einfach abzuknabbern.

■ Ziehen Sie dem Baby Fäustlinge an, bis es aus dem Kratzalter heraus ist.

Die zweite Woche

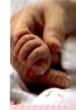

11. TAG
Elterninstinkt

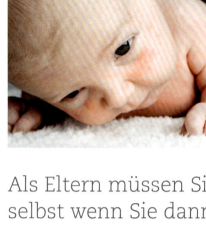

IHR BABY HEUTE

Bei vielen Babys bilden sich in den ersten Lebenstagen im Gesicht winzige weißgelbe Pickelchen, sog. Milien bzw. Milchgrieß. Sie verschwinden nach etwa vier Wochen. Manche Babys haben durch die mütterlichen Hormone Pickel, die sich später zurückbilden.

Als Eltern müssen Sie lernen, den eigenen Instinkten zu vertrauen, selbst wenn Sie dann Ratschläge von Mitmenschen ignorieren.

Es gibt viele Methoden der Babypflege. Wenn Ihr Baby erst einmal da ist, bekommen Sie bestimmt von allen Seiten gute Ratschläge. Selbst wenn viele Tipps hilfreich sind, kann es doch zu viel werden; manches ist auch widersprüchlich. Besonders viele Ratschläge gibt es meist zum Thema Stillen (s. S. 448). Wenn Sie mit dem Stillen Schwierigkeiten haben und sich fragen, warum es so viel schwerer ist, als es aussieht, helfen Ihnen die Empfehlungen von Experten, Freunden, Familie und aus Büchern oft wenig.

Hören Sie am besten auf Freunde oder Angehörige, die auch in anderen Lebensbereichen ähnlich vorgehen wie Sie selbst. Vertrauen Sie vor allem auf Ihre eigenen Fähigkeiten und Ihren Instinkt – schließlich gibt es viele richtige Wege.

CHECKLISTE
Die erste Fahrt zum Supermarkt

Mit etwas Planung verlaufen die Fahrt zum Supermarkt und der Einkauf stressfrei.

■ **Wenn Sie Ihr Baby vor dem Aufbruch füttern,** wird es im Supermarkt friedlich schlafen.

■ **Im Supermarkt kann es kühl sein,** also ziehen Sie Ihr Baby warm an bzw. nehmen Sie etwas zum Überziehen mit.

■ **Am besten stellen Sie den Baby-Autositz** in den Einkaufswagen und lassen Ihr Baby angeschnallt darin, oder Sie transportieren es beim Einkauf im Tragesitz oder Tragetuch.

■ **Schreiben Sie zu Hause eine Einkaufsliste,** damit Sie nichts Wichtiges vergessen, falls Sie durch das Weinen Ihres Babys abgelenkt sind.

BABYMASSAGE

Babys lieben Berührungen – Massieren stellt eine wunderbare Bindung zu Ihrem Kind her. Sie brauchen Olivenöl und ein Handtuch, das Sie auf den Boden oder das Bett legen. Der Raum muss warm sein, Ihr Baby sollte weder Hunger haben noch gerade getrunken haben. Ziehen Sie Ihr Baby aus, verreiben Sie etwas Öl in Ihren Händen, und streichen Sie vorsichtig über Bauch, Gliedmaßen, Finger und Zehen. An seinem Gesicht erkennen Sie, ob es die Massage mag.

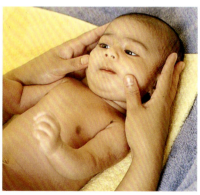

Legen Sie Ihr Baby auf ein weiches Handtuch, und streichen Sie mit Ihren Fingerspitzen sanft über seinen Kopf. Sparen Sie dabei die Fontanelle oben auf dem Kopf aus.

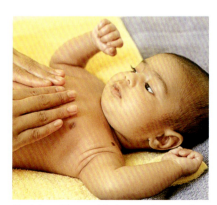

Streichen Sie vorsichtig von oben nach unten über die Brust und mit den Fingerspitzen auf dem Bauch im Uhrzeigersinn vom Nabel nach außen.

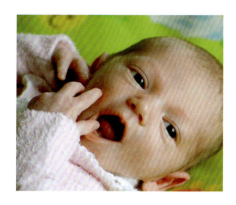

12. TAG
Ein Blick zurück

IHR BABY HEUTE

Inzwischen haben Sie vielleicht den Eindruck, dass Ihr Baby mehr kommuniziert: Sie stellen fest, dass es gerne Gesichter anschaut und beobachtet, wie Sie sprechen und lächeln. Doch es dauert noch ein paar Wochen, bis es bewusst zurücklächelt.

Für manche Eltern ist die Geburt ein traumatisches Erlebnis und sie brauchen Unterstützung, um es aufzuarbeiten.

FRAGEN SIE EINE HEBAMME

Ein Auge meines Babys ist ständig verklebt. Was kann ich tun? Viele Neugeborene wachen mit verklebten Augen auf, da die Tränenkanäle blockiert sind.

Wischen Sie das Auge mit Watte aus, die mit abgekochtem, abgekühltem Wasser befeuchtet ist. Verwenden Sie jedes Mal neue Watte. Das Problem gibt sich meist mit der Zeit. Wird das Sekret gelb und eitrig, sprechen Sie mit dem Kinderarzt. Vielleicht braucht Ihr Baby Augentropfen.

IM BLICKPUNKT: DIE SINNE IHRES BABYS

Die Welt Ihres Babys

Beim Füttern schaut Ihr Baby Sie unverwandt an. Schon in der Gebärmutter konnte es hören, es liebt Stimmen und Musik. Bei plötzlichen Geräuschen erschrickt es.

Es schmeckt und liebt die Süße der Muttermilch – und merkt, wenn Sie etwas Ungewohntes gegessen haben. Es erkennt Ihren Geruch, lässt sich gern liebkosen, streicheln und eng am Körper tragen.

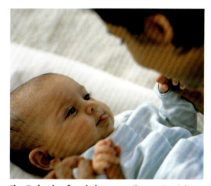

Ihr Baby ist fasziniert von Ihrem Gesicht und liebt Blickkontakt.

Sobald es Ihnen richtig bewusst ist, dass Sie nun ein Baby haben, und Sie sich an Ihre neue Rolle als Mutter gewöhnen, denken Sie vielleicht an die Geburtserfahrung zurück und wollen darüber mit Verwandten und Freundinnen sprechen. Sie werden sich Ihr ganzes weiteres Leben lang an Ihr Geburtserlebnis erinnern und Ihrem Kind später davon berichten.

Manchmal sind Wehen und Geburt nicht so verlaufen wie gedacht. Vielleicht musste nach einer Überschreitung des Termins die Geburt eingeleitet werden, und es wurden medizinische Eingriffe und eine assistierte Geburt oder sogar ein Notkaiserschnitt erforderlich. Dann sind Sie vermutlich auch enttäuscht, vor allem wenn Sie nicht genau wissen, warum es so gekommen ist und ob Sie etwas hätten tun können, um diese Probleme zu verhindern.

Gelegentlich leiden Frauen und auch ihre Partner nach einer besonders schwierigen Geburt an einem Geburtstrauma. Wenn Sie nach einer traumatischen Geburt traurig und deprimiert sind, sprechen Sie mit Ihrer nachbetreuenden Hebamme. Sie kann Ihnen erklären, wie es dazu gekommen ist, und möglicherweise einen Termin mit der Entbindungshebamme oder dem Arzt in der Klinik vereinbaren. Dabei erfahren Sie genauer, warum bestimmte Eingriffe vorgenommen worden sind. Wenn Ihr Partner die Geburt ebenfalls als Trauma erlebt und sich sehr hilflos gefühlt hat, sollte auch er mit der Hebamme oder dem Arzt sprechen.

Im Gespräch mit dem Partner

über die Wehen und die Geburt können Sie gemeinsam auch gute Erinnerungen wachrufen und die schwierigen leichter verarbeiten. Ihr Partner kann Ihnen am besten versichern, wie gut Sie die Wehen gemeistert haben. Das Gespräch hilft Ihnen, sich zu öffnen und Ihre Gefühle hinsichtlich des Geburtserlebnisses auszudrücken.

Die zweite Woche

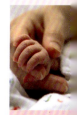

13. TAG
Sich nah sein

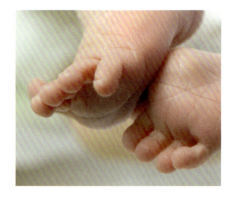

IHR BABY HEUTE

Unvermeidlich ist Ihr Baby auch Viren ausgesetzt. Manche meinen, dies verringere die spätere Allergieneigung. Da kleine Babys jedoch sehr unter einer Erkältung leiden, sollten Sie den Kontakt zu erkälteten Mitmenschen meiden. Stillen bietet einen Schutz vor Infektionen.

Gemeinsam mit Ihrem Partner gewöhnen Sie sich an Ihre neue Rolle – überlegen Sie, wie Sie etwas Zeit füreinander finden.

Es ist nicht leicht, Zeit für die Paarbeziehung zu finden, und die Neubelebung des Liebeslebens braucht Zeit. Für manche Frauen ist das kein Problem, bei vielen anderen dauert es länger, besonders nach einem Dammschnitt. Zudem kann sich eine schwierige Geburt emotional auswirken, ebenso die Müdigkeit infolge von Schlafmangel. In der Regel heißt es, man solle mit Sex bis nach der Nachsorgeuntersuchung (s. S. 462 f.) abwarten. Auf jeden Fall muss der Wochenfluss beendet sein, und die Gebärmutter muss sich zurückgebildet haben. Nähe können Sie so lange durch Zärtlichkeit ohne Eindringen des Partners erleben.

Seien Sie beim Sex anfangs sehr vorsichtig. Oft ist ein Gleitmittel sinnvoll, da die Hormone Ihre Scheide trockener machen, besonders wenn Sie stillen. Ist der Verkehr schmerzhaft, sprechen Sie mit dem Frauenarzt. Er wird den Heilungsprozess kontrollieren.

Denken Sie gleich wieder an die Verhütung (s. S. 463). Im Zweifelsfall benutzen Sie zunächst Kondome. Bei der Nachsorgeuntersuchung können Sie das Thema Verhütung mit Ihrem Frauenarzt besprechen.

Wenn Sie zu einer Familie werden, müssen Sie lernen, Ihre Zeit zwischen Ihren Bedürfnissen und denen Ihrer Lieben auszubalancieren.

SICH GUT ERNÄHREN

Es ist wichtig, dass Sie gesund essen. Vielleicht können Sie Hilfe bei der Essenszubereitung bekommen. Wenn Sie dem Baby die Brust geben, ist Ihr Kalziumbedarf noch höher als in der Schwangerschaft. Stellen Sie sich daher zum Stillen ein Glas Milch bereit. Sie brauchen auch mehr Zink, Magnesium, Kupfer und B-Vitamine (s. S. 17).

Die meisten Frauen nehmen in den ersten beiden Wochen nach der Geburt etwa 4–7 kg ab. Sie verlieren neben dem Gewicht des Babys, der Plazenta und des Fruchtwassers auch Wasser, das sich in der Schwangerschaft ins Körpergewebe eingelagert hat. Es wird dem Gewebe entzogen, vom Blut aufgenommen und über den Urin ausgeschieden.

Nach zwei Wochen verlangsamt sich die Gewichtsabnahme. Halten Sie keinesfalls Diät, insbesondere nicht, wenn Sie stillen, da Sie zusätzliche Nahrung und Flüssigkeit benötigen. Decken Sie den Zusatzbedarf von etwa 500 Kalorien nicht, fehlt Ihnen Energie. Mit gesunden Snacks (s. S. 258) ist dafür leicht zu sorgen.

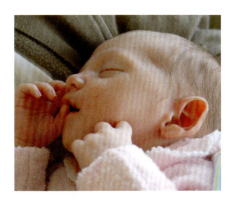

14. TAG

Neue Anfänge

IHR BABY HEUTE

In den ersten Wochen nach der Geburt hat ein Baby noch keinen Tag-Nacht-Rhythmus. Es will etwa alle zwei bis vier Stunden trinken, insgesamt sechs- bis achtmal über den Tag verteilt. Durch sein Weinen sucht es zunehmend auch den Kontakt zu den Eltern.

Ihr Leben wird nie mehr so sein wie vor der Geburt. Sie werden bald die bedingungslose Liebe von Eltern zu ihrem Kind spüren.

Jedes Kind ist einmalig schon von Geburt an und erlebt seine individuelle Entwicklung. Achten Sie einfühlsam auf das Wesen Ihres Kindes, dann können Sie ihm immer das geben, was es gerade braucht – und so seine Entwicklung über die ganze Kindheit in bester Weise fördern.

Ein Baby lernt vom Augenblick seiner Geburt an. Über seine Sinne nimmt es die Umgebung wahr, und aus den Sinneseindrücken bilden sich Verbindungen im Gehirn – die Grundlage der Intelligenz. Doch Sie müssen keineswegs von Anfang an ein »Förderprogramm« verfolgen. Für neugeborene Babys bedeutet Spielen zunächst einfach, dass ihre Grundbedürfnisse nach Berührung und Geborgenheit erfüllt werden. Wie Studien gezeigt haben, verhalten Eltern sich meistens instinktiv richtig, um die Entwicklung ihres Neugeborenen zu unterstützen.

Nun werden Sie zunehmend auch allein mit Ihrem Baby aus dem Haus gehen, wenn Ihr Partner wieder berufstätig ist. Erkundigen Sie sich nach Stillgruppen und Eltern-Kind-Gruppen in Ihrer Gegend, wo Sie andere Mütter bzw. Eltern treffen können.

Nach etwa zwei Wochen kennen Sie das Elterndasein allmählich. Das Leben wird niemals mehr so sein wie zuvor. Ihr Baby wird für Sie nun immer an erster Stelle stehen, und Sie werden wenig Zeit für sich selbst haben. Doch dafür haben Sie das schönste, wunderbarste Kind, das man sich vorstellen kann, und Sie werden es immer bedingungslos lieben. Nichts kommt der Liebe der Eltern zu ihrem Kind gleich. Nun empfinden Sie es genauso.

FRAGEN SIE EINE HEBAMME

Soll ich versuchen, mein Baby an einen Rhythmus zu gewöhnen?
In den ersten Wochen ist es zu früh für einen Rhythmus. Damit sich das Stillen einspielt, müssen Babys nach Bedarf gestillt werden. Die meisten haben bald ihren eigenen Rhythmus. Wenn Sie feste Mahlzeiten einführen wollen, überlegen Sie sich vorher, was Sie tun, wenn Ihr Baby wegen Hunger schreit.

Es ist aber sinnvoll, beizeiten ein Abendritual einzuführen. Baden, Vorsingen, Stillen und das Baby in sein Bettchen legen – so entwickelt es ein positives Schlafverhalten.

DIE BABYZEIT DOKUMENTIEREN

Am liebsten würden Sie Ihr Baby ständig fotografieren und filmen. Nachfolgende Kinder monieren später oft, dass es von ihnen viel weniger Fotos gibt! Die Digitalfotografie ermöglicht es, Angehörige und Freunde sofort mit Babyfotos zu versorgen. Doch übertreiben Sie es damit nicht, denn auch wenn Sie niemals müde werden, Ihr Baby anzuschauen, haben Außenstehende nicht unbedingt ein genauso großes Interesse daran.

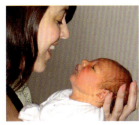
Das erste Foto mit dem Baby ist eine kostbare Erinnerung.

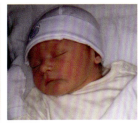
Ihr Baby fasziniert Sie auch, wenn es schläft.

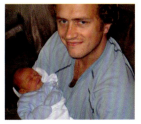
Denken Sie auch an Fotos vom stolzen Vater.

Die zweite Woche

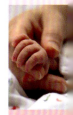

NACHGEFRAGT

Die Nachsorgeuntersuchung

Etwa sechs bis acht Wochen nach der Geburt kontrolliert der Frauenarzt bei der Nachsorgeuntersuchung die Rückbildung von Gebärmutter, Bauch und Beckenboden. Für Ihr Baby findet zwischen der vierten und sechsten Lebenswoche die U3 statt.

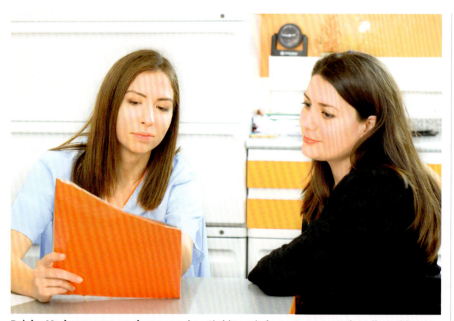

Bei der Nachsorgeuntersuchung sprechen Sie bitte mit Ihrem Frauenarzt über alle Probleme oder Fragen, die Sie haben. Er bestätigt Ihnen, dass Sie sich gut von der Geburt erholt haben.

Ihre gesundheitliche Verfassung

In den ersten beiden Monaten nach der Geburt haben die allermeisten Frauen keine größeren gesundheitlichen Probleme und erlangen ihre frühere gesundheitliche Verfassung wieder. Dennoch ist es wichtig, sicherzustellen, dass es Ihnen gut geht und Sie den Übergang zum Muttersein gemeistert haben.

Die Nachsorgeuntersuchung bietet eine ideale Gelegenheit, mit dem Arzt über mögliche Fragen oder Bedenken zu sprechen, die sich inzwischen ergeben haben. Wenn Sie ein spezielles Problem haben, berät der Arzt Sie und empfiehlt mögliche Behandlungsmethoden. Wenn nötig, überweist er Sie an einen Facharzt oder Therapeuten.

Die körperliche Untersuchung

Beim Nachsorgetermin werden zunächst Routinemessungen vorgenommen: Blutdruck, Herzfrequenz und Gewicht.

Der Arzt fragt Sie, ob es Probleme gibt, ob Sie stillen und ob Sie dabei Schwierigkeiten haben. Anschließend untersucht er Ihre Brüste und Brustwarzen.

Die Gebärmutter hat nun nahezu wieder ihre Größe wie vor der Schwangerschaft zurückgewonnen (etwa so groß wie Ihre Handfläche). Durch eine Tastuntersuchung des Bauches kontrolliert der Arzt die Rückbildung der Gebärmutter und den Zustand der Bauchmuskulatur. Manchmal weichen die geraden Bauchmuskeln unter der Geburt zur Seite, was als Rektusdiastase (s. S. 250) bezeichnet wird. Ist die Lücke noch mehrere Fingerbreit, werden Sie zur Krankengymnastik überwiesen. Pilates und ähnliche Übungen (s. S. 250) sind hilfreich; Ihr Arzt kann Sie dazu beraten.

Rückenschmerzen sind nach der Geburt immer wieder ein Problem, verstärkt durch das Schwangerschaftshormon Relaxin, das Muskeln und Bänder erschlaffen lässt und noch einige Monate nach der Schwangerschaft im Körper verbleibt. Wenn Sie an Rückenschmerzen leiden, berät der Arzt Sie zur richtigen Körperhaltung, insbesondere beim Tragen und Füttern des Babys, und über sinnvolle Übungen.

Nach einem Kaiserschnitt wird die Wunde kontrolliert. Es muss sichergestellt werden, dass die Naht gut verheilt ist. Der Bereich der Wunde kann immer noch taub sein, doch das Gefühl wird nach und nach zurückkehren, wenn sich die Nervenenden erneuern.

Der Arzt weist Sie auch darauf hin, dass in den nächsten Monaten ein Termin zur Krebsvorsorge vereinbart werden sollte.

Kontrolle der Blase Der Arzt fragt, ob Sie Probleme beim Wasserlassen haben. Eine Urinprobe wird untersucht, wenn Sie sehr häufig Wasser lassen müssen und dies schmerzhaft ist. Stressinkontinenz, das Austreten von Urin beim Husten, Schnäuzen oder Sport (s. S. 475), ist nach einer Geburt häufig. Es muss Ihnen keineswegs peinlich sein, dem Arzt davon zu berichten. Er wird Ihnen empfehlen, Beckenbodenübungen (s. S. 69) durchzuführen. Bleibt das Problem bestehen, überweist er Sie zur Krankengymnastik.

Dammnaht Bereitet Ihnen die Dammnaht immer noch Probleme, kontrolliert der Arzt die Wundheilung. Manchmal kann sich die Haut an den Wundrändern verdicken und verhärten. Dann empfiehlt der Arzt eine Dammmassage mit Öl (z. B. Weizenkeimöl), das die Haut um die Narbe herum weicher und elastischer werden lässt. In ausgeprägten Fällen kann es notwendig sein, die überschüssigen Hautwülste operativ zu entfernen und ein zweites Mal zu nähen.

Ihr seelisches Wohlbefinden

Der Arzt fragt Sie auch nach Ihrer seelischen und geistigen Verfassung. Viele Frauen sind in diesen ersten Wochen extrem müde, da die Nachtmahlzeiten und die ständigen Anforderungen viel Kraft kosten. Wenn Sie jedoch oft niedergeschlagen, ständig übermüdet oder deprimiert sind, leiden Sie eventuell an einer Wochenbettdepression (s. S. 475). Diese Symptome dürfen nicht ignoriert werden. Berichten Sie dem Arzt offen, wie Sie sich fühlen. Er kann Ihnen hilfreiche Maßnahmen vorschlagen.

Die Lebensweise überdenken

Der Arzt berät Sie zu gesunder Ernährung und Lebensführung. Wenn Sie rauchen, kann er Ihnen ein Raucherentwöhnungsprogramm empfehlen.

DIE GESUNDHEIT IHRES BABYS

Die dritte Vorsorgeuntersuchung: U3

Die dritte Untersuchung findet zwischen der vierten und sechsten Lebenswoche statt. Sie ist eine erweiterte Basisuntersuchung, bei der Hüfte, Wirbelsäule, Augen, Herz sowie der Puls Ihres Neugeborenen untersucht werden.

Bei Jungen wird außerdem kontrolliert, ob sich die Hoden in den Hodensack verlagert haben.

Der Arzt bestimmt Größe, Ernährungszustand und Gewicht, Kopfumfang, Reflexe und Reaktionen auf bestimmte Reize, Bewegungen und Kopfhaltung. Er prüft, ob sich Ihr Kind altersgerecht bewegt. Augenreaktionen und Hörvermögen werden ebenfalls getestet.

Weiterhin begutachtet Ihr Arzt, ob eine eventuelle Neugeborenengelbsucht vollständig zurückgegangen ist.

Er fragt, ob das Baby gut trinkt, und kontrolliert seine Entwicklung.

Die Ergebnisse der Untersuchung werden in das gelbe Vorsorgeheft Ihres Kindes eingetragen, das Sie immer an einem Ort aufbewahren sollten, wo Sie es griffbereit haben.

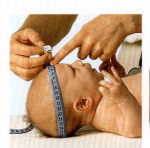
Der Kopfumfang wird gemessen und die Fontanellen, die weichen Stellen am Kopf des Babys, kontrolliert.

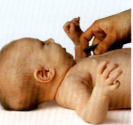
Die Herztöne werden vom Arzt abgehört, und er überprüft die Atmung Ihres Babys.

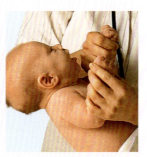
Zur Überprüfung der Kopfkontrolle zieht der Arzt Ihr Baby vorsichtig an den Armen hoch.

FRAGEN UND ANTWORTEN

Stimmt es, dass ich keine Angst haben muss, wieder schwanger zu werden, solange ich stille?
Nein, das ist so nicht richtig. In der Stillzeit bleibt die Periode oft noch einige Zeit nach der Geburt aus. Dann ist eine Empfängnis zwar wenig wahrscheinlich, aber nicht ausgeschlossen, da ein Eisprung stattfinden kann. Daher sollten Sie auf jeden Fall verhüten. Der Arzt berät Sie dazu. Oft wird eine reine Progesteron-Pille empfohlen, die schon bald nach der Geburt genommen werden kann.

Ich gebe meinem Baby das Fläschchen und bin besorgt darüber, gleich wieder schwanger werden zu können. Ab wann wäre das möglich?
Wenn Sie die Flasche geben, haben Sie vermutlich schon vor der Nachsorgeuntersuchung die erste Periode und könnten wieder schwanger werden. Auch wenn die Hebamme bereits mit Ihnen über die Verhütung gesprochen hat, wird dies bei der Nachsorgeuntersuchung erneut ein Thema sein.

Der Arzt wird wissen wollen, ob Sie bereits sicher verhüten. Wenn nicht, berät er Sie dazu.

Ich habe eine Dammnaht und deshalb Angst vor Sex. Ist das normal?
Viele Frauen empfinden ebenso wie Sie und möchten mit dem Sex bis nach der Nachsorgeuntersuchung abwarten. Dann kann der Arzt Ihnen bestätigen, ob die Wunde gut verheilt ist, und auch Tipps zur Wiederaufnahme des Sexuallebens geben.

Aber Sie können durchaus vor diesem Termin Sex haben, sofern der Wochenfluss aufgehört hat.

Oft ist es hilfreich, anfangs ein Gleitmittel zu verwenden, vor allem wenn Sie stillen, da die Hormone die Scheide trockener werden lassen.

Beschwerden und Komplikationen

Nur selten verläuft eine Schwangerschaft völlig beschwerdefrei. Viele Probleme ergeben sich aus den körperlichen Veränderungen. Manche erfordern jedoch ärztliche Behandlung. Dank intensiver Schwangerschaftsvorsorge lassen sich Komplikationen während Schwangerschaft und Geburt in aller Regel erfolgreich behandeln. Probleme nach der Geburt – beim Baby oder der Mutter – erfordern manchmal eine Therapie mit sorgfältiger Nachbetreuung.

Beschwerden in der Schwangerschaft

Die Schwangerschaftshormone wirken sich auf jedes Körpersystem aus. In diesem Kapitel finden Sie eine Übersicht über häufige Beschwerden. Dabei werden die zugrunde liegenden Anpassungsprozesse des Körpers erklärt, und Sie erfahren, ob Sie medizinische Hilfe benötigen und wie Sie die Symptome lindern können.

Allgemeine Symptome

Müdigkeit
Bleierne Müdigkeit ist eines der frühesten Schwangerschaftszeichen. Gewöhnlich lässt sie im zweiten Trimester nach, kehrt aber im dritten zurück.

URSACHEN Hauptgrund extremer Müdigkeit sind die massive Hormonumstellung und die körperliche Belastung dadurch, dass die Blutmenge um bis zu 50 Prozent ansteigt. Das zusätzliche Blutvolumen wird für die Verdickung der Gebärmutterschleimhaut und die Entwicklung der Plazenta benötigt. Im zweiten Trimester normalisiert sich der Energiepegel in der Regel, da sich der Hormonspiegel einpendelt. In der Spätschwangerschaft tritt die Müdigkeit wieder auf, weil der zunehmende Bauchumfang und die Bedürfnisse des sich entwickelnden Babys die Körpersysteme stark beanspruchen. Schlafprobleme (s. unten) können sie noch verstärken. Müdigkeit kann auch durch Eisenmangel verursacht werden (s. S. 472).

MASSNAHMEN Wenn Sie berufstätig sind, machen Sie regelmäßige Pausen und gehen Sie mindestens einmal am Tag an die frische Luft. Trinken Sie reichlich. Koffein ist nicht empfehlenswert, da es nur kurzzeitig aufputschende Wirkung hat, und Sie sich danach noch schlapper fühlen. Nehmen Sie sich mehr Zeit zum Schlafen, wenn nötig. Die Hausarbeit kann warten; gegebenenfalls müssen Sie Ihre sozialen Verpflichtungen einschränken.

Schlafprobleme
Schlafprobleme sind in der Schwangerschaft, vor allem im ersten und dritten Trimester, sehr verbreitet.

URSACHEN Eine häufige Ursache gestörten Schlafes ist der Harndrang. Aufgrund der gesteigerten Blutmenge erhöht sich in der Frühschwangerschaft die Filterleistung der Nieren, sodass sie mehr Urin produzieren. Mit fortschreitender Schwangerschaft spielt auch die Ausdehnung der Gebärmutter in der Beckenhöhle eine Rolle. Sie schränkt den Platz für die Blase ein. Daher muss die Blase häufiger geleert werden, was Ihren Schlaf stört. Viele Frauen bekommen nachts Hunger und müssen etwas essen, andere wachen wegen Übelkeit und Erbrechen nachts oder früh am Morgen auf. Etwa ab der 20. Schwangerschaftswoche verlagert sich die Gebärmutter weiter nach oben. Das nimmt den Druck von der Blase, dadurch verbessert sich der Schlaf. Gegen Ende der Schwangerschaft treten oft erneut Schlafprobleme auf. Ungeborene sind häufig gerade dann aktiv, wenn die Mutter ruht. Zudem ist der Körper füllig, und Sie finden kaum eine bequeme Schlafposition. Wenn das Baby größer und schwerer wird, erhöht sich wieder der Druck auf die Blase.

MASSNAHMEN Wenn Sie wegen Harndrangs nicht schlafen können, trinken Sie abends weniger. Damit Sie nachts nicht hungrig aufwachen, verzehren Sie vollwertige Kohlenhydrate zum Abendessen, wie Vollkornbrot. Falls Sie aufwachen, bleiben Sie nicht lange schlaflos liegen – das ist frustrierend und kann zur Gewohnheit werden. Stehen Sie auf, gehen Sie einer einfachen Tätigkeit nach, die Sie geistig nicht zu sehr anregt, trinken Sie ein warmes Getränk, und gehen Sie wieder ins Bett. Finden Sie in der Spätschwangerschaft keine bequeme Stellung, experimentieren Sie mit verschiedenen Schlafpositionen, abgestützt durch Kissen unter Kopf und Bauch und zwischen den Knien. Eine Ruhephase am Tag ist in der Spätschwangerschaft unverzichtbar. Ein Nickerchen sollte jedoch nicht länger als 20 Minuten dauern, eine Ruhephase mit hochgelegten Beinen beim Lesen oder Fernsehen nicht länger als eine Stunde. Wenn Sie tagsüber länger ruhen, schlafen Sie nachts noch weniger.

Kopfschmerzen
Kopfschmerzen treten in der Schwangerschaft häufig auf, vor allem im ersten Trimester.

URSACHEN Meist sind Kopfschmerzen kein Grund zur Besorgnis und lediglich Folge der Hormonumstellung und des erhöhten Flüssigkeitsbedarfs. Kopfschmerzen im dritten Trimester, die von weiteren Symptomen wie Bauchschmerzen oder Übelkeit begleitet werden, können Anzeichen einer Präeklampsie sein und müssen vom Arzt untersucht werden (s. S. 474).

MASSNAHMEN Sorgen Sie für reichliche Flüssigkeitszufuhr (rund zwei Liter am Tag), und verzichten Sie möglichst auf Koffein. Das sollte die Häufigkeit und die Schwere der Kopfschmerzattacken verringern. Wenn Sie berufstätig sind oder sich konzentrieren müssen, machen Sie alle zwei bis drei Stunden eine Pause. Bewegen Sie sich dabei an der frischen Luft. Ab der zwölften Woche können Sie alle acht Stunden eine Paracetamol-Tablette nehmen, in 24 Stunden also nicht mehr als drei. Werden die Kopfschmerzen von einer Erkältung verursacht, verzichten Sie auf Grippemittel sowie Ibuprofen und Aspirin, außer auf ärztliche Verordnung. Sprechen Sie vor der Einnahme eines Medikaments immer mit dem Arzt.

Sind Ihre Kopfschmerzen in der Spätschwangerschaft von Schwellungen am Körper, Bauchschmerzen, Übelkeit oder Erbrechen begleitet, wenden Sie sich unverzüglich an den Arzt.

Schwellungen von Füßen und Knöcheln
Bei manchen Frauen schwellen Füße, Knöchel, Hände und Handgelenke leicht an, oft verstärkt bei warmer Witterung.

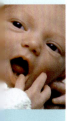

URSACHEN Die Schwellungen entstehen durch Flüssigkeitsansammlungen, teilweise als Folge der erhöhten Blutbildung zur Versorgung des Babys. Sie können aber auch Anzeichen von Komplikationen wie Präeklampsie (s. S. 474) sein. Informieren Sie daher immer den Arzt oder die Hebamme, die Sie auf weitere Symptome untersuchen werden.

MASSNAHMEN Bei geschwollenen Füßen und Knöcheln wechseln Sie Phasen leichter Körperaktivität mit Ruhephasen ab, bei denen Sie die Beine hochlegen. Sie sollten jedoch nicht sehr lange Zeit im Bett liegen oder auf einem Stuhl sitzen, da hierbei das Risiko einer Venenthrombose (s. S. 186) steigt. Das Tragen von Kompressionsstrümpfen (s. S. 225) reduziert die Schwellungen ebenfalls.

Hautveränderungen

Juckende, trockene Haut

Bei vielen Schwangeren zeigen sich juckende, trockene Hautstellen, verstärkt in der Spätschwangerschaft. Solche Hautirritationen sind Folge der Hormonumstellung. Lindernd wirkt eine unparfümierte Fettsalbe. Selten wird der Juckreiz in der Spätschwangerschaft durch eine ernste Erkrankung, die Cholestase (Schwangerschaftsgelbsucht), verursacht (s. S. 473). In diesem Fall ist der Juckreiz intensiver und konzentriert sich auf Hände und Füße.

Besenreiser

Diese kleinen, rötlichen, direkt unter der Haut liegenden Venen treten verstärkt in der Schwangerschaft auf, hauptsächlich auf den Wangen. Sie bilden sich aufgrund der erhöhten Durchblutung und der hormonell bedingten Erschlaffung der Blutgefäße. Besenreiser sind schmerzlos und können auf Wunsch mit Make-up kaschiert werden. Gewöhnlich verschwinden sie bald nach der Geburt.

Verstärkte Pigmentierung

In der Schwangerschaft verstärkt sich durch die höhere Hormonproduktion häufig die Hautpigmentierung. Die meisten Frauen stellen fest, dass der Bereich um die Brustwarze (Warzenhof) dunkler wird und sich eine dunkle Linie bildet, die vertikal vom Bauchnabel nach unten verläuft, die Linea nigra.

Häufig zeigen sich auch dunkle Stellen auf Wangen, Nase und Kinn, das Chloasma oder die »Schwangerschaftsmaske«.

Bei dunkelhäutigen Frauen sind diese Stellen oft heller als die umgebende Haut. Sonneneinstrahlung lässt die Flecken stärker hervortreten; tragen Sie daher im Gesicht Sonnenschutzcreme auf.

Schwangerschaftsstreifen

Durch die Dehnung der Haut während der Schwangerschaft entstehen häufig violette Linien, die Schwangerschaftsstreifen. Sie treten meist in der Spätschwangerschaft auf Bauch, Hüften, Oberschenkeln und oberem Brustbereich auf und können erschreckend aussehen, ähnlich wie Narben.

Es gibt keinen Nachweis, dass Salben Dehnungsstreifen vorbeugen oder sie beseitigen, eine unparfümierte Fettcreme hält allerdings die Haut geschmeidig. Reichliche Flüssigkeitszufuhr und eine moderate Gewichtszunahme sind zu empfehlen.

Nach der Geburt werden die Dehnungsstreifen mit der Zeit silbrig und beinahe unsichtbar.

Brustprobleme

Empfindliche Brüste

Bei vielen Frauen ist eine empfindliche und größere Brust das erste Anzeichen der Schwangerschaft. Manchmal schmerzen die Brüste so stark, dass man sie nicht berühren kann; oft sind sie heiß und pochen. Diese Empfindlichkeit lässt gewöhnlich gegen Ende des ersten Trimesters nach.

URSACHEN Das Spannungsgefühl zeigt, dass sich die Brüste auf ihre Aufgabe der Ernährung des Babys nach der Geburt vorbereiten; die Milchgänge vergrößern sich und die Durchblutung erhöht sich.

MASSNAHMEN Das Tragen eines gut sitzenden Büstenhalters lindert die Beschwerden. Schlecht sitzende oder zu enge BHs sind unbequem und engen die Milchgänge ein. Auch nachts zum Schlafen können Sie einen BH tragen. Bei heißen Brüsten wirkt das Auflegen eines kühlen Waschlappens lindernd.

Tritt ein schmerzhafter oder roter Fleck auf der Brust auf, informieren Sie den Arzt. Er kann Anzeichen einer beginnenden Brustentzündung (Mastitis) sein (s. S. 475).

Probleme mit den Brustwarzen

Größe und Form der Brüste und der Brustwarzen sind individuell. Frauen mit flachen Brustwarzen oder Schlupfwarzen befürchten häufig, nicht stillen zu können. Doch jede gesunde Frau kann stillen, da Babys beim Trinken nicht nur die Brustwarze, sondern den ganzen Warzenhof in den Mund nehmen.

URSACHEN Hohl- oder Schlupfwarzen werden vermutlich durch verkürzte Bänder im darunter liegenden Brustgewebe verursacht, die die Brustwarzen nach innen ziehen.

MASSNAHMEN Wenn Sie sich wegen Ihrer Brustwarzen Sorgen machen, sprechen Sie mit der Hebamme oder dem Arzt, die Sie an eine Stillberaterin überweisen können. Es gibt auch Hilfsmittel, die dazu beitragen können, dass sich die Brustwarze aufrichtet. Sie sind aber nicht unverzichtbar. Wird das Baby an der Brust angelegt, kann es selbst eine flache oder nach innen gerichtete Brustwarze herausziehen. Die Stillberaterin zeigt Ihnen, wie Sie das Baby am besten dabei unterstützen.

Verdauungsprobleme

Übelkeit und Erbrechen

Annähernd 80 Prozent der Frauen erleben die unangenehmen Symptome von Übelkeit und Erbrechen in der Frühschwangerschaft. In dieser Zeit können sie kaum große Mahlzeiten verzehren, intensive Gerüche und Aromen werden unerträglich. Viele Frauen haben auch Probleme mit der Verdauung von Gemüse und sauren Nahrungsmitteln und befürchten, dass ihr normalerweise gesundes Essverhalten sich verschlechtert. Diese frühe Übelkeit legt sich gewöhnlich zwischen der 12. und 20. Woche; manchmal kehren die Symptome in der Spätschwangerschaft zurück.

URSACHEN In der Frühschwangerschaft beeinflussen die Schwangerschaftshormone Hormone, die andere Körpersysteme steuern, insbesondere die Blutzuckerregulierung. Dies löst Übelkeit und Erbrechen aus. In der Spätschwangerschaft sind Verdauungsprobleme darauf zurückzuführen, dass die Gebärmutter die Därme und den Magen verdrängt. Dadurch bleibt wenig Platz zum Verdauen großer Mahlzeiten.

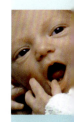

MASSNAHMEN Am besten lassen sich Übelkeit und Erbrechen bekämpfen, indem Sie tagsüber viel Wasser trinken und regelmäßig kleine Portionen essen. Lassen Sie keine zu langen Abstände zwischen den Mahlzeiten, und greifen Sie zwischendurch zu Snacks aus komplexen Kohlenhydraten, wie Vollkornprodukte, Vollkorncerealien und Reiswaffeln. Verzichten Sie auf Süßigkeiten. Diese geben Ihnen einen schnellen Energieschub, doch der Blutzuckergehalt fällt rasch wieder ab, und Sie sind wieder schlapp und hungrig. Schränken Sie insgesamt den Zuckerkonsum ein – das reduziert Übelkeit und senkt das Risiko für Schwangerschaftsdiabetes.

Das Prinzip »häufig eine Kleinigkeit«, wobei Sie gesunde Snacks essen, gilt auch für die letzte Phase der Schwangerschaft.

Gastroenteritis

Diese Entzündung der Magen-Darm-Schleimhaut entsteht meist durch eine Infektion mit Bakterien oder Viren. Sie verursacht plötzliches Erbrechen und Durchfall. Meist ist die Erkrankung harmlos, und die Entzündung klingt von selbst ab. In schweren Fällen kann es allerdings zu einem Wassermangel kommen, der sich auf die Blutversorgung des Babys über die Plazenta auswirkt. Eine Infektion mit Listerien kann in seltenen Fällen zu einer späten Fehlgeburt führen.

URSACHEN Eine Gastroenteritis wird durch eine Ansteckung über den Kontakt zu einer erkrankten Person oder durch den Verzehr kontaminierter Speisen oder Getränke (Lebensmittelvergiftung) verursacht. Eine Lebensmittelvergiftung ist oft Folge mangelnder Lebensmittelhygiene.

MASSNAHMEN Trinken Sie viel Wasser. Versuchen Sie, keine weiteren Mitglieder des Haushalts anzustecken (s. rechts). Wenn Sie nicht einmal kleine Mengen Wasser bei sich behalten können oder länger als 24 Stunden an Erbrechen und Durchfall leiden, wenden Sie sich an den Arzt. Können Sie den Arzt nicht erreichen, können Sie jederzeit auch in die Notfallsprechstunde eines Krankenhauses gehen. Bei einer bestehenden Grunderkrankung wie Diabetes sollten Sie sofort den Arzt kontaktieren. Bei einer Austrocknung erhalten Sie intravenös Flüssigkeit. Auch die Verfassung Ihres Babys wird kontrolliert, um seine Gesundheit sicherzustellen. Eine Listeriose wird mit Antibiotika behandelt.

GASTROENTERITIS VERMEIDEN Beugen Sie durch gute Lebensmittelhygiene (s. S. 16) vor. Leidet ein Familienmitglied an einer Magen-Darm-Infektion, verhindern Sie eine Ansteckung, indem Sie Seife, Handtücher, Besteck und Geschirr trennen. Wenn Sie zwei Toiletten haben, bleibt eine der erkrankten Person vorbehalten. Putzen Sie Toiletten, Waschbecken und Wasserhähne nach jeder Benutzung mit Desinfektionsmittel. Erkrankte Personen sollten keine Speisen für andere zubereiten.

Magenverstimmung und Sodbrennen

Viele Frauen leiden im zweiten Trimester gelegentlich darunter.

URSACHEN Magenbeschwerden ergeben sich durch die verlangsamte Bewegung des Verdauungstraktes infolge des Einflusses der Schwangerschaftshormone, während gleichzeitig das Magenvolumen durch das wachsende Baby eingeschränkt ist. Der obere Magenschließmuskel erschlafft durch die Hormone ebenfalls; dadurch kann Magensäure aus dem Magen in die Speiseröhre hochsteigen und Sodbrennen verursachen.

MASSNAHMEN Verzichten Sie auf üppige Mahlzeiten, insbesondere spätabends, um Magenbeschwerden und Sodbrennen vorzubeugen. Wenn Sie nachts an Sodbrennen leiden, betten Sie sich so, dass der Kopf höher liegt als die Füße. Lindernd wirkt ein flüssiges Antacidum (Mittel gegen Sodbrennen); fragen Sie Ihren Arzt, welches Präparat unbedenklich ist. Bei manchen Frauen lindert das schluckweise Trinken von Milch die Beschwerden.

Verstopfung

Im zweiten Trimester wird Verstopfung oft zum Problem.

URSACHEN Unter dem Einfluss der Schwangerschaftshormone wird das Verdauungssystem träger. Dadurch verbleibt der Stuhl länger im Dickdarm, und ihm wird mehr Flüssigkeit entzogen. So wird der Stuhl hart und ist schwer auszuscheiden. Eine Verstopfung ist wahrscheinlicher, wenn Sie zu wenig trinken.

MASSNAHMEN Ballaststoffe in Form von Gemüse und Vollkornprodukten sowie eine erhöhte Flüssigkeitszufuhr lösen in der Regel das Problem. Ein letzter Ausweg sind leichte Abführmittel, die Sie nach Anweisung des Arztes einnehmen.

Hämorrhoiden

Hämorrhoiden sind erweiterte Blutgefäße im oder am After. Da sie durch den Afterschließmuskel stark eingeschnürt sind und auf die saure Umgebung empfindlich reagieren, verursachen sie in leichten Fällen ein diffuses, unangenehmes Gefühl, in schwereren Fällen auch Schmerzen. Hämorrhoiden treten verstärkt im dritten Trimester auf.

URSACHEN Die hormonell bedingte Erschlaffung des Gewebes um den After erhöht das Risiko, dass Hämorrhoiden entstehen. Der Druck, den der Kopf des Babys auf die Blutgefäße ausübt, ist ebenso ein verstärkender Faktor wie Verstopfung.

MASSNAHMEN Vermeiden Sie zur Vorbeugung eine Verstopfung bzw. behandeln Sie sie konsequent. Beim Stuhlgang sollten Sie keinesfalls stark drücken. Kalte Auflagen und rezeptfreie Salben lindern die Beschwerden. Treten Hämorrhoiden aus dem After hervor und verursachen starke Beschwerden, können Sie einen Facharzt einschalten, der eine spezielle Therapie vornimmt.

Herz- und Kreislaufprobleme

Schwindel und Ohnmacht

Während der Schwangerschaft kommen gelegentlich Schwindel oder Ohnmacht vor.

URSACHEN In der Frühschwangerschaft kann ein Ohnmachtsgefühl schon beim Hinsetzen auftreten. Ursache ist vermutlich ein niedriger Blutzuckergehalt, weil Sie zu wenig gegessen haben. Das ist ein häufiges Problem in diesem Stadium der Schwangerschaft, in dem viele Frauen an morgendlicher Übelkeit leiden. Im zweiten Trimester ist Schwindel, der beim Aufstehen oder bei längerem Stehen auftritt, durch niedrigen Blutdruck bedingt. Der Blutdruck sinkt in der Schwangerschaft, weil das Schwangerschaftshormon Progesteron die Blutgefäße durchgängiger macht, um die Blutzufuhr zum Baby zu erhöhen. Im Stehen wird das Gehirn infolge des niedrigen Blutdrucks nicht ausreichend mit Blut versorgt. Mit fortschreitender Schwangerschaft kann Ihnen auch schwindelig werden, wenn Sie auf dem Rücken liegen. Die schwere Gebärmutter drückt auf die großen Blutgefäße, die durch den Oberkörper verlaufen,

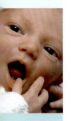

und behindert dadurch die Blutversorgung des Gehirns.

MASSNAHMEN Um niedrigen Blutzuckerwerten vorzubeugen, verzehren Sie kleine Snacks aus komplexen Kohlenhydraten (s. S. 92). Reichliche Flüssigkeitszufuhr, regelmäßige Arbeitspausen, das Vermeiden von zu langem Stehen und frische Luft helfen ebenfalls. Wird Ihnen schwindelig, setzen Sie sich hin und nehmen Sie den Kopf zwischen die Beine. Bleiben Sie sitzen, bis Sie komplett wiederhergestellt sind, und stehen Sie dann langsam auf. Wenden Sie sich an Ihren Arzt, wenn diese Anfälle häufiger auftreten. Wenn Sie umgekippt sind und Ihren Kopf angestoßen oder sich verletzt haben, gehen Sie zur Kontrolle ins Krankenhaus.

Wenn Ihnen in Rückenlage schwindelig wird, drehen Sie sich auf die Seite. Das Liegen auf der linken Seite verbessert die Durchblutung des Körpers.

Herzklopfen/Herzrasen

Das Gefühl, dass das Herz rast oder unregelmäßig schlägt, tritt in der Schwangerschaft oft auf, insbesondere zwischen der 28. und 32. Woche.

URSACHEN Die Gründe für das Herzrasen sind weitgehend ungeklärt. Vermutet wird eine Auswirkung des Progesterons auf den Herzmuskel oder die hohe Beanspruchung des Herzens durch die erhöhte Blutmenge, die der Versorgung von Mutter und Fötus dient.

MASSNAHMEN Herzrasen ist gewöhnlich kurzzeitig und nicht besorgniserregend. Tritt es allerdings häufig auf oder wird von Brustschmerzen oder Atemnot begleitet, sollten Sie den Arzt befragen. Ist bei Ihnen bereits eine Herzkrankheit oder ein Herzfehler bekannt, wenden Sie sich sofort an den Arzt.

Nasenbluten

Nasenbluten tritt in der Schwangerschaft häufig auf; es ist zwar lästig, aber nur sehr selten ernst.

URSACHEN Wie alle Blutgefäße werden auch die Gefäße in der Nase während der Schwangerschaft schlaffer und weiter. Hinzu kommt, dass die erhöhte Blutmenge im Körper Druck auf diese zarten Gebilde ausübt. Während einer Erkältung oder Nebenhöhlenentzündung oder bei trockenen Nasenschleimhäuten, eine Folge von Kälte oder klimatisierten Räumen, bekommen Sie leichter Nasenbluten.

MASSNAHMEN Setzen Sie sich bei Nasenbluten hin, halten Sie den Kopf in normaler Stellung, und drücken Sie die Nase am Nasenansatz mit Daumen und Zeigefinger zusammen. Üben Sie diesen Druck zehn Minuten aus, bevor Sie kontrollieren, ob das Nasenbluten aufgehört hat. Neigen Sie den Kopf nicht nach hinten, und legen Sie sich nicht hin, da Sie dabei das Blut verschlucken, was Übelkeit und möglicherweise Erbrechen auslöst. Neben dem Zusammenpressen der Nase können Sie Eis oder kalte Auflagen auf Nase und Gesicht legen; dies lässt den Blutstrom versiegen und stoppt das Nasenbluten. Wenden Sie sich an den Arzt, wenn das Nasenbluten Folge einer Kopfverletzung ist oder schweres Nasenbluten länger als 20 Minuten anhält. Blutet die Nase häufig leicht, berichten Sie dies dem Arzt beim nächsten Vorsorgetermin.

Blutendes, empfindliches Zahnfleisch

Zahnfleischbluten und empfindliches Zahnfleisch sind häufige Beschwerden in der Schwangerschaft.

URSACHEN Das erhöhte Blutvolumen und die Schwangerschaftshormone wirken sich auf die Blutgefäße aus. Bildet sich zusätzlich Plaque, verstärkt dies die Symptome und erhöht das Risiko einer Zahnfleischerkrankung.

MASSNAHMEN Gute Mundhygiene ist entscheidend wichtig. Verzichten Sie keinesfalls aufs Zähneputzen, weil das Zahnfleisch empfindlich ist und das Zähneputzen wehtut; nehmen Sie einfach eine weichere Bürste. Gehen Sie regelmäßig zum Zahnarzt, und lassen Sie von Zeit zu Zeit eine professionelle Zahnreinigung durchführen.

Krampfadern und Vulva-Varikosis

Krampfadern (Varizen) sind vergrößerte, verformte Venen, die sich in den Beinen oder im Bereich der Schamlippen (Vulva) entwickeln können. Krampfadern im oder um den After werden als Hämorrhoiden bezeichnet (s. gegenüber). Krampfadern in jeder Form können während der späteren Schwangerschaftsphasen unangenehm sein. Sie können Beschwerden und manchmal Juckreiz verursachen, und sie sind auch unansehnlich. Krampfadern in Scheide oder Vulva behindern eine normale Geburt nicht. Sie reißen auch nicht während der Geburt reißen.

URSACHEN Die verstärkte Durchblutung und die Erschlaffung der Blutgefäße führen zu Krampfadern und einer Vulva-Varikosis. Die wachsende Gebärmutter drückt auf die Venen im Becken, was den Druck in den Beinen und im Scheidenbereich erhöht.

MASSNAHMEN Stützstrumpfhosen und spezielle Schwangerschaftsmieder helfen. Berichten Sie wie bei allen Beschwerden dem Arzt von Ihren Krampfadern, damit er Sie nach einer Untersuchung über mögliche Therapieformen beraten kann. Gewöhnlich bilden sich Krampfadern nach der Geburt des Babys zurück.

Schmerzen

Rückenschmerzen

Etwa zwei Drittel aller Schwangeren leiden an Rückenschmerzen.

URSACHEN Mit fortschreitender Schwangerschaft belastet das zunehmende Gewicht des Bauches das untere Rückgrat, das ein Hohlkreuz bildet; dadurch verlagert sich der Körperschwerpunkt nach vorne. Um dies auszugleichen, belasten Sie die unteren Rückenmuskeln. Da die Schwangerschaftshormone die Bänder erschlaffen lassen, werden sie elastischer und stützen den Rücken weniger ab.

MASSNAHMEN Achten Sie auf eine gute Haltung (s. S. 249), und kippen Sie das Becken nicht nach vorne. Das entlastet den Rücken, lindert Rückenschmerzen und beugt ihnen auch vor. Regelmäßige leichte Übungen zur Kräftigung der Muskulatur sind förderlich. Auf Seite 90 und 250 finden Sie entsprechende Übungen. Yoga, Pilates und Aquarobic sind ebenfalls empfehlenswert.

Vermeiden Sie langes Stehen ohne Bewegung. Unterteilen Sie Ihre Tätigkeiten in kleinere Einheiten. Wenn Sie im Beruf lange stehen oder sitzen müssen, machen Sie regelmäßig eine Pause. Achten Sie im Sitzen darauf, dass der untere Rückenbereich abgestützt ist. Seien Sie beim Heben von Lasten vorsichtig.

Massage und warmes Wasser lindern die Schmerzen. Bei ausgeprägten Rückenschmerzen sprechen Sie mit dem Arzt oder der Hebamme darüber, ob Sie einen Schwangerschaftsgürtel tragen sollten (s. S. 278).

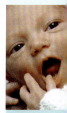

Beckenschmerzen

Diese Schmerzen im Beckenbereich und der Leistengegend können auch im Gesäß konzentriert sein oder in ein Bein ausstrahlen. Aus diesem Grund werden sie manchmal fälschlicherweise für Ischias (s. rechts) gehalten. Sie verschlimmern sich bei Aktivitäten wie Gehen oder Treppensteigen. Sie können auch nachts auftreten, allerdings meist als Folge von tagsüber ausgeübten Aktivitäten. Am häufigsten kommen sie gegen Ende der Schwangerschaft vor.

URSACHEN Das Becken besteht aus drei Knochen: dem Kreuzbein und den beiden Hüftknochen. Diese Knochen sind vorne durch die Schambeinfuge verbunden und hinten durch das Iliosakralgelenk. Die Gelenke werden durch Bänder stabilisiert und bewegen sich normalerweise wenig. Während der Schwangerschaft erschlaffen die Bänder jedoch und dehnen sich leichter, sodass diese Gelenke mehr Spielraum haben. Das führt zu einer Instabilität des Beckens. Zudem verändert sich Ihre Haltung infolge des wachsenden Bauches. Dadurch kann ein Gelenk beweglicher werden als das andere. Dies belastet die Gelenke zusätzlich, sodass sie sich schließlich entzünden und Beschwerden oder Schmerzen bereiten.

MASSNAHMEN Besteht auf einer Seite des Beckens eine erhöhte Beweglichkeit, kann ein Stützgürtel empfehlenswert sein, der oft sofortige Erleichterung verschafft. Eine Krankengymnastin zeigt Ihnen, wie Sie alltägliche Bewegungen, wie Gehen und Aufstehen, anders ausführen können, um Schmerzen zu vermeiden. Akupunktur kann Schmerzen lindern, und Wassergymnastik wirkt ausgleichend. Verzichten Sie zur Vorbeugung auf Aktivitäten, die Schmerzen verursachen, und verzichten Sie auf schweres Heben, Rückenlage und Ausdauersport. Ruhen Sie sich auch möglichst viel aus.

Mutterbandschmerzen

Das runde Mutterband ist ein Bindegewebsstrang mit glatter Muskulatur von der Gebärmutter zum Leistenkanal. Wenn die Gebärmutter wächst, dehnt sich das Mutterband allmählich. Dies verursacht einen kurzen stechenden Schmerz auf einer oder beiden Seiten des Unterbauches oder in der Leiste. Mutterbandschmerzen beginnen gewöhnlich im zweiten Trimester.

MASSNAHMEN Wenden Sie sich an die Hebamme oder den Arzt – sie können andere Ursachen der Bauchschmerzen ausschließen. Bei einem Schmerzanfall ruhen Sie und entspannen Sie sich. Legen Sie sich auf die Seite, und ziehen Sie die Knie zur Brust. Sie können auch ein warmes Bad nehmen.

Ischias

Der Schmerz tritt in einer oder beiden Gesäßbacken auf und kann bis ins Bein ausstrahlen. Wenige Frauen spüren ein Kribbeln oder Taubheit in den Beinen. Ischias tritt meist nach dem zweiten Trimester auf.

URSACHEN Der Schmerz entsteht, wenn der Ischiasnerv, der durch die Wirbelsäule verläuft, eingeklemmt oder abgedrückt wird. Man bezeichnet dies als Übertragungsschmerz, da der Schmerz nicht direkt am Entstehungsort auftritt. Ischias wird nicht durch den Druck des kindlichen Kopfes auf den Nerv ausgelöst. Die Ursachen von Ischias in der Schwangerschaft sind die gleichen wie bei nicht schwangeren Frauen: schlechte Haltung, ruckartige Belastung der Wirbelgelenke und verkehrtes Heben.

MASSNAHMEN Durch spezielle Übungen werden die Muskeln sanft gedehnt und Druck vom Ischiasnerv genommen. Die Hebamme zeigt Ihnen entsprechende Übungen, oder Sie werden zur Krankengymnastik überwiesen.

Steißbeinschmerzen

Das Steißbein ist die untere Spitze des Kreuzbeines, das unterhalb der Wirbelsäule liegt. Dieser Knochen wird in der Schwangerschaft beweglicher, damit das Baby leichter durch den Geburtskanal kommt. Schmerzen in diesem Bereich machen längeres Sitzen extrem unangenehm. Steißbeinschmerzen können während der gesamten Schwangerschaft auftreten.

URSACHEN Steißbeinschmerzen können schon vor der Geburt als Folge früherer Verletzungen bestehen. Die Beschwerden verstärken sich dann durch die hormonellen und mechanischen Veränderungen in der Schwangerschaft. Sie können aber auch erst in der Schwangerschaft auftreten, da die erhöhte Beweglichkeit des Steißbeins in dieser Zeit eine Verletzung wahrscheinlicher macht. Manchmal wird das Steißbein während der Geburt durch den Kopf des Babys verletzt. Dann entwickeln sich die Schmerzen nach der Geburt.

MASSNAHMEN Bewegung und leichte Massage des Bereiches lindern die Beschwerden ebenso wie leichte Schmerzmittel, etwa Paracetamol. Die Schmerzen bessern sich gewöhnlich innerhalb von sechs Wochen nach der Entbindung.

Beinkrämpfe

Krämpfe in den Beinen, vor allem in den Waden, sind ein typisches Schwangerschaftsproblem. Sie treten meist nachts auf, manchmal beim Gehen. Mit fortschreitender Schwangerschaft können sie häufiger vorkommen.

URSACHEN Es werden verschiedene Ursachen der Beinkrämpfe in der Schwangerschaft diskutiert. Wahrscheinlich werden sie durch eine Kombination mehrerer Faktoren verursacht: Haltung der Mutter, erhöhtes Körpergewicht, verminderte Durchblutung der Beine und Druck der Gebärmutter auf die Beckennerven. Die Theorie, dass ein Mangel an Salz ursächlich sei, ist kaum zu belegen. Forschungen zeigen, dass niedriger Salzkonsum in der Schwangerschaft gesund ist, und es ist sehr unwahrscheinlich, dass bei einer ausgewogenen Kost ein Salzmangel entsteht. Möglicherweise spielt aber zu viel Phosphor (in Fertigessen und kohlensäurehaltigen Soft-Drinks) eine Rolle. Es kann auch ein Mangel an Spurenelementen (z. B. Magnesium) bestehen. Auch Kalziummangel wird als beitragender Faktor diskutiert.

MASSNAHMEN Beinkrämpfe lösen Sie durch eine Veränderung der Haltung, durch Beugen der Zehen des betroffenen Fußes und Massieren des verkrampften Muskels. Sind die Krämpfe sehr störend, kann ein Krankengymnast geeignete Übungen empfehlen. Trinken Sie viel, und wechseln Sie Zeiten mäßiger Bewegung mit Ruhephasen ab.

Anhaltende Schmerzen sowie eine Rötung oder ein Anschwellen der Wade können Anzeichen einer Venenthrombose sein (s. S. 186), die unverzüglich ärztlich behandelt werden muss.

Ruhelose-Beine-Syndrom

Das Ruhelose-Beine-Syndrom (auch Restless-Legs-Syndrom) bezeichnet ein unangenehmes Gefühl, ein Kribbeln, als würde elektrischer Strom durch die Beine fließen oder die Knochen jucken, das den unwiderstehlichen Drang verursacht, die Beine zu bewegen, sowie unwillkürliche Zuckungen

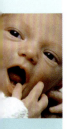

der Beine auslöst, insbesondere während des Schlafes. In der Schwangerschaft tritt das Problem vor allem im dritten Trimester auf.
URSACHEN Das Ruhelose-Beine-Syndrom wird häufig durch eine Schwangerschaft ausgelöst oder verstärkt. Die Ursache ist unbekannt; manche Studien sehen einen Zusammenhang mit einem niedrigen Eisenspiegel. Oftmals tritt das Problem familiär gehäuft auf.
MASSNAHMEN Wenn Sie am Ruhelose-Beine-Syndrom leiden, bitten Sie Ihren Arzt um eine Überprüfung Ihres Eisenspiegels. Ist dieser zu niedrig, wird ein Eisenpräparat verschrieben. Manche Frauen finden es hilfreich, die Beine zu bewegen oder zu strecken, heiße oder kalte Auflagen zu machen oder das Bein zu massieren. Tritt das Syndrom in der Schwangerschaft erstmals auf, ist es gut möglich, dass es nach der Geburt des Babys wieder verschwindet.

Karpaltunnelsyndrom

Der Karpaltunnel wird aus den Handwurzelknochen und einem darüber gespannten starken Band gebildet. Durch diesen Kanal verläuft neben den Sehnen der Fingerbeugemuskel auch der Arm-Mittelnerv. Wird der Karpaltunnel eingeengt, entsteht ein Druck auf diesen Nerv. Die Finger kribbeln und schmerzen, häufig verstärkt bei Nacht. In schweren Fällen sind die Beschwerden sehr stark, und Sie haben Probleme mit dem Greifen. In der Schwangerschaft tritt das Karpaltunnelsyndrom am häufigsten im zweiten und dritten Trimester auf.
URSACHEN Das Karpaltunnelsyndrom wird verursacht durch den Druck des umgebenden, angeschwollenen Gewebes auf die Nerven des Karpaltunnels. In der Schwangerschaft ist das Anschwellen von Händen und Füßen eine häufige Folge des erhöhten Flüssigkeits- und Blutvolumens im Körper.
MASSNAHMEN Bei Verdacht auf ein Karpaltunnelsyndrom sprechen Sie mit der Hebamme oder dem Arzt. Eventuell werden Sie zur Krankengymnastik überwiesen und lernen spezielle Übungen zur Linderung der Beschwerden. Eine leichte Handschiene stützt Ihr Handgelenk, was besonders wohltuend ist, wenn die Schmerzen den Schlaf beeinträchtigen. Ein Karpaltunnelsyndrom verschwindet gewöhnlich nach der Geburt des Babys. Bleibt es bestehen, kann eine einfache Operation Abhilfe schaffen.

Harnwegs- und Vaginalprobleme

Soor (Pilzinfektion)

Während der Schwangerschaft ist verstärkter Scheidenausfluss normal. Wird der Ausfluss jedoch cremig-dicklich und Sie spüren ein Wundsein und Jucken im Scheidenbereich, kann das ein Anzeichen dafür sein, dass sich die Pilzinfektion Soor entwickelt hat. Riecht der Ausfluss hingegen fischig, insbesondere nach dem Sex, leiden Sie vielleicht an einer bakteriellen Vaginose (BV), die nicht als sexuell übertragbare Infektion eingestuft wird und eine sehr häufige Ursache für Scheidenausfluss ist. Die Erkrankung wird mit einem erhöhten Frühgeburtsrisiko in Verbindung gebracht, aber in der Regel nur bei Frauen, bei denen dieses Risiko aus anderen Gründen besteht.
URSACHEN Soor und BV treten auf, wenn der Säurewert im Scheidenmilieu sinkt, was während der Schwangerschaft häufig der Fall ist. Bakterielle Vaginose wird durch einen Mangel von Laktobazillen (guten Bakterien) verursacht, Soor durch den Pilz *Candida albicans*.
MASSNAHMEN Verwenden Sie zum Waschen der Scheide möglichst keine stark parfümierten Seifen und Gele, da diese die Symptome verschlimmern können. Fragen Sie Ihren Arzt um Rat. Beide Erkrankungen lassen sich in der Schwangerschaft problemlos mit einfachen Mitteln behandeln.

Stressinkontinenz

Bei Stressinkontinenz verlieren Sie unkontrolliert immer wieder kleine Mengen Urin, insbesondere beim Husten, Niesen, Naseputzen oder Lachen oder wenn Sie Sport treiben oder schwer tragen. Stressinkontinenz kann in der Schwangerschaft jederzeit auftreten, ist aber im letzten Trimester am häufigsten.
URSACHEN Die Beckenbodenmuskeln sind während der Schwangerschaft zusätzlich belastet und durch die Hormonumstellung nachgiebiger. Daher kann jede Verstärkung des Drucks auf den Bauch durch Husten, Niesen, Lachen oder andere Aktivitäten zum Abgang kleiner Urinmengen führen.
MASSNAHMEN Stressinkontinenz kann als peinlich und belastend empfunden werden; dennoch sollten Sie das Problem gegenüber Ihrem Arzt oder Ihrer Hebamme ansprechen. Sie werden Ihnen Beckenbodenübungen zur Kräftigung der betroffenen Muskeln zeigen (s. S. 69), die Besserung bewirken können, wenn Sie sie regelmäßig durchführen. Außerdem ist es wichtig, dass Sie die Blase bei Harndrang immer sofort entleeren. Wenn Sie das Haus verlassen, kann Ihnen das Tragen von Slipeinlagen zusätzliche Sicherheit bieten.

Harnwegsentzündungen

Während der Schwangerschaft sind Sie anfälliger für Harnwegsentzündungen. In den meisten Fällen ist nur die Blase betroffen, es handelt sich dann um eine sog. Zystitis. Zu den Symptomen gehören häufiger, dringender Harndrang, Brennen beim Wasserlassen und eventuell Blut im Urin. Gelegentlich kann eine Entzündung von der Blase in die Nieren aufsteigen. In diesem Fall strahlen die Schmerzen einseitig in den unteren Rücken aus (über der Niere), und Sie bekommen hohes Fieber mit Übelkeit oder Erbrechen. Manchmal verläuft eine Harnwegsentzündung auch ohne Symptome. Eine rasche Behandlung der Entzündung ist in der Schwangerschaft besonders wichtig, denn wenn die Entzündung in die Nieren gelangt, kann sie vorzeitige Wehen auslösen.
URSACHEN Harnwegsentzündungen werden von Bakterien verursacht, die über den Harnleiter (der von der Blase wegführt) in den Körper gelangen und sich dort vermehren. Diese Infektionen kommen während der Schwangerschaft häufiger vor, weil die Wirkung der Hormone auf den Harnwegtrakt die Urinausscheidung verlangsamt.
MASSNAHMEN Wenden Sie sich unverzüglich an den Arzt. Anhand einer Urinprobe kann er den Bakterienstamm bestimmen, der die Infektion verursacht hat. Sie bekommen sofort Antibiotika verschrieben. Wenn nötig, wird nach der genauen Bestimmung des verursachenden Bakterienstammes auf ein anderes Antibiotikum gewechselt. Die Symptome lassen in der Regel wenige Tage nach Beginn der Behandlung nach. Da manche Harnwegsinfektionen ohne Symptome verlaufen, wird bei allen Frauen bei jeder Vorsorgeuntersuchung eine Urinprobe genommen und untersucht. Falls sich darin Bakterien finden, verordnet der Arzt die entsprechenden Antibiotika.

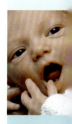

Komplikationen während Schwangerschaft und Geburt

Bestimmte Erkrankungen kommen speziell in der Schwangerschaft vor; manche Krankheiten bedeuten ein erhöhtes Risiko für die Schwangerschaft. Eine Risikoschwangerschaft wird streng überwacht mit häufigeren Vorsorge- und Ultraschallterminen. Bestimmte Komplikationen bei der Geburt erfordern ein sofortiges Eingreifen.

Schwangerschaftskomplikationen

Fehlgeburt
Der Verlust des Babys, bevor es außerhalb der Gebärmutter lebensfähig ist, betrifft bis zu ein Viertel aller Schwangerschaften (s. S. 94).

Ektopische Schwangerschaft
Sie entsteht, wenn sich eine befruchtete Eizelle außerhalb der Gebärmutterhöhle einnistet. Am häufigsten geschieht dies im Eileiter, es ist aber auch an einem Eierstock, am Muttermund oder, sehr selten, in der Bauchhöhle in einer Kaiserschnittnarbe möglich.
URSACHEN Bei jeder Frau kann es zu einer ektopischen Schwangerschaft kommen. Erhöht ist das Risiko jedoch nach einer früheren Beckenentzündung, wenn Sie eine Spirale tragen, bei Einnahme der Minipille, nach einer Fruchtbarkeitsbehandlung, bei Endometriose, nach einer Bauchoperation, z.B. einem Kaiserschnitt, oder nach einer früheren ektopischen Schwangerschaft.
SYMPTOME Meist treten Schmerzen und eine leichte Blutung in der 6.–8. Woche (2.–4. Woche nach Ausbleiben der Regelblutung) auf. Der Schmerz ist gewöhnlich einseitig im Unterbauch zu spüren. Er kann stark und andauernd sein. Wenn eine ektopische Schwangerschaft nicht erkannt wird und der wachsende Embryo den Eileiter zum Platzen bringt, haben Sie plötzliche, heftige Schmerzen, die sich über den Bauch ausbreiten. Eine innere Blutung aus dem geplatzten Eileiter kann zu einer Zwerchfellreizung führen, die Schmerzen können dabei bis in die Achsel ausstrahlen.

Gehen Sie bei starken Schmerzen im Unterbauch unverzüglich in die Notaufnahme eines Krankenhauses oder zum Frauenarzt.

MÖGLICHE MASSNAHMEN Ist der Eileiter geplatzt, werden Sie sofort operiert. In der Regel stellt man eine ektopische Schwangerschaft bereits zuvor durch eine vaginale Ultraschalluntersuchung fest. Dabei ist in der Gebärmutter kein Embryo zu erkennen, und im Bauchraum ist Blut vorhanden. Manchmal lässt sich die ektopische Schwangerschaft direkt lokalisieren. Durch Blutuntersuchungen über einen Zeitraum von 48 Stunden kann der Spiegel des Schwangerschaftshormons HCG aufgezeichnet werden. Bleibt er konstant oder steigt er leicht an, weist dies auf eine ektopische Schwangerschaft hin. Kann keine ektopische Schwangerschaft bestätigt werden, wird vermutlich eine Laparoskopie (Bauchspiegelung) vorgenommen: Durch einen kleinen Schnitt in den Bauchnabel wird ein Endoskop eingeführt.

Wenn eine ektopische Schwangerschaft besteht, wird der Eileiter entweder bei der Laparoskopie oder über einen kleinen Schnitt an der Schamhaargrenze entfernt. Wird sie frühzeitig diagnostiziert, kann sie medikamentös mit Methotrexat behandelt werden, das die Weiterentwicklung der Schwangerschaft verhindert – allerdings nur, wenn der HCG-Spiegel niedrig und der Eileiter nicht geplatzt ist. Auf diese Weise lässt sich eine Operation vermeiden. Die Behandlung ist aber nicht immer wirksam, und es können starke Schmerzen auftreten. Eine engmaschige Nachsorge ist unverzichtbar.

Hyperemesis gravidarum
Die meisten Frauen leiden während der Schwangerschaft unter einer gewissen Übelkeit. Das sehr schwere Erbrechen, das selten auftritt, bezeichnet man als Hyperemesis gravidarum, extreme Schwangerschaftsübelkeit. Wenn Sie länger als 24 Stunden keinerlei Nahrung oder Getränke bei sich behalten können, gehen Sie bitte zum Arzt.

MÖGLICHE MASSNAHMEN Durch eine Urinprobe wird sichergestellt, dass keine Infektion besteht. Sie werden gewogen, wenn Sie mehr als zehn Prozent Ihres Körpergewichts verloren haben, besteht die Gefahr von Komplikationen. Bei starker Austrocknung können Sie ins Krankenhaus eingewiesen werden und bekommen Flüssigkeit über einen Tropf. Sie erhalten Medikamente gegen die Übelkeit. Die Hyperemesis verschwindet gewöhnlich nach der 13. Woche.

Anämie
Als Anämie (Blutarmut) bezeichnet man einen niedrigen Hämoglobinspiegel. Hämoglobin ist der Sauerstoff transportierende Teil der roten Blutkörperchen. Eine leichte Anämie ist in der Schwangerschaft häufig, da die zusätzliche Blutmenge die relative Anzahl der Blutkörperchen verringert. Zur Neubildung von Hämoglobin brauchen Sie Eisen. Bei Eisenmangel fühlen Sie sich müde, sind kurzatmig und blass.
URSACHEN Meist besteht ein Eisenmangel, gelegentlich Folsäure- oder Vitamin-B12-Mangel, selten auch andere Probleme. Eine Blutuntersuchung klärt die Ursache.
MÖGLICHE MASSNAHMEN Es wird ein Eisenpräparat verschrieben. Als Nebenwirkung kann es zu Verstopfung und einer Schwarzfärbung des Stuhls kommen. Passen Sie Ihre Ernährung an (s. S. 154).

Muttermundschwäche
Bei einer Muttermundschwäche (Zervixinsuffizienz) öffnet sich der Muttermund schon vor dem Geburtstermin. Dadurch können Sie eine relativ schmerzlose Fehlgeburt vor der 13. Woche haben.
URSACHEN Wenn Sie bereits eine späte Fehlgeburt, eine Gebärmutterhalsoperation oder einen späten Schwangerschaftsabbruch hatten, ist Ihr Risiko für eine Muttermundschwäche erhöht.

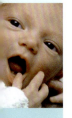

MÖGLICHE MASSNAHMEN Durch eine Tastuntersuchung und einen Ultraschall stellt der Arzt fest, ob Sie gefährdet sind. Hatten Sie zwei oder mehr Fehlgeburten in der Spätschwangerschaft, kann in der 12.–14. Woche eine sog. Cerclage gelegt werden. Dabei wird der Muttermund mit einem Kunststoffbändchen zugenäht. Dies erfolgt entweder unter Spinalanästhesie oder Vollnarkose und verhindert gewöhnlich erfolgreich eine Fehlgeburt. Die Cerclage bleibt bis etwa zur 37. Schwangerschaftswoche. Das Entfernen ist einfach und erfordert keine Anästhesie.

Schwangerschaftscholestase

Bei dieser seltenen Erkrankung ist die Leberfunktion gestört, sodass der Fluss der Galle zu den Verdauungsorganen reduziert wird und sich Gallensalze im Blut ablagern. Hauptsymptom ist ein starker Juckreiz ohne Ausschlag, vor allem der Juckreiz an den Handflächen und Fußsohlen, der gewöhnlich nach der 28. Woche auftritt.

URSACHEN Die Ursachen sind nicht geklärt. Genetische Faktoren spielen vermutlich eine Rolle, eine erhöhte Sensibilität für Schwangerschaftshormone, die die Bildung der Gallenflüssigkeit beeinflussen.

MÖGLICHE MASSNAHMEN Besteht ein Juckreiz ohne Ausschlag, ist zur Diagnosestellung eine Blutuntersuchung erforderlich. Dabei kann der Arzt die Leberfunktion und die Gallensalze kontrollieren. Sind sie auffällig, besteht der Verdacht auf eine Schwangerschaftsgelbsucht. Zur Behandlung von Cholestase gibt es zwei Medikamente. Ursodeoxycholsäure wirkt gegen den Juckreiz und normalisiert die Leberfunktion sowie den Anteil der Gallensalze. Kortison lässt sich ebenfalls einsetzen, bedarf aber einer sorgfältigen ärztlichen Kontrolle. Zudem kann Vitamin K gegeben werden. Der Spiegel dieses Vitamins, das für die Blutgerinnung unverzichtbar ist, ist bei Leber- und Gallenproblemen oft verringert. Bei Frauen mit schwerer Schwangerschaftscholestase wird die Geburt in der Regel um die 37. Woche eingeleitet, weil ein erhöhtes Risiko einer späten Totgeburt besteht.

Schwangerschaftsdiabetes

Entwickelt sich in der Schwangerschaft zum ersten Mal ein Diabetes, spricht man von Schwangerschaftsdiabetes. Etwa ein bis drei Prozent der Schwangeren sind davon betroffen. Das Insulin kann nicht genug Glukose (Zucker) aus dem Blut in die Vorratsspeicher transportieren. Das verursacht einen zu hohen Glukosespiegel. Der Diabetes beginnt gewöhnlich in der 20.–24. Woche. Bei einer familiären Vorbelastung besteht ein höheres Risiko, ebenso bei Übergewicht, nach mehreren Geburten oder einem früheren großen Baby, einer früheren Totgeburt oder früherem Schwangerschaftsdiabetes.

URSACHEN Die von der Plazenta produzierten Hormone blockieren die Wirkung des Insulins im Blut.

MÖGLICHE MASSNAHMEN Zwischen der 24. und 28. Woche wird ein Glukose-Toleranz-Test angeboten, bei bestehenden Risikofaktoren auch schon früher. Dazu wird morgens nüchtern das Blut getestet, danach trinken Sie eine spezielle Glukoselösung, und das Blut wird zwei Stunden später erneut untersucht. Wird ein Schwangerschaftsdiabetes diagnostiziert, erfolgt eine Überweisung an einen Facharzt bzw. eine Fachklinik, in der Diabetologen, Ernährungsfachleute und Gynäkologen zusammenarbeiten. Dort lernen Sie, wie Sie zu Hause selbst den Blutzuckerspiegel bestimmen können. In den meisten Fällen kann der Diabetes durch Ernährung und Bewegung kontrolliert werden. Sind diese Maßnahmen jedoch ineffektiv, werden Sie vermutlich entweder mit Metformin (einer Tablette, die den Blutzuckerspiegel senkt) oder Insulininjektionen behandelt, je nach Blutzuckerwerten. Zusätzliche Ultraschalluntersuchungen zur Kontrolle des Wachstums des Babys und eine frühzeitige Geburtseinleitung (s. S. 432) können angeraten werden.

Wenn Sie bereits früher Schwangerschaftsdiabetes hatten, ist es wichtig, dass Sie normalgewichtig sind, bevor Sie wieder schwanger werden.

Fruchtwasserprobleme

POLYHYDRAMNION Die Fruchtwassermenge beträgt über zwei Liter. Die Symptome sind eine Verhärtung des Bauches, Atemnot, Sodbrennen, ein Anschwellen der Beine und Verstopfung. Die Erkrankung tritt bei Diabetes, Zwillingen, einer Infektion oder einer Fehlbildung des Babys häufiger auf. Das Risiko für eine Frühgeburt und einen Nabelschnurvorfall ist erhöht. Sie werden streng überwacht und müssen ruhen. In schweren Fällen reduziert man durch eine Drainage die Fruchtwassermenge.

OLIGOHYDRAMNION Fruchtwassermangel kann durch verfrühten Riss der Eihäute oder infolge von Plazentaproblemen, fötalen Anomalien oder Wachstumsproblemen beim Baby (s. S. 284 f.) auftreten. Gegen Ende der Schwangerschaft ist er am wahrscheinlichsten. Wird er durch eine Ultraschalluntersuchung bestätigt und ist das Baby gefährdet, kann eine frühzeitige Entbindung angeraten sein.

Plazentainsuffizienz

Bei einer Plazentainsuffizienz funktioniert die Plazenta während der Schwangerschaft ungenügend, sodass die Bedürfnisse des Babys nicht befriedigt werden. Anzeichen sind eine Verringerung der Fruchtwassermenge, eine zu geringe Zunahme des fötalen Bauchumfangs und Gewichts sowie im Doppler-Ultraschall erkannte Anomalien (s. S. 285).

URSACHEN Eine Plazentainsuffizienz kommt bei einer Präeklampsie sowie bei bestehenden Grunderkrankungen und bei Raucherinnen öfter vor. Auch Babys mit einer Chromosomenanomalie, wie Down-Syndrom, oder einer angeborenen Fehlbildung, z. B. einem Herzfehler, sind häufiger betroffen.

MÖGLICHE MASSNAHMEN Der Arzt vermutet eine Plazentainsuffizienz, wenn das Baby zu klein ist. Eine Ultraschalluntersuchung gibt genaueren Aufschluss. Bestehen Wachstumsprobleme, werden Sie streng überwacht und eventuell wird eine frühzeitige Entbindung vorgenommen. Bei sehr schwacher Plazentafunktion ist das Baby möglicherweise nicht fähig, die Wehen durchzustehen; dann wird es per Kaiserschnitt entbunden.

Blutung in der Spätschwangerschaft

Bei einer Blutung müssen Sie sofort im Krankenhaus untersucht werden.

URSACHEN Schwerwiegende Gründe für eine späte Blutung sind eine Placenta praevia (s. S. 212) und eine Plazentaablösung. Bei einer Placenta praevia liegt die Plazenta unten in der Gebärmutter. Sie verursacht jede fünfte Blutung vor der Geburt. Die Blutung beginnt gewöhnlich nach der 28. Woche. Sie ist schmerzlos, manchmal sehr stark und tritt wiederholt auf.

Bei einer Plazentaablösung beginnt sich die Plazenta von der Gebärmutterschleimhaut zu lösen, was zu schweren Bauchschmerzen und Blutungen führt. Wenn das Blut zwischen

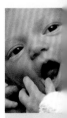

Plazenta und Gebärmutterwand fließt, ist die Blutung nicht sichtbar. Eine Plazentaablösung ist für das Baby sehr gefährlich, weil die Plazenta nicht mehr richtig funktioniert.

Manchmal geht eine Blutung auf eine Muttermundverletzung zurück, besonders nach Geschlechtsverkehr, oder auf einen Muttermundpolypen. In vielen Fällen lässt sich keine Ursache finden.

MÖGLICHE MASSNAHMEN Bei einer schwachen bis mäßigen, schmerzlosen Blutung werden Sie zur Beobachtung ins Krankenhaus eingewiesen. Sie bekommen Kortison, um die Lungenreifung des Babys zu unterstützen, falls eine frühzeitige Entbindung notwendig wird. Bei schwerer oder schmerzhafter Blutung oder einer Notlage des Babys sind ein Notkaiserschnitt und eine Bluttransfusion häufig.

Präeklampsie

Auch als Schwangerschaftsvergiftung bezeichnet, ist diese schwangerschaftsbedingte Erkrankung gekennzeichnet durch Bluthochdruck, Eiweiß im Urin und Ödeme (Schwellungen), selten Kopfschmerzen, Flimmern im Auge, Bauchschmerzen oder Übelkeit. Unbehandelt kann es zu einer Eklampsie kommen, einer extrem schweren Erkrankung mit Krampfanfällen und Koma. Bei Präeklampsie wird die Schwangerschaft streng überwacht und entschieden, wann der beste Zeitpunkt für die Geburt ist. Etwa fünf Prozent der Erstgebärenden entwickeln Präeklampsie.

URSACHEN Sie kommt häufiger vor bei Mehrlingsschwangerschaften, bei sehr jungen und älteren Müttern, bei Bluthochdruck und nach einer Eizellenspende.

MÖGLICHE MASSNAHMEN Die einzige Form der Heilung ist die Entbindung des Babys. Doch oft braucht das Baby noch Reifezeit in der Gebärmutter. Mutter und Baby werden streng überwacht, um die Schwangerschaft so lange wie möglich fortzuführen. Die Mutter erhält blutdrucksenkende Medikamente und muss möglichst viel ruhen. Da die Präeklampsie die Blutversorgung der Plazenta beeinträchtigen kann, werden regelmäßig Ultraschall- und Doppler-Untersuchungen (s. S. 214f. und 285) vorgenommen, um das Wachstum des Babys zu kontrollieren und Anzeichen einer Plazentainsuffizienz (s. S. 473) zu erkennen. Wenn sich eine starke Gefährdung durch zu hohen Blutdruck oder eine hohe Eiweißausscheidung im Urin zeigt oder der Arzt andere Befürchtungen hinsichtlich des Babys hat, veranlasst er eine sofortige Entbindung. Das bedeutet entweder eine Geburtseinleitung (s. S. 432) oder einen Kaiserschnitt (s. S. 438f.).

B-Streptokokken

Etwa 20 Prozent der Frauen haben B-Streptokokken in der Scheide. Das ist normal und verursacht keine Symptome. Jede 1000. Frau überträgt diese Bakterien jedoch auf ihr Baby, wenn die Fruchtblase gesprungen ist, und das Baby kann schwer erkranken.

MÖGLICHE MASSNAHMEN Ist bekannt, dass Sie die Bakterien haben, und bestehen Risikofaktoren wie ein vorzeitiger Blasensprung, oder kommt das Baby zu früh, bekommen Sie Antibiotika über einen Tropf, sobald Sie in den Wehen liegen. Dies verhindert normalerweise weitere Probleme. Im Moment gibt es keine Routineuntersuchung auf B-Streptokokken.

Komplikationen in den Wehen

Frühgeburt

Ein vor der 37. Woche geborenes Baby wird als Frühgeburt bezeichnet (s. S. 431).

Fetaler Distress

Dieser Fachbegriff bezeichnet alle Situationen, die die Gesundheit und das Leben des Kindes vor, während und direkt nach der Entbindung gefährden können. Dazu zählen schwächer werdende Herztöne, Sauerstoffprobleme beim Kind oder ausbleibende Kindsbewegungen.

Ein Anzeichen ist Mekonium (der erste dunkelgrüne Stuhlgang des Babys) im Fruchtwasser – das Baby wird kontinuierlich überwacht und bei einem Abfall der Herztöne sofort entbunden.

Langsames Fortschreiten der Geburt

Manchmal weitet sich der Muttermund während der Eröffnungsphase nicht wie erwartet. Weitere Gründe sind: ein Missverhältnis zwischen kindlichem Kopf und mütterlichem Becken, unzureichende Wehentätigkeit oder eine hintere Hinterhauptslage des Babys (s. S. 336).

Nabelschnurvorfall

Vereinzelt liegt die Nabelschnur vor dem Baby im Geburtskanal. Das kommt häufiger bei einer Beckenendlage oder einer Querlage des Babys vor. In diesem Fall kann die Nabelschnur beim Blasensprung durch den Muttermund rutschen. Dabei handelt es sich um einen geburtshilflichen Notfall: Wenn die Nabelschnur zusammengedrückt wird, kann die Sauerstoffversorgung des Babys eingeschränkt oder unterbrochen werden.

MÖGLICHE MASSNAHMEN Sofern keine sofortige assistierte vaginale Geburt möglich ist, wird ein Notkaiserschnitt ausgeführt.

Schulterdystokie

Der Kopf des Babys ist geboren, seine Schultern bleiben jedoch im Becken der Mutter hängen, der Körper kann nicht geboren werden. Dies ist öfter der Fall, wenn das Baby sehr groß ist oder die Mutter Diabetes hat.

MÖGLICHE MASSNAHMEN Bei Anzeichen für eine Schulterdyskotie ruft die Hebamme sofort Hilfe. Die Beine der Mutter werden auf Beinhalter gelagert, damit der Arzt oder die Hebamme kräftig am Kopf und Hals des Babys nach unten ziehen kann.

Ein Dammschnitt ist meist erforderlich (s. S. 427). Kann sich das Baby immer noch nicht lösen, gibt es bestimmte Handgriffe zur Befreiung der Schultern und Unterstützung der Geburt (s. S. 426). Manchmal ist es hilfreich, wenn die Mutter einen Vierfüßlerstand einnimmt.

Primäre Nachgeburtsblutung

Sie liegt vor, wenn eine Frau innerhalb von 24 Stunden nach der Geburt mehr als 500 ml Blut verliert. Ursache können mangelnde Rückbildungskontraktionen der Gebärmutter sein, verbliebene Plazentareste oder Scheidenrisse. Eine aktive Steuerung der Nachgeburt (s. S. 428) macht Blutungen weniger wahrscheinlich. Risikofaktoren sind ein großes Baby oder Zwillinge, lange Wehen oder eine Blutung vor der Geburt.

MÖGLICHE MASSNAHMEN Je nach Ursache: kontraktionsfördernde Medikamente, aktive Steuerung der Nachgeburt oder Nähen der Risse. Hält die Blutung an, kann eine Behandlung durch einen in die Gebärmutter eingeführten Ballon erfolgen. Selten ist eine Operation zur Untersuchung des Bauchraums erforderlich.

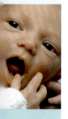

Probleme nach der Geburt

Nach der Geburt werden Sie sich immer wieder um Ihr Baby Sorgen machen (s. S. 441 ff.) oder wegen eigener Beschwerden. Selten sind dies ernste Probleme, meist lassen sie sich gut behandeln oder gehören zur normalen Entwicklung Ihres Babys oder zu Ihrer Genesung. Die hier genannten Schwierigkeiten sollten Sie jedoch ernst nehmen.

Probleme bei der Mutter

Mastitis/Brustentzündung

Diese schmerzhafte Entzündung des Brustgewebes betrifft stillende Mütter sehr oft. Die Brust kann sich stellenweise röten, verhärten und entzünden; sie fühlt sich geschwollen und heiß an. Es können grippeartige Symptome bestehen. Forschungen zeigen, dass zehn Prozent der Frauen in den ersten drei Monaten nach der Geburt eine Mastitis bekommen; sie kann aber auch noch zwei Jahre danach auftreten.

URSACHEN Es gibt eine nicht infektiöse und eine bakterielle Mastitis. Erstere wird durch eine Blockierung des Milchgangs verursacht. Dadurch staut sich die Milch im Brustgewebe. Gelangen Bakterien in den blockierten Milchgang, entsteht eine infektiöse Mastitis. Unbehandelt kann sich daraus ein schmerzhafter Abszess entwickeln.

MASSNAHMEN Es ist wichtig, weiter zu stillen, um den Milchstau zu beheben. Eine Massage der Brust beim Stillen von der Achselhöhle zur Brustwarze hin hilft ebenso wie das Ausdrücken von Milch nach einer Mahlzeit. Sorgen Sie für genug Ruhe, und trinken Sie reichlich. Ein warmer Waschlappen auf der Brust und leichte Schmerzmittel wie Paracetamol lindern die Schmerzen. Bei einer Infektion ist eine Behandlung mit Antibiotika erforderlich. Ein Abszess muss operativ geöffnet werden.

Blasenprobleme

Nach einer vaginalen Geburt lässt sich oft die Blase schlechter kontrollieren. Beim Husten, Schnäuzen, Lachen oder Bewegen kann etwas Urin austreten – dies wird als Stressinkontinenz bezeichnet. Häufig entsteht ein plötzlicher, intensiver Harndrang.

URSACHEN Eine Erschlaffung der Beckenbodenmuskeln. Blasenprobleme sollten sich nach der Geburt bessern, wenn die Beckenbodenmuskeln wieder kräftiger werden.

MASSNAHMEN Wichtig sind Beckenbodenübungen (s. S. 69) zur Stärkung der Muskeln. Bleibt das Problem bestehen, untersucht der Arzt, ob es eine andere Ursache gibt. So zeigen z. B. trüber oder riechender Urin und Schmerzen beim Wasserlassen eine Infektion an, die eine Antibiotika-Behandlung erfordert.

Postnatale Depression

Sie betrifft etwa jede zehnte Wöchnerin. Gewöhnlich entwickelt sie sich vier bis sechs Wochen nach der Geburt, sie kann aber auch jederzeit im ersten Jahr auftreten. Wird sie nicht behandelt, kann sie andauern und das Leben stark beeinträchtigen.

Als emotionale Symptome bestehen Ängste, Reizbarkeit, Weinerlichkeit, anhaltende Niedergeschlagenheit oder ein Gefühl der Überforderung. Die Mutter vernachlässigt ihr Äußeres, hat Konzentrations- und Motivationsprobleme und empfindet kaum eine Bindung zu ihrem Baby. Es können auch Gefühle der Unzulänglichkeit, Schuld, Zurückweisung und Isolation auftreten. Körperliche Symptome sind Schlafprobleme, Müdigkeit, Kopfschmerzen, Appetitlosigkeit, Libidoverlust, Magenschmerzen und Unwohlsein.

URSACHEN Die Gründe sind nicht geklärt, aber verschiedene Faktoren, wie frühere Depressionen, mentale Probleme, eine traumatische Geburt sowie Beziehungsschwierigkeiten, erhöhen das Risiko.

MASSNAHMEN In leichten Fällen können emotionale und praktische Unterstützung ausreichen. Schwerere Fälle werden mit Antidepressiva behandelt; Beratung und Psychotherapie ist empfehlenswert.

Wochenbettpsychose

Diese schwere psychotische Erkrankung betrifft etwa jede 500. Frau und tritt in den ersten zwei Wochen nach der Geburt auf. Die Frau ist verwirrt und unfähig zu handeln. In schweren Fällen bestehen Selbstmordgedanken, auch das Baby kann gefährdet sein.

MASSNAHMEN Die Krankheit muss psychiatrisch behandelt werden; eine Einweisung in eine spezielle Mutter-Kind-Station und eine Folgebetreuung sind sinnvoll.

Probleme mit dem Damm

Nach einer vaginalen Geburt fühlt sich der Damm, der Bereich zwischen Scheide und After, infolge der starken Dehnung wund an. Besonders schmerzhaft sind Dammrisse oder ein Dammschnitt (s. S. 427), die vernäht werden mussten. Rötet sich die Naht und schwillt an oder treten pochende Schmerzen auf, kann eine Entzündung bestehen.

MASSNAHMEN Entzündungshemmende Zäpfchen und warme Bäder. Arnikaöl im Badewasser reduziert die Entzündung. Das Brennen verringert sich, wenn Sie beim Wasserlassen warmes Wasser über die Naht gießen. Bei leichten bis mäßigen Schmerzen wirken Paracetamol und entzündungshemmende Medikamente wie Ibuprofen. Kühlende Gelauflagen reduzieren Schwellungen und Blutergüsse. Ein Kissen oder ein aufgeblasener Schwimmring erleichtert das Sitzen. Bei einer Infektion werden Antibiotika verschrieben. Sitzbäder mit Eichenrinden- oder Kamillenextrakt dämpfen ebenfalls die Entzündung.

Sekundäre Nachgeburtsblutung

Eine starke Blutung nach 24 Stunden bis zu sechs Wochen nach der Entbindung tritt bei etwa einem Prozent der Schwangerschaften auf. Häufigste Ursache sind Plazentareste in der Gebärmutter, die sich infizieren können. Die Blutung kann von Fieber, Bauchschmerzen und allgemeinem Unwohlsein begleitet sein. Die Infektion wird mit Antibiotika behandelt und verbliebene Plazentareste in der Gebärmutter werden unter Narkose entfernt.

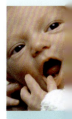

Angeborene Probleme beim Baby

Down-Syndrom

Das Down-Syndrom ist die häufigste Chromosomenstörung und betrifft eines von tausend Neugeborenen. Betroffene Babys haben Entwicklungsverzögerungen und Lernschwierigkeiten. Es besteht ein erhöhtes Risiko für weitere angeborene Störungen, wie Herzprobleme. Charakteristisch sind bestimmte Merkmale, wie ein schlaffer Muskeltonus bei der Geburt, eine typische, nach oben verlaufende Augenform, eine einzelne quer über die Handflächen verlaufende Hautfalte und ein flacher Hinterkopf.

URSACHEN Beim Down-Syndrom liegt ein zusätzliches Chromosom 21 vor. Mit dem mütterlichen Alter steigt das Risiko eines Down-Syndroms beim Kind.

MÖGLICHE MASSNAHMEN Manche Eltern lassen nach der Diagnosestellung die Schwangerschaft beenden. Andere bekommen ihr Kind und sind der Meinung, dass es dank der Fortschritte im Bildungssystem eine gute Lebensqualität hat. Viele der Kinder können später in gewissem Rahmen ein selbstständiges Leben führen. Die Lebenserwartung liegt bei etwa 60 Jahren.

Klumpfuß

Bei der Geburt ist ein Fuß oder beide nach unten oder innen gerichtet.

URSACHEN Ursächlich ist normalerweise die Lage des Babys in der Gebärmutter.

MÖGLICHE MASSNAHMEN Wenn der Fuß in eine normale Position gebracht werden kann, korrigiert sich das Problem mit der Zeit von selbst. Krankengymnastik ist erforderlich, und die Eltern erlernen entsprechende Übungen. Bei wenigen Babys liegt eine schwerere Form des Klumpfußes vor, bei der der Fuß nicht manuell in die richtige Stellung gebracht werden kann. Dann ist eine orthopädische Operation erforderlich, und das Baby muss danach einige Zeit Schienen oder einen Gipsverband tragen. Das Resultat ist aber in der Regel hervorragend, Fuß und Knöchel sind danach voll funktionstüchtig.

Hüftdysplasie

Bei zwei bis vier Prozent aller Neugeborenen ist die Hüftgelenkpfanne nicht richtig ausgeformt. Dadurch findet der knorpelig-weiche Hüftkopf des Oberschenkels keinen stabilen Halt in der Gelenkpfanne. Im schwersten Fall, der Hüftluxation, rutscht der Kopf ganz aus der Pfanne heraus. Bei der Vorsorgeuntersuchung wird dies kontrolliert. Eine Hüftdysplasie kommt bei Mädchen sechsmal häufiger vor als bei Jungen. Sie ist die häufigste angeborene Skelettfehlentwicklung. Bei 40 Prozent der Babys sind beide Seiten betroffen.

URSACHEN Es besteht eine familiäre Neigung zur Hüftdysplasie. Häufig lagen betroffene Kinder in der Gebärmutter in Steißlage. Das Risiko ist auch erhöht, wenn ein Klumpfuß (s. links) besteht.

MÖGLICHE MASSNAHMEN Bei einer leichtgradigen Dysplasie ist das Wickeln mit besonders breiten Windeln ausreichend, in schwereren Fällen wird dem Baby eine Spreizhose oder Schiene angepasst. Bei einer Luxation ist eine Operation erforderlich.

Lippen-Kiefer-Gaumen-Spalte

Diese häufigste Fehlbildung tritt etwa bei jedem 500. Neugeborenen auf. Sie entsteht, wenn sich in der Embryonalzeit die beiden Gesichtshälften nicht richtig verbinden. Oft wird die Fehlbildung im Ultraschall vor der Geburt erkannt. Geschieht das nicht, ist der erste Anblick für die Eltern meist ein Schock. Folsäuregaben in der Schwangerschaft mindern das Risiko.

MÖGLICHE MASSNAHMEN Kurze Zeit nach der Geburt findet eine kieferorthopädische Frühbehandlung statt. Dabei wird eine Platte eingesetzt, mit der die Nasenhöhle vom Mundraum abgeteilt wird. Dadurch sind Trinken und Stillen möglich. Später wird das Kind regelmäßig vom Kieferorthopäden kontrolliert und behandelt und bekommt kosmetische Operationen.

Angeborene Herzfehler

Jede Anomalie in der Struktur der vier Herzkammern oder der Verbindungen zwischen den Kammern kann die Funktion des Herzens beeinträchtigen. Manche Herzprobleme sind vor der Geburt erkennbar. Dann wird festgelegt, wo das Baby entbunden und wie es behandelt werden sollte.

SCHEIDEWANDDEFEKTE Dabei besteht ein kleines Loch zwischen zwei Herzkammern; manchmal entsteht ein Herzgeräusch, das bei der Geburt erkannt wird. Bei vielen Babys verschließt sich dieses Loch von selbst.

»BLAUES« BABY Bei einem bedeutenden Herzfehler mit anomalen Verbindungskanälen hat das Baby bei der Geburt eine bläuliche Hautfarbe. Bei diesem Notfall wird das Baby unverzüglich in ein Herzzentrum verlegt.

PERSISTIERENDER DUCTUS ARTERIOSUS Wenn sich die Verbindung zwischen Lungenarterie und Aorta, über die das Blut die Lunge während der Zeit im Mutterleib umgehen kann, nach der Geburt nicht verschließt, vermischen sich sauerstoffreiches und sauerstoffarmes Blut. Eine medikamentöse oder operative Behandlung ist erforderlich.

Hodenhochstand

Er kommt bei etwa jedem 125. Jungen vor, meist ist nur ein Hoden betroffen. Oft senken sich die Hoden im ersten Lebensjahr von selbst, andernfalls wird zu einer Operation geraten, da ein Hodenhochstand die Spermabildung und Fruchtbarkeit beeinträchtigen kann und das spätere Risiko für Hodenkrebs erhöht ist.

Geburtsmale

Geburtsmale sind oft langlebig, verblassen aber meist im Laufe der Zeit.

STORCHENBISSE Diese rosafarbenen Hautflecken verblassen im Alter zwischen zwei und fünf Jahren.

MONGOLENFLECK Manche Babys, vor allem asiatischer oder afro-karibischer Herkunft, haben am unteren Rücken, am Gesäß oder in anderen Bereichen große graue Male, die Blutergüssen ähneln. Sie werden als Mongolenfleck bezeichnet und verblassen im Laufe der Jahre.

BLUTSCHWÄMMCHEN (Hämangiome) Diese bleibenden Hautveränderungen werden von anomalen Blutgefäßen verursacht und können überall am Körper auftreten. Im Gesicht werden sie oft mit einer Lasertherapie behandelt.

ERDBEERMALE Diese verdickten Blutschwämmchen entstehen durch ein übermäßiges Wachstum von Blutgefäßen. Das Mal sieht aus wie eine Erdbeere. Auch wenn es störend ist, verschwindet es in wenigen Jahren ohne Behandlung. Es erscheint Tage nach der Geburt und wächst einige Monate lang. Falls es in einem kritischen Bereich auftritt, z.B. am Auge oder der Nase, wird Ihr Kind zum Facharzt überwiesen.

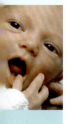

Probleme des Babys nach der Geburt

Pickel und Ausschläge

Pickel und Ausschläge sind bei Neugeborenen normal und bilden sich gewöhnlich rasch zurück. Geburtsmale (s. gegenüber) bleiben länger bestehen und können eher Anlass zur Sorge geben.

URSACHEN Kleine weiße Pickelchen, sog. Milien oder Milchgrieß, werden durch verstopfte Talgdrüsen verursacht. Die Neugeborenenakne dagegen wird durch mütterliche Hormone verursacht, die nach der Geburt im Körper des Babys verbleiben. Das Neugeborenenexanthem ist ein Ausschlag mit unbekannter Ursache, der in den ersten ein, zwei Tagen auftritt und nach wenigen Tagen zurückgeht. Er besteht aus roten Flecken mit erhabenem gelbem Zentrum. Die Pickel verändern ihre Lage und verblassen allmählich von selbst ohne weitere Behandlung. Manche Babys bekommen rote Pickel mit eitergefülltem Zentrum unter den Achseln oder an der Leiste. Diese Eiterpickel müssen mit Antibiotika behandelt werden.

Langsame Gewichtszunahme

Alle Babys verlieren in den ersten Tagen nach der Geburt an Gewicht, die meisten haben am zehnten Lebenstag ihr Geburtsgewicht wieder erreicht. Danach nehmen sie etwa 30 g am Tag zu. Stillbabys brauchen manchmal etwas länger, um ihr Geburtsgewicht wiederzuerlangen, und nehmen im Allgemeinen langsamer zu. Verliert ein Baby mehr als zehn Prozent seines Geburtsgewichtes oder nimmt nicht erwartungsgemäß zu, müssen Sie den Arzt aufsuchen, der nach den Gründen suchen und Sie entsprechend beraten wird.

URSACHEN Gelegentlich sind Stillprobleme die Ursache, z. B. wenn das Baby nicht richtig angelegt wird und sich dadurch das Stillen nicht einspielt. Eine weitere mögliche Ursache für mangelnde Gewichtszunahme ist starkes Erbrechen (s. rechts).

MASSNAHMEN Wenn Sie stillen, achten Sie darauf, dass Sie genügend Flüssigkeit und Kalorien zu sich nehmen (Sie brauchen am Tag 500 Kalorien zusätzlich), da ein Mangel die Milchbildung beeinträchtigen kann. Sie sollten auch viel ausruhen. Vielleicht wird Ihnen empfohlen, zuzufüttern, bis sich das Stillen eingespielt hat. Lassen Sie sich dazu genau beraten, damit dennoch die Milchbildung gut in Gang kommt.

Gelbsucht

Die Neugeborenengelbsucht tritt häufig auf und verleiht der Haut einen Gelbstich. Sie wird gewöhnlich durch einen Überschuss an Bilirubin verursacht. Diese Substanz entsteht beim Abbau roter Blutkörperchen. Es gibt verschiedene Formen der Neugeborenengelbsucht: die physiologische und die pathologische Gelbsucht sowie die Muttermilchgelbsucht (s. unten).

PHYSIOLOGISCHE GELBSUCHT Sie ist die häufigste Form bei Neugeborenen und selten ernst. Neugeborene haben einen Überschuss an roten Blutkörperchen. Da die Leber noch unreif ist, kann sie rote Blutkörperchen nicht rasch genug abbauen, was zu einem Anstieg des Bilirubinwerts führt. Diese Form der Gelbsucht bildet sich oft ohne Behandlung von selbst zurück. Ist der Bilirubinspiegel jedoch sehr hoch, können Teile des Gehirns geschädigt werden. Um dies zu vermeiden, erfolgt eine Lichttherapie (Phototherapie) – umso früher, je kleiner und unreifer das Baby ist. Die Behandlung wird fortgeführt, bis der Bilirubinspiegel sinkt. Danach bleibt das Kind noch mindestens zwölf Stunden im Krankenhaus, um sicherzustellen, dass sich das Bilirubin nicht wieder aufbaut. Am häufigsten ist eine Behandlung am dritten bis vierten Tag nach der Geburt erforderlich.

PATHOLOGISCHE GELBSUCHT Bei dieser ernsteren Form der Gelbsucht werden die roten Blutkörperchen zerstört. Zugrunde liegt eine Unverträglichkeit zwischen mütterlichem und kindlichem Blut. Eine unverzügliche Behandlung in der Neugeborenenabteilung einer Klinik ist erforderlich.

MUTTERMILCHGELBSUCHT Die häufigste Ursache einer anhaltenden Gelbsucht ist Muttermilch. Vermutlich beeinträchtigen Hormone in der Milch die Fähigkeit der kindlichen Leber, Bilirubin abzubauen. Eine Behandlung ist nicht erforderlich, das Baby erleidet dadurch keinen Schaden.

Hält die Gelbsucht über die zweite Lebenswoche hinaus an und wird vermutlich nicht durch Muttermilch verursacht, lassen Sie Ihr Kind untersuchen, um seltenere Ursachen, wie eine Lebererkrankung, auszuschließen.

Erbrechen

Bei langen oder exzessiven Phasen des Erbrechens oder wenn Ihr Baby nicht genügend zunimmt, wenden Sie sich an den Arzt. Schweres Erbrechen kann mehrere Ursachen haben, z. B. einen gastroösophagealen Reflux oder einen Magenpförtnerkrampf (s. unten).

Wirkt das Baby apathisch oder schlaff, kann eine Infektion bestehen. Ist der Bauch geschwollen, liegt vielleicht ein Darmverschluss vor. Ist das Erbrochene leuchtend gelb oder grün, kann dies auf eine Darmverschlingung hinweisen. Hat das Baby auch Durchfall, kann es sich um eine Magen-Darm-Entzündung handeln. Gehen Sie auf jeden Fall zum Arzt.

Gastroösophagealer Reflux

Nahrungsbrei fließt in die Speiseröhre zurück, anstatt in den Darm zu wandern. Der saure Mageninhalt brennt in der Speiseröhre. Das Baby wirkt elend, hat Schmerzen, krümmt den Rücken, will nicht essen oder erbricht große Mengen. Bei schwerem Reflux verweigert das Kind die Mahlzeiten.

MÖGLICHE MASSNAHMEN Ein leichter Reflux mit Erbrechen ohne Gewichtsprobleme oder Schmerzen muss nicht behandelt werden. Schwerere Fälle werden gewöhnlich mit Medikamenten behandelt. Für Flaschenbabys mit leichtem Reflux gibt es spezielle Milchnahrung.

Magenpförtnerkrampf

Der Magenpförtnerkrampf (Pylorusstenose) tritt meist in der vierten bis achten Lebenswoche auf. Der Magenpförtner ist ein Muskel, der den Magen vom Zwölffingerdarm trennt. Der Krampf entsteht, wenn der Muskel zu stark ausgeprägt ist und den Magensaft nicht mehr passieren lässt. Die Nahrung wird dann schwallartig wieder erbrochen. Das Baby hat ständig Hunger, es will direkt nach dem Erbrechen wieder trinken. Das Erbrechen wird nach und nach immer schlimmer.

MÖGLICHE MASSNAHMEN Am Oberbauch lässt sich teilweise eine Verdickung ertasten. Eine genauere Diagnose bringen Blutuntersuchungen, Ultraschall und Röntgenbefunde. Es wird eine Operation durchgeführt, bei der der Magenpförtner chirurgisch gespalten wird. Dadurch wird eine deutliche Verbesserung erreicht, und das Baby kann das Krankenhaus nach wenigen Tagen verlassen.

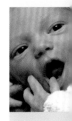

Glossar

Aktive Geburt Die Schwangere bleibt während der Wehen und bis kurz vor der Geburt in Bewegung. Stehen, Lagewechsel und Hocken wirken sich positiv auf die Wehenarbeit aus.
Alpha-Fetoprotein (AFP) Substanz, die vom Dottersack des Embryos gebildet wird, später von der Leber des Fötus. Sie gelangt während der Schwangerschaft ins Blut der Mutter.
Amnion Der innerste Teil der Fruchtblase, die den Embryo im Mutterleib umhüllt und schützt.
Amniotomie Öffnen der Fruchtblase, häufig zur Intensivierung der Wehentätigkeit.
Amniozentese (Fruchtwasseruntersuchung) Diagnosetest, bei dem mithilfe einer speziellen Nadel Fruchtwasser aus der Fruchthöhle entnommen wird, das im Labor auf genetische Abweichungen des Fötus untersucht wird.
Anti-D-Immunglobulin Medikament, das Müttern gespritzt wird, die rhesus-negativ sind und mit rhesus-positiven fötalen Blutzellen in Kontakt kamen.
Apgar-Index Richtwert für die Beurteilung der Gesundheit eines Neugeborenen. Er setzt sich aus fünf verschiedenen Merkmalen zusammen: Atmung (A), Puls (P), Grundtonus (G), Aussehen (A) und Reflexe (R).
Beckenboden Bindegewebig-muskulöser Boden des Beckenraumes, den das Baby bei der Geburt durchquert. Er unterstützt Blase und Gebärmutter.
Beckenendlage/Steißlage Das Baby liegt mit dem Po statt mit dem Kopf im Beckeneingang der Mutter.
Bilirubin Abbauprodukt des Hämoglobins, des roten Blutfarbstoffs. Wegen ihrer unreifen Leber ist der Bilirubinspiegel bei Neugeborenen oft erhöht (Neugeborenengelbsucht).
Blastozyste Keimbläschen – die befruchtete Eizelle während der ersten Tage ihrer Entwicklung, wenn sie sich zu einer Zellkugel aus etwa 100 Zellen entwickelt hat.
Braxton-Hicks-Kontraktionen Vorwehen, die zur Reifung der Gebärmutter beitragen. Sie sind kaum schmerzhaft, können schon im zweiten Monat beginnen und werden oft gar nicht bemerkt.
Cardiotokographie (CTG) Auch Wehenschreiber oder Herztonwehenschreiber – medizinisches Gerät, mit dem der Arzt oder die Hebamme die Herzfrequenz des Ungeborenen in Verbindung mit der Länge, Stärke und Häufigkeit der mütterlichen Wehen messen kann.
Chloasma Schwangerschaftsmaske – Pigmentierung der Gesichtshaut, die zu dunklen Flecken führt.
Chorion Äußere Fruchthülle, die den Embryo bzw. den Fötus umgibt.
Chorionzottenbiopsie Test auf genetische Abweichungen durch die Analyse von Gewebe der Chorionzotten, der fingerförmigen Ausstülpungen der Zottenhaut (Chorion), die sich aus der Plazenta entwickeln.
Chromosomen Träger der Erbinformation im Zellkern. Sie treten paarweise auf. Jede menschliche Zelle enthält 23 Chromosomenpaare.
Corpus luteum Gelbkörper, eine gelbliche Substanz im Eierstock, die sich aus dem reifen Eibläschen kurz nach dem Eisprung bildet. Der Gelbkörper sondert Progesteron und etwas Östrogen zur Bildung der Plazenta ab und ist bis zur 14. Schwangerschaftswoche aktiv.
Dizygotisch s. Zwillinge.
Doppler-Sonographie/Duplexsonographie Spezielle Ultraschalluntersuchung, mit der die Geschwindigkeit des Blutes in den Gefäßen (Arterien und Venen) gemessen wird.
Elektroenzephalogramm (EEG) Methode zur Messung der elektrischen Gehirnströme. Dazu werden Elektroden am Schädel angebracht.
Embryo Der sich entwickelnde Organismus wird etwa ab dem zehnten Tag nach der Befruchtung bis zur zwölften Schwangerschaftswoche als Embryo bezeichnet, danach als Fötus.
Episiotomie Dammschnitt.
Eröffnung Die allmähliche Dehnung des Muttermundes, verursacht durch die Wehen.
ET Errechneter Geburtstermin.
Falsche Wehen Übungswehen oder Vorwehen. Unregelmäßige Wehen, die bei Bewegung schwächer werden und wieder abklingen.
Fetaler Distress Medizinische Bezeichnung für eine Notlage des Fötus durch mangelnde Sauerstoffversorgung aus verschiedenen Ursachen.
Fötus Bezeichnung für das sich entwickelnde Kind in der Gebärmutter nach Ende des Embryonalstadiums, etwa ab der zwölften Schwangerschaftswoche.
Fruchtwasser Flüssigkeit, in der der Fötus in der Fruchtblase schwimmt. In der Spätschwangerschaft kann durch Ultraschall festgestellt werden, ob noch genügend Fruchtwasser vorhanden ist.
Frühgeburt Baby, das vor der 37. Schwangerschaftswoche geboren wird.
Geburtseinleitung Künstliche Auslösung und Aufrechterhaltung von Wehen.
Geburtslage Position des Babys bei Beginn der Geburt. Optimale Geburtslage ist die vordere Hinterhauptslage (94 % aller Geburten). Weitere mögliche Kopflagen sind die hintere Hinterhauptslage (1 %), die Scheitellage, die Vorderhauptslage, die Stirnlage und die Gesichtslage.
Hinterhauptslage Schädellage des ungeborenen Kindes in der Gebärmutter; das Kind beugt den Kopf auf die Brust und liegt mit dem Hinterkopf Richtung Gebärmutterausgang. In der Regel ist dabei der Hinterkopf nach vorn, d. h. zur Bauchseite der Mutter gerichtet. Bei der hinteren Hinterhauptslage liegt der Hinterkopf zum Rücken der Mutter.
Hormon Chemischer Botenstoff im Blut, der zahlreiche Organe zur Ausführung spezieller Vorgänge veranlasst.
Humanes Choriongonadotropin (HCG) Hormon, das von der sich entwickelnden Plazenta etwa ab dem sechsten Tag nach Fälligkeit der letzten Periode ins mütterliche Blut abgegeben wird. Sein Nachweis im Urin bestätigt die Schwangerschaft.
HypnoBirthing Eine Form der Selbsthypnose durch Visualisierung und Atemtechniken, um während der Wehen einen tiefen Zustand der Entspannung zu erlangen.

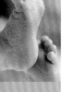

Hypotonie Zu niedriger Blutdruck.
Implantation Einnistung der befruchteten Eizelle in die Gebärmutterwand.
Infusion/Tropf Gabe von Flüssigkeit oder eines gelösten Medikaments über eine Vene direkt ins Blut.
In-vitro-Fertilisation (IVF) Eine Form der assistierten Empfängnis, bei der die Befruchtung außerhalb der Gebärmutter erfolgt und Embryonen in die Gebärmutter eingesetzt werden.
Kängurupflege Methode der Pflege vor allem von Frühgeborenen mit intensivem langem Hautkontakt zwischen Eltern und Kind, durch den Wärme und Anregung vermittelt und das Stillen gefördert werden soll.
Katheter Flexible hohle Instrumente, die in Hohlorgane, natürliche Körperhöhlen oder erworbene Hohlräume eingeführt werden, um Körperflüssigkeiten und Sekrete abzuleiten oder Medikamente einzubringen.
Kindslage Stellung des Babys in der Gebärmutter und vor der Geburt.
Kolostrum Vormilch, die in den ersten Tagen nach der Geburt gebildet wird. Sie ist reich an Eiweiß und Antikörpern und wird anschließend durch die reife Muttermilch ersetzt.
Lanugo Weicher Flaum auf dem Körper des Fötus.
Linea nigra Dunkle Linie auf der Haut, die sich bei manchen Frauen vom Bauchnabel senkrecht nach unten bildet.
Lochien Wochenfluss.
Mekonium Kindspech – der erste Stuhlgang des Babys, der vor der Geburt in den Därmen ist und in den ersten Lebenstagen ausgeschieden wird. Das Vorhandensein von Mekonium im Fruchtwasser vor der Entbindung ist meist ein Zeichen für eine fötale Notlage.
Milchstau Übervolle Brüste als Folge eines mangelhaft funktionierenden Milchflussreflexes, zu langer Abstände zwischen den Mahlzeiten oder eines falschen Anlegens. Abhilfe schafft häufiges Anlegen des Babys oder das Abpumpen von Milch.
Monozygotisch s. Zwillinge.
Morula Das am dritten Tag nach der Befruchtung bestehende vielzellige Stadium der Embryogenese. Es umfasst die 16-, 32- und 64-Zell-Phase.
Niedriges Geburtsgewicht Geburtsgewicht unter 2,5 kg.
Ödem Schwellung des Gewebes infolge einer Einlagerung von Flüssigkeit.
Opioide Narkosemittel Schmerzmittel, die Benommenheit und Schläfrigkeit verursachen.
Östrogen Hormon, das von den Eierstöcken und in der Schwangerschaft von der Plazenta gebildet wird.
Perinatal Zeit um die Geburt, von der 28. Schwangerschaftswoche bis zur Woche nach der Geburt.
Perineum Damm – der Bereich weichen Gewebes um die Scheide sowie zwischen Scheide und After.
Postnatal, auch postpartal Nach der Geburt.
Primigravida Frau in der ersten Schwangerschaft.
Progesteron Hormon, das vom Gelbkörper und dann von der Plazenta gebildet wird.
Prostaglandine Natürliche Substanzen, die das Einsetzen der Geburtswehen anregen. Prostaglandin-Gel kann zur Geburtseinleitung eingesetzt werden.
Rhesusfaktor Erbliche, nachweisbare Eigenschaft der Blutgruppe mit einer positiven oder negativen Ausprägung. Rhesus-positiv (rh-pos. oder D+) sind 85 Prozent der Bevölkerung, etwa 15 Prozent sind rhesus-negativ (= rh-neg.) Ist eine Mutter mit rh-negativem Blut mit einem rh-positiven Baby schwanger, so kann es zu Rhesus-Unverträglichkeiten kommen, weil der Körper der Mutter Antikörper bildet. Vorbeugend erhält die Mutter Anti-D-Immunglobulin.
Schädel-Becken-Missverhältnis Der Babykopf ist größer als der Durchgang durch das Becken der Mutter. Die Geburt muss per Kaiserschnitt erfolgen.
Schädellage Der Kopf des Kindes liegt bei Geburtsbeginn zum Geburtskanal hin. Man unterscheidet zwischen Hinterhauptslage, Vorderhauptslage, Scheitellage, Stirnlage und Gesichtslage.
Schallkopf Instrument, das das Echo der hochfrequenten Schallwellen, die vom Fötus in der Gebärmutter zurückgeworfen werden, in ein Ultraschallbild auf dem Monitor überträgt. Siehe auch Ultraschalluntersuchung.
Suchreflex Instinktives Suchen des Säuglings nach der Mutterbrust.
Surfactant Oberflächenaktive Substanz in der Lunge. Sie verringert die Oberflächenspannung, sodass die Lungen sich entfalten können. Frühgeborene haben Atemprobleme, wenn das Surfactant noch nicht ausreichend entwickelt ist.
Totgeburt Geburt eines toten Babys nach der 24. Schwangerschaftswoche.
Transkutane elektrische Nervenstimulation (TENS) Methode der Schmerzlinderung durch den Einsatz elektrischer Impulse, die die Schmerzweiterleitung ans Gehirn blockieren sollen.
Übergangsphase Phase zwischen dem ersten und zweiten Geburtsstadium, wenn sich der Muttermund von sieben auf zehn Zentimeter eröffnet.
Ultraschalluntersuchung Dabei werden Körperregionen mithilfe von Ultraschallwellen bildlich dargestellt. In der Schwangerschaft kann damit die Entwicklung des Fötus kontrolliert werden. Siehe auch Schallkopf.
Vernix Käseschmiere – eine fettige Substanz, die den Körper des Fötus in der Gebärmutter vor der Aufweichung durch das Fruchtwasser schützt.
Vordere Hinterhauptslage Position des Babys in der Gebärmutter, bei der der Hinterkopf zur Bauchseite des mütterlichen Körpers liegt.
Vorderhauptslage Geburtslage, bei der der Kopf des Kindes gestreckt und nicht auf die Brust gesenkt ist.
Zeichnen Abgang eines blutig gefärbten Schleimpfropfs, der während der Schwangerschaft den Gebärmutterhals verschlossen und die Gebärmutter abgedichtet hat. Zeichen der bevorstehenden Geburt.
Zellkern Innerster Teil einer Zelle. Er trägt die Erbinformation.
Zwillinge Die gleichzeitige Entstehung zweier Babys in der Gebärmutter. Werden zwei Eizellen unabhängig voneinander von zwei Spermien befruchtet, entstehen zweieiige (dizygotische) Zwillinge. Seltener teilt sich eine befruchtete Eizelle später, und es entstehen eineiige (monozygotische) Zwillinge.

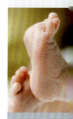

Hilfreiche Adressen

Bundesministerium für Familie, Senioren, Frauen und Jugend
Tel.: 030/20 17 91 30
www.bmfsfj.de
(Hier sind verschiedene Broschüren zum Thema Schwangerschaft und Elternsein erhältlich.)

Kinderwunsch/Fruchtbarkeit

Pro Familia – Deutsche Gesellschaft für Familienplanung, Sexualpädagogik und Sexualberatung e.V. Bundesverband
Tel.: 069/26 95 77 90
www.profamilia.de

Bundeszentrale für gesundheitliche Aufklärung
Tel.: 02 21/8 99 20
www.bzga.de

Cara – Beratungsstelle zu Schwangerschaft und Pränataldiagnostik
Tel.: 04 21/3 33 56 45
www.cara-bremen.de

BRZ – Bundesverband Reproduktionsmedizinischer Zentren Deutschlands e.V.
Tel.: 06 81/37 35 51
www.repromed.de

Wunschkind e.V.
Tel.: 01 80/5 00 21 66
www.wunschkind.de

Deutsches IVF Register e.V.
Tel.: 02 11/91 38 48 00
www.deutsches-ivf-register.de

Schwangerschaft und Geburt

GfG – Gesellschaft für Geburtsvorbereitung, Familienbildung und Frauengesundheit Bundesverband e.V.
Tel.: 030/45 02 69 20
www.gfg-bv.de

Netzwerk der Geburtshäuser e.V. Verein zur Förderung der Idee der Geburtshäuser in Deutschland e.V.
www.netzwerk-geburtshaeuser.de

Berufsverband der Frauenärzte e.V.
Tel.: 089/24 44 66-0
www.bvf.de

Deutscher Hebammenverband e.V.
Tel.: 07 21/9 81 89-0
www.hebammenverband.de

Bund freiberuflicher Hebammen Deutschlands e.V.
Tel: 069/79 53 49 71
www.bfhd.de

Geburtskanal – Informationsnetzwerk
www.geburtskanal.de

Initiative Regenbogen – Glücklose Schwangerschaft e.V.
www.initiative-regenbogen.de

Arbeitsgemeinschaft Gestose-Betroffene e.V.
Tel.: 0 28 35/26 28
www.gestose-frauen.de

Deutsche Hochdruckliga e.V. DHL
Deutsche Gesellschaft für Hypertonie und Prävention
Tel.: 0 62 21/5 88 55-0
www.hochdruckliga.de

Ernährung und Stillen

Deutsche Gesellschaft für Ernährung e.V. (DGE)
Tel.: 02 28/3 77 66 00
www.dge.de

Arbeitsgemeinschaft Freier Stillgruppen Bundesverband (AFS) e.V.
Hotline: 02 28/92 95 99 99
www.afs-stillen.de

La Leche Liga Deutschland e.V.
www.lalecheliga.de

Frühgeborene und Kinder mit besonderen Problemen

Bundesverband »Das frühgeborene Kind« e.V.
Info-Hotline: 08 00/8 75 87 70
www.fruehgeborene.de

Das Frühchen e.V. Heidelberg – Verein zur Förderung von Früh- und Risikogeborenen
Tel.: 0 62 21/6 53 09 67
www.dasfruehchen.de

Förderkreis Neonatologie für das frühgeborene und kranke neugeborene Kind e.V.
Tel.: 07 11/27 87 46 74
www.neonatologie-foerderkreis.de

Berufsverband der Kinder- und Jugendärzte e.V.
www.kinderaerzte-im-netz.de

GEPS Deutschland e.V. Gemeinsame Elterninitiative Plötzlicher Säuglingstod e.V.
Tel.: 05 11/8 38 62 02
www.geps.de

Kindernetzwerk e.V.
Tel.: 0 60 21/45 44 00
www.kindernetzwerk.de

Arbeitskreis Down-Syndrom e.V.
Tel.: 05 21/44 29 98
www.down-syndrom.org

Arbeitsgemeinschaft Spina Bifida und Hydrocephalus e.V.
Tel.: 02 31/ 86 10 50-0
www.asbh.de

Bundesverband Herzkranke Kinder e.V.
Tel.: 02 41/91 23 32
www.bvhk.de

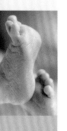

Unterstützung für Eltern

Elterntelefon »Nummer gegen Kummer« e.V.
Tel.: 08 00/1 11 05 50 (kostenlos)
www.nummergegenkummer.de

Bundesarbeitsgemeinschaft Elterninitiativen (BAGE) e.V.
Tel.: 030/7 00 94 25 60
www.bage.de

Deutscher Kinderschutzbund – Bundesverband e.V.
Tel.: 030/21 48 09-0
www.dksb.de

Bundesverband der Mütterzentren e.V.
Tel.: 0 64 31/21 724 56
www.muetterzentren-bv.de

Verband alleinerziehender Mütter und Väter, Bundesverband e.V.
Tel.: 030/6 95 97 86
www.vamv.de

ABC-Club e.V. Internationale Drillings- und Mehrlings-Initiative e.V.
Tel.: 05 11/2 15 19 45
www.abc-club.de

Schwangerschaft.de
www.schwangerschaft.de

9monate.de – Informationsportal
www.9monate.de

wirEltern.de – Community
www.wireltern.de

Rechte und Hilfen

Bundesversicherungsamt – Mutterschaftsgeldstelle
Tel.: 02 28/6 19 18 88
www.bundesversicherungsamt.de

Informationen des Ministeriums zum Thema Elterngeld
Tel.: 030/20 17 91 30
www.familien-wegweiser.de

Adressen in Österreich

Österreichisches Hebammen-Gremium
Tel.: +43 (0)1 71/72 81 63
www.hebammen.at

La Leche Liga Österreich
www.lalecheliga.at

Österreichische Gesellschaft für Ernährung (ÖGE)
Tel.: +43 (0)1/7 14 71 93
www.oege.at

Schwangerschaft.at – Portal zu Schwangerschaft, Geburt, Baby & Kinderwunsch
www.schwangerschaft.at

Strampelmax.at – Informationsportal rund ums Baby und Kleinkind
www.strampelmax.at

Adressen in der Schweiz

Pro Familia Schweiz
Tel.: +41 (0)31/3 81 90 30
www.profamilia.ch

Forum Geburt Schweiz
www.forum-geburt.ch

Schweizerischer Hebammenverband
Tel.: +41 (0)31/3 32 63 40
www.hebamme.ch

Berufsverband Schweizerischer Still- und Laktationsberaterinnen
Tel.: +41 (0)77/5 33 97 01
www.stillen.ch

La Leche League Schweiz
www.lalecheliga.ch

Schweizerischer Verband alleinerziehender Mütter und Väter (SVAMV)
Tel.: +41 (0)31/3 51 77 71
www.svamv.ch

Schweizerische Gesellschaft für Ernährung
Tel.: +41 (0)31/3 85 00 00
www.sge-ssn.ch

Selbsthilfe Schweiz
Tel.: +41 (0)61/3 33 86 01
www.selbsthilfeschweiz.ch

Swissmom – Alles über Schwangerschaft, Geburt, Baby und Kind
www.swissmom.ch

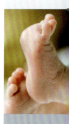

Register

A

Abdomen-Transversaldurchmesser (ATD) 139, 214
Abdomenumfang (AU) 139, 214
Abführmittel 23
Abpumpen von Muttermilch 357, 448, 449
Adrenalin 266, 403
Adrenalindrüse (Baby) 266
Aerobes Training 161
Alpha-Fetoprotein (AFP)
  Amniozentese 142, 152
  Screeningtests 142, 152
  Zwillingsschwangerschaften 120
After
  Dammriss 336, 427, 442
  Hämorrhoiden 251, 445, 469
Akne 27, 140
Aktive Geburt 302f., 319, 420
  Schmerzlinderung 398, 400
Aktive Geburtsphase 412ff.
Aktive Geburtsvorbereitung 333
Akupressur 111, 400
Akupunktur 58, 207, 400
Alkohol 24
  Fetales Alkoholsyndrom 216
  im ersten Trimester 64, 95
  plötzlichem Säuglingstod vorbeugen 444
  Schwangerschaft planen 39
  und Stillen 455
Alkoholfreie Getränke 322
Alleinstehende Mütter 82, 91, 287
  Geburtsvorbereitungskurs 199
  im dritten Trimester 359
  Netzwerk 287
Allele 55
Allergien 460
  Erdnüsse 165
  Milchprodukte 131
  und mütterliche Ernährung 104
  und Vitamin E 207
Alter der Mutter 82
  und Empfängnisrate 239
  und Fruchtbarkeit 41
  und linkshändige Babys 256
  und Risikoschwangerschaft 76
Alternative Therapien 163
Altersunterschied, zwischen Kindern 67
Alveolen 197, 252, 352, 356
Ambulante Geburt 103, 302, 444
Aminosäuren 126, 166
Amnion 304
Amniozentese 120, 152f., 162, 415, 432
  in der Spätschwangerschaft 350

Amniotomie s. Blasensprengung
Amphetamine 24
Anabolika 23
Analgetika 397, 398, 403
Anämie (Baby) 316, 453
Anämie (Mutter) 472
  Bluttest 123, 286
  Symptome 241
  und Darmerkrankungen 21
  und Ernährung 288
  und Kurzatmigkeit 306
  und Müdigkeit 84, 173
Anästhesie 402
  Kaiserschnitt 439
  Kombinierte Spinal-Epidural-Anästhesie 406
  Periduralanästhesie 317, 404ff., 407
  Pudendusblock 402, 406
  Spinalanästhesie 402, 406
  Vollnarkose 402, 406f., 439
Androgene 266
Androides Becken 417
Angeborene Probleme 476
Ängste
  im dritten Trimester 300
  vor den Wehen 319, 382, 389
  wegen des Neugeborenen 389
Anlegen, Stillen 443, 448, 449, 456
Anovulation 65
Antacida 23
Anterior-posterior-Durchmesser (APD) 214
Antibiotika
  Babys in Intensivpflege 453
  bei vorzeitiger Entbindung 431
  in der Schwangerschaft 23, 107
Anti-D-Immunglobulin 123, 153, 286, 316, 364
Antiemetika 23
Antihistaminika 23, 60, 130
Antikörper 113
  in der Muttermilch 232
  Kolostrum 443
  passive Immunität 313
  Rhesusfaktor 127, 316
Anti-Müller-Hormon 41
Antioxidanzien 15, 44, 297
Antipilzmittel (Fungizid) 23
Anzeichen der Schwangerschaft 79
Anzeichen der Wehen 381, 387
  Übergangsphase 416
  vorzeitiges Einsetzen 431
Aortocavale Kompression 425
Apgar-Index 428
Appetitmangel 79

Arme (Baby)
  Entwicklung im ersten Trimester 78, 86, 93, 96, 98, 104, 105
  Entwicklung im zweiten Trimester 168, 182
  zweite Ultraschalluntersuchung 214, 215
Armübungen 196, 208
Aromaöle/Aromatherapie 163, 401
Arterien, Nabelschnur 292
Aspirin 23, 180
Assistierte Empfängnis 37, 51
  IVF (In-vitro-Fertilisation) 37, 51, 57
Assistierte Geburt 436f.
Asthma 21, 23
Atemtechniken, Schmerzlinderung 339, 398, 399
Atmung
  Baby im Mutterleib 190, 252, 260, 282, 380
  Babys in Intensivpflege 453
  im dritten Trimester 281
  Kurzatmigkeit 106, 145, 306
  Neugeborenes 346
  Yoga-Übungen 251
Au-pair 332
Aufrechte Stellungen, während der Wehen 424
Aufstoßen/Spucken 391
Aufwärmübungen 90, 196
Augen (Baby)
  Farbe 55, 227, 354
  im dritten Trimester 274, 344, 378
  im ersten Trimester 78, 91, 92, 96, 97, 98, 107, 108, 111, 126, 135, 144
  im zweiten Trimester 150, 202, 204
  Lider 128, 223, 244, 274, 293
  Neugeborenes 378, 457
  verklebte 459
Augen (Mutter)
  trockene 181
  verschwommenes Sehen 203
Ausbleibende Fehlgeburt 94
Ausfluss, vaginaler
  im ersten Trimester 133
  im zweiten Trimester 226
  Soor 22, 471
  »Zeichnen« 372, 391, 410, 411
  s. auch Blutung
Ausschlag
  Hitze- 248
  Neugeborenes 457, 477
Äußere Wendung des Babys 323, 364, 433

Ausstattung
  Babybett 277
  einkaufen 158, 269, 294, 301
  Flaschenernährung 269, 297, 449
  Hausgeburt 341
  Stillen 347
Austreibungsphase 422ff.
  Positionen 424
  Schmerzlinderung 397
Austreibungswehen 410
Auto 29
  Ein- und Aussteigen 296
  Fahren im dritten Trimester 275, 344, 363
  Fahren nach einem Kaiserschnitt 354
  Fahrt in die Klinik 413
  Reisen im zweiten Trimester 185
  Sicherheitsgurt 29, 253
  überstürzte Geburt 412
  s. auch Autositz
Autoimmunerkrankungen 21
Autositz, Baby 269, 301
  gebrauchter 289
  für Zwillinge 288
Avocados 77, 204, 207

B

Baby s. Neugeborene
Babyblues 351, 447
Babyfon 309, 329
Babymassage 458
Babyparty 359
Babypflege 273, 446, 457
Bachblüten 316, 372
Baden
  Baby 281, 446, 451
  zur Entspannung 172, 347
  zur Schmerzlinderung 23, 155, 218, 409
  zur Wehenbewältigung 307, 399
Bakterien
  biologische und fermentierte Lebensmittel 295
  Diagnosetests 152, 153
  Harnwegsentzündung 125
  in Joghurt 156
  Superkeime 389
  und Frühgeburt 431
  Zahnfleischerkrankungen 133
Balaskas, Janet 303
Ballaststoffe in der Ernährung 14, 171, 259, 327, 336
Bananen 339
Bänder
  Dehnübungen 197, 208, 296, 462
  Eierstockband 34

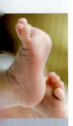

Mutterbandschmerzen 155, 470
Schmerzen 131
Bauch (Baby)
Messungen 285
Wachstumstabelle 284
Bauch (Mutter)
Gipsabdruck 362
Größe und Form 177
Messungen 279, 284, 285
Übungen 89, 249, 250, 313, 456
Untersuchung während der Wehen 414f.
Bauchaufzug (Übung) 250
Bauchband 179
Bauchmuskeln
nach der Geburt 462
Rückenschmerzen vorbeugen 278
Übungen 89, 249, 250, 313, 456
Bauchnabel, hervortretender 319, 327
Becken
Beckenschmerzen 286, 470
Eintritt des Kopfes ins 361, 388, 410f., 414
Größe 305
Kopf-Becken-Missverhältnis 305, 417
Mutterbandschmerzen 155, 470
Schmerzen 131
Schulterdystokie 426, 474
Beckenbodenübungen 69
bei Stressinkontinenz 462
nach der Geburt 454, 455
Beckenendlage 336, 344
Entbindung 433
im dritten Trimester 286
Vorsorge 323
Wenden des Babys 364, 433
Zwillingsgeburten 312, 435
Beckengürtel, Schmerzen 286
Befruchtung der Eizelle 51ff.
Befruchtung, künstliche s. Fruchtbarkeitsbehandlung
Begleitperson, Geburt 261, 333
alleinstehende Mütter 287
in der ersten Geburtsphase 416
in der zweiten Geburtsphase 423
und Kaiserschnitt 439
Beihilfen, Eltern 349
Beikost 217
Beine (Baby)
Entwicklung 78, 86, 96, 98, 104, 115, 125
Messungen 284, 285
zweite Ultraschalluntersuchung 214, 215
Beine (Mutter)
geschwollene 353
Ischias 218, 293, 411, 470
Krampfadern 469

Krämpfe 246, 470
Ruhelose-Beine-Syndrom (RLS) 292, 470f.
Streck- und Dehnübungen 61, 216
Übungen 183, 196, 226
Beruf/Berufstätigkeit 82
Arbeitgeber informieren 83, 140
Arbeitsbedingungen 170
Computerarbeit 117
im dritten Trimester 278, 281, 321, 337
im ersten Trimester 105
im zweiten Trimester 202, 235
Kinderkrippen 332
Kleidung 221
Kündigungsschutz 348
Müdigkeit 307
Mutterschaftsgeld/Elterngeld 291, 337, 348
Mutterschutz/Elternzeit 235, 237, 267, 281, 291, 337, 349, 361, 366
Rechte/Hilfen 170, 348f.
Rückkehr 291, 349
Sicherheit 25, 83, 170
Stress 203
Übungen im 226
Beschäftigungsverbot 348
Beschleunigung der Wehen und Geburt 415, 417
Besenreiser (Spider-Naevi) 134, 140, 467
Bett 269, 309
Bettausstattung 277
Nachtmahlzeiten 445
plötzlichem Säuglingstod vorbeugen 444
Zwillinge 288, 335
Bettruhe 152, 233, 356
Bewegung s. Sport
Bewegungen 218, 221, 233, 246
aktiver Fötus 285
Beschwerden 277
im dritten Trimester 273, 279, 304, 322, 380
im zweiten Trimester 178, 193, 206, 213, 219, 246
Tritte zählen 273
Veränderung der Bewegungen des Babys 257
Zwillinge 222
Beziehung 49, 267
Druck, schwanger zu werden 49, 63
Freundschaften 289
im dritten Trimester 267
im ersten Trimester 115
im zweiten Trimester 169
nach der Geburt 460
Streit 276
zur Mutter 209
Bilirubin (Gelbsucht) 232, 447, 477

Bindegewebe
Baby 180
dehnen 197, 208
Bindung 203, 324, 351
im zweiten Trimester 175, 243
mit dem Baby sprechen 157, 256
Väter 243, 455
zum Neugeborenen 444
Zwillinge 177, 222, 312, 355
Biologische Ernährung 75, 289
Biologische Uhr, Mann 41
Biophysikalisches Profil (BPP) 285
Biparietaler Kopfdurchmesser (BIP/BPD) 132, 214
Bizeps-Curl (Übung) 90
Blase (Baby) 154, 162, 174
Blase (Mutter)
Blasenprobleme 475
Harnwegsentzündungen 125
häufiger Harndrang 92
Infektionen 364, 471
Katheter 439
Nachsorgeuntersuchung 462
Stressinkontinenz 475
Blasenentzündung 125
Blasensprengung 415, 417, 432
Blasensprung 304, 338, 381, 410, 411
Blastozyste 50, 58, 59, 67
Einnistung in der Gebärmutter 51, 52, 60, 61, 64
Zwillinge 59
Blaues Baby 476
Blut
Blutbildung des Babys 316
Blutgruppe 123, 316
Blutvolumen der Mutter 241, 273, 306, 466
Doppler-Ultraschall 188, 215, 285, 385
Nabelschnurblut 302, 310
Rhesusfaktor 127, 286
s. auch Blutung
Blutdruck 122
auf dem Rücken liegen 313
bestehende Grunderkrankungen 21
Kontrolle 283
Präeklampsie 21, 283, 337, 474
Blutgefäße
aortocavale Kompression 425
Entwicklung der 191
Hitzewallungen 195
in der Lunge des Babys 358
in der Nabelschnur 98, 113, 157, 292
in der Plazenta 166, 172
Kapillaren 229, 249
Krampfadern 167
nach der Geburt 197
Blutgerinnsel 29, 186, 439

Bluthochdruck
und Salz 15
Vorerkrankung 283
Blutpatch nach PDA 406
Blutplättchen 232
Blutschwämmchen 476
Blutsystem, Entwicklung 162
Bluttests 142f.
erster Vorsorgetermin 122f.
Glukose-Toleranz-Test 305
im dritten Trimester 286
Bluttransfusionen, Intensivpflege des Babys 453
Blutung
im zweiten Trimester 235
in der Frühschwangerschaft 100
in der Spätschwangerschaft 100, 372, 473f.
Kaiserschnitt 439
Menstruation 36
nach der Entbindung 443, 457
nach Diagnosetests 153
nach Sex 19
nach Sport 135
Nasenbluten 165, 469
Ultraschalluntersuchung nach 79
Wochenfluss 324
Zahnfleisch 133, 469
s. auch Ausfluss
Blutzuckerspiegel
bei Diabetes 20, 156, 343
Heißhunger reduzieren 144
Hypoglykämie 371
und morgendliche Übelkeit 81
und Schwindel 95, 241
und Sport 40
Body-Mass-Index (BMI) 16, 40, 68, 77, 99, 195
Botox 27
Braunes Fett 255, 258
Bräunungscremes 27, 172
Braxton-Hicks-Kontraktionen 222, 347, 387, 410
Brot 92
Brucellose 56
Brücke (Übung) 90
Brustaufzug (Übung) 196
Brüste
Austreten von Milch 295
Brustentzündung 475
empfindliche 467
im dritten Trimester 309
Knoten in 266, 309
Milchstau 446, 456
Probleme, Brustwarze 467
Veränderungen in der Schwangerschaft 86, 119, 145
s. auch Büstenhalter
Brustentzündung 475
Brustwarzen
Anlegen beim Stillen 443, 456
Anregung der Wehen 385, 383

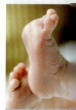

Brustsalbe 347
Hohlwarzen 467
Pigmentierung 467
Probleme 467
Schlupfwarzen 274, 467
Veränderungen in der Schwangerschaft 86, 119
Wundsein 456
Brutkasten 452, 453
B-Streptokokken 341, 474
Busreisen 344
Büstenhalter
Schwangerschafts-BH 86, 121
Still-BH 347
Sport-BH 325

C

Campylobacter 237
Carboloading/Kohlenhydrataufladung 92, 366
Cardiotokograph (CTG) 285, 418, 435
Chemikalien, Gefahren 24f., 110
Chlamydien 39, 122
Chloasma (»Schwangerschaftsmaske«) 26, 170, 190, 467
Cholestase 198, 328, 435, 467, 473
Cholesterin 38, 174, 231
Chorion 70, 109, 112, 304
Chorionhöhle 62, 70
Chorionzotten 67, 70, 76, 78, 108, 112
Chorionzottenbiopsie 120, 152f.
Chromosomen 51
Gene 54
Geschlecht des Babys 54f., 200
und Empfängnis 53
Zellteilung 57
Chromosomenanomalien
Diagnosetests 120, 152f.
nicht invasive Untersuchungen 126
Screeningtests 142f.
und Alter der Mutter 41
s. auch Down-Syndrom
Colitis ulcerosa 21
Computer 117, 204
Couvade-Syndrom 119
CTG s. Cardiotokograph

D

Damm
Dammriss 426, 427, 442
Dammschnitt 427, 436
Massage 336
Probleme nach der Geburt 475
Dammschnitt 427, 436
Nachsorgeuntersuchung 463
Naht 436, 442, 445, 463
Probleme 475

Darm (Baby)
Entwicklung 104, 117, 136, 141
Mekonium 328
Darm (Mutter)
bestehende Erkrankungen 21
Durchfall 23, 185
nach der Geburt 446
Verstopfung 23, 171, 295, 468
Datierung der Schwangerschaft 33, 35, 74
Ultraschall zur 74, 137, 138f.
Daumenlutschen, in der Gebärmutter 174, 176, 190, 219, 234, 242, 258, 315
Dehnübungen
bei Rückenschmerzen 296
im dritten Trimester 278
im ersten Trimester 61
im zweiten Trimester 197, 216
Dehydrierung 81, 144, 189
Depression
in der Schwangerschaft 101, 224
Wochenbett- 351, 463, 475
Dermis 180, 234
Diabetes
Auswirkung aufs Baby 146
bestehender 20, 156
Risikofaktoren 343
Schwangerschaftsdiabetes 156, 275, 343, 473
Diagnosetests 120, 129, 143, 152f.
Dick-Read, Dr. Grantly 303, 400
Diuretika 23, 353
DNA, eineiige Zwillinge 266
Dominante Gene 55
Doppler-Ultraschall 188, 215, 224, 285, 324, 418
Dottersack 68, 78, 80, 93, 97, 98, 106, 108, 118
Entstehung 62, 68
Funktionen 70, 78, 95
und Plazenta 98, 99, 127
Down-Syndrom 476
Diagnosetests 152f., 179
»Marker« 215
Nackenfaltenmessung/Nackentransparenzmessung 120, 132, 142, 143
Screeningtests 120, 142f.
Vorbereitung auf 299
Dreimonatsspritze, Verhütung 46
Drehung, Baby 329
Drillinge
Empfängnis 51
Geburtsgewicht 335, 435
Gewichtszunahme 141
Häufigkeit 155
Schwangerschaftsdauer 312
Vorsorge 162
Wehen und Geburt 435
Dritte Geburtsphase s. Nachgeburtsphase

Drogen 24, 39
s. auch Medikamente
Drohende Fehlgeburt 87, 94
Durchfall 23, 185
Duschen 409

E

E. coli 237
Ecstasy 24
Eibläschen s. Follikel
Eier, Lebensmittelsicherheit 17
Eierstockband 34
Eierstöcke 40, 49
Eizellen 36, 41
Entwicklung beim Baby 128, 130, 226
Follikel 36, 39, 41, 42, 43, 44
Gelbkörper 36, 60, 66, 138
Eifersucht, Geschwister 373
Eileiter 34, 40, 42, 49
Auskleidung der 46
ektopische Schwangerschaft 93
Sperma in 48
und Eisprung 42
und Empfängnis 50f.
Eineiige Zwillinge
Empfängnis 51, 59
Häufigkeit 59, 294
Plazenta 130
Unterschiede 266
Zwillings-Transfusionssyndrom 130, 434
Einkaufen
im dritten Trimester 346
mit dem Neugeborenen 458
Einnistung in der Gebärmutter 51, 52, 60, 61, 64, 65
Einstellung (Lage des Babys) 336, 361, 388, 410f., 414
Eiscreme 258
Eisen 16, 40
Anämie 37, 84, 241, 472
Bedürfnisse des Babys 340
Präparate 179, 241, 286
Quellen 15, 17, 40, 154, 455
und Verstopfung 171
vegetarische Ernährung 191
Eisenmangel s. Anämie
Eisprung 34, 36f., 41ff., 47, 49
Fruchtbarkeitsprobleme 65
Tests 43, 56
und Eileiter 42
Eiweiß 14f., 114, 166
im dritten Trimester 293
im Urin 123
Schweinefleisch 164
vegetarische Ernährung 126, 191
Eizelle 36
Anatomie 50
Befruchtung 52, 53, 54
Chromosomen 54
Eisprung 34, 36f., 42f., 47, 49

Empfängnis 50f., 52f.
Entwicklung 41
IVF (In-vitro-Fertilisation) 37, 57
Menstruationszyklus 36
Ektoderm 72
Ektopische Schwangerschaft 93, 472
Ekzem 23
Elastin 180
Elektiver Kaiserschnitt s. Kaiserschnitt, geplanter
Elektrolytlösungen 23
Ellbogen, Entwicklung der 108
Elterngeld 291, 348f.
Elterninstinkt 458
Elternzeit 291, 349
Embolie, Lunge 186
Embryo 62, 63, 126
Entstehung 58
Herztöne 80, 87
Hormone 56
Implantation in Gebärmutter 65
IVF (In-vitro-Fertilisation) 57
Neuralrohr 73ff.
Zellen 69, 72
Emotionen s. Gefühle
Empfängnis 50ff.
Druck, schwanger zu werden 49, 63
Fruchtbarkeitsprobleme 46
nach Fehlgeburt 94
unregelmäßiger Menstruationszyklus 65
Zwillinge 44
Endometriose 37
Endometrium s. Gebärmutterschleimhaut
Endorphine 403
Berührungstechniken 400
und Sport 161
und TENS-Gerät 399
während der Wehen 375, 398
Wassergeburt 307
Entbindung s. Geburt
Entoderm 72
Entonox 402f.
Entspannung
aktive Geburt 319
HypnoBirthing 275
im zweiten Trimester 175
in den Wehen, Techniken 398
Schmerzlinderung 339
Stresslinderung 187
Yoga 139
Entzündungen s. Infektionen
Enzephaline 398, 399, 400
Epidermis 180
Epiduralanästhesie s. Periduralanästhesie
Epilepsie 20f.
Episiotomie s. Dammschnitt
Erbrechen 467f.
Antiemetika 23

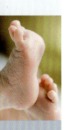

gastroösophagealer Reflux 456
　Neugeborenes 477
　schwallartiges 477
Erdbeermal 476
Erdnussallergie 165
Erkältung 22, 56, 243, 460
Erkältungsmittel 21, 116
Ernährung 14ff.
　Antioxidanzien 297
　Äpfel 104
　Auswärts essen 191
　Baby 448
　Ballaststoffe 327
　Bedürfnisse des Babys 340
　Beikost 217
　Biologisch kultivierte/fermentierte Nahrungsmittel 295
　biologische 289
　des Vaters 44
　Einfluss auf den Geschmack des Babys 217
　Eisen 84, 288
　Eiweiß 166
　Fett 204
　Fisch 96, 100
　Fitnessnahrung 339
　Gemüse 84
　gesunde Bakterien 295
　Heidelbeeren 297
　Heißhunger 109, 121, 144
　im dritten Trimester 293, 363
　im ersten Trimester 80
　im Urlaub 29, 185
　im zweiten Trimester 154
　in der Spätschwangerschaft 379
　Joghurt 156
　Kalziumquellen 332
　Kohlenhydrate 92, 366
　Melonen 127
　Nahrungsmittelaversionen 109
　Naschen 371
　Nussallergie 165
　Obst 127, 189
　Salz 109, 198
　Schweinefleisch 288
　Sicherheit 16, 101, 104
　Snacks 258, 339
　Stillen 455, 460
　Süße Speisen 144
　und morgendliche Übelkeit 81
　und Schwangerschaftsdiabetes 343
　und Sport 18
　und Stimmung 114
　Väter 44
　vegane 121
　vegetarische 15, 126
　Verstopfung lindern 171
　Vitamine 40
Eröffnung, Muttermund 331, 412f., 414, 415, 417

Eröffnungsphase 408ff.
　Positionen 420
　Schmerzlinderung 397
Eröffnungswehen 410
Errechneter Geburtstermin (ET) 387
　berechnen 74
　Datierung, Ultraschall 137, 138
　überfällige Babys 393
　Wahrscheinlichkeit termingerechter Entbindung 139, 378
　zweite Ultraschalluntersuchung 214
Erste Geburtsphase s. Eröffnungsphase
Ersttrimester-Screening 142
Essenzielle Fettsäuren 16, 44, 169
Estriol, Screeningtests 143

F

Familie im Wandel 82
Farbe, Augen 227, 354
Fehlbildungs-Screening 143
Fehlbildungs-Ultraschall 208, 215
Fehlgeburt 87, 144, 471
　Arten 87, 94
　in der Frühschwangerschaft 67
　nach Diagnosetests 153
　späte 94
　und Sport 95
　Ultraschalluntersuchungen 79
　Ursachen 64, 94, 110
　wieder schwanger werden 47, 94
　Zwillinge 59
Femurlänge (FL) 214
Ferien s. Urlaub
Fermentierte Nahrungsmittel 295
Fetaler Distress 419, 438, 474
Fetales Alkoholsyndrom 24, 216
Fetofetales Transfusionssyndrom (Zwillings-Transfusionssyndrom) 130, 434
Fett s. Körperfett
Fette, in der Ernährung 14, 15, 144, 204
Fettreicher Fisch 96, 169
Fibrinpfropf 65
Fibrome 218
　Ultraschall 138
　und Ausstoßung der Plazenta 428
　und Fruchtbarkeitsprobleme 37
　und Frühgeburt 431
　vaginale Blutung 79
Fieber, nach Diagnosetests 153
Fimbrien, Eileiter 42, 49
Finger (Baby)
　Entwicklung im ersten Trimester 97, 108, 117, 118, 129
　Entwicklung im zweiten Trimester 171, 178, 238

　Syndaktylie 476
Finger (Mutter)
　geschwollene 306
　Karpaltunnelsyndrom 239, 471
Fingerabdruck 202, 207, 234
Fingernägel s. Nägel
Fisch
　essenzielle Fettsäuren 169
　in der Ernährung 14f., 96
　und Gehirnentwicklung 100
　Vorsichtsmaßnahmen 16, 96
Flaschenernährung 449
　Ausstattung 269, 297, 449
　Stuhlgang des Babys 455
　und Verhütung 463
Fleisch 14ff.
　Fettgehalt 204
　Heißhunger 191
　Lebensmittelsicherheit 16, 101
　Schweinefleisch 288
Flimmerhärchen, Eileiter 42
Flugreisen 28, 29
　im ersten Trimester 106
　im zweiten Trimester 185
　Venenthrombose 186
Follikel (Eibläschen) 36, 41
　Eisprung 42, 44, 47
　Reifung 39, 43
Follikel stimulierendes Hormon (FSH) 38, 447
Follikelhöhle 47
　Eisprung 49
　Menstruationszyklus 34, 36
Folsäure/Folat 340
　Präparate 35, 83, 119
　und Diabetes 20
　und Neuralrohrdefekte 16, 83
　und ultraviolette Strahlung 29
Fontanelle 386, 443, 463
Fötale Herztöne, Aufzeichnung 188, 285, 381, 418f.
Fötale Notlage s. fetaler Distress
Fotografieren, Baby 461
Fötus 126
　Kontrolle des Wachstums 284f.
Freebirthing 299
Freiberufliche Hebammen 91, 102, 445
Freundschaften 239, 241, 289
Frontookzipitaler Kopfdurchmesser (FOD) 214
Fruchtbarkeit 41
Fruchtbarkeitsbehandlung 40, 46, 155
　alternative Methoden 58
　Zwillinge 51
　s. auch Assistierte Empfängnis
Fruchtbarkeitsfenster 43, 51, 57
Fruchtbarkeitsprobleme 37, 46
　und Testosteron 56
　unregelmäßiger Menstruationszyklus 65

Fruchtblase 62, 70, 109, 226
　Entwicklung 68
　im dritten Trimester 304
　Zwillinge 59, 130, 434
Fruchtblasensprengung s. Blasensprengung
Fruchtblasensprung s. Blasensprung
Fruchthöhle 62, 68, 71, 236
Fruchtwasser 154
　Amniozentese 152f.
　im dritten Trimester 316, 338
　im zweiten Trimester 212
　Probleme 316, 338, 473
　und Lungen des Babys 346
　Urin im 183
　Volumen 316, 338
　vom Baby geschluckt 146, 182, 220, 239, 328
　zweite Ultraschalluntersuchung 215
Fruchtwasseruntersuchung s. Amniozentese
Frühgeburt 431, 474
　Babys in Intensivpflege 245, 452f.
　Gründe 350
　Lebensfähigkeit des Babys 245, 277
　und Zahnfleischerkrankungen 133
　Zwillinge 335
Fundus 160, 334
Fundusstand 103, 233, 279, 284
Füße (Baby)
　Entwicklung im ersten Trimester 97, 98, 110, 125
　Entwicklung im zweiten Trimester 155, 213
　Klumpfuß 476
　Neugeborenes 443
　Plantarreflex 374
Füße (Mutter)
　geschwollene 23, 306, 353, 446, 466f.
　s. auch Reflexzonenmassage
Fußlage 336, 433
Füttern s. Flaschenernährung

G

Gähnen, Baby in der Gebärmutter 256, 282
Ganzkörperpackungen 27
Gastroenteritis 468
Gastroösophagealer Reflux 456, 477
Gaumen
　Gaumenspalte 21, 476
　Neugeborenes 443
Gebärmutter
　Anomalien 138
　Braxton-Hicks-Kontraktionen 347, 410

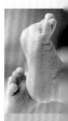

Einnistung in 51, 52, 60, 61, 64, 65
Fundus 160, 279
Hormone 62
Kaiserschnitt 439
Lage des Babys 232, 323, 336, 375, 388, 415
Menstruation 37
Menstruationszyklus 34, 36, 38
nach der Geburt 462
Nachgeburt 428
Nachwehen 324, 443
postpartale Blutung 428, 429, 435
Rippenschmerzen 265
Riss (Ruptur) 400
spontane vorzeitige Wehen 431
s. auch Fibrome
Struktur 40
Zwillinge in 312
Gebärmutterhals s. Muttermund
Gebärmutterschleimhaut 34ff., 50, 57
Geburt 422ff.
 aktive 302f., 319
 ambulante 103, 302, 444
 assistierte 436f.
 Kaiserschnitt 438f.
 natürliche 311, 400, 401, 429
 Phasen 382, 397, 408, 410, 412ff.
 Plazenta 428f., 442
 Schmerzlinderung 398, 400
 Schulterdystokie 426, 436
 s. auch Begleitperson
 s. auch Geburtshaus
 s. auch Hausgeburt
 s. auch Krankenhaus
 Steißgeburt 433
 Sturzgeburt 412
 überstürzte 382, 412
 Zwillinge 434, 435
Geburt anzeigen 455
Geburtsbecken 307, 413
 s. auch Wassergeburt
Geburtseinleitung 432
 Öffnung der Fruchtblase 380, 393, 401, 432
 Verweigerung 385
Geburtsgewicht 270, 294
 Einflüsse auf 320
 Mehrlingsgeburten 435
 niedriges 292
 Zwillinge 312, 335
Geburtshaus 103, 314, 397
Geburtsmale 170, 429, 476
Geburtsmethoden 303
Geburtspartner s. Begleitperson
Geburtsplan 181, 303, 308, 385
Geburtspositionen
 Austreibungsphase 423
 Eröffnungsphase 420
 Nachgeburtsphase 429
Geburtsvorbereitungskurs 199
 alleinstehende Mütter 199, 287

im dritten Trimester 265, 267, 331
schmerzlindernde Techniken 302f.
Stillen 295
Väter 267
zweite Schwangerschaft 225
Geburtszange 436f.
s. auch Zangengeburt
Gedächtnis
 Entwicklung 240
 Erinnerung an die Geburt 369
 Gedächtnisprobleme 229, 271, 321
Gefahren s. Sicherheit
Gefühle
 Babyblues 351, 447
 im zweiten Trimester 161, 237
 in der Frühschwangerschaft 69, 73
 nach der Geburt 429
 Nachsorgeuntersuchung 463
 Reaktion auf Veränderung der Figur 224
 Stimmungsschwankungen 84, 101
 und Ernährung 114
 während der Wehen 378, 389
 Zweifel wegen der Schwangerschaft 76
Gehen/Walking
 im dritten Trimester 329, 350
 im zweiten Trimester 161, 229
 in der Spätschwangerschaft 377
 Voranbringen der Wehen 393
 Watschelgang 343
Gehirnentwicklung
 Hypothalamus 38
 im dritten Trimester 268, 300
 im ersten Trimester 72, 83, 88, 100, 107
 im zweiten Trimester 156, 162, 178, 203
 und Fischverzehr 100
 zweite Ultraschalluntersuchung 214
Gelbkörper 36, 60, 66
Gelbsucht, Neugeborenes 447, 477
 Lichttherapie 232, 453, 477
Gelenke, Entwicklung 120, 121, 151
Gemüse 14f., 84, 126, 164, 289
Gene 54f.
 Zellteilung 57
 Zwillinge 51, 266
Genetische Störungen 55
 Diagnosetests 152f.
Geschlecht des Babys 164
 Chromosomen 51, 54f., 200
 Diagnosetests 304
 Genitalien 107, 171
 und Herztöne 188

Geschlechtsgebundene Erbkrankheiten 55
Geschlechtskrankheiten 39, 123
Geschlechtsorgane
 Entwicklung 107, 130, 192
 Neugeborenes 429
Geschmackssinn 135, 186, 328
Geschwister s. Kinder
Geschwollene Füße und Knöchel 306, 353, 466f.
Gesicht (Baby)
 Entwicklung im ersten Trimester 96, 97, 100, 104, 110, 124
 Entwicklung im zweiten Trimester 175, 176
 Lippen-Kiefer-Gaumen-Spalte 21, 476
 Mimik 176
 Neugeborenes 429
 3-D-Ultraschall 240
Gesicht (Mutter)
 Behaarung 27
 Flüssigkeitseinlagerung 306
 »Schwangerschaftsmaske« (Chloasma) 170, 190, 467
Gestationsalter 74
Getränke
 nicht alkoholische 322
 s. auch Alkohol
 Smoothies 135
 während der Wehen 380
 Wasser 81, 144, 189, 455
Gewicht
 Body-Mass-Index 16, 40, 68, 77, 99
 Neugeborenes 68
 s. auch Geburtsgewicht
Gewichte, Krafttraining 234
Gewichtsverlust
 nach der Geburt 68, 460
 übergewichtige Frauen 66
Gewichtszunahme 16, 68, 99
 im dritten Trimester 270, 276, 327
 im ersten Trimester 119
 im zweiten Trimester 195
 Mehrlingsschwangerschaften 141
 Neugeborenes 477
 Tabelle 195
 und Größe des Babys 233
 und Ruhe 233
 untergewichtige Mütter 77
 Zwillingsschwangerschaft 141, 274
Glashaut (Zona pellucida) 50
Gleichgewicht, Entwicklung 237
Gleitmittel, Scheide 463
Gliedmaßen (Baby) s. Arme; Beine
Glukokortikoide 266
Glukose 92, 146, 174
Glukose-Toleranz-Test 275, 305
glutenfreie Ernährung 66

Glykämischer Index (GI) 92
Gonorrhö 123
Gravidogramm 232
Greifreflex 242, 368, 374, 444
Grippe 22, 56, 243
Größe des Babys 305
Großeltern 91
 Beziehung zu Ihrem Partner 158
 Beziehung zur Tochter 209
 Hilfe nach der Geburt 346
Grüntee 134
Gruppe-B-Streptokokken 341, 474
Gürtelrose 56
Guthrie-Test 454
Gynäkoides Becken 417

H

Haare (Baby) 160, 286
 Augenbrauen, Wimpern 210, 227, 249
 Lanugo 206, 210, 241, 249, 364, 443
 Terminalhaare 364
 Vellushaare 364
Haare (Mutter) 26f.
 Färbemittel 27, 167
 Haarausfall nach der Geburt 173
 Haarentfernung 27, 158
 im zweiten Trimester 173
 in der Schwangerschaft 26
 Schamhaar rasieren 370
Hals, Entwicklung 120, 128, 135, 168
Halsentzündung 107
Haltung
 im dritten Trimester 343
 im zweiten Trimester 209, 249
 Rückenschmerzen vorbeugen 296, 462
 Sitzen 219, 287
 und Relaxin 197
Hämoglobin 113, 162, 179
Hämorrhoiden 251, 445, 468
Hände (Baby)
 Entwicklung im ersten Trimester 97, 98, 110, 114, 117, 129, 135
 Entwicklung im zweiten Trimester 171, 178, 207, 238
 Greifreflex 242, 374, 444
 Koordination 270
 Neugeborenenuntersuchung 443
Hände (Mutter)
 geschwollene 23, 306, 446
 Karpaltunnelsyndrom 239, 471
Handgelenke
 Akupressur-Armband 111
 Entwicklung 118
 Karpaltunnelsyndrom 239, 471
Handy 25
Harnleiter 125

Harnwegsentzündungen/
-probleme 22, 471
  im dritten Trimester 364
  im ersten Trimester 92, 125
Hausarbeit
  Einsetzen der Wehen 385
  Unterstützung nach der Geburt 305
Hausgeburt 102f., 116, 134
  Freebirthing 299
  Hebamme 413
  mit Kindern 314
  natürliche Schmerzlinderung 401
  Vorbereitungen 341, 379
  Zwillinge 434
Haustiere
  Sicherheit 25
  Vorteile 171
Haut (Baby) 180, 234, 246, 249, 259
  Ausschlag 457
  Entwicklung 225, 244
  Farbe 207
  Fingerabdruck 202, 207, 234
  Käseschmiere 249
  Milien (Hautgrieß) 458
  Neugeborenes 477
Haut (Mutter) 26f.
  Besenreiser 134, 140, 467
  Hitzeausschlag 248
  im zweiten Trimester 173
  Jucken 198, 328, 404, 407, 467
  Linea nigra 170, 327, 467
  »Schwangerschaftsmaske« (Chloasma) 26, 170, 190, 467
  Schwangerschaftsstreifen 26, 255, 467
  trockene 467
  Veränderungen in der Schwangerschaft 26, 140, 467
  verstärkte Pigmentierung 467
Hautkontakt
  Babys in Intensivpflege 452
  nach der Geburt 442, 444
Hebammen 103, 146
  freiberufliche 91, 102, 445
  Geburtsvorbereitungskurse 265
  gemeinsame Vorsorge 102
  Hausgeburt 413
  Nachsorge 450, 457, 461
  Rolle 129
  und Geburtstrauma 459
  Vorsorge 91, 102
Heimwerken 25, 105
HELLP-Syndrom 282
Hepatitis 122
Heroin 24
Herz (Baby)
  abhören 204, 324
  angeborene Herzfehler 476
  Entwicklung 70, 78, 87, 96, 107, 128, 136, 141

  im dritten Trimester 285
  im zweiten Trimester 184, 188, 244
  Neugeborenes 443, 463
  Überwachung unter den Wehen 188, 285, 381, 418f.
  zweite Ultraschalluntersuchung 214, 215
Herz (Mutter)
  Herzklopfen/Herzrasen 321, 469
  Herz-Kreislauf-Probleme 468f.
  Herz-Kreislauf-System, und Sport 106
  Herz-Kreislauf-Übungen 105
Heuschnupfen 60, 130
Himbeerblättertee 391, 393
Hinterhauptslage, Baby in der Gebärmutter 336, 375, 415, 417, 420
Hirnanhangsdrüse 38, 56
Hitzewallungen 195, 248
HIV-Test 39, 123
Hocke 196
  aktive Geburt 319
  Plazenta entbinden 429
  während der Wehen 424, 425
  Yogaübungen 330
Hoden
  Entwicklung 128, 130, 226
  Hochstand 276, 476
Hodensack, Absenken der Hoden 276
Hohlwarzen 274, 467
Homöopathie
  bei Schlaflosigkeit 316
  Fortschreiten der Geburt 393
  Schmerzlinderung 401
  Sicherheit 21
Hören (Baby)
  im dritten Trimester 269, 336, 367
  im ersten Trimester 135
  im zweiten Trimester 157, 174, 212, 237, 238, 256
  und Ultraschalluntersuchungen 248
Hormone
  Auslösen der Wehen 410
  Auswirkungen auf die Haut 140, 173
  Babyblues 447
  des Babys 266, 294
  Einleitung der Geburt 432
  Embryo 56
  Gelbkörper 60
  Hirnanhangsdrüse 38
  Menstruationszyklus 38
  morgendliche Übelkeit 81, 111, 159
  nach der Empfängnis 56
  prämenstruelles Syndrom 69
  Schwangerschaftstest 63, 71
  Stresshormone 187, 237
  und Gedächtnisprobleme 271

  und Geschlecht des Babys 200
  und Körpertemperatur 270
  und Libido 182
  und Stimmungsschwankungen 101
  Wachstumshormon 194
  »Wohlfühlhormone« 398, 399, 400
Hormonimplantat, Verhütung 46, 73
Hormonspirale, Verhütung 46, 73
Hormonspritze, Verhütung 73
Hüftdysplasie 476
Humanes Choriongonadotropin (HCG)
  integrierter Test 142
  nach der Empfängnis 56
  Schwangerschaftstest 63, 71
  und morgendliche Übelkeit 81, 111
Humeruslänge (HL) 214
Hunde 25, 171
Hunger
  nachts 177
  und Schreien des Babys 454
Husten 22
Hydrozele 276
Hygiene
  Haustiere 25
  Nahrungsmittel 17, 104
Hypermesis gravidarum 111, 472
Hypnose
  in der Schwangerschaft 369
  Schmerzlinderung (Hypno-Birthing) 275, 399f.
Hypoglykämie 371
Hypophyse
  Entwicklung 170
  Probleme 21
Hypothalamus 38

I/J

Ibuprofen 233, 466
Imbiss s. Snacks
Immunglobuline 113
Immunsystem
  im zweiten Trimester 159
  passive Immunität 313
  Stammzellen 310
  und Antioxidanzien 297
  und Nahrungsmittelsicherheit 104
  Unterdrückung in der Schwangerschaft 22, 29
Impfungen, Reisen 38, 105, 131
Implantatis s. Einnistung
Imprinting-Gene 320
Individuelle Gesundheitsleistungen (»IGeL«) 179
Infektionen
  Antikörper 113, 313
  Babys in Intensivpflege 453

  Diagnosetests 152, 153
  in der Schwangerschaft 22
  Infektionskrankheiten 110
  Kaiserschnitt 439
  s. auch Harnwegsentzündungen
  Superkeime 389
  Vaginalinfektionen 265
Ingwer und morgendliche Übelkeit 81
Inhibin A, Screeningtests 142, 143
Inkontinenz s. Stressinkontinenz
Inkubator s. Brutkasten
Innere Eihaut s. Amnion
Insulin
  bestehender Diabetes 20, 343
  Schwangerschaftsdiabetes 156, 343
  und Wachstum des Babys 146, 320
Intensivpflege, Baby 452f.
Interne fötale Überwachung 419
Intrauterine Wachstumsverzögerung (IUGR) 255
Invasive Diagnostik 152
Ischias 218, 293, 411, 470
Isotonische Getränke 380
IVF (In-vitro-Fertilisation)
  s. Assistierte Empfängnis
Jod 40, 80, 100, 170, 294
Joggen 164
Joghurt 156, 258, 295, 371
Juckreiz 198, 328, 476
  Cholestase 198, 328, 435, 473
  Nebenwirkung, PDA 404, 407
Junkfood 66

K

Kaffee 16, 86, 189
Kaiserschnitt 438f.
  Arten 438f.
  Babys in Beckenendlage 433
  Dauer des Krankenhausaufenthalts 381
  Drillinge 162, 312
  Einwilligung 439
  Genesung 443
  Nachsorgeuntersuchung 462
  Nachwirkungen 354
  Naht 439
  Narkose 402, 406f., 439
  Notkaiserschnitt 389, 438
  primärer (geplanter) 438
  sanfter (Misgav-Ladach-Sectio) 439
  Schamhaar rasieren 370
  Schmerzlinderung 439
  sekundärer 438
  Wassergeburt nach Kaiserschnitt 400
  Wunschkaiserschnitt (elektiver) 317, 389, 438f.

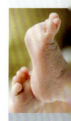

Kalorien 14, 15, 16, 68
  im dritten Trimester 282
  im ersten Trimester 80
  im zweiten Trimester 154
  Stillen 455, 460
Kalzium 15, 16, 17, 40
  Knochenhärtung 372
  milchfreie Quellen 131
  Quellen 114, 156, 332
  und Vitamin D 79
Kängurupflege 350, 452
Kapillaren 229, 249
Karpaltunnelsyndrom 239, 471
Käse 114
Käseschmiere 249, 429
Katheter 415, 439
Katzen
  Katzentoilette 86
  Sicherheit 25, 101
  Vorteile 171
Keimbläschen s. Blastozyste
Keratin 246
Keratinisierung 330
Kiefer, Entwicklung 193, 216
Kinder
  Betreuung organisieren 357
  das neue Baby vorstellen 373, 447, 450
  Eifersucht 373
  Neugier wegen Babybauch 243
  sicher hochheben 189
  und Hausgeburt 314
  und neue Schwangerschaft 97
Kinderbetreuung 82, 332
Kindergeld 349
Kinderwagen 301
Kinderzimmer 301
Kindsbewegungen 188, 193, 203, 213, 219, 226
  zählen 273, 285
Kindstod, plötzlicher s. plötzlicher Säuglingstod
Kitzinger, Sheila 303
Kleidung
  Baby anziehen 445
  Bademode 213
  bei heißer Witterung 324
  bei Sport 325
  für Zwillinge 294, 320
  fürs Baby 158, 269, 345
  im dritten Trimester 268, 288
  im zweiten Trimester 151, 179, 221
  Kompressionsstrümpfe 225
  Secondhand 345
Klinik s. Krankenhaus
Kliniktasche, Klinikkoffer 338, 358
Klumpfuß 476
Kniende Stellungen während der Wehen 421, 424f.
Knöchel, geschwollene 306, 353, 466f.

Knochen (Baby)
  Entwicklung 114
  Ossifikation 372, 386
  Schädel 386
  und mütterliche Ernährung 332
Knochenmark, Bildung der Blutkörperchen 232
Knorpelmasse, Knochen des Babys 110, 270
Knoten, in den Brüsten 266, 309
Kochen, Sicherheit 104
Kodein 23
Koffein 134, 189
  nach der Geburt 455
  und Eisenaufnahme 154
  und Fehlgeburt 16
  und Ruhelose-Beine-Syndrom 292
  und Schlafprobleme 172
  Spiegel 16
Kohlendioxid, und Plazenta 113
Kohlenhydrate 14, 15, 16
  GI-Diät 92, 340
  Hunger vorbeugen 177
  in der Spätschwangerschaft 379
Kohlenhydrataufladung 92
Kohlenmonoxid, Rauchen und 141
Kolostrum 309, 466
  Antikörper 232
  Austreten aus der Brust 119
  Stillen 443, 448
Kombinierte Spinal-Epidural-Anästhesie 406
Kommunikation, Schreien 454
Kompressionsstrümpfe 225
Konzeptionsalter s. Gestationsalter
Kopf (Baby)
  assistierte Geburt 436f.
  Beckeneintritt/Einstellung 361, 388, 410f., 414
  Elektroden, Schädel 419
  Entwicklung im ersten Trimester 74, 75, 78, 127, 145
  Entwicklung im zweiten Trimester 156
  »flacher« Kopf 457
  Lage 415
  Messung 132, 214, 284, 285
  Neugeborenes 386, 429, 443, 463
  Wachstumstabellen 284
  zweite Ultraschalluntersuchung 214, 215
Kopf-Becken-Missverhältnis 305, 417
Kopfschmerzen 117, 406, 466
Kopfumfang (KU) 132, 214, 284f.
Körperbehaarung, entfernen 27, 158
Körperfett
  Baby 208, 225, 228, 231, 255, 258
  Mutter 282

Körperform (Figur)
  nach der Geburt 327
  negative Gefühle 224
Körpertemperatur
  Baby 154, 178, 258
  beim Sport 270
  im dritten Trimester 288
  im zweiten Trimester 248
  und Babybettausstattung 277
  und Eisprung 43
  und Sonnenbank 178
Kortikoide 403
Kortikoliberin 410
Kortison 187, 237
  bei Ekzemen 23
  und Frühgeburt 431
Kosmetik 27
Krafttraining 234
Krampfadern 167, 469
Krämpfe, Beine 246, 470
Krankenhaus 103
  Aufenthaltsdauer 381
  Aufnahme 413
  Besichtigung 271
  Entlassung nach der Geburt 443
  Geburt planen 303
  Kliniktasche, Klinikkoffer 338, 358
  Neugeborenen-Intensivstation 245, 452f.
  überstürzte Geburt 382
  Vorbereitung zum Aufbruch 383
  Vorbereitungskurse 265
  Wann gehen? 413
  Wassergeburt 343
Krankheiten
  ansteckende 110
  bestehende 20f., 44
  während der Schwangerschaft 22
Kräuterheilmittel und -tees 21
  bei Schlaflosigkeit 316
  bei Verdauungsproblemen 259
  Sicherheit 134
Kreislaufsystem
  Entwicklung 87, 96
  Plazenta 112
  Probleme 468f.
Krippen 332
Künstliche Befruchtung s. Assistierte Empfängnis

L

Lachgas 402f.
Lage, Baby in der Gebärmutter 323, 336, 415
Lamaze, Dr. Ferdinand 303
Länge des Babys 383
Langsamer Wehenverlauf 415, 417
Lanugo 206, 210, 241, 249, 364, 443
Lärm, Reaktion auf 206
Latenzphase 412

Lavendelöl 172
Lebensfähigkeit, Frühgeborene 245, 277
Lebensmittelvergiftung 22, 56, 237
Lebensweise
  Gefahren 24f., 64
  im zweiten Trimester 253
  nach der Geburt 463
Leber, Entwicklung 88, 119
Leberflecke 140, 170
Leboyer, Frédérick 303
Leinsamen 169
Lernvermögen, in der Gebärmutter 240
Leukorrhö 133
Libido, Lust 19
  im ersten Trimester 134
  im zweiten Trimester 182
  und Hormone 47
Lichttherapie/Phototherapie 232, 453, 477
Liegen
  sicher aufstehen 340
  während der Wehen 421, 425
Linea nigra 170, 327, 467
Linkshändigkeit 174, 256
Lippen (Baby)
  Entwicklung 100, 104, 140
  Lippenspalte 21, 467
  zweite Ultraschalluntersuchung 214
Lippen-Kiefer-Gaumen-Spalte 21, 476
Listerien/Listeriose 56, 114, 237, 468
Lochien s. Wochenfluss
Lokale Betäubung
  assistierte Geburt 436
  Dammschnitt 427
  Nähen 442
  Pudendusblock 406
  vor einer Periduralanästhesie 405
Lotusgeburt 363
LSD 24
Lunge (Baby)
  Blutversorgung 358
  im dritten Trimester 346, 356
  im ersten Trimester 93, 120
  im zweiten Trimester 182, 184, 190, 197, 244, 252
  Neugeborenes 443
  Surfactant 252, 431
Lungenembolie 186
Lupus 21
Luteinisierendes Hormon (LH) 38, 43, 47, 49

M

Magen (Baby)
  Entwicklung 136, 174, 328, 391
  gastroösophagealer Reflux 477

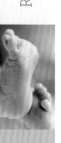

Magenpförtnerkrampf 477
Magenverstimmung 468
zweite Ultraschalluntersuchung 214
Magenbeschwerden 22
Magen-Darm-Entzündung
s. Gastroenteritis
Magenpförtnerkrampf 477
Malaria 28f.
Maniküre 191
Marihuana 24
Masern 110
Massage
Babymassage 458
Bauch 175
bei Rückenschmerzen 296
bei Verstopfung 171
Damm 336
im dritten Trimester 300
im zweiten Trimester 224, 257
Schmerzlinderung 400
s. auch Reflexzonenmassage
während der Wehen 383
Mastitis s. Brustentzündung
Medikamente/Medikation
Beschleunigung der Wehen 415
für bestehende Grunderkrankungen 20f.
nach der Empfängnis 60
rezeptfreie Medikamente 349
Schmerzlinderung 402ff.
Sicherheit in der Schwangerschaft 23
Medizinische Eingriffe, Wehen 415
Medizinische Vorgeschichte 122, 129
Meerestiere/Meeresfrüchte
Nahrungsmittelsicherheit 16
Omega-3-Fettsäuren 169
Mehrlingsgeburten 434
s. auch Drillinge; Zwillinge
Mekonium 234, 328, 429
fetaler Distress 474
Melanin
Augenfarbe 354
Chloasma 190
Neugeborenes 207
Melanozyten 207
Melone 127
Menstruation 34ff.
Menstruationskalender 37
Menstruationszyklus 34ff.
nach der Empfängnis 56
nach der Geburt 463
nach einer Fehlgeburt 94
unregelmäßige Zyklen 65
Mentale Probleme, nach der Geburt 475
Mesoderm 68, 72, 77
Messungen/Maße
Bauch 233
Fundusstand 279, 284
Kopf des Babys 132

Neugeborenes 463
Scheitel-Fersen-Länge 214
Scheitel-Steiß-Länge (SSL) 131, 132, 139, 141
Ultraschalluntersuchungen 159, 284f.
Wachstum, Fötus 284
zu kleines Baby 255
Migräne 17
Milch s. Muttermilch
Milchalternativen 40
Milchfluss 295
Milchprodukte 15
Allergie auf 131
Listerien 114
vegetarische Ernährung 126
Milchspendereflex 447, 449
Milchzähne 110, 216
Milien (Milchgrieß) 458, 477
Mimik 176
Mineralkortikoide 266
Mineralstoffe 17
Bedarf des Babys 340
Mittelmeerkost 104
Mittelschmerz 43
Mobile PDA 404
Mongolenfleck 476
Monoamniotische Zwillinge 434
Montgomery-Drüsen 309
Morbus Crohn 21
Morgendliche Übelkeit s. Übelkeit und Erbrechen
Morula 50, 57, 58
Müdigkeit 466
im dritten Trimester 279, 307, 337
im ersten Trimester 84, 145
im zweiten Trimester 217
in der Spätschwangerschaft 379
nach der Geburt 463
Mukoviszidose 454
Multigravida 232
Multikulturelle Gesellschaft 82
Mumps 110
Mund (Baby)
Entwicklung des 118, 136
Lippen-Gaumen-Spalte 21, 476
Neugeborenes 443
Suchreflex 444
Mund (Mutter)
übermäßige Speichelbildung 92
Musik
dem Ungeborenen vorspielen 174, 252, 319
Musiktherapie 93
während der Wehen 377
Muskeln
Baby 89, 166, 322
Bauchmuskeln 89, 249, 250, 278, 313, 462
Krämpfe im Bein 246, 470

Rückbildungsgymnastik 456
Übungen im dritten Trimester 356
Übungen im zweiten Trimester 234
Übungen zur Stärkung 90
Mutterbandschmerzen 155, 470
Mutterinstinkt 243
Muttermilch
abpumpen 357, 449
für Babys in Intensivpflege 452
Muttermilchgelbsucht 477
Muttermilchpumpe 347, 449
Muttermund
Abstrich 462
Dehnung 393
Eröffnung 331, 412f., 414, 415
Geburtseinleitung 432
Muttermundschwäche 19, 472f.
Öffnen der Fruchtblase 380, 393, 401, 432
Reifung 414, 432
Schleim 38, 43, 45
Verstreichen 412, 414f.
vorzeitige Entbindung 431
»Zeichnen« 372, 391, 410, 411
zweite Geburtsphase 423
Mutterpass 76, 103, 122, 129, 138, 214, 232
Mutterschaftsgeld 291, 337, 348f.
Mutterschaftsrichtlinien 25, 123, 129
Mutterschutz, Mutterschutzfrist 122, 140, 267, 291, 307, 337, 348f., 361, 366
Beginn 278, 327
Freistellung für Vorsorgeuntersuchungen 235
optimal nutzen 366
Rechte 348
Rückkehr in den Beruf 281
vorbereiten, am Arbeitsplatz 281
Zwillinge 237
Mutterschutzgesetz 83, 123, 170, 348f.
Myelinisierung 300
Myotom 77

N

Nabel, hervortretender 319, 327
Nabelschnur 113, 126, 129, 136, 166, 247, 292
Blutgefäße 98, 157
durchtrennen 428, 442
Entwicklung der 68, 78, 84, 118, 134
im dritten Trimester 390
Lotusgeburt 363
monoamniotische Zwillinge 434
Nabelschnurblut 310
Nabelschnurstumpf 446
Nabelschnurvorfall 474

Nachgeburt 428f.
Stammzellen 302
um den Hals des Babys 426
Wassergeburt 307
Windungen 132, 205
zweite Ultraschalluntersuchung 214
Zwillingsgeburt 435
Nachgeburtsblutung
primäre 474
sekundäre 475
Ursachen 429
Zwillingsgeburten 435
Nachgeburtsphase 422ff.
Nachgeburtswehen/Nachwehen 324, 410, 443
Nachsorgeuntersuchung 457, 462f.
Nächtlicher Hunger 177
Nächtliches Aufwachen 445
Nackenfalte 166
Nackenfaltenmessung/Nackentransparenzmessung 120, 132, 142, 143
Nackenzug (Übung) 196
Nägel (Baby)
Entwicklung 222, 249, 330
Neugeborenes 443, 457
Nägel (Mutter) 26f.
Maniküre 191
Nagellack 27
Nahrungsergänzung
Eisen 179, 241, 286
Folsäure 35, 83
Vitamine 119
Nahrungsmittel s. Ernährung
Naht 457
Dammschnitt 427, 436, 442
Kaiserschnitt 439
Nachsorgeuntersuchung 463
Probleme 475
Risse 427, 442
Schmerzlinderung 445
Namen
auswählen 228, 230, 321, 393
für Zwillinge 231
Nase, Entwicklung 97, 118, 232, 260
Nasenbluten 165, 469
Natürliche Geburt 311
Natürliche Schmerzlinderung 398ff.
Nephrone, Nieren 170
Nerven, Ischias 293, 470
Nervensystem (Baby)
im dritten Trimester 300
im ersten Trimester 72, 83
im zweiten Trimester 156, 164, 174
Nestbauinstinkt 105, 242, 298, 362, 409
Neugeborenenuntersuchung (U1) 443
Neugeborenen-Intensivstation 245, 277, 452f.

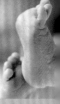

Neugeborenes
  Ängste, Eltern 389
  Anregungen 457
  Apgar-Index 428
  Augen 378, 457
  ausgehen 447
  Aussehen 429
  Baby in Intensivpflege 452f.
  Baden 281, 451
  Bindung zum 351, 444
  Ernährung 448f.
  erste zwölf Stunden 442f.
  Geschwistern vorstellen 373, 450
  Gewicht 68
  Kleidung 345
  Kopfform 386
  Probleme 477
  Reflexe 374, 444
  Rhythmus, Routine 460
  Schlaf 309, 457
  Schreien 454
  Sinne 459
  tragen 444
  Untersuchungen 443, 450
  Vorbereitung auf 331, 371
  Vorsorgeuntersuchungen 443, 444, 450, 463
  Zwillinge 450
Neuralrohr 72, 73, 77, 79
  Neuralrohrdefekte 83
Nicht-invasiver Pränataltest (NIPT) 132, 142f., 151, 304
Nieren (Baby)
  Entwicklung 130, 170
  zweite Ultraschalluntersuchung 214
Nieren (Mutter)
  Entzündungen 123, 125
Nikotin 141
Nikotinpflaster 25
Noradrenalin 266
Notarzt, überstürzte Geburt 412
Notfalltropfen 372
Notkaiserschnitt 389, 438
Nüsse 204
  Allergie 165

O

Obst 14f.
  biologisches 289
  Smoothies 135
  Wassergehalt 127
  Zwischenmahlzeiten 258
Ödem s. Wassereinlagerung
Odent, Michel 303
Öffentliche Verkehrsmittel 339, 344
Ohnmachtsgefühl 345, 468f.
Ohrentwicklung
  im ersten Trimester 98, 100, 104, 118, 129, 135, 136
  im zweiten Trimester 163, 200, 238
Ohrenentzündung 107
Öle
  Aromatherapie 163, 401
  Babymassage 458
  bei Schlaflosigkeit 316
  Nahrungsmittel 16
Oligohydramnion 316, 338, 473
Omega-3-Fettsäuren 16, 126, 169
Operation, Kaiserschnitt 406f., 438f.
Opioide 403
Organ-Ultraschall 215
Orgasmus 19
  im zweiten Trimester 182
  und Braxton-Hicks-Kontraktionen 222
  und Empfängnis 48
  und Wehen 322
Örtliche Betäubung 404
Ossifikation (Verknöcherung) 114, 255, 372, 386
Östrogen
  Auswirkungen auf die Haut 40, 170, 173
  Menstruationszyklus 38, 47
  und Libido 182
Ovar s. Eierstöcke
Ovulation s. Eisprung
Ovulationstest 43, 56
Oxytocin
  beim Sex 322
  Beschleunigung der Wehentätigkeit 415, 417
  Geburtseinleitung 432
  Stimulierung der Brustwarzen 385, 393
  und Stillen 443

P/Q

Paracetamol 22, 23
Parametrien 155
Parasiten, Toxoplasmose 16, 101
Partogramm 412, 418, 419
Passive Immunität 313
Pathologische Gelbsucht (Neugeborenes) 477
Patientenkontrollierte Epiduralanästhesie (PCEA) 404
Periduralanästhesie/Epiduralanästhesie 317, 402, 404ff.
  assistierte Geburt 436
  Kaiserschnitt 439
  Nebenwirkungen 404, 406
  Pressdrang 425
  Probleme 406
  Verfahren 405
Perinatalstation/Perinatalzentrum 245, 452f.
Periode s. Menstruation
Persistierender Ductus arteriosus 476
Persönlichkeit, Baby 269
Pethidin 402, 403
Pfefferminze, bei Verdauungsproblemen 259
Phenylketonurie (PKU) 454
Pheromone 36
Phototherapie s. Lichttherapie
Physiologische Gelbsucht (Neugeborenes) 477
Pica 109, 121
Pickel, Neugeborenes 458, 477
Piercing 27
Pigmentierung
  Baby 207
  Linea nigra 170, 327, 467
  »Schwangerschaftsmaske« 170, 190, 467
  Veränderungen in der Schwangerschaft 26
  verstärkte 467
Pilates 251
Pille, danach 73
  Verhütung 46, 73
Pinard-Stethoskop 324
Placenta praevia s. Plazenta, tief liegende
Plantarreflex 374
Plazenta 112f., 340
  Alterung 112
  Blutgefäße 166
  Chorionzottenbiopsie 152
  Doppler-Ultraschall 285
  Entstehung und Wachstum 58, 62, 67, 76, 88, 99, 106, 112, 118, 127
  essen 386
  Funktionen 113, 128
  Geburt 428f., 442
  Geburtseinleitung 432
  Hormone 294
  im zweiten Trimester 172, 194
  Kaiserschnitt 439
  Lotusgeburt 363
  Plazentaablösung 100, 372
  Plazentainsuffizienz 473
  Plazentaschranke 112
  sekundäre Nachgeburtsblutung 475
  tief liegende (Placenta praevia) 100, 212, 214f., 372
  Traditionen 172, 386
  überfälliges Baby 393
  überstürzte Geburt 412
  und Blutung im zweiten Trimester 235
  und Frühgeburt 431
  und Kindsbewegungen 178
  Wachstum im zweiten Trimester 172, 192
  zweite Ultraschalluntersuchung 214f.
  Zwillingstransfusionssyndrom 434

Plötzlicher Kindstod s. Plötzlicher Säuglingstod
Plötzlicher Säuglingstod 141, 444
Polyhydramnion 316, 338, 473
Postnatale Depression 475
  s. auch Wochenbettdepression
Polyzystisches Ovarialsyndrom 72
Präeklampsie 21, 283, 337, 474
  Test auf 337
  und Aspirin 180
  Zwillingsschwangerschaft 434f.
Prämenstruelles Syndrom (PMS) 69
  Männer 38
Pränatale Diagnostik 152
Pressdrang, Geburt 379, 423ff.
Presswehen 410
Primäre Nachgeburtsblutung 474
Primigravida 232
Progesteron 56
  Auswirkungen auf die Haut 140
  Gelbkörper 60, 66
  Menstruationszyklus 36, 38
  und Gebärmutterschleimhaut 38
  und Gedächtnisprobleme 271
  und Harnwegsentzündungen 125
  und Hitzewallungen 195
  und Körpertemperatur 270
  und Libido 182
Prostaglandine
  im Samen des Mannes 322, 393
  Reifung des Muttermundes 414, 432
  und Blasensprung 304
Ptyalismus gravidarum 92
Pudendusblock/Pudendusanästhesie 402, 406
Pull-up (Übung) 196
Quadruple-Test 142, 143, 151, 179
Quecksilberverseuchung, in Meerestieren 96
Querlage 336, 415
  Zwillinge 312

R

Radfahren 125
Rasieren, Schamhaar 370
Ratschläge, widersprüchliche 167
Rauchen
  aufgeben 455
  Auswirkungen auf den Fötus 24, 141, 190
  plötzlichem Säuglingstod vorbeugen 444
  und Fruchtbarkeitsprobleme 64
Rechte und Hilfen 348f.
Rechtshändigkeit 174
Reflexe (Baby)
  Entwicklung 225
  Greifreflex 242, 374, 444

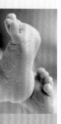

Moro-Reflex 444
Plantarreflex 374
Saugreflex 346
Schreitreflex 444
Suchreflex 346, 444
Reflexe (Mutter)
 Milchspendereflex 447, 449
Reflexzonenmassage 163
 bei Fruchtbarkeitsproblemen 58
 bei Verstopfung 171
 Schmerzlinderung 401
Refluxkrankheit s. Gastroösophagealer Reflux
Reifung, Muttermund 414, 432
Reinigungsmittel, Sicherheit 86
Reisebett 269
Reisen 28f.
 im ersten Trimester 131
 im zweiten Trimester 185
 Impfungen 105, 131
 in öffentlichen Verkehrsmitteln 339, 344
 s. auch Auto
 Urlaub 106
 Venenthrombose 186
Reiseversicherung 106, 131
Rektusdiastase 462
Relaxin 167, 197, 209, 462
Restless-Legs-Syndrom s. Ruhelose-Beine-Syndrom
Rezeptfreie Medikamente 349
Rezessive Gene 55
Rhesusfaktor 127, 286, 316
Rhesus-Probleme 316
 Anti-D-Immunoglobulin 286, 316, 365
 Rh-Erythroblastose 127
 und Amniozentese 153
 Ursachen 123, 127
Rhythmus
 Baby im Mutterleib 226
 Neugeborenes 460
Ringelröteln 110
Rippenschmerzen 265
Risikoschwangerschaft
 Alter der Mutter 75
 bestehende Erkrankungen 20
 Vorsorge 102
Riss, Damm 427
 assistierte Geburt 436
 Naht 442
 Probleme 475
 und Damm-Massage 336
 und Lage des Babys 415
Riss, Gebärmutter (Ruptur) 400
Röntgenstrahlen
 Baby in Intensivpflege 453
 Zähne 27, 133
Rote Blutkörperchen
 Anämie 241
 Baby 162, 229, 316
 Gelbsucht 232, 477
Röteln 22, 39, 123

Rückbildungsgymnastik 451
Rücken
 Belastung verringern 296
 Dehnübungen 61
 Massage 400
Rückenschmerzen 469f.
 Dehnübungen bei 296
 im dritten Trimester 278
 im zweiten Trimester 218
 Ischias 293, 470
 lindern 409
 nach der Geburt 462
Ruhe
 Bettruhe 356
 im zweiten Trimester 233
 in der Spätschwangerschaft 377, 379
Ruhelose-Beine-Syndrom 292, 470f.

S

Salmonellen 16, 25, 204
Samen des Mannes, Prostaglandine 322, 393
Samen und Kerne 189
Sardinen 212
Sauerstoff
 Babys in Intensivpflege 453
 Bedarf in der Schwangerschaft 145
 Plazenta und 113
Saugglocke/Saugglockengeburt 436, 437
 Zwillinge 435
Saugreflex 346
Schamhaar, rasieren 370
Scheide
 Ausfluss 133, 226
 Damm, Probleme 475
 Dammschnitt 436
 Erscheinen des Köpfchens 426
 Geburt von Zwillingen 307
 Infektionen 265
 Riss 415, 426, 427
 Soor 471
 Trockenheit nach Geburt 463
 Untersuchungen während der Wehen 414f.
Scheidewanddefekte, Herz 476
Scheitel-Steiß-Länge 214
 messen 131, 132, 139, 141, 185
Schilddrüsenüberfunktion, angeborene 454
Schlaf (Baby)
 im Elternbett 309
 in der Gebärmutter 273, 282, 310, 380
 Neugeborenes 309, 457
 plötzlichem Säuglingstod vorbeugen 444
Schlaf (Mutter)
 im dritten Trimester 279, 316, 325

 im zweiten Trimester 172
 Probleme 95, 316, 466
 Rückenschmerzen vermeiden 278
 Schlaflosigkeit 316, 466
 Schlafmittel, unbedenkliche 172
 Stellungen 175
Schleim
 in der Lunge des Fötus 182
 »Zeichnen« 372, 391, 410, 411
 Zervikalschleim 38, 43, 45
Schlinge (Bauchübung) 250
Schluckauf 120, 204, 304
Schlucken
 Fruchtwasser 146, 182, 220, 239
 Reflex, Baby 282
Schlupfwarzen 274, 467
Schmerzen 131, 469ff.
 Beckenschmerzen 286, 470
 beim Sex 19
 bewältigen 365, 397
 empfindliche Brüste 467
 im ersten Trimester 131
 in der zweiten Geburtsphase 423
 Ischias 293, 411, 470
 Mutterbandschmerzen 155, 470
 nach Diagnosetests 153
 Nachwehen 443
 natürliche Geburt 311
 Rippenschmerzen 265
 s. auch Rückenschmerzen
 Steißbeinschmerzen 470
 und Endorphine 375
Schmerzlinderung 357, 396ff.
 aktive Geburt 302f.
 Arten 302f.
 assistierte Geburt 436
 Atemtechniken 339, 398, 399
 Dammschnitt 427
 Entspannung 339
 Hämorrhoiden 445
 HypnoBirthing 275
 in der Übergangsphase 416
 Kaiserschnitt 439
 Medikamente 402ff.
 Nähte 445
 natürliche 398ff.
 Schmerzmittel in der Schwangerschaft 23, 60
 Wassergeburt 307
Schmetterlingsflattern 149, 178, 193
Schnarchen 165
Schönheitsbehandlungen 27, 351
Schreien, Baby 454
Schuhe 242, 257
Schulterdrücken (Übung) 196
Schulterdystokie 426, 437, 474
Schutzcreme, Windelausschlag 451
»Schwangerschaftsamnesie« 229
Schwangerschafts-BH 121

Schwangerschaftsdiabetes 156, 275, 343, 473
Schwangerschaftsgelbsucht s. Cholestase
Schwangerschaftsgürtel 278, 325, 329
Schwangerschaftskurs 149, 199
 s. auch Geburtsvorbereitungskurs
»Schwangerschaftsmaske« s. Chloasma
Schwangerschaftsmieder 179, 325
Schwangerschaftsstreifen 26, 255, 467
Schwangerschaftstagebuch 63
Schwangerschaftstest 61, 62, 63, 65, 66, 70, 71, 72, 75, 76
Schwangerschaftsvorsorge 92, 102f.
 Drillinge 162
 Erstuntersuchung 76, 122f.
 Freistellung von der Arbeit 348
 Häufigkeit der Termine 123
 im dritten Trimester 284f., 299
 im zweiten Trimester 179
 Mehrlinge 103, 434
 Mutterpass 76, 77, 103, 122, 232
 s. auch Vorsorgeuntersuchungen
 Wunschleistungen 123
 Zwillingsschwangerschaften 222
»Schwanz«, Embryo 78, 101
Schweinefleisch 288
Schweißdrüsen, Entwicklung 207
Schwellungen 466f.
Schwerfälligkeit 242
Schwimmen
 Bademode 213
 im dritten Trimester 268, 329, 350, 353
 im zweiten Trimester 187
 in der Spätschwangerschaft 379
Schwindel 95, 241, 468f.
Schwitzen 248, 270
Screeningtests 120, 123, 129, 142f.
Secondhandkleidung 221, 269, 288, 301, 345
Sehen
 Entwicklung 274
 Neugeborenes 457
 verschwommenes 203
Sekundäre Nachgeburtsblutung 475
Selbsthypnose 275
Selen 44
Senkwehen 410
Serologische Untersuchungen 232
Serotonin 177
Sex 19, 89
 Ängste des Partners 159
 im ersten Trimester 134
 im zweiten Trimester 182

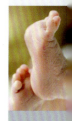

nach der Geburt 460, 463
  Orgasmus 322
  Stellungen 217, 319
  und Empfängnis 48, 57
  und Geschlecht des Babys 45
  Wehen auslösen mit 385, 393
Sexuell übertragbare Krankheiten 39
  s. auch Geschlechtskrankheiten
Sexuelle Lust s. Libido
Shampoo 27
Shettles-Methode, und Geschlecht des Babys 45
Shiatsu 400
Sicherheit
  alternative Therapien 163
  Aromaöle 163
  Computer 117, 204
  Erdnüsse 165
  heben 189, 296
  im Beruf 25, 83, 170
  Lebensweise 24f.
  Nahrungsmittel 16, 101, 104
  plötzlichem Säuglingstod vorbeugen 444
  Reinigungsmittel 86
  Schwerfälligkeit 242
  Sicherheitsgurt, Auto 253
  Sport 18, 125
  Urlaub 28f.
  Ultraschalluntersuchungen 144
Sicherheitsgurt, Auto 29, 253
Sinne, Entwicklung 135, 225, 237
  Neugeborenes 459
Sitzen
  Haltung 219, 278
  Stellungen bei der Geburt 421, 424f.
Skelett s. Knochen
Smoothie 135
Snacks
  gesunde 258, 371
  im dritten Trimester 293, 339, 371
  im zweiten Trimester 154
  während der Wehen 380
Sodbrennen 236, 468
  Medikamente 23
  natürliche Maßnahmen 259
  vermeiden 191, 194
Soja 44
Solarium 27
Somiten 77, 79, 83, 89, 92
Sommersprossen 140, 170
Sonicaid 418
Sonne
  Sonnenbaden 29, 131
  und Vitamin D 17
Sonnenbank 178
Soor 22, 133, 471
Spasmoanalgetika 403
Spasmolytika 403

Speichel 92
Speiseröhre, Baby Entwicklung 93
Sperma 44
  Befruchtung der Eizelle 52, 53, 54
  Chromosomen 54
  Fruchtbarkeitsprobleme 41
  im Eileiter 48
  und Alkohol 39
  und Empfängnis 48, 50f., 52f.
  und Ernährung 44
  und Geschlecht des Babys 45, 51
  und Lebensweise 53
  Wehentätigkeit fördern 393
Spider-Naevi s. Besenreiser
Spina bifida
  Amniozentese 152
  und Folsäure 16, 20
Spinalanästhesie 402, 406, 439
Spirale, Verhütung 46, 73
Spontane Frühgeburt 431
Sport/Training 18, 29
  im dritten Trimester 270, 283, 306, 313, 325, 342, 353
  im ersten Trimester 40, 53, 77, 95, 125, 135, 139, 145
  im zweiten Trimester 157, 161, 167, 195, 197, 208f., 227, 229
  s. auch Übungen
Sport-BH 325
Sprechen, mit dem Baby 157
Sprengung der Fruchtblase 415, 417, 432
Stadien, Babykopf im Becken 414
Stammzellen 232
  Entnahme 302, 310
Stehen, im zweiten Trimester 217, 257
Steißbein, Baby 101
Steißbeinschmerzen 470
Steißlage s. Beckenendlage
Steroidhormone 266
Stethoskop, Pinard 324
Still-BH 347
Stilleinlagen 347
Stillen 295, 448f., 458
  anlegen 433, 448, 449, 456
  Antikörper 232
  Ausstattung 347
  Geburtsvorbereitungskurs 295
  Hohlwarzen 274, 467
  im Elternbett 309
  Kalorienbedarf 460
  Milch abpumpen 357, 449
  Milcheinschuss 446, 448f.
  Milchspendereflex 447, 449
  nach der Geburt 443
  Positionen 449
  Probleme 367, 456
  Rückkehr an den Arbeitsplatz 349

und Ernährung 455
und Stuhlgang des Babys 455
und Verhütung 463
Vorbereitung auf 347, 363
Vorteile 448
Zwillinge 351, 448
Stimmungsschwankungen 84, 98, 101
Stoffwechsel 77, 282
Stoffwindeln 291
Storchenbiss 429, 476
Strahlung, von Computern 204
Streit mit dem Partner 276
Streptokokken Gruppe B 341, 474
Streptomycin 23, 107
Stress
  Auswirkung aufs Baby 203
  Musiktherapie 93
  und Empfängnis 47
Stressinkontinenz 226, 462, 471, 475
Stuhlgang, Neugeborenes 455
Stumpf, Nabelschnur 446
Stürze 226
Sturzgeburt 412
Suchreflex 346, 444
Sulfonamide 23, 107
Superman-Pose (Übung) 250
Surfactant 252, 356, 431
Symphysenlockerung 286
Syntocinon/Syntometrin 428, 432, 439, 442
Syphilis 122
Systemischer Lupus erythematodes (SLE) 21

T

Tagebuch 63
Tee
  Himbeerblättertee 391
  Kräutertees 21, 134, 316
TENS (transkutane elektrische Nervenstimulation) 399
Testosteron 266
  und Eisprung 47
  und Fruchtbarkeitsprobleme 56
  und Geschlecht des Babys 200
Tests
  Baby in Intensivpflege 453
  Bluttests 122f.
  Diagnosetests 120, 129, 143, 152f.
  Eisprung/Ovulation 43, 56
  Glukose-Toleranz-Test 305
  Guthrie-Test 454
  im zweiten Trimester 151, 179
  Schwangerschaftstest 63, 71
  Screeningtests 120, 123, 129, 142f.
  Urintests 123, 299
Tetanusimpfung 105
Tetrazykline 23, 107

Thiamin 288
Thrombose 186
  Risiko 29, 186
Thyroxin 294
Tod
  Plötzlicher Säuglingstod 141, 444
  s. auch Fehlgeburt
  Totgeburt 94
Tokophobie 319
Totgeburt 94
Toxoplasmose 56
  Symptome 25, 101
  Test auf 123
  vermeiden 17, 86, 101
Training s. Sport
Trauma, Geburt 459
Träume 73, 172, 183, 248
Treten des Babys s. Bewegungen
Tretinoin 27
Trichomoniase 471
Trisomie 13 und 18 142, 143, 152
Trockene Haut 467
Trockenobst 191, 409
Trockenreinigung, Chemikalien 110
Trophoblast 61, 68
Tryptophan 177, 292, 379

U

Übelkeit und Erbrechen 81, 111, 145, 467f.
  Akupressur-Armbänder 111
  Hyperemesis gravidarum 111, 472
  im zweiten Trimester 159
  Medikamente 23
  natürliche Heilmittel 81
  und Ingwer 81
  und Snacks 80
  und Nahrungsmittelaversion 109
  Zwillingsschwangerschaft 132
Übergangsphase, Geburt 397, 416
Übergewicht
  Auswirkungen auf das Baby 270
  Body-Mass-Index 16
  Gewichtszunahme 99, 195
  Risiken 204, 270
  und Empfängnisprobleme 40
Überreizung und Schreien Baby 454
Übertragene Babys 393
  Geburtseinleitung 432
Übervolle Brüste 446, 456
Überwachung 418f., 426
  fötale Herztöne 188, 285, 381, 418f.
  Mehrlingsschwangerschaft 434
  Zwillingsgeburt 435

Übungen/Sport 18
  Auswirkungen aufs Baby 363
  Bauchmuskeln 89, 249, 250, 313, 456
  Beckenboden 69, 445, 454
  bei der Arbeit 226
  Beine 183
  Bekleidung 325
  Dehnungsübungen 216, 278, 296
  Fortschreiten der Geburt 393
  Haltung 249
  Herz-Kreislauf-Übungen 106
  im dritten Trimester 329, 350
  im Urlaub 29
  im Wasser 208
  im zweiten Trimester 157, 161, 164, 196, 209, 226
  in der Spätschwangerschaft 379
  nach der Geburt 451
  Rückenschmerzen vorbeugen 278
  Sicherheit 125
  s. auch Sport/Training
  Snacks 339
  und Empfängnis 40, 61
  und Fehlgeburt 95
  und Körperfett 282
  und Schlafprobleme 95
  und Stoffwechsel 77
  Väter 53
  vaginale Blutung 135
  Vorteile 95, 161
  Walking 229
  Yoga 251, 330
  zur Kräftigung und Tonisierung 90, 234
  Zwillingsschwangerschaften 306
Ultraschalluntersuchung 123, 138f.
  Datierung der Schwangerschaft 74, 137, 139
  Doppler-Ultraschall 188, 224, 285, 324, 418
  Ersttrimester-Screening 142
  Fehlbildungs-Ultraschall 143, 214
  frühe 79
  Geschlecht des Babys 211, 215
  Messung des Babys 159, 284f.
  Nackenfaltenmessung/Nackentransparenzmessung 120, 132, 142, 143
  Organ-Ultraschall 215
  Sicherheit 144
  und Hören 248
  Wehen überwachen 418
  zusätzliche 138
  zweite 200, 208, 211, 214f.
  Zwillinge 124
  3-D-Ultraschall 178, 209, 240, 258
  4-D-Ultraschall 258

Umstandsmode 151, 179, 221
Umweltverschmutzung
  Quecksilber in Meerestieren 96
  und Geschlecht des Babys 82
Unfruchtbarkeit s. Fruchtbarkeitsprobleme
Ungesättigte Fette 16, 204
Untergewicht
  Body-Mass-Index 16
  Gewichtszunahme 99, 195
  Risiken von 77
  und Empfängnisprobleme 40
Unterstützung, Netzwerk
  alleinstehende Mütter 287
  nach der Geburt 371
Untersuchungen s. Tests; Vorsorgeuntersuchungen
Unterzuckerung s. Hypoglykämie
Unvermeidbare Fehlgeburt 87, 94
Unvollständige Fehlgeburt 94
Unzureichende Wehentätigkeit 417
Urin und Wasserlassen
  Baby in der Gebärmutter 154, 162
  Häufigkeit 92, 145
  im dritten Trimester 364
  im Fruchtwasser 183
  nach der Geburt 324, 442f., 446, 469
  Nachsorgeuntersuchung 462
  Neugeborenes 455
  Stressinkontinenz 226, 462, 471, 475
  und Dehydrierung 189
  während der Wehen 365
  Zucker im Urin 305
Urinuntersuchungen
  im dritten Trimester 299
  im ersten Trimester 123
  Schwangerschaftstest 63, 71
Urlaub 28f., 105, 106, 185
Uterus s. Gebärmutter

V

Vagina s. Scheide
Vaginale Blutung
  im zweiten Trimester 235
  in der Frühschwangerschaft 79
  nach Sex 19
  nach Sport 135
Väter
  Beziehung nach der Geburt 460
  Beziehung zu den Eltern 158
  Bindung zum Baby 243, 455
  Couvade-Syndrom 119
  Einbeziehung in das Familienleben 82
  engagierte 259
  Ernährung 44

Flasche geben 449
  Geburtsvorbereitungskurs 199, 267
  im dritten Trimester 323
  mit dem Baby sprechen 253
  Nestbauinstinkt 362
  Reaktionen auf die Schwangerschaft 72, 73, 83
  Sex 19
  Sorgen 355, 367
  Sport 53
  Träume 183
  Überfürsorglichkeit 140, 183
  und Geburtstrauma 459
  und Geschlecht des Babys 45, 51
  und Körperbild der Partnerin 180
  und Neugeborenes 455
  unterbrochener Schlaf 279
  Unterstützung der Mutter während der Wehen 332, 382
  Vorbereitungen auf die Geburt 383
  Vorbereitungen fürs Baby 355
  s. auch Begleitperson
  Unterstützung nach der Geburt 305
  Zweisamkeit 169
Vegane Ernährung 121
Vegetarische Ernährung 126
  Eisen 15
  Ergänzungsmittel 126
  Heißhunger 191
Vellushaar 364
Venen
  Besenreiser 134, 140, 467
  Hämorrhoiden 251, 468
  in der Nabelschnur 292
  Krampfadern 167, 469
Venenthrombose 29, 186
Ventilatoren 452, 453
Verdauungssystem (Baby)
  im ersten Trimester 93, 104, 108, 117, 132, 146
  im zweiten Trimester 328
  Neugeborenes 391
  zweite Ultraschalluntersuchung 214
Verdauungssystem (Mutter)
  Ballaststoffe 327
  Gastroenteritis 468
  morgendliche Übelkeit 467f.
  Sodbrennen 194, 468
  Verdauungsbeschwerden/-probleme 29, 259, 467f.
  Verstopfung 468
Vererbung 54f.
Vergesslichkeit 229, 271, 321
Verhaltene Fehlgeburt 87, 94
Verhütung
  absetzen 46
  Empfängnis trotz Verhütung 73
  nach der Geburt 460, 463
Verklebte Augen 459

Vernix s. Käseschmiere
Verschwommenes Sehen 203
Verstopfte Nase 165
Verstopfung 23, 171, 259, 295, 468
Verstreichen, Muttermund 412, 414f.
Vierfüßlerstand, Wehen 424, 425
Vierlinge
  Dauer der Schwangerschaft 312
  Geburt 435
  Geburtsgewicht 335, 435
  Gewichtszunahme 141
  Häufigkeit 155
Viren 460
  Diagnosetests 152, 153
Visualisierung
  Schmerzlinderung 399
  Vorbereitung auf die Geburt 354
Vitamin A 17, 40, 46, 131
Vitamin B
  Funktionen 17
  Gute-Laune-Kost 114
  Quellen 17, 131
  vegane Ernährung 121
Vitamin B12 17, 66, 121
Vitamin C 17, 154, 164, 455
Vitamin D 17, 40, 64, 79, 119
Vitamin E
  Funktionen 17
  Quellen 17
  und Allergien 207
  und Schwangerschaftsstreifen 26
Vitamin K 328, 454
Vitamine 17
  Bedarf des Babys 340
  Ergänzungspräparate 119
Vollnarkose 402, 407, 439
Vollständige Fehlgeburt 94
Vorderhauptslage, Baby in der Gebärmutter 415
Vorsorgeuntersuchungen (Baby) 450
  U1 (Neugeborenenuntersuchung) 443
  U2 444, 450
  U3 463
Vorsorgeuntersuchungen (Mutter) 76, 122f., 129, 323
  s. auch Schwangerschaftsvorsorge
Vorwehen 474
Vulva-Varikosis 469

W

Wachstum
  im dritten Trimester 284, 294
  s. auch Messungen
  Wachstumstabellen, Fötus 284

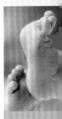

zu kleines Baby 255
Zwillinge 294
Wachstumsfugen 114
Wachstumshormon 194, 320
Wadenkrämpfe 246
s. auch Beine
Warzenhof
Anlegen des Babys 443
im dritten Trimester 309
Pigmentierung 86, 467
Waschen, Baby 446
Wasser
Bewegung im 208
in Obst 127, 189
Sicherheit 29
Trinken 81, 144, 189, 380, 455
Wassereinlagerung (Ödem)
Diuretika 23
geschwollene Füße und Knöchel 306, 353, 446, 466f.
verschwommenes Sehen 203
Wassergeburt 307, 374, 427
im Krankenhaus 343
nach Kaiserschnitt 400
Schmerzlinderung 399
Wassergymnastik 208
Wegwerfwindeln 291
Wehen
abdominale und vaginale Untersuchungen 414f.
aktive Geburt 319
Ängste 319, 382, 389
Anzeichen 381, 387, 410f.
assistierte Geburt 436f.
Auslösen 385
Auslöser 410
Austreibungswehen 423, 425
Beckenendlage 433
Begleitperson 261
Braxton-Hicks-Kontraktionen 222, 347, 387, 410
dritte Geburtsphase 428f.
Einleitung 432
Erinnerung 369
Eröffnungsphase 408ff., 412ff.
Eröffnungswehen 410
Familiengeschichte 373
fetaler Distress 474
Fortschreiten 412ff.
Freebirthing 299
Geburtseinleitung 432
Geburtsplan 181, 314
Geburtstrauma 459
Gefühle 389
Gefühle danach 429
Ideologien 303
Komplikationen 474
langsamer Wehenverlauf 415, 474
medizinische Eingriffe 415
Mehrlingsgeburten 434f.
mentale Vorbereitung 300, 354
Musik während der Wehen 377

Nabelschnurvorfall 474
Nachwehen 443
Orgasmus und 322
Positionen 420f., 424f.
Presswehen 410, 423ff.
Schmerzlinderung 396ff.
Senkwehen s. auch Geburt
Stuhlgang während Wehen 365
Übergangsphase 416
überstürzte Geburt 382, 412
Überwachung 418f.
und Hypnose 369
unzureichende Wehentätigkeit 417
Vorbereitung auf 409
Voranbringen der Wehen 393
vorzeitige Wehen 431, 474
Wann in die Klinik? 413
zweite Geburtsphase 379, 422ff.
Zwillinge 312, 435
Wehenverlauf 410, 418
Weiße Blutkörperchen 162, 232
Wenden, Baby in Steißlage 364, 433
Whelan-Methode und Geschlecht des Babys 45
Whirlpool 178
Wiederkehrende Fehlgeburt 94
Windeln 238
Arten 269, 291
bei Zwillingen 294
Inhalt 455
und schreiendes Baby 454
wechseln 455, 451
Windpocken (Varizellen) 22, 56
Immunität 110
Test auf 123
Wirbel 235
Wirbelsäule (Baby) 72, 77, 83, 100, 143, 174, 225
Wirbelsäule (Mutter) 89, 197, 209, 249, 296
Wochenbett 457
Wochenbettdepression 351, 463, 475
Wochenbettpsychose 475
Wochenfluss (Lochien) 324, 443
»Wohlfühlhormone« 398, 399, 400
Wohnung
Gefahren 24f., 86
Heimkehr nach der Geburt 443, 444
Nestbauinstinkt 105, 242, 362, 409
renovieren 25, 105
umziehen 115
Wollhaar s. Lanugo
Wunde
Kaiserschnitt 439, 462
s. auch Dammschnitt, Riss
Wunschkaiserschnitt 317, 389, 438f.

Y
Yoga
bei Rückenschmerzen 296
Geburtsvorbereitung 333
im dritten Trimester 330
im ersten Trimester 139
Vorteile 251

Z
Zähne 26f.
Entwicklung der 110, 193, 216
Zahnpflege 27, 133, 349
Zahnfleischprobleme 27, 133, 469
Zahnknospen 193
Zahnpflege 27, 133, 349
Zangengeburt 437
Beckenendlage 433
Dammschnitt 427
Zwillinge 435
Zehen
Entwicklung im ersten Trimester 97, 108, 118, 125
Entwicklung im zweiten Trimester 155, 179, 213
Zehennägel s. Nägel
»Zeichnen« 100, 372, 391, 410, 411
Zellen
beim Embryo 69, 72
Stammzellen 232, 302
Teilung 50, 57, 58
Zervikalschleim 43, 45, 60
Zervix s. Gebärmutterhals
Zink 17
Ernährung des Vaters 44
vegane Ernährung 121
Zöliakie 66
Zucker
im Urin 305
in der Ernährung 144
Zug, reisen in 344
Zunge, Entwicklung 110
Zweieiige Zwillinge 44, 49, 51, 59, 130
Zweite Geburtsphase
s. Austreibungsphase
Zweite Ultraschalluntersuchung 200, 208, 211, 214f.
Zwerchfell (Baby) 120, 128, 204
Zwerchfell (Mutter) 281
Zwillinge 59, 237, 312
Anzeichen 124
Anforderungen bewältigen 450
Bewegungen 222
Bindung zueinander 177, 222
Bindungsprozess 312, 355
Empfängnis 51
Entbindung 434, 435
Ernährung in der Schwangerschaft 14
Fruchtwasser 316
Geburtseinleitung 432
Geburtsgewicht 312, 335, 435

Geburtsvorbereitungskurs 199
Gewichtszunahme 99, 141
Häufigkeit 155
Hausgeburt 434
im dritten Trimester 274
im ersten Trimester 132
im zweiten Trimester 186
Kaiserschnitt 307
Kinderbetten 288, 335
Lage in der Gebärmutter 312
monoamniotische 434
Mutterschutzfrist 237
Namen aussuchen 231
Plazenta 130
Risikofaktoren 155
Schwangerschaftsdauer 312
Screeningtests 120
s. auch eineiige Zwillinge
s. auch zweieiige Zwillinge
Stillen 351, 448
Überwachung während der Schwangerschaft 434
Ultraschalluntersuchungen 124
und Sport 306
Vorsorge 221
vorzeitige Wehen 335
Wachstum 294
Wachstumsunterschiede 190
Wehen 435
Zwillings-Transfusionssyndrom 130, 434
Zwischenmahlzeiten s. Snacks
Zygote 57
Zellteilung 50, 57
Zwillinge 59
Zystitis s. Blasenentzündung
Zytokine 410

Dank

Dank der Herausgeberin Maggie Blott

Ich danke dem Lektoratsteam von Dorling Kindersley für die zuverlässige Hilfe, die vielen Ratschläge und die hohe Kompetenz. Mein Dank gilt auch den Frauen, die ich betreut habe, die mich gelehrt haben, was in Schwangerschaft und Geburt wichtig ist. Meine Tochter Polly bekommt ihr erstes Kind, und ich danke ihr für all ihre Unterstützung bei dieser Neuausgabe. Ebenso danke ich allen meinen Kindern – Polly, Jess und Eddie – für ihre Liebe und ihre Rücksichtnahme während meiner intensiven Beschäftigung mit diesem Projekt.

Dank des Verlags

Register: Hilary Bird
Korrektorat: Angela Baynham
Ergänzende Lektoratsassistenz: Suhel Ahmed, Ann Baggaley, Terry Moore, Helen Murray, Diana Vowles
Ergänzende Designassistenz: Isabel de Cordova, Charlotte Seymour
Illustrationsassistenz: Amanda Williams
Bildnachweis: Romaine Werblow
Ergänzende Bildrecherche: Jenny Baskaya
Frisuren und Make-up für das Foto-Shooting: Alli Williams
Fotoassistenz: Sarah Bailey, Carly Churchill
Unterstützung des Art Director Fotografie: Susie Sanford
Location-Agentur: www.1st-Option.com

Dorling Kindersley bedankt sich bei allen Autoren und Illustratoren für ihre Kompetenz und ihr Engagement. Für ihre Unterstützung danken wir folgenden Personen und Organisationen:
Dr. Mary Steen für Beratung und Unterstützung des Lektorats.
Catherine Parker-Litter (Hebamme) für die Erlaubnis zum Abdruck von Texten aus »Ask a Midwife«.
Dr. Paul Moran für seine Beratung und sein Fachwissen zu den Abbildungen der Embryonen und Föten. Sein wertvoller Beitrag umfasst nicht nur die Texte über Föten und die entsprechenden Bildunterschriften, sondern er recherchierte, scannte und lieferte Abbildungen, wenn alle anderen Bildquellen erschöpft waren. Paul dankt seinen Mitarbeiterinnen für die Unterstützung bei der Erarbeitung der Abbildungen sowie Maggie Blott, die ihm ermöglichte, an einem solch faszinierenden Werk mitzuarbeiten.
Dr. Pranav Pandya für ihre Beratung zu den Abbildungen der Embryonen und Föten.
Den Mitarbeiterinnen der Royal Victoria Infirmary, die den Abdruck ihrer Ultraschallbilder in diesem Buch genehmigten.
Nicola, Joe und **Leo Hayward** und **Reuben Marcus** für die Genehmigung, sie abzubilden.
DK dankt Ishita Sareen und Nonita Saha für die Lektoratsassistenz.

Ein besonderer Dank gilt dem **University College Hospital London** für die Genehmigung, im neuen Elizabeth-Garrett-Anderson-(EGA-)Flügel zu fotografieren. Ein herzlicher Dank geht auch an die Hebammen, die uns während der Fotoaufnahmen unterstützten, uns berieten und in einigen Fällen auch Fotomodell waren.
Der neue Flügel des University Hospital Elizabeth Garret Anderson (EGA) öffnete seine Türen für Frauen und ihre Babys in der ersten Novemberwoche 2008. Im 70 Millionen Pfund teuren Komplex werden Mütter und Babys auf drei Ebenen betreut. Er ist so konzipiert, dass für alle Patientinnen und ihre Babys jederzeit eine integrierte Versorgung möglich ist. Die Wöchnerinnenstation wird von Hebammen, Geburtshelfern, beratenden Neonatalmedizinern und Anästhesisten sowie ihren Teams betreut; die angestellten Hebammen entbinden jährlich bis zu 6000 Babys.
Die Mütter werden während ihrer Schwangerschaft vom gleichen Hebammenteam betreut. Alle Frauen mit einer komplikationsfreien Schwangerschaft haben die Möglichkeit, im Bloomsbury Birthing Centre zu entbinden, das eine sehr familiäre Atmosphäre bietet. Der Elizabeth-Garret-Anderson-(EGA-)Flügel verfügt über Pränatal- und Postnatalbetten, Entbindungsbetten, Entbindungszimmer, Geburtsbecken, spezielle Pflegebetten und Intensivpflegebetten für Neugeborene. Das Personal betreut Frauen mit normal verlaufender Schwangerschaft ebenso wie Frauen, die eine sehr komplizierte Risikoschwangerschaft haben. Selbst sehr kranke und anfällige Babys werden hier mithilfe modernster Technik behandelt und von hochqualifizierten Teams aus Medizinern, Hebammen und Pflegern betreut.

Erstausgabe 2009
Lektorat Peggy Vance, Esther Ripley, Penny Warren, Andrea Bagg, Anne Yelland, Emma Woolf, Dawn Bates, Claire Cross
Gestaltung und Bildredaktion Glenda Fisher, Marianne Markham, Sarah Ponder, Nicola Rodway, Liz Sephton, Emma Forge, Tom Forge, Peggy Sadler, Sarah Smithies
Herstellung Alice Holloway, Ben Marcus
Illustrationen Debbie Maizels, Medi-Mation

Ausgabe 2014
Lektorat Martha Burley, Anna Davidson
Gestaltung und Bildredaktion Kate Fenton, Christine Keilty
Herstellung Tony Phipps

Bildnachweis

Die meisten Ultraschallaufnahmen und Fotografien des sich entwickelnden Babys stammen von lebenden Embryonen und Föten in der Gebärmutter und wurden mithilfe von endoskopischer und Ultraschalltechnologie aufgenommen. Wo dies nicht möglich war, wurden die Bilder von angesehenen medizinischen Fachkräften im Rahmen ihrer Forschungsarbeit oder Lehrtätigkeit erstellt.

Dorling Kindersley dankt folgenden Personen und Institutionen für die freundliche Genehmigung zum Abdruck ihrer Fotos:

(Legende: o = oben; u = unten; m = Mitte; l = links; r = rechts; a = außen)

Cover, Vorderseite und Buchrücken: Jade Brookbank/Getty Images
Rückseite: Photolibrary: Banana Stock (l), Mother & Baby Picture Library (m), PunchStock: Stockbyte (r)
Alamy Stock Photo: 322ol; Angela Hampton Picture Library 266um; Avatra Images 33mro, 84ur; Marie-Louise Avery 135ml; Peter Banos 58mr; Bubbles Photolibrary 10or, 20ur, 148ur, 185mr, 233um, 242ur, 317ur, 328ur; Adam Burton 125ur; Camera Press Ltd 255um, 268um; Form Advertising 338ur; David J. Green 76um; Jennie Hart 47ul; Juergen Hasenkopf 95ur; Janine Wiedel Photolibrary 405ul, 438ur; Martin Hughes-Jones 154mr; Medical-on-Line 381ml; Picture Partners 235m, 369ur, 380m; Pregnancy Maternity And Motherhood/Mark Sykes 365ul; Profimedia International s.r.o. 3amlo; Chris Rout 119um, 148um, 193m, 232mr; Stockbroker 65mro; Karel Noppé 171mru; Zoonar GmbH 259mu;

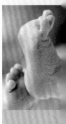

Hartphotography 278mru; OJO Images Ltd 279m; Lev Dolgachov 282um; Phanie 337ml; Kirill Ryzhov 355mr; Mauritius Images Gmbh 356ul; Dmytro Zinkevych 371ur; Dmitry Naumov 457mu; Pirvu Marius 462mlo; PhotoAlto 338ur; Zoonar GmbH 387m; **babyarchive.com:** MJ Kim 42ml; **Babybond® www.babybond.com:** 2mlu, 146ol, 149um, 149ul, 149aul, 173ol, 183ol, 199ol, 206um, 206ul, 206ur, 218ol, 256um, 257ol, 258ol, 262aml, 262aol, 262ol, 263um, 281ol, 282ol, 283ol, 286ol, 287ol, 288ol, 289ol, 292ol, 294ol, 306ol, 310ol, 311ol, 320ol, 323ur, 327ol, 328ol, 329ol, 330ol, 332ol, 333ol, 336ol, 337ol, 338ol, 339ol, 340ol, 353ol; **BSIP**: 166ol, 235ol, 253ol; Ramare 174ol, 240um, 343ol, 350ol, 351ol; SGO 131ol, 270ol, 271ol, 296ol; **Bubbles**: Moose Azim 333ul; **Corbis:** Heide Benser/zefa 180ur; Brooke Fasani 341um, 382ul; Rolf Bruderer 198m; Cameron 426m; Kevin Dodge 77ul; Annie Engel/zefa 200ul, 335um, 375um; Wolfgang Flamisch/zefa 387m; Owen Franken (Rand); Rick Gomez 3amru, 10om, 32mro, 158um, 177m; Ole Graf/zefa 32um; Rune Hellestad 389um, 438ul; A. Inden/zefa 171ml; JLP/Sylvia Torres 2amlo; Michael A. Keller 60mr; Jutta Klee 140c; Mika/zefa 80ul, 101um; Markus Moellenberg/zefa 2mru, 31om; Moodboard 273ml; Kevin R. Morris 314ur; Peter Pfander/zefa 351um; Shift Foto/zefa 261um; Ariel Skelley 6aul, 464ml; Tom Stewart 245mr; Larry Williams 6umr, 205ur, 289ur, 297mr, 395mr; **Custom Medical Stock Photo:** 127ol; **Depositphotos Inc:** Monkey Business 57um, 153um; **Dreamstime.com:** Monkey Business Images 37ur, 57um, 65mr, 292um; Pliene 159ol; Shahar 204ur; Shipov 180ol; Starush 256ul; Studio1one 162ol; Syda Productions 37br; **fotolia:** Liv friis-larsen 134ml; Nyul 75mr; **Getty Images:** 83um, 311mr, 374m; Altrendo 412um; Altenrdo Images 356ul; B2M Productions 54l; Blend Images 73mr; Blend Images/Luis Pelaez Inc 6mro, 30or; Blend Images/PBNJ Productions 33ul; Leland Bobbe 313mr; Daniel Bosler 287ur; Noah Clayton 164um; Taxi/Colorstock 157ur; Donna Day 270um; DK Stock 63ur; DK Stock Michael Rowe 172ur; Dorling Kindersley/Sian Irvine 173ur; Gazimal 117ul; George Doyle 339um; Vladimir Godnik 309um; Sammy Hart 354m; Frank Herholdt 263ur; Dorling Kindersely/Ian Hooton 209ur; Ian Hooton 295ur; Iconica 45m; Iconica/Andersen Ross 241ur; Image Bank/Tracy Frankel 263ul; Image Source 149mro; Blend Images/Jose Luis Pelaez Inc 251ur; Ruth Jenkinson 306mr; Christina Kennedy 223ur; Jutta Klee 169mr; The Image Bank/Bernhard Lang 115mr; Lecorre Productions 145mr; StockFood Creative/Louise Lister 114ur; LWA 462m; LWA/The Image Bank 367m; Laurence Monneret 385ur; Nacivet 371ur, 373ur; Peter Nicholson 131ur; Sarma Ozols 357mr; Barbara Peacock 262um; Iconica/Jose Luis Pelaez 110m; Photonica 97um; Louie Psihoyos 453ol; Riser 44mr, 116ur; Riser/Frank Herholdt 3mru; Riser/Laurence Monneret 263mr; Stockbyte 86m, 263 aol, 327um; Stockbyte/George Doyle 2mlo; StockFood Creative 33mo; Stone 39m, 105ur; Stone/James Baigrie 207ur; Stone/Jerome Tisne 148; Jonathan Storey 246um; Studio MPM 283m; Taxi 66ur; Taxi/Bernd Opitz 252ol; Taxi/DreamPictures 106ur; Jerome Tisne 151ur; Titus 275um; Tobias Titz 127ml; Paul Venning 379mr; Simon Wilkinson 139ur; ZenShui/Laurence Mouton 316mr; PeopleImages 14mlu; Sheri L. Giblin 16ol; Ryan McVay 48ul; Martin Barraud 77ul; knape 109ur; Astra Production 257mlu; Louis-Paul St-Onge 458ol; Science Photo Library 299m; **iStockphoto.com:** Alex Bramwell 104 ur; Dirk Richter 259 m; **Prof. J. E. Jirasek:** 3mro, 11ol, 32or, 33om, 33ol, 68ol, 69ol, 71ol, 72ol, 73ol, 75ol, 76ul, 83ol, 87ol, 96mr, 96ol, 101ol, 104ol, 107ol, 110ol, 114ol, 115ol, 149ol, 149or, 232ol, 242ol, 249ol; **jupiterimages:** Pixland 91m; **Lennart Nilsson Image Bank:** 33aol, 65ol, 87mr, 91ol, 93mr, 93ol, 99ol, 100ol, 107mr, 126mr, 156mr, 219ol, 231m; **Life Issues Institute:** 125ol, 181ol, 200or, 260ol; **LOGIQlibrary:** 113ur, 138m; **Masterfile:** 191ml, 237um; Jerzyworks 224m, 304mr; Michael A. Keller 180um; **Mediscan:** 120ol, 211ol, 237ol; **Mother & Baby Picture Library:** 262ur, 282um, 426ml, 435mr, Dave J. Anthony 238um; Moose Azim 307ur, 427um, 427ur; Ian Hooton 6ul, 6mlo, 6aml, 6or, 12or, 26or, 28ur, 30om, 33ol, 103um, 122um, 122mu, 138u, 142l, 146ml, 199m, 229um, 230m, 243mr, 262or, 263ol, 267mr, 278ur, 279ur, 286um, 299m, 300ur, 302ur, 321um, 348, 383um, 393m, 394ml, 397m, 402mr, 411or, 465ml; Ruth Jenkinson 3amro, 6ml, 11om, 13or, 239mr, 288ur, 319mr, 331mr, 394m, 399ol, 407mr, 409ul, 416ur, 432um, Eddie Lawrence 6mr, 395ml, 399u; Paul Mitchell 8–9, 31ol, 149ml, 203mr, 320ur; James Thomson 13om, 19, **Dept. of Fetal Medicine, Royal Victoria Infirmary, Newcastle upon Tyne:** 97ol, 111, 140ol, 161ol, 165ol, 167ol, 170ol, 187ol, 188ol, 274ol, 275ol, 276ol, 277ol, 278ol, 279ol, 297ol, 299ol, 300ol, 304ol, 305ol, 314ol, 316ol, 317ol, 325ol, 370ol, 374ol, 375ol, 377ol, 378ol, 379ol, 380ol, 381ol, 382ol, 383ol, 385ol, 386ol, 388ol, 389ol, 392ol; **Dr. Pranav P. Pandya:** 143m, 143mr, 285m, 285ml; **Photolibrary:** Banana Stock 2amlu, 103ml, 429u, 464m; Pierre Bourrier 133mr; Brand X Pictures 167um; Neil Bromhall 226ul; OSF/Derek Bromhall 190ol; OSF/Neil Bromhall 221ol, 223ol, 229ol, 233ol, 255ol; OSF/Densey Clyne 193ol, 194ur, 194ol, 203ol; Fresh Food Images/Robert Lawson 322m; Graham Monro 430; Andersen Ross 323um; Joy Skipper 332mr; **Phototake:** Dr. Benoit/Mona Lisa 365ol; Sovereign 355ol; **PunchStock:** 442; **Reflexstock:** Acencja Free/Rafal Strzechowski 221ur; **Rex Features:** 309ol; Prof. Stuart Campbell 105ol, 106ol, 151ol, 154ol, 172ol, 189ol, 198ol, 209ol, 216ol, 217ol, 225ol, 226ol, 245ol, 252, 261ol, 269ol, 293ol, 295ol, 307ol, 321ol, 345ol, 361ol, 363ol, 387ol; **Science Photo Library:** 21ol, 77ol, 120um, 169ol, 207ol, 240ol, 262m, 284ol; AJ Photo 335ol; Anatomical Travelogue 49ol, 63ol, 64ol, 67ml, 79ol, 81ol, 84ol, 86ol, 89ol, 92ol, 117ol, 129ol, 133ol, 145ol, 158ol, 174m, 197ol, 291ol, 344ol, 362ol, 364ol, 371ol; Samuel Ashfield 343ur, 364m; Bernard Benoit/Kretz Technik 341ol; Thierry Berrod, Mona Lisa Production 354ol; Biophoto Associates 36ol; Neil Borden 215om, 215ol; Neil Bromhall 230ol, 241ol, 243ol; Neil Bromhall/Genesis Films 227ol; BSIP Estiot 57ol; BSIP VEM 40ol; BSIP, ASTIER 395m, 434ul; BSIP, ATL 324ol; BSIP, Cavallini James 124ul; BSIP, Laurent 418ur; John Burbridge 47ol; CIMN, ISM 266ol, 273mr; Clouds Hill Imaging Ltd 10ol; Clouds Hill Imaging Ltd 53mr; CNRI 428m; Kevin Curtis 378ul; Dopamine 135ol, 163ol, 175ol, 178ol, 179ol; Dr. Keith Wheeler 43ol; Du Cane Medical Imaging Ltd 367ol, 386m; Edelmann 41m, 72mr, 100m, 109ol, 119ol, 124ol, 132ol, 134ol, 144ol, 148aor, 148or, 155ol, 157ol, 166ul, 171ol, 182ur, 185ol, 213ol, 222ol, 234ol, 238ol, 239ol, 256ol, 347ol, 369ol; Simon Fraser 141ol; 370ur; GE Medical Systems 372ol, 373ol; Steve Gschmeissner 37ol, 41ol, 46ol, 48ol; Ian Hooton 1m, 2nra, 2amru, 3mlo, 4–5m, 6aur, 14, 24um, 46ur, 103ul, 129m, 149mu, 149apl, 188ml, 214um, 263m, 398ur, 455m, 464mr, 465mr; Dr. Isabelle Cartier, ISM 45ol; Jean-Claude Revy-A. Goujeon, ISM 66ol; K. H. Kjeldsen 60ol; Mehau Kulyk 186ol, 246ol, 251ol; Dr. Najeeb Layyous 95ol, 116ol, 121ol, 126ol, 130ol, 137ol, 156ol, 182ol, 186um, 204ol, 208ol, 212ol, 222ul, 231ol, 267um, 268ol, 274ur, 313ol, 357ol, 358ol, 359ol; Living Art Enterprise, Llc 215m, 215ml; Cecilia Magill 6amro, 31or; Manfred Kage 39ol; Matt Meadows 346ol, 391ol; Hank Morgan 206ol; Dr. Yorgos Nikas 50ul, 50ur, 50aur; Dr. Yorgos Nikos 59um, 59ol; Susumu Nishinaga 44ol; Lea Paterson 20um; D. Phillips 50aul, 53ol; Photo Researchers, Inc/Mestle/Petit Format 205ol; Alain Pol, ISM 248ol; Prof. P. Motta/Dept. of Anatomy/University 56ol; Prof. P. Motta/Dept. of Anatomy/University »La SAPIENZA«, Rom 49um; Profs. P. M. Motta & J. Van Blerkom 32or; Profs. P. M. Motta & S. Makabe 35or; R. Bick, B. Pondexter, UT Medical School 67ol; P. Saada/Eurelios 138om; Sovereign, ISM 139ol, 177ol, 178mr; James Stevenson 259ol; BSIP, Kretz Technik 319ol; TEe Image 310ur; Alexander Tsiaras 132mr, 162mr; Zephyr 38ol, 331ol; Sebastian Kaulitzki 204ur; **University College London Hospitals:** 271mr; **Wellcome Library, London:** 80ol, 164ol, 190ur, 191ol, 195ol, 224ol, 265ol; Yorgos Nikas 61ol; Anthea Sieveking 429or; **Wikipedia, The Free Encyclopedia:** Acaparadora 43ul

Alle anderen Abbildungen © Dorling Kindersley
Weitere Informationen unter: www.dkimages.com

Noch mehr Wissen und Lesefreude!

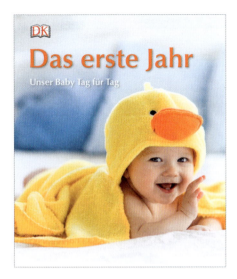

ISBN 978-3-8310-3280-8
24,95 € (D) / 25,70 € (A)

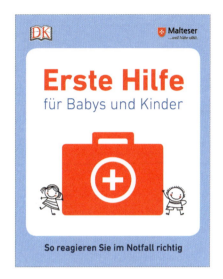

ISBN 978-3-8310-3718-6
14,95 € (D) / 15,40 € (A)

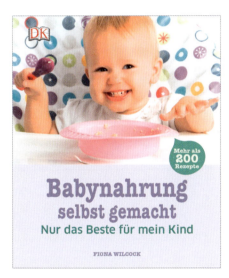

ISBN 978-3-8310-2650-0
16,95 € (D) / 17,50 € (A)

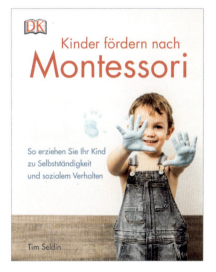

ISBN 978-3-8310-3716-2
16,95 € (D) / 17,50 € (A)

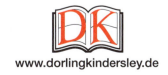

www.dorlingkindersley.de